Life-Span Human Development 9e

제 9 판 수정판

인간 성장 발달

Carol K. Sigelman · Elizabeth A. Rider

박인숙 공은숙 김경화 김영주 김종선 남지란 박문경 이미옥 전혜정 외 공역

정문각

Cengage

Australia • Brazil • Canada • Mexico • Singapore • United Kingdom • United States

Cengage

Life-Span Human Development,
Ninth Edition

Carol K. Sigelman
Elizabeth A. Rider

Original edition © 2018 Wadsworth, a part of Cengage Learning.
Life-Span Human Development, 9th Edition by Carol K. Sigelman and Elizabeth A. Rider
ISBN: 9781337100731

ISBN: 978-89-7742-684-9

Cengage Learning Korea Ltd.
14F YTN Newsquare 76 Sangamsan-ro
Mapo-gu Seoul 03926 Korea

Printed in Korea
Print Number: 02 Print Year: 2024

Life-Span

Human Development 9e

제 9 판 수정판

인간 성장 발달

원저자: Carol K. Sigelman · Elizabeth A. Rider

대표 역자

박인숙 충남대학교 명예교수
공은숙 예수대학교
김경화 충청대학교
김영주 유원대학교
김종선 대전과학기술대학교
남지란 구미대학교
박문경 충남대학교
이미옥 안동과학대학교
전혜정 부산여자대학교

공동 역자

강희경 제주한라대학교
고상진 울산대학교
공은숙 예수대학교
권상민 영남이공대학교
김경화 충청대학교
김동원 부산과학기술대학교
김연옥 선린대학교
김영주 유원대학교
김종선 대전과학기술대학교
김지현 재능대학교
김효연 초당대학교
남지란 구미대학교
박문경 충남대학교
박선희 수성대학교
박인숙 충남대학교 명예교수
송미숙 대경대학교
신정은 여주대학교
안성윤 배재대학교
윤정아 동명대학교
이미옥 안동과학대학교
이윤정 꽃동네대학교
이춘희 포항대학교
임정희 호산대학교
장유나 경북과학대학교
전혜정 부산여자대학교
정원선 경북전문대학교
한수연 부천대학교

– 가나다순

역자 머리말

본 교재의 내용은 인간이 생성되는 수정란에서부터 죽음을 맞이할 때까지 인간의 전 생애에 걸친 통합적인 발달에 관한 것입니다.

인간의 평균 수명이 증가되고 건강증진 개념이 중요하게 다루어지면서 간호학문에서 전 생애에 걸친 인간의 성장과 발달에 관한 폭넓은 이해가 핵심으로 대두되었고, 인간의 성장과 발달에 대한 독립된 교과목의 필요성이 증가되었으며, 이에 따라 다양한 교재가 출판되고 있습니다.

본 교재는 인간의 신체적 성장과 사회심리 · 문화적인 발달을 통합적으로 이해하는 데에 도움이 되는 Carol K. Sigelman과 Elizabeth A. Rider 교수의 "Life-Span Human Development" 9판을 편역한 것입니다. 저자인 Sigelman 교수(George Washington University)와 Rider 교수(Elizabethtown College)는 심리학계의 유명한 학자로서 아동, 청소년, 성인, 전 생애 발달, 여성과 젠더 이슈, 발달심리학 적용, 발달에 대한 유전과 환경 영향 등을 교수하면서 연구논문과 교재 출판도 왕성하게 하고 있습니다.

본 교재의 특성은 각 장에서 주요 개념을 설명한 뒤 인간의 발달 단계별로 영유아기, 아동기, 청소년기, 성인기로 나누어 자세하게 설명하고 있으며, 연구에 근거를 두고 있고, 아직도 논쟁이 계속되고 있는 천성(본성)과 양육(환경) 이슈에 대한 심층적인 접근을 하고 있습니다. 개인의 전 생애를 발달 단계별로 묘사하여 이해하기 쉽게 설명하고 있다는 것이 본 교재의 주된 장점이라고 볼 수 있습니다. 또한, 전판과 비교해 볼 때 약 70% 정도의 내용이 새로운 내용으로 바뀌어 최근의 연구 방향을 함께 알 수 있도록 한 점도 본 교재의 강점으로 생각됩니다.

이러한 주제별-연대적인 통합적 접근은 특정 발달기간 동안의 신체-정신심리-사회문화적 발달의 주요 부분들에 초점을 맞추면서 동시에 전 생애주기의 특정한 주기의 발달 흐름과 아울러 이에 영향을 미치는 요소들을 이해하기 쉽게 설명하고 있어 독자에게 큰 도움이 될 것입니다.

원서는 전체 17장으로 구성되어 있으나 본 교재가 간호학과에서는 주로 한 학기에 수강되므로 그에 맞추어 한 학기에 사용할 수 있도록 유사한 내용은 같은 장에 내용을 축약하여 넣었으며, 중간고사, 기말고사 기간을 고려하여 전체 15주의 교과 과정에 맞추어 편집하였습니다.

1장부터 4장까지는 핵심개념에 대한 것으로, 전 생애에 걸친 인간 발달이라는 학문에 대한 정의, 인간의 천성과 양육에 대한 설명과 각 학자들의 이론적 관점, 발달에 영향을 미치는 유전과 환경적 영향 그리고 신체 발달과 건강에 대하여 설명하고 있습니다. 5장에서 9장까지는 자아와 성격 발달, 감각 발달, 인지 발달, 언어 발달, 도덕 발달 등 각 영역에 대한 발달을 보다 심층적으로 다루고 있습니다. 마지막으로, 10장에서 13장까지는 인간 관계, 가족, 정신병리 문제 그리고 인간의 임종과 죽음에 대해 설명하고 있습니다.

원서에는 각 장마다 폭넓은 이해를 돕기 위하여 사례와 탐구 등이 제시되어 있으나 본 교재에서는 모두 싣지 못한 아쉬움이 큽니다. 모든 내용을 그대로 보고 싶은 독자는 원서를 이용하기를 권유합니다.

본 교재는 학생들의 수강을 위한 교재뿐만 아니라 누구든지 인간의 성장과 발달에 관심이 있는 사람이라면 자녀 양육과 교육, 청소년이나 노인 또는 가족의 문제를 이해하고 해결하는 데 실제적인 도움을 줄 수 있는 도서라고 생각됩니다.

본 교재가 간호학의 각 전공 영역뿐만 아니라 아동학, 심리학 등 인간 성장 발달 분야에서 널리 사용되기를 바라며, 또한 강의하시는 교수님들과 학생들에게 큰 도움이 되기를 바랍니다.

원서가 전 생애에 따른 인간성장발달의 전 분야를 다룬 만큼 참고문헌도 80여 쪽이나 되어 참고문헌은 본 교재에 싣지 못하고 정문각 JMK 출판사의 자료실에 탑재하였으므로 많은 이용을 바랍니다.

끝으로 갑작스러운 COVID-19 사태로 인해 편집교수 섭외의 어려움으로 교재 출판 기간이 예상보다 많이 지연되었으나 어려움 속에서도 좋은 교재의 출판을 위해 심혈을 기울여 주신 정문각 JMK의 김재민 대표님과 이종탁 전무님, 방철호 편집부장님과 편집부원 모두에게 깊은 감사를 드립니다.

2021년 7월

편집위원 일동

차례

8. 언어와 교육 • 192

---

9. 사회 인지와 도덕성 발달 • 217

1 전 생애 인간 발달의 이해

1. 발달, 나이 듦 그리고 그 관계에 대해 정의한다.
2. 역사적, 문화적, 하위 문화적 상황들에서 인간 발달에 따른 연령 계급, 연령 기준, 사회적 시계에 의한 역할에 대해 설명한다.
3. "천성-양육" 문제에서 양측의 견해를 설명한다.
4. 현대 전 생애 관점의 7가지 중요 가정을 설명한다.

이 책은 인간이 수정된 순간부터 죽음에 이르기까지 인간의 발달에 대한 내용이다.

이 세상에서 단일 수정란 세포가 어떻게 고유한 독특한 인간으로 변화하였을까?

유전적인 것과 환경적인 것은 발달에 얼마나 영향을 미칠까? 적합한 발달이란 무엇으로 형성된 것일까? 우리는 또한 전 생애의 주기들에 대해 의문을 가질 수 있다. 예를 들어, 영아는 어떻게 세상을 인지하고, 학령 전기 아동은 어떻게 생각하며, 이혼과 같은 사건이 청소년기의 적응에 얼마나 영향을 미치는지, 대학생들이 전공을 결정할 때 어려움을 겪는지, 대부분의 성인들이 중년의 위기를 경험하는지, 사람들이 나이 들어가면서 전형적으로 어떻게 변화하는지에 대한 질문을 던질 것이다.

이러한 질문들은 흥미를 유발하는데, 왜냐하면 우리는 우리 자신에게 흥미를 갖고, 우리를 둘러싼 다른 사람들에게도 관심을 갖고 발달하는 인간이기 때문이다. 대다수의 대학생들은 그들의 경험이 그들이 알고 있던 것들에 영향을 끼쳤는지, 시간이 흐름에 따라 어떻게 변화하였는지, 그들은 어디로 향하는지 알고 싶을 것이다. 많은 학생들은 좋은 부모가 되고 싶은 욕구, 심리학자, 간호사, 교사, 인간에게 봉사하는 다른 전문직 추구 등 인간 발달에 대한 학습 동기를 가지고 있다.

몇 가지 기본적인 질문이 서론의 토대를 마련할 것이다. 즉, 우리는 발달에 대하여 어떻게 생각하고 그것에 영향을 미치는 것에 대하여 어떻게 생각하고 있는가? 전 생애 발달 과학이란 무엇인가? 등이다.

01 우리는 발달에 대하여 어떻게 생각하는가?

우리는 전 생애를 통해 인간의 "발달" 혹은 "연령"이 무엇을 의미하는지, 전 생애와 생애의 문화적, 역사적 다양성을 어떻게 개념화할 수 있는지, 발달에 관한 연구에서 가장 중요한 문제인 천성(본성)-양육 문제를 어떻게 접근 할 것인지 의문을 제기했다.

1) 발달의 정의

발달(development)은 수정과 죽음 사이 혹은 "요람에서 무덤까지"에서 발생하는 개인의 체계적인 변화와 연속성으로 정의할 수 있다. 발달은 체계적이며, 순서가 있고, 유형이 있으며, 오래 지속되는 것으로 짧은 시간에 되는 것이 아니며, 예측 가능한 것이다. 변화는 획득(이익), 손실 또는 우리가 전에 좋아하던 것에서 달라지게 할 수 있다. 발달에는 연속성이 포함되는데, 우리가 동일한 상태로 남아 있거나 또는 과거 모습을 지속적으로 반영하는 방식으로 발달에 포함된다.

인간 발달에 관한 체계적인 변화와 연속성은 다음의 세 가지 범주로 분류된다.

1. **신체적 발달(Physical development)**: 신체와 기관의 성장, 뇌를 포함한 생리 체계의 기능, 노화의 신체 징후, 운동 능력 변화 등
2. **인지적 발달(Cognitive development)**: 지각, 언어, 학습, 기억력, 문제 해결과 기타 정신 과정의 변화와 연속성
3. **사회심리적 발달(Psychosocial development)**: 동기, 감정, 성격적 특색, 대인 관계 능력, 관계, 가족 및 사회 내 역할과 같은 개인 및 대인 관계 발달에서 변화와 이월(carryover)

발달 연구자들은 인간을 전인(whole being)적 존재로 인식하며, 한 분야의 변화가 다른 분야에 영향을 끼친다는 것을 높이 평가한다. 예를 들면, 기어가는 능력이 발달된 아기는 부엌의 서랍장을 탐색하며 정신을 발달시키고, 부모를 방에서 방으로 이끌며 사회적 능력을 연마할 수 있는 새로운 기회를 얻을 수 있다.

출생에서 노인에 이르기까지의 전형적인 변화를 그래프에서 어떻게 표현할 것인가? 많은 사람은 영아기에서 청소년기까지 거대한 긍정의 그래프를 그린다. 초기 성인기와 중년기까지는 약간의 변화와 노년기에는 약간의 능력 소실의 그래프를 그린다. 전 생애에 관한 이러한 고정적인 관점은 대부분 잘못된 것이지만 생물학적 발달에서는 진실도 있다. 전통적으로 생물학자는 **성장(growth)**을 수정에서 성숙기까지 발생하는 신체적 변화라고 규정해 왔다. 우리는 일생에서 초기에 생물학적으로 성숙하고, 신체적으로 완전해진다. **생물학적 노화(biological aging)**란 필연적으로 사망에 이르게 하는 유기체(인간을 포함하여)의 쇠퇴(악화)이다. 생물학적으로, 발달은 생의 초창기에 성장하고, 초기 성인기와 중년기에는 안정성을, 노년기에는 현재 축적되는 노화와 관련된 쇠약을 포함한다.

그러나 다수의 발달 양상은 이러한 "성장 발달(획득)–안정성–손실" 모형을 따르지 않는다. 현대의 발달 과학자들은 어느 연령에서나 획득과 손실을 포함한 발달적 변화를 경험한다고 하였다. 예를 들면, 아동은 나이가 들어감에 따라 더 많은 인지 능력을 획득하고, 더 효과적으로 문제를 해결할 수 있게 되지만, 또한 생각의 유연성이 낮아지고 특별한 해결 방법을 고려함이 적어지게 된다. 자존감도 잃게 되고, 더 쉽게 우울증에 걸리게 된다(Gopnik, Griffiths, & Lucas, 2015).

우리는 노화와 손실만을 연관시키지는 않는다. 어떤 인지 능력은 성인 이상 연령에서 떨어진다. 그러나 만 50세와 그 이상의 노인은 전형적으로 초기 성인보다 어휘 검사와 그들의 축적된 지식에서 끌어내는 정신 능력 검사에서 더 높은 점수를 기록하였다(Hartshorne & Germine, 2015). 그들은 깊이 생각해야 되는 사회적 문제를 해결하는 데 더 지혜롭기도 하다. 노인학자인 크릭스행크(Margaret Cruikshank, 2009)는 노화와 연관해서 획득되는 것에 대해 "쇠퇴는 노화의 중요한 문제이다. 그러나 아직까지 많은 노인에게는 노화는 성숙해지는 시간이고 대부분 우리 자신이 되는 시기이다"라고 하였다. 사람들은 항상 발전하거나 혹은 나빠지는 것이 아니라 이전과 달라지는 것이다. 발달은 분명하게 영유아기, 아동기, 청소년기 동안 긍정적인 성장을 의미한다. 나이 듦(노화)은 발달 과학자들이 정의한 것처럼, 생물학적으로 노화되는 것을 포함하여 성숙한 유기체 내에서 긍정적이든 부정적이든 신체적, 인지적, 사회심리적 변화와 관련 있다.

요약하면, 발달은 생애의 각 단계마다 획득(성장 발달), 손실, 중립적 변화와 연속성을 포함한다.

2) 전 생애의 개념화

오늘날 많은 발달 연구자들이 구분한 시기를 • 표 1.1에 제시하였다. 표의 나이는 발달 상태에 대한 대략적인 지표이다. 예를 들면, 생활과 건강 수준의 발전은

오늘날 65세의 노인들이 수십 년 전의 65세 노인과 같은 신체적, 인지적, 사회심리적 상태를 의미하지는 않는다. 동일한 나이임에도 기능과 성격은 개인별로 큰 차이점이 있다. 90세의 와상 노인이 있는 반면, 어떤 노인은 수영도 하고, 젊은 사람처럼 신체적 능력을 보이는 노인도 있다.

생애 기간의 표에서 가장 최근에 추가된 것은 **성인 진입기(emerging adulthood)**로, 청소년에서 완전한 성인 사이의 이행기로써 대략 18세에서 25세 늦어도 29세까지를 말한다. 제2차 세계대전 이후, 직업은 더욱 복잡해지고 더 많은 교육을 요구하여 더 많은 청소년들이 직업을 준비하고 결혼과 부모가 되기 위해서 대학에 진학하기 시작하였다. 결과적으로 심리학자 아네트와 동료들(Jeffrey Arnett et. al., 2004, 2011, 2015)은 청년들이 대학에서 공부하고 자신들의 성인의 삶을 준비하기 위해 돈을 모으는 생애의 이 기간을 구별해서 성인 진입기로 기술하기 시작하였다. 성인 진입기는 선진국에서의 발달 단계 초기와는 구별되지만, 그 현상은 개발도상국, 특히 도시 지역에서 확산되고 있다. 아네트(2004)에 따르면 성인 진입기는 다음과 같다고 하였다.

- 자신들의 정체성을 탐색함
- 직업을 바꾸고 새로운 관계를 맺음. 이동 때문에 불안정한 생활을 함
- 자신에 집중하고 다른 사람들에 대한 의무로부터 벗어나 자유로운 관계 유지. 그래서 더욱 자신의 심리적 욕구에 집중함
- 사이에 있는 감정(어떤 때는 성인 같고 또 어떤 때는 아니기도 한 사이의 감정)
- 무한한 미래 가능성에 대한 신념을 가지고 있음

성인기는 여러 방법으로 정의되었는데, 사회학자인 퍼스텐버그와 동료들(Frank Furstenberg et al., 2004)은 성인기에 대한 5가지 전통적이고 객관적인 표식을 지적하였다. 즉, 교육을 마치고, 경제적으로 독립하고, 집을 떠나고, 결혼하고, 아이를 갖는 것이다. 1960년대에는 미국에서 65%의 남자와 77%의 여자가 30세에 이 기준에 도달하였다. 2000년대에는 오직 31%의 남자와 46%의 여자만이 30세에 이 기준을 성취하였다.

성인 진입기가 발달의 시기에서 실제로 구별되는 시기라는 데 모든 사람이 동의하지는 않는다. 그러나 현대 사회에서는 청소년기에서 성인 역할로 진입하는 시기가 더 오래 길어졌다는 것은 분명하다. 많은 청년들이 아직 성인의 책임을 다하지 못한다는 것도 알고 있고, 20대에는 뇌 발달도 아직 완전하지 않다는 것도 알고 있으며, 유럽의 몇몇 국가와 미국의 일부 주에서는 법적으로 18세를 성인과 같은 대우를 한다는 것에 의문을 제기하고 있다. 예를 들어, 성인 범죄 체계로부터 성

표 1.1 생애의 기간별 개요

생의 기간	연령 범위
출생 전기	수정부터 출생
영유아기	출생~2년(생후 1개월은 신생아기, 보통 출생~1년은 영아기)
학령 전기	2~5년(걷기 시작한 1년~3년은 유아라고 부름)
아동 중기	6~10년(또는 사춘기 발현 전까지)
청소년기	대략 10~18년(사춘기부터 개인적으로 독립할 때까지)
성인 진입기	18~25년 혹은 29년까지(청소년기부터 성인기 사이의 이행기)
성인 전기	25~40년(성인 역할 확립)
성인 중기	40~65년
성인 후기	65년 이상(기능의 차이에 따라 경노인, 중노인, 상노인으로 분류하기도 함)

인 진입기 청년들을 보호하기 위해 법적 연령을 올리거나 혹은 특별한 대비가 필요하다는 것이다(Schiraldi & Western, 2015).

(1) 문화적 차이

• 표 1.1에서 보여 주는 것은 전 생애 기간에 대한 하나의 견해이다. 연령은 성, 종족, 다른 의미 있는 인간의 특성과 마찬가지로 다른 사회에서는 다른 의미를 갖는다. **문화(culture)**는 사람들의 삶의 방법과 이해를 공유하는 것으로 정의된다(Mistry & Dutta, 2015). 문화는 생애의 각 단계에서 인간의 본성에 관한 신념, 가치, 실행이 포함된다. 아이는 그 사회에서 기능하도록 가르침을 받을 필요가 있고, 사람들은 성인으로서 그들이 어떻게 살아야 하는지 이끌어야 한다. 다른 문화에서는 다른 발달적 과정으로 이끈다(예를 들면, 미국 캘리포니아 중류 가정에서 아빠와 낚시를 가는 8세 벤(Ben)도 있고, 페루에 있는 6세 야니라(Yanira)는 엄마를 도와 집안 일을 돕고 동생을 돌보아야 한다). 문화는 우리의 한 부분이 되는데, 우리가 어떻게 살아야 하는지, 우리의 생활에서 우리가 어떻게 경험하는지에 영향을 미친다(Packer & Cole, 2015).

각 문화는 전 생애를 자신들만의 방법으로 분배하고 각각의 다른 연령 집단에서 사람들을 다룬다. 한 사회에서 사회적으로 다른 연령 집단을 **연령 계급(age grade)**이라고 하며, 다른 지위, 역할, 특권, 책임이 주어진다. 분리된 아동기는 연령 계급의 한 형태로, 학교에 기반을 둔 연령으로 계급을 구분한다. 고등학교에서 상급 학년은 '엘리트'로, 1학년은 '낮은'이라고 하는 것처럼, 모든 사회에서는 연령 계급으로 구분한다.

우리들의 사회에서, 예를 들어 "성인"(미국에서는 법적으로 18세; 한국에서도 민법, 근로기준법, 형법에 따라 다소 차이는 있으나 대부분 만 18~19세)은 아동에게는 주어지지 않는 투표할 수 있는 특권이 있다. 청소년기와 다양한 성인기 사이의 경계에 대해 법적인 정의가 필요하다. 미국의 대부분의 주에서는 법적으로 결혼 가능한 연령은 법적으로 투표 또는 군복무가 가능한 연령보다 낮으며, 음주가 가능한 권리는 보통 만 21세에 가능하다. 우리는 중년기와 노년기 사이의 경계를 65세로 정의하는데, 이 연령은 실제로 노인 의료 보험 제도, 사회 보장 연금, 음식점 및 상점에서의 "고령자 할인"에 적합한 나이로 보인다.

우리는 노인을 만 65세나 그 이상으로 정의하는데, 보츠와나(Botswana)의 쿵 산(!Kung San)은 사람들의 생활연령(chronological age)이 아닌 기능상의 용어를 주장하였다(Rosenberg, 2009). 그들은 "*na*" 혹은 "노인"(50세부터 시작해서 모든 노인들은 위대하며 명예롭다는 의미), "노인/죽은"(노인이나 아직은 기능이 가능한), 병들어서 돌봄이 필요한 "무력한 지점의 노인"으로 구분하였다. 세인트 로렌스 에스키모(St. Lawrence Eskimo)는 소년과 남자(소녀와 여자)로 구분하였고, 동아프리카 사람들은 사회적으로 남자에서는 청년기, 젊은 용사(전사), 시니어 용사, 주니어 노인, 시니어 노인, 은퇴 노인의 6단계로 나누었다.

문화는 그들이 인정하는 연령 계급뿐만 아니라 한 연령 계급에서 다른 연령 계급으로 어떻게 이행되는지 표식을 구분한다. 이 **통과 의례(rite of passage)**는 한 인간이 한 상태(지위)로부터 다른 상태(지위)로 "통과(지나감)"하는 의례적인 표식이며, 보통 아동기에서 성인기로 이행되었음을 의미한다. 통과 의례는 문신(body painting), 할례(circumcision), 구타(beating), 성인 성 생활에 대한 어른들의 가르침, 신체적으로 용감함 테스트, 축제 축하 행사 연습 등이 포함된다(Schlegel & Barry, 2015).

청소년기 통과 의례는 현대 산업 사회에서보다 전통 사회에서 더욱 일반적이었다. 유대인들은 바트미츠바(bat mitzvahs)를 할 때 통과 의례를 경험하고, 만 15세가 된 히스패닉계 미국인들은 끼엔쎄아녜라(Quinceañera, 15세라는 의미)라는 의식을 여성이 되었다는 상징으로 참여한다.

현대 사회는 전통 사회보다 더욱 다양하며, 남성과 여성의 역할 구분이 분명하지 않고, 아동기에서 청소년기로 움직이는 경향이 있으며, 성인기는 더욱더 서서히 이행된다. 만 21세가 되었을 때의 폭음은 우리 사회에서 확실한 성인기 통과 의례 중의 하나이다.

한 사회가 연령 계급을 정립하게 되면 생애의 각 지점에서 무엇을 해야 하며, 무엇을 하지 않아야 되는지를 규정한다. 선구자적 노년 학자인 뉴가튼과 동료(Bernice Neugarten et al., 1965)에 따르면 이러한 기대감 또는 **연령 기준(age norms)**은 사람들에게 나이에 따라 어떻게 행동해야 하는지 알려 주는 사회적 방식이다. 예를 들면, 대부분의 사람은 만 6세의 아동이 데이트를 하고 맥주를 마시기에는 너무 어리지만 학교를 가기에는 충분한 나이라는 데 동의한다. 또한, 성인은 25세쯤에 결혼을 생각해야 하고(일부의 나라에서는 더 빠르거나 늦을 수도 있지만) 65세쯤 은퇴한다는 것에 동의한다. 그렇다면 연령 기준은 왜 중요한 것일까? 첫째로, 연령 기준은 그들의 삶을 어떻게 이끌 것인가에 대한 사람들의 결정에 영향을 미친다. 연령 기준은 뉴가튼(1968)이 **사회적 시계(social clock)**라고 부르는 것의 기초가 되며, 이는 사람이 연령 기준에 의해 일정에 앞서거나 뒤처질 때와 무엇이 성취되어야 하는 때를 아는 개인의 지각이라는 뜻이다. 예를 들면, 사회적 시계에 의해 자극된 30세의 미혼 남성은 여자 친구가 자신을 포기하기 전에 청혼해야 한다고 느낄지도 모른다. 또한, 자기 일을 사랑하는 70세의 여자는 은퇴를 위한 계획을 시작해야 된다고 느낄 것이다. 둘째로, 연령 기준은 사람들이 삶의 전환 과정을 어떻게 쉽게 적응하는가에 영향을 끼친다. 아기를 갖는 것과 같은 정상적인 삶의 사건은 사회적으로 적절한 나이가 아닐 때에는 더 부정적인 영향을 끼치는 경향이 있다. 8세 또는 18세에 사춘기를 경험하거나 13세 또는 45세에 부모가 되는 것은 새로운 도전이 될 수 있다.

(2) 하위 문화의 차이

연령 계급, 연령 기준, 사회적 시계는 문화뿐만 아니라 하위 문화별로 다르다. 우리의 사회는 인종, **민족성(ethnicity)**, 유산과 전통에 근거한 집단의 소속, **사회경제적 상태(socioeconomic ststus, SES)**, 직업적 특권, 교육, 수입을 기초로 한 사회 내 지위에 따라 다양하다. 미국 내에서도 아프리카계 미국인, 히스패닉계 미국인, 인디언 원주민 미국인, 아시아계 미국인, 유럽계 미국인 그리고 사회경제적 상태가 높거나 낮은 사람들은 매우 다른 발달적 경험을 갖게 된다. 이렇게 광범위한 집단 내에서는 많은 다른 요인들과 연관된 수많은 변이가 존재한다.

연령 기준은 사회경제적 상태가 높은 사회와 사회경제적 상태가 낮은 사회와는 다른 경향이 있다. 일반적으로 저소득 계층의 사람들은 일을 시작하고, 결혼을 하고, 아기를 갖는 것과 같은 성인기의 이정표에 더 일찍 도달하는 경향이 있다. 버튼(Linda Burton, 2007)이 연구한 저소득층 아프리카계 미국인 집단에서는 중산층의 흑인 또는 백인보다 빠르게 16세에 어머니가 되었다. 아동은 더 빨리 자라도록 요구되어 어린 형제/자매를 돌보고 식사를 준비하는 등 가족 내 성인과 같은 책임을 맡기도 하였다.

사회경제적 상태에 대한 것은 매우 중요한 것으로, 인종이나 민족성에 관계없이 빈곤은 인간의 발달에 매우 부정적이다. 빈곤을 경험한 부모와 아동은 사회경제적 상태가 높은 부모와 아이들보다 가계 빚, 소란, 가족 파괴, 배고픔, 폭력 노출, 다른 요인들로 인해 스트레스가 더 높다. 이런 상태에서 부모들은 자기 아이들에게 안전, 안정, 자극, 지지적인 가정 환경을 제공하는 것이 어렵게 된다. 결과적으로 성장기에 빈곤을 경험한 아동과 풍요로운 환경에서 성장한 아동의 발달적 경험은 차이나게 다르다. 빈곤의 부정적인 영향은 사회경제적 상태가 높은 아동과 낮은 아동의 뇌 발달에서 영아기와 초기 아동기에서 큰 차이를 보였으며, 청소년기에 평균 학업 성취도가 낮았고, 정신 건강 상태도 낮았고 심지어 성인기의 신체 건강 상태도 낮았다(Conger & Dogan, 2007; Evans & Kim, 2012).

(3) 역사적 변화

생애의 각 단계의 의미는 역사마다 변화하였다.

- **아동기**(Childhood): 서구 문화에서 17세기까지는 보호되고 양육되어야 하는 천진난만한 아동을 성인과 다르게 보지 않았다. 예를 들면, 중세 유럽(A.D. 500~1500)에서, 6세 때는 성인의 옷을 줄여 입혔고, 아동을 성인의 축소판으로 취급하였으며 노동을 하도록 강요하였다(Ariès, 1962). 오늘날, 서구 가족에서의 목표는 경제적으로 유용한 것보다 아동이 행복하고 자기 달성을 할 수 있도록 도와주는 것이다(Stearns, 2015).
- **청소년기**(Adolescence): 19세기와 20세기 초까지도 **청소년기**(사춘기의 시작 및 신체적, 인지적, 사회심리적 변화를 수반하는 아동기와 성인기 사이의 이행기)는 인간의 생애에서 특정 단계로 인식되었다. 그러나 산업화가 진행됨에 따라 숙련된 노동력이 필요했고, 법은 아동의 노동을 금지하는 법을 통과시키고 학교 교육을 의무적으로 만들었으며, 성인 세계와 학교에 다녀야 하는 청년기를 분리하였다.
- **성인 진입기**(Emerging adulthood): 청소년기에서 성인기로 이행되는 시기가 현대 사회에서는 더 길어지게 되었는데, 생애의 새로운 기간으로 성인 진입기가 20세기 말과 21세기 초에 정의되었다.
- **빈 둥지**(emptying of the nest)**인 중년기**(Middle age): 20세기에 떠오른 생애에서 구별되는 시기로, 부모들이 자녀를 적게 출산하고, 자녀가 성장하여 집을 떠나는 것을 볼 수 있을 만큼 오래 살게 되면서 나타났다.
- **은퇴기인 노년기**(Old age): 20세기까지 우리 사회는 노년기를 은퇴의 기간이라고 정의하지 않았다. 역사시대 초기에는 노인이 될 때까지 생존한 성인들은 실제로 죽을 때까지 일을 했다. 20세기 후반에 사회 보장 제도, 연금, 의료 보험 등 다른 지지 프로그램이 시작되었으며, 일하는 성인들은 그들의 앞으로 남은 여생을 위해 60대에 은퇴하기 시작하였다.

(4) 미래의 계획

21세기 초반 미국 신생아의 평균 **기대 수명(life expectancy**; 지금 출생한 신생아가 앞으로 몇 년을 살 것인가 기대되는 평균 생존 연수)은 거의 79세이며, 1900년에는 47세였다. 기대 수명은 일반적으로 남자보다 여자가 높고, 히스패닉 미국인들이 가장 높으며, 아프리칸 미국인들이 가장 낮고, 유럽계 미국인들은 그 사이이다. 각 집단에서 긴 수명은 빈곤보다는 경제적 여유가 관계되었다(National Center for Health Statistics, 2015).

전 세계적으로 보면 미국이 79세인 데 비해 일본(84세), 싱가포르(83세)이고 아프리카에서는 후천성면역결핍증(HIV/AIDS) 같은 질병과 빈곤으로 중앙아프리카(51세), 차드(52세)는 낮았다. 우리나라는 2017년 현재 기대 수명 82.7년으로 남자 79.7년, 여자 85.7년이다(통계청, 2019). 2030년에는 베이비 붐 세대의 대부분이 은퇴하게 되어 미국에서도 65세 이상의 노인이 2010년에는 13%였으나 20%를 넘을 것이다(우리나라는 14.9%; 통계청(2019)). 결과적으로 노인 인구는 증가되고 젊은 세대는 적어져서 일하는 어른들이 젊은 집단을 지원해야 된다. 노인들이 이전 세대보다 더 건강하고, 더 부자이고, 교육을 더 받았다고 해도 노인들에게는 그들이 더 노인이 될 때까지 그들을 돌보아 줄 건강과 정신건강 전문가들의 돌봄이 필요하다. 정책 입안자들은 이 문제를 어떻게 할 것인가? 아직 예상할 수 없는 사회적 변화와 함께 노인의 수가 많아지는 미국, 한국 등 세계의 인구는 21세기 말에는 오늘날과는 다르게 변화시킬 것이다.

요약하면, 나이는 7세, 17세 또는 70세일지라도 역사적 시대에 따라 다른 의미를 지니며, 20세기보다 21세기에 다른 의미를 지닐 가능성이 높다. 이러한 메시지는, 우리는 발달을 역사적, 문화적, 하위 문화적인 맥락에서 관찰해야만 한다는 것이다. 우리는 반드시 각 사회적 집단이 생애의 기간을 자신들이 정의하고 그 안에서 연령 계급이 정해지고, 각 연령 범위에서 연령 기준을 승인하고 그리고 각 사회적 집단은 발달을 다르게 경험한다는 것을 명심해야 한다.

3) 천성(선천적, 본성)–양육(후천적, 환경) 문제의 논쟁

인간 발달을 이해한다는 것은 인간 발달 연구의 주요 문제[**천성(nature)–양육(nurture)**]를 파악한다는 뜻이다. 이는 생물학적 영향력과 환경적 영향력이 어떻게 작용하는가에 대한 질문이며, 우리를 우리 자신으로 만들기 위해 이들이 어떻게 상호작용하는지에 관한 질문으로써 천성–양육 논쟁이다.

(1) 천성

유전의 영향력, 유전자에 의해 안내되는 일반적인 성숙, 생물학적 소인에 기인한 진화, 호르몬과 신경 전달 물질과 다른 생화학적 물질로 매일 인간에게 미치는 생물학적 영향을 강조하는 사람들은 천성을 지지한다. 천성을 강조하는 사람들은 발달은 타고난 것, 본래부터 있는 것이며, **성숙(maturation)**의 산물이며, **유전자(genes)** 속에 내재된 계획에 따른 개체의 생물학적 전개 과정(유전 물질은 수정 시 부모로부터 자식에게 전달된다)이라고 한다. 씨앗이 예상 가능한 과정을 거쳐 식물이 되듯이, 인간은 자궁 내에서 전개(unfold)된다(환경으로부터 필요한 영양분을 공급받을 것이다). 유전자 코드(genetic code)는 인간을 걷게 만들고, 만 1세쯤 첫 단어를 말하고, 10~14세 사이에 신체적으로 발달하고, 40대와 50대에는 흰머리가 나게 될 것이다. 두뇌의 성숙된 변화는 기억과 문제 해결 능력의 향상과 인지 변화에 공헌하며, 타인 감정에 대한 이해가 높아지는 사회심리적 변화에도 기여한다. 유전적으로 영향을 받은 성숙 과정은 우리 모두를 삶의 동일한 순간에 동일한 발달적 변화로 이끈다. 동시에, 개인(individual)의 유전적 자질은 개인의 발달을 고유하게 만든다.

(2) 양육

천성–양육 논쟁에서 양육을 지지하는 사람들은 **환경(environment)**에 반응하는 변화를 강조한다. 이러한 환경은 모든 외부의 물리적, 사회적 상태, 자극, 혼잡한 생활 공간, 오염된 공기로부터, 가족 구성원, 동료, 선생님과의 사회적 상호작용, 이웃과 넓은 문화적 배경에 이르기까지 우리가 발달하는 데 우리에게 영향을 미칠 수 있는 사건들을 말한다. 우리는 물리적 환경의 중요성을 알고 있다. 예를 들어, 오래된 건물이나 수도관의 페인트에 있는 납에 노출되면 아동의 지적 발달이 저해될 수 있다. 또한, 시끄러운 공항 근처에 거주하면 책을 읽는 것을 배울 때 방해받을 수도 있다(Evans, 2004). 생물학적 성숙을 발달 과정으로 보는 대신 양육을 지지하는 사람들은 **학습(learning)**을 강조한다. 학습은 경험을 통한 과정으로, 생각이나 감정 또는 행동에 비교적 영구적인 변화를 가져온다.

특정한 수준의 신체적 성숙은 분명히 필요하다. 예를 들면, 아동이 농구공을 가지고 놀기 전 일정 수준의 신체적 성숙은 필요하며, 사려 깊은 지도와 오랜 시간의 연습 역시 아동이 농구를 잘하기 위해서 반드시 필요하다.

(3) 천성과 양육의 상호작용

• 표 1.2는 천성–양육 논쟁의 용어를 설명한 것이다. 발달적 변화는 천성과 양육 사이에서 복잡한 상호작용의 산물이다. 발달은 천성이거나 양육에 의해서만이 아니라 천성과 양육 모두의 결과물이다(Plomin et al., 2013). 발달은 복잡한 것으로 천성에 양육이 영향을 미칠 수도 있고 양육에 천성이 영향을 미칠 수도 있다. 예를 들면, 생물학(천성)은 경험(양육)으로부터 학습할 수 있도록 두뇌를 제공하며, 이러한 경험은 신경 연결망에 의해 우리의 뇌를 변화시키고 그것을 활성화시키거나 불활성화시키는 유전 인자를 변화시킨다.

• 표 1.2 천성(Nature)과 양육(Nurture) 용어 정리

천성	양육
유전	환경
성숙	학습
유전 인자	경험
타고난 또는 생물학적 소인	문화적 영향력

02 생애 발달 과학이란 무엇인가?

만약 발달이 체계적 변화로 이루어져 있고 수정된 순간부터 죽음에까지 계속되는 것이라면, 발달 과학은 이러한 변화와 연속성과 그 원인에 대한 연구로 이루어져야 한다.

1) 발달 연구의 목표와 이용

전 생애 발달 연구의 목표는 발달을 기술하고, 예측하고, 설명하고, 최적화하는 것이다.

기술(description)의 목표는 인간의 기능이 연령에 따라 다르다는 발달 목록을 특성화하고 나이에 따라 어떻게 변화하는지를 추적하는 것이다. 이 기술에는 정상적 발달과 개인의 차이, 발달에서의 다양성을 기술한다. 전 생애를 통해 인간 발달의 평균의 경향이 있다 하더라도 정확하게 두 명의 사람(심지어 일란성 쌍생아도)이 동일한 경로로 발달될 수는 없다. 기술은 모든 과학 분야의 출발점이다.

두 번째와 세 번째 목표인 **설명**(esplanation)과 **예측**(predict)은 발달 목록에서 발달을 예측하는 요인을 확인하고 그 요인들이 실제로 인간 발달의 원인인지 혹은 왜 개인들은 다른 사람과 다르게 발달하는지 이해하려고 노력하는 것이다. 발달 목록은 천성-양육 문제를 일으킨다. 발달에 가능한 영향과 발달의 양상 사이(예를 들어, 약물을 사용하는 청소년의 친구가 있을 수도 있고 없을 수도 있고, 청소년이 약물을 하거나 혹은 안하는 사이의 관계)에서 찾을 수도 있다. 만약 그 관계에서 청소년의 친구가 왜 약물을 사용하는지를 안다면 우리는 청소년이 어떤 때 약물을 사용할 것인지를 예측할 수 있다. 그러나 이것이 원인적 관계인가?라는 설명의 목표를 달성하기 전에 그것이 무엇인가를 반드시 확증해야 된다. 약물을 사용하는 친구가 원인이 아닐수도 있고, 약물을 사용하는 친구가 친구와 함께 약물을 사용할 수도 있다.

발달 과학의 4번째 목표는 인간 발달의 **최적화**(optimization)이다. 인간은 어떻게 긍정적인 방향으로 발달될 수 있는 것일까? 어떻게 그들의 능력이 강화될 수 있으며, 어떻게 발달적 장애가 예방되고, 출현하는 발달 문제를 극복할 수 있는 것일까? 발달의 최적화에 관한 목표는 취학 전 프로그램을 이용하여 지적 성장을 자극하기 위해, 대학생의 폭음을 예방하기 위해, 배우자의 죽음을 경험한 노인을 지지하기 위한 방법 등을 포함한다.

발달 최적화에 관한 연구는 교사, 심리학자, 상담사, 간호사, 직업 치료사 등 전문직 사람들과 관련이 있다. 오늘날의 교육학자와 건강 전문가들에게는 연구가 무엇에 입각하는지, 배우는 과정과 치료는 효과가 있는지를 입증하는 **근거 기반 실무(evidence-based practice)**가 요구된다(Williams et al., 2012).

2) 초창기 인간 발달 연구의 시작

시대를 걸쳐 인간 발달이 변화하듯이 이를 이해하기 위한 노력도 시간이 지남에 따라 발전해 왔다. 철학자들이 인간의 천성과 아동을 키우는 올바른 방법에 대해 오랜 기간 표명해 왔지만, 19세기 후반까지는 발달에 관한 과학적 연구가 시행되지 않았다. 일부 학자들이 주의 깊게 그들 자녀의 성장과 발달을 관찰하기 시작했으며, 그들의 연구 결과를 **유아 전기(baby biographies)**의 형식으로 출판하기 시작하였다. 가장 영향력이 있었던 유아 전기 작가는 매일 아들의 발달을 기록

한 다윈(Charles Darwin, 1809~1882)이었다. 그의 아동 발달에 대한 호기심은 진화에 대한 흥미로부터 시작되었다. 그는 유아들이 인간이 아닌 조상들과 많은 특성을 공유한다고 믿었으며, 아동의 발달을 이해하는 것은 종의 진화에 관한 시각을 제공한다고 믿었다. 다윈의 진화론적인 관점은 일반적인 생물학적 기반의 성숙을 강조한 초기 인간 발달 이론에 큰 영향을 끼쳤다.

그러나 각기 다른 유아 전기 작가들이 아동 행동에 관해 다른 측면들을 강조하여 유아 전기를 비교하기가 어려웠다. 또한, 부모들은 자녀의 객관적인 관찰자가 아니며, 초창기 유아 전기 작가들의 가설은 아동의 관찰에만 치중하였다. 유아 전기는 한 아동만을 대상으로 하였기 때문에 그 결과는 다른 아동에 일반화될 수 없었다. 다윈은 발달심리학의 창시자이며 미국 심리학회의 초대 회장인 홀(G. Stanley Hall, 1846~1924)에게 큰 영향을 미쳤다. 유아 전기의 단점을 인지한 홀은 많은 개개인들의 객관적인 자료를 수집하였다. 그는 지금 널리 사용되는 연구 도구인 설문지를 개발하였다(아이들의 마음속 내용은 연령에 따라 다르다는 것을 탐색하였다).

홀은 사춘기(Adolescence, 1904)라는 책을 집필하였다. 다윈의 진화론에 의해 영감을 받은 홀은 미개 시대에서 현대 문명기로 변화하는 동안 인간 사회의 진화과정 중 발생한 격동기와 사춘기 사이에서 유사점을 발견하였다. 그 당시 사춘기는 정서의 기복 및 급속한 변화의 시기이며[홀은 이 시기를 **폭풍과 스트레스(storm and stress)**로 특징지었다], 일생에서 격정적인 시기였다. 홀은 10대들은 정서적으로 불안정하고 많은 부정확한 생각들을 표출하며, 극적인 변화의 시기라고 사춘기를 표현 하였다.

홀은 인생의 마지막인 노쇠(Senescence, 1922)에도 관심을 가졌으며, 어떻게 사회가 노인을 대하는지, 실제로 학대하는지에 관해 분석하였다. 그는 노화가 단순한 쇠퇴 이상을 의미한다고 인식하였다(Thompson, 2009). 홀이 전 생애 인간 발달에 관한 과학적인 연구를 자극하고 이에 관해 중요한 질문을 끌어낸 점은 높이 평가받을 만하다.

3) 현대의 전 생애적 관점

홀처럼 인간 발달 연구의 초창기 선구자들은 전 생애의 모든 단계를 연구하였지만, 20세기의 인간 발달 과학은 전문 분야가 연령 집단으로 구분되기 시작하였다. 일부 연구자들은 영유아 또는 아동 발달에 초점을 맞추었고, 다른 연구자들은 청소년을 전문적으로 다루었으며, 일부는 노화와 노인을 연구하는 **노년학(gerontology)**을 전문적으로 다루었다. 1960년대와 1970년대에 인간 발달에 관한 **전 생애주기적 관점(life-span perspective)**이 출현하기 시작하였다. 발달심리학자인 발테스(Paul Baltes, 1939~2006)는 다음의 생애주기적 관점의 7가지 핵심 가설을 제시하였다.

1. **발달은 전 생애 과정이다.** 오늘날의 발달 연구자들은 인간 발달이 간단한 일이 아니며, 일생을 거쳐 우리는 변화한다고 인지한다. 발달 연구자들은 발달을 전 생애의 맥락 속에서 이해해야 한다고 말한다.
2. **발달은 다각적이다.** 발달은 보다 성숙한 기능으로 이끄는 일반적인 과정이다. 시간이 흐름에 따라 각기 다른 능력은 다른 변화의 형태로 나타난다. 예를 들면, 어떤 지적 능력은 청소년기에 최고에 다다르고 또 어떤 것은 후기 성인기에 감소한다. 어떤 것은 많이 변하지 않고, 어휘력은 지속적으로 발달된다(Hartshorne & Germine, 2015). 인간 기능의 다양한 측면은 다양한 변화 궤도를 갖는다.
3. **발달은 획득과 손실을 포함한다.** 발달은 아동기에는 획득만 있고, 노년기에는 손실만 있는 것이 아니다. 획득과 손실은 전 생애의 모든 단계 동안 연관된다. 발테스는 획득은 불가피하게 어느 정도의 손실을 가져오고, 손실은 획득을 가져오며, 획득과 손실은 공동으로 일어난다고 믿었다. 예를 들면, 영유아는 언어를 익힘으로써 초창기의 옹알이 능력을 잃는다. 교

육이나 경력으로 중요한 기술을 연마하는 것은 다른 기술을 잃는다는 것을 의미한다.

4. **발달은 일생의 가소성에 의해 특징된다.** 가소성(plasticity)이란 긍정과 부정적 경험에 반응하는 변화 능력을 의미한다. 아동 발달이 불우한 환경에 의해 손상될 수 있으며, 부유한 환경에 의해서는 최적화될 수 있다. 이러한 가소성은 인생의 후반에도 지속된다. 노화 과정은 고정된 것이 아니며, 개인의 환경과 경험에 따라 상당히 변화될 수 있다. 예를 들면, 노인은 일부의 지적 능력을 유지하거나 회복할 수 있으며, 신체 운동을 통해 강화될 수도 있고, 정신적, 사회적으로 활발한 생활 양식이나 훈련은 특정 인지 기술을 개선하도록 한다(Park et al., 2014). 이러한 인지적 이득은 신경가소성(neuroplasticity)에서 비롯되는데, 전 생애를 통해 경험에 대한 반응을 변화시키기 위한 두뇌의 주목할 만한 능력이다.

5. **발달은 역사적, 문화적 배경에 의해 형성된다.** 엘더와 동료들(Glen Elder et al., 1998)은 1930년대 대공황이 그 시대의 아동과 청소년의 발달에 어떠한 영향을 끼쳤는지 연구하였다. 1929년 주식 시장이 붕괴된 몇 년 후 3명 중 1명의 근로자는 실직하였고, 수많은 가정은 가난에 허덕였다. 만약 실직한 아버지가 아동에게 애정을 덜 갖게 되고, 양육 시 일관적인 태도를 취하지 못한다면 아동은 이러한 경제적 위기에 대처하기 어렵다고 밝혔다. 아동은 문제 행동을 보이고, 학교 성적이 떨어지게 된다. 청소년들은 아동보다 부모에게 덜 의존하며, 가족을 돕기 위해 일을 구하게 된다. 이들은 성인이 된 후에도 직업에 안정성이 적고, 불안정한 결혼 생활을 하게 된다. 우리들의 발달은 사회적 배경과 역사적 시간을 넘어서 우리의 생활에 의해 형성된다(Elder, Shanahan, & Jennings, 2015).

6. **발달은 복합적인 영향을 받는다.** 오늘날 발달 과학자들은, 인간 발달은 천성과 양육의 결과물이며, 많은 개인의 내부와 외부의 원인들의 상호작용으로 인한 것이고, 생물학적, 환경적 산물이라고 믿는다. 그것은 변화하는 인간과 변화하는 세상 사이에서 끊임없는 상호작용의 예측 불가능한 결과이다.

7. **발달은 다양한 학문 분야에 의해 연구되어야 한다.** 인간 발달은 생화학적 반응에서부터 역사적 사건까지 모든 것에 의해 영향을 받기 때문이며, 하나의 학문이 모든 정답을 제시하기에는 불가능하기 때문이다. 인간 발달에 관한 완전한 이해는 다양한 학문의 개별적 견해와 연구가 힘을 합칠 때 가능하다. 심리학자, 생물학자, 신경과학자, 역사학자, 경제학자, 사회학자, 인류학자 및 기타 많은 사람이 다학제적으로 인간 발달에 관해 연구해야 한다.

2 인간 발달 이론

1. 인간 발달 이론의 4가지 주요 문제; 천성–양육, 능동성–수동성, 연속성–불연속성, 보편성–상황 특수성을 설명한다.
2. 성격의 세 부분과 프로이트 정신 분석 이론의 5가지 성적 심리 단계를 요약한다.
3. 에릭슨의 8가지 사회심리 단계를 통해 인간이 직면하는 갈등을 설명한다.
4. 학습 이론에서 왓슨의 고전적 조건 형성, 스키너의 조작적 조건 형성, 반두라의 관찰 학습의 차이점을 설명한다.
5. 구성주의의 개념을 설명하고, 피아제 인지 발달 이론의 4단계에서 사고 과정 방법의 차이를 설명한다.
6. 브론펜브레너의 생물생태학적 이론에서 각각의 4가지 주요 환경 시스템을 정의한다.
7. 각 이론의 강점과 약점을 평가한다.

일찍부터 성 관계를 갖고, 성 파트너가 많고, 보호하지 않는 성 행동을 하는 것은 성적 위험 행동의 일반적인 사례이다. 미국에서 15세~19세 사이의 여자 청소년 44%와 남자 청소년 47%는(15세는 18%) 적어도 한번은 성 관계를 가졌다(Martinez & Abma, 2015). 성 활동이 활발한 미국 10대들 중에서 오직 60%만이 콘돔을 사용하였다. 헤르페스와 같은 성 전파성 감염의 비율이 성인보다도 10대들에서 높다. 10대 임신율은 1950년대 중반에 정점을 찍은후 감소하고 있으나, 미국에서 현재의 임신율은 15~19세 여성의 1000명당 57명으로 다른 서구의 나라들보다 높다(Sedgh et al., 2015). 미국 10대들에서는 성 위험 행동이 왜 이렇게 높을까? 그리고 그것을 감소시키기 위해서는 우리가 어떻게 해야 하는가?

이 장에서는 10대들의 성 위험 행동과 같은 발달적 현상에 대해 다른 시각을 제공하는 인간 발달의 다른 이론들을 설명한다.

01 발달 이론과 쟁점

1장에서 이론은 어떤 현상을 기술하고 설명하는 목적이라고 하였다. 과학은 개념과 주제에 대한 정보를 조직하지 않고 사실의 목록만으로는 충분하지가 않다. 인간 발달의 이론은 조직화되어야 하고 연구자들이 수많은 특별한 사실이나 관찰한 것을 해석하고 설명할 수 있도록 시야를 제공해야 한다. 이론은 새로운 사실이나 관찰한 것을 수집하여 다음을 분명하게 한다.

- 연구에서 가장 중요한 것은 무엇인가?
- 가정하거나 예측할 수 있는 것은 무엇인가?
- 어떻게 연구되는가?
- 결과물이 어떻게 해석되는가?

다른 이론가들은 다른 견해를 가질 수 있으므로 어느 과학에서나 우세한 이론적 전망에 크게 의존한다는 것을 배우고 그 사실을 얼마나 잘 설명하는지에 달려 있음을 배워야 한다.

우리는 네 가지의 주요한 이론적 관점과 인간 발달의 본성에 대한 중요한 메시지를 살펴보고자 한다.

1. **정신분석학적 관점**(psychoanalytic viewpoint): 프로이트(Sigmund Freud)가 개발하고 에릭슨(Erik Erikson)과 신프로이트주의자가 수정하였다
2. **학습 이론적 관점**(learning perspective): 파블로프(Ivan Pavlov), 왓슨(John Watson), 스키너(B. F. Skinner), 반두라(Albert Bandura)에 의해 개발되었다.
3. **인지 발달적 관점**(cognitive developmental viewpoint): 피아제(Jean Piaget)와 관련되었다.
4. **체계 이론적 접근**(system theory approach): 브론펜브레너(Urie Bronfenbrenner)의 생태학적 모델에 의해 설명되었다.

우리는 이론가들의 4가지 중요한 발달적 이슈, 즉 천성–양육, 능동성–수동성, 연속성–불연속성, 보편성–상황 특수성에 대한 이론을 비교하는 데 도움을 줄 것이다(Miller, 2016; Lerner et al., 2015; Newman & Newman, 2016)(• 표 2.1). 우리 모두는 인간 발달에 대한 기본적 신념을 가지고 있는데, 예를 들면 건강한 발달에서 유전인자의 중요성 대 좋은 부모(양육)에 대한 것이다. 이 장에서 여러분은 중요한 발달 이론가들의 이론을 비교하게 될 것이다(• 표 2.5).

이 장의 끝에서(적용 2.1) 다른 이론들을 이해하고 청소년들의 위험한 성 행동을 예방하는 데에 적용하기 바란다. 인간 발달의 중요한 이론들을 이해하게 되면 이론들의 개념을 이끌어낼 수 있고 여러분 자신이나 다른 사람들의 발달에 더욱 긍정적인 방향을 제시할 수 있을 것이다.

1) 천성과 양육

천성과 **양육**에 관한 쟁점(**nature-nurture issue**)은 인간 발달에 있어 가장 복잡하고 중요한 부분이라고 할 수 있다. 인간 발달은 근본적으로 천성(본성, 생물학적 힘)에 의한 것인가, 양육(환경적 힘)에 의한 것인가? 1장에서 우리는 천성–양육 두 가지 상호 협력의 결과로 발달된다고 보았다.

그러나 다른 이론들도 여전히 인간 발달 연구에서 중요한 부분으로 남아 있다(Goldhaber, 2012). 천성이 더욱 중요하다고 믿는 사람들은 개인의 유전적 기질, 유전자에 의한 보편적 성숙 과정, 진화 과정에 의해 만들어진 생물학적인 성향의 중요성을 강조한다. 그들은 생물학적인 힘에 의하여 모든 보통의 아동은 비슷한 시기에 같은 발달 단계를 성취하고, 노년기에 주요한 기능상 변화를 겪는다고 주장한다. 또한, 유전적, 생리학적 성향의 차이로 인해 개인 간의 차이가 있는 것이라 말한다.

이와는 반대로 양육이 중요하다고 믿는 사람들은 인간을 둘러싼 환경의 영향을 더 강조한다. 양육은 물리적 환경(군중, 기후 등)과 사회적 환경(학습 환경, 양육 방식, 또래 영향, 사교적 경향, 문화적 맥락 등)을 모두 포함한다. 이들은 전 생애에 걸친 개인의 경험에 따라 인간은 다양한 경로로 발달한다고 주장한다.

2) 능동성과 수동성

능동성과 **수동성**에 관한 쟁점(**activity-passivity issue**)은 인간이 자신의 환경을 능동적으로 창조하고 변화시키는 존재인지, 자신의 통제를 벗어나 수동적으로 변화하는 존재인지에 대한 문제를 다룬다. 몇몇 이론가들은 인간은 자신을 둘러싼 환경을 조직하고 변화시키는 호기심 많고 능동적인 존재라고 믿는다. 장난감 상점 앞에서 인형에 대하여 관심을 보이는 여자아이와 기계나 총을 유난히 좋아하는 남자아이는 그들 자신의 성 역할을 능동적으로 발달시키게 된다. 지하 연구실에서 화학물질을 실험하는 과학자나 특정 분야를 개척하기 위해 문헌을 찾는 청소년 모두 여러 과정을 통해 자신의 특성을 더욱 발달시켜 나간다(Plomin et al., 2013).

다른 이론가들은 인간을 스스로 통제하는 존재가 아닌 생물학적 힘이나 환경의 영향에 따라 변화하는 수동적 존재로 본다. 이러한 관점에서는 만일 아동이 학문적으로 실패했을 때 아동 개인의 문제라기보다 그들의 부모나 교사가 아동에게 적절한 경험을 제공하지 못한

것을 탓하게 된다. 또한, 사회적으로 소외된 노인 문제는 개인의 문제라기보다 사회의 무관심으로 발생한 것이라 여긴다.

3) 연속성과 불연속성

연속성과 **불연속성**에 대한 쟁점(**continuity-discontinuity issue**)은 전 생애에 걸친 인간의 변화가 점진적인가, 갑작스러운가에 대한 문제를 다룬다. 연속적으로 변화한다고 믿는 이론가들은 인간 발달이란 학령기 아동이 학년이 올라갈수록 체중이 조금씩 증가하는 것처럼 급진적 변화가 아닌 작은 단계적 변화를 거쳐 진행된다고 믿는다. 반대로, 불연속성을 주장하는 이론가들은 발달의 단계를 마치 계단을 오르는 것 같이 이전의 단계에서 완전히 새로운 단계로 발달하는 것이라고 말한다. 청소년이 갑작스럽게 신장이 15cm가 크고, 변성을 거치며, 턱수염이 자라는 것처럼 변화는 불연속성에 있다고 보는 것이다.

연속성과 불연속성에 대한 또 다른 관점은 양적인 변화인가, 질적인 변화인가에 초점을 둔다. 양적인 변화는 연속성과 관련된 것으로 정도가 달라지는 것을 말한다. 즉, 키가 자라고, 어휘가 더 늘고, 나이가 들수록 주름이 더 늘고, 친구와의 교류는 줄어드는 것과 같은 것이다. 반대로 질적인 변화는 종류가 달라지는 것으로 불연속성과 관련된다. 연속성과 불연속성에 의한 변화는 기본적으로 다른 방식을 뜻한다는 것이다(■ 그림 2.1). 애벌레가 더 큰 벌레로 자라는 것이 아니라 나비로 변형되는 것이나, 말을 못하는 영아가 말을 하는 유아로 자라는 것, 사춘기 이전의 아동이 성적으로 성숙한 청소년이 되는 것이 질적인 변화의 예라고 할 수 있다.

연속성을 강조하는 이론가는 인간 발달이 전형적으로 점진적, 양적인 변화를 갖는다고 주장하는 반면, 불연속성을 믿는 이론가는 급진적이고 질적으로 변화한다고 본다. 불연속성의 관점을 갖는 이론가는 인간이 **발달적 단계(developmental stages)**를 거쳐 성장한다고 제안하는데, 이러한 단계는 개인의 능력, 동기, 감정, 행동 등에 있어 각각의 분명한 형태를 갖는다. 발달은 분명히 이전 단계에서 다음 단계로의 빠른 변화를 포함하며, 각 단계는 질적으로 차이가 있다. 따라서 청소년이 갖는 인간의 권리와 정의에 대한 개념은 학령기 아동과는 다르며, 중년기에는 청년기나 노년기와는 기본적으로 다른 인생의 문제나 갈등이 있다고 말한다.

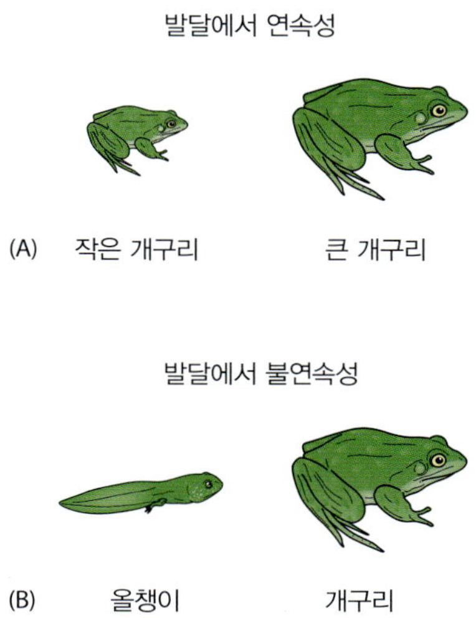

■ 그림 2.1 발달은 연속적인가(A), 불연속적인가(B)? 즉, 사람은 양적으로 크기가 변하는가(A를 지지하는 사람은 크기가 커지는 것을 본다), 질적으로 다른 종류로 변하는가? (B를 지지하는 사람은 어디서 올챙이가 개구리로 되었는지를 본다)

4) 보편성과 상황 특수성

보편성(universality)이란 발달상의 변화가 모든 인간에게 공통적이라는 관점이며, **상황 특수성(context specificity)**은 문화나 하위 문화, 업무, 개인 상황에 따라 달라진다는 관점이다. 단계를 따라 발달한다고 주장하는 이론가는 대체로 보편성을 따른다. 예를 들어, 모든 아동은 각 발달 단계가 올라갈수록, 즉 청소년, 성인, 때로는 40세까지 지적 발달을 이루게 된다. 또한, 인생에 대한 주요한 질문이 커지면서 중년의 위기를 경험한다. 이러한 시각에서 본다면 발달 단계는 확실히 보편성 있는 방향을 갖는다고 볼 수 있다.

그러나 다른 이론가들은 인간 발달이 훨씬 더 다양한 상황에 따라 달라진다는 관점을 갖는다. 이들에 의하면 문화에 따라(또는 하위 문화, 이웃, 일 상황) 발달의 경로는 달라진다. 예를 들어, 미국의 학령 전기 아동은 꿈을 진실이라고 믿다가 나이가 들수록 이러한 믿음이 없어진다. 반면, 타이완의 아타얄(Atayal) 문화에서는 아동이 나이가 들어 성인이 될수록 꿈에 대한 확신이 커진다(Kohlberg, 1966b). 또한, 각 문화 안에서 발달상 변화는 하위 문화 그룹이나 가족, 개인에 따라 차이가 있게 마련이다. 인간 발달에 있어 보편성과 상황 특수성은 모두 고려되어야 할 부분으로 보인다.

02 정신 분석 이론

오스트리아 빈의 의사였던 프로이트(Sigmund Freud, 1856~1939)는 서구사회에 지대한 영향을 끼쳤다. 프로이트의 **정신 분석 이론(Psychoanalytic Theory)**은 인간 발달과 성격의 역동에 초점을 두며, 인간 본성과 인간 발달에 대해 혁명적인 생각으로 도전하였다. 프로이트는 인간은 인식하지 못하는 정서적 갈등과 동기에 영향을 받는 존재이며, 이는 가족 내에서 유년기의 경험에 의해 형성되는 것이라고 하였다. 프로이트의 이론은 아직도 인간 발달 관점에 큰 영향을 미치고 있다(Hall, 1954; Newman & Newman, 2016).

1) 프로이트의 유산

(1) 본능과 무의식 동기

인간의 기본 생물학적 욕구는 반드시 충족되어야 한다는 것이 프로이트 정신 분석 이론의 중심 개념이다. 프로이트는 신생아를 선천적으로 **본능(instincts)**을 추구하는 이기적 존재이자 생물학적 욕구에 의해 행동하는 공격적인 창조물로 보았다. 이러한 생물학적 본능은 정신 에너지와 인간 행동의 원천으로 인간 발달 과정의 새로운 방향을 열게 한다.

프로이트는 무의식 행동에 영향을 미치는 내적 힘과 본능의 힘에 의한 **무의식적 동기(unconscious motivation)**를 강하게 믿었다. 예를 들어, 사춘기 이전의 한 소녀가 어머니의 사랑과 보호를 예전처럼 받기 위해 자신도 모르게 어린아이처럼 행동하는 것이나 10대 소년이 자신의 몸을 만드는 데 집중하는 것은 자신의 성적, 공격적 충동을 표현하는 방법이라는 것이다. 프로이트 이론은 천성과 양육에 의한 쟁점을 벗어나 욕구를 강조하고 있다. 즉, 발달은 행동에 무의식적 동기를 제공하는 생물학적 본능에 의해 이루어진다고 본다. 그의 이론에는 또한 발달에 환경적 영향도 포함되는데, 생애 첫 5년 동안 가족 안에서의 경험이 포함된다고 보았다.

(2) 본능, 자아, 초자아

프로이트(1933)에 따르면 아동의 정신 에너지는 성격의 세 가지 구성 요소인 본능(id), 자아(ego), 초자아(superego)로 나누어진다. 출생 시 모든 정신 에너지는 **본능(id)**에 존재하는데, 충동적이고 불합리하고 이기적이며

• 표 2.1 인간 발달의 쟁점

쟁점	설명
1. 천성–양육	발달은 유전자, 생물학적 요인, 성숙에 의한 것인가 아니면 경험, 학습, 사회적 영향에 의한 것인가?
2. 능동성–수동성	인간은 그들의 환경을 능동적으로 만들어 가고 스스로의 발달에 기여하는가 아니면 통제된 힘에 의해 수동적으로 자신을 만들어 가는가?
3. 연속성–불연속성	인간은 점진적으로 양적인 측면에서 변화하는가 아니면 질적으로 서로 다른 단계로 갑작스럽게 변화하는가?
4. 보편성–상황 특수성	발달은 사람과 사람, 문화와 문화에서 유사한가 아니면 사회적 상황에 의해 상당히 다르게 발달하는가?

본능을 충족시키는 데 집중하게 된다. 본능은 심지어 생물학적 욕구가 현실적이지 않거나 적절하지 않더라도 즉각적인 욕구 충족을 추구한다. 영아는 배가 고프거나 기저귀가 젖었을 때 자신의 욕구가 충족될 때까지 울거나 떼를 쓴다. 그들에게 인내심이란 없다.

성격의 두 번째 요소는 욕구 충족에 있어 현실적 방법을 찾는 이성적 **자아**(ego)이다. 프로이트에 따르면 자아는 영아기에 나타나며, 정신 에너지가 본능에서 지각, 학습, 문제 해결과 같은 인지적 과정으로 전환될 때 시작된다. 배고픈 유아는 배가 고플 때 단순히 울기만 하는 것보다 더 많은 것을 할 수 있다. 아빠를 부엌으로 데려 가서 "맘마"라고 말을 하기도 한다. 자아가 더욱 성숙해지면 아동은 좀 더 자신의 즐거움을 적절한 시간이 될 때까지 유보할 수 있고, 욕구 충족을 위해 논리적이고 현실적인 전략을 고안할 수도 있게 된다.

성격의 세 번째 요소는 개인의 내면화된 도덕적 기준이라고 할 수 있는 **초자아**(superego)이다. 초자아는 자아로부터 발달하며 3~6세 아동은 도덕 기준과 부모의 가치를 내면화시켜 나간다. 초자아가 생겨날 때 아동은 규칙 준수에 관한 부모의 가르침을 머릿속에 간직하며, 만일 사회 규칙을 어기게 되면 죄책감이나 수치심을 느끼게 된다. 본능이 이끄는 바람직하지 않은 충동 앞에서 초자아는 사람들이 사회적으로 인정되는 윤리적 방향을 찾도록 해 준다.

프로이트는 본능, 자아, 초자아의 갈등은 불가피하다고 말한다. 성숙되면서 건강한 성격(인성)이 되고 역동적인 균형을 갖추게 된다. 본능은 기본적 욕구를 추구하고, 자아는 욕구 충족에 있어 현실적 방법을 찾기 위해 충동적인 본능을 억제한다. 초자아는 자아의 문제해결 전략이 도덕적으로 용인되는 것인가를 결정한다(Freud, 1940/1964). 자아는 사람의 환경적 현실성을 평가하는 동안에 본능과 초자아의 상충되는 욕구 사이에서 균형을 갖게 한다. 심리적 문제는 인성의 세 부분이 불균형일 때 발생하게 된다. 예를 들어, 한 판매원이 항상 거짓말을 하거나 남을 속이는 반사회적 인격이라면 그는 본능이 강하거나 초자아가 약한 사람일 것이다. 반면에 결혼한 여성이 남편 앞에서 옷을 벗은 모습을 보이지 못한다면 초자아가 과도하게 강해서 성 생활에 어려움이 있을 수 있다. 본능, 자아, 초자아의 역동을 분석함으로써 프로이트와 동료 연구자들은 성격의 개별적 차이와 정신 질환의 근원을 이해하고자 노력하였다.

(3) 심리성적 발달

프로이트(1940/1964)는 아동이 생물학적으로 성숙함에 따라 성적 본능에 대한 정신적 에너지가 계속된다고 하였고, 이를 **성적 욕망**(libido)이라 칭하였다. 생물학적 욕구 충족을 위한 성적 욕망은 신체의 한 부위에서 다른 부위로 옮겨 간다. • 표 2.2에 요약된 바와 같이 아동은 5개의 **심리성적 발달 단계**(Psychosexual stages; 구강기, 항문기, 남근기, 잠복기, 생식기)를 거친다. 종이나 집안의 흥미로운 물건을 입으로 가져 가서 빠는 영아에게 엄격한 제한을 하거나 유아기의 엄격한 배변 훈련, 학령 전기 아동의 수음을 억압할 때 아동의 정신적 갈등과 불안은 높아진다.

구강기(oral stage)는 영아에게 있어 입은 성적 즐거움의 원천이다. 입으로 빨고 싶은 욕구가 충족되지 않거나 젖떼기가 너무 이를 경우 영아는 불안을 경험하게 된다. 영아의 구강 만족을 박탈하여 구강기에 욕구가 억압될 경우 성적 욕구는 구강기에 **고착**(fixation)되어 전 생애를 통하여 그 욕구를 충족시키려고 계속 노력하게 된다. 이러한 고착 현상은 고질적인 손가락 빨기, 과도한 흡연, 타인에게 과도하게 의존하기 등으로 나타난다. 아동이 구강기의 과제에 대처하고, 부모가 아동의 적응을 돕는지 여부에 따라 성격 형성이 달라지게 된다.

항문기(anal stage)의 유아는 배변 훈련이 시작될 때 새로운 요구에 대처해야 한다. 부모가 인내심이 없거나 엄격한 경우 아동은 배설을 통한 욕구 충족을 지연시켜 높은 단계의 불안을 경험하게 되고 권위에 저항하는 성격으로 변하게 된다. 부모는 아동의 욕구 충족을 어느 정도(과하지 않게) 허용하고, 욕구를 합리적으로 통제할

• 표 2.2 프로이트와 에릭슨의 발달 단계

프로이트의 심리성적 이론		에릭슨의 사회심리 이론	
단계(연령 범위)	설 명	단계(연령 범위)	설 명
구강기(출생~1세)	입은 쾌락의 원천으로, 성적 욕구가 구강에 집중된다. 구강 만족을 얻는 것이 이후 발달에 중대한 영향을 미친다.	신뢰감 대 불신감 (출생~1세)	영아는 양육자로부터 욕구 충족을 통해 신뢰감을 형성해야 한다. 책임 있는 양육이 매우 중요하다.
항문기(1~3세)	성적 욕구가 항문에 집중된다. 배변 훈련이 아동의 생물학적 욕구와 사회적 요구 사이의 갈등을 만든다.	자율성 대 수치심과 의심 (1~3세)	아동은 스스로 무엇을 할 수 있다는 자율성을 얻어야 한다. 그렇지 못하면 자신의 능력에 대한 회의감을 갖게 된다.
남근기(3~6세)	성적 욕구가 성기 부위에 집중된다. 이성 부모와의 욕망인 오이디푸스 또는 엘렉트라 콤플렉스의 해결은 동성 부모와의 동일시와 초자아의 발달로 인해 해결된다.	솔선감(주도성) 대 죄책감 (3~6세)	학령 전기는 세상을 활력 있게 탐색하고 활동하면서 주도성을 발전시켜야 한다. 그러나 타인의 권리를 방해해서는 안 된다는 것을 배워야 한다.
잠복기(6~12세)	성적 욕구는 평온한 상태이다. 정신적 에너지가 학업과 동성 친구와의 놀이에 집중된다.	근면성 대 열등감 (6~12세)	아동은 주요한 사회적, 학문적 기술을 습득하고 또래 관계를 유지해야 한다. 이러한 근면성을 획득하지 못하면 열등감을 갖게 된다.
생식기(12세 이상)	생식이라는 생물학적 목표를 추구하고 성숙된 성적 관계를 확립하고자 하는 청년처럼 사춘기에는 성적 본능이 다시 일어난다.	정체성 대 역할 혼란 (12~20세)	청소년은 자신이 누구인가에 대해 질문한다. 이 시기에는 사회적 직업적 정체성을 확립해야 하며 그렇지 못할 경우 역할 혼란을 겪게 된다.
		친밀감 대 고립감 (20~40세)	초기 성인기에는 타인과의 관계에서 친밀감을 형성하고자 한다. 그러나 고립감이나 외로움에 대한 두려움을 갖게 되기도 한다.
		생산성 대 침체성 (40~65세)	중년기에는 부모로서나 직장에서 무엇인가 중요한 측면을 이루었다는 생산성을 느껴야 한다. 이러한 욕구가 충족되지 않으면 침체성에 빠진다.
		통합감 대 절망감 (65세 이상)	노년기에는 죽음에 직면하여 자신의 삶을 돌아볼 때 근심이나 후회 없이 의미 있는 인생을 살았다는 통합감을 느껴야 한다.

수 있도록 도와주는 역할을 해야만 한다.

3~6세에 해당하는 **남근기**(phallic stage)는 특히 위험한 시기이다. 아동은 이성 부모를 향한 근친상간의 욕망을 품는다. 남아는 자신의 어머니를 사랑하게 되는 오이디푸스 콤플렉스(Oedipus complex)를 경험하며 아버지가 자신을 거세함으로써 자신에게 보복한다는 공포를 갖는다. 이러한 갈등은 아버지와의 **동일시(identification)** 과정을 통해 해결되는데, 동일시란 아버지의 태도와 행동을 내면화하거나 받아들이는 것을 말한다. 반면 여아는 자신의 아버지를 향한 욕망인 엘렉트라 콤플렉스(Electra complex)를 겪고 자신의 어머니를 경쟁자로 생각한다. 이러한 갈등은 어머니와의 동일시 과정을 통해 궁극적으로 해결된다. 아동은 동성 부모와의 동일시를 통해 자신의 감정적 갈등을 해결하고, 동성 부모의 가치를 자신의 초자아와 통합시키며, 또한 자신의 성 역할을 배우게 된다. 그래서 프로이트는 학령 전기에 도덕 발달과 성 역할 발달이 중요하다는 견해이다.

6~12세에 해당하는 **잠복기**(latency period)가 되면 성적 욕구는 평온해지고 정신적 에너지는 학업과 놀이에 집중하게 된다. 그러나 청소년이 되면 사춘기에 접어들어 새로운 심리적 갈등을 경험하게 되고, 심리성적 발달의 마지막 단계인 **생식기**(genital stage)에 들어선다. 청소년은 자신의 새로운 성적 관심을 받아들이기 어려워하는데, 남근기와 같이 이성 부모를 향한 성적 욕망

은 다시 나타나게 된다. 아동은 이러한 불안한 감정을 방어하기 위해 부모로부터 거리를 둔다. 프로이트는 심리성적 발달은 청소년기에 멈추며 성인이 된 이후에는 생식기에 머문다고 믿었다.

심리적 갈등이 생기게 되면 불안은 그것에 대응하게 되고 자아는 무의식적으로 **방어 기전(defense mechanisms)**을 사용한다. 잘 알려진 한 가지 예는 **억압(repression)**으로, 용납되지 않는 생각이나 외상적 기억을 의식에서 제거하는 것이다. 성폭행을 당한 젊은 여성은 억압을 통해 그러한 사실을 기억하지 못하는 것을 말한다. 또는 **퇴행(regression)**의 방어 기전을 사용하는데, 퇴행은 상처가 덜한 이전의 어린 시기로 돌아가려 하는 것으로, 학령 전기 아동이 새로운 동생이 태어났을 때 영아기의 행동을 하거나 아기처럼 요람을 흔들어 달라고 요구하는 것을 말한다.

우리는 우리가 인식하지 못하는 내적 갈등에 대처하기 위해 이러한 방어 기전을 사용하고 우리 자신을 보호하기 위해 우리 자신을 속이는 것임을 배우게 된다. 방어 기제는 불안한 상황에도 불구하고 자신의 기능을 유지하게 하는 건강한 방법이라 할 수 있다. 그러나 정신적 갈등을 해결하려고 노력하지 않고 지나치게 현실을 왜곡할 경우 이러한 방어 기제는 부정적 역할을 하게 된다.

2) 에릭슨의 사회심리 이론

프로이트 이론은 인간 발달 연구를 하는 많은 사람들에게 큰 영향을 끼쳤으며, 인간 발달의 이해에 기여하도록 하였다(Bergen, 2008). 신프로이트주의자 아들러(Alfred Adler)는 발달에 있어 형제(형제 사이의 경쟁)의 중요성을 주장하였다. 성인기 발달 연구의 개척자인 융(Carl Jung)은 중년기의 위기 경험을 주장하였고, 그 이후에 '남성다움', '여성다움'에서 자유로워진다고 하였다. 호나이(Karen Horney)는 프로이트 이론에서 성적 차이에 대하여 이견을 제시하였고, 설리반(Harry Stack Sullivan)은 아동기의 밀접한 교우 관계가 이후 인생에서 친밀한 관계를 형성하는 데 기반이 된다고 하였다. 프로이트의 딸 안나(Anna)는 아동에게 적용할 수 있는 정신 분석 기술을 발달시켰다.

그러나 전 생애에 걸친 인간 발달 이론 가운데 프로이트의 영향을 가장 많이 받은 것은 신프로이트 정신 분석 이론가인 에릭슨(Erik Erikson, 1902~1994)이었다. 에릭슨은 안나 프로이트(Anna Freud)와 함께 연구를 하였고, 히틀러(Hitler) 시대에 독일에서 미국으로 이주하였다. 에릭슨(1963, 1968, 1982) 역시 프로이트처럼 성격의 내적 역동에 관심을 가졌고, 성격은 체계적 단계를 통해 발달한다고 제안하였다. 그러나 프로이트와 비교해 볼 때 에릭슨 이론에는 다음과 같은 특징이 있다.

- 발달에 미치는 영향에 있어 성적 충동보다는 부모, 동료, 교사, 학교, 넓은 문화와 같은 사회적 영향을 더 강조하였다.
- 무의식, 비합리적, 이기적인 본능보다는 합리적 자아와 적응력을 더 강조하였다.
- 인간 본성에 대하여 좀 더 긍정적 관점을 가지고 있다. 인간은 합리적이고 능동적이며, 유해한 유년기 경험도 극복할 수 있는 존재라고 보았다.
- 청소년기 이후의 발달을 좀 더 강조하였다.

(1) 8가지 사회심리적 단계

에릭슨은 인간은 전 생애에서 누구든지 8단계의 **사회심리적 단계(Psychosocial stages)**나 갈등을 겪는다고 믿었다. 각 단계의 갈등이 해결되었거나 해결되지 않았거나 관계없이 개인의 생물학적 성숙과 사회의 요구에 의해 다음 단계로 이동한다. 그러나 갈등이 성공적으로 해결되지 않으면 다음 단계에 영향을 미치게 된다.

예를 들어, 첫 번째 갈등은 **신뢰감 대 불신감**(trust versus mistrust)으로, 영아의 요구에 타인이 어떻게 반응하는가에 초점을 둔다. 신뢰감 형성을 위해 주양육자는 영아의 불편감을 감소시켜 주어야 하며, 그들의 신호에 민감하게 반응하여야 한다. 프로이트가 영아에게 있어 양육자의 수유 제공만을 강조한 반면 에릭슨은 영아에 대한 양육자의 반응에 초점을 두고 이러한 반응이 영아기 이후의 발달에 중요한 영향을 미친다고 믿었다. 만일 양육자가 영아를 방임 또는 거부하는 행동을 보이거나 일관성 있는 태도를 보이지 않는다면 영아는 타인을 믿지 못하게 된다. 대립하는 갈등 가운데 균형을 이루는 것은 최적의 발달에 필수적 요소라 할 수 있다. 불신감보다 신뢰감에 더 비중을 두어야 한다. 그러나 지나치게 영아를 만족시키는 것은 과도한 신뢰감을 형성할 수 있음(속기 쉬운 '젖먹이')을 기억해야 한다.

아동기 전반에서 각각의 갈등에 잘 대처한다면 시기별로 발달을 완수해 나갈 수 있다. 즉, 독립적으로 문제를 해결할 수 없다는 **수치심**이나 **의심**(회의감, shame and doubt)을 갖는 대신 **자신감**과 **자율성**(autonomy)을 획득할 수 있게 된다. 큰 과제에 대하여 계획을 세우고 해결함으로써 **죄책감**(guilt) 대신 **주도성**(initiative)을 얻게 되고, 학교에서 중요한 학업과 사회적 기술을 익힘으로써 **열등감**(inferiority) 대신 **근면성**(industry)을 획득하게 된다. 이러한 성장은 에릭슨 이론에 있어 가장 유명한 청소년기 과업인 **정체성 대 역할 혼란**(identity versus role confusion)을 성공적으로 해결할 수 있게 한다. 에릭슨은 청소년기를 가리켜 "**정체성 위기**(identity crisis)"의 시기라 하였다. 청소년들은 자신이 누구인지(진로, 종교, 성 정체성 등), 어디로 가는지, 어떻게 사회에 적응할 수 있는지를 스스로에게 질문한다. 이러한 고민 속에서 그들은 자주 마음을 바꾸고, 새로운 경력 계획, 새로운 관계에 대한 탐색을 한다. 에릭슨은 고등학교 졸업 후 예술가로서 또는 다른 가능성을 찾기 위해 유럽 전역을 방랑하다가 안나 프로이트와 함께 정신분석에 관한 연구를 하였고, 20대 중반이 되어서야 마침내 자신의 천직이 무엇인지를 찾을 수 있었다.

프로이트의 이론에서는 발달이 청소년기에 멈춘다고 한 반면에 에릭슨은 사회심리적 발달이 성인기 동안에도 계속 된다고 믿었다. 청소년기에 정체성 대 역할 혼란을 성공적으로 해결하면 성인 초기에 **친밀감 대 고립감**(intimacy versus isolation)의 갈등을 원만하게 해결할 수 있고, 이러한 친밀감 형성은 상호 신뢰를 통해 오랫동안 관계를 유지하는 데 밑거름이 된다. 중년기에 이르러 **생산성 대 침체성**(generativity versus stagnation)의 위기를 성공적으로 해결하면 자녀를 낳아 잘 기르고, 직업상 의미 있는 일을 통해 사회에 도움이 되며, 자원봉사자로 활동하는 것은 생산성을 획득한 것이다. 마지막 단계는 노년기 **통합감 대 절망감**(integrity versus despair)으로 자신의 삶을 되돌아볼 때 자신의 삶이 의미있고 만족스러운 것으로 인식하는 것이 필요하다. 이러한 통합감은 죽음에 직면하여 편안하게 생을 마감할 수 있도록 돕는다.

에릭슨은 성격이 5세가 되기 전에 고착된다는 프로이트의 견해를 완전히 따르지는 않는다. 그러나 프로이트와 같은 정신 분석 이론가의 주장과 같이 인간 발달은 체계적 단계를 따르고 비슷한 연령에서는 유사한 성격 변화를 겪는다는 데에는 동의한다. 개인의 성격 차이는 가족이나 주변에서 경험하는 것이 다르기 때문이며 인생의 여러 도전에서 대처하는 방식 또한 다르기 때문이라 생각하였다. 생물학적 성숙과 사회적 요구, 문화적 환경은 개인의 사회심리적 발달 단계에 영향을 미친다.

3) 강점과 약점

프로이트는 심리학의 역사에서 거대한 존재이다. 그의 통찰력 있는 견해는 인간 발달 이론, 성격, 심리 치료에 깊은 영향을 끼치고 있다(Newman & Newman, 2016; Westen et al., 2008). 프로이트의 세 가지 중요한 공헌은 다음과 같다.

- 프로이트는 인간 행동의 저변에 있는 무의식 과정에 관심을 기울였는데, 이는 현대 심리학과 신경학 연구에서 지지되고 있다.
- 프로이트는 가족 내 어린 시절의 경험이 이후의 발달에 영향을 미친다고 역설한 최초의 학자였으며, 이

책을 통해 이것이 매우 중요함을 알게 될 것이다.

• 프로이트는 인간 발달, 성격 활동 안에서 감정과 감정적 갈등이 중요한 의미를 갖는다고 강조하였다. 대부분의 다른 발달 이론들은 관찰할 수 있는 행동이나 이성적 사고에 더 관심을 갖는다.

생물학적 욕구에 근거하여 무의식적, 비합리적 동기를 중요시한 프로이트의 이론보다 합리성과 적응적 본성, 생물학적-사회적 영향의 상호작용을 강조한 에릭슨의 이론이 많은 사람에게 쉽게 받아들여진다. 에릭슨은 자신의 8단계 발달 단계 이론을 중요시하였으며, 특히 청소년기와 성인기에 직면한 쟁점에 중점을 두었다.

정신 분석 이론의 제한점은, 많은 발달 이론가는 프로이트 이론이 모호하고 내적 일관성이 없으며 실제적으로 검증하기 어렵다고 비판한다. 무의식적 동기와 보이지 않는 본능, 자아, 초자아 활동에 대한 가설을 검증하기 위해서는 많은 연구가 필요하며, 여기에는 많은 도전이 따른다. 프로이트는 이론에 대한 탄탄한 근거를 제시하지 못하였고, 특별한 생각(예를 들어, 초기 수유 경험이 이후에 중요하다는 생각이나 학령 전기 아동의 오이디푸스나 엘렉트라 콤플렉스)에서 이론 검증을 위한 많은 견해가 대부분 지지되지 않았다.

에릭슨의 이론 역시 프로이트 이론처럼 모호한 부분과 검증이 어렵다는 단점이 있다. 인간 성격 발달에 유용한 설명을 제공하고는 있지만, 어떻게 발달이 이루어지는지에 대해서는 적절한 설명을 제공하지 못한다.

03 학습 이론

"나에게 12명의 건강한 영아를 준다면 나만의 세상에서 잘 기를 수 있어요. 그중에 한 사람을 골라 어떤 분야이든 간에 전문가로 키워낼 수 있지요. 의사, 변호사, 예술가, 상인, 장관 심지어 거지와 도둑까지 말입니다. 그들의 재능이나 기호, 경향, 능력, 직업, 인종이 무엇인지는 관계없어요." (Watson, 1925)

왓슨(John B. Watson, 1878~1958)이 쓴 글에서 양육은 모든 것으로 천성이나 유전적으로 타고난 재능보다 중요하다고 하였으며, 왓슨은 인간 발달에서 **학습 이론**(Learning Theories)의 개척자이다. 왓슨과 다른 초기 학습 이론가들은 아동은 태어날 때는 백지 상태로 태어났지만, 그들이 성장하는 동안 환경에 전적으로 달려 있으며, 부모의 양육 방식과 다른 사람에게서 방법을 배운다고 믿었다. 왓슨과 스키너(B.F. Skinner, 1905~1990)와 같은 초기 학습 이론가들은 환경 자극에 대한 직접적인 반응으로 인간 행동이 변한다고 주장하였다. 반두라(Albert Bandura, 1925 출생)와 같은 후기 학습 이론가는 인간 발달에서 개인의 역동적, 인지적 역할을 강조하였으나 이들 역시 인간 발달은 개인의 학습 경험에 따라 달라진다고 믿었다. 모든 학습 이론가들은 어떻게 인간 행동이 학습에 의해 변할 수 있는지에 대한 이해를 위해 실제적 도구를 제공하고 최적의 발달을 위해 어떻게 학습 원리를 적용할 수 있는지를 제공하였다.

1) 왓슨의 고전적 조건 형성

행동주의(behaviorism)를 표방하는 왓슨(John Watson, 1913)은 인간 발달에 있어 관찰하기 어려운 인지적 사고나 정서 과정보다는 직접 관찰하고 측정할 수 있는 행동을 연구하는 것이 더 중요하다고 믿었다. 왓슨은 정신 분석 이론을 거부하고 자극과 반응 사이에 학습이 연계된다고 설명하고 있다. 그들은 학습의 단순한 형태인 **고전적 조건 형성(classical conditioning)**의 원리를 제시하였다. 자극을 줄 때 처음에는 반응을 이끌어내지 못하지만, 이후에는 자극이 있을 때 반응을 보인다는 원리가 그것이다. 러시아의 생리학자 파블로프(Ivan Pavlov)는 개의 소화 기관 연구를 하는 도중 우연히 고전적 조건 형성의 개념을 발견하였다. 개는 음식을 보면 원래 침을 흘리게 되는데(학습되지 않은 것임), 종소리를 들려주고 그때마다 개에게 고기를 주는 훈련을 하면 개는 종소리를 듣고 침을 흘리게 된다는 것이 유명한 파블로프의 실험 결과이다.

이러한 고전적 조건 형성의 원칙을 사용하여 왓슨과 레이노(Rosalie Raynor, 1920)는 그들의 가장 유명한 연구인 공포가 학습에 의해 형성된다는 실험을 하였다. 흔히 알고 있듯이 공포는 타고난 것이 아니다. 아직까지 공포에 대한 반응을 보이지 않았던 영아에게 얌전한 흰쥐를 보여준다. 그러나 매번 쥐가 나타날 때마다 왓슨은 아기 뒤에서 망치를 가지고 강철을 치는 자극을 주었다. 아기는 자연적으로 큰 소리를 무서워하게 되었으며, 이러한 조건 형성을 통해(흰쥐와 큰 소리가 같이) 아기는 큰 소리의 자극 없이 흰쥐만 보아도 울어버리는 반응을 보였다. 처음에 흰쥐는 중립 자극이었지만 학습을 통하여 이제는 공포에 대한 조건 자극이 된 것이다. 이러한 학습이나 조건 자극은 토끼나 산타클로스 마스크와 같은 것에도 일반화되었다. 오늘날의 연구 윤리 기준으로 보면 왓슨의 실험은 비윤리적인 것이다. 그러나 왓슨의 요점은 정서적 반응은 학습된 것이라는 것이다. 다행인 것은 고전적 조건 형성을 통해 공포가 학습될 수 있다면 공포를 느끼는 자극을 행복한 감정이라는 무조건 자극과 함께하여 공포가 학습되지 않게 할 수도 있을 것이다.

많은 정서적 연대와 태도는 긍정적이든 부정적이든 고전적 조건 형성으로 획득된다. 고전적 조건 형성으로 영아가 부모로부터 받는 수유나 편안함 등의 긍정적인 감각이 계속되면서 부모를 사랑하는 법도 배우게 된다는 것은 의심의 여지가 없다. 고전적 조건 형성은 성인이 된 후 특정한 노래, 향기, 의복을 선호하는 것에 대해서도 설명이 가능하다. 또한, 우리들 중 대부분이 가지고 있는 기이한 공포도 설명이 가능하다(Weingarten, 2011).

학습 이론에서는 인간 발달이 프로이트나 에릭슨이 주장하듯이 생물학적 성숙에 의해 확실한 단계를 거치는 것이 아니라 학습에 의해 형성된다는 관점을 갖는다. 발달은 행동 변화의 연속적인 과정이며, 상황적 특수성이 인정되며, 사람과 사람에 따라 매우 큰 차이를 보인다. 왓슨의 기본 관점은 스키너에 의해 더욱 확장되었다.

2) 스키너의 조작적 조건 형성

스키너는 지금까지 미국에서 가장 유명한 심리학자 중의 한 명이다. 그는 하버드 대학에서 두드러진 업적을 쌓았고, 행동 변화 연구 분야에서 상당한 영향력을 행사하고 있다(Rutherford, 2009). 스키너(B. F. Skinner, 1953)는 동물을 대상으로 한 연구를 토대로 학습자의 행동이 그 결과에 의해 결정된다는 **조작적 조건 형성(operant conditioning)**의 학습 형태를 제시하였다. 학습자가 처음에 어떤 방식으로 행동을 하면 긍정적 또는 부정적 결과에 연결되어 행동에 영향을 미치게 된다는 개념이다(고전적 조건 형성에서처럼 자극에 자동적으로 반응하기보다는). 조작적 조건 형성의 기본 원리는 사람들이 바라는 결과를 위해서는 그 행동을 반복하고, 바라지 않는 결과라면 그 행동을 중단한다는 것이다. 개인은 결과의 좋고 나쁨에 따라 조작적 조건 형성을 통해 새로운 기술과 습관을 형성해 나간다.

조작적 조건 형성의 주요 용어에서, **강화**(reinforcement)는 어떠한 결과가 행동을 다시 발생하도록 만드는 것을 말한다. 학령 전기 아동이 자신의 방을 깨끗하게 치웠을 때 부모님이 아동을 안아 주면 방 청소에 대한 **긍정적 강화(positive reinforcement)**인 포옹에 의해 그 이후에도 아동은 방을 더 잘 치우게 되었다. 여기서 긍정적이라는 의미는 상황에 더해지는 즐거움이나 원하는 것이라고 할 수 있고, 강화는 행동에 힘을 실어 주는 것을 의미한다. 따라서 긍정적 강화는 행동이 다시 발생할 확률을 증가시키도록 하는 자극이라 할 수 있다.

부정적 강화(negative reinforcement)는 어떤 것이 불쾌하거나 바라지 않는 결과를 가져올 때 그것을 피하게 되는 행동이 강화되는 것을 뜻한다. 당신이 만약 차에 탔을 때 안전벨트를 매기 전까지 시끄러운 소리가 들린다면 불쾌한 소리가 부정적 강화가 되어 서둘러 "벨트를 매는" 행동을 하게 될 것이다.

어떠한 불쾌한 일을 피하기 위해서 좋지 않은 습관이 형성되는 경우는 부정적 강화를 통해 학습이 되는 것이다. 가령, 10대는 부모에게 잔소리를 듣고 싶지 않거나 사교 모임에서 불안한 감정을 떨쳐 내려고 술을 마시고 싶어서 거짓말을 배우게 된다. 이때 잔소리나 불안과 같은 불쾌한 것을 피하기 위한 부정적 강화를 통해 거짓말이라는 행동이 강화되었다고 볼 수 있다.

강화는 긍정적이든 부정적이든 간에 어떤 행동이 발생할 확률을 증가시키지만, **처벌**(punishment)은 어떤 행동이 발생되는 것을 감소시키는 것을 의미한다. 처벌에는 두 가지 형태가 있는데, 이는 강화의 두 형태와 유사하다. **긍정적 처벌(positive punishment)**은 불쾌한 자극을 통해 특정 행동을 하지 못하게 하는 것이고, **부정적 처벌(negative punishment)**은 좋아하는 자극을 제거하여 특정 행동을 하지 않게 하는 것을 말한다. 처벌의 두 가지 형태는 모두 행동 재현의 가능성을 낮추는 역할을 한다.

■ 그림 2.2에 행동에 따른 결과로서 네 가지 형태가 제시되었다. 어떤 행동은 중요하지 않을 수도 있다. 행동이 무시되거나 더 이상 강화되지 않을 때 그 행동은 **소멸(extinction)** 과정을 통해 빈도가 감소한다. 아동의 잘못을 처벌하는 것은 원하는 행동을 강화하는 대신에 그 행동을 무시하는 것이다. 그러나 예의 바른 행동을 한 아동은 무시되고 잘못 행동한 아동이 관심을 받는다면 관심은 잘못된 행동에 대한 긍정적 강화로 작용한다.

학습 이론가들은 바람직한 행동을 하도록 조건을 만들어 주고 아이들이 실행하지 않을 때는 말로 하기보다는 행동을 강화시키는 것이 중요하다고 강조한다(Kazdin & Rotella, 2013). 자녀 양육 과정에서 좋은 행동을 하도록 긍정적 강화를 해 주고 신체적 체벌은 하지 않는 것이 바람직하다고 강조한다. 과거보다 오늘날은 신체적 체벌은 감소하였으나 미국의 어린 자녀가 있는 부모들은 자녀가 옳지 않은 행동을 할 때 가끔은 신체적 체벌이 필요하다고 생각한다.

일반적으로 체벌을 하기 전에 더욱 긍정적인 접근 방법을 사용하는 것이 최상이다. 가벼운 신체적 체벌은 다음과 같이 실시할 때 행동 변화의 효과가 있을 수 있다.

① 행동에 이어 즉시 실시하라(몇 시간이 지나서 천사 같은 아이가 된 후에는 체벌하지 말라).
② 각각의 행동마다 일관성 있게 하라.
③ 너무 심하게 하지 마라.
④ 설명과 함께하라.
⑤ 사람에 대해서는 애정을 가져야 한다.
⑥ 가끔 해야 하며 좀 더 수용되는 행동을 강화하는 노력을 기울여라.

	유쾌한 자극	불쾌한 자극
부여	**긍정적 강화, 유쾌한 자극을 부여** (행동이 강화됨) 아버지는 보람이가 우는 행동을 할 때 닌텐도 게임을 하게 해 준다. 앞으로 그는 더 원하는 것이 있을 때 계속 울 것이다.	**긍정적 처벌, 불쾌한 자극을 부여** (행동이 약화됨) 아버지는 보람이를 "아가"라고 부른다. 보람이는 그렇게 불리는 것을 원하지 않기 때문에 앞으로 울지 않게 된다.
제거	**부정적 처벌, 유쾌한 자극을 제거** (행동이 약화됨) 아버지는 보람이가 울 때 그가 제일 좋아하는 닌텐도 게임기를 압수한다.	**부정적 강화, 불쾌한 자극을 제거** (행동이 강화됨) 아버지는 누나인 승리와 농담하는 것을 멈춘다. 보람이는 아버지가 누나에게 관심을 갖고 놀아줄 때 질투를 하는데, 자신이 울면 이러한 불쾌한 상황이 중단된다.

■ **그림 2.2 우는 행동의 가능한 결과**

그러나 잦은 신체적 체벌은 오히려 원하지 않는 결과를 낳을 수 있다. 반복해서 공격적 행동이 증가되기도 하고 어떤 연구에서는 불안, 우울, 중독 물질 사용, 지능과 정신적 기능 저하와 같은 정신 건강 문제가 나타날 수도 있다고 하였다. 예를 들어, 베를린과 동료 연구자들(Lisa Berlin et al., 2009)은 저소득층 아프리카계 미국인, 멕시코계 미국인, 유럽계 미국인의 유아에 대한 종단 연구를 시행하였는데, 그들이 각각 1세, 2세, 3세 때 어떤 변화를 보였는지 알아보았다. 1세 때 언어로 하는 체벌이 아니라 엉덩이를 때릴 경우 그들이 2세가 되었을 때 더욱 공격적 행동을 보이는 경우가 많았고, 3세 때 정신적 발달 점수가 낮았다. 더욱이 연구자들은 신체적 체벌이 후에 공격적인 행동이 되고 지능 발달이 지연되며 정신적 발달이 통제된다고 하였다.

특히 염려되는 증거는 신체적 체벌 경험이 때때로 아동 학대로 진행된다는 것이다. 다행스러운 것은 스키너의 강화 원리에 기초해서 긍정적 부모 역할 훈련을 장기간 실시했을 때 아동의 행동과 부모의 적응에 모두 긍정적인 효과가 있었다. 아마도 이것이 많은 나라에서 학교, 아동을 돌보는 곳, 가정에서 아동의 엉덩이를 때리는 것이나 다른 신체적 체벌이 금지된 이유일 것이다. 예를 들어, 핀란드에서는 신체적 체벌을 하면 부모라 할지라도 1983년부터 피박탈자(법률상의 보호를 박탈당한 사람)가 되었다(Österman et al., 2014).

요약하면, 스키너 역시 왓슨의 관점과 같이 인간 발달이 개인의 학습 경험에 달려 있다고 믿었다. 공격적 행동을 하는 한 소년은 '강인한 남자다움'을 격려한 부모로부터 강화된 것인지 모른다. 어떤 소년은 공격성 있는 행동을 하면 처벌을 받을 수 있다는 것을 배워 과격한 행동을 하지 않았다. 이들은 강화와 처벌이라는 다른 배경에 따라 다른 방향으로 발달한 것이라 할 수 있다. 스키너의 조작적 조건 형성 원리는 인간 발달과 행동의 여러 측면을 설명한다. 그의 이론은 아직도 교육적, 심리 치료 분야에서 광범위하게 적용되고 있다. 지금은 스키너의 원리에 기초해서 스마트 폰을 이용하여 체중 조절, 운동, 중독 극복, 건강 증진 등에 도움을 주고 있다(Freedman, 2012). 그러나 많은 발달학자들은 스키너가 학습에서 인지 과정의 역할에 대하여 고려하지 않았다는 단점을 지적한다. 그래서 오늘날의 발달학자들은 스키너의 조작적 조건 형성 접근보다는 학습 이론에서 반두라의 인지 발달 이론에 더 흥미를 갖는다.

3) 반두라의 사회 인지 이론

스탠포드 대학의 심리학자 반두라(Albert Bandura, 1977, 1986, 1989, 2000, 2006)는 **사회 인지 이론[Social Cognitive Theory**; 이전에는 **사회 학습 이론(Social Learning Theory)**이라고 부름]을 연구하였는데, 인간은 학습, 행동, 발달에서 활발한 정보화 작용을 하는 인지적 존재라 주장하였다. 인간의 학습 능력은 정교한 인지 과정을 포함하므로 동물의 학습 능력과는 매우 다르다고 하였다. 반두라는 스키너의 조작적 조건 형성이 학습의 중요한 형태라는 점은 인정하지만, 이에 더불어 확장된 개념을 펼친다. 인간이 행동을 할 때 행동에 따른 결과를 예측하고 행동과 그 행동이 갖는 중요성을 생각하므로 실제로 나타나는 결과보다 무엇이 일어날지 예측하는 것에 더욱 영향을 받게 된다는 것이다. 인지는 또한 행동에 영향을 미치는데, 어떤 사람은 자신에 대한 칭찬을 통해 행동을 강화하기도 하고, 자기 비판을 통해 벌하기도 한다. 반두라는 왓슨과 스키너의 행동 학습 이론과 달리 인간 행동에 대한 동기와 인지의 자기 규제 역할을 강조하였으므로 그의 이론은 사회 학습 이론보다는 사회 인지 이론으로 불린다.

(1) 관찰 학습

반두라는 인간 행동의 변화에 있어 가장 중요한 기전을 관찰 학습이라고 하여 인지 과정을 분명히 강조하였다. **관찰 학습(observational learning)**은 타인의 행동을 관찰함으로써 배우는 것을 의미한다(모델화를 의미함). 타인을 모방함으로써 아동은 컴퓨터를 사용하거나 수학적 문제를 해결하는 방법을 배우는 것은 물론 선서하는 법, 노래하는 것, 흡연하는 습관까지도 배운다. 관찰 학습은 조건 형성보다 학습의 인지적 측면을 강조한다. 어떠한 행동을 하기 위해서 학습자는 자신이 무엇을 보고 있는지 주의를 기울여야 하고, 정신적 표상(이미지나 언어 요약)을 구성하여 기억해야 하며, 이후에 기억으로부터 표상을 상기해야 하기 때문이다.

고전적 "보보 인형" 실험에서 반두라(1965)는 아동의 행동 변화가 조건화된 자극에 대한 반응(고전적 조건 형성) 때문도 아니고 강화(조작적 조건 형성)에 의한 것도 아니라고 증명하였다. 그는 유치원 아동에게 짧은 영화 한 편을 보여 주었다. 화면에서는 성인 한 사람이 "보보"라는 풍선 인형을 공격하고 있었는데, 작은 망치로 인형을 때리며 "죽어"라고 외쳤고, 고무공을 던지며 "빵, 빵, 빵"이라고 소리쳤다. 일부 아동은 인형을 때린 사람이 상을 받는 장면을 보았고, 몇몇 아동은 인형을 때린 후 벌을 받는 장면을 보았다. 또 다른 아동은 인형을 때린 후에 어떤 행동도 추가로 보여 주지 않았다. 영화가 끝나고 나서 아동들을 보보 인형과 함께 놀게 하면서 그들의 행동을 관찰하였다. 상을 받는 장면을 본 아동과 어떤 행동도 추가로 보여 주지 않은 아동들은 벌을 받는 장면을 본 아동에 비해 더욱 공격적인 행동 양상을 보였다. 흥미롭게도 벌을 받는 장면을 본 아동은 다른 아동에 비해 두드러지는 행동을 보이지는 않았지만, 그들에게 그 상황에 대하여 질문하자 영화에서 본 행동을 재생할 수 있을 만큼 모델의 행동을 기억하고 있었다. 보보 인형을 어떻게 다루어야 하는지에 대하여 학습이 이루어진 것이다. **잠재 학습(latent learning)** 과정을 통해 학습이 일어나는 것은 분명하지만 이것이 행동으로 보이지는 않을 수 있다. 아동이 관찰한 것에서 배울 수는 있으나 학습된 반응을 모방하지는 않는다. 아동은 다른 사람이 강화받는 행동을 관찰함으로써 자신도 그러한 행동을 할 수 있다는 **대리 강화(vicarious reinforcement)**를 통해 학습할 수 있다. 모델이 상을 받거나 처벌받는 결과를 관찰함으로써 학습자의 행동도 영향을 받는 것이다. 벌을 받는 사람보다는 상을 받는 사람의 행동을 흉내낼 가능성이 더 많다.

반두라의 증명 연구 이래로 인간 발달에서 관찰 학습이 아주 중요하게 나타났다. 어느 문화권에서나 아동은 **과잉 모방(overimitation)**을 보이는데, 그 행동이 목적을 이루는 데 상관이 없어도 그들이 본 모델의 행동을 자세하게 모방하는 경향이 있다. 닐슨과 토마셀리(Mark Nielsen and Keyan Tomaselli, 2010)는 흥미있는 연구를 하였는데, 2세~13세 사이의 오스트레일리아 도시에 사는 아동과 아프리카 칼라하리 사막 부시족 아동에게 성인 모델이 상자 앞에서 막대기로 밀고 손잡이를 아래로 내리는 행동을 보여 주었는데, 아동들은 더 효과적으로 상자를 열었으며 간단하게 한 손으로 손잡이를 잡아당기기도 하였다. 더욱 놀랍게도, 아동들은 상자를 열기 전에 요술 막대기처럼 상자 위에서 막대기로 파도 물결처럼 관계없는 행동을 보이기도 하였다. 이러한 과잉 모방은 침팬지에서는 볼 수 없으며, 실제로 상자를 열어야 할 때만 행동을 모방하는 경향이 있다. 침팬지와 비교해서 왜 인간에게 과잉 모방이 나타날까? 과잉 모방은 우리의 문화에서 우리가 어떻게 할 것인가를 배우는 데 도움을 주고, 방종, 기술, 의식과 새로운 문제 해결 방법을 포함하여 중요한 규칙 등 많은 것을 우리가 얻는 데 도움을 주며, 우리 인간이라는 종의 적응을 증명하였다. 과잉 모방은 또한 우리에게 적당하게 도움을 준다. 한 연구에서, 2세의 유아는 3개의 상자 중의 하나에 공을 떨어뜨려 상을 받는 좋은 방법을 배우게 되고, 3세 아동은 자신만의 방법으로 퍼즐 상자를 열기도 하는데 다른 사람이 하는 것을 관찰한 후에 같은 방법으로 상자를 여는 방법을 배우게 된다(Flynn & Whiten, 2010). 우리들 인간에게는 모방이 일생의 후반기에도 강하게 남아 있는 경향이 있으며, 한 사람에게서 다른 사람에게로 한 세대에서 다음 세대로 문화를 통해 전달된다.

(2) 인간 기능

후기 연구에서 반두라는 관찰 학습 연구보다 사람들이 자신과 환경, 자기의 삶을 조절하기 위해 인지를 실행시키는 것을 강조하였다. 자신이 세상을 만들 수 있다고 인식하는 영아기 때부터 인간은 목적(의도)을 형성하고 무엇이 일어날지 예견하며, 계획을 추구하기 위해 자신의 행동을 조절하고 평가하여 결과에 반영한다. 이러한 인지는 그들의 행동에 실제적으로 영향을 주게 된다. 예를 들어, **자기 효능감(self-efficacy)**이 높거나 낮은 사람은 바라는 결과를 효과적으로 해결할 수 있다는 믿음을 의미한다. 당신이 시험에서 A를 받았을 때, 반두라와 동료들은 당신의 성공은 당신의 목표를 이루기 위한 당신의 능력에 자기 효능감이 크게 영향을 미친다고 보았다.

왓슨과 스키너는 인간이 자기 주변의 환경적 요소에 의해 수동적으로 영향을 받는 존재라는 관점을 견지하였으나, 반두라는 인간을 활동적이고 인지적인 존재로 보았고, 개인(생물학적, 심리적 특성과 인지), 행동, 환경의 연속적인 상호작용에 의해 인간 발달이 이루어진다고 믿었다. 이러한 논리가 바로 **상호 결정론(reciprocal determination)**이다(■ 그림 2.3). 반두라는 스키너가 생각한 것과 같이 인간이 단순히 환경에 의해 만들어지는 존재가 아니라 환경을 선택하고 결정하며 변화시킬 수 있는 존재라고 생각하였다. 개인의 특성과 행동이 주변 환경에 영향을 주며, 다른 사람들의 개인적 특성과 미래 행동에도 영향을 미친다.

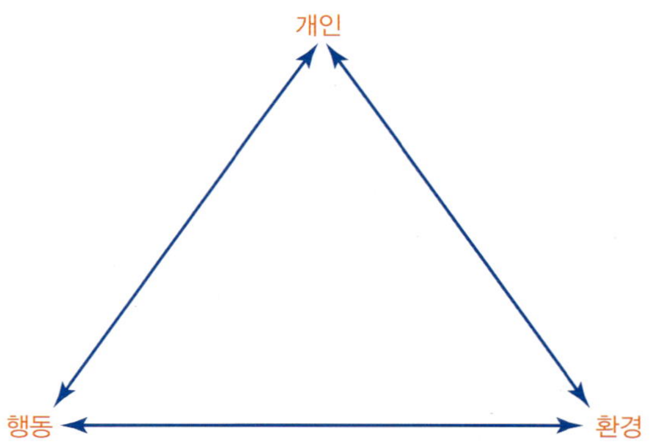

■ **그림 2.3** 반두라의 상호 결정론에서는 개인, 행동, 환경 상호 간의 영향을 포함한다.

왓슨과 스키너와 같이 반두라 역시 인간 발달에 보편적 단계가 있다는 논리에는 회의적이었다. 실제로, 어린 아동이 훈련을 받는다면 피아제의 인지 발달 과제의 어느 부분을 건너뛴다는 연구가 증명되었다(Bandura, 1986). 그는 인간 발달은 맥락의 특수성 내에서 이루어지고, 여러 경로를 따라 진행하는 계속적인 과정이며, 전 생애 동안 학습에 따라 점진적으로 이루어진다고 하였다. 아동의 인지 능력은 점점 성숙함에 따라 자신이 본 것을 더 잘 기억하고 더욱더 기발한 행동을 모방할 수 있게 되지만, 동일한 연령대의 아동일지라도 학습 경험에 따라 발달에 차이를 보인다.

왓슨, 스키너, 반두라(• 표 2.3)와 같은 학습 이론가들과 프로이트, 에릭슨 등의 단계적 발달을 주장하는 이론가들은 기본적으로 다른 견해를 갖는다. 학습 이론가는 인간 발달에 있어 정상적 과정이라는 것을 제시하지 않는다. 대신에 연령에 따라 개인이 어떻게 변화되는지 이해하기 위한 보편적 적응성 원리를 제시하며 다양한 장치를 통해 행동의 변화를 가져올 수 있다고 제시한다.

4) 강점과 약점

파블로프와 왓슨의 고전적 조건 형성에 대한 논증, 스키너의 조작적 조건 형성, 관찰 학습을 강조한 반두라의 현대 사회 인지 이론 모두 인간 발달의 이해를 돕는 데 매우 큰 영향을 미쳤고, 그들의 이론은 계속해서 영향을 미칠 것이다. 학습 이론은 간결하고 검증이 가능하다. 조작된 실험을 통해 학습이 어떻게 이루어지는지 이타주의에서부터 알코올중독까지 모든 것을 보여 주고 있다. 더욱이 학습 원리를 전 생애를 통해 적용할 수 있고, 연령별 행동을 이해하기 위해 사용할 수 있다. 학습 이론은 매우 중요한 이론이며, 고전적 조건 형성, 조작적 조건 형성과 관찰 학습의 원리는 발달에 따른 문제를 해결하거나 최적화된 발달을 도모하는 데 매우 효과적인 방법의 기초가 되고 있다(Newman & Newman, 2016).

반두라의 사회 인지 이론을 포함하여 행동주의 학습 이론이 여전히 인간 발달에 대한 설명에서 부족한 부분이 있다. 첫 번째, 인간 발달의 전형적인 원인에 대한 설명을 분명하게 제시하지 못하고 있으며, 학습의 기전 설명에 더 초점을 맞추고 있다. 두 번째, 행동을 변화시킬 수 있는 기전에 대한 설명은 풍부하다 할지라도 정상적으로 발달하고 있는 인간에서 학습으로 인해 변화되었음을 보여 주지 못하고 있다. 예를 들어, "바바바"와 같은 옹알이를 하는 3개월 영아를 대상으로 스키너식의 학습 방법으로 강화시켰는데, 강화되지 않은 영아보다 더 자주 옹알이를 하였다. 아기가 옹알이를 하는 것이 양육자에 의해 강화된 자극인 것일까? 반드시 그런 것은 아니다. 모든 정상 영아는, 심지어 소리를 듣지 못하는 아기와 부모로부터 옹알이가 강화되지 않은 아기도 4개월이 되면 옹알이를 하는데, 아마도 옹알이를 하는 데 필요한 신경 발달과 근육 조절 때문으로 생각된다. 세 번째, 반두라를 포함한 학습 이론가들은 발달에서 유전적 기질과 성숙 과정 같은 생물학적인 영향에 대해서는 거의 고려하지 않았다. 예를 들면, 우리는 뱀을 보고 공포를 느낀다. 아마도 뱀이 과거에 우리 조상들을 위협했기 때문에 이러한 동물과 마주할 경우 경계 준비를 해야 한다는 생물학적 진화 때문인지 모른다. 이렇게 우리는 토끼나 꽃보다 뱀을 보고 공포를 배우는 것이 더 쉽다. 오늘날의 학습 이론가들은 왓슨과 스키너의 관점에서 확장하여 유전적 재능, 성격, 사회적 맥락 등의 요소가 인간의 학습 경험에 영향을 미치고 있음을 인정한다.

04 피아제의 인지 발달 이론

1950년대와 1960년대에 행동 학습 이론으로 발달 연구가 현저하게 이루어진 후에 많은 발달 이론가들은 이론이 더욱 인지적이고 더욱 분명하게 되기를 기대하였다. 아동의 마음을 이해하는데 피아제(Jean Piaget, 1896~1980)보다 더 큰 공헌을 한 이론가는 없다. 피아제는 1920년대부터 아동 인지 발달을 연구하기 시작한 스위스 학자이다. 이 주목할만한 사람은 11세 때 자신의 첫 번째 과학적 업적을 출판하였다(알비노의 참새에 대하여 편집자에게 편지). 피아제는 자신의 관심 분야인 동물학(동물의 환경적 적응에 관한)과 철학을 연구에 결합시켰다. 이후 인간이 지식을 얻는 과정과 자신의 세계에 적응하기 위해 어떻게 지식을 이용하는지에 대한 연구에 매진하였다. 피아제는 아동이 생각하는 방법(사고, think)은 성인이 생각하는 방법과 질적으로 다르다는 것에 큰 통찰력을 가졌다. 피아제의 단계적 이론은 영아기부터 청소년까지 지적 사고의 발달을 설명하고 있다.

1) 구성주의

피아제(1950)는 유기체가 환경에 적응한다는 생물학 연구 경력을 기초로 지능의 발달 과정을 연구하였다. 과자를 집어서 자신의 입에 가져가는 영아의 행동은 마치 대수학 문제를 풀거나 차를 고치는 청소년의 행동과 같이 환경에 적응력을 갖는 것이다. 인간이 성숙함에 따라 좀 더 복잡한 인지 구조를 갖게 되고 생각이나 행

• 표 2.3 학습의 3가지 주요 형태

학습 이론가	학습 형태	무엇이 포함되는가?	무엇이 학습되는가?
왓슨	고전적 조건 형성	자극이 비조건화된 자극에도 같이 반응을 이끌어낸다.	정서적 반응(즐거움을 함께 함, 공포)
스키너	개방적 조건 형성	행동에 따른 결과(강화나 처벌)가 학습된다.	기술; 좋거나 나쁜 습관
반두라	관찰 학습	모델의 행동의 결과로 대리 강화나 처벌을 통해 모델 관찰이 학습된다.	학습자는 직접적으로 강화를 나타내지 않고 기술, 인지, 행동이 학습된다.

동 양식을 구조화할 수 있게 되는데, 이러한 인지적 발달은 환경에 적응하는 것을 돕는다.

피아제에 따르면 아동의 현실에 대한 생각은 타고난 것이 아니며, 학습 이론가들이 주장하듯이 성인으로부터 배운 정보만을 갖는 존재도 아니다. 그는 **구성주의(constructivism)**라는 개념을 정립하여 아동이 상호작용을 통해 자신의 세계에 대한 이해를 능동적으로 구성한다고 하였다. 학령 전기 아동은 흔히 자신의 생각을 실제처럼 여기는데, "해는 하늘에서 움직이니까 살아 있는 것이다"라고 말하기도 한다. 또한, 아프게 되었을 때 자신이 거짓말을 하거나 다른 사람에게 나쁜 행동을 해서 그런 것이라 믿고, 아기를 가게에서 사 왔지만 다시 엄마의 뱃속에 넣을 수 있다고 생각한다.

아동은 어떻게 세계에 대한 이해를 더욱 정확하게 구성할 수 있을까? 아동은 호기심과 활발한 탐구를 통해 자신의 주변을 탐색하고, 그들이 직면한 세계에서 무엇이 일어나는지 관찰한다. 세계에 대해 현재 갖고 있는 인지를 토대로 문제를 해결하려고 하지만 나아가 좀 더 현실성에 맞게 자신의 이해를 수정해 나간다. 생물학적 성숙(가장 중요한, 뇌 발달)과 경험(아동의 현재의 이해와 새로운 경험 사이의 불일치) 간의 상호작용에 의해 인지 발달의 한 단계에서 새로운 질적으로 다른 단계로 진행하게 된다.

2) 인지 발달 단계

피아제는 인지 발달에는 주요한 네 단계가 있다고 제안한다[Stages of Cognitive Development: ① 감각 운동기(출생부터 2세), ② 전조작기(2~7세), ③ 구체적 조작기(7~11세), ④ 형식적 조작기(11세~12세 그 이상)]. 이러한 단계는 변하지 않는 연속성을 갖기 때문에 한 단계를 거치지 않고 그 다음 단계로 넘어가지 못하고 다시 초기 단계로 퇴보하지도 않는다(Inhelder & Piaget, 1958). 주어진 연령은 평균 연령이며, 각각의 다른 아동은 다른 속도로 진행한다. • 표 2.4에 각 단계의 핵심 내용이 요약되어 있다.

감각 운동기(sensorimotor stage)에 영아는 자신의 지각(감각)과 행동(운동)을 통해 세상에 직면한다. 그들은 문제를 지적으로 해결하도록 돕는 상징(동작, 심상, 실제 물건과 사건을 칭하는 용어)을 사용할 수 없다. 그러나 그들은 세상을 탐색하면서 상당히 많은 것을 배우고, 감각 운동 경험을 통해 문제 해결에 필요한 도구를 획득한다.

전조작기(preoperational stage)의 학령 전기 아동은 상징적 사고 능력이 발달하지만 논리적 문제 해결은 할 수 없다. 4~5세 아동은 문제를 해결하기 전에 상징적 언어를 사용하고 지적으로 상상할 수는 있다. 그러나 피아제에 의하면, 학령 전기 아동은 자기중심적 사고의 한계로 인해 타인의 관점을 갖기 어렵고 자신이 믿고 싶은 것이 실제라고 생각한다. 논리적 사고가 부족하여 자신의 지각에 의존하기 쉽다. 피아제는 액체 용량 과제를 통해 보존 개념에 대한 실험을 하였는데, 폭이 넓고 길이가 짧은 유리 용기에 있던 물을 폭이 좁고 길이가 긴 용기로 바꾼 후에 어떤 용기에 물이 더 많은지 질문하면 좁은 그릇에 물이 더 많다고 그들이 본대로 말한다.

구체적 조작기(concrete oprations stage)의 학령기 아동은 학령 전기 아동에 비해 좀 더 논리적으로 발달한다. 그들은 시행착오와 함께 구체적 사고를 토대로 문제를 잘 해결한다. 또한, 논리적 행동, 조작을 수행할 수 있다. 예를 들어, 그들은 지적으로 분류하고 더하거나 빼며 보존 개념을 획득하여 문제를 정확하게 풀 수 있다. 또한, 구체적 관찰에 근거하여 일반적인 결론에 도달할 수 있다. 그러나 추상적 사고나 가설 검증과 같은 문제는 다루기 어렵다.

형식적 조작기(formal operations stage)의 청소년은 학령기 아동에 비해 추상적 사고가 발달하고 가설에 따른 상황 해결을 잘한다. 그들은 공정함의 측면에서 정의와 같은 관념적 용어를 정의할 수 있다. 또한, 계획을 어떻게 하면 체계적으로 검증할 수 있는지 가설을 세우거나

• 표 2.4 피아제 인지 발달의 4단계

단계(연령 범위)	설 명
감각 운동기(출생~2세)	영아는 세상을 탐색하고 이해하기 위해 감각과 운동 반응을 사용한다. 처음에는 신생아의 타고난 반사만을 갖지만, 점차로 "지적" 행동이 발달해 간다. 마지막 단계에서는 상징적 사고를 할 수 있게 되고, 이를 통해 문제를 지적으로 해결하는 능력이 생긴다.
전조작기(2~7세)	학령 전기에는 상징적 사고를 하고 언어가 발달하며 가상 놀이를 한다. 아직 사고가 논리적이지 못하고 자기중심적이다(타인의 관점을 갖지 못한다). 논리적 조작을 할 수 없기 때문에 보존 개념에 혼동을 갖는다.
구체적 조작기(7~11세)	학령기에는 구체적이고 논리적인 조작이 가능하여 지적으로 분류할 수 있는 능력을 갖는다. 아동은 실제적 문제를 시행착오를 통해 해결하지만, 가설적이고 추상적인 문제는 어려워한다.
형식적 조작기(11세나 12세 그 이상)	청소년은 추상적 개념에 대하여 사고할 수 있고 가설의 가능성, 넓은 범주의 결과를 조사할 수 있다. 연령과 경험에 따라 과학적 방법을 사용하여 가설 설정과 체계적인 검증이 가능하다.

머릿속에서 결과를 예측할 수 있다. 체계적이고 과학적인 방법을 통한 문제 해결과 가설의 함축성을 논리적으로 생각할 수 있게 되는 것이다. 그들의 부모나 연방 정부가 잘못한 일에 대하여 이론으로 설명할 수 있고 약물 시도나 특별한 경력 선택의 장기간의 영향을 분석할 수 있다.

명백하게, 아동의 인지 용량은 피아제 4단계 인지 발달을 통해 영아기에서 청소년기 사이에 극적으로 변화된다. 영아기, 어린 아동, 학령기 아동 그리고 청소년과 성인은 같은 방법으로 생각하지 않는다.

3) 강점과 약점

피아제는 프로이트와 더불어 인간 발달의 사고에서 깊고 중요한 인상을 남긴 진정한 개척자이다. 물리적 세계의 '구성'을 이해하게 되고 연령 증가와 함께 성별, 도덕적 가치, 정서, 죽음, 인간 경험의 다른 중요한 범주도 이해하게 된다. 피아제의 인지 발달 관점은 1980년대까지 30년간 아동 발달 연구에서 두드러졌다. 대부분의 발달 이론가들은 오늘날까지도 계속해서 아동들은 세상에 대한 이해를 자신의 구성으로 이해하고 연령이 증가하면서 아동들의 사고에 근본적으로 질적인 방법으로 변화된다는 피아제의 기본 신념을 인정하고 있다. 발달 이론가들은 아동은 발달에 있어 능동적 존재이며, 발달은 천성과 양육의 상호작용에 의해 일어난다고 가정한다. 피아제의 지적 발달에 대한 기술은 많이 검증되고 지지되었다. 그의 이론은 교육과 양육에 영향을 미치게 되었다. 즉, 교육 수준을 결정할 때 아동의 이해를 고려할 것과 아동이 문제를 직접 파악하고 새로운 개념을 발견하도록 자극할 것을 격려하고 있다.

피아제 이론은 아직 비판을 받고 있는데, 발달 단계가 실제와 일치하는지, 다양한 형태의 문제에 적용되는지에 대한 의문점을 남긴 것이다. 연구에 따르면 다른 형태의 문제를 푸는 데 필요한 인지 발달 진행은 다른 속도로 습득된다(Desrochers, 2008). 피아제는 영아와 어린 아동의 인지 능력을 과소평가한다는 비평도 받는데, 만약 과제가 단순하다면 피아제가 제시한 인지적 수준이 더 어린 연령에서 획득된다는 것을 보여 준다. 피아제는 인지 발달에서 사회적 영향과 문화적 영향을 중요시하지 않았다. 그는 부모와 인지 발달의 양육에서 다른 더 많이 알고 있는 사람들의 역할에 대해 조금 언급하였고 다른 문화에서는 다르게 진행될 수 있다는 것을 인정하지 않았다. 결과적으로 발달 이론가들은 인지 발달에서 더 많은 차이점을 이론적 관점에서 찾기 시작하였다.

4) 그 밖에 인지 발달의 관점

피아제의 사고에 도전하는 인지 발달의 두 가지 중요한 접근은 비고츠키(Lev Vygotsky, 1896~1934)의 사회

문화적 관점과 정보 처리 접근이다.

인지 발달에서 **사회문화적 관점(sociocultural perspective)**은 피아제와 동시대 인물인 러시아 심리학자 비고츠키가 제공하였으며, 최근에 관심이 집중되고 있다. 그는 보편적 단계에 따라 인지 발달이 이루어진다는 피아제의 의견에 동의하지 않고, 사회문화적 배경과 그 문화권 사람들과의 상호작용 속에서 아동의 인지 능력이 발달한다는 것을 강조한다(Vygotsky, 1962, 1978). 각각의 문화는 구성원에게 언어, 연필과 같은 도구, 예술 매체, 수학 체계, 컴퓨터와 같은 사고 수단을 제공하는 역할을 한다. 또한, 개인의 문제 해결 방법이나 사고 수단은 문화 속에서 구전(oral communication)이나 문자적 의사소통을 통해 세대 간에 전수된다. 문화는 특히 언어나 사고 유형 안에서 구체화된다고 볼 수 있다. 결과적으로 인지 발달은 보편적으로 같지 않다.

피아제가 아동을 독립적 탐험가로 보았다면 비고츠키는 아동을 그들의 문화권 안에서 더 많이 알고 있는 사람들과의 상호작용을 통해 그들의 마음을 발달시키는 사회적 존재로 보았다.

피아제에 대한 또 다른 도전은 사고 과정과 사고 과정에 영향을 미치는 요인에 관심을 갖는 관점이다.

요인에 주의를 기울이는 것에 실패하는 것은 작용하는 기억의 한계 때문에 문제의 중요한 면에 주의를 기울이지 못하고, 어린 아동들이 피아제의 보존 개념에 실패하는 것처럼 마음의 두 가지 차원(높은 유리그릇이나 넓은 그릇)을 유지하기 때문으로 보인다.

인지 발달에서 **정보 처리 접근(information-processing approach)**은 1980년대에 주목받은 이론으로, 사고 과정에 있어 컴퓨터와 인간의 유사점을 강조하며 하드웨어와 소프트웨어 용어를 빗대어 집중, 기억, 의사결정, 인지적 업무 수행과 같은 인지 과정을 설명한다. 발달은 우리가 뇌라고 부르는 정보 처리 기계의 용량과 속도의 변화와 정보 처리를 위한 전략, 기억 속에 정보를 저장하는 것을 포함한다.

인지 발달은 제7장에서 더 자세히 다룰 것이다.

05 체계 이론

체계 이론(Systems Theories)은 **상황 이론**(Contextual Theories)이라 부르기도 하며, 유기체의 전 생애에 걸친 변화와 이에 영향을 미치는 환경의 변화를 강조한다(Lerner, 2006; Newman & Newman, 2016). 개인과 그와 상호작용하는 물리적, 사회적 맥락은 모든 것에 영향을 미치는 광범위한 체계 안에서 분리될 수 없는 부분을 이룬다. 인간 발달은 복합적 영향 요인의 상호작용에 따른 다양성을 받아들인다. 천성과 양육은 쉽게 분리할 수 없는데, 왜냐하면 역동적인 체계의 일부분이며 서로 계속적으로 영향을 미치면서 상호 협력해서 발달을 이루어내기 때문이다.

1) 브론펜브레너의 생물생태학적 모델

환경이 변화되면 사람이 변화된다는 생각은 러시아 태생인 미국의 심리학자 브론펜브래너(Urie Bronfenbrenner, 1917~2005)에 의해 개념틀이 완성되었다. 상황 밖의 인간 발달을 연구하는 많은 초기 발달 과학자들이 다양한 문화와 사회에서 적용에 실패하였으나 브론펜브래너는 환경과 생물학적 측면이 인간 발달에 영향을 미치게 된다는 관점을 제시하였다. 발달심리학에서 "......낯선 어른과 함께 있는 낯선 상황에서 아동은 가장 짧은 시간에 이상한 행동"이 나타남을 연구하였으며, 자연적인 환경에서도 더 연구하게 되었다. 브론펜브래너는 환경이 어떻게 조직되고 발달에 어떻게 영향을 미치는지를 기술하여 생태학적 모델을 만들었다. 그는 후에 **생물생태학적 모델(bioecological model)**이라고 재명명하였으며(■ 그림 2.4), 사진 속으로 사람이 들어 가면 실제로 사람과 환경 사이에 상호작용이 생기면서 발달이 이루어진다고 하였다(Bronfenbrenner, 1979, 1989, 2006; Wachs, 2015).

브론펜브래너의 관점에서 발달하는 개인은 그의 유전

적인 구성과 생물학적 심리학적 특성이 일련의 환경 체계 안에 끼어들게 된다는 것이다. 이러한 한 벌 체계(둥지)에서 서로가 상호작용하고 시간을 넘어서 개인의 발달에 영향을 미친다. 이것은 양방향이거나 상호 영향을 미친다. 영향을 미치는 4가지 환경 체계는 다음과 같으며, 이것은 개인의 발달에 영향을 미친다.

1. **미시 체계(microsystem)**는 즉각적인 신체적, 사회적 환경으로, 다른 사람과 직접 얼굴을 맞대는 상호작용으로 영향을 주고받는다. 첫 번째 미시 체계는 가족에서 첫째로 태어난 아기와 같아서 아기, 엄마, 아빠가 모두 서로 각자에게 상호적으로 영향을 주게 된다. 아이가 자라면서 데이 케어 센터나 또래 그룹 등의 다른 미시 체계를 경험하게 될 것이다. 우리는 가족 환경이 아동의 발달에 중요한 영향을 미친다는 증거를 가지고 있으며 또한 또래 그룹, 학교, 작업장 같은 다른 미시 체계도 중요하다는 것을 인정한다.
2. **중간 체계(mesosystem)**는 2개나 그 이상의 미시 체계 사이의 상호관계로 이루어져 있다. 예를 들면, 멕시칸, 중국, 유럽계 미국인 배경을 가진 10대들은 가족의 문제로 스트레스를 경험하는 하나의 미시 체계가 있고, 두 번째 미시 체계는 학교에서 출석 불량과 학습이 어려운 문제가 증가되는 것이다 (Flook & Fuligni, 2008). 유사하게, 청소년들이 우울한 기분으로 집으로 오면 학교에서의 문제가 가정에 간접적인 영향을 미치게 된다. 발달하고 있는 개인에게 하나의 미시 체계에 무슨 일이 발생하여 좋거나 나쁘게 영향을 미치게 되면 다른 미시 체계나 발달에도 어떤 일이 발생하게 된다.
3. **외부 체계(exosystem)**는 개인이 직접 경험하지 않는, 그러나 아직은 그의 발달에 영향을 미치는 사회적 세팅을 포함한다. 예를 들어, 아동들은 일에서 스트레

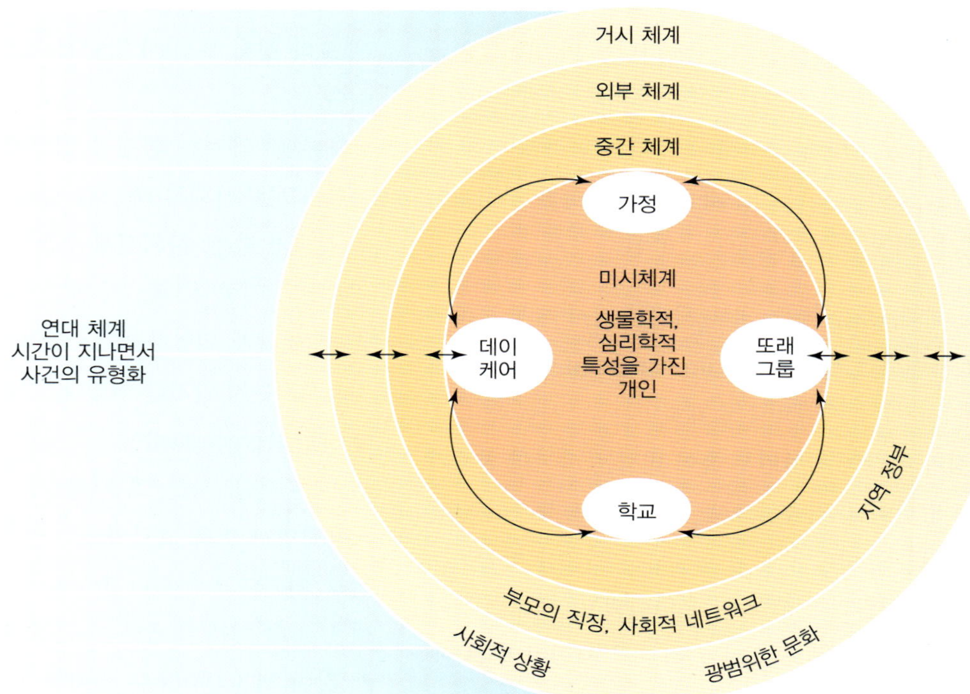

■ **그림 2.4 유리 브론펜브레너의 생물생태학적 모델.**
미시 체계는 가족과 같은 서로 상호작용하는 직접적인 환경이다. 중간 체계는 미시 체계 사이의 연결이며, 외부 체계는 영향을 받는 체계이나 개인이 포함된 것은 아니며, 거시 체계는 발달의 광범위한 문화적 맥락이다. 연대 체계는 역사적인 시간이며, 체계 내에서의 생활 사건이 일어난 장소이다. 모든 체계는 영향을 주고받으며 발달하는 개인에게 영향을 미친다.

스를 받는 부모의 경험에 의해서, 그들 부모의 사회 지지 네트워크가 얼마나 강한지에 의해서 그리고 그들이 살고 있는 이웃이 어떤 종류인가에 의해서 영향을 받게 된다. 그들은 또한 교과 과정에서 건강 교육을 제외한 지역 학교의 결정에 의해서 또는 미성년의 금주법을 더 강력하게 주장하는 경찰의 결정에 의해서도 영향을 받는다.

4. **거시 체계(macrosystem)**는 커다란 문화적, 사회적 맥락으로, 미시 체계, 중간 체계, 외부 체계를 모두 포함한다. 이것은 사회의 문화적 가치, 법, 정치적과 경제적 체계, 제도 등을 포함한다. 비록 미국이 삶의 기준이 높다 할지라도 브론펜브래너가 슬퍼한 것처럼 가족친화적인 문화적 배경은 아니다. 예를 들면, 현대 국가에서 전형적으로 직장에서 새로운 부모가 되면 임금을 지불하는데, 미국은 전 세계 185개국에서 오만과 파푸아뉴기니아와 함께 오직 3개 나라만 보고되지 않았다(예시; 육아 휴직제도 없음)(International Labor Organization, 2014). 정부는 아픈 아동이나 병든 부모를 돌보기 위해 떠나는 가족에게 임금 지불을 고려하고 있으며, 알맞은 아동 케어, 집에서 일할 수 있는 탄력 근로제 등이 다른 나라에 비해 뒤처지고 있어서 미국 가족과 그 아동들에게 부정적인 영향을 미치고 있다(Schulte, 2014).

미시 체계, 중간 체계, 외부 체계와 거시 체계 수준을 브론펜브래너는 **연대 체계**(**chronosystem**, "chrono"의 의미는 시간)의 개념으로 소개하였는데, 사람과 그들의 환경과 시간이 지나면서 둘이 변하는 사이의 관계가 특별한 양상이나 연속선으로 펼쳐진다고 생각하였다. 시간 차원은 분마다 변화되며(새로운 기술을 학습하는 동안에도), 사람의 일생 동안에 변화되고, 세대를 걸쳐 역사적으로 변화된다. 우리는 하나의 사건이 다른 것을 어떻게 유도하는지 그리고 사람들의 생활 변화가 서로 뒤얽혀서 어떻게 사회적 변화를 이끄는지를 이해하기 위하여 비디오를 사용하였다. 이런 사건의 연결로 갑작스럽게 경제적 위기가 초래되면 남편은 직장을 잃고, 결혼 갈등과 이혼 등으로 가족 관계와 아동들의 삶과 발달에 많은 변화가 생기게 된다. 미시 체계에서 우리들 각자의 기능은 중간 체계로 연결되고 더 커다란 외부 체계와 거시 체계로 연결되어 모두가 계속 변화하게 된다.

브론펜브래너의 생물생태학적 모델은 아동 학대, 결혼, 은퇴 또는 다른 생활경험이 복합적으로 발달에 영향을 미칠 것이라는 질문에 답을 제시할 것이다. 발달에 대한 상황적 효과는 어느 수준에서나 발생할 수 있다. 크루터와 동료들(Ann Crouter et al., 2007)은 사회에서 여자들 역할의 주요 변화를 7세부터 19세가 될 때까지 성 역할 태도 변화에 대한 종속 연구를 시행하였다. 그들은 대부분의 아동들이 나이 들어 갈수록 전통적인 태도가 적어진다는 것을 발견하였다. 그러나 남자아이들(소년)의 태도는 전통적인 아버지나 형들처럼 나이 들수록 더욱 전통적으로 되었다. 바꾸어 말하면, 아동들의 개인적 특성(아동의 성)과 아동의 사회적 상황(부모와 형제 특성)이 발달적 경로에 차이를 만드는 것이다.

브론펜브래너는 환경적 영향에 대해 계속 생각하였는데, 그는 '사회적 주소'가 다른 곳에 살고 있는 아동들(문화가 다른, 사회경제 수준이 높은 이웃과 낮은 층, 민족성과 인종이 다른)의 발달을 비교하는 상황적 연구를 통해 알게 되었다. 그는 이런 사회적 주소가 무엇을 지속시키는지 알기를 원했다. 그는 이 연구를 **근접 과정(proximal processes)**이라고 부르기 시작하였으며, 개인과 다른 사람, 사물, 혹은 상징들이 순환되고 서로 상호작용하면서 더욱 효과적으로 앞으로 전진하게 하여 발달로 이끈다고 하였다(Bronfenbrenner & Ceci, 1994). 가족 미시 체계 내에서 이 근접 과정은 잠잘 때 침대에서 같이 책을 읽어주는 것이며, 이 행동은 아동이 커 갈수록 더욱 복합적으로 될 수 있고, 아동이 언어를 익히는 데 도움이 되는 것이다. 유치원에서 다른 아이들과 같이 노는 행동이나 청소년들이 또래들과 상호작용하는 것은 근접 과정의 또 다른 예시이며, 이런 행동들이 발생하게 되면 시간이 지나면서 더욱 복합적이 되고 나중에는 사회적 능력이 형성된다.

브론펜브래너와 모리스(Bronfenbrenner and Morris, 2006)에 의하면, 연구자들은 **PPCT 모델(PPCT model)**에 의해 발달을 이해하기를 원했는데, 사회적 주소가 다른 아동들을 단순하게 비교하기보다는 **과정**(process), **개인**(person), **상황**(context), **시간**(time)이라는 4가지 요인으로 발달을 연구하기를 원했다. 연구자들은 부모들이 매일의 일상생활에서 아동들에게 어떻게 이야기하는지에 따라서 언어 발달에 대한 부모들의 영향에 관심을 가졌고(과정 요인), 이 중요한 근접 과정을 이것을 청각장애가 있는 아동과 들을 수 있는 아동을 비교하였으며(개인 요인), 미국에서 가족의 대화와 중국에서 가족의 대화의 차이를 조사하였으며(상황 요인), 시간이 지나면서 언어 기술에 변화가 있는지(시간 요인)를 종단 연구로 조사하였다.

많은 발달 과학자들은 발달에 대한 체계적 혹은 상황적 견해를 받아들인다. 3장에서, 현대 발달심리생물학자들은 발달이 어떻게 진행될 것인지 유전 인자가 명령하지 않는다는 견해를 유지한다는 것을 배우게 될 것이다. 진화 과정에서나 개인의 발달 동안에 유전 인자와 환경적 영향은 '서로 상호작용'하면서 발달에 많이 혹은 적게 영향을 미친다.

2) 강점과 약점

발달의 체계적 이론은 복잡하지만, 이것은 가장 큰 강점이다. 왜냐하면 전 생애 인간 발달의 복잡성 때문이다. 우리는 브론펜브래너와 같은 이론가들이 복잡한 체계 내에서 많은 생물학적, 환경적 요인들이 상호작용하여 만든 발달의 개념화와 개인과 환경을 포함하는 근접 과정에서 계속 상호작용하여 우리를 도전하게 한다는 것을 지지한다. 체계 이론은 아직 인간 발달의 과정에 선명한 사진을 제공하지 못하고 있고, 부분적으로 검증되었다(Newman & Newman, 2016). 실제로 많은 심각한 비판이 있다. 만약에 우리가 발달이 개인의 내부나 외부에서 영향을 받는 수많은 상호작용의 범위에 달려 있다고 생각한다면 대부분의 사람들에게 발달을 어떻게 일반화시킬 수 있는가? 만약에 특별한 개인과 특별한 환경 사이에서 상호작용이 진행되어 생애를 통해 변화되었다면 각각의 생애마다 하나의 이론이 요구되는가? 이 문제는 "상황적 혹은 체계적 이론가들은 일반화를 유지해야 된다."는 것이다(Goldhaber, 2000).

인간 발달은 브론펜브래너의 생물생태학적 모델이 의미하는 것보다 더욱 예측적일 것이다. 아동이 전형적인 인간 생물학적 재능을 가지고 전형적인 인간 환경 안에서 자랄 때, 피아제나 에릭슨 같은 단계적 이론가들에 의하면 아동들은 비슷한 나이에 유사한 방향으로 변화될 것이다. 아마도 이것은 아직도 인간은 인간 발달의 커다란 차이와 발달에 영향을 미치는 많은 상황적 영향들을 평가하는 동안에도 발달의 많은 양상이 순서대로 유사한 방향으로 움직인다는 가능성으로 보는 것이다.

06 이론적 관점

이 장에서는 발달 과학자들의 업적, 인간 발달에 대한 기본 가정, 그들이 왜 이론을 발달시켰는지를 모든 부모, 교사, 인간 서비스 전문가, 관찰자들에게 안내해 준다. • 표 2.5의 정보에서 이론가들의 견해를 볼 수 있을 것이다. 인간 발달 이론들은 광범위한 가정에 근거하여 분류가 가능하다(P. H. Miller, 2016). 프로이트, 에릭슨, 피아제 같은 단계 이론가들은 하나의 커다란 집단이다. 그들은 아동들이 합리적인 양육 환경의 경험에서 발달한다고 가정할 때, 발달은 생물학적으로 성숙하는 힘에 의해 특정한 보편적 방향으로 진행된다고 믿는다.

인간은 독특한 또는 불연속 단계에 따라 발달하고 성숙하여 보편적으로 동일한 최종 단계에 이른다.

이와는 대조적으로 왓슨, 스키너, 반두라 같은 학습 이론가들은 발달에 있어 생물학적 역할보다는 환경의 역할을 더 강조한다. 아동들은 특별한 학습 경험에 노출되지 않거나 좋은 방향으로 양육되지 않으면 건강한 발달을 기대할 수 없다.

마지막으로 브론펜브래너 같은 체계 이론가들은 생물학적인 것과 환경 모두가 하나의 거대한 체계 안에서 분리할 수 없는 구성 요소라는 견해이다. 아동들은 발달 과정에 능동적으로 기여한다(피아제 같은 단계 이론가). 그러나 환경도 역시 발달에 능동적으로 참여한다(학습 이론가들의 주장과 같이). 질적인 변화(단계처럼)와 양적인 변화 모두가 가능성이 있다. 발달은 많은 부분이 천성과 양육의 상호작용이 서로 뒤얽혀서 진행된다.

인간 발달에 대한 우리들의 이해는 변화되었으며, 하나의 우세한 견해가 또 다른 길로 이끌듯이 계속해서 변화될 것이다. 프로이트의 정신 분석 이론이 전성기를 이루던 20세기 초에 인간 발달의 연구가 시작되었으며, 생물학적 힘을 강조한 단계적 발달 이론이 우세적이었다(Parke et al., 1994). 1950년대와 1960년대에는 학습 이론이 먼저 나타났고, 생물학적인 것에서 환경적인 것으로 관심을 전환시켰다. 1960년대 후반기와 1970년대에는 인지 심리와 피아제의 인지 발달 이론이 각광을 받으면서 천성과 양육의 상호작용을 강조한 단계 이론이 우세하게 되었다. 마침내 1980년대와 1990년대에, 우리는 다양한 생물학적인 것과 환경적 힘이 하나가 다른 것에 어떻게 영향을 미치는지에 대한 전체적인 평가를 얻었다.

브론펜브래너 같은 체계 이론가들에 의한 중요한 발

표 2.5 이론가들의 비교

이론: 이론가	메시지	천성–양육	능동성–수동성	연속성–불연속성	보편성–상황 특수성
정신 분석 이론: 프로이트의 심리성적 이론	생물학적으로 성적 본능에 기반해서 행동이 동기화되고 구강에서 생식기까지 5가지 심리성적 단계를 통해 발달이 조종된다.	천성에 가까움(생물학적으로 발달이 진행된다. 가족 내에서의 초기 경험이 영향을 미친다)	수동성(인간은 그들을 통제하는 힘에 의해 영향을 받는다)	불연속성(단계처럼)	보편성
정신 분석 이론: 에릭슨의 사회심리 이론	인간은 신뢰감 대 불신감부터 통합감 대 절망까지 8가지 사회심리적 갈등을 통해 발전된다.	상호작용가; 천성과 양육이 동등하다.	능동성	불연속성(단계처럼)	보편성(비록 단계가 다른 문화권에서는 다르게 나타나더라도)
학습 이론: 스키너의 행동 이론	발달은 조작적 조건화를 통한 인간 행동의 결과로부터 학습이 생성된다.	대부분이 양육	수동성(인간은 환경에 의해 만들어진다)	연속성(습관은 강화에 의해 서서히 증가하거나 감소한다)	상황 특수성(발달의 방향은 경험에 달려 있다)
학습 이론: 반두라의 사회인지 이론	발달은 관찰적 학습과 인간 기능에 의해 설명되는 것처럼 인지의 생산물이다.	양육에 가까움	능동성(인간은 그들의 환경에 영향을 받는다)	연속성	상황 특수성
인지 발달 이론: 피아제의 구성주의	발달은 감각 운동기부터 형식적 조작기까지 인지 발달의 4단계를 통해 진행된다.	상호작용가(성숙은 같은 단계를 통해 안내되는 경험과 상호작용한다)	능동성	불연속성(단계처럼)	보편성
체계 이론: 브론펜브래너의 생물생태학적 모델	발달의 많은 방향은 변화하는 인간과 변화하는 환경 사이의 처리에 달려 있다.	천성과 양육의 상호협력이며, 하나가 다른 것에 영향을 미친다.	능동성	연속성과 불연속성 모두	상황 특수성

달적 문제에서 광범위한 관점은 대부분의 21세기 발달론자들이 차용한 관점이다. 우리는 지금 인간 발달이 천성과 양육 사이의 상호작용으로 진행되는 생산물임을 인정한다.

- 인간과 그들의 환경은 발달 과정에 능동적이다.
- 발달은 형태에서 연속성과 불연속성이다.
- 보편적 양상과 특정 문화, 시간, 개인에 따른 독특성을 갖기도 한다.

요약하면, 가정과 이론들은 인간 발달의 복잡성이 더 많이 나타나는 것과 같이 복잡성이 증가된 인간 발달의 연구를 안내한다.

우리가 강조하는 것처럼, 이론은 연구를 이끄는 기능을 한다. 프로이트는 연구자들에게 내적 성격 갈등에 대한 연구 분야를 자극하였고, 스키너는 행동이 어떻게 변화되는지를 분석하게 동기를 주었으며, 피아제는 아동들의 생각하는 방식을 탐구하도록 고취하였다. 다른 이론들은 다른 가정을 만들고, 다른 종류의 연구를 자극하였으며, 그 결과 발달에 대한 여러 가지 사실이 산출되었다. 이론가들은 이전부터 존재한 '사실'에 대하여 동의하지 않고, 다른 시각을 통해 다양한 방법으로 연구를 시도하여 사실이라고 믿었던 것에 다른 해석을 부여하였다(Miller, 2016). 이것이 과학의 본질인 것이다.

이론들은 또한 실행을 안내한다. 여러분이 본 것처럼, 인간 발달의 각 이론들은 발달 이슈와 문제를 정의하는데 특별한 방법으로 대표한다. 이제 우리가 중요한 이론들로 각 이론들이 청소년들의 성적 위험을 설명하는 조사를 했는데, 여러분은 그것을 감소시키는 것에 대해 어떻게 생각하는가? 적용 2.1에 이론들의 견해처럼 어떤 아이디어와 증거를 제공하고 있다. 여러분은 적용 2.1을 읽기 전에 여러분 자신이 그 문제에 대해 생각해 보라.

여러분은 좋아하는 발달 이론이나 다른 것을 거부하는 선택을 할 수 없다. 왜냐하면 다른 이론들은 가끔 발달의 아주 중요한 다른 양상을 알려 주기 때문이다. 즉, 어떤 이론은 특별한 문제를 더욱 잘 나타내거나 다른 이론에 비해 특별한 연령 집단을 더 잘 나타내기도 한다. 오늘날 많은 발달 이론가들은 많은 이론에서 이론적으로 **절충(eclectics)**하고, 각각의 이론들이 우리들의 이해에 다소간 기여하고 있지만 인간 발달의 주 이론이 전체를 설명할 수 있는 것은 아니라는 것을 인식하고 있다.

적용 2-1

발달 이론을 이용한 10대 성 위험 행동 감소

정신 분석 이론

정신 분석 이론가들은 개인의 내면에서(인성의 역동성) 문제의 원인을 찾는 경향이 있다. 그들은 특별히 어려운 심리적 갈등을 겪는 10대임을 확인하고 그들의 갈등을 해결하는 것을 도울 목적으로 정신 분석을 통해 치료하기를 원한다. 프로이트는 성적인 존재로써 발달과 관계되는 불안에 초점을 맞추고, 에릭슨은 보다 넓게 문제를 확인할 것이다. 실제로 심리적으로 불안한 10대들에게 정신분석학적으로 접근을 하더라도 대부분의 10대들이 성적으로 활발하게 되는 것은 아니다.

인지 발달 이론

피아제의 인지 발달 관점에 따르면 해결 방법은 성 교육 프로그램을 개선하는 것이다. 프로그램 내용은 10대들이 잘못 알고 있는 내용을 올바르게 수정하고, 정확한 정보를 제공하고, 원하지 않는 또는 예기치 않은 성 행동을 피하는 방법을 알려 주고, 그들의 성적인 결정에 따른 장기간의 결과를 생각하도록 도와주는 것이다. 피아제의 형식적 조작기 시기보다도 구체적 조작기 시기인 10대 초기를 위해서는 이 교육에서 구체적인 사례와 시범이 필요하다.
신중하게 설계한다면 체계적이고 포괄적인 성 교육 프로그램은 실제로 10대들의 성 행동 시작 나이를 늦출 수 있고, 성 파트너의 수와 성 활동 횟수를 줄일 수 있으며, 피임의 실천율을 높일 수 있다. 사실로, 학교에서 수년간 시행한 결과, 성적 위험 행동 수준과 성 전파성 감염, 의도하지 않은 성적인 다른 결과들이 낮아졌다. 그러나 교육만으로는 충분하지 않다. 그래서 개인의 심리적 나약함이나 인지 발달의 한계보다는 환경에서 10대 임신의 원인을 찾고 해결 방법을 고려할 필요가 있다.

학습 이론

학습 이론가들은 환경을 변화시키면 개인이 변화될 것이라고 믿는다. 이 믿음을 지지하는 것으로, 10대들 성 행동의 부정적인 결과를 예방하기 위해 10대들에게 유용한 피임 방법을 알려 주고 사용 방법을 가르쳐 주는 것이 하나의 효과적인 접근으로 나타났다. 이 접근은 더 강화하거나 처벌을 감소시켜서 바람직한 행동을 격려하는 스키너의 철학을 반영한 것이다. 반두라의 사회 인지 이론은 10대들에게 책임지는 성 행동의 역할 모델을 더 많이 제공하고 위험한 성 행동의 모델을 더 적게 제공하여 도와주는 것을 제시한다. 그리고 긍정적인 방향으로 콘돔 사용의 결과에 대한 10대들의 인식을 변화시키는 데 도움이 될 것이다.

생물생태학적 이론

브론펜브래너 같은 체계 이론가들은 개인과 환경 두 가지 모두를 변화시키는 또는 발달에 상호작용으로 영향을 미치는 전체 체계를 변화시키는 포괄적인 프로그램을 권장한다. 중재는 성적인 존재, 사회적 존재로서 10대들의 광범위한 욕구를 파악하고 그들이 자신의 발달을 변화시키도록 용기를 북돋아주는 것이 필요할 것이다. 중재는 또한 상황적 영향(예를 들면, 청소년들과 그들의 부모, 동료들, 서로 각각 상호작용하는 파트너들, 가난과 가족 불안정과 연결된 현실적인 문제들, 그들이 교육받고 직업에 대한 준비에 집중한다면 인생에서 성공할 수 있는 기회가 사회적으로 불리한 청년들을 변화시키는)을 변화시킬 필요가 있다.

여러분은 이론적 견해가 적합한 발달에 심각한 영향을 미친다는 것을 알 수 있다. 10대 성 위험 행동과 같은 복잡한 문제와 인간 발달을 이해하려는 커다란 목적을 위해서는 다양한 접근이 필요하다.

3 유전, 환경, 발달

1. 유전의 주요 기전, 돌연변이 및 염색체 이상을 이해한다
2. 유전자-환경 상호작용과 유전자-환경 상관관계를 구별한다.
3. 후생유전학적 영향이 발달에 미치는 영향을 설명한다.
4. 태아기의 주요 사건과 3단계를 요약한다.
5. 임신과 그 결과에 영향을 줄 수 있는 위험 물질을 설명한다.
6. 신생아와 고위험 신생아의 발달을 최적화하기 위한 양육 방법을 설명한다.

이 장에서는 유전자 코드의 기초와 인간이 부모로부터 물려받는 유전에 대한 설명과 유전 질환, 유전자와 환경 사이의 상호작용 또는 유전자-환경의 상관관계 그리고 인간의 태아기 환경과 이에 영향을 미치는 사건들을 살펴보면서 유전과 환경이 인간의 발달에 어떻게 영향을 미치는지를 이해하고자 한다.

01 개체의 유전

인간을 구별하는데 유전 인자가 어떻게 기여하는지를 이해하기 위해서 **수정(conception**, 하나의 난자가 하나의 정자와 결합되는 순간)에서부터 유전자의 작업이 시작된다는 것과 유전 인자가 형질에 영향을 미치는 기전을 이해해야 한다.

1) 유전자 코드

하나의 정자와 한 개의 난자는 각각 23개의 염색체로, **접합체(zygote)** 또는 수정란을 형성하여 23쌍으로 구성된 총 46개의 염색체를 제공한다. **염색체(Chromosomes)**는 세포의 핵에 있는 길게 뻗은 실 모양의 몸체로, 유전의 기본 단위인 유전자를 포함한다(■ 그림 3.1). 이와 같이 각 염색체 쌍과 염색체 쌍의 해당 부위에 위치한 유전자 쌍은 하나는 아버지로부터, 하나는 어머니로부터 받는다.

정자와 난자는 다른 세포와 달리 **감수분열(meiosis)**이라는 세포분열의 특수 과정을 통해 생산되기 때문에 23개의 염색체만을 가지고 있다. 감수분열이 시작될 때, 여성의 난소나 남성의 고환에 있는 보통 46개의 염색체가 포함된 생식세포가 분열하여 46개의 염색체를 포함한 2개의 세포를 형성하고, 이 2개의 세포는 각각 다시 분열하여 4개의 세포를 형성한다. 그러나 마지막 단계에서 세포는 23개의 염색체만을 수용한다. 최종적으로 여성의 난자 1개(나머지 3개는 생식에는 아무런 역할을 하지 않는 비기능 세포)와 남성의 정자 4개가 만들어진다. 따라서 각각의 결과로 생기는 정자나 난자는 부모의 23쌍의 염색체 중 한 쪽만 가지게 된다. 난자는 태아기에 형성되어 월경 주기 동안 하나씩 성숙되고, 정자의 생산은 사춘기에 시작하여 성인기에 걸쳐 지속된다.

정자는 난자를 뚫고 들어간 지 몇 시간 후 분해되어

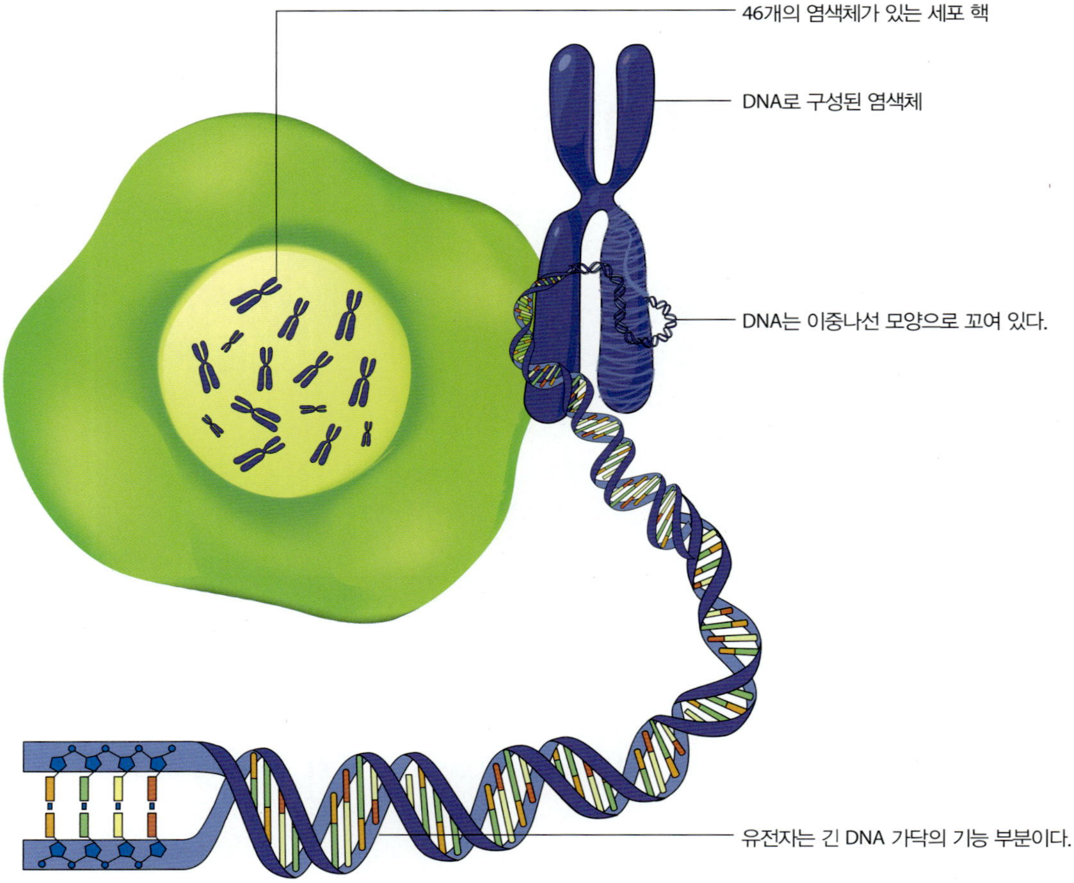

■ **그림 3.1** 각 세포의 염색체는 기초 화학 물질인 A, T, C, G의 염기서열로 구성된 DNA 가닥으로 구성된다. 일부 서열은 유전자라고 불리는 기능적인 단위들이다.

유전 물질을 방출하기 시작한다. 난자의 핵도 유전 물질을 방출하고, 부모로부터 받은 유전 물질로부터 새로운 세포핵이 생성된다. 이 새로운 세포를 **접합체**(zygote)라고 하며, 접합체의 생성은 인간의 시작이고, 이로써 수정(fertilization)이 일어난다.

단일 세포인 접합체는 **유사분열(mitosis)**을 통해 다중세포 유기체가 된다. 유사분열은 하나의 세포(46개의 염색체)가 분열하여 각각 동일한 46개의 염색체를 포함하는 2개의 동일한 세포를 생성한다. 접합체가 나팔관을 통해 자궁으로 이동하는 과정에서 먼저 2개의 세포로 나뉘고, 2개는 4개가 되고, 4개는 8개가 되는 유사분열이 이루어진다. 유사분열은 일생 동안 계속되어 성장하고 오래된 손상 세포를 대체 할 수 있는 새로운 세포를 만든다(• 표 3.1)

부모로부터 받은 염색체는 동일한 특성을 가지고 있다. 각각의 염색체는 유전적 형질을 포함하고 있는 화학적 코드인 이중나선구조 **디옥시리보핵산**(deoxyribonucleic acid, **DNA**) 가닥으로 구성되어 있다. DNA는 A(adenine), C(cytosine), G(guanine), T(thymine)로 알려진 네 가지 화학 물질의 염기서열로 구성되어 있다. 이 서열 중 일부는 유전자라 불리는 기능적 단위로, 2만~2만 5000여 개의 유전자가 있다.

(1) 휴먼 게놈 프로젝트

2003년 **휴먼 게놈 프로젝트(Human Genome Project)**의 완성으로 인간의 염색체를 구성하는 모든 DNA 나선

표 3.1 유사분열과 감수분열 비교

	유사분열	감수분열(남성)	감수분열(여성)
시작	수정	사춘기	미성숙한 난자가 형성되는 태내 초기
지속	전 생애에 걸쳐	사춘기와 성인기 동안	생식 기간 동안: 월경 주기에 한 개의 난자가 성숙
과정	부모와 같은 46개의 염색체가 있는 두 개의 동일한 딸 세포	각각 23개의 염색체를 가진 4개의 정자	각각 23개의 염색체를 가진 1개의 난자와 3개의 비기능 세포
완성	수정란에서 인간의 성장, 신체 세포의 재생	남성 생식세포 형성	여성 생식세포 형성

염기 서열 지도가 그려졌다(Weiss, 2003; www.genome.gov/10001772). 휴먼 게놈에는 A(adenine), C(cytosine), G(guanine), T(thymine)의 염기 구조 31억 개를 가지고 있다고 예측되었으나 단지 3%의 휴먼 게놈이 유전자를 구성하는 것으로 확인되었다.

(2) 유전적 특이성 및 유사성

부모 염색체 한 쌍이 감수분열 중에 분리될 때 두 염색체 중 어느 것이 정자나 난소에 이르게 되는가는 우연의 문제이기 때문에 같은 부모의 자녀라 하더라도 유전적으로 각각 다르다. 또한, 각 염색체 쌍은 다른 모든 쌍과 독립적으로 분리되고 각 정자 또는 난자는 23쌍의 염색체를 포함하기 때문에 한 쌍의 부모는 2^{23}개(800만 개 이상)의 유전적으로 다른 정자나 난자를 생산할 수 있다.

같은 부모에게서 태어난 아이들의 유전적 특이성은 **염색체 교차(crossing over)**로 알려진 감수분열의 특징 때문에 크게 나타난다. 염색체 쌍이 분리되기 전에 정렬되는 과정에서 염색체는 교차하고, 부분적으로 교환한다. 요컨대, 유전적으로 나와 같은 다른 사람이 존재하거나 존재하게 될 가능성은 매우 낮다.

한 가지 예외는 **일란성 쌍생아(identical twins** 또는 일란성 세 쌍생아 등)로, 하나의 수정란이 분열하여 두 명 이상의 유전적으로 동일한 개인을 형성하며, 250명당 1명꼴로 발생한다(Segal, 2005).

형제, 자매는 같은 어머니에게서 50%의 유전자를, 같은 아버지에게서 50%의 유전자를 받기 때문에 서로에 대한 평균 유전자 유사성은 부모와 자식의 유전자 유사성과 같은 50%이다. 중요한 차이점은 어떤 형제들은 부모의 유전자를 더 많이 공유하고 다른 어떤 형제들은 더 적게 공유하게 되어, 실제로 우리는 거의 쌍생아 같거나 혹은 전혀 닮지 않은 것 같은 형제들을 볼 수 있다.

이란성 쌍생아(fraternal twins)는 난자가 거의 동시에 분비되어 각각 다른 정자에 의해 수정될 때 발생하는데, 이는 125명당 약 1명 꼴로 발생한다(Plomin, 1990). 이란성 쌍생아는 다른 순위로 태어난 형제 또는 자매보다 유전적으로 더 비슷하지 않을 수 있으며, 성별도 다를 수 있다.

조부모와 손자, 이모나 삼촌과 조카 그리고 이복 형제, 자매는 평균적으로 유전자의 25%를 공유한다. 따라서 일란성 쌍생아를 제외한 모든 사람은 유전적으로 특이성을 갖지만, 각 개인은 가족과 유사성에 기여하는 유전자를 공유한다.

(3) 성별 결정

부모로부터 물려받은 염색체 23쌍 중 22쌍(상염색체, autosome)은 남성과 여성이 유사하다. 23번째 염색체는 성염색체로 남성은 **X 염색체(X chromosome)**라고 불리는 긴 염색체와 **Y 염색체(Y chromosome)**라고 불리는 짧은 염색체를 가지고 있으며, 여성은 두 개의 X 염색체를 가지고 있다(■ 그림 3.2).

엄마의 난자에는 X 염색체만 있고 아버지의 정자는 X 염색체와 Y 염색체(정자가 감수분열 중에 어떤 성염색체를 받느냐에 따라 달라짐)를 갖고 있기 때문에 아이의 성별을 결정하는 것은 아버지이다. 만약 하나의 X 염색체를 가진 난자가 Y 염색체를 가진 정자에 의해 수정된다면 그 수정란은 XY 접합체로 유전적으로 남성이다. Y 염색체의 유전자는 남성 성 발달을 초래하는 생물학적 사건을 일으킨다. 만약 X 염색체를 운반하는 정자가 난자에 먼저 도달하면 그 결과는 XX 접합체로 유전적으로 여성이 된다.

2) 유전자형과 표현형

신장(키)에 영향을 미치는 유전자가 있다고 가정해 보자. 어떤 사람들은 큰 키를 갖는 유전자를 물려받으며, 다른 어떤 사람은 작은 키를 갖는 유전자를 물려받는다. 그러나 사람이 물려받는 **유전자형(genotype)**은 사람이 갖는 특색 또는 특성인 **표현형(phenotype)**과 다르다. 유전자형에 따라 키가 클 수도 있고, 작을 수도 있다. 실제로, 태아기부터 영양 실조에 걸린 아동은 농구부의 센터가 될 가능성(유전자형)이 있었지만 농구팀에 들어가기에 너무 작을 수 있다(표현형). 유전자와 환경이 결합하여 특정 유전자형이 특정 표현형으로 변환되는 방식을 결정한다.

유전자는 화학 물질의 생산을 통해 발달에 대한 지시 체계를 제공한다. 예를 들어, 유전자는 눈의 홍채에 멜라닌 색소 형성에 영향을 미친다. 많은 양의 멜라닌 색소를 요구하는 유전자를 가진 사람의 눈은 갈색 눈이 되고, 적은 양의 멜라닌 색소를 요구하는 유전자를 가진 사람의 눈은 파란 눈이 된다. 또한, 유전적으로 코드화된 단백질은 뇌에서 뉴런이 되는 세포의 형성을 유도하여 잠재적인 지능과 성격에 영향을 미친다. 유전적 코드는 가변적이다. 배아가 발달하는 동안 특정 세포는 주변에 어떤 세포가 있고, 그 세포가 어떻게 작용하는지에 따라 안구의 일부가 될 수도 있고, 무릎의 일부가 될 수도 있다. 사람의 모든 세포는 같은 염색체에 동일한 유전자를 가지고 있기 때문에 뉴런, 혈구, 신체의 다른 세포를 서로 다르게 만드는 것은 어떤 유전자를 가지고 있느냐의 문제가 아니라 유전자들 중 어떤 유전자

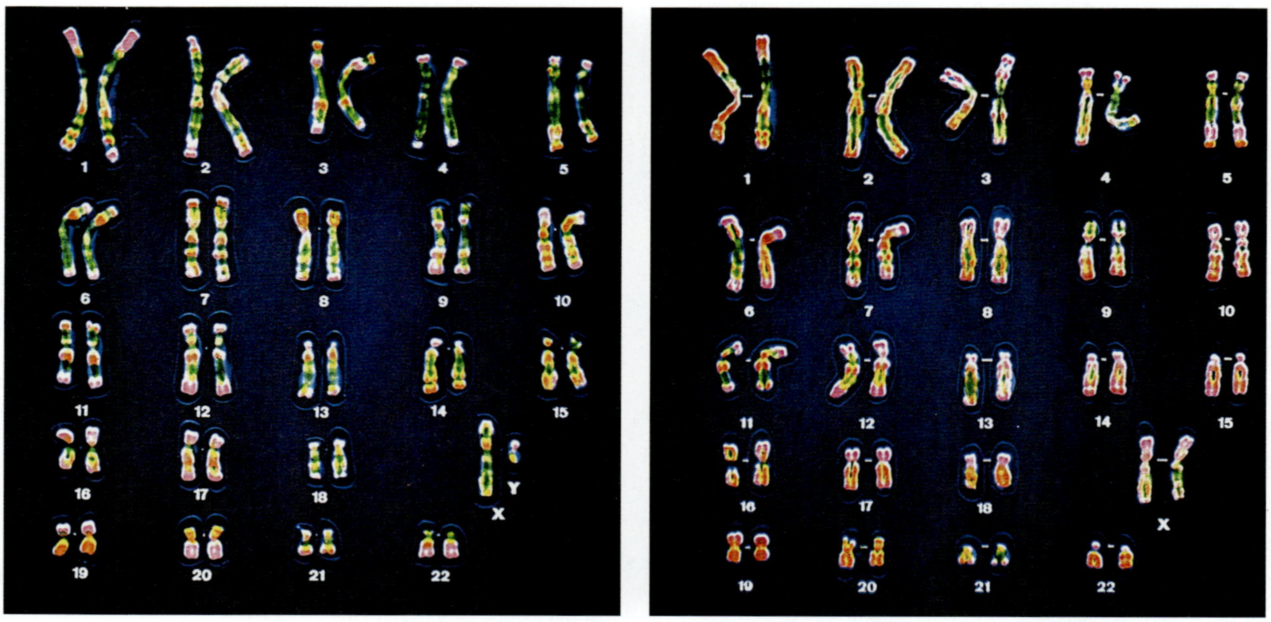

■ **그림 3.2** 남성 핵형(왼쪽)은 22쌍의 상염색체와 길게 늘어선 X 염색체와 더 짧은 Y 염색체로 구성된 1쌍의 성염색체를 보여 준다. 여성의 염색체(오른쪽)의 사진 배열은 2개의 X 염색체를 보여 준다.

가 발현되는가 하는 것이다.

유전자 발현(gene expression)이란 특정한 시기에 신체의 특정 세포에서 나타나는 특정 유전자의 활성화를 말하며, 오직 유전자가 "활성화"된 경우에만 영향을 미친다. 유전자 발현은 궁극적으로 인간의 특성에 영향을 미치며, 유전적 영향과 환경적 영향에 의해 유도된다. 유전자 발현은 출생 전부터 시작하여 전 생애에 걸쳐 지속되며, 식이요법, 스트레스, 약물, 독소, 조기 돌봄 등과 같은 환경적 요인에 의해 변화될 수 있다(Moore, 2015; Zhang & Meaney, 2010). 유전자와 환경은 상호작용하며, 유전자 발현과 전 생애에 걸쳐 발달과 행동에 영향을 미치게 된다.

3) 유전 기전

부모의 유전자가 자녀의 유전자형과 표현형에 어떤 영향을 미치는지 유전의 주요 기전을 생각해 보자. 유전에는 세 가지 주요 기전인 단일인자 유전, 반성 유전, 다인자 유전이 있다.

(1) 단일인자 유전

단일인자 유전(single gene-pair inheritance)을 통해 수천 가지 인간 특성에서 각각의 특성은 오직 한 쌍의 유전자, 즉 어머니와 아버지로부터 하나씩 물려받는다. 19세기 수도사 멘델(Gregor Mendel)은 유전자에 대해 전혀 알지 못했지만 단일인자 유전에 대해 지대한 공헌을 하였다. 그는 완두콩을 잡종교배(cross-breeding)하고, 그 결과를 주의 깊게 관찰함으로써 유전학의 아버지로 자리매김했다(Henig, 2000). 멘델의 유전 법칙에 따르면 우리 중 약 3/4이 혀를 튜브 모양으로 말 수 있는 반면 1/4은 그렇지 못하다는 것이다. 혀 말기와 관련된 유전자는 **우성 인자(dominant gene)**로, 지배할 수 있는 약한 유전자인 **열성 인자(recessive gene**; 혀 말기 능력이 없는 것)와 짝을 이룰 때 발현된다는 것을 의미한다.

하나의 "혀 말기" 유전자(U형)와 하나의 "혀 말기 못하는" 유전자(−형)를 물려받은 사람은 우성 인자인 "혀 말기" 유전자가 열성 인자인 "혀 말기 못하는" 유전자를 지배하기 때문에 그의 혀를 말 수 있다(혀 말기 표현형을 가지고 있을 것임). ■ 그림 3.3을 보면 혀 말기에 대한 다양한 유전자형을 가진 부모가 혀를 말거나 말 수 없는 자녀가 있을 확률을 계산할 수 있다.

유전형 UU(혀 말기 유전자)를 가진 아버지와 유전형 −−(혀 말기 못하는 유전자)을 가진 어머니의 자녀는 혀 말기 유전자와 혀 말기를 못하는 유전자를 갖게 되지만 (U−형), 우성인자인 혀 말기 유전자가 지배하게 되므로 혀 말기를 할 수 있게 된다. 이 부부는 혀 말기를 할 수 있는 아이를 가질 확률이 100%라고 말할 수 있다.

한편 부모 모두 U−유전자형을 가졌을 때, 아버지의 열성 인자와 어머니의 열성 인자가 결합하여 혀 말기를 할 수 없는 아이(−−형)를 가질 수 있다. 이 부부가 유전형 −−인 아이를 가질 확률은 25%(4명 중 1명)이다. • 표 3.2에 단일인자 유전과 관련된 우성 및 열성 특성의 몇 가지 예가 수록되어 있다.

어떤 경우에는 우성 인자가 열성 인자를 불완전하게 지배하게 된다. 붉은 꽃과 흰 꽃을 교차시키면 분홍색 꽃이 피고, 어두운 피부색과 밝은 피부색의 부모가 결혼하여 연한 갈색 피부를 가진 아이가 태어나게 되는 것처럼 그 부모의 특성과 혼합된 새로운 특성이 나타나는데, 이러한 현상을 **불완전 우성**(incomplete dominant)이라고 한다. 다른 경우는 빨간 꽃과 흰 꽃을 교배했을 때 빨간색에 흰줄 무늬를 가진 꽃이 발생하는 것처럼 각 유전자가 발현되는 경우도 있다. 이를 **공동우성**(codominance)이라고 부른다. 예를 들면, AB형은 A형과 B형의 혼합형이다.

(2) 반성 유전

반성 유전(sex-linked inheritance)은 성 염색체에 존재하는 단일 유전자에 의해 영향을 받는다. 대부분의 특징이 X 염색체와 관련이 있기 때문에 X 연관(X-linked) 유전이라고도 한다.

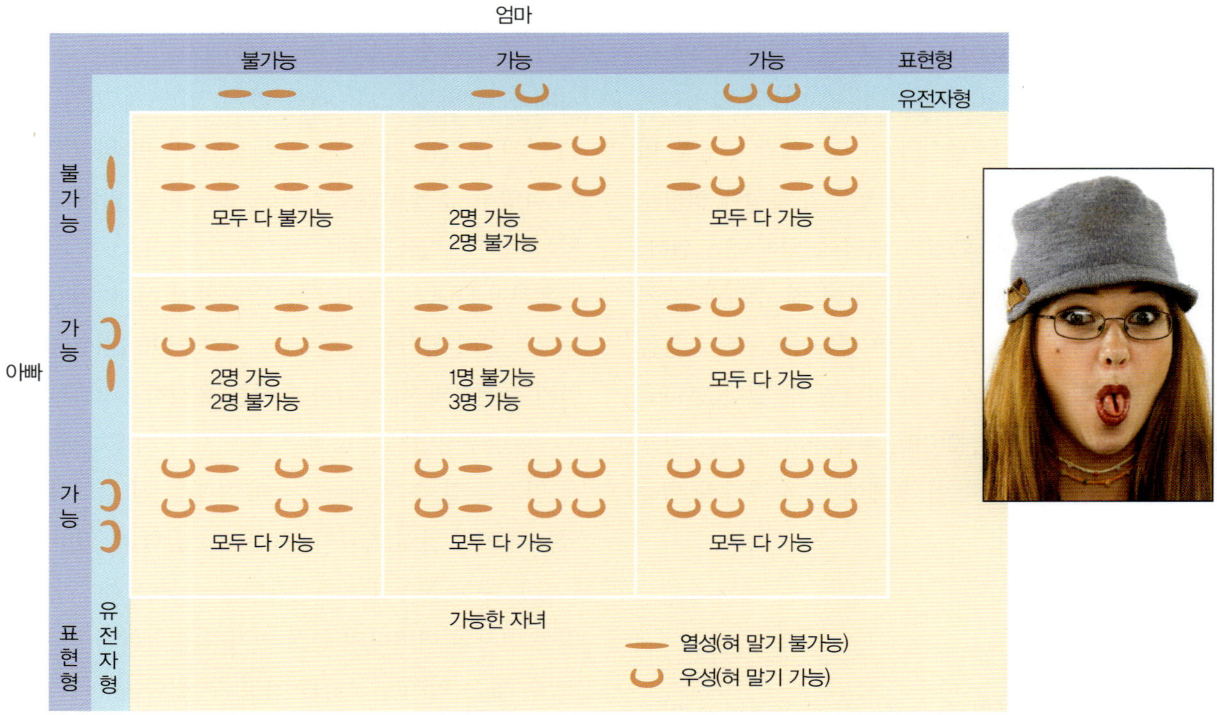

■ **그림 3.3** 그림과 같이 혀를 말 수 있는가? 혀 말기 능력은 우성 인자에 의해 결정된다. 혀를 말 수 있다면, 당신의 어머니 또는 아버지 중 한 명이 우성 인자를 가지고 있을 것이기 때문에 둘 중 한 명은 혀를 말 수 있다. 혀 말기에 대한 모든 가능성이 그림에 나와 있다. 9개의 상자 각각은 특정 어머니와 특정 아버지가 가질 수 있는 4명의 가능한 어린이들의 유전자 조합을 보여 준다.

• **표 3.2 우성 및 열성 인자에 의해 영향 받는 특성**

우성형질	열성형질
갈색 눈	회녹색(gray green), 담갈색, 파란 눈
검은 머리(흑발)	금발
빨갛지 않은 모발	빨간 모발
곱슬머리	직모(곱슬거리지 않는)
정상 시력	근시
원시	정상 시력
두꺼운 입술	얇은 입술
이중 관절	정상 관절
착색된 피부	색소 결핍
A형 혈액	O형 혈액
B형 혈액	O형 혈액

여성보다 남성에게 적록 색맹이 더 많은 이유는 무엇일까? 적색과 녹색을 구별하지 못하는 것은 X 염색체에만 나타나는 열성 인자에 기인한다. Y 염색체는 X 염색체보다 짧고 더 작다. 만약 남아가 어머니의 X 염색체에서 열성 색맹 유전자를 물려받은 경우 그의 Y 염색체에는 색맹 유전자를 지배할 수 있는 색각 유전자가 없기 때문에 그는 색맹이 될 것이다. 반면 여아는 보통 다른 X 염색체에 색맹 유전자를 지배할 수 있는 정상적인 색각 유전자를 가지고 있다. 여아가 색맹이 되기 위해서는 열성 색맹 유전자를 부모 모두에게서 물려받아야 한다. 혈액응고능력의 결핍인 **혈우병(hemophilia)**도 X 염색체의 열성 인자와 연관된 반성 유전 질환이기 때문에 여성보다 남성에게 훨씬 더 흔하다.

(3) 다인자 유전

인간의 특성에서 가장 중요한 것은 다인자 유전이다.

단일인자 유전보다 **다인자 유전(polygenic inheritance)**이 환경과 상호작용하며 영향을 받기 때문이다. 다인자 유전의 예로 신장, 체중, 지능, 성격, 암 및 우울증에 대한 감수성 등이 있다.

지능과 같은 특성이 다인자 유전에 의해 영향을 받을 때 각 개인이 물려받는 그 특성과 관련된 해당 유전자의 수가 얼마나 많으냐에 따라 여러 가지 부분에 영향을 받을 수 있다. 인간의 특성은 정규분포곡선으로 분배되는 경향이 있다. 즉, 많은 사람이 평균에 가깝고, 소수의 사람만이 평균 이상이나 이하의 부분을 차지한다. 이러한 방법으로 지능 및 기타 측정할 수 있는 인간의 특성이 분배된다. 얼마나 많은 유전자가 지능이나 다른 다인자 특성에 영향을 미치는지에 대해서는 아직 밝혀지지 않았지만, 수많은 유전자가 환경과 상호작용하며 인간의 중요한 특성에 다양한 개별적 차이를 만든다는 것은 확실하다.

4) 돌연변이

수정 단계에서 영향을 받은 유전자가 형질에 영향을 미치는데, 때때로 부모가 갖고 있지 않은 새로운 유전자가 갑자기 나타나는 경우가 있다. **돌연변이(mutation)**는 구조 내 변화 혹은 새로운 표현형을 생산해 내는 1개 또는 그 이상의 유전자 배열의 변화이다. 돌연변이가 발생할 확률은 방사선이나 독성 산업 폐기물 같은 환경적 위험에 의해 증가하지만, 대부분의 돌연변이는 세포분열 중 자연적인 오류로 인해 발생한다(Lewis, 2015).

최근 아버지에 의한 돌연변이가 어머니에 의한 것보다 4배 더 많다고 밝혀졌는데, 이는 아버지의 나이가 많을수록 정자 생산, 즉 감수분열 중에 오류가 더 많이 발생하기 때문에 돌연변이의 확률이 증가하는 것으로 밝혀졌다(Kong et al., 2012). 자폐증, 정신분열증 및 기타 장애와 관련된 돌연변이는 아버지의 나이가 증가함에 따라 가능성이 더 높아진다(O'Roak et al., 2012).

5) 염색체 이상(Chromosome Abnormalitie)

유전적 자질(genetic endowment)은 **염색체 이상(chromosome abnormalities)**을 통해 인간 발달에 영향을 줄 수 있는데, 수정 시 너무 많거나 적거나 혹은 비정상 염색체를 받게 되어 발생한다. 이러한 이상은 대부분 감수분열 중 염색체 분열의 오류로 인해 발생한다. 난자나 정자는 23개의 염색체보다 많거나 적게 생성될 수 있다. 대부분의 경우 염색체 수 이상인 접합체는 자연적으로 도태되며, 염색체 이상은 유산의 주요 원인이다.

대표적인 염색체 이상으로 21번째 염색체가 3개로, 21삼체성(trisomy 21)이라고 알려진 **다운증후군(Down syndrome)**이다. 다운증후군 아동은 독특한 눈꺼풀 주름, 짧고 뭉툭한 팔다리, 두꺼운 혀를 가지고 있다. 지적 기능 수준은 매우 다양하지만, 대부분은 어느 정도의 지적장애(지적 발달 지연과 IQ 70 이하)를 가지고 있다. 따라서 또래보다 느린 속도로 발달하고 학습하지만, 조기 자극 프로그램, 특수 교육, 직업 훈련을 통해 만회할 수 있다. 다운증후군의 50% 이상이 심장병으로 유아기 때 사망하지만, 21번 염색체에 존재하는 유전자와 관련된 알츠하이머, 퇴행성 뇌질환과 같은 조기 노화 증상이 나타남에도 불구하고 중년까지 생존하는 경우도 있다.

다운증후군은 미국에서 10,000명당 12명의 출생아에서 나타나며, 다운증후군의 원인이 되는 감수분열 오류는 부모 모두에게서 일어날 수 있다(Zigman, 2013; Fisch et al., 2003). 그러나 염색체 이상과 관련된 선천적 장애는 부모의 나이가 많을수록, 특히 35세가 넘으면 발생률이 증가한다. 실제로 40세 이상 부부는 35세 미만 부부보다 다운증후군이 있는 아이를 가질 위험이 약 6배 높다.

성 염색체 이상(sex chromosome abnormalities)은 성 염색체를 너무 많이 또는 너무 적게 받는 것과 관련이 있으며, 다운증후군과 마찬가지로 주로 감수분열의 오류, 부모의 나이, 방사선 등 환경적 위해 요소로 염색체가 손상된 부모에게서 발생할 가능성이 더높다. 예를 들면, 다음과 같다.

- 여아가 X 염색체를 1개만 가지고(XO) 태어나는 **터너증후군**(Turner syndrome)이 있다(약 2,000~3,000명 중 1명). 터너증후군 여아는 키가 작고, 손가락과 발가락이 짧고 뭉뚝하며, 가슴 발달이 미숙하다. 임신할 수 없으며, 여성적인 활동을 선호하지만, 평균 이하의 공간 및 수학 능력을 가지고 있다(Downey et al., 1991; Powell & Schulte, 2011).
- **클라인펠터증후군**(Klinefelter syndrome)은 남아가 하나 이상의 X 염색체를 더 가지고 태어나는 것(XXY)으로(약 500~1,000명 중 1명), 외형적으로는 팔다리가 길고, 큰 귀와 긴 얼굴 등 남자다우나 사춘기에는 유방 확대와 같은 여성적 특징을 보일 수 있다. 대부분은 정상적인 지능을 가지고 있지만, 많은 사람에서 언어 학습 장애가 나타난다(Hazlett, De Alba, & Hooper, 2011; Mandoki et al., 1991).
- **제이콥스증후군**(Jacobs syndrome)에서는 남아가 여분의 Y 염색체(XYY)를 가지고 태어나는 것으로(약 1,000명 중 1명), 외견상 정상이지만 유소년기에 성장 속도가 빨라 신장이 평균에 비해 크고, 언어 능력과 행동 발달에 약간의 문제 및 학습 장애 등이 나타날 수 있다는 특징을 지닌다(Re & Birkhoff, 2015).

02 유전자-환경 상호작용

유전자는 기질 및 행동적 특성이 형성되도록 영향을 주며, 자극이 되는 환경에 따라 발현될 수도, 발현되지 않을 수도 있다. 이렇듯 수정에서 죽음에 이르기까지 유전자뿐만 아니라 끊임없이 변화하는 환경적 영향 또한 중요하며, 유전자와 환경은 상호 연관되어 있다.

영유아기부터 청소년기까지, 아동의 고유한 유전적 잠재력은 그들의 행동을 통해 점점 나타난다. 일란성 쌍생아는 유사한 행동을 하지만, 이란성 쌍생아는 다른 형제, 자매처럼 점점 유사하지 않게 된다. 환경에 의해 가족이 비슷하게 닮아가는 것은 인생의 후반기보다 초기에 더욱 그렇다. 가족 구성원을 서로 다르게 만드는 고유한 경험은 일생에 걸쳐 중요하다. 유전과 환경은 독립적으로 작용하지 않으며, 밀접한 관계가 있다.

행동 유전학자들은 지능과 같은 인간의 특성에서, 얼마나 많은 변이(variation)가 개개인의 유전적 구성과 경험 차이에 영향을 미치는지를 정립하기 위해 노력하였다.

1) 유전자-환경 상호작용

유전자는 우리의 경험에 따라 발현되기도 하고 발현되지 않기도 한다. 카스피 등(Avshalom Caspi et al., 2003)은 스트레스가 많은 삶의 경험으로 인해 어떤 사람들은 우울감을 느끼고, 어떤 사람들은 우울해지지 않는 이유를 이해하기 위해 노력했다. 그들은 DNA 분석을 통해 5-HTTLPR이라는 유전자의 변형을 발견하였다. 5-HTTLPR이 뇌의 신경 전달 물질인 세로토닌 수치에 영향을 미침으로써 스트레스 반응에 영향을 주는데, 세로토닌 수치가 우울증과 관련이 있다는 것을 알게 되었다.

■ 그림 3.4는 **유전자-환경 상호작용(gene-environment interactions)**을 잘 설명하고 있다. 우울증에 대한 영향은 어떤 환경을 경험하느냐에 달려 있으며, 환경에 어떻게 반응하느냐는 어떤 유전자를 가지고 있느냐에 달려 있다. 고위험 인자인 5-HTTLPR 유전자 두 개를 가진 사람이 보호 인자 두 개를 가진 사람보다 우울증에 더 취약하다는 것을 알 수 있다. 이와는 대조적으로 두 개의 보호 인자를 가진 사람들은 스트레스가 많은 사건을 여러 번 경험하여도 쉽게 우울해지지 않을 것이다. 따라서 유전자는 스트레스를 받는 환경에서 변화를 일으키고, 스트레스를 받는 환경은 우울증에 걸리기 쉬운 유전형을 가진 개인에게 영향을 미친다. 유전자와

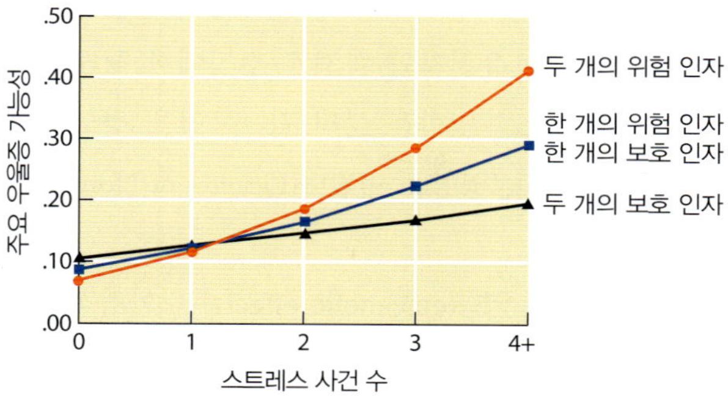

그림 3.4 우울증이 발생할 확률은 다음의 경우 가장 높다. (1) 우울증을 예방하는 보호 인자가 없고 우울증의 위험을 증가시키는 5-HTTLPR 유전자 두 개를 가진 사람, (2) 4가지 이상의 스트레스를 받은 사람.
이것은 유전자-환경 상호작용의 한 예로 우울증에 대한 유전적 구성의 영향은 얼마나 스트레스를 받느냐(환경)에 따라 달라지며, 스트레스를 받는 사건의 영향은 유전자형에 따라 달라진다.

환경은 상호작용하는 것이다.

일반적으로 심리학적 문제를 유발하는 데는 고위험 유전자와 고위험 환경 또는 스트레스가 결합된 경우가 많다. 정신병리학의 **취약성-스트레스 모델(diathesis-stress model)**에서 심리적 장애는 개인의 성향이나 취약성과 스트레스가 많은 사건의 상호작용에서 비롯된다고 설명한다(Dick et al., 2011).

응용적인 관점에서, 만약 우리가 문제를 일으킬 소지가 있는 사람들을 식별하고 도울 수 있다면 심리적 문제를 보다 효과적으로 예방할 수 있을 것이다. 예를 들어, 한 연구(Gene Brody et al., 2009)에서 고위험 인자인 5-HTTLPR 유전자를 가진 11세 아동의 가족이 적절한 양육 기술과 부모-자녀 의사 소통을 강조한 예방 프로그램 참여를 통해 약물 사용과 조기 임신 같은 문제 행동 발생이 감소한 것으로 나타났다.

2) 유전자-환경 상관관계

유전자와 환경은 상호작용할 뿐만 아니라 각 개인의 유전자 구성은 그 개인이 추구하고 경험하는 종류에도 영향을 준다. 스카와 맥카트니(Scarr & McCartney, 1983)는 사람의 유전자-환경 간 상관관계(gene-environment correlations)의 세가지 유형, 즉 수동적 유전자-환경 상관관계, 촉발적 유전자-환경 상관관계, 능동적 유전자-환경 상관관계를 제시하였다. 유전자-환경 상호작용의 개념은 다른 유전자를 가진 사람들이 경험에 따라 다르게 반응한다는 것이다. 반대로 유전자-환경 상관관계의 개념은 다른 유전자를 가진 사람들은 다른 경험을 가지고 있다고 말한다(Loehlin, 1992). 예를 들어, 매우 사교적인 유전자를 가진 어린이와 매우 수줍음이 많은 유전자를 가진 어린이의 예로 살펴보자.

(1) 수동적 유전자-환경 상관관계

부모가 자녀에게 제공하는 가정 환경은 부모의 유전 형질에 의해 일부 영향을 받는다. **수동적 유전자-환경 상관관계(passive gene-environment correlations)**는 이와 비슷하다. 부모는 자녀에게 가정 환경만 제공하는 것이 아니라 그들의 유전자도 제공하기 때문이다. 양육 환경은 그들의 유전자형과 상관관계가 있다.

예를 들어, 사교적인 부모들은 "사교적인" 유전자를 자신의 자녀들에게 전달할 뿐만 아니라 그들이 "사교적인" 유전자를 가지고 있기 때문에 그들의 친구들을 초대하고 자신의 아이들을 사교 모임에 데려가는 등의 매우 사교적인 가정 환경을 만든다. 사교성과 사회적 환경을 위한 유전자의 조합은 그들의 아이들을 그렇지 않은 아이들보다 더 사교적으로 만들 수 있다. 이와는 대조적으로, 수줍은 부모를 가진 아이는 수줍음과 관련된 유전자와 사교적 자극이 없는 환경을 물려받는다.

(2) 촉발적 유전자-환경 상관관계

촉발적 유전자-환경 상관관계(evocative gene-environment correlations)에서 아동의 유전자형은 다른 사람으로부터 특정 반응을 유발한다. 아기에게 무언가를 시도하면 활발하고 사교적인 아기는 경계심과 수줍음이 많은 아기보다 더 많은 미소와 포옹을 보여 주며, 사회적 자극과 기술을 쌓을 기회가 더 많아질 것이다. 유사하게, 사교적인 아동은 다른 아이들에 의해 놀이 친구로 더 자주 선택될 수 있으며, 사교적인 청소년은 더 많은 파티에 초대될 수 있고, 사교적인 성인에게는 홍보와 관련된 더 많은 과제가 주어질 수 있다. 요컨대, 유전자에 근거한 경향은 개인에 대한 다른 사람들의 반응에 영향을 줄 수 있으며, 따라서 개인이 인생을 통해 경험하는 환경의 종류에 영향을 줄 수 있다.

(3) 능동적 유전자-환경 상관관계

능동적 유전자-환경 상관관계(active gene-environment correlations)에서 아동의 유전자형은 아동의 환경에 영향을 끼친다. 외향적인 유전적 소인이 있는 사람은 많은 파티에 참석하고, 친구를 초대하는 것을 좋아하고, 조직에 참여하고, Facebook 친구를 모으거나, 사회적 자극이 강하고 사회적 기술을 강화하는 역할을 할 것이다. 수줍음이 많은 유전자를 가진 아동은 적극적인 큰 그룹 활동은 피하고 대신 혼자하는 취미를 발달시킬 수 있다.

스카와 맥카트니(1983)는 세 가지 유형의 유전자-환경 상관관계의 균형이 발달 과정에서 순환한다고 하였다. 아동은 대부분 집에 있는 시간이 많고, 부모에게 의존하기 때문에 환경은 부모의 수동적 영향을 통해 크게 영향을 받는다. 촉발적 영향은 전 생애에 걸쳐 작용하는데, 유전적으로 영향을 받은 특성은 지속적으로 다른 사람과 반응하는 것에 영향을 끼친다. 마지막으로, 인간이 발달함에 따라 점점 더 자신의 역할을 구축할 수 있게 되므로 능동적 유전자-환경 상관관계가 점점 중요해지고 있다.

3) 유전자 발현에 대한 후생유전학적 영향

후생유전학(epigenesis)은 '출생 후에, 유전학 이외에'라는 용어로 환경이 유전자 발현을 촉발시키는 기전을 연구하는 학문으로, 천성(nature)과 양육(nurture)이 공동 작용을 통해 발달하는 일반적인 과정을 말한다(Moore, 2015). 유전자와 환경은 수정에서 형태 발달에 이르기까지 그 영향을 분리 할 수 없을 정도로 서로 상호작용하고, 영향을 미친다(Lickliter & Honeycutt, 2015).

후생유전학적 영향(epigenetic effects)은 환경적 요인이 특정 세포에서 특정 유전자의 발현에 영향을 미치는 방식을 말한다. 식이, 스트레스, 알코올 및 약물, 환경 독소 및 초기 돌봄 등과 같은 환경적 요인에 의해 유전자의 활성화 여부에 영향을 미치며, 이것은 특정 유전자 상단에 화학적 표지로 기록된다. RNA의 분석을 통해 유전자 발현 패턴을 밝혀 낼 수 있다.

후생유전학적 영향이 발생할 때 유전자 자체는 변형되지 않고, 인식, 감정, 행동, 건강 및 정신 건강에 영향을 줄 수 있는 방식으로 표현이 변형된다. 후생유전학적 표지는 오래 지속될 수 있으며, 발달의 연속성을 초래할 수 있지만, 또한 환경 변화에 대응해 변화할 수 있고, 가소성이나 발달의 유연성의 원천으로 작용할 수 있다. 후생유전학적 영향은 조절 DNA와 환경적 영향이 초기 발달을 조정하는 태아 발달 과정에서 특히 중요하지만, 후생유전학적 영향은 평생 지속된다.

(1) 쌍생아의 후생유전학적 영향과 차이

후생유전학적 영향은 일란성 쌍생아가 동일한 유전자에도 불구하고 종종 다른 이유를 설명할 수 있다. 3세에서 74세 사이의 일란성 쌍생아 40쌍의 DNA와 RNA를 분석한 연구에서 3살짜리 쌍생아의 RNA를 분석한 결과 이 쌍둥이의 유전자는 매우 유사한 발현 패턴을 가지고 있었다(Mario Fraga et al., 2005). 한 쌍에서 유전자가 활성화되면 다른 한 쌍에서도 활성화되고, 한 쌍에서 비활성화되면 다른 쌍생아에서도 비활성화되었다. 대조적으로, 50세의 쌍생아들의 유전자는 매우 다른 패턴을 보였는데, 한 쌍에서 활성화된 많은 유전자들이 다른 한 쌍에서는 비활성화되는 것이 관찰되었다.

게다가, 함께 보내는 시간이 줄고, 식단, 신체 활동

수준, 담배, 술, 약물의 사용과 같은 다른 생활 패턴을 가졌던 성인 쌍생아들은 유전자 발현 패턴에서 비슷한 삶을 살았던 쌍생아들보다 더 큰 차이를 보여 주었다.

(2) 양육과 방임의 후생유전학적 영향

새끼 쥐의 발달에 대한 초기 돌봄의 후생유전학적 영향에 대한 연구(Champagne, 2013)를 통해 새끼 쥐의 초기 경험이 어떻게 유전자의 활동에 영향을 미칠 수 있으며, 또한 개인의 발달뿐만 아니라 자손의 발달에 영향을 미칠 수 있는지를 보여 주었다.

어미 쥐가 생후 첫 주에 새끼들을 규칙적으로 핥고, 쓰다듬고, 돌보았을 때 새끼들은 스트레스를 잘 처리할 수 있었다. 반면 어미 쥐가 새끼 쥐를 소홀히 대하고 촉각자극을 주지 않았을 때 새끼 쥐는 소심해지고 쉽게 스트레스를 받게 되었다. 방임하는 어미의 새끼와 잘 양육하는 어미의 새끼 간 차이는 새끼들의 스트레스에 대한 반응성의 차이가 유전이 아니라 양육 방식이 중요한 것임을 보여 준다.

이러한 스트레스에 대한 반응 방식은 학습을 통해 습득된 것이 아니라 초기 돌봄, 즉 생후 초기에 핥고 보살펴주는 것이 후생유전학적 효과를 통해 스트레스 반응 시스템의 발달에 영향을 미친다는 것을 발견하였다. 잘 양육된 새끼 쥐에서는 스트레스 호르몬의 조절에 영향을 미치는 뇌의 해마 세포의 특정 유전자가 활성화되어 있는 반면, 방임된 새끼들에서는 이러한 유전자들이 DNA 메틸화에 의해 비활성화되어 해마가 스트레스 반응을 낮추기 위해 스트레스 호르몬을 조절하는 것을 할 수 없게 되었다. 그러므로 초기 돌봄은 유전자 발현을 변화시킴으로써 발달에 지속적인 영향을 끼친다.

또한 영아기의 방임 경험이 여성 호르몬에 대한 민감성과 후기 모성 행동에 영향을 미치는 유전자를 비활성화시킨다(Champagne, 2013). 그 결과, 무관심한 어미의 암컷 새끼들은 스스로 방임하는 어미로 변한다. 여기서 우리는 세대에 걸쳐 방임된 양육 방식의 후생유전학적 전달을 관찰할 수 있다.

그러나 방임의 순환은 깨질 수 있다. 연구를 통해 무관심한 어미에게서 양육된 새끼가 다시 잘 양육하는 어미에 의해 양육되거나 뇌의 중요한 부분에서 유전자 발현에 영향을 미치는 특정 약물을 투여할 경우 역전될 수 있다(Zhang & Meaney, 2010).

(3) 후생유전학적 영향과 비만

아빠 쥐에게 고지방식을 먹이고 과체중으로 만들었을 때 아빠의 유전자에 대한 후생유전학적 표지가 변화한다(Ng et al., 2010). 그 표지는 새끼 쥐에게 영향을 미쳐 새끼 쥐와 어미 쥐 모두 건강한 식단을 먹었음에도 불구하고 비만과 당뇨병에 걸리기 쉬운 상태로 새끼 쥐의 생리를 변화시킨다. 이는 과체중인 아버지들도 자녀에게 비만 관련 문제를 증가시킬 가능성이 높은 유전자를 통해 후생유전학적 표지를 전달할 수 있다는 암시적인 증거로, 한 사람이 일생 동안 획득한 특성은 그 후손에게 전달될 수 있다는 개념이다(Moore, 2015).

일반적으로 염색체는 임신 직후 후생유전적 표지를 깨끗이 닦아내지만, 부모의 생전에 유전자 위에 새겨진 일부 후생유전적 표지는 그 자손에게 영향을 미칠 수 있다. 이는 우리가 살펴본 바와 같이 (a) 사회적 전파를 통해(어미 쥐의 양육 태도가 새끼 쥐의 후생유전학적 코딩과 이후의 행동에 영향을 미치는 것)와 (b) 부모의 정자나 난자에 있는 후생유전적 표지가 태아에게 유전되는 후생유전학적 유전을 통해 일어날 수 있다. 놀랍게도, 몇몇 후생유전적 표지는 여러 세대에 걸쳐 동물들에게서 생존하는 것으로 나타났다(Moore, 2015).

후생유전학 연구가 어디로 이어질지, 후생유전적 표지가 얼마나 우리의 자녀와 손자손녀에게 전달되는지, 혹은 후생유전적 표지가 실제로 얼마나 자주 후생유전학적 건강 문제를 일으키는지는 아직 명확하지 않다. 그러나 환경이 유전자 발현과, 나아가 특징과 행동에 영향을 미칠 수 있다는 것은 분명하다.

유전자–환경 상호작용, 유전자–환경 상관관계, 후생유전학적 효과에 대하여 • 표 3.3에 제시하고 있다.

• 표 3.3 유전자–환경 상호작용의 유형

유형	의미	예시	의의
유전자–환경 상호작용	다른 유전자를 가진 사람들은 환경 영향에 따라 다르게 영향을 받는다.	스트레스는 사람이 고위험 유전자를 가지고 있을 때만 우울증을 유발한다.	천성과 양육은 결합된다. 정신병리학의 소질–스트레스 모델(취약성+스트레스는 문제를 일으킨다)과 감수성 편차 가설(일부 개인은 좋은 환경과 나쁜 환경 모두에 더 민감하다)
유전자–환경 상관관계	유전자가 다른 사람은 서로 다른 환경을 경험한다. 환경은 유전자와 수동적, 촉발적, 능동적 상관관계가 있다.	사교성과 관련된 유전자를 가진 아이들은 사교적인 부모를 가지고 있고, 다른 사람들로부터 사회적 반응을 불러일으키며, 적극적으로 사회적 상호작용을 추구한다.	천성은 양육에 영향을 미친다. 유전적 성향은 경험에 영향을 미치는데, 이는 종종 유전적 성향을 강화시킨다. 환경의 측정은 순전히 환경적인 것이 아니다. 그것들은 유전적으로 영향을 받는다.
후생유전학적 효과	환경은 유전자의 화학적 코딩을 통해 유전자 발현에 영향을 미친다(예: DNA 메틸화)	초기 어린 시절 학대/방임의 결과로 과도하게 반응하는 스트레스 반응 시스템이 발생하고 이후 심리적 장애가 발생한다.	양육은 천성에 영향을 미친다. 환경적 영향은 유전자의 기능을 변화시킨다. 몇몇 후생유전학적 표지가 자손에게 전해진다.

03 태아 발달

사람의 일생 중 수정에서 출생까지의 기간보다 발달이 더 빠르게 진행되고 환경이 중요한 시기는 없을 것이다.

1) 수정

여성의 월경주기는 보통 28일 정도이며, 난소 내부에서 자라는 난포는 부분적으로 난포 자극 호르몬(follicle–stimulating hormone, FSH)과 황체 형성 호르몬(luteinizing hormone; LH)의 영향으로 성숙한 난자(ovum)를 생성하고, 월경 주기 중간에 배란을 한다. 하나의 성숙한 난자(난세포)가 난소를 떠나 나팔관을 통해 자궁까지의 여정을 시작한다. 일반적으로 난자는 분열하여 월경혈로 몸에서 배설된다. 여성의 배란기에 수정 능력이 있는 남자와 성교를 하게 되면 정액에 있는 약 3억 개의 정자가 올챙이처럼 사방으로 헤엄친다. 나팔관으로 이동하는 6시간 동안 여행에서 살아남은 약 300개의 정자 중 한개만 난소에서 하강한 난자 속으로 들어갈 수 있다(■ 그림 3.5). **수정(fertilization)**은 보통 배란 후 12시간 이내에 이루어지지만, 정자는 생식관에서 6일까지 생존할 수 있으며, 이는 배란 6일 전에 발생한 성교에 의해서 임신이 발생할 수 있다는 것을 의미한다(Sadler, 2015). 일단 한 개의 정자가 난자세포에 침투하면 다른 정자를 밀어내어 수정된 난자에 들어가지 못하게 하는 생화학적 반응이 일어난다. 생명의 시작인 수정은 정자와 난자의 유전 물질이 결합하여 단세포의 접합체를 형성할 때 일어난다.

대부분의 부부들이 임신에 어려움을 겪지 않지만, 부부 4쌍 중 1쌍은 임신에 어려움을 겪고 있다. 1년 동안의 노력에도 임신을 할 수 없는 상태인 **불임(infertility)**은 다양한 원인에서 비롯된다. 예를 들어, 성병에 걸린 남녀 모두 불임이 될 수 있고, 고환의 확대된 정맥이 고환의 온도를 상승시켜 정자 생성을 방해하는 정계정맥류(varicocele)도 불임을 유발한다(Sohrabvand, et al., 2015). 여성의 경우 배란문제, 난관 폐쇄, 자궁에 있는 조직의 일부가 자궁 밖에서 자라는 질환인 **자궁내막증(endometriosis)** 등의 문제와 관련이 있을 수 있다. 불임은 다양한 원인에 의해 발생하기 때문에 원인이 무엇인가에 따라 간단한 방법으로 임신을 도울 수 있다. 남자는 고환온도를 높일 수 있는 타이트한 속옷보다는 헐렁한 박스형 속옷을 입는 것이 좋다. ■ 그림 3.6과 같

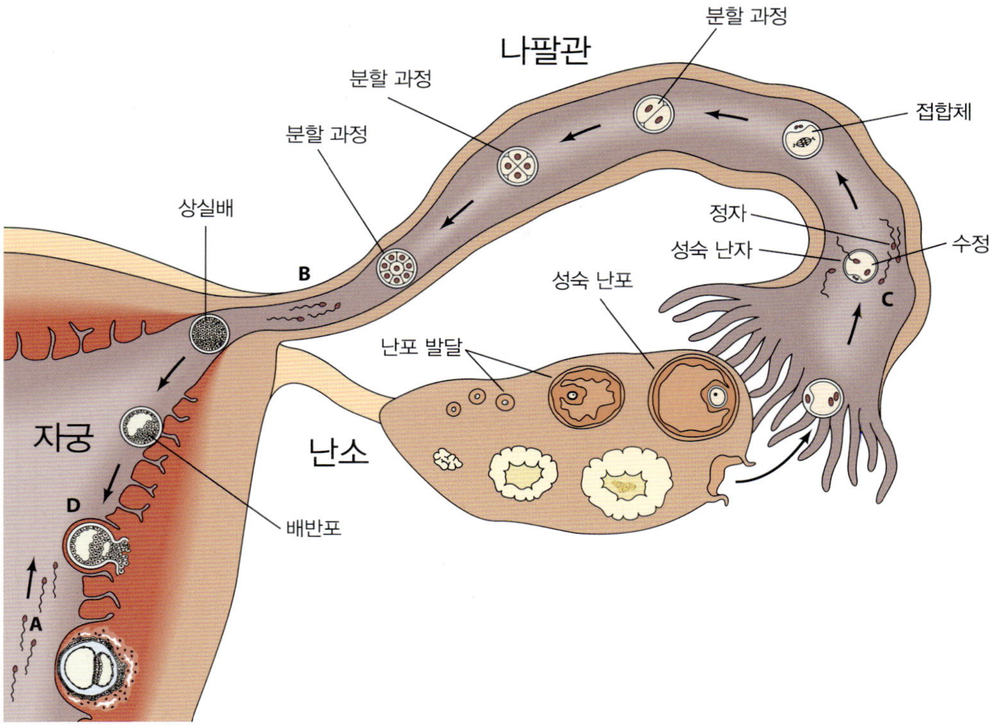

■ 그림 3.5 **수정 및 착상.** (A) 수백만 개의 정자세포가 질에 들어가 자궁으로 가는 길을 찾고 있다. (B) 일부 정자들이 난자를 향해 나팔관을 따라 움직인다(다른 쪽에도 비슷한 관이 있다). (C) 수정이 일어난다. 수정된 난자는 분열되어 새로운 세포를 형성하고, (D) 수정 후 7~8일에 스스로 자궁벽에 착상한다.

이 배란은 난포 자극 호르몬(FSH)과 황체 형성 호르몬(LH)의 급상승과 함께 체온의 상승을 동반한다. 여성은 아침 체온을 측정하여 배란기를 추적할 수 있는데, 배란기에 임신할 가능성이 가장 높다.

또한 일부 부부들은 **보조 생식술**(assisted reproductive technologies, ARTs)의 도움을 받을 수 있다. 보조 생식술은 일반적으로 여성의 난소를 자극하여 여러 개의 난자를 활발하게 성숙시켜 배출시키도록 한다. 이 방법이 성공하지 못하면 배우자 또는 기증자로부터 채취한 정자를 여성의 자궁에 직접 주입하는 **인공 수정(artificial (intrauterine) insemination)**을 시도할 수도 있다. 또한, 여성의 난소에서 여러 개의 난자를 채취하여 정자와 수정시켜 수정된 난자가 자궁벽에 착상될 수 있도록 다시 여성의 자궁에 넣어주는 방법인 **체외 수정(in vitro fertilization, IVF)**도 이용할 수 있다(Fragouli et al., 2015; Wu et al., 2015).

2) 태내 단계

접합체에는 인간의 발달을 위한 유전자 설계도인 46개의 염색체가 있다. 접합체가 태어날 준비가 되어 있는 수십억 개의 세포의 태아가 되기까지 약 266일, 대략 9개월이 걸린다. 초기 성장 및 발달을 연구하는 **발생학자(embryologists)**들은 태아 발달을 발아기(germinal period), 배아기(embryonic period), 태아기(fetal period) 세 단계로 나누었다. 일반적으로 임신 기간은 수정~3개월을 임신 초기, 3~6개월은 임신 중기, 7~9개월은 임신 후기로 나누기도 한다.

(1) 발아기

임신 첫 3개월은 약 2주간 지속되는 **발아기(germinal period)**로 시작한다. 이 기간의 중요한 사건은 • 표 3.4에 요약되어 있다. 첫 1~2주 동안, 접합체는 유사분열

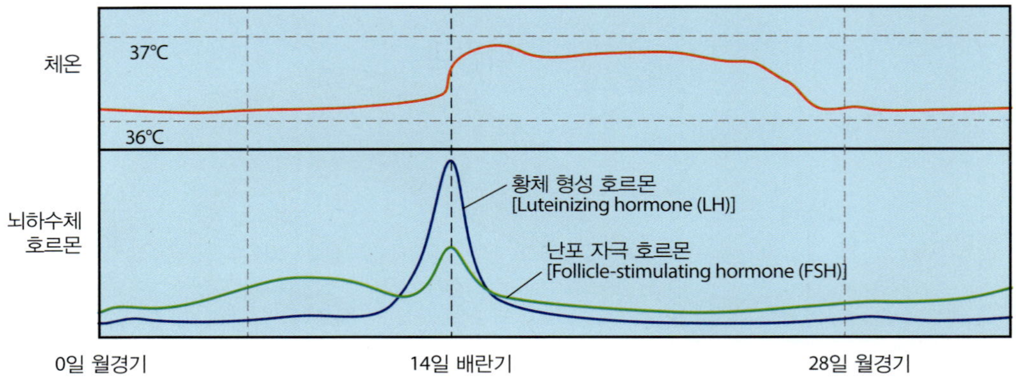

■ 그림 3.6 황체 형성 호르몬(LH)과 난포 자극 호르몬(FSH) 급상승과 체온 상승이 배란을 예고한다.

을 통해 핀의 머리 크기에 속이 빈 공 모양의 세포 약 150개의 **배반포(blastocyst)**를 형성한다. 배반포가 수정 6일 차에 자궁에 도달하면 배반포 바깥층에서부터 자궁벽의 혈관에 착상된다. 수정란의 절반만이 자궁에 성공적으로 착상되며, 임신의 8~50%가 **유산[miscarriage**, 자연 유산(spontaneous abortion)]으로 끝나게 되는데, 이러한 초기 유산은 유전적 결함 때문에 발생한다(Sadler, 2015; Tulandi, 2015).

(2) 배아기

배아기(embryonic period)는 임신 3~8주 사이 기간으로, 이 짧은 시간 동안 모든 주요 장기는 초기형태를 갖추게 되는데, 이 과정을 **기관형성(organogenesis)**이라고 한다(• 표 3.5). 배반포층은 분화되어 발달을 유지하기 위한 구조를 형성한다. 가장 바깥층은 배아의 충격을 완화하고 보호하는 체액으로 가득 찬 방수막인 **양막(amnion)**과 양막을 둘러싸고 **융모**(villi)라고 불리는 뿌리 모양의 연결선들이 자궁 내막에 부착하여 배아에게 영양분을 공급하는 **융모막(chorion)**이 된다. 융모막은 모체와 연결된 혈관에 의해 영양을 공급받고, 제대에 의해 배아에 연결된 조직인 **태반(placenta)**의 내벽이 된다. 배아는 태반과 제대를 통해 모체로부터 산소와 영양분을 받고, 이산화탄소와 대사 노폐물을 모체의 혈류로 배출시킨다. **태반 장벽**(placental barrier)은 작은 분자들이 통과할 수 있게 하지만, 배아와 모체의 큰 혈구들이 섞이는 것을 방지하고, 발달 과정에 있는 배아를 여러 가지 유해 물질로부터 보호하는 역할을 한다.

• 표 3.4 발아기 단계

일차	발생
1일	보통 배란 24시간 이내에 수정이 일어난다.
2일	수정 24~36시간 후 단세포 접합체가 분열을 시작한다.
3일	접합체가 12~16개의 세포로 분열하며, 이를 상실배(morula)라고 한다. 나팔관을 따라 자궁으로 이동한다.
4–5일	핀 머리 크기의 속이 빈 공 모양의 배반포(blastocyst)가 형성된다.
6–7일	배반포가 자궁벽에 착상한다.
8–14일	배반포는 자궁벽에 완전히 뿌리를 내리며, 배반포에는 약 250개의 세포가 있다.

한편 배반포 내부의 세포로부터 외배엽, 중배엽 및 내배엽이 생겨난다. 외배엽은 중추신경계(뇌 및 척수)로, 중배엽은 근육, 뼈, 연골, 심장, 동맥, 신장 및 생식선으로, 내배엽은 위장관, 폐 및 방광으로 진화한다(Sadler, 2015).

발달은 놀라운 속도로 진행된다. 뇌는 신경판이 접혀 신경관을 형성하는 3~4주 후 분명하게 생겨나기 시작한다(■ 그림 3.7). 신경관 아래쪽은 척수가 되고, 신경관 위쪽은 "덩어리"를 형성하는데, 이 부분은 전뇌, 중뇌, 후뇌가 된다(■ 그림 3.8).

2,000건의 임신 중 약 1건 꼴로 신경관이 완전히 닫히지 않는 문제가 발생한다(Liptak, 2013). 신경관 아래쪽에서 이런 일이 일어나면 척추의 일부가 척주의 보호 덮개에 완전히 감싸지지 않는 **이분 척추(spina bifida)**로 이어질 수 있다. 이분 척추를 가진 아이들은 개구부의 위치와 크기에 따라 경미한 것에서 심각한 것까지의 다양한 신경학적 문제를 가지고 있다.

신경관 상단이 닫히지 않으면 뇌간 위쪽 뇌의 주요 부분이 발달하지 못하여 발생하는 치명적 결함인 **무뇌증(anencephaly)**으로 이어질 수 있다. 신경관 결손은 임신 26일까지 발생 가능하며, 엄마가 정상적인 유전자 기능에 중요한 비타민 B의 한 종류인 엽산이 부족할 때 흔하게 발생한다(Liptak, 2013).

다른 중요한 기관들도 역시 모양을 갖추기 시작한다. 임신 4주가 지나면, 작은 심장이 형성될 뿐만 아니라 뛰기 시작한다. 눈, 귀, 코, 입은 2개월 차에 들어 빠르게 형태를 형성하고, 앞으로 팔과 다리가 될 싹들이 나타난다. 이 기간동안 원시 신경계도 새로 형성된 근육을 수축시킨다. 수정 60일 후, 배아기가 끝나는 시점에서 생명체의 크기가 2.5cm를 약간 넘으며, 인간의 형태를 확실히 갖추게 된다.

임신 7~8주 차에 중요한 성별 분화 과정이 시작된다. 미분화된 조직은 남성의 고환 또는 여성의 난소가 된다. 남성은 Y 염색체의 영향으로 고환이 형성되고, 2개의 X 염색체를 지닌 여성에서는 난소가 형성된다. 남성 배아의 고환은 남성의 내부생식계 발달을 자극하는 중요한 남성 호르몬인 **테스토스테론(testosterone)** 및 여성 생식계 발달을 억제하는 호르몬을 분비한다. 이러한 호르몬들이 없는 경우 배아는 여성의 내부생식기계를 발달시킨다.

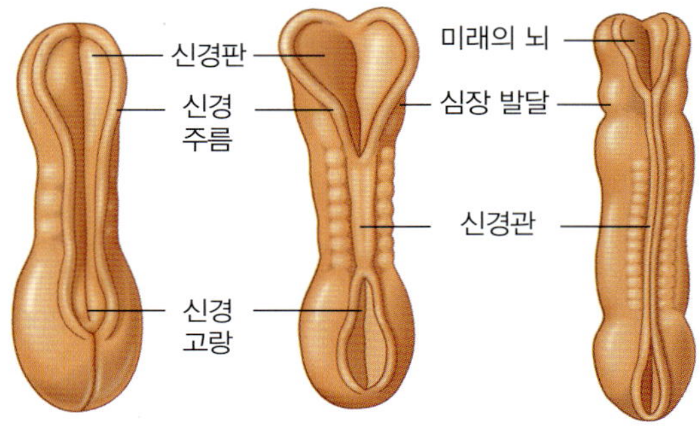

■ **그림 3.7** 신경계는 신경판으로부터 나타나는데, 신경판이 두꺼워지고 접혀져 신경 고랑이 형성된다. 고랑의 가장자리가 만나면 신경관이 형성된다. 이 모든 것은 임신 18~26일 사이에 일어난다.

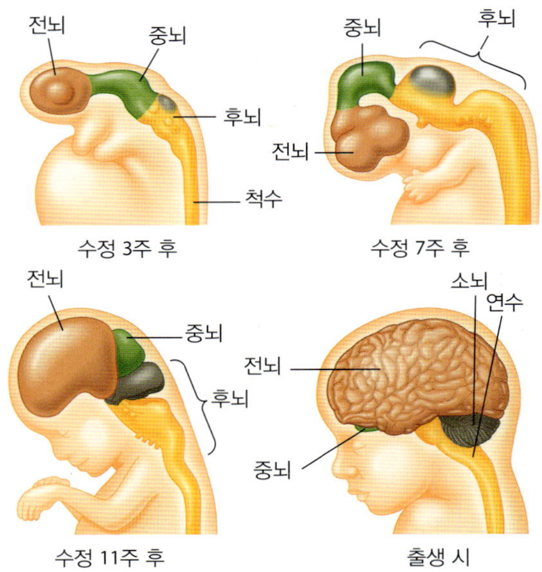

■ **그림 3.8** 4단계를 거쳐 전뇌, 중뇌, 후뇌가 발달된다.

• **표 3.5 배아기 단계**

주차	발생
3주	배아의 크기는 2mm에 불과하다. 배아는 점점 자라고, 외배엽, 중배엽, 내배엽 3개의 층이 생긴다.
4주	배아는 양끝이 닿을 정도로 휘어져 있다. 외층(외배엽)은 접혀서, 신경관으로 된다. 중배엽에서 작은 심장이 형성되어 뛰기 시작한다. 내배엽은 위장관과 폐로 분화된다. 21~28일 사이에 눈이 발달한다.
5주	귀, 입 및 목이 형태를 갖는다. 팔, 다리 싹이 나타난다. 손 모양이 나타나고 여기에서 손가락이 생겨난다. 심장은 두 부분으로 나뉘고, 뇌는 전뇌, 중뇌 및 후뇌로 분화된다.
6~7주	배아가 1인치(2.54cm) 정도로 자란다. 심장은 네 개의 방으로 나뉜다. 손 모양으로부터 손가락들이 나오고, 최초의 얼굴 특징들이 나타나기 시작한다. 성적 분화의 중요한 과정이 시작된다.
8주	대부분의 구조와 기관이 존재한다. 난소와 고환이 뚜렷하게 보인다. 배아는 곧게 펴지기 시작하고, 형체를 띠기 시작한다.

(3) 태아기

태아기(fetal period)는 임신 9주부터 출생 시까지 지속된다(• 표 3.6). 이 기간 동안 뇌 발달은 3가지 과정인 증식, 이동, 분화 과정을 거친다. **뉴런**(neuron)의 증식은 임신 동안 엄청난 속도로 증식하는데, 뉴런의 수는 임신 기간 내내 분당 수십 만 개씩 증가하며 임신 6~17주 사이가 집중적인 **증식기(proliferation)**이다(du Plessis, 2013). 그 결과 아기는 약 1000억 개의 뉴런을 가지게 된다. 출생 후에 또 다른 증식기가 일어나지만, 이 때에는 신경교세포(glial cell)만 증가하고, 신경세포(nerve cell)는 증가하지 않는다. 신경교세포는 주로 뉴런의 지지세포로 기능한다.

뉴런은 뇌의 중심에 있는 원래 위치에서 뇌 안의 특정 위치로 **이동(migration)**하여 특별한 기능을 하는 기관의 일부가 된다. 일부 뉴런은 다른 뉴런이 생겨날 공간을 확보하기 위해 밀려나 수동적으로 움직인다. 이러한 이동은 임신 8~15주 사이에 일어난다(McDonald, 2007).

세포의 증식과 이동 이외에, 세 번째 단계인 **분화(differentiation)**도 일어난다. 발달 초기에, 모든 뉴런은 특정 종류의 뉴런이 될 잠재성을 지닌다. 무엇이 되는지는 어디로 이동하는가에 따라 결정된다(McDonald, 2007).

배아기 동안 형성된 기관계(organ system)는 계속 성장하여 기능하기 시작한다. 태아기에는 기관들이 이미 형성되었기 때문에 위험 물질들이 더 이상 주요한 기형을 일으키지는 않는다. 그러나 위험 물질들은 태아의 성장을 저해하고 빠르게 발달하는 신경망을 방해할 수 있다.

임신 3개월 차에 들어서면 눈으로 식별 가능한 외부 생식기가 나타나며, 뼈와 근육이 발달하고, 태아는 기운차게 움직인다. 임신 3개월(trimester) 끝 무렵에 태아는 주먹을 쥐고, 팔을 움직이고, 발을 찬다. 산모는 이 모든 움직임을 아직 느끼지 못하는데, 그 이유는 태아의 크기가 약 3인치(7.6cm)에 불과하기 때문이다. 그럼에도 불구하고, 자궁의 벽에 부딪치는 것과 같은 움직임은 나중에 의미 있는 자아 감각으로 진화할 "신체 감각"을 만들어내는 데 도움이 될 수 있다(Piontelli, 2015). 이 단계에서는 삼키기, 하품하기, 딸꾹질하기, 소변보기 등의 다른 행동도 뚜렷하게 나타난다. 이러한 움직임은 신경계, 호흡기계, 소화기계, 신체의 다른 계통의 적절한 발달에 기여하며, 이러한 행동은 우리가 출생 후 관찰하는 움직임과도 일치한다.

임신 중기(4~6개월 차) 동안 정교한 움직임(엄지손가락 빨기 등)이 나타나며, 임신 중기 말에는 감각 기관이 기능하기 시작한다. 임신 25주 차에는 큰 소음과 밝은 빛에 반응한다(Sadler, 2015). 수정 후 23주 차, 임신 5개월을 지나면서, 태아는 뇌와 호흡기계가 충분히 발달되었기 때문에 자궁 밖에서도 생존이 가능한 **생존 가능 연령(age of viability)**에 도달한다. 최근 몇십 년 동안 미숙아를 살리기 위한 의료 기술이 상당히 향상되어 생존 가능 연령은 과거보다 더 빨라졌다. 그럼에도 불구하

• 표 3.6 태아기 단계

주차	발생
9주	뼈 조직이 나타나고, 배아가 태아로 된다. 태아의 머리는 나머지 몸에 비해 커 보인다(태아 총 길이의 약 반을 차지). 태아는 입을 벌리고 다물 수 있으며, 머리를 돌릴 수 있다.
10–12주	손가락, 발가락이 분명하게 형성된다. 외부 생식기가 발달된다. 움직임이 실질적으로 증가한다(팔과 다리를 힘차게 휘두르지만, 태아가 너무 작아서 엄마는 어떠한 움직임도 느끼지 못함). 태아는 가슴으로 하는 '숨쉬기' 움직임과 일부 반사 작용을 보인다.
13–16주	청진기를 통해 심장 박동 소리를 들을 수 있다. 엄마가 태아의 움직임을 분명하게 느낀다. 태아가 약 4.5인치(11.4cm)로 자라며 골격이 더욱 단단해진다.
17–22주	손톱 및 발톱, 머리카락, 치아의 싹(teeth buds) 그리고 눈썹이 자란다. 뇌가 크게 발달하고 뇌파를 측정할 수 있다.
23–25주	이 기간은 태아가 자궁 밖에서도 생존 가능하다. 태아의 크기가 약 12인치(30.5cm)이며, 무게는 약 450g 정도 된다.
26–32주	태아 몸무게가 늘어나고 뇌가 자란다. 신경계가 더욱 조직화된다.
33–38주	총 임신 기간의 마지막 6주에 체중이 더 늘고 뇌 활동이 늘어난다. 폐가 성숙하여 팽창과 수축을 시작한다.

고, 제태 연령 22~25주에 태어난 많은 아기가 생존하지 못하며, 생존한 아기들도 만성 질환 또는 신경학적 문제를 가지고 있는 경우가 많다(Swamy et al., 2010).

임신 중기 동안에는 태아의 키가 커지고, 임신 말기 동안에는 태아의 체중이 늘게 된다. 임신 초기에 신경계의 기본 구조가 발달되고, 임신 중반기에 뉴런은 빠른 속도로 증식하고, 크기도 증가하며, 신호 전송 능력을 향상시키는 **수초(myelin)**를 발달시킨다. 가장 중요한 것은 유전 정보 및 초기 감각 경험에 따라 뉴런이 서로 연결되어 시각, 기억, 운동 및 기타 기능을 제어하는 작업 그룹으로 구성된다는 것이다. 따라서 부모는 뇌와 다른 기관이 형성되는 임신 초기에 태아에게 미치는 손상에 대해 유의해야 하지만, 임신 중기, 후기 또한 중요하다는 것을 간과해서는 안 된다.

뇌가 발달함에 따라 태아의 행동은 신생아에서 보여지는 조직적이고 적응적인 행동과 비슷해진다. 출생 전과 출생 후 다양한 시점에서 심박수와 활동 수준을 평가한 연구(Janet DiPietro et al., 2006, 2007)에서 심박수는 태아기부터 유아기까지 비교적 안정적이었는데, 특히 임신 36주가 되면 심박수와 운동이 유아기처럼 일관성 있는 패턴으로 조직화된다.

임신 9개월 반쯤 되었을 때 태아가 비좁고 갑갑한 곳에서 취할 수 있는 가장 편안한 자세는 머리를 밑으로 향하고 사지를 웅크린 태아 자세이다. 엄마의 자궁은 임신 마지막 달 동안 불규칙한 간격으로 수축한다. 수축이 강하고, 빈번하며, 규칙적이면 엄마는 출산의 첫 단계에 돌입하고, 태내기도 끝 지점에 도달하여 수 시간 내에 출산할 것이다.

04 태내 환경

엄마의 자궁은 태어나지 않은 아기를 위한 태내 환경이다. 아이들이 물리적 및 사회적 환경으로부터 영향을 받듯 태아도 주변 환경으로부터 영향을 받는다. 물리적 환경에는 태아의 혈류에 도달하는 분자에서부터 바깥 기후에 이르기까지 모든 것이 포함된다. 사회 환경은 성장하는 사람과 더 넓은 문화에 의해 영향을 받고 영향을 받을 수 있는 모든 사람을 포함한다. 환경이 발달에 영향을 주는 예로, 한 여성이 임신 중 코카인을 사용하는 경우 그 여성의 아기는 매우 까다로울 수 있다. 그 까다로운 아기는 어머니를 자극하여 엄마와의 상호작용에서 긴장감을 나타낸다. 이것은 엄마를 더 화나게 하고, 엄마가 더 화남으로써 결과적으로 아기를 더 짜증나게 만든다. 인간과 환경 간 이러한 상호작용은 수정 시부터 시작된다.

태아는 연약하고 아주 작은 생명체다. 태아기의 사건은 전 생애에 걸쳐 건강과 정신 발달에 영향을 줄 수 있다. 태아기는 환경에 가장 큰 영향을 받는 시기로, 태아기 동안 매우 빠르게 성장하고 변화한다. 이 기간 동안 호르몬 수치나 면역 기능과 같은 모체 내부 요인과 오염 물질 노출과 같은 모체 외부요인은 일생 동안 유전자의 발현을 변화시킬 수 있다(Boyce & Kobor, 2015). 이러한 경험은 특정 세포의 특정 유전자 위에 "표시"를 남기고, 이는 유전자 활성화에 영향을 준다

연구를 통해 발달이 환경의 후생유전학적 영향에 의해 야기된 **태아 프로그래밍(fetal programming)**에 의해 영향을 받을 수 있음이 밝혀졌다(Boyce & Kobor, 2015). 태아 프로그래밍은 임신 중 환경적 사건과 모성 조건이 배아/태아에 대한 예상되는 유전적 전개를 변경하거나 그 생리적 기능을 재설정할 수 있다는 것이다. 그렇기 때문에 산전 경험은 인간의 생리와 뇌의 구조를 변화시키고, 출생 후 사건에 대한 개인의 반응에 영향을 줄 수 있다.

천성과 양육 문제(nature–nurture issue)는 태아기 발달 및 자라나는 아이에게 미치는 영향에 대해 생각할 때 고려해야 할 핵심 요소이다. 발달에 영향을 미치는 초기의 환경들에 세심한 주의가 필요하다. 이러한 영향은 전 생애에 걸쳐 유전자 구성(genetic makeup)과 상호

작용함으로써 현재의 우리가 된다.

1) 기형 유발 물질

기형 유발 물질(teratogen)이란, 자라나는 태아에게 해로움(기형, 실명, 뇌손상 또는 사망 등)을 줄 수 있는 질병, 약물 또는 기타 환경 물질들을 말한다. 기형 유발 물질뿐만 아니라 태아 발달에 미치는 영향이 밝혀지지 않은 잠재적 기형 유발 물질 또한 수 없이 많다. 신생아 가운데 15% 정도가 기형 유발 물질로 인한 작은 문제를 가지고 있으며, 약 3%의 신생아들이 기형 유발 물질로 인한 기형(anomaly) 문제를 가지고 있다(Sadler, 2015). 기형 유발 물질의 영향과 관련된 요인을 살펴보자.

- **중대한 시기**: 기관계가 빠른 속도로 성장하는 중대한 시기 동안 기형 유발 물질의 영향이 가장 심하다.
- **약물 복용량과 사용 기간**: 기형 유발 물질에 대한 노출 수준이 심하고 노출 기간이 길수록 심각한 손상이 일어날 가능성이 더 크다.
- **유전자 구성**: 병에 걸리기 쉬운 민감성은 태아와 엄마의 유전자 구성으로부터 영향을 받는다. 어떤 태아는 기형 유발 물질에 대한 내성이 강하기도 하고 약하기도 하며, 어떤 엄마는 기형 유발 물질 해독 능력이 더 많기도 하고 적기도 하다. 따라서 모든 태아가 기형 유발 물질로부터 영향을 받는 것은 아니며, 영향을 받더라도 그 영향은 다를 수 있다.
- **환경**: 기형 유발 물질의 영향은 태아기와 출생 후 환경에 따라 달라진다.

급성장기는 기관계 발달에서 **중대한 시기(critical period)**로, 성장하는 유기체가 환경 영향에 긍정적 혹은 부정적으로 민감하게 반응하는 시기이다. 기관 형성은 배아기(임신 3~8주)에 일어난다. ■ 그림 3.9에서 보듯이, 많은 여성이 자신이 임신했다는 것을 알기 전인 배아기에 기관계 손상의 대부분이 나타난다. 각 기관은 그 기관이 가장 빠르게 발달하는 시기, 즉 중대한 시기를 가지고 있다(예. 심장 3~6주, 팔과 손가락 4~7주). 일단, 기관 또는 신체 일부가 완전히 형성되면 손상을 덜 받는다. 그러나 신경계는 임신 기간 내내 손상받을 수 있다.

(1) 약물

임신한 여성 가운데 약 80%가 임신 중 적어도 한 번 이상 처방 또는 비처방 약물(drug)을 복용한 경험이 있다고 하였다(Mitchell et al., 2011; Sadler, 2015). 가벼운 질병을 치료하기 위해 의사의 처방하에 사용한 약물은 대체로 모체와 태아에게 안전하다(Palmsten et al., 2015). 그러나 태아기 동안 복용한 약물에 의해 평생 손상을 입기도 한다.

탈리도마이드. 1950년대 후반에 신경 안정제인 **탈리도마이드(thalidomide)**는 입덧(임신 첫 3개월 동안 다수의 여성이 경험하는 주기적인 메스꺼움과 구토)을 완화하기 위해 유럽에서 광범위하게 사용되었다. 이 약물은 임신한 쥐를 대상으로 실시한 실험에서 유해한 효과가 없었으나, 비극적이게도 사람에게는 부작용이 있었다(Martinez-Frias, 2012).

임신 첫 2개월 동안 탈리도마이드를 복용했던 수천 명의 여성이 팔다리 전체 또는 일부가 없는 아기, 발 또는 팔이 지느러미처럼 몸통에 바로 붙어 있는 아기, 눈, 귀, 코 및 심장에 기형이 있는 아기를 출산하였다. 탈리도마이드에 의한 기형이 발생하는 중대한 시기가 있었음이 밝혀졌는데, 만약 엄마가 수정 후 20~22일경에 탈리도마이드를 복용했다면 그 아기는 귀가 없이 태어날 가능성이 있었다. 탈리도마이드를 복용했던 당시에 태아에게 어떤 기관이 형성되고 있었느냐에 따라 발달에 미치는 탈리도마이드의 영향이 다르게 나타났다. 만약 엄마가 임신 초기 35~36일 동안 탈리도마이드를 복용하지 않았다면 아기는 아무런 영향도 받지 않았다.

이후 수년간 사용이 금지된 탈리도마이드가 요즘에는 나병, 후천성면역결핍증(AIDS), 결핵, 일부 암 종류와 관련된 질환을 치료하기 위해 다시 처방되고 있다. 처

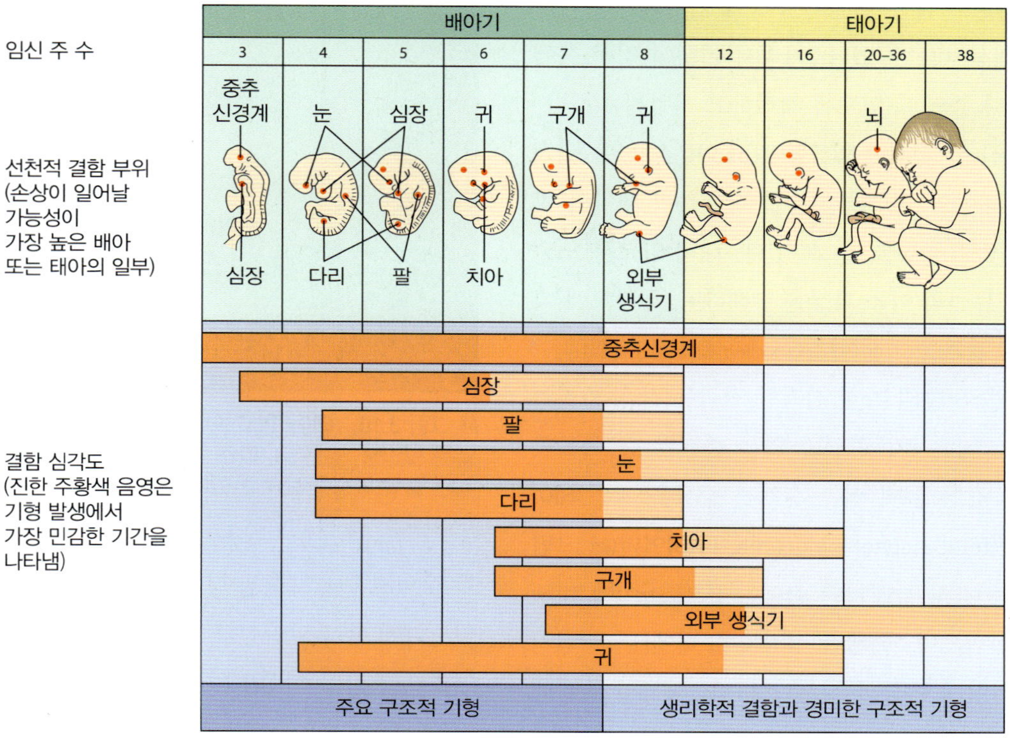

■ **그림 3.9 태아 발달의 중대한 시기.** 기형 유발 물질은 임신 3~8주 사이 주요한 구조적 이상을 일으킬 가능성이 크지만, 많은 기관과 신체는 임신 9개월 동안 기형 유발 물질에 민감한 상태에 있다.

방하는 의사와 환자 모두 이 약물에 대한 지침을 준수하는 것이 필요하다.

담배. 흡연이 태아에게 해를 입힐 수 있다는 담배 겉포장의 경고 문구는 임신 중 흡연을 감소시키지만 끊게 하지는 못하였다(CDC, 2015).

임신 중 흡연의 영향은 다양하다.

- 유산 위험 증가
- 미숙아, 성장 지연, 체중 미달
- 호흡기 문제
- 구순구개열(cleft lip and palate)
- 중추신경계(CNS) 손상
- 성장하며 발생하는 염증성 장 질환과 같은 건강 문제

흡연이 태아에게 미치는 영향은 흡연 기간과 흡연량에 따라 달라진다. 예를 들어, 하루에 20개피 이상의 담배를 피웠던 엄마의 아기 절반 이상이 신생아 집중 치료를 받았으며 중추신경계 손상이 나타났고, 하루 5개피 정도 담배를 피웠던 엄마에게서 태어난 아기는 중추신경계 손상이 나타나지 않을 수 있지만 비흡연자에게서 태어난 아기보다 행동 기능에 대한 표준적인 평가에서 점수가 낮았다(Behnke et al., 2013). 흡연량이 증가할수록 잠자던 아기가 갑자기 호흡을 멈추고 사망하는 **영아돌연사증후군(sudden infant death syndrome, SIDS)**의 위험이 증가한다(Burstyn et al., 2012).

담배에는 4,000가지가 넘는 화학 물질이 포함되어 있으며, 흡연은 태아에게 가는 혈류를 제한함으로써 태아에 도달하는 성장 인자, 산소 및 영양분의 수준을 감소시켜 다양한 결과를 초래한다.

니코틴에 대한 만성적인 태아 노출이 코카인에 대한 산발적 노출보다 중추신경계 발달에 더 부정적인 영향을 미칠 수 있다는 연구 결과를 통해 임신 중 흡연 위험이 얼마나 심각한지 알 수 있다(Bada et al., 2005). 그러

나 흡연한 여성도 임신 중 금연을 통해 아기에게 나타나는 결과를 개선시킬 수 있다. 따라서 여성이 임신 중에 담배를 끊거나 줄일 수 있도록 격려하고 지원해야 한다.

알코올. 임신 중 섭취한 **알코올(alcohol)**은 태반을 쉽게 통과하면서 태반의 호르몬 기능을 방해하여 태아의 발달에 직접적으로 영향을 줄 수 있다. 태내 알코올 노출은 정상적인 뉴런의 이동 과정을 방해하며, 심각도에 따라 여러 가지 결과를 초래한다(Goodlett & Horn, 2001).

태아 알코올 노출의 가장 심각한 결과는 작은 머리와 얇은 윗입술, 짧은 코, 편평한 얼굴 중심부 등 독특한 안면 기형과 같은 눈에 띄는 신체적 증상을 지닌 **태아 알코올증후군(fetal alcohol syndrome, FAS)**이다(■ 그림 3.10). FAS를 가지고 태어난 아이는 또래 아이에 비해 작고 체중이 적으며, 신체적 성장도 또래에 비해 뒤처진다. 중추신경계 손상의 징후도 보이는데, 신생아 때는 과민성, 과잉행동, 발작 또는 진전을 보일 가능성이 있다. FAS를 앓고 있는 대부분의 아이는 아동기와 청소년기에 실시하는 지능 검사(IQ test)에서 평균 이하의 점수를 받으며, 많은 아동이 지능 발달 지연을 보이고, 또한 주의력결핍과잉행동장애(ADHD)가 흔하게 나타난다(Bhatara, Loudenberg, & Ellis, 2006). 성인이 되어서도 다른 사람에 비해 실업률과 정신질환 발생률이 더 높은 등 많은 문제를 경험한다(Rangmar et al., 2015).

태아기에 알코올에 노출되었으나, FAS를 앓고 있지 않는 아이들은 태아알코올 영향(fetal alcohol effects) 혹은 알코올 관련 신경발달장애(alcohol-related neurodevelopmental disorder)라고 불리는 경증의 알코올 관련 영향을 경험한다(Nulman et al., 2007). 이들은 FAS의 특성을 가지고 있지는 않지만 신체적, 행동적 또는 인지적장애나 이러한 장애가 복합된 형태의 장애를 가지고 있는 경우가 많다.

폭음을 하는 엄마는 알코올 관련 합병증을 가진 아이를 가질 위험이 더 크다. 한 번에 술을 4잔 이상 마시는 것은 여러 차례에 걸쳐 4잔을 나누어 마시는 것보다 태아 발달에 더 부정적인 영향을 준다. 또한, 알코올의 영향은 알코올에 노출될 당시에 어떤 기관이 발달하고 있었느냐에 따라 달라진다. FAS와 연관된 안면 기형은 안면과 두개골이 형성되는 임신 1기 중의 알코올 섭취에 기인한다. 임신 중기와 임신 후기에 뇌가 급속하게 발달될 뿐만 아니라 태아의 많은 부분이 성장하므로 임신 후기의 알코올 섭취는 성장과 뇌 발달을 저해할 가능성이 매우 크다.

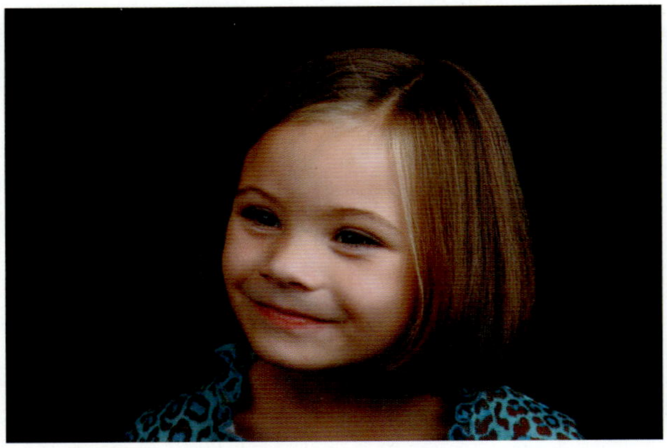

■ **그림 3.10** 태아 알코올 증후군을 앓고 있는 어린아이로, 얇은 윗입술, 낮은 코, 다소 편평한 중간 얼굴 등 몇 가지 특징적인 얼굴 특징을 보이고 있다.

적은 양의 음주도 안전하지는 않기 때문에 미국소아과학회에서는 임산부와 예비 임산부 모두 알코올 섭취를 자제해야 한다는 성명을 발표하였다(Light Drinking During Pregnancy, 2015). 임신 중 1주일에 1잔 이하의 알코올 섭취라 하더라도 아동기 여자아이들의 정신 건강 문제와 관련이 있다는 주장도 있다.

임신 중 알코올을 섭취한 여성은 알코올 이외에 다른 약물을 복용하거나 담배를 피우고 태아를 부적절하게 관리할 가능성이 더 높다. 알코올 섭취와 다른 위험한 행동들이 결합되면 임신 합병증의 가능성이 높아진다(Rodriguez et al., 2009; Odendaal et al., 2009). 또한, 배아의 유전자 구성과 신체적 조건은 손상에 대한 저항력과 회복력에 영향을 미친다. 예를 들면, 이란성 쌍생아의 FAS 증상은 64% 일치하는 반면 일란성 쌍생아는 100% 일치한다. 따라서 이란성 쌍생아 중 한 명은 FAS와 관련된 신체적 기형을 보일 수 있지만, 다른 한 명은 어떠한 신체적 기형도 가지지 않을 수도 있다.

또한, 아빠의 유전자 구성이 자녀에게 전달되기 때문에 엄마의 알코올 섭취뿐만 아니라 아빠의 알코올 섭취도 태아의 발달에 영향을 줄 수 있다(Knopik et al., 2009). 여기에는 두 가지 가능성이 있는데, 사람이 알코올과 다른 물질을 사용하면 일부 DNA의 돌연변이를 일으켜 자손에게 전달될 수 있다는 것과 후생유전학적 영향 때문이라는 것이다. 즉, 아버지의 알코올 사용은 게놈 위에 있는 후생유전자를 변화시킬 수 있으며, 그 후 아버지의 정자를 통해 자손에게 전달될 수 있다. 그러나 다른 연구에 따르면 아버지의 음주는 부적절한 양육을 통해 간접적으로 발달에 영향을 준다고 주장하기도 한다(Knopik et al., 2009).

코카인. **코카인(cocaine)** 사용은 임신 첫 3개월 때 자연 유산을 일으킬 수 있고, 임신 후반기에 태반 조기 박리와 태아 뇌졸중을 유발할 수 있다. 코카인은 또한 태아의 영양 부족, 성장 지연, 저체중아 출산의 원인이 된다. 소수의 아기들이 출생 시 진전과 심한 과민성 같은 금단 유사 증상을 경험하고 호흡장애를 겪는다(Gouin et al., 2011; March of Dimes, 2015).

코카인에 노출된 영아들은 생후 1년 동안 자극에 대한 반응성과 활동 수준이 증가하고(Fallone et al., 2014), 정보 처리 방법에서 결함이 있을 수도 있다. 태아가 코카인에 노출되면 높은 비행률과 함께 문제 해결 및 추상적 추론에 대한 결손이 청소년기까지 지속된다(Richardson et al., 2015).

• 표 3.7에 여러 가지 약물과 약물이 아동에게 미치는 것으로 알려진 영향 또는 의심되는 영향에 대해 나타나 있다. 임신을 계획 중인 여성 또는 임신 중인 여성은 의사가 처방한 약물과 건강에 필수적인 약물이 아닌 약물의 복용을 삼가야 한다.

(2) 질병과 감염

약물이 태내 환경을 위험에 빠트릴 수 있듯이 질병 또한 태내 환경을 위험에 빠트릴 수 있다. 풍진, 당뇨, 에이즈(AIDS), 매독 같은 질병이 대표적이다.

풍진. 1940년대 초, 한 의사는 임신 중에 **풍진(Rubella, German measles)**에 감염된 여성들이 낳은 많은 영아가 실명, 청각장애, 심장기형, 지적장애 등 다양한 결함을 가지고 있는 것을 발견하였다. 풍진은 눈, 귀, 심장, 뇌가 빠르게 형성되는 중대한 시기인 임신 1기에 대단히 위험하다. 풍진에 감염된 여성의 25% 정도가 유산 또는 태아 사망을 경험한다. 선천적 결손은 임신 2개월에 풍진에 감염된 여성의 2/3에서 나타나고, 임신 3개월 차에 감염된 경우는 절반 가량이 발생하며, 임신 4~5개월 차에 감염된 경우에는 상대적으로 적게 발생한다(Waldorf & McAdams, 2013). 중대한 시기 원칙에 따라 신경계, 눈, 심장의 손상은 각 해당 기관이 형성되는 임신 첫 8주 동안에 일어날 가능성이 가장 크다. 반면 청각장애는 임신 6~13주 차에 풍진에 감염된 여성의 아기의 경우 일어날 가능성이 가장 크다. 오늘날, 풍진 예방 접종으로 이전에는 흔하게 발병하였던 풍진에 많은 여성이 면역을 갖게 되었다. 그럼에도 불구하고 최근에 네덜란드, 브라질, 스페인 등 여러 국가에서 풍진 발생이 보고되고 있다(European Centre for Disease Prevention and Control, 2015).

당뇨병. **당뇨병(diabetes)**은 상당히 일반적인 임신 합병증으로, 대부분의 경우 기존 당뇨병보다 임신으로 인해 더 많이 발생한다. 당뇨병은 혈당 수치가 상승되는 것으로, 식이요법을 통해 혈당수치를 잘 조절하면 태아에게 미치는 부작용은 많지 않다. 그러나 엄마가 혈당 조절을 잘하지 않으면 태아는 조산, 사산 또는 유산, 폐의 미성숙, 선천성 심장 기형 및 신경관 결손의 위험이 증가한다. 또한, 임신성 당뇨는 거대아 출산과 연관되어 있어 분만 과정에서 어려움이 생길 수 있다.

성매개 감염병. 최근 수십 년간 가장 우려되는 성매개 감염병(sexually transmitted infections)은 **후천성면역결핍증후군(acquired immunodeficiency syndrome, AIDS)**로 인간면역결핍바이러스(human immunodeficiency virus; HIV)에 의해 생명을 위협할 만큼 위험한 질병이다.

• 표 3.7 태아와 신생아에게 영향을 미치는 약물

약물	영향
아큐탄(Accutane)	여드름 치료로 처방된 Accutane은 작고 비정상적인 모양의 귀, 구개열, 얼굴 결함 및 작은 아래턱을 유발할 수 있다.
항간질제	발작 치료에 사용되는 페니토인(Dilantin), 페노바르비탈(Luminal), 카바마제핀(Tegretol)과 같은 약물은 구순 구개열 발생률 증가, 신경관 결손, 신장 질환 및 성장장애를 초래한다. 출생 전 항간질제에 노출된 12명의 영아 중 약 1명이 선천적 결손이 나타난다.
항우울제	프로작(prozac)이나 선택적 세로토닌 재흡수 억제제인 졸로프트(Zoloft)와 같은 항우울제를 사용하게 되면 영아가 심장 기형, 신경관 결손, 저체중, 호흡곤란의 위험이 더 커질 수 있다.
처방전 없이 구입할 수 있는 진통제/해열제(아세트아미노펜, 아스피린, 이부프로펜)	가끔 소량 사용하는 것은 무방하지만, 대량 사용 시 신생아 출혈과 위장 장애의 원인이 될 수 있다. 이러한 처방전 없이 구입할 수 있는 진통제는 저체중, 미숙아 및 유산 위험 증가와 관련이 있다
화학 요법 약물	약물들은 태반을 지나 빠르게 분열하는 세포를 공격한다. 특히 임신 초기에 투약하였을 경우 기형을 증가시킬 수 있고, 유산을 초래할 수도 있다.
마리화나	마리화나를 많이 피우면 조산, 저체중 출산, 출생 시 과민 반응 같은 행동 이상이 야기될 수 있다. 이것은 일반적인 지능 결함과 과잉행동 위험 증가로 이어질 수 있다.
마약류	헤로인, 코데인, 메타돈, 모르핀에 중독되면 조산 및 저체중 출산 위험이 증가한다. 신생아는 중독되는 경우가 많고, 치명적인 금단 증상(예, 구토 및 경련)을 경험한다. 인지 결함이 가끔 발견된다.
성 호르몬	여성 호르몬이 함유된 피임약은 심장병과 심혈관질환을 야기하는 것으로 알려져 왔다. 그러나 요즈음의 피임약 성분은 안전하다. 유산을 막기 위해 사용되는 약물에 함유되어 있는 프로게스테론은 태아를 더 남자답게 만들 수도 있다. 한때 유산 예방을 위해 처방되었던 디에틸스틸베스트롤이 이에 노출된 여자들에게 자궁경부암 발생 위험을 증가시키며, 불임을 유발하고, 여러 가지 임신 문제들을 야기시킨다
흥분제	커피, 차 그리고 많은 음료수에 들어 있는 카페인은 흥분제이면서 이뇨제로 혈압과 심박수를 올리고, 배뇨를 증가시킬 수 있다. 카페인을 많이 섭취하면, 유산, 높은 심박수, 성장장애 및 과민성과 관련이 있지만 발달에는 장기간 지속적으로 영향을 주는 것으로는 보이지 않는다. 코카인은 조산, 자연 유산, 저체중 출산을 초래할 수 있는 불법 흥분제로서, 이후 학습 및 행동 문제를 야기할 수도 있다.

AIDS는 면역 체계를 파괴하며, 환자를 감염에 취약하게 만든다. 환자는 복합 약물로 치료받지만, 결국에는 사망한다. HIV에 감염된 산모들은 ① 태아기에 바이러스가 태반을 통과하고, ② 주산기에 탯줄이 태반에서 분리되면서 어머니와 아기 사이에 혈액을 교환하고, ③ 출생 후에 모유수유를 통해서 바이러스를 전달할 수 있다. 만약 HIV에 감염된 산모가 치료를 받지 않으면 아기의 15~35%가 HIV에 감염될 것이다. HIV에 감염된 산모들에게 항레트로바이러스 약물을 투여하거나 산모와 신생아에게 네비라핀(nevirapine)이라는 약물을 투여하면 전염 비율을 줄일 수 있다(Avert, 2016). 인공수유는 HIV 감염자로부터 영아로 전염되는 비율을 낮춰주지만, 모유수유는 산모가 치료와 함께 효과적으로 관리하면 안전할 수 있다.

다른 성매개 감염병으로 **매독(Syphilis)**이 있다. 임신 중 매독에 감염되어 치료를 받지 않는 경우 25%까지 유산 또는 사산될 수 있다(Qin et al., 2014). 매독을 앓고 있고, 적시에 치료를 받지 않은 산모에게서 태어난 아기는 풍진에 감염된 산모의 아기처럼 실명, 청각장애, 심장질환 또는 뇌손상을 받을 수 있다. 그러나 풍진이 임신 초기에 가장 위험한 반면 매독은 임신 중기와 임신 후기에 가장 위험한데, 매독 유기체들이 임신 18주까지 태반 장벽을 통과할 수 없기 때문이다. 매독에 감염된 산모는 치료의 기회를 얻을 수 있지만, 적절한 치료에도 불구하고 일부 영아는 감염되거나 사망한다.

(3) 환경 유해 물질

산모는 섭취하는 음식을 통제할 수 있지만 때로는 위험한 외부 환경을 피할 수 없다. 태아를 위험에 빠뜨릴 수 있는 두 가지 환경 조건인 방사선 및 오염 물질에 대해 알아보자.

방사선. 20 세기 동안, 많은 양의 방사선 방출과 관련된 몇 가지 주목할 만한 사건을 통해 연구자들은 태아에게 미칠 잠재적 영향을 연구할 수 있었다. 가장 주목할 만한 사건은 1945년 히로시마와 나가사키에 원자 폭탄이 떨어진 사건이다. 폭발 지점 0.8km 이내에 있는 임산부는 한 명도 살아있는 아이를 낳지 못했고, 2km 안에 있는 산모의 75%에서 사산하거나 출생 직후 사망 또는 중증장애아를 출산하였다(Apgar & Beck, 1974). 생존하여 출생한 아이들의 지적장애 발생률이 평균보다 높았으며, 이후에 백혈병과 암 발병률도 높았다(CDC, 2012b).

또한 1986년에 발생한 체르노빌 원전 참사로 인해 피폭 지역에 있던 여성에게서 태어난 아이들에서 선천적 결함이 증가하였다(Marples, 1996). 심지어 보스니아 해변 건너편에 있는 스웨덴에서도 방사선 노출 수준이 훨씬 낮음에도 불구하고 선천성 기형 발생률이 높았다(Almond, Edlund, & Palme, 2009).

임신 8~25주 사이에 노출되었을 때 가장 큰 손상이 나타났는데, 이는 이 시기가 발달에 있어서 매우 중요하다는 것을 보여 준다. 이 시기 뉴런은 이동과 분화라는 복잡한 과정이 일어나는데, 방사선은 이를 방해한다. 방사선 노출량도 중요하다. 높은 수준의 방사선에 노출된 산모의 아이는 더 심각한 결함이 발생하였다. X선 및 암 치료에 사용되는 방사선의 임상적 노출도 임산부가 8주에서 25주 사이에 노출되는 경우 돌연변이, 자연 유산 및 다양한 선천적 결함을 유발할 수 있다. 따라서 임산부들은 특정 암 치료를 받는 여성의 경우처럼 자신의 생존에 필수적인 경우가 아니면 엑스레이나 방사선을 피하도록 일상적으로 권고된다.

오염 물질. 우리가 호흡하는 공기에는 오존, 일산화탄소, 질소 산화물, 이산화황, 납을 포함한 수많은 오염 물질(Pollutants)이 포함되어 있다. 이 중 일부는 화산 폭발과 같은 자연 현상에서 비롯된 것이지만 다른 것들은 엔진에서 발생하는 연료 연소의 부산물이다. 오염 물질이 태아 발달에 미치는 영향을 이해하기 위해 연구자들은 세계에서 가장 오염된 도시인 인도 델리와 일부 지역에서 연구를 진행하였다(Kumar et al., 2015). 모체 혈액과 출생 시 수집된 제대혈에서 측정된 오염 물질과 미숙아 및 저체중출생과 같은 합병증 사이의 연관성이 일관되게 나타났다. 출생 3 년 후에 태내 오염에 노출된 아이들 중 일부는 인지 능력이 감소된 것으로 나타났다. 또한, 유럽 전역의 여러 지역에서 실시된 대규모 연구에서 태내 오염, 특히 질소 산화물에 노출된 어린이는 정신 운동 발달이 지연되는 것으로 나타났다(Guxens et al., 2014). 태아기에 여러 위험 요인에 노출된 아동은 단일 요인에 노출된 아동보다 더 많은 문제를 경험한다는 점도 주목해야 한다.

우리가 숨쉬는 공기와 마시는 물이 납과 같은 중금속에 노출되는 것은 지속적인 걱정거리이다. 태아기에 납에 노출된 아기는 출생 시 몸무게가 적거나 조산아로 태어날 수 있다. 또한, 노출된 납의 양에 비례하여 지적 기능장애가 나타난다.

이 밖에 수은, 살충제, 다이옥신, 폴리염화비페닐(PCB)에 대한 태아 노출도 태아 및 산후 문제와 관련이 있다. 태아에게 영향을 미칠 수 있는 엄청난 수의 화학 물질, 폐기물 및 기타 환경적 위해성을 식별하기 위한 더 많은 연구가 필요하다. 아이들이 노출될 수 있는 화학 물질은 8만 개가 넘지만, 이 중 3% 미만이 독성 평가를 받았다(Paulson, 2013).

05 주산기 환경

주산기 환경(perinatal environment)이란 출산을 둘러싼 환경이다. 이는 분만동안 모체에게 투여된 약물, 출산 직후의 사회적 환경과 같은 영향을 포함한다. 태내 환경처럼 주산기 환경도 인간 발달에 지대한 영향을 미친다. 대부분의 서양 문화권에서 분만에 대한 극적인 변화가 20세기에 일어났다. 1930년에는 출산의 80%가 가정에서 이루어졌는데, 이러한 수치는 1990년경 1%로 급감하였다(MacDorman, Mathews, & Declercq, 2014). 이러한 출산 환경의 변화에 따라서 출산을 집에서 일어나는 자연스러운 가정사로 생각하던 관점에서 고도의 기술을 이용해 해결해야 하는 의학적 문제로 생각하는 관점의 이동이 발생하였다. 오늘날 많은 부부는 안전한 현대적 기술과 집처럼 안락한 환경이 갖추어진 상황에서 출산하기를 바란다. 많은 병원은 이러한 욕구에 부응하여 분만실 구조를 개선해 왔으며, 출산 시 더 많은 유연성과 권한을 부모에게 주고 있다. 이제 예비 엄마는 가정의, 산부인과 의사, 산모-신생아 전문의, 조산사 등 누가 자신의 분만을 도울 것인지 선택할 수 있다. 분만실의 또 다른 변화는 탄생의 기적을 응원하고 공유하기 위해 배우자, 어머니, 자매 또는 친구가 참석하게 되었다는 것이다(Hodnett et al., 2013). 일부 여성은 출산 과정 전반에 걸쳐 지속적인 신체적, 정서적 지원을 제공하도록 훈련된 조산사의 지원을 받기도 한다. 이러한 지원과 응원 덕택에 출산의 고통이 반으로 줄어들고 진통제 및 겸자 또는 진공 같은 보조 분만 장치를 사용할 필요성이 줄어드는 경향이 있다. 지속적인 출산 지원을 받은 산모는 지원을 받지 못한 산모보다 출산 경험에 대해 보다 긍정적인 느낌, 산후 우울 증상의 감소, 모유수유 가능성이 더 높게 보고되었다(Hodnett et al., 2013). 분명한 것은, 분만과 출산을 둘러싼 사회적 상황이 중요하다는 것으로 출산 중에 더 많은 지원을 받은 여성이 더 긍정적인 경험을 한다는 것이다. 출산 과정이 끝나면 엄마는 통상적으로 신체적으로 탈진해 있고, 출산의 시련을 견뎌 냈다는 안도감을 느끼며 큰 기쁨을 느낀다. 한편, 태아는 속박으로부터 풀려나 활발하게 움직이면서 새로운 세상에 존재하게 된다.

06 신생아 환경

여기에서는 출생 첫 달에 해당하는 **신생아(neonatal)** 환경과 부모가 아이의 발달을 어떻게 최적화하는지 살펴보겠다.

부모들이 그들의 자녀와 어떻게 상호작용하는가에 뚜렷한 차이가 있다. 이에 대해 스몰(Meredith Small, 1999)은 "양육 및 영아 돌보기는 입고, 먹고, 춤추는 방법처럼 문화적으로 구성되어 있다"라고 특징지었다. 예를 들면, 영아 사망률이 높은 사회에서는 아기가 생존할 가능성이 보일 때까지 아기의 이름을 짓지 않거나 사람으로서 인정하지 않기도 한다.

중앙 아프리카에서는 빈민 가정에서 태어난 아기는 낮에는 슬링에 꼿꼿이 세워서, 밤에는 엄마와 같은 침대에서 잔다. 낮 시간의 70% 이상을 만지고, 원할 때마다 모유를 먹이며(일반적으로 하루에 20~40회), 4세가 될 때까지 젖을 떼지 않을 수 있다(Fouts, Hewlett, & Lamb, 2012).

미국 같이 산업화된 나라에서는 낮 시간의 12~20% 정도만 영아와 접촉하며, 일정에 따라 하루에 보통 5~7회 모유수유 또는 인공수유를 한다(Hewlett, 1996). 아기는 아기 침대에서 잘 수 있을 때까지 몇 주 동안만 부모와 같은 침대 또는 같은 방에서 잠을 잘 수 있다. 아기가 어른 침대에서 부모와 잘때 질식 위험이 높기 때문에 이점을 유의해야 한다. 어른은 아기보다 크고 무겁고, 잠자는 동안 아기 위에 올라갈 수 있는 위험한 자세를 취하기도 하며, 어른 침대에는 아기 침대에 비해 침구와 베개도 더 많아서 이것들이 자그마한 아기를 질식시킬 수도 있다.

어느 문화권에서나 부모들은 아기와 어떻게 관계를 맺어야 할지 확신이 없고, 육아 스트레스를 받을 수도 있다.

1) 모유수유 또는 인공수유

모유수유는 신생아들에게 가장 자연스러운 영양의 형태로 조제유가 소개되기 이전까지 유일한 영양 공급원이었다. 그러나 1970년대 초에는 겨우 4명 중 1명의 엄마만이 모유수유를 하였고, 분유를 통한 인공수유가 표준이 되었다(Eiger and Olds, 1999). 이후, 연구를 통해 모유수유의 수많은 장점이 밝혀졌다. 모유에는 영아를 감염으로부터 보호하는 몇 가지 물질이 포함되어 있으며 빠르게 발달하는 작은 아기를 위한 완벽한 영양소가 혼합되어 있다. 최소 4개월 동안 모유를 먹은 아기는 폐 기능이 강한데, 이는 아기가 같은 양의 젖을 먹기 위해서는 우유병을 빨 때보다 엄마 젖을 더 세게 오래 빨아야 하기 때문이다. 또한, 처음 4~6개월 동안 모유수유는 영아기 동안, 특히 미숙아에게 인지 발달에 도움을 준다. 미숙아의 경우 모유는 면역 체계 및 체중 증가에 미치는 긍정적 영향 때문에 "음식이 아닌 약 이상의 것"이라고 불린다. 그리고 모유수유를 하는 엄마는 그렇지 않은 여성에 비해 임신 기간에 증가된 체중을 더 빨리 줄일 수 있다(Yilmaz et al., 2009).

모유수유의 건강상의 이점에 대한 인식을 높이기 위한 캠페인을 통해 신생아 모유수유를 시작하는 어머니가 크게 증가하였다(Breast-feeding Report Card, 2014). 그러나 신생아의 79%가 모유수유를 시작하지만 6개월까지 모유수유를 지속하는 비율은 49%에 불과했다. 모유수유를 지속하지 않는 이유로는 엄마와 관련된 문제(예를 들어, 유두통증)와 아기와 관련된 문제(예를 들어, 아기가 적절한 영양을 받지 못할 것 같은 염려)를 포함하여 많은 이유가 있다. 사회경제적 배경이 낮고 교육 수준이 낮은 젊은 여성은 그렇지 않은 여성보다 모유수유 가능성이 더 낮다(Ryan & Zhou, 2006). 직장 출근도 낮은 모유수유율과 연관이 있는데, 이는 일하면서 모유를 유축해야 하는 문제 때문으로 여겨진다.

2) 고위험 신생아

신생아는 유전적 결함, 태아기 위험 요소와 주산기 손상으로 인해 단기적 또는 장기적인 문제에 직면할 **위험(at risk)**이 있다. 이러한 아기를 가능한 한 빨리 선별하는 것이 아기의 생존과 안녕을 위해 매우 중요하다. 이를 위해 신생아의 심박수, 호흡, 피부색, 근육 긴장과 반사를 평가하는 **아프가 검사(Apgar test)**를 사용하여 신속하게 평가할 수 있다(• 표 3.8). 아프가 검사는 출생 직후와 출생 5분 후 검사를 하는데, 다섯 가지 요인별로 0, 1, 2점을 매긴 다음 모두 더하여 0부터 10점까지 총점을 매긴다. 7점 이상인 영아는 건강한 상태이며, 4점 이하인 영아는 위험한 상태로, 신생아의 심장박동이 느리거나 없고, 근육도 축 처지며, 호흡은 마치 전혀 숨을 쉬지 않는 것처럼 얕고 불규칙하다. 이런 아기들은 생존을 위해 의학적 개입이 필요하기 때문에 집중 치료실에서 치료를 받게 된다.

저출생체중아(low birth weight, LBW)도 좀 더 면밀한 검사가 필요하다. 출생 시 아기가 일찍(작게) 태어날수록 생존 가능성이 낮다. 제태 연령 22주에 출생한 아기

• 표 3.8 아프가 검사

요인	점수		
관찰지표 / 점수	0	1	2
심박수	없음	느림(100회/분 미만)	보통(100회/분 이상)
호흡 노력	없음	느리거나 불규칙	양호: 아기가 힘차게 운다
근육 긴장	사지 이완	약함(약간 구부림)	강함(활발한 움직임)
피부색	청색증 또는 창백	몸은 붉으나, 사지는 청색증	전신이 붉다
반사 민감성	무반응	찡그리거나 약하게 운다	우렁차게 운다

의 1년 생존율은 22%이며, 24주 아기는 67%, 26주 아기는 85%의 생존율을 보이고 있다. 만삭에 태어났으나 몸무게가 적은 아기를 "임신기간에 비해 작은 신생아(Small for gestational age)"라 하고, 예정일보다 빨리(37주 미만) 태어난 아기를 **미숙아**(premature newborn)라고 하며, 이 아기들은 만삭아에 비해 많은 위험에 노출되어 있다. 미숙아 중 1,500g 미만의 아주 작은 아기들은 생존과 건강에 유의해야 한다(March of Dimes, 2015; Serenius et al., 2013).

조산은 영아 사망률의 주요 원인이다. 저출생체중아(LBW)가 전체 출생아의 약 9%를 차지하는 데도 불구하고, LBW가 전체 영아 사망의 2/3를 차지하며, 임신과 출산에 사용되는 비용의 거의 60%가 사용된다. **극소저출생체중아**(Very Low Birth Weight; VLBW)는 훨씬 비용이 많이 든다. VLBW가 전체 출산에서 차지하는 비중이 1% 미만이지만, 임신과 출산에 사용되는 비용의 36%를 차지한다. 가장 취약한 아기는 출생 시 800g 이하인 **초극소저출생체중아**(micropreemies/Extremely Low Birth Weight; ELBW)이다. 저출생체중아의 높은 경제적, 정서적 치료 비용은 중요한 의학적 및 사회적 문제가 되었다. 의료 기술의 발달로 적극적인 치료 시 더 작은 미숙아를 살릴 수 있지만 많은 경우에서 장기적인 장애를 경험하게 된다(Serenius et al., 2013).

LBW의 원인으로 몇 가지 요인이 밝혀졌는데, 다음과 같다.

- 산모의 나이(너무 어리거나 많은 경우)
- 영양 부족 및 부적절한 산전 관리와 관련된 어머니의 낮은 사회경제적 지위
- 인종: 흑인 여성은 백인 여성보다 조기 출산을 경험할 확률이 두 배 높다.
- 이전의 조기 분만으로 나타나는 기초적이고 지속적인 건강 상태
- 담배 또는 알코올 사용
- 스트레스
- 다태 임신(쌍둥이, 세 쌍둥이 등)
- 감염
- 고혈압

이러한 요인 중 일부는 조절할 수 있다. 임신 중에 금연을 시도할 수 있고, 고혈압과 같은 요인을 모니터링하고 치료할 수 있다. 그러나 일부 요인은 조절이 어려울 수 있으며, 임신 중에 발생 위험 요인이 많을수록 작은 아기를 낳을 가능성이 더 높다.

1960년대 신생아 집중치료의 출현 이후 태어난 대부분의 LBW 아기들은 정상적인 발달 범위 내에서 기능하며 생후 첫 달과 몇 년 동안 상당한 성장 추세를 경험하였다. 그러나 LBW 아동, 특히 ELBW 아동은 정상 출생 체중 아동과 비교할 때 시각장애, 청각장애, 뇌성마비, 학업 성취 부족, 자폐증 및 건강 문제 등 수많은 신경 행동 문제가 발생할 위험이 더 높다(Costeloe et al., 2012). 미숙아는 폐의 공기 주머니가 서로 달라붙지 않게 호흡을 돕는 물질인 **계면활성제(surfactant)**를 충분히 생산하지 못하기 때문에 호흡 곤란이 있을 수 있다. LBW 아기를 위한 계면활성제 요법은 1990년경에 보편화되었으며, 미숙아의 생존율을 향상시키는 것으로 보인다(Hagen et al., 2006).

신생아 집중 치료실에서 이용할 수 있는 첨단 의료 기술 덕분에 이루어진 발전 외에도 저차원적 중재도 LBW의 발달을 향상시키는 데 크게 도움이 될 수 있다. 엄마는 모유 유축으로 영양이 풍부한 영양분을 아기에게 공급하여 면역 체계를 강화할 수 있다. 실제로 모유를 제공받은 LBW가 그렇지 않은 아기보다 베일리 영아 인지 발달 척도(Bayley Scale of Mental Development)에서 약 5점 정도 높은 점수를 받았다(Vohr et al., 2006).

또한 LBW 아기들에게 피부 대 피부(skin-to-skin) 접촉이 치료 효과가 있다는 연구 결과도 있다(■ 그림 3.11). 이것을 **캥거루 케어(kangaroo care)**라고 하며, 아기가 부모의 맨 가슴에 직접 피부를 맞대고 휴식을 취하게 되면 체온, 심박수 및 산소포화도를 유지

하는 데 도움이 되고, 부모의 심장 박동 소리가 아기를 진정시키고, 자궁 환경에 있는 것처럼 만들어준다(Conde-Agudelo, Belizán, & Diaz-Rossello, 2011).

캥거루 케어를 받은 미숙아는 그렇지 않은 미숙아보다 조용한 수면 단계(수면 2~4단계)와 각성 단계에서 성숙한 패턴을 보인다. 뿐만 아니라 캥거루 케어를 하는 엄마들은 적절한 교육과 연습의 기회를 제공받는 것에 대해 긍정적으로 생각하였다. 캥거루 케어의 장점 중 하나는 엄마와 아빠 모두 참여할 수 있다는 것이다. 캥거루 케어를 통해 아기에 대한 부모의 감수성이 향상되고, 부모와 아기 사이의 관계가 더욱 긍정적이 된다.

캥거루 케어뿐만 아니라 마사지 요법(Field et al., 2006) 또한 미숙아의 치료에 도움이 된다. 5일 동안 하루 3번 중간 정도의 압력으로 마사지를 받은 미숙아가 체중이 상당히 증가하였고, 더 편안하고 덜 자극적이었다. 영아 마사지는 소화 시스템의 효율을 증가 시켜 체중 증가에 도움을 준다고 알려졌다.

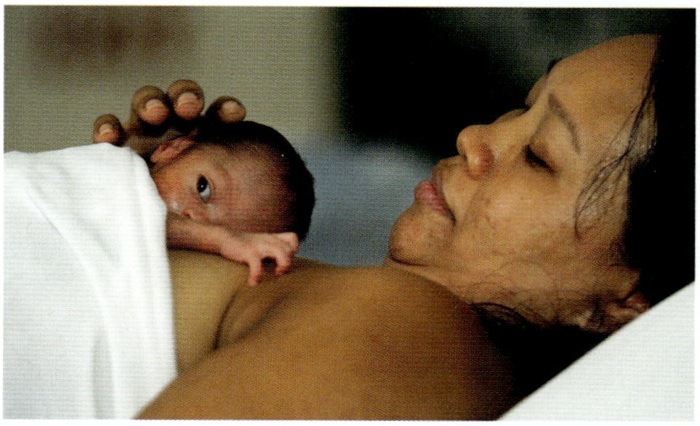

그림 3.11 LBW 아기가 엄마와 피부 접촉을 하고 있다. 캥거루 케어는 아기가 체온을 조절하고, 규칙적인 심박수와 적정 산소포화도 수준을 유지하도록 도와준다.

4 신체, 뇌 발달과 건강

1. 성장 발달에 영향을 주는 내분비계와 신경계를 설명한다.
2. 성장의 주요 원리를 설명한다.
3. 생애 발달단계별 뇌의 변화를 이해한다.
4. 사춘기의 성적 성숙과 심리적 영향에 대해 설명한다.
5. 노화와 관련된 이론을 설명한다.

01 성장 발달의 구성 요소

우리의 뇌나 신체 능력은 인생에서 무엇을 할 수 있는가에 대한 기초가 된다. 5세 아동이 신체적으로 경험하는 것은 5개월 영아가 경험할 수 있는 것과 다르다. 5세 아동은 엄마에게 공을 던질 수 있고, 놀이터에서 다양한 놀이기구를 즐길 수 있다. 기억력, 사고력, 언어구술 능력은 5개월 영아보다 훨씬 우수하다. 뇌가 완전히 발달하기까지는 몇 년이 더 걸릴 것이고, 그 과정에서 집중력은 향상되고, 사고 과정은 더욱 복잡해질 것이다. 신체적 기능도 지속적으로 향상되고, 키는 점점 더 커지며 체중은 더 무거워지고, 성적으로도 성숙하게 될 것이다.

인간 성장과 발달은 상당히 복잡한 과정이다. 이는 유전적 요인과 환경적 요인 모두의 복합적 영향을 받는다. 예를 들어, 미국에서 여성의 평균 키는 164cm이고, 남성의 평균 키는 178cm이다. 그런데 2012년 사망한 세계에서 가장 키가 큰 여성이었던 중국인 야오 디펜(Yao Defen)은 231cm이었고 이와 대조적으로 터너증후군이 있는 여성들의 평균 키는 약 140cm 정도이다. 키 큰 사람들은 일반적으로 부모의 키가 큰 경향이 있고 키가 작은 사람들의 경우에는 가계도에서 '키가 작을 유전자'적 소인을 발견할 수 있다. 유전학적으로 이런 유전적 영향은 영아기 이후의 키 성장에 강한 영향력을 준다(Dubois et al., 2012).

그러나 유전 인자와 더불어 환경 요인이 유전자 발현에 영향을 미칠 수 있다. 예를 들어, 영양 결핍이 있다면 충분히 성장을 못할 수 있다. 키 성장을 위해서는 아동기 동안에 단백질과 칼슘, 비타민 A, 비타민 D 등이 충분한 공급되어야 가능하다(Grasgruber et al., 2014). 미국인의 경우 약 3백만 명이 **셀리악병**(celiac disease, 글루텐민감소장병, 소아지방변증)을 진단받는데, 이는 적절히 음식을 섭취해도 소장 점막의 염증과 손상으로 영양소를 충분히 흡수할 수가 없어 영양 결핍을 초래하고 발육장애를 일으키는 질환이다. 셀리악병은 조기에 진단을 받아 장기적으로 글루텐이 없는 식이요법을 해야 한다. 영양소를 충분히 흡수할 수 있게 되면 회복 성장을 하게 되는데, 이는 영양 결핍이나 질병 이후에 유전에 의해 계획되었던 성장 코스로 되돌아가고자 하는 신체의 노력이다.

1) 내분비계

호르몬이라고 불리는 화학 물질을 혈류로 직접 분비하는 **내분비선(endocrine glands)**들을 **내분비계**(endocrine system)라고 한다(■ 그림 4.1). 가장 중요한 내분비선은 **뇌하수체(pituitary gland)**로, 뇌 기저에 위치한다. 뇌의 시상하부의 호르몬에 의해 조절되어 호르몬을 방출함으로써 다른 내분비선의 호르몬 방출을 일으킨다. 또한, 뇌하수체는 성장을 조절하는 **성장 호르몬(growth hormone)**도 분비한다. 뇌하수체종양 등으로 인해 성장 호르몬이 과잉 분비되는 경우 야오 디펜처럼 클 수 있고 부족한 경우에는 130cm 이상 자라지 못할 수도 있다. 성장 호르몬이 부족한 경우에는 사춘기 이전에 통합 성장 호르몬 치료를 받는다면 거의 정상 범위의 성인 신장으로 자랄 수 있다(Ross et al., 2015).

임신 주수보다 작게 태어난 어린이는 성인이 되어서도 종종 키가 작다. 이러한 어린이는 성장 호르몬 치료에 효과가 있으나 결과에는 차이가 있을 수 있다. 왜 어떤 어린이는 효과가 있는데 다른 어린이는 그렇지 않은지에 대해서는 추가 연구가 필요하다(Sommer et al., 2015).

갑상샘(thyroid gland)도 신체 성장 발달과 신경계 발달에 중요한 역할을 한다. 모체가 임신 중 갑상샘 호르몬 결핍이 있었다면 그 아이는 지능 저하가 있을 수 있다. 갑상샘 호르몬 결핍은 영아기에 치료되지 않으면 지능 발달과 신체 성장이 지연된다. 아동기 후기에 갑상샘 호르몬 결핍이 생긴 경우에는 신체적 성장이 많이 느려질 것이다(Moog et al., 2015).

3장에서 배운것처럼, Y 염색체의 유전자는 고환 발달과 관련되며, 고환은 남성 호르몬에서 가장 중요한 **테스토스테론(testosterone)**과 **안드로겐(androgens)**을 분비한다. 테스토스테론이 분비되지 않으면 남아 태아는 남

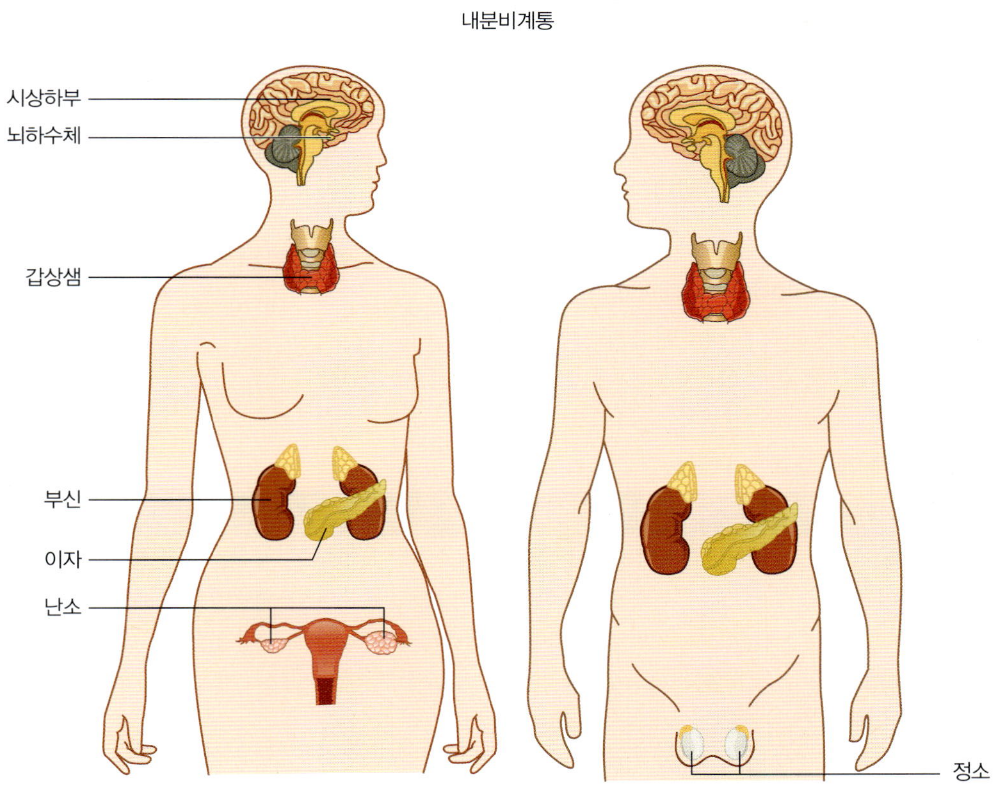

■ 그림 4.1 **내분비계**

성 생식기계가 발달하지 못한다. 남성 호르몬은 청소년기에 무척 중요하다. 청소년기에 고환에서는 많은 양의 남성 호르몬이 성장 호르몬의 생산을 자극하여 청소년기의 급성장을 일으키고 남성 생식기의 발달과 성인기에 성적 동기에 관여한다.

한편 청소년기 여성의 난소(내분비선)는 주요 여성 호르몬인 에스트로겐과 프로게스테론을 생산한다. **에스트로겐(estrogen)**은 남성에서 테스토스테론과 같이 성장 호르몬 생산과 청소년기의 급성장을 자극한다. 또한, 유방, 음모, 여성 생식 기관, 여성의 가임 기간 동안의 생리 주기를 조절하는 데 중요한 역할을 한다. **프로게스테론(progesterone)**은 **'임신 호르몬'**이라고도 불리는데, 신체 변화를 조직화하여 수정과 임신이 유지되도록 한다. 마지막으로, 부신은 안드로겐 유사 호르몬(androgen-like hormones)을 분비하는데, 이것은 남성과 여성 모두에게서 근골격의 성숙에 작용한다. 신체 성장과 발달에서 내분비계의 역할은 • 표 4.1에 제시하였다.

성인기의 시상하부와 뇌하수체는 호르몬을 분비하도록 내분비선을 자극하여 신체 기능을 조절한다. 예를 들어, 갑상샘 호르몬은 세포 대사를 촉진하고, 부신은 신체가 스트레스에 대처하도록 도와준다. 그리고 내분비계는 신체를 보호하는 데 신경계와 협력한다. 또한, 호르몬의 변화가 생기기도 하는데, 여성 호르몬의 감소는 폐경과 관련된다(Herdt & McClintock, 2000, 1996).

요약하면, 내분비계는 신경계와 협력하여 아동기에는 성장에, 청소년기에는 신체와 성적 성숙에, 인생 후반에는 노화에 중점적으로 관여한다.

2) 뇌와 신경계

신경계(nervous system)는 중추신경계(뇌와 척수)와 말초신경계(신체의 모든 부위로 뻗어나가는 신경 세포)로 구성된다. 신경계 구조의 기본 단위인 **뉴런(neuron)**은 모양과 크기가 다양하지만 공통 구조를 가진다(■ 그림 4.2). 각 뉴런은 세포체로부터 뻗어나가는 2개의 섬유를 가지는데, 하나는 수상돌기로 세포체의 전기 흥분을 전달하는 역할을 하며, 다른 하나는 축삭돌기로 세포체에서 발생된 전기적 흥분을 다른 뉴런으로 전달한다. 뉴런의 축삭돌기는 **시냅스(synapse)**라고 불리는 작은 틈을 가지고 다른 뉴런과 연결되어 있다. 축삭돌기의 끝에 저장되어 있는 신경 전달 물질을 내보내어 다른 뉴런의 활동을 자극하거나 억제한다.

뉴런의 축삭돌기는 지질의 수초로 덮여 있는데, 신경 자극의 전달 속도를 높이는 절연체처럼 기능한다. **수초 형성(myelination)** 과정은 출생하면서 시작되어 수 년 동안 지속되고, 척수부터 후뇌, 중뇌, 전뇌까지 진행된다. 수초 형성은 발달에 많은 의미를 지닌다. 예를 들어, 유아기에 뇌에서 언어 발달 부분에 수초 형성 기간이 지난 후 어휘력이 급속히 성장한다(Deoni et al., 2015; Su et al., 2008). 10대 청소년은 '만약에'라는 가정을 포함

• 표 4.1 성장과 발달에 대한 호르몬의 영향

내분비선	호르몬	성장과 발달에 대한 영향
뇌하수체	성장 호르몬	태어난 후부터 사춘기까지 성장을 조절한다. 청소년기의 폭발적 성장을 초래한다.
	분비자극 호르몬	난소나 고환 같은 다른 내분비선이 호르몬을 분비하도록 신호를 보낸다.
갑상샘	티록신	뇌의 성장과 발달에 영향을 주고, 유아기 동안 신체 성장을 조절하는 데 도움을 준다.
고환	테스토스테론 안드로겐	출생 후 남성 생식기계 발달에 주요 역할을 하고, 청소년기에 남성 성적 발달에 직접 역할을 한다.
난소	에스트로겐 프로게스테론	생리 주기를 조절하는 데 주요 역할을 하고, 에스트로겐은 청소년기에 여성 성적 발달에 직접 역할을 한다.
부신	부신성 안드로겐	근골격 발달에 지지적인 역할을 하고, 성적 동기에 관여한다.

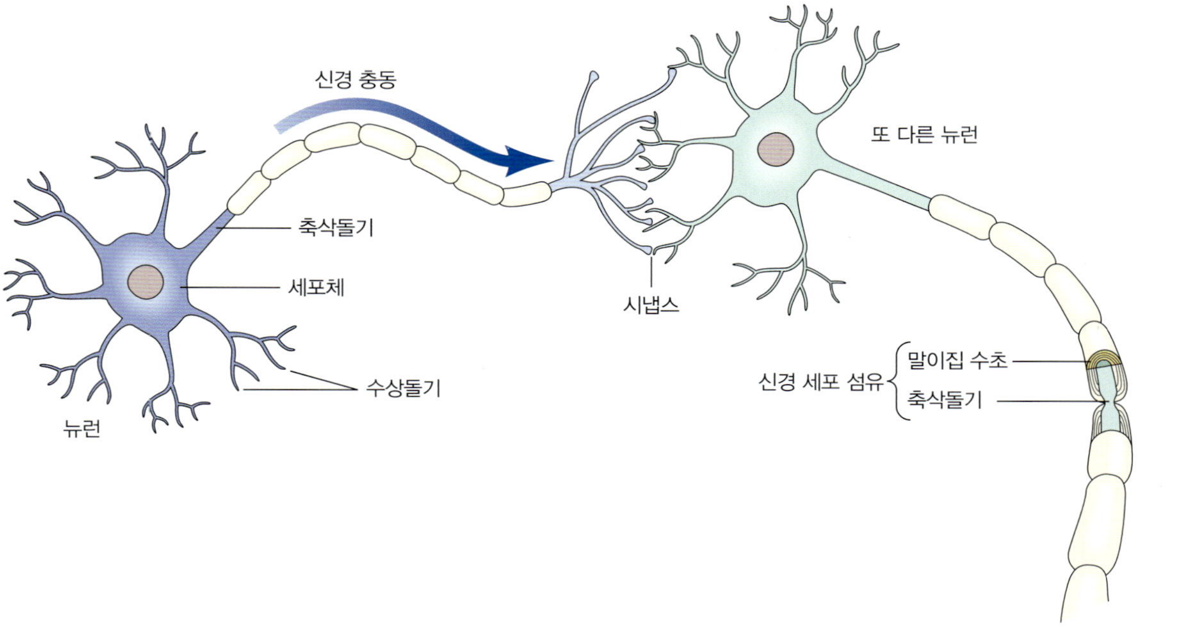

■ 그림 4.2 **뉴런의 구조.** 뉴런은 크기와 가능이 다르지만, 모든 뉴런은 3개의 주요 부분을 포함한다. 1. 수상돌기는 인접한 뉴런으로부터 메시지를 받는다. 2. 세포체. 3. 축삭돌기는 다른 뉴런으로 메시지를 보낸다.

한 질문을 많이 하고, 진실과 정의와 같은 추상적 개념을 논리적으로 사고하는데, 이것은 청소년기 동안 전두엽의 수초 형성과 일치한다. 수초 형성은 성인기까지 지속되는데, 성인이 청소년들보다 사고와 감정을 더 잘 통합할 수 있는 것으로 알 수 있다(Arain et al., 2013).

3) 성장 원리

성장 발달에는 몇 가지 원칙이 있다. 신생아는 아동후기나 성인에 비해 머리가 차지하는 비율이 크다. 이것은 성장의 **두미성의 원리(cephalocaudal principle)**로, 머리쪽에서 아래쪽으로 발달하는 원리를 의미한다. 태아는 머리가 신체 대부분을 차지하고, 신생아는 신장의 25%, 체중의 13%가 머리에 해당된다. 그러나 성인의 머리는 신장의 12%, 체중의 2%이다(Zemel, 2002). 생후 1년 동안에는 몸통이 가장 빠르게 자란다. 생후 2년 동안은 신체에서 다리가 가장 빠르게 자란다(■ 그림 4.3).

근육은 중심에서 사지 쪽으로 성장하고 발달한다. 이것은 **근원성의 원리(proximodistal principle)**로, 몸의 중심부에서 말초부로 발달하는 것을 의미한다. 태아기 동안 가슴과 내부 장기가 팔, 손, 손가락보다 먼저 형성된다. 생후 1년은 몸통이 빠르게 발달하는 시기이다.

세 번째 성장과 발달의 주요 원칙은 **계통발생학적 원리(orthogenetic principle)**로, 전체적이고 획일적으로 발달한 후에 분화하고 상위적 통합으로 옮겨가는 것이다(Werner, 1957). 정자와 난자가 수정된 후 성장이 진행될수록 하나의 세포가 수십억의 고도로 특화된 세포(뉴런, 혈구, 줄기세포 등)로 분화한다. 이렇게 구분된 세포는 조직화되고 통합되어 뇌나 소화기와 같은 기능을 하게 된다.

4) 생애주기 건강 발달 모델

생애주기 발달 관점에서의 건강과 안녕은 다음과 같다.

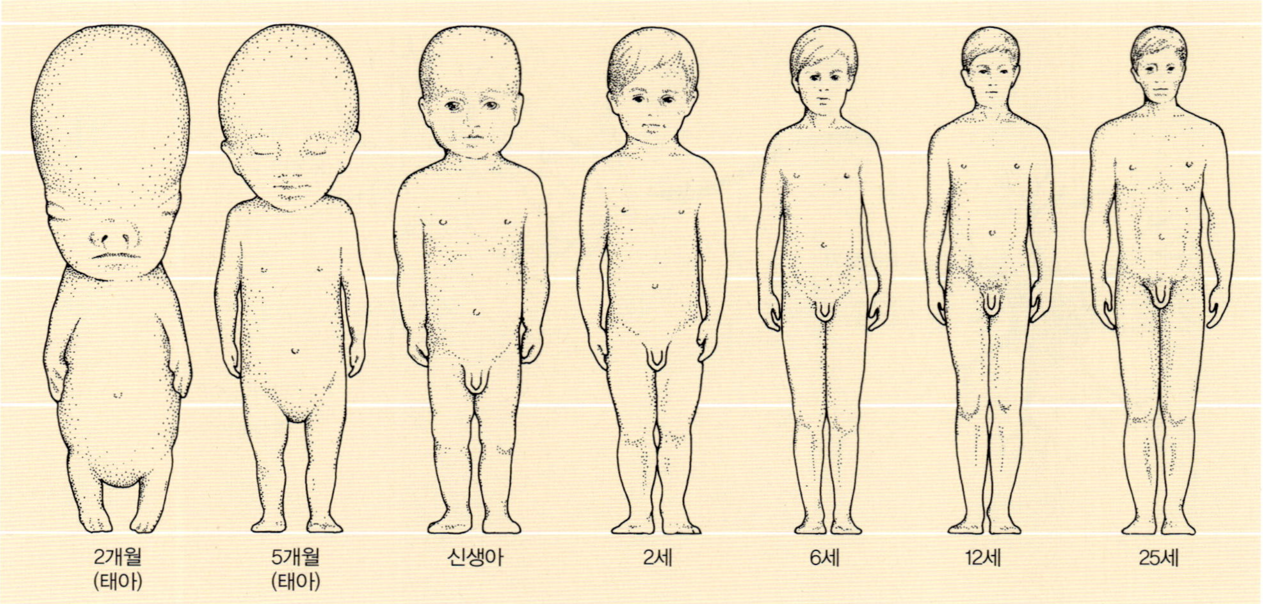

■ 그림 4.3 성장의 두미성의 원리

- 건강은 전 생애에 걸친 과정이다. 개인의 선택에 따라 건강 상태는 지속적으로 영향을 받고 변화한다.
- 건강은 유전과 환경의 상호작용에 의해 결정된다. 시작은 유전자에 따르지만 영유아기, 아동기, 청소년기, 성인기 동안 유전–환경 상호작용의 결과로 발전한다.
- 건강은 다차원적이다. 건강은 신체적, 정신적, 사회적 기능과 서로 얽혀 있다. 한 영역의 변화는 그 영역뿐 아니라 다른 영역에 영향을 줄 수 있다.
- 건강에서 변화는 득과 실이 모두 있다. 건강은 일생에 거쳐 많은 영향 요인에 반응하여 향상되기도 하고 악화되기도 한다.
- 건강은 사회역사적인 맥락에서 발생하고, 사회적, 역사적 요인에 의해 향상되기도 하고 억제되기도 한다. 특별히 사회경제적 상태가 중요하다. 사회경제적 상태가 낮으면 건강하지 못하고 기대 수명이 낮은 것과 관련된다. 그러므로 개인의 건강은 유전적 요인, 개인 선택, 환경적 영향에 의해 결정된다.

02 영유아기

영유아기는 지속되는 뇌 발달, 급성장, 놀라운 감각과 반사 능력으로 특징지어진다. 영유아기 동안에 뉴런은 서로 네트워크를 형성한다(Johnson & de Haan, 2015). 아동기 초기 동안 형성된 뉴런의 **시냅스 형성(synaptogenesis)**은 사춘기 동안 불필요한 시냅스를 제거하고 중요한 부분을 남기는데(**시냅스 가지치기, synaptic pruning**), 뇌 발달에서 중요한 점이다(■ 그림 4.4).

뇌의 초기 발달은 유전적 영향을 강하게 받는다. 그러나 유전자뿐 아니라 개인의 경험도 뇌 발달에 강력한 영향을 준다. 뇌의 발달은 이미 출생 전부터 시작되어 영아기 동안 지속되며, 경험을 통한 시냅스 형성과 시냅스 가지치기로 정교화된다.

뇌는 특히 형성 초기에 **가소성(plasticity)**을 갖는다. 즉, 개인의 경험에 의해 달라지고 다양한 방법으로 발달될 수 있다는 것이다(Kolb, Whishaw, & Teskey, 2016). 약물이나 질병에 노출되었거나 감각이나 운동 경험이 부족한 것은 뇌 발달에 무척 치명적이다. 반면

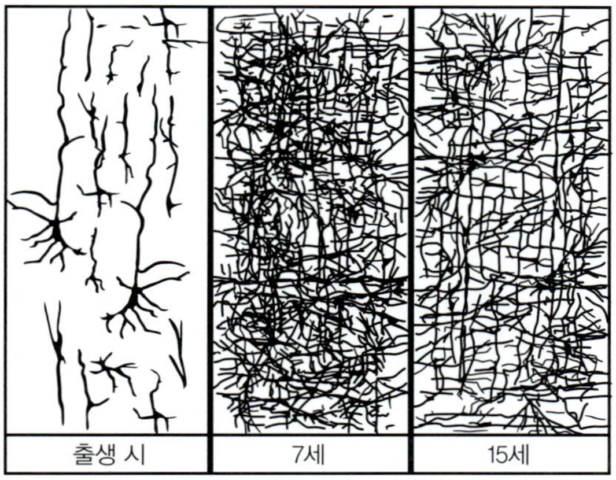

■ 그림 4.4 시냅스 형성(synaptogenesis)과 시냅스 가지치기(synaptic pruning).

뇌가 적응을 잘하기 때문에 손상을 받아도 성공적으로 회복될 수 있다. 특정 기능을 완전히 잘 받지 못하는 뉴런이 있으면 다른 뉴런이 기능을 대신하기도 한다. 미성숙한 뇌는 경험에 의해 자극받아 더 유용해질 수 있다.

뇌 가소성은 발달 초기에 가장 크다. 그러나 신경계 내에서 시냅스의 조직화는 일생의 경험에 반응하면서 지속적으로 변화한다.

중요한 것은 뇌 발달이 가장 빠르고 민감하게 진행되는 시기가 태아기 후기나 영아기 초기라는 것이다. 정상 유전자는 뇌가 어떻게 구성될지에 대한 안내를 해주지만, 생애 경험이 뇌의 구조를 결정한다.

1) 급성장

신생아는 보통 신장이 50cm이고 체중은 3.17~3.4kg이다. 그러나 출생 시 체중과 신장은 태아기 환경에 영향을 받을 수 있다(Özaltin et al., 2010). 생후 몇 개월은 유전적 요소보다는 태아기 자궁 내 환경과 밀접한 관계가 있다. 이것은 쌍둥이나 다태아 경우를 보면 쉽게 이해되는데, 엄마의 자궁 속 제한된 공간에서 다른 형제와 경쟁하느라 제한받기 때문이다.

생후 몇 개월 동안 신생아는 급속히 성장한다. 몸무게는 하루에 거의 30g씩 늘어나고 키는 한 달에 2.5cm씩 자란다. 2세가 되면 성인 신장의 반 정도 되고 몸무게는 13kg이 된다. 우리는 보통 성장을 느리고 꾸준한 과정으로 생각하지만 신생아의 신장을 매일 측정해 보면 아기는 폭풍적으로 자라며, 몇 주 동안 자라지 않다가 24시간 내에 1.2cm 정도 쑥 자라기도 한다. 이러한 급성장은 빠르게 일어나기 때문에 많은 부모는 자라고 있는 현상을 인식하지 못하기도 한다. 키보다 몸무게가 더 증가하는 아기들은 소아비만이 될 위험이 있다(Bjerregaard et al., 2014; Salgin et al., 2015).

근골격 역시 영아기 때 빨리 발달한다. 출생 시 대부분의 뼈는 유연하여 부러지기 어렵다. 너무 작고 잘 휘기 때문에 신생아는 서서 균형을 잡거나 앉아 있을 수가 없다. 성장함에 따라 신생아의 연골 조직은 칼슘이나 다른 미네랄이 침착되어 점점 단단해지게 된다. 어린 아기의 근육은 모든 근육 세포를 가지고 있다 해도 비교적 약하며, 근력은 근육이 성장하면서 증가한다.

2) 신생아의 능력

신생아는 자궁 밖 환경에 대처 준비가 꽤 잘 되어 있다. 가장 중요한 능력 중에는 반사, 감각 기능, 학습 능력, 잠자고 일어나는 규칙을 조직하고 개별화하는 것이 있다.

(1) 반사

신생아의 가장 유용한 자원은 유용한 반사들의 집합체라는 것이다. **반사(reflex)**란 학습되지 않은 자극에 불수의적으로 반응하는 것이다. 예를 들면, 바람이 확 불면 자동적으로 눈을 깜빡이는 것과 같다. • 표 4.2에 정상 신생아에게서 관찰되는 반응을 나타내었다(von Hofsten, 2007, 2013)(■ 그림 4.5).

어떤 반사는 **생존 반사**(survival reflexes)라고 하는데, 호흡 반사, 눈깜빡임 반사(밝은 빛이나 이물질로부터 보호), 빨기 반사(음식 섭취에 필요)가 포함된다. 다른

• 표 4.2 만삭신생아 주요 반사

생존 반사	발달 과정	의미
호흡 반사	영구적	산소 공급, 이산화탄소 배출
눈깜빡임 반사	영구적	밝은 빛이나 이물질에서 눈 보호
동공 반사: 밝은 곳–동공 축소, 어두운 곳–동공 이완	영구적	밝은 빛에서 보호함 조명이 낮을 때 시각적 적응함
근원 반사: 촉감 자극 쪽으로 고개 돌림	2개월에 약해짐 5개월에 사라짐	아기가 젖꼭지나 젖병을 찾으려 함
빨기 반사: 물건을 입으로 가져가 빰	생후 몇 달 동안 점차 조절하다가 7개월에 사라짐	아기가 영양분을 얻게 됨
삼킴 반사	영구적, 경험으로 조절 가능	아기가 영양분을 얻게 됨. 질식 방지
원시 반사	**발달 과정**	**의미**
바빈스키 반사: 발바닥을 긁으면 발가락을 위로 쫙 폄	12~18개월에 사라짐	출생 시 있다가 점차 사라지는 것은 정상적인 신경학적 발달임
파악 반사: 아기의 손바닥을 자극하면 손가락을 움켜 쥠	생후 3~4개월에 사라짐. 의도적인 잡기 반응으로 바뀜	출생 시 있다가 점차 사라지는 것은 정상적인 신경학적 발달임
모로 반사: 큰 소리나 아기 머리의 자세 변경 시 등과 팔다리를 쭉 펴면서 외전하고 양팔을 구부려 포옹하는 듯하는 양상을 보임	4개월에 사라짐. 그러나 갑작스런 큰 소리에 놀람 반사를 보일 수 있음	출생 시 있다가 점차 사라지는 것은 정상적인 신경학적 발달임
수영 반사: 아기가 물속에 잠기면 팔다리의 움직임이 사라지고 불수의적으로 숨을 참음. 잠시 물에 뜰 수 있음	생후 4~6개월에 사라짐	출생 시 있다가 점차 사라지는 것은 정상적인 신경학적 발달임
보행 반사: 아기 발바닥을 평편하게 되도록 일으키면 걷는 것처럼 움직임	규칙적으로 연습시키지 않으면 생후 8주에 사라짐	출생 시 있다가 점차 사라지는 것은 정상적인 신경학적 발달임

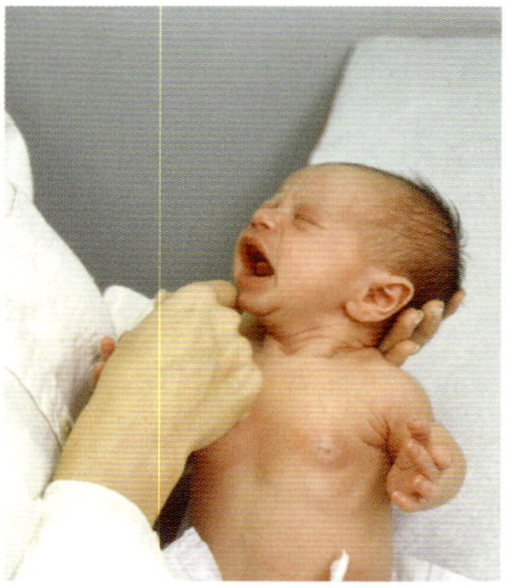
근원 반사(포유 반사, 젖 찾기 반사)

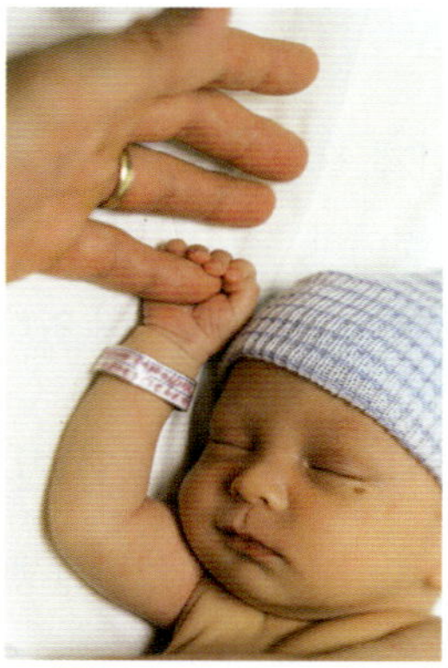
파악 반사(잡기 반사)

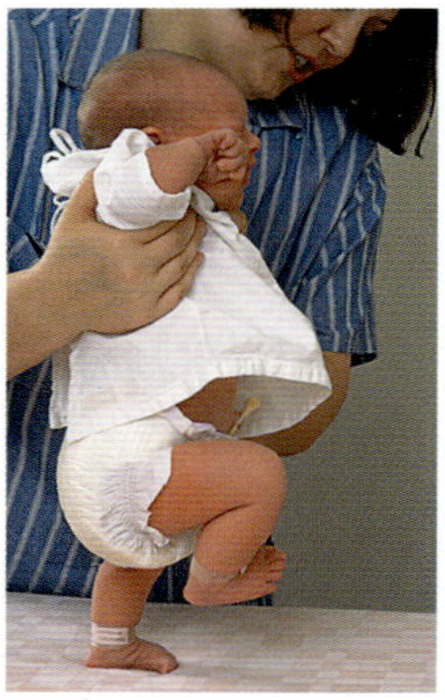
걷기 반사

■ 그림 4.5 신생아 주요 반사

것은 생존에 꼭 필요한 것은 아니라서 **원시 반사**(primitive reflexes)라고 한다. **잡기 반사**는 아기를 옮길 때 아기가 엄마에게 매달리는 것을 도와준다. 걷기 반사와 같은 원시 반사는 앞으로 걷도록 하는 데 유용하다.

원시 반사는 보통 몇 개월 안에 사라진다. 잡기 반사는 4주 정도면 약해지기 시작하며, 자발적 잡기로 이행한다. 이러한 원시 반사는 뇌의 피질하 부분의 아래쪽에서 통제되고, 대뇌 피질의 중심부 위쪽이 발달하여 자발적인 행동이 증가하게 되면 원시 반사는 점차 소실된다. 많은 원시 반사가 신생아에게 필요한 것은 아니지만, 신생아의 신경학적 문제를 진단하는 데 유용하다. 만약 이러한 반사가 출생 시 없거나 또는 영아기에 소실되지 않고 너무 오랫동안 지속된다면 신경계 문제를 의심할 수 있다. 출생 시 반사가 있다는 것은 아기가 자궁 외 환경에 적응하고 자극에 반응할 준비가 되었다는 것을 의미한다. 특정 반사가 사라지는 것은 신경계가 정상적으로 발달하고 경험이 뇌와 행동에 영향을 준다는 것을 의미한다. 그러므로 반사가 존재하다가 후에 사라지는 것은 신경학적 건강을 반영하는 일반적인 지표이다.

(2) 행동 상태

신생아는 밤과 낮에 대한 명확한 구분이 없고 1~4시간마다 깬다. 생후 3개월이 되면 수면 패턴의 예측이 가능해지고, 6개월이 되면 영아의 2/3에서 수면 패턴은 안정적으로 된다. 1/3 정도에서는 밤에 자주 깨는 패턴이 24개월까지 이어지기도 한다.

이런 수면 패턴은 다른 행동과 연관되기도 한다. 예를 들어, 미숙아들 중에서 한 상태에서 다른 상태로 원활하게 전환되는 미숙아들은, 다른 미숙아들에 비해 신경인지가 더 성숙되어 있다. 수면 습관이 좋지 않은 12개월의 영아는 3~4세에 행동 및 주의력 조절 문제 발생과 관련이 있다(Sadeh et al., 2015). 밤에 잘 자는 아기는 낮에 더 잘 지낸다. 신생아는 수면 시간의 반을 능동적인 수면으로 자는데, 이것을 **REM 수면(REM sleep)**이라고 한다. 6개월 이상 영아의 전체 수면 시간에서 25~30%가 REM 수면으로, 성인의 REM 수면이 20%인 것과 비교해서 아기는 성인보다 REM 수면이 더 긴데, 아기의 수면 규칙이 뇌 성숙 및 가소성과 연관된다고 본다(Tarullo, Balsam, & Fifer, 2011). 특정 REM 수면은 학습과 기억 과정에 매우 중요 하다. 이것은 많이 배우는 어린이가 잠을 더 많이 잔다는 것을 설명해 준다. 깨어 있는 동안 많은 새로운 정보를 받은 아기는 잠을 자게 되는데, 이것은 뇌가 새로운 정보를 배우고 기억하는 데 도움을 준다. 수면이 부족하게 되면 영아들의 미성숙한 신경계가 새로운 정보를 제대로 처리하지 못해 '과부하'가 발생한다. 이는 바쁜 하루를 마무리할 즈음 영유아들에게 까다로운 행동이 나타나는 것을 설명한다.

3) 건강과 안녕

현대 의술의 발달로 미숙아의 생존 가능성은 높아졌지만 출생 시 체중이 750g을 넘지 못하는 경우 생후 1년 내에 사망하는 경우가 많다. 미숙아 또는 저출생체중아는 생후 지속적인 건강 문제가 발생할 수 있다. 미국 신생아의 12%는 미숙아로 태어난다. 이 중 35%는 미숙아 출생으로 인한 합병증으로 사망한다. 사망 원인의 1/4은 분만 합병증이며 1/4은 감염 때문에 발생한다(Liu et al., 2015). **선천성 기형(congenital malformations)**은 출생 시 갖고 있는 결손으로 유전적 요인 또는 주산기 동안의 문제로 발생한다. 선천성 기형에는 심장 결손, 척추 파열, 다운증후군, 구개 파열 등이 포함되는데, 생후 1년 이내에 1/10이 사망한다. 예방 접종으로 다양한 감염병을 예방할 수 있게 되었으나 미국의 경우 예방 접종을 하지 않은 영아가 약 20%이다(CDC, 2013). 선천성 장애와 조산을 예방하고 영아기 동안의 건강을 유지하기 위해서는 산전 관리가 중요하다. 출생 이후에는 병원을 찾아 정상적인 발달을 위해 관리하고 질병관리본부의 권고를 따라야 한다. 수면의 질과 양상은 신경계 발달의 중요한 지표가 되며, 아동기 동안의 행동과 연관성이 있다.

03 아동기

아동기 동안 신체와 운동 행동 발달은 영아기보다 느리고 완만하다. 2세부터 사춘기까지 키는 1년에 5~7cm, 체중은 2~3kg 증가한다. 성장은 성장 도표로 평가하며, 이상이 있는 경우 추가적인 검사가 필요하다. 아동기 중기(6세~11세) 동안에 성장 속도는 완만해지는데, 다리의 길이 성장이 관찰된다. 뼈는 더 길어지고 단단해지며 근력이 증가한다.

1) 뇌의 편측성

뇌 조직을 발달시키는 중요한 요인은 뇌의 좌우반구의 기능이 특성화되는 **편측성**(lateralization)이다. 뇌의 두 반구는 기능이 나누어진다(■ 그림 4.6). 대부분 좌뇌는 신체의 오른쪽을 통제하고 논리적 사고와 언어적 기능을 담당한다. 우뇌는 신체의 왼쪽을 통제하고 공간 정보를 이해하거나 정보의 감성 부분과 시각 운동 정보를 이해하는 기능을 담당한다. 즉, 좌뇌는 보통 '사고'를 담당하고, 우뇌는 '감정'을 담당한다(Kensinger & Choi, 2009).

뇌에 반구가 두 개가 있다고 하여 뇌가 두 개인 것은 아니다. 두 반구는 서로 '교통'하고 뇌량을 통하여 같이 일을 한다. 어떤 과제를 하는 동안 한쪽 반구가 다른 쪽보다 더 활성화되긴 하지만 양쪽 반구는 모든 활동에서 같이 역할을 한다. 예를 들어, 어떤 언어를 접했을 때 좌뇌는 단어, 내용, 문법, 구문을 분석하지만 우뇌는 멜로디, 억양, 강세, 언어 안에 포함된 감정을 처리한다.

한쪽 반구가 손상되면 다른 쪽 반구가 상실된 기능을 담당하게 된다. 예를 들어, 심각한 발작을 줄이거나 제거하기 위해 한쪽 뇌를 절제한 대부분의 어린이는 정상적인 언어 기능을 회복한다. 좌뇌를 남기든 우뇌를 남기든 그것은 중요하지 않다. 좌뇌가 대부분 사람들(약 92%)의 언어 기능을 처리하지만, 우뇌 또한 이 기능을 보완할 수 있고, 개인 특성에 따라 가능성이 얼마나 제한되는지는 아직 알려지지 않았다(Gazzaniga, 1998; Knecht et al., 2000).

뇌의 편측성 징후는 출생 시부터 관찰이 가능하다. 신생아는 머리를 왼쪽보다는 오른쪽으로 돌리려 하고, 파악 반사에서도 오른손을 선호한다. 또한, 말소리에 좌뇌 활동을 보이고, 6개월부터 첫 돌까지는 이러한 반응을 더 잘보인다. 편측성 징후는 유전에 기초한다. 대략 10명 중 9명은 글을 쓰거나 운동을 할 때 오른손(좌뇌)을 사용하고 남성이 여성보다 왼손잡이가 조금 더 많다(Vuoksimaa et al., 2009). 부모 모두가 오른손잡이면 왼손잡이 아이가 나올 확률은 2%이지만, 부모 중 한 사람이 왼손잡이면 17%, 모두 왼손잡이면 46%까지 올라간다.

뇌는 좌뇌와 우뇌 피질이 특정 기능을 할 수 있게 매우 초기에 구조화된다. 성장 발달하면서 대부분 언어처리는 좌뇌에서 이루어지고, 공간 관계나 감정을 인지하는 것은 우뇌에서 더 두드러진다. 신체 활동은 일반적으로 좌뇌에서 통제한다.

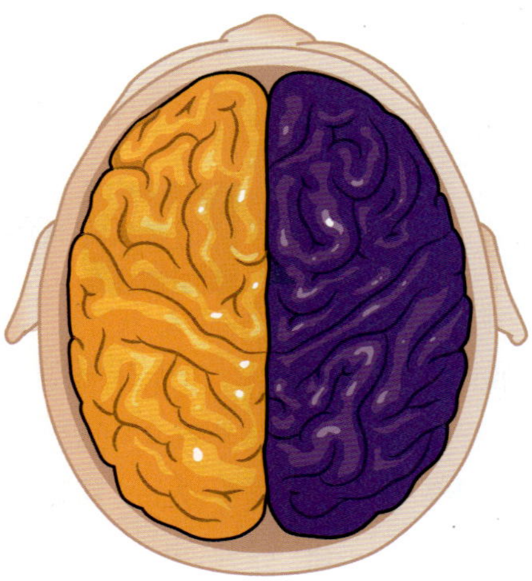

■ **그림 4.6** 뇌는 두 개의 반구로 이루어져 있고, 다른 기능에 특성화되어 있다.

2) 신체 행동

아동의 신체 활동은 성장함에 따라 발전한다. 커지는 몸과 변화하는 환경에 적응하여 자신의 움직임을 정교하게 조절하는 것을 배워야 한다(Adolph & Robinson, 2015). 공은 잡아야 하는 정확한 순간에 양손으로 잡고, 사람이 많은 백화점을 걸어갈 때 부딪치지 않아야 한다. 또한, 운동 기술은 정교해진다. 예를 들어, 공 던지기에서 나이가 들수록 키가 크고 힘이 세진 것뿐 아니라 팔 올리기, 몸 돌리기, 한 발 앞으로 가기, 몸을 앞으로 밀기 등 복합적 신체 움직임을 통합함으로써 공을 더 잘 던지게 된다.

성별에 따른 경험의 차이가 신체 운동에 영향을 주기도 하지만, 성별에 따른 유전적 특성의 영향도 받는다(Junaid & Fellowes, 2006).

3) 건강과 안녕

아동의 건강에 영향을 주는 가장 큰 세 가지 요인은 사고(accidents), 영양, 신체 활동이다. 이 세 가지 요인은 가정 환경, 특히 부모의 교육 수준이나 사회경제적 상태의 영향을 크게 받는다. 교육 수준이 낮은 부모에게서 양육되는 아동은 건강상태가 더 좋지 못할 가능성이 높다. 그러나 사회적 네트워크가 이를 보완해 줄 수 있다. ■ 그림 4.7은 부모의 교육 수준이 아이들의 건강과 안녕에 어떤 영향을 주는지 보여 준다.

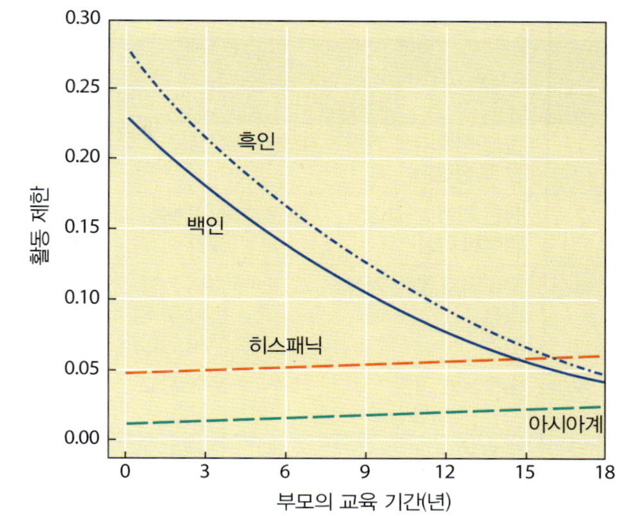

■ 그림 4.7 부모의 교육 수준과 활동 제한 정도

(1) 사고

사고는 아동의 건강과 안녕에 부정적 영향을 주는 주요 요인이다. 아동기에 의도하지 않은 수많은 손상은 사망의 주요 원인이 된다. • 표 4.3은 미국에서 아동의 사고로 인한 사망 원인을 보여 주고 있다(National Vital Statistics System, 2015). 1~4세 사이에는 익사가 가장 많고, 그 이후에는 교통사고가 사망 원인 1위이다. 부모는 수영장이나 욕조에 덮개를 덮고 유아를 면밀히 관찰함으로써 익사 가능성을 줄일 수 있다. 또한, 교통사고로 인한 사망을 감소하기 위해서 카시트를 사용하거나 안전벨트를 착용하고 뒷좌석에 앉도록 하는 것이 필요하다. 그 외에도 벌에 쏘이거나 물림, 베임, 과잉사용 등이 있다. 대부분의 사고로 인한 손상은 경미하여 주요 발달에 영향을 주지 않으나 일부의 경우에 신체적,

• 표 4.3 아동기 사망과 사고 원인(미국)

순위	사망 원인			손상원인		
	1위	2위	3위	1위	2위	3위
1~4세	익사	교통사고	질식	낙상	부딪침	기타, 물림/찔림
5~9세	교통사고	익사	화상	낙상	부딪침	비의도적 찔림
10~14세	교통사고	자살, 질식	자살, 총기	부딪침	낙상	과잉사용
15~24세	교통사고	살해, 총기	비의도적 중독	부딪침	낙상	과잉사용

• 표 4.4 우리나라 아동기 연령대별 주요 사망 원인

순위	0세		1~4세		5~9세		10~14세		15~19세	
	사망 원인	사망률	사망 원인	사망률	사망 원인	사망률	사망 원인	사망률	사망 원인	사망률
1	출생 전후기에 기원한 특정 병태	149.1	신생물	2.5	신생물	2.2	신생물	2.1	자살	7.9
2	선천 기형, 변형 및 염색체 이상	56.2	신경계통 질환	2.5	운수 사고	1.4	자살	0.9	운수 사고	4.6
3	분류되지 않는 임상 소견	35.9	선천 기형, 변형 및 염색체 이상	2.0	신경계통 질환	1.5	운수 사고	0.8	신생물	3.3
4	순환계통 질환	5.4	운수 사고	1.5	순환계통 질환	0.6	순환계통 질환	0.6	신경계통 질환	1.5
5	특정 감염성 및 기생충성 질환	4.2	가해(타살)	1.1	호흡계통의 질환	0.5	불의의 익사 및 익수	0.5	순환계통 질환	1.0
6	가해(타살)	3.7	호흡계통의 질환	1.0	가해(타살)	0.5	호흡계통의 질환	0.4	분류되지 않는 임상 소견	0.8
7	신생물, 내분비, 영양대사 및 질환, 신경계통 질환, 호흡계통 질환	3.4	분류되지 않는 임상 소견	0.7	선천 기형, 변형 및 염색체 이상	0.4	선천 기형, 변형 및 염색체 이상	0.3	불의의 익사 및 익수	0.7

정신적 안녕에 지속적으로 영향을 미칠 수도 있다. 우리나라의 아동기 연령대별 사망 원인(통계청, 2017)은 1~4세, 5~9세, 10~14세 모두 1위는 신생물이었으며, 교통사고는 5~9세, 10~14세, 15~19세에서 2위 또는 3위를 차지하고 있다. 10대 청소년기에는 자살이 1위, 2위로 나타났는데(• 표 4. 4), 자살에 대해서는 제12장에서 자세히 다룰 것이다.

(2) 영양

영양은 아동기 전반에 걸쳐 건강에 중요한 영향을 끼친다. 대부분의 아동이 하루 권장량의 채소나 과일을 섭취하지 않는다. 하루 총 열량 섭취량의 27%는 간식으로 섭취하는데 달거나 짜고 기름지며 영양소가 불량한 것을 섭취하는 경향이 있다. 학교 주변에 편의점에서 아이들은 기름지거나 고당의 음료수를 사서 섭취한다. 탄산 음료의 섭취는 체중 증가뿐 아니라 칼슘 섭취를 방해해서 뼈 건강에 영향을 미친다.

부모는 아동이 건강한 식생활을 할 수 있도록 다양한 건강한 음식을 제공하고 모델이 되어야 한다. 어머니의 교육 수준은 아동이 건강한 식생활을 하는 데 영향 요인이 된다.

아동이 가정 환경에서 스트레스를 받으면 집에서 과식하게 되어 체중이 더 증가한다는 주장도 있다. 아동의 영양 섭취는 직접적이진 않더라도 어머니의 일, 재정, 기타 다른 요인들에 의해 영향을 받을 수 있다.

또 다른 중요한 환경은 이웃과 학교이다. 주변 이웃의 교육 수준과 경제적 수준이 낮은 경우 비만 발생과 밀접한 관련이 있다. 패스트 푸드나 정크 푸드를 쉽게 접하고 부모도 같이 섭취하는 경향이 있다. 따라서 사는 지역에 따라 식이 섭취에 영향을 받을 수 있다(Rummo et al., 2015).

아동이 다니는 학교도 아동의 식습관과 건강에 중요한 영향을 미친다. 학교 급식 프로그램은 적정 수준의 BMI 유지와 좋은 영양 공급원이 될 수 있으나, 나트륨과 지방 수준은 권장량보다 높고 식이섬유는 낮은 경향이 있어 정책적 보완이 필요하다(Clark & Fox, 2009).

(3) 신체 활동

아동기의 건강은 좋은 식이뿐 아니라 규칙적인 신체 활동도 중요하다. 아동은 중등도에서 고강도 신체 활동을 매일 적어도 60분 이상 해야 한다. 그러나 많은 아동에서 좌식 시간은 63%, 약간의 활동 31%, 중등도에서 고강도 활동은 6% 정도의 시간을 할애하고 있다. 변화하는 현대의 생활 습관은 신체 활동을 줄여 아동의 체력 수준을 낮추고 있다. 컴퓨터나 다른 기기를 사용하는 시간을 제외하고도 주당 TV 시청 시간이 평균 25시간이 된다. 하루에 5시간 이상 TV를 시청하는 아동은 2시간 미만을 보는 아동에 비해 5배가 과체중이다(Shifrin et al., 2015). 아마도 TV를 보면서 불량식품을 먹고 운동을 적게 하기 때문인 것으로 여겨진다. 학교에서의 체육 시간은 점차 축소되고 있고 많은 아동은 이동하는 데 차를 이용하므로 걷거나 신체 활동을 하는 기회가 감소하고 있다.

안전한 야외 활동을 할 수 있는 환경에서 사는 아동의 과체중 이환 가능성은 적다. 특히 도시 지역에 사는 아동의 경우 자녀의 야외 활동이 안전하다고 여기지 않으면 TV 시청과 같은 실내 활동으로 대체하는 경향이 있다. 실내에서 할 수 있는 스포츠 게임이나 운동 비디오 게임은 실제 운동만큼의 효과는 없다(Sween et al., 2014). 휴대용 활동 도구(공이나 자전거 등)를 가지고 논 아동은 그네처럼 고정된 기구를 사용하는 것보다 더 많은 신체 활동을 한다. 하지만 신체 활동은 아동의 성격적 특성과 환경적 특성에 영향을 받는다.

권장 신체 활동을 하는 아동은 좌식 생활 습관 아동보다 체력이 좋다. 체력보다 더 중요한 것은 신체 활동이 인지와 정신 기능을 향상시킨다는 것이다. 규칙적인 신체 활동은 효과적인 실행 기능, 즉 목표를 달성하기 위해 계획하고 실행하는 데 필요한 인지적 활동과 관련되며, 더 높은 학업성취도를 달성한다.

04 청소년기

청소년은 자신의 신체에 무척 관심을 두고 있고, 이 기간 동안 내외적으로 놀라운 신체 변화가 일어난다. 급성장 동안 신체 크기가 성인비율로 바뀌고, 키는 빠르게 성장한다. 성적 성숙과 아이를 출산할 수 있는 생물학적 변화 과정인 **사춘기(puberty)**를 겪는다. 아동에서 성인으로 변화하는 데는 뇌의 변화에서 비롯된다.

1) 청소년의 뇌: 무슨 일이 일어나는가?

청소년기 동안 뇌는 많은 변화가 일어난다. MRI 결과에 의하면 뇌의 '회백질'이 청소년기 동안에 ∩양상으로 변화하는 것을 보여 준다. 회백질의 양이 10대 동안 증가하여 최고 수준에 도달한 후 점차 감소한다. 이 패턴은 사춘기 전에 증식된 시냅스와 연관되며 이후 시냅스 가지치기가 나타난다. 뇌의 '백질'은 축삭으로 구성되며, 수초화가 사춘기 동안에 계속 증가한다(Blakemore et al., 2010).

청소년들은 대부분의 모험을 시도한다. 청소년은 술, 마약, 흡연, 성 활동, 운전과 관련된 것을 잘 판단하거나 의사결정하지 못한다(Casey, 2015). 이런 선택은 장단기적으로 건강에 중요한 영향을 준다. 음주를 하는 청소년에서 위험성은 더 높다(• 표 4. 5).

• 표 4.5 청소년의 위험 행동

음주(45%)
콘돔을 사용하지 않고 성행위(39%)
물리적 폭력(35%)
음주 운전자와 동승하기(29%)
성행위 전에 음주나 약물 사용(23%)
대마초 사용(20%)
흡연(20%)
무기 소지(전체 18%, 남자 중에서 30%)
음주 운전(10%)

1. 흡연과 니코틴 중독에 빠지기 쉽다.
2. 위험한 성행위를 할 가능성이 높다. 무방비 상태에서 성행위를 하게 되면 임신이나 성병에 노출될 수 있다.
3. 음주 운전 차량에 탑승하여 교통사고로 이어질 가능성이 높다.
4. 싸움, 학업 성취 문제, 불법 행위를 할 가능성이 높다.

우리나라 청소년들은 흡연율이 2007년 13.3%에서 2017년 현재 6.4% 로 낮아졌으며, 음주율도 27.8%에서 16.1%로 낮아진 것으로 나타났다(■ 그림 4.8)(보건복지부, 2017).

2) 신체 성장

청소년기 동안 **급성장(adolescent growth spurt)**은 성장 호르몬 분비가 증가하면서 시작된다. 여아의 신장 성장의 최고점은 12세 미만이고 남아는 13~14세이며, 체중에서 성장 최고점은 여아는 12.5세, 남아는 13.9세로 여아가 남아보다 1~2년 빠르다. 급성장 시기 이후에는 다시 천천히 자란다. 소녀는 16세가 되면 성인 키가 되고 소년은 18, 19세 심지어 20세에도 여전히 키가 자랄 수 있다(Fryar, Gu, & Ogden, 2012). 근육은 남녀 모두 빠르게 발달하는데, 일반적으로 남아가 여아보다 근육량이 더 많다. 체중도 남녀 모두에서 증가하는데, 분포에는 차이가 있다. 여아는 가슴과 엉덩이에 지방이 많아지고, 남아는 어깨가 넓어진다.

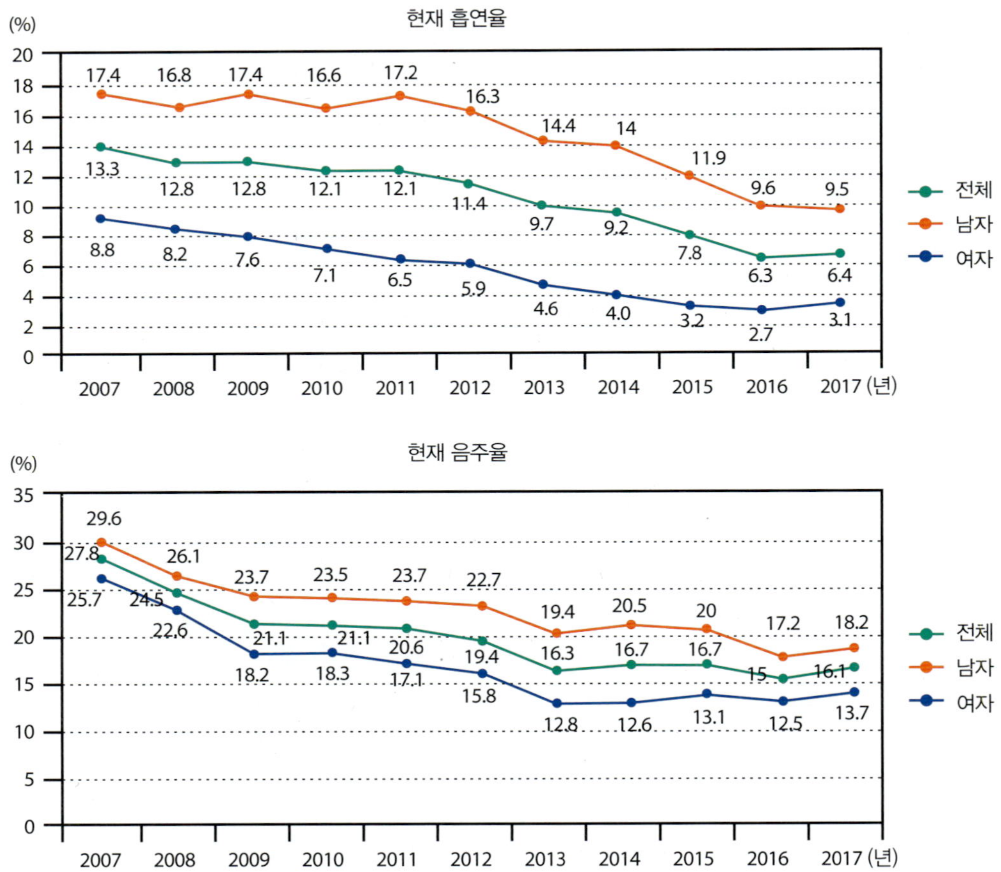

■ **그림 4.8 청소년의 흡연 및 음주 실태**

출처: 교육부, 보건복지부, 질병관리본부, 제13차(2017년) 청소년건강행태온라인조사 통계. 2017.

3) 성적 성숙

사춘기의 신체 징후가 나타나기 오래 전부터 신체는 성적 성숙을 준비하기 위해 계속 변화하고 있다. 남녀 모두 6~8세 사이에 부신에서 안드로겐 생성이 증가한다. 부신 호르몬은 음모와 겨드랑이 털이 생기는 이차 성징 발현에 영향을 주고, 고환이나 난소에서 생성되는 생식샘 호르몬(gonadal hormones) 분비 증가에 의해 성적 성숙이 확실하게 일어난다. 남성에서는 안드로겐이 해당되고 여성에서는 에스트로겐과 프로게스테론이 해당된다.

사춘기의 성적 성숙 과정은 테너 스케일(Tanner scale)로 측정할 수 있다(Marshall & Tanner, 1969, 1970).

테너 스케일은 이차 성징이 보이지 않는 사춘기 이전부터 성인의 이차 성징까지 5단계로 되어 있다(• 표 4.6).

여아의 가장 확실한 이차 성징 과정은 **초경(menarche)**이다. 보통 11~15세 사이에 하며 평균 연령은 12.5세이다. 생리는 수정란을 보호할 수 있는 자궁의 준비 상태를 보여 준다. 어린 여아는 배란 전에 생리를 먼저 시작하는데, 생리 후 1년 또는 그 이상 임신이 불가능할 수 있으나 어떤 소녀들은 배란이 되면서 성행위를 통해 임신이 될 수 있다.

남아의 성적 성숙 과정은 평균 11세에서 11.5세에 시작하며, 고환과 음낭이 먼저 커진다. 그런 후 일자 모양 음모가 생기고 6개월 후 청소년기 급성장이 시작될 때 음경도 급속히 자란다. 성적 성숙의 표시는 남아에서는 **몽정**(첫 사정, **semenarche**)을 들 수 있다. 몽정은 꿈을 꾸면서 정액이 나오는 것을 말하며 보통 13세에 일어난다(Herman-Giddens et al., 2012). 여아에서 초경 이후에도 때때로 배란하지 않는 것처럼 소년도 첫 사정 이후에도 정자가 생성되지 않기도 한다. 이후에 남아는 얼굴에 수염이 나기 시작하는데, 처음에는 윗입술 주변에서 시작하다가 뺨과 턱선까지 나게 된다. 목소리 톤이 낮아지고 조절되지 않는 갈라지는 목소리가 나기도 하는 변성기가 발생하며 변화하는 목소리에 당황할 수 있다. 남아의 경우 10대 후반이나 20대 초반이 되면 가슴에 털이 나기 시작한다.

이차 성징이 나타나는 것은 개인차가 있다. 성적 성숙도 인종마다 차이가 있다(Chumlea et al., 2003; Jean et

• 표 4.6 **테너의 사춘기 단계**

단계	남아	여아
I	사춘기 이전 연간 성장: 5~6cm	사춘기 이전 연간 성장: 5~6cm
II 남아 12.5~14.5세 여아 10~12세	고환: 약간 커짐(남아의 첫 징후) 음낭: 붉은색 음경: 길이 증가 연간 성장: 7~8.2cm	가슴:약간 부풀어 오름 유륜이 넓어짐 연간 성장: 7~8.1cm
III 남아 13~15세 여아 11~13세	고환: 커짐 음낭: 어두워짐 음경: 길이 증가 연간 성장: 8.2cm	가슴: 더 커지고 올라옴 연간 성장: 8.1cm
IV 남아 13.5~15.5세 여아 12~14세	고환: 더욱 커짐 음낭: 더 어두워짐 음경: 두꺼워짐 연간 성장: 10cm	가슴: 유륜이 산 모양 같아짐 연간 성장: 7.1cm
V 남아 14~18세 여아 14~18세	고환, 음낭, 음경 모두 성인과 같음 18~19세까지 키가 다 자람	가슴: 성인과 같은 모양과 크기 16세에는 키가 다 자람

al., 2011). 예를 들어, 9세에 유방 발육이 유럽계 미국인 여아는 16%, 멕시코계 미국인 여아에서는 25%가 시작되는 데 비해 아프리카계 미국인 여아의 경우 49%가 성숙되기 시작한다. 소수의 여아(유럽계 미국인 1%, 아프리카계 미국인에서 3%)가 3세에 가슴성장과 음모 성장을 보이기도 하고, 12세에도 성숙이 시작되지 않는 경우도 있다.

발달 속도는 일부 유전의 영향을 받는다. 일란성 쌍생아는 보통 같은 시기에 성장을 시작하고 마치며, 성적 성숙 시기는 가족력을 따르는 경향이 있다. 남녀 모두 신체적 성적 성숙을 포함한 변화는 보통 뇌의 시상하부가 내분비계를 자극할 때 시작된다. 아동기 동안에는 성별에 상관없이 남녀 성 호르몬의 수치가 비슷하다. 그러나 성적 성숙이 완성되면 남아는 남성 호르몬(안드로겐, 테스토스테론) 양이 여아보다 더 많고 여아는 여성 호르몬(에스트로겐, 프로게스테론)의 양이 더 많다.

신체와 성적 성숙은 유전자에 의해서 발현되고 호르몬에 의해 실행되는 과정이다. 그러나 환경도 성숙 시기에 일부분 작용한다. 산업화가 시작된 1840년대에는 초경의 평균 시기가 16.5세였는데 현재는 4년 정도 빨라졌다(Rees, 1993).

이런 추세는 양질의 영양 공급, 의료기술 발전, 비만 증가, 호르몬 생산에 변화를 일으키는 화학 물질에의 노출이 주요 영향 요인으로 보인다. 초경 연령은 양질의 영양 공급, 기대 수명, 낮은 문맹률과 관련이 있으며, 생물학적인 요인과 환경적 요인의 영향을 받는다. 산업화된 나라에서 오늘날의 어린이들은 부모 세대나 조부모 세대보다 성숙과 성장의 유전적 기대치에 더 잘 도달하는데, 이는 더 잘 먹고 성장 발달 지연을 유발하는 질병에 잘 걸리지 않기 때문이다. 영양이 부족한 청소년은 영양을 잘 섭취한 청소년보다 늦게 성숙한다. 초기 아동기 (출생 시부터 2세) 동안에 과체중은 여아에서 조기 사춘기와 관련이 있다(Wan, Deng, Archer, & Sun, 2012). 반면에 힘겨운 신체 활동을 하거나 신경성 식욕부진이 있는 여아는 초경이 늦어지거나 초경 이후에 월경이 중단되기도 한다.

가족 상태도 청소년 여아의 사춘기에 영향을 준다. 이혼이나 별거로 어린 나이에 친아버지와 떨어져서 가족이 해체될 경우에 여아는 사춘기가 일찍 온다. 아버지의 부재는 청소년의 우울증과 경제적 어려움과 관련된다. 모든 연구에서 공통으로 보인 것은 여아의 삶에서 스트레스는 비교적 어린 나이에 시작된다는 것이다. 스트레스는 신체 구조와 기능에 영향을 미치고, 이른 초경은 이러한 변화의 부산물일 수도 있다(Culpin et al., 2014). 따라서 신체와 성적 성숙은 유전과 환경의 상호작용의 결과로 지연되거나 앞당겨질 수 있다.

(1) 심리적 영향

앞에서 언급하였듯이 신체적 성숙과 성적 성숙의 시기는 개인차가 크다. 조숙한 여아의 경우 8세 정도에 가슴이 발달하고 10세에 초경을 경험할 수도 있으나 반면에 남아에서는 14.5세까지도 음경 길이가 자라지 않고, 16세까지 키가 급성장하지 않을 수도 있다. 중학교 시기에는 신체적 성장에 차이가 많아서 아직 아동처럼 보이는 경우부터 완전히 성인같은 경우까지 다양하며 외모에 관심이 많다.

많은 문화에서 사춘기 여아는 자신의 외모에 자의식을 갖고 남들이 자신을 어떻게 보는지 신경쓰는 경향이 있다. 어떤 여아는 키의 크기나 가슴의 크기에 신경을 쓴다. 초경에 대해서는 긍정적인 감정과 부정적 감정이 복합적으로 나타난다(Oldehinkel et al., 2011).

남아의 신체 이미지는 여아보다 긍정적이다. 체중 증가와 변성기를 더 환영하며, 키가 크고, 털이 많고, 잘생기기를 바라고, 운동을 잘하고 싶어한다. 성장 속도가 느리거나 키가 작은 남아들은 또래 아이들보다 미성숙한 것으로 간주되어 심리적 어려움을 겪기도 한다.

여아에게 초경은 기억할 만한 사건인데 반해 남아는 자신의 신체 변화를 거의 인식하지 않는다. 남아들은 성적으로 성숙해 가는 것에 대해 긍정적인 반응과 부정적인 반응을 혼합해 표현하지만, 첫 사정 후 보통 긍정적으로 반응한다. 남아의 62%가 처음 사정에 긍정적이고, 여아는 오직 23%만이 초경에 긍정적이다(Oldehinkel et al., 2011).

사춘기 변화는 가족 관계와 밀접하다. 청소년기에는 신체 접촉이 적어지면서 부모와 물리적 거리감이 생긴다. 특히 아버지와 거리감이 발생하며, 부모들도 자녀와의 사이에 거리를 두며 부모–자녀 관계를 재설정한다. 청소년기에는 보통 독립성이 발달하며, 일상생활에서 방청소, 늦은 시간에 시끄러운 음악 듣기 등의 사소한 문제로 주로 어머니와 충돌이 발생한다. 초기 청소년기에 호르몬 변화는 우울증, 에너지 수준의 급변동, 안절부절 못하므로 부모와 충돌을 일으키기도 한다(Buchanan, Eccles, & Becker, 1992). 또한, 문화적 신념이 청소년기 부모–자녀 상호작용에 영향을 끼친다. 예를 들어, 많은 멕시칸계 미국인 남아와 부모들은 사춘기 변화가 최고조인 동안에도 친밀감을 유지한다. 부모는 가까운 관계를 유지하고 청소년이 자신을 수용할 수 있도록 도움으로써 성공적으로 사춘기에 적응하도록 도울 수 있다. 사춘기의 신체적 호르몬 변화가 개인의 심리적 변화에 직접적인 원인이 되지는 않으며, 생물학적 변화는 사회적 환경과 상호작용하여 개인의 심리와 경험에 영향을 준다(Graber, Nichols, & Brooks–Gunn, 2010).

(2) 조기 발달과 늦은 발달

신체 발달이 빠른 남아의 경우 사회적으로 경쟁적이고 매력적이며 자기 확신이 있어 보이고 또래 관계에 잘 수용된다는 점에서 긍정적인 반응이 있다. 그러나 약물 남용이나 따돌림, 폭력 성향, 비행 같은 문제 행동에 대한 위험이 증가할 수도 있다. 신체 발달이 늦은 남아는 걱정이 많고, 자신에 대해 확신이 적으며, 문제 행동과 적응 문제를 더 많이 겪고 학업 성취도도 낮다(Lynne et al., 2007). 그러나 늦게 성숙하는 경우에 음주를 거의 하지 않는다는 점에서 장점이 된다.

여아는 남아보다 2년 정도 빨리 성장하므로 친구들에게 놀림을 받는다고 여기기도 한다. 아마도 이러한 이유 때문에 조기 성숙은 여아에게는 부정적인 부분이 더 많아 보인다. 일찍 발달한 여아는 사춘기가 아직 오지 않은 동급생보다 신체 불만족 수준이 높고, 남자들과 어울리는 경향이 있다. 데이트를 하고 음주, 흡연, 성경험을 하게 되어 어린 나이에 문제아가 되기 쉽다. 또한, 일찍 사춘기가 온 여아는 우울 수준이 무척 높게 보고되기도 했다(Reynolds & Juvonen, 2012).

발달이 늦은 여아의 경우 남아보다 학업 성취도가 높다. 아마도 다른 학교 밖 활동에 대한 관심보다 학교 수업에 관심을 더 두기 때문인 것으로 여겨진다.

성장 속도에 따른 학교 수행의 차이는 시간이 지나면서 사라진다. 조기 성숙한 여아에게 있었던 위험 행동과 불안과 우울 등의 적응 문제의 일부는 지속될 수 있다. 조기 성숙한 남아에게서 유리한 점은 성인기를 잘 맞는 것이다.

종합하면 늦게 성숙하는 남아와 조기 성숙하는 여아는 청소년기 동안 어려움을 겪는 것 같다. 그러나 성인이 되면 상대적으로 차이가 줄어든다.

사춘기에 대한 청소년의 인식이 중요한데, 사춘기 변화에 대한 친구와 가족의 반응이 청소년이 사춘기에 대한 적응을 결정하는 영향 요인이 될 수 있다. 부모들은 아들보다 딸의 성적 성숙에 더 걱정을 많이 하고 부정적이다. 이러한 태도가 자녀의 사춘기 경험과 자아 개념에 영향을 미친다.

4) 건강과 안녕

청소년기가 자신의 신체 운동력과 건강에 최고점이 있기 때문에 실제로 많은 청소년이 강하고 체력과 에너지가 넘친다. 불행히도 현대 사회의 좌식 생활 습관은 10대들의 건강을 약화시키고 체력을 떨어뜨린다. 미국에서 10대 체력 측정 결과 놀랍게도 1/3이 신체 운동을 잘하지 못했다. 학업은 잘 했지만 심폐 기능에서는 저조하였다. 25%의 청소년만 권고대로 하루 60분의 신체 활동을 수행하고 있다(CDCP, 2015). 여아들은 남아보다 더 신체 활동이나 운동을 하지 않는다. 현대의 10대들은 고혈압, 고지혈, 고혈당 등을 가지고 있으며, 이것은 이전 10대보다 이른 나이에 심장병이 발생할 수 있음을 보여 준다.

(1) 체중

아동처럼 많은 10대가 **비만(obesity)**해지고 있다. 10대의 3분의 1이 과체중이거나 비만이고 지난 15년 동안 꾸준히 증가했다. 좌식 생활을 하는 청소년은 더 증가하였고 필요 이상의 칼로리를 섭취하는데 대부분 음료수로 섭취한다. 열량은 높고 영양성분이 불량한 음료수를 많이 마시는 청소년은 체중 증가뿐 아니라 수축기 혈압도 높다(Nguyen et al., 2009). 체중과 혈압은 심장, 신장질환, 당뇨, 간 문제, 관절염을 포함한 건강 문제의 위험 요인이 된다. 당뇨 발생률은 최근 몇 년간 청소년 사이에서 계속 증가하고 있다.

비만은 **대사증후군(metabolic syndrome, MeTS)**과 관련되며 뇌 기능에 영향을 줄 수 있다. 대사증후군 유무에 따라 청소년의 건강 상태를 비교한 연구에서 대사증후군이 있는 청소년은 지능지수가 4점 낮았고 수학 성취도에서는 10점 더 낮았다. 또한, 주의력과 정신적 유연성 부분에서도 문제를 제기하였다. 인지적인 부분에 있어서도 대사증후군이 있는 청소년이 더 낮았는데, 이런 결과들은 심각하게 우려되며 무시할 수 없다(Yau et al., 2012).

부모가 과체중인 경우 자녀가 과체중이 될 위험 요인이 두 가지가 있다. 부모가 자녀에게 과체중 유전자와 과체중이 될 가능성이 있는 환경을 제공한다는 것이다. 예를 들어, 과체중 부모는 자녀의 신체 활동을 격려하지 않고, 오히려 부모가 가만히 앉아 TV를 보는 등 좌식 생활 습관의 모델이 된다. 과체중 부모는 경제적으로 낮은 경향이 있어서 싼 음식을 구매하므로 고칼로리에 영양분이 낮은 음식을 사게 된다. 과체중인 친구가 있으면 과체중에 대한 낙인이 줄어들어 편하게 지내며 건강하지 못한 행동을 서로 주고받는다.

비만은 유전과 양육의 결과이다. 유전적인 것이 분명 중요하지만 나쁜 식습관, 비활동성, 부모의 행동이 비만을 일으킬 수 있다(Steffen et al., 2009). • 표 4.7은 최근 10년간 비만을 유발하는 환경적 요인들에 대한 것이다.

(2) 수면

또 다른 건강 관련 문제는 많은 청소년들이 충분히 수면을 취하지 못한다는 것이다. 사춘기는 수면과 기상의 주기, 멜라토닌 생산, 일주기 리듬에 변화를 일으켜 잠자는 시간을 자꾸 뒤로 미루게 한다. 멜라토닌은 아동이나 성인에 비해 늦게 상승한다(Crowley et al., 2015). 청소년에서 수면 시간은 늦어지고 있으며, 20%에서만 적절한 수면을 취하고 있다. 비록 사회심리적 요인들(예를 들면, 숙제를 하거나 친구와 메시지를 주고받는 것)이 아동기에서보다 더 늦게 잠자리에 들게 하지만

• 표 4.7 비만 발생에 대한 환경적 영향 요인

비활동성 생활 습관	직업이 점점 더 좌식화되었고, 그 결과 칼로리 소모량이 100~150 칼로리 감소함. 이는 약 13.5kg 체중 증가를 일으킬 수 있음
1인분 양	20년 만에 탄산음료의 양이 190ml에서 590ml로 증가함. 햄버거는 184g에서 230g으로 증가하였음. 1955년 맥도날드 햄버거의 크기는 겨우 45g이었음
지방 함량	2000년 연간 지방 소비량이 34kg임. 1950년에는 13kg이었음
설탕	1822년 설탕 소비량은 연간 2.7kg이었음. 현재는 약 5kg 정도이며 다른 감미료를 포함하면 22.6Kg임. 미국심장협회에서의 하루 설탕 소비 권장량은 9.5 티스푼임
스트레스	임신기간 중 산모의 스트레스는 비만과 관련된 신경 구조를 형성할 수 있고 산모의 복부 지방 축적과 관련됨.
빈곤	빈곤 가정의 어린이는 과체중이나 비만과 관련성이 있음. 성인의 경우 수입이 높을수록 남성의 경우 비만이 증가하나 여성의 경우에는 감소함.

사춘기와 같은 생리적 요인도 밀접한 관련이 있다. 권장 수면량이 8~9시간인 경우 밤 12시에 잠자리에 들면 오전 8시~9시에 기상해야 하나 대부분의 10대들은 학교 시간에 맞춰 더 일찍 일어나야 한다.

충분히 수면을 취하지 못하게 되면 낮 동안에 졸음이 오고 동기가 감소되며, 특히 과제를 수행하는데 지루함을 느끼게 될 것이다.

밤중 수면 시간이 짧거나 주말에 늦잠을 자는 10대들의 경우에 우울이나 안절부절 못함의 수준이 높고 좌절에 대한 인내력 부족으로 나타난다. 감정 조절에 어려움을 겪으며 공격성이나 분노를 더 많이 표현한다. 집중력이 감소하고, 단기 기억에 어려움이 있으며, 수업 시간에 졸게 된다. 수면 부족 상태를 극복하기 위해 카페인을 섭취하게 되고 수면 주기는 더 방해받게 된다(National Sleep Foundation, 2015; Carskadon & Tarokh, 2014).

충분한 수면과 규칙적인 수면주기는 인지 기능을 최대화하기 위해 필요하다.

05 성인기

초기 성인의 신체는 여러 면에서 최고로 강하다. 기관은 효율적으로 기능하고 체력도 최상이다. 그러나 나이가 들면서 신체의 노화는 천천히 꾸준히 진행한다. 신체 변화와 건강 변화는 중년기에 외모와 기능에 큰 영향을 주기 시작한다.

1) 뇌의 변화

뇌는 임신 말기나 영아기 후반에 완전히 발달된다고 알고 있었으나 오늘날 '뇌 발달은 절대로 완료되지 않는다'가 정답이다. 뇌는 일생동안 경험에 반응하고, 새로운 뉴런을 생산하는 **신경 발생(neurogenesis)**이 가능하다.

성인에서 신경 발생은 불가능한 것으로 알려졌으나 가능할 수 있다는 근거가 제시되고 있다(Jessberger & Gage, 2014; Kempermann, Song, & Gage, 2015).

심각한 교통사고로 19세 테리 왈리스(Terry Wallis)는 심각한 뇌손상을 입었고 거의 20년간을 의식 상태가 매우 떨어져 있었다(Hopkins, 2006). 회복이 불가능하다고 여겼으나, 어느 날 깨어나 말하기 시작했다. 신체적 기능의 일부가 회복되었고 의사소통이 가능해졌다. 의사들은 테리가 깨어난 기적을 뇌에서 새로운 뉴런이 생성되고 연결되었기 때문이라고 말했다.

캠퍼만 등(Kempermann, Song, & Gage, 2015)의 연구에서는 3개월간 운동을 시행한 성인의 뇌 혈류량이 증가하였는데, 운동 직후 학습과 기억에 관여하는 뇌의 부분인 해마의 혈류량이 거의 두 배 가까이 늘어난 것을 발견하였다. 혈류 증가는 새로운 뇌세포의 생성과 관련된 것으로 보인다.

문화적인 영향이 뇌의 조직에 영향을 주는지에 대한 연구에서는 fMRI를 이용하였을 때 서로 다른 뇌 활동의 패턴을 보여 주는 것을 발견하였다(Denise Park and Chih-Mao Huang, 2010). 동아시아의 집단주의적 관점과 서구 문화의 개인주의적 관점에 따른 문화적 경험이 뇌 구조 형성에 영향을 주는 것으로 여겨진다.

뇌는 지속적으로 환경에 반응하며 생애 전반에 걸쳐 뇌세포의 분화와 시냅스 연결이 이루어진다. 이는 신체 및 정신 운동에 따른 반응으로 변화될 수 있다. 손상을 받은 후에도 일부 기능은 다시 사용할 수 있어 향후 치료에 큰 기대를 하고 있다. 하지만 성인에서 뇌세포가 새롭게 만들어질 수 있다고는 해도 어린아이들의 뇌에 비하면 훨씬 적다.

많은 사람들은 노화란 뇌세포가 줄어들고 '노망'이 발생하는 것으로 생각한다. 알츠하이머와 같은 질환은 정상적인 노화 과정은 아니다. 정상적인 노화는 신경계의 점진적이고 비교적 가벼운 퇴화나 신경 기능의 일부 상실과 기능 저하, 수초화(myelin)와 같이 신경세포를 보호하는 조직의 변화와 관련된다. 50세 이후에는 성인 연령에 따라 뇌조직이 감소하여 노인이 되면 5~30%의 뇌세포가 감소하는 것을 알 수 있다. 뇌세포의 감소는 감각이나 운동 조절 부분이 뇌피질이나 간뇌에 비해 더 두드러지게 나타난다(Taki et al., 2013).

뇌의 퇴화 징후에는 뉴런의 손실 외에도 신경 전달 물질의 감소도 포함된다. 그런 퇴화의 주요 증상 중 하나는 젊은 사람의 뇌보다 정보 처리 속도가 훨씬 느리다는 것이다.

중년기의 뇌는 좌우반구의 통합성이 더 좋아져서 창의성과 인지 기능이 향상되는 데 도움을 준다. 퍼즐 맞추기 같은 정신 활동은 새롭게 생성된 뉴런이 유지되는 데 영향을 주고, 유산소 운동은 새로운 뉴런이 생성되도록 한다(■ 그림 4.9). 정신 활동은 '새롭고, 노력해야 하며, 성취할 수 있는' 활동을 해야 한다(Shors, 2014).

노화되는 뇌에서 어떤 사람들은 지적 수행 능력이 감소할 수 있고 또 어떤 사람들은 연륜에 따라 더 개선될 수도 있다. 박과 로이터 로렌츠(Denise Park and Patricia Reuter-Lorenz 2009, 2014)는 노화된 뇌의 전두엽 피질 활동이 증가하여 손실을 보상할 수 있다는 사례를 제시한다. 특히 뇌가 다른 부분의 기능을 향상시켜 어떻게 손실에 적응하는지를 설명하는 **노화와 보상의 비계 이론**(scaffolding theory of aging and compensation; STAC)을 제안한다. 따라서 젊은 성인의 뇌가 특정 업무를 수행하는 데 뇌의 특정한 부분만을 사용한다면 노인의 뇌는 뇌의 다른 영역의 도움을 받을 수 있다. 이러한 종류의 보상은 건강 문제나 유전적 경향 또는 부정적 삶의 경험 때문에 항상 기능하지 않을 수 있지만 오랜 시간 동안 노인이 인지 기능을 유지할 수 있게 한다.

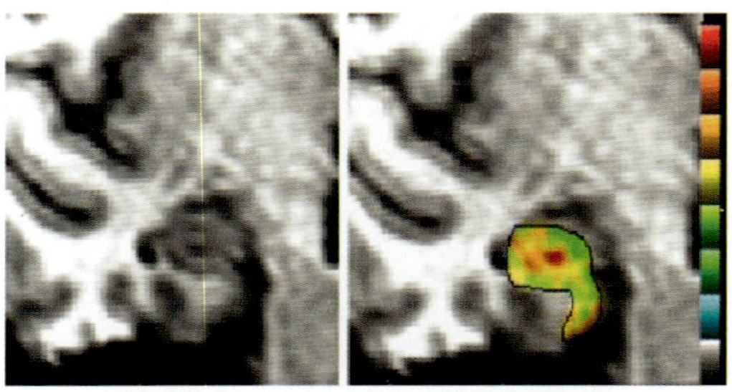

■ 그림 4.9 운동에 따른 뇌혈류 변화

수정된 STAC 모델에서는 생활 사건이 뇌의 신경 원천을 고갈시키는 부정적 영향과 신경 원천을 보존하고 심지어 풍부하게 하는 긍정적 영향 모두를 일으킬 수 있다고 본다. 인지 변화가 발생하는 정도뿐 아니라 현재 인지 기능 수준을 고려하는 것은 중요하다.

2) 생식기계의 변화

사춘기에 분비되기 시작한 성 호르몬은 성인기 대부분 동안 성 생활에 관심을 가지게 하고 자녀를 갖게 하며 정신적 영향을 주고 노화의 경험에 영향을 준다. 남성의 경우에 테스토스테론 수준은 1년 주기로 변화가 생기는데, 봄에 가장 높고 가을에 가장 낮아지며 하루 중에는 아침에 가장 수치가 높다. 테스토스테론 수치가 높은 남자는 다른 남자에 비해 성적으로 적극적이고 흥분하는 경향이 있다.

대조적으로 여성에서 호르몬 수치는 월경 주기에 따라 매달 급격히 변한다. 일부 여성에게 이러한 변화는 월경 전 며칠 동안 부종, 침울한 기분, 유방의 압통, 두통을 유발할 수 있는데, 이런 증상들을 **월경전증후군(premenstrual syndrome, PMS)**이라고 한다. 젊은 여성의 반 정도가 PMS를 경험하고, 대다수가 몇 가지 증상을 경험한다고 보고하고 있는데, 이것은 생리 주기에 따른 정상적 반응으로 간주한다. 10%의 여성에서는 일상생활이 방해될 정도로 증상을 경험하고, 이 중 2~3%는 심각한 형태의 PMS인 **월경곤란증(premenstrual dysphoric disorder, PDD)**를 진단받는다. PDD는 생리 주기와 관련된 신체적 증상과 더불어 정서적 증상을 포함하며, 업무나 대인 관계를 방해할 수 있다는 점에서 PMS와 다르다. PDD가 있는 여성은 건강 관련 삶의 질이 떨어진다(Delara et al., 2012).

에스트로겐과 프로게스테론 수준의 변화는 PMS 증상 발생의 원인으로 여겨진다. 경험한 증상의 심각성과 유형에 따라 PMS에 대해 다양한 치료가 가능하다. 심각한 PMS를 가진 여성에게는 **프로작**(Prozac) 같은 항우울제 치료를 하게 되면 증상이 완화된다. 경증의 PMS 여성에게 칼슘, 포타슘, 철분, 비타민 D 같은 무기질과 비타민 치료를 하게 되면 증상이 완화되는데, 이는 생리적 에스트로겐 수치가 낮아서 이런 물질을 몸이 잘 흡수하지 못하기 때문이다. 확실한 것은 생리 주기 경험은 개인마다 다르다는 것이다.

(1) 여성 폐경

다른 신체 체계처럼 생식기계도 노화한다. 중년기에 월경이 끝나는 것을 **폐경(menopause)**이라 한다. 폐경이 되면 더 이상 배란하지 않고, 더 이상 배란과 월경이 없어져 자녀를 가질 수 없게 된다. 평균 51세(45~54세)에 폐경이 이루어진다(National Institute on Aging, 2013). 이 과정은 5~10년에 걸쳐 점진적으로 진행된다. 초경 연령이 빨라졌어도 폐경 연령은 과거보다 크게 달라지지 않았고 문화에 따라서도 비슷하다. 변화된 것은 폐경 이후 삶의 기간이 길어졌다는 것이다. 폐경은 anti-Müllerian 호르몬에 의해 예측 가능하다. 이 호르몬은 16세에 최고점에 도달하여 25세까지 유지되다가 서서히 감소한다(Fong et al., 2012).

폐경 여성은 일반적으로 짜증을 많이 내고, 감정적이며, 우울하고, 불안정하다고 여긴다. 미국 여성의 2/3는 갑자기 얼굴과 상체 부위를 중심으로 더워지고 땀이 나는 **안면 홍조(hot flashes)** 증상이 갑작스럽게 발생하여 몇 초에서 몇 분간 유지되고 이후 한기를 느낀다. 많은 사람이 질 건조증과 성교 시 불편감 또는 통증을 경험하기도 한다. 10%에서는 신체적 증상으로 인해 심각한 우울을 경험한다고 하였다. 대체로 폐경은 여성의 불안, 분노, 인지된 스트레스, 직업 불만족 수준에 영향을 끼치지 않는다. 여성이 폐경기를 경험하는 동안 심각한 심리적 문제를 경험할 때는 폐경 전에 이미 관련된 문제가 있었을 것이다.

수년간 에스트로겐과 프로게스틴을 이용한 **호르몬 대체 요법(hormone replacement therapy, HRT)**은 폐경기 여성들의 증상을 완화하는 데 효과적이라고 여겨졌다. 많은 여성들이 HRT로 안면 홍조, 질 건조증, 골다공증 등 신체적 증상이 완화되었다. 하지만 HRT가 유방암과 심장마비, 뇌졸중을 유발할 수 있다는 위험이 더 많다고 볼 수 있다(Women's Health Initiative, 2004). 그러나 호르몬 감소로 인해 심각하게 폐경 증상을 겪는 여성에게는 단기적으로 사용하는 HRT가 도움이 될 수 있다. 운동과 적절한 수면을 취하는 등 생활 양식을 바꾸는 것이 가장 좋은 방법이 될 수도 있다.

(2) 남성의 갱년기

남성도 나이가 들면서 갱년기를 경험한다. **남성 갱년기(andropause)**는 연령 관련 성 호르몬 감소증으로 불리며, 테스토스테론 수치 감소와 성욕 감소, 피로, 에너지 부족, 발기 부전, 기억 문제, 음모 소실 등을 포함한 다양한 증상으로 특징지어진다(Samaras, 2015). 80세가 되면 20세 때 가졌던 테스토스테론 양의 20~50%로 줄어들며, 이는 자연스러운 현상이다(Perls & Handelsman, 2015).

몇몇 연구에서는 50세 이상 남성에서 갱년기 증상이 있는 경우에 테스토스테론의 수준은 두드러지게 낮아져 있다고 보고(Wu, Yu, & Chen, 2000)하고 있는 반면, 다른 연구에서는 테스토스테론과 갱년기 증상 사이에 명확한 관련성을 제시할 수 없다고 한다. 어떤 연구에서는 50~70세 남성에서 테스토스테론의 양이 충분함에도 **발기부전(erectile dysfunction)**을 호소하였다고 한다(Gould, Petty, & Jacobs, 2000). 발기부전이 있는 경우에는 호르몬 생성 저하보다는 당뇨 같은 기저 질환이 원인이 된다. 발기부전은 비아그라로 잘 알려진 실데나필(sildenafil)로 치료가 가능하다.

요컨대, 남성 갱년기는 여성의 폐경보다 더 서서히 진행되고, 심리적 영향을 거의 받지 않는다. 성 활동의 빈도는 나이가 들면서 감소하지만 호르몬 수치 감소에 따른 것이라고 생각하기는 어렵다.

3) 건강과 안녕

20대와 30대는 외모 변화가 적지만 40에서 50대가 되면 노화는 두드러지게 된다. 피부는 주름지고 건조하며 늘어지는데, 특히 햇볕 아래서 많은 시간을 보낸 사람들은 더 그렇다. 머리카락은 얇아지고 색소생성세포가 줄어들어 회색으로 변한다. 그리고 대부분 사람들이 대사량이 성인기 동안 감소하는데, 식습관과 운동 습관이 그에 따라가지 못하기 때문에 체중이 다소 늘게 된다. 성인의 30%만이 여가시간에 신체 활동을 하고, 20% 미만에서 근력 운동을 하는데, 자신의 체력을 향상시키고 유지하는 데 요구되는 유산소 운동을 하는 경우는 거의 없었다(Schoenborn & Adams, 2010).

미국에서는 건강 비용의 20%를 비만 관리에 사용한다(Cawley & Meyerhoefer, 2012). 미국 보건당국은 미국인이 당면한 주요 건강 문제 중 하나로 비만을 규정하였고, 비만과의 전쟁으로 수 많은 정책을 수립하였다. 그중 하나가 아동청소년들을 위한 정책으로 건강한 식습관 증진과 다양한 지역사회 프로그램을 통한 신체 활동 증진이다. 비만률이 감소되지 않으면 미래 세대는 현재 부모 세대보다 기대 수명이 짧아지게 될 것이다.

(1) 건강에 대한 도전

65세 이상이 되면 신체에 이상을 느끼는 사람이 많아진다. 급성 질환의 빈도는 낮아지지만 만성 질환은 더 흔해진다. 많은 노인이 감각 손실, 관절염, 고혈압 또는 퇴행성 질환 같은 만성 질환을 적어도 한 가지는 갖고 있다고 하였다. 관절염만해도 남성 노인의 43%, 여성 노인의 54%에서 발생하였다. **골관절염(osteoarthritis)**은 흔한 관절 질환으로, 연골의 점진적인 파괴에 의해 발생한다. 일부 노인에서는 일상생활 활동을 제한할 정도로 고통스럽다(Whitbourne & Whitbourne, 2014).

또 다른 흔한 증상은 **골다공증(osteoporosis)**이다(■ 그림 4.10). 이 질환은 심각한 미네랄의 손실로 뼈가 약해져 쉽게 골절이 되는 질환이다. 이 질환은 통증을 유발하거나 넘어져 고관절 골절을 유발할 수 있으며, 고관절 골절이 발생한 노인의 1/3은 1년 내에 사망하고, 요양원 입원의 주요 원인이기도 하다. 한 번의 낙상으로 독립적인 생활에서 의존적인 생활로 전환되어 노인의 생활 방식이 완전히 바뀔 수 있다. 낙상 경험이 있는 노인은 활동을 제한하게 되는데, 이로 인해 근육과 뼈가 더욱 약해질 수 있다. 골다공증은 남자보다 여성 노인에게 특히 더 문제가 된다. 뼈가 가벼운 유럽이나 아시아 여성, 흡연자, 골다공증 가족력이 있는 경우에는 더 위험하다.

골다공증을 예방하려면 칼슘을 충분히 섭취하는 것이 필요하다(National Osteoporosis Foundation, 2013). 체중 부하 운동, 예를 들면 걷기나 조깅이 골다공증 예방에 도움이 될 수 있고, 일부 폐경 여성의 경우 호르몬 대체 요법이 효과적일 수 있다. 뼈 건강은 아동청소년기에 시작된다. 신체 활동을 적극적으로 하고 건강한

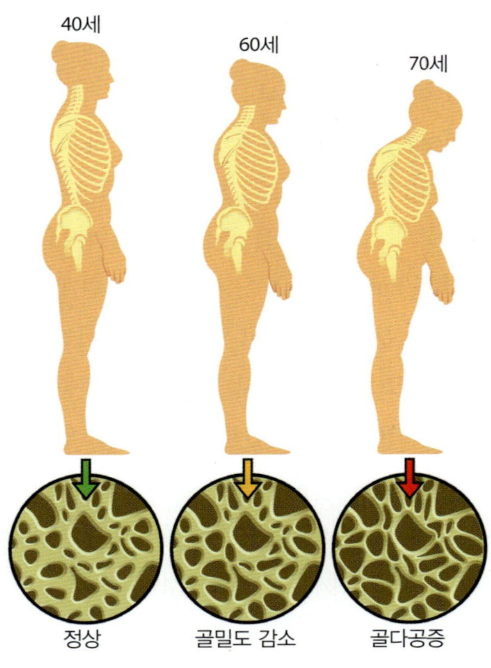

■ **그림 4.10** 골다공증은 노인들의 뼈를 약하게 하고 구부정한 자세를 유발한다. 또한, 골절 위험성을 높이고 독립성을 박탈한다.

식습관을 하는 젊은 여성의 경우에 골밀도가 높고 성인 이후에 골밀도 감소를 예방할 수 있다.

20대 때부터 신체구조의 대부분이 효율성이 점차 떨어지는 것도 노화와 관련된다. 아동과 성인 초기 사이에 신체 기능은 최대가 되며, 그 후로는 서서히 감소한다. 운동량을 충족시키는 심폐 기능, 체온 조절 능력, 질병과 싸우는 면역 체계에서 점진적으로 노화가 이루어진다. 예를 들면, 10년마다 근력의 10%가 감소한다(Katzel & Steinbrenner, 2012). 악력의 경우에 남녀 모두 성인기 전반에 걸쳐 서서히 감소하는데, 남성의 경우 성인기 동안 지속적으로 감소하는 반면, 여성의 경우 악력 감소가 더 서서히 발생하지만 55세 이후에는 급격히 감소한다. 중년의 악력은 이후 삶에서 기능을 예측하는 의미 있는 변수이다. 악력이 약한 경우 25년 후에 집안일, 걷기, 옷입기, 목욕 등 일상생활에서 이루어지는 활동에 더 어려움을 겪을 가능성이 높다. 악력이 높은 경우에는 100세까지 살 가능성이 높다(Rantanen et al., 2012). 악력은 내적 건강과 안녕의 외적 표시가 된다.

또 다른 신체적 노화의 근거는 각 신체 기관에서 비상시에 대응할 수 있는 능력인 **예비 능력(reserve capacity)**이 감소하는 것이다. 예를 들어, 노인과 청년은 휴식 시 맥박에서 큰 차이가 없으나, 노인은 질병이 없더라도 최대 심박동수가 더 낮다. 평상시에는 본인이 늙었다고 여기지 않았어도 등산을 할 때는 자신이 늙었다고 느낄 수 있게 된다.

노인은 젊은 성인에 비해 평균 걷는 속도가 느리다. 노인의 느린 속도는 안전 문제를 일으킬 수도 있는데, 예를 들어 복잡한 도로를 건널 때 일반 성인의 속도에 맞춰 프로그램된 신호등이 노인의 이동 속도에 맞지 않을 수 있다. 보행 속도는 노인의 생존을 위한 유용한 예측 변수가 되기도 한다. 65세 이상 노인 34,000명을 대상으로 보행 속도와 5년 및 10년 생존율의 관계를 살펴보았을 때 보행 속도가 생존을 예측할 수 있었고 특히 75세 이상 노인에서 효과적으로 예측하였다(Stephanie Studenski et al., 2011). 보행 속도가 빠른 75세 이상 노인은 천천히 걷는 다른 노인보다 5년, 10년 후에 생존하고 있을 가능성이 높다. 악력처럼 걷는 속도는 다양한 내장 기능을 보여 주는 것이다. 걷기에 관련된 하나 이상의 기관(예를 들면, 폐, 심장, 근골격계, 신경계 등)이 손상받거나 악화되기 시작하면 외적으로 걸음이 느려지는 것으로 나타나게 될 것이다.

노인의 건강, 안녕 그리고 기능에는 엄청난 차이가 있다. 어떤 노인은 건강 문제로 활동이 제한되지만 다른 노인들은 활동적으로 즐기면서 건강한 삶을 살아가고 있다. 체력이 좋은 노인이 앉아만 있는 비활동성인 40대보다 더 잘 기능할 수 있다. 일례로 파우자 싱(Fauja Singh)은 100세에 마라톤을 완주하였다. 의사는 싱이 94세였을 때 골밀도를 검사하였는데, 한쪽 다리는 35세의 골밀도를, 다른 다리는 25세의 골밀도를 가졌다고 하였다(Morley, 2013). 극단적인 예이기는 하지만 운동이 건강과 안녕에 중요한 요인이라는 것은 의심할 여지가 없다.

(2) 운동: 건강 증진

운동은 전 생애에 걸쳐 정신적으로나 육체적으로나 중요하다. 운동은 심혈관과 호흡기계 기능을 향상시키고, 골소실을 감소시키며 근육을 강화할 수 있다. 운동을 하는 노인들은 산소 섭취량과 심혈관기능이 더 좋았다. 우리의 뇌가 제대로 기능하기 위해서는 산소를 필요로 하는데 운동은 뇌 기능을 향상시키는 데 도움이 된다. 운동은 노인이 스트레스를 덜 느끼고 더 행복감을 느끼게 하며 인지 기능을 증진시킬 수 있다. 또한, 노인의 우울 발생을 감소시키고, 신체적 장애를 7년 이상 지연시킬 수 있다고 한다(Vita et al., 1998).

나이가 들어가면서 여성의 신체 활동이 더 일찍 감소하며 사회적으로 고립된 노인은 사회적 관계를 잘 유지하는 노인보다 신체 활동이 더 적다(Katzel & Steinbrenner, 2012). 성인 후기가 되면 노인은 계단을 오르거나 식료품을 옮기는 것만으로도 피로를 느끼게 되며 마라

톤은 불가능하게 된다. 평균적으로 노인은 젊은이에 비해 고강도 활동 시 쉽게 지치고 회복하는 데 더 많은 시간이 필요하다.

4) 노화 이론: 왜 우리는 늙고 죽는가?

우리가 노화와 관련된 질병을 피하고 건강하게 살기 위해 무엇을 하든 결국 모두 죽는다. 왜 늙고 죽게 되는지에 대한 간단한 해답은 없다. 하지만 노화 과정에 대한 몇 가지 이론이 있다. 이 이론들은 크게 두 가지 범주로 나눌 수 있는데, 하나는 예측 가능한 유전자 시간표에 따른다는 **프로그램 이론(programmed theories of aging)**이고, 다른 하나는 손상된 세포가 축적되고 장기를 악화시키는 위험성의 우연한 과정으로 **손상 또는 오류 이론(damage or error theory of aging)**이 있다. 이는 노화와 죽음이 생물학적 마스터 플랜의 결과인지 아니면 우리가 사는 동안 몸 안에 생긴 손상의 결과인지 여부에 대한 것이다.

(1) 프로그램 이론

프로그램 이론은 노화가 종 특이성 유전 프로그램에 따라 진행된다고 가정한다. **최대 수명(maximum life span)**이 종마다 다르다는 것은 의심할 여지가 없다. 과실파리는 2~3개월을 사는 반면 갈라파고스 거북이는 190년까지 살 수 있다. 포유류 중 인간의 최대 수명은 125년으로 추정되며(Weon & Je, 2009), 현재까지 가장 오래산 사람은 122세로 사망한 프랑스의 쟌느 루이스 칼멘트(Jeanne Louise Calment)이다(Willcox et al., 2009). 20세기에 평균 수명은 30년 이상 증가하였고 오늘날 100세 이상 사는 사람들이 늘고 있지만 최대 수명은 거의 바뀌지 않았다.

종 특유의 최대 수명과 달리 개인의 유전적 특성과 환경적 요인의 결합은 다른 사람들에 비해 얼마나 빨리 노화가 이루어지고 얼마나 오래 살지에 영향을 미친다. 유전적 차이가 70세 이상에서 주요 만성 질환으로부터 벗어날 수 있는 능력의 50% 이상 차지하고, 수명의 1/3까지 영향을 미칠 수 있다. 초고령 노인의 경우 유전적 요인의 영향이 클 것이다(Reed & Dick, 2003; Sebastiani et al., 2012).

하지만 유전자가 노화와 장수에 어떻게 영향을 미치는지는 정확히 알 수 없다. 가장 잘 알려진 이론은 프로그램 이론으로, 헤이플릭(Leonard Hayflick 1994, 2007)이 인간 배아에서 분화한 세포가 일정 횟수만큼(50회±10회) 분열한다는 **헤이플릭 분열 한계(Hayflick limit)**를 바탕으로 한다. 헤이플릭은 성인으로부터 채취한 세포들이 훨씬 더 적게 분열한다는 것을 증명했는데, 그 이유는 이미 세포분열이 이루어져 분열 횟수를 소모했기 때문으로 설명하였다. 갈라파고스 거북이는 90~125회 분열할 수 있으나 과실파리는 훨씬 더 적게 분열한다.

헤이플릭 분열 한계에 의해 제시된 세포 노화 시계 이면의 매커니즘은 염색체 끝에 있는 **텔로미어(telomeres)**인 것으로 밝혀졌다(■ 그림 4.11). 이 텔로미어의 점진적인 단축은 결국 세포가 복제할 수 없게 만들어 죽음에 이르게 한다. 따라서 이 텔로미어의 길이가 생물학적 노화의 기준이라고 할 수 있다.

하지만 이 텔로미어가 얼마나 빨리 짧아지는지 결정하는 것은 무엇인가? 최근 연구에서는 아픈 자녀를 돌보거나 치매에 걸린 부모를 돌보는 것과 같은 만성적인 스트레스가 있는 경우에 백혈구의 텔로미어가 정상보다 더 짧고, 심혈관질환 위험도와 사망 위험이 높다는 것을 발견하였다(Epel, 2009). 외상후스트레스장애를 겪고 있는 참전 용사들에서도 텔로미어가 짧아진 것으로 나타났다(Jergović et al., 2014). 스트레스는 세포노화를 가속화시킨다. 연령과 관련된 질병의 위험 요인인 운동 부족, 흡연, 비만, 낮은 사회경제적 상태도 짧은 텔로미어와 관련이 있다. 프로그램 노화 이론에 따르면 유전자 조작으로 텔로미어가 짧아지는 것을 막아 수명을 연장할 수 있는 방법을 찾을 수 있겠지만 이는 암세포를 더 빠르게 증식시켜 역효과를 일으킬 가능성도 있다.

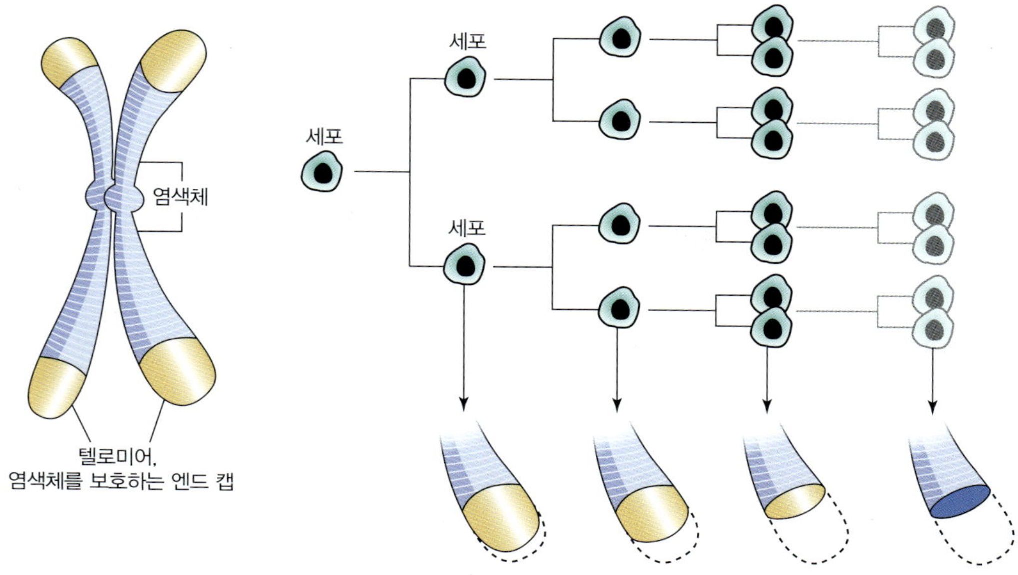

■ 그림 4.11 세포분열이 계속되면서 텔로미어는 짧아지고 결국 더 이상 분열할 수 없게 된다.

(2) 손상 또는 오류 이론

프로그램된 노화 이론과는 대조적으로 손상 또는 오류 이론은 일반적으로 수년간 세포와 장기에 무작위로 손상이 누적되어 결국 죽음에 이르게 된다고 설명한다(Maynard et al., 2015). 자동차처럼 보증 기간이 지나고 나면 기능이 떨어지게 되는 것이다. 초기에는 DNA가 충실하게 자기 복제를 하지만 시간이 지나면서 점점 충실성은 떨어지고 세포 손상은 증가하게 된다.

오류 이론에서는 세포 손상이 신진대사로부터 발생하는 **활성 산소(free radicals)**나 음식의 소화 과정에서 나타나는 화학 반응에 의해 나타난다고 하였다. 활성 산소는 DNA를 비롯하여 신체의 다른 구성 물질을 손상시킨다. 많은 세포가 손상되고 더 이상 복구가 어려워지게 되면 세포가 부적절하게 기능하거나 결국 기능을 멈추게 되고 유기체는 사망에 이르게 된다.

노인의 피부에 있는 '반점'은 활성 산소로 인해 발생하는 손상의 가시적 징후이다. 활성 산소는 노화가 진행되면서 증가하는 심혈관질환, 암, 알츠하이머병과도 관련된다(Maynard et al., 2015). 그러나 가장 우려가 되는 것은 DNA 손상이라고 할 수 있다. 손상된 DNA가 계속 복제될 것이기 때문이다.

오류 이론의 관점에서 활성 산소로 인한 손상을 예방하는 것이 필요하다. 비타인 E나 C(또는 건포도, 시금치, 블루베리 등)와 같은 **항산화 물질(antioxidants)**은 활성 산소로 인한 손상을 줄일 수 있다. **열량 제한 식이(caloric restriction)**는 영양 성분은 풍부하나 일반적인 총 칼로리 섭취보다 30~40% 이상 제한하는 식이를 말한다(Anderson & Weindruch, 2012). 쥐를 이용한 실험에서 칼로리 제한 식이를 하는 경우 체중이 감소하고 평균 수명이 증가했다고 주장한다. 이는 신진대사로 인해 발생하는 활성 산소나 다른 독성물질의 생산을 줄이기 때문으로 여겨진다.

(3) 천성(선천적)과 양육(후천적) 작용

위에서 설명한 이론은 우리가 왜 늙고 죽는지를 설명하는 이론의 일부이다. 노화에 대한 프로그램 이론은 일반적으로 노화와 죽음이 이가 나고 첫 마디를 뱉어내는 것처럼 자연의 계획이고 성장과 발달, 번식에 기여한 유전적 구성의 부산물일 것으로 여긴다. 노화와 죽음에 대한 유전적 조절에 대한 근거는 최대 수명, 장수에서 개인적 유전적 기능, 헤이플릭 분열 한계, 노화와 관련한 어떤 유전자의 활동 변화, 신체 체계의 전반적 변화와 같은 다양한 자료로 알 수 있다. 이와 대조적으로 노화에 대한 오류 이론은 결국 우리가 활성 산소 등으로 손상과정을 겪게 된다고 주장한다. 이 과정은 점점 더 많은 비정상 DNA와 세포를 만들어내어 결국 신체 기능에 장애를 초래하게 된다.

그러나 이런 광범위한 이론으로도 노화는 설명되지 않는다. 대신에 노화 과정과 질병 과정 모두가 서로 상호작용을 하는 매커니즘이 작용하는 것으로 본다. 말하자면 노화와 죽음에는 생물학적인 요인과 환경적 요인이 상호작용한다는 것이다.

5) 성공적인 노화

모든 사람이 성공적으로 늙기를 원한다. 성공적인 노화란 무엇일까? 어떤 사람들은 삶의 질과는 상관없이 장수하는 것을 의미할지도 모르고 또 다른 사람들은 질병이 없고 신체적, 정신적 제한이 없으며 매일매일의 활동에 능동적으로 참여할 수 있는 능력을 가진 질적인 부분에 초점을 맞출 것이다.

건강한 노인은 젊은 성인에 비해 기능이 떨어지지 않는다. 신체적인 운동 능력은 비슷했으며 일반적인 정보나 어휘 등 지식이 필요한 부분에서는 더 나았다. 주된 제한점은 두뇌 활동과 반응이 느리다는 것인데 전반적으로 보았을 때 질병이 없는 상태에서 노화는 신체적, 심리적 기능에 거의 영향을 주지 않았다.

사회경제적 상태, 주거, 건강 관리, 식생활이 유사한 678명의 수녀를 대상으로 종적으로 연구한 결과에서는 교육 수준이 장수와 건강에 영향을 주는것으로 나타났다(David Snowdon, 2002). 대학 학위를 받은 경우에 더 오래 살고 독립적으로 지낼 가능성이 더 높았다. 또한, 활동적인 수녀가 더 오래 살고 건강하였다. 알츠하이머가 발생한 수녀의 경우에 쉽고 단순한 단어를 사용하는 것과 반대로 건강한 수녀의 경우에는 용어의 사용에서도 좀 더 어렵고 복잡한 단어를 사용하였다. 특히 노년기 초반에 측정한 생각 밀도(단어구사 능력 측정)는 이후 노년기 정신 기능을 예측할 수 있게 한다. 게다가 긍정적인 강점을 자서전에 표현한 수녀들이 적게 표현한 수녀보다 오래 살았다.

이러한 연구에서 얻는 메시지는, 신체적, 정신적 활동과 긍정적인 태도로 사는 것은 신체와 뇌의 노화 영향을 늦추는 데 도움을 준다는 것이다. 늙는다는 생물학적 사실을 피할 수는 없지만 성공적인 노화에 대한 확률을 높이는 선택을 일생에 거쳐 선택할 수 있다. 명확하게, 우리의 건강과 안녕은 환경과 유전 요인의 상호작용에 의해 영향을 받는다.

5 자아와 성격 발달

1. 기질, 특성 적응, 서사적 정체감(narrative identity)이라고 불리는 성격을 정의한다.
2. 자아 개념, 자아 존중감, 정체성을 구별한다.
3. 자아 존중감의 연령별, 젠더 차이를 논의하고 노년기에 자아 존중감 유지에 대한 전략을 논의한다.
4. 노인기의 은퇴 적응과 성공적인 노화에 대하여 설명한다.

이 장은 자아와 성격 발달에 관한 것으로 인간 발달에서의 연속성(지속성 또는 안정성) 및 불연속성 이슈에 대한 것이다. 또한 우리의 자아 개념과 성격에 대한 영향 및 함축에 관한 것이다.

01 자아와 성격의 개념화

1) 기본 개념

성격(personality)은 종종 각 개인의 독특한 특질, 동기, 가치관 및 행동의 조직된 결합으로 정의된다. 대부분의 사람은 외향성 또는 내향성, 독립 또는 의존 등과 같은 상대적으로 지속적인 **기질적 특징(dispositional trait)** 면에서 성격을 기술한다. 맥애덤스와 펄스(McAdams and Pals, 2006)가 언급한 대로, 적어도 두 가지 성격의 다른 양상에 주의를 기울일 가치가 있다. 사람은 더욱 특별한 상황, 가변적인 **특성 적응(characteristics adaptation)**에서 자신의 역할과 환경에 적응하는 방법이 다르다. 특성 적응은 동기, 목표, 계획, 도식, 자아 개념, 발달적 논제와 관심사 및 대처 기전을 포함한다.

성격의 세 번째 양상은 우리 자신에게 정체성과 삶의 의미를 부여하는 우리의 과거와 미래에 관하여 구성하는 독특하고 통합적인 **서사적 정체성(narrative identities)**이다. 서사적 정체성 연구에서는 여러분의 삶에서 여러분이 누구인지 드러내는 중요한 장면과 전환점, 여러분의 꿈과 미래에 대한 두려움 등의 표현을 한 권의 책으로 요청받을 수도 있다(McAdams, 2008, 2011). 맥애덤스와 펄스는 동료와 개인의 유전적 구성을 공유하는 "인간의 본성'을 포함하는 생물학적 요인과 문화적, 상황적 영향이 이러한 세 가지의 성격 양상(기질적 특성, 특성 적응, 서사적 정체성)을 형성하는 것을 도와준다고 믿는다.

자신을 기술할 때, **자아 개념(self-concept**, 사람으로서 고유한 성향과 특징에 대한 인식, 즉 긍정적 또는 부정적 인식)을 드러내지 않을 수 있다. 자기 인식이 밀접하게 관련된 양상은 **자아 존중감(self-esteem**, 자아 개념을 기초해서 자신의 가치를 높거나 낮게 전반적으로 평가하는 것)이다. 자아 개념은 '나는 무엇인가?(what I am?)'에 관한 것이라면, 자아 존중은 '나는 얼마나 훌륭한가?(how good I am?)'와 관련이 있다(Harter, 1999, 2012). 이 두 개념뿐 아니라 청소년기에 그들의 다양한 자기 인식에서 정체감 형성(자신이 누구인지, 어디로 향하고 있으며, 사회에 적합한지에 대한 전반적인 정체성)을 조사할 것이다.

2) 성격 이론

우리는 매우 다른 견해를 제공하는 정신 분석 이론, 특성(trait) 이론 및 사회 학습 이론을 비교하여 자아와 성격 발달을 이해하는 논제를 얻을 수 있다.

(1) 정신 분석 이론

정신 분석 이론가는 일반적으로 사람과 그/그녀 행동의 표면 아래에서 그리고 성격의 내면의 역동성을 이해하기 위하여 심층 인터뷰와 유사한 기법을 사용한다. 프로이트(Sigmund Freud)는 아동들이 심리성적 발달의 보편적 단계를 통해 진행되고, 청소년기의 생식기 단계로 끝난다고 믿었다. 프로이트는 심리성적 성장이 성인기 동안에도 지속된다고 생각하지 않았다. 그는 성격은 태어나서 첫 5년 동안에 형성되어 그 이후에도 상당히 지속성을 보인다고 확고하게 믿었다. 가혹한 양육, 가족 내에서 다른 불행한 초기 경험에서 생기는 불안은 성격에 영구적인 흔적을 남기고 성인 성격 특성에서 나타난다고 말했다.

프로이트처럼, 신프로이트파의 에릭슨은 성격의 내면의 역동성에 관심이 있었으며 사람들은 다양한 발달 단계와 관련된 도전에 직면할 때 유사한 연령에서 유사한 성격 변화를 경험한다고 제안하였다(Erikson, 1963, 1968, 1982). 하지만 프로이트와 비교하여 에릭슨은 동료, 교사 및 문화, 이성적 자아와 그것의 적응력, 유해한 초기 경험의 영향을 극복하기 위한 가능성과 같은 사회적 영향을 더 강조하였다. 가장 중요한 것은 그는 전 생애를 통해 개인적 성장 및 변화의 잠재력을 보았다.

(2) 특성 이론

성격 연구에서 가장 강하게 영향을 주는 성격에 대한 접근은 특성 이론으로, 지능 테스트의 개발을 안내하는 심리 측정 접근에 기초한 것이다. 특성 이론가에 따르면 성격은 사람마다 다를 수 있는 한 세트의 기질적 특성 차원이다. 특성 이론가들은 성격 특성은 상황에 따라 매우 일관적이며 상대적으로 지속적이라고 가정한다. 기질적 특성 차원을 확인하기 위하여, 연구자들은 성격 척도를 구성하고 성격 척도 항목의 그룹을 확인하기 위하여 요인 분석의 통계 기법을 사용하였다.

많은 학자들은 인간의 성격은 다섯 가지 요인 모델에서 가장 잘 기술될 수 있다는 합의에 동의한다(Digman, 1990; McCrae & Costa, 2008). Big Five로 알려진 성격의 다섯 가지 주요한 차원(경험에 대한 개방성, 양심, 외향성, 성실함 및 신경성)은 • 표 5.1에 설명되어 있다.

주요한 다섯 가지는 유전적, 환경적으로 영향을 받고 아동기에 나타나는 것으로 보인다. 또한, 주요한 다섯 가지는 보편적으로 보이고, 우리 자신과 전 세계의 모든 사람들을 기술할 수 있는 방법이다. 그러나 주요한 다섯 가지의 특성은 문화에 따라 다르고(유럽인들은 아시아나 아프리카인들보다 더욱 외향적으로 보인다), 다른 문화에서는 다르게 표현될 수도 있다(중국인들의 외향적 미소는 오랜 친구에게 따뜻하게 보일수 있으나 미국인에서 외향적인 사람은 씩 웃음과 친구에게 포옹을 크게 해 준다).

(3) 사회 학습 이론

반두라(Albert Bandura, 1986)와 미셸(Walter Mischel, 1973, 2008)과 같은 사회 학습(또는 사회 인지) 이론가들은 성격 발달의 보편적인 단계의 개념을 거부할 뿐만 아니라 다양한 상황 및 전 생애에 걸쳐서 드러나는 지속적인 성격 특성의 존재를 의심한다. 대신에, 그들은 사람들의 행동이 만일 환경이 바뀌면 변화하고 다른 행동을 모델로 하거나 더 강화하는 등 상황에 의해 영향을 받는다는 것을 강조한다.

사회 학습 관점에서의 성격은 결국 특별한 사회적 상황에서 다른 사람들과의 상호작용에 의해 형성되는 행동적 경향의 한 세트로 된다. 만약 목장주인 릭(Rick)이 평생을 같은 작은 마을의 같은 목장을 계속 경영한다면 그는 '똑같은 옛날의 릭'으로 머물 것이다. 하지만 우리

• 표 5.1 Big Five 성격 양상

양 상	기본 정의	핵심 특징
경험에 대한 개방성	호기심과 다양성에의 관심 대(vs.) 동일성 선호	환상, 미학, 감정, 행동, 생각, 가치관에의 개방성
양심	훈련과 조직화 대(vs.) 진지함 부족	능력, 질서, 예의 바름, 성취 추구, 자기-훈련, 신중함
외향성	사회성과 외향성 대(vs.) 내향성	따스함, 사교성, 자기주장, 활동, 흥분 추구, 긍정적 감정
성실함	준수와 협력 대(vs.) 의심 많음	신뢰, 솔직함, 이타주의, 준수, 겸손함, 여린 마음
신경성	정서 불안 대(vs.) 안정	불안, 적대감, 우울, 자기-의식, 충동성, 취약성

들 대부분은 나이 들어갈 때 새로운 사회적 환경을 경험한다. 술집에 있을 때와 도서관에 있을 때 다르게 행동하는 것처럼 새로운 역할을 맡고, 새로운 관계를 발달시키고, 새로운 장소로 이사할 때 '다른 사람'이 된다. 다른 상황에서는 다른 성격이 된다.

02 영유아기

1) 자아의 출현

영아는 자아감(sense of self) 없이 태어나지만 의식하지 못하고 재빨리 묵시적인 자아감을 발달시킨다. 영아는 자신의 신체와 행동에 대한 인식에 기초해서 양육자와의 상호작용을 통해 발전시킨다(Trevarthen, 2011). 세계로부터 자아를 구별하는 능력은 영아에게 기능의 감이 나타나는 첫 2개월 또는 3개월에 더욱 분명해지는데, 이 기능의 감은 영유아가 자기들이 세계에서 일이 발생되게 할 수 있다는 감(感)이다. 예를 들어, 2개월 영아의 팔에 비디오 장비의 줄이 연결되어 있어서 줄을 잡아당길 때 만화영화가 나오면 영아의 얼굴에 미소가 생기는 것이다. 줄이 연결되지 않아서 영아가 더 이상 이런 효과를 만들지 못하면 영아는 더 세게 잡아 당기고 좌절하고 화를 내게 된다. 그리고 첫 6개월에 영아는 신체적 자아를 발견하고, 그들 자신과 세계의 나머지를 구별하고, 그들이 다른 사람들과 물체에 작용할 수 있다는 것을 발견한다.

영유아는 첫 해 후반기에 자기와 동료가 다른 관점을 가진 사람과 분리되고, 관점을 공유할 수도 있다는 것을 깨닫게 된다(Goodvin, Thompson, & Winer, 2015). 9개월의 영아는 장난감을 가리키고 동료가 같은 장난감에 관심을 집중하도록 동료를 바라본다. 이것을 **연결관심**(joint attention)이라고 부르고 약 9개월경이면 영아와 돌보는 사람들에 의해 인식 경험을 공유할 수 있다.

약 18개월의 유아는 개인적으로 구별하여 시각적으로 그들 자신을 인지할 때 자아 발달이 더욱 놀랍게 획기적으로 발전하는 경험을 한다. 이것을 규명하기 위하여, 루이스와 브룩스-건(Michael Lewis & Jeanne Brooks-Gunn, 1979)은 **자아 인식(self-recognition**, 거울이나 사진에서 자신을 인지하는 능력)을 연구하였다. 엄마가 영유아의 코에 볼연지 또는 립스틱을 바르고 그다음에 영유아를 거울 앞에 둔다. 만일 영유아가 자신의 얼굴에 대한 어떤 정신적 이미지를 가지고 자신으로서 거울 이미지를 인지한다면 그는 곧 붉은 점을 알아차리고 거울 이미지의 코보다 자신의 코에 손을 뻗거나 닦을 것이다. 9~24개월 된 영유아에게 이러한 거울 테스트를 했을 때 아주 어린 영유아는 자아 인식을 보여 주지 않았다. 그들은 마치 그것이 '어떤 다른 아기'인 것처럼 거울 속의 이미지를 다루는 것처럼 보였고, 때때로 거울을 만졌다. 어떤 15개월 된 유아는 자신을 인지했지만 18개월에 시작하여 대부분의 유아가 검사를 통과하여 자아 인식에 대한 분명한 증거를 보여 주었다.

아기가 성장하며 그들 자신을 더 잘 알게 될 때, 그들은 **범주적 자아(categorical self)**를 형성한다. 즉, 그들은 그들 자신을 연령, 성 및 기타 가시적인 특징에 기초하여 사회적 범주로 분류하며, '나와 같은' 것과 '나와 같지 않은' 것을 이해한다. 18~24개월이 되면 대부분의 유아들은 자기들이 누구인가에 대한 인식을 가진다. 즉, 적어도 고유한 외모를 가진 신체적 자아로서 그리고 범주적 자아로서 인식한다. 그들은 자신에 대해 이야기하고 사건에 대한 이야기를 구성하기 위하여 언어 기술을 사용하기 시작한다(Goodvin et al., 2015).

(1) 인지, 사회적, 문화적 영향

무엇이 영유아기에 자아 인식에 기여하는가? 첫째, 자아 인식은 인지 발달에 의존하고 뇌의 특정 영역의 성숙을 필요로 한다(Lewis & Carmody, 2008). 예를 들어, 지적장애 아동은 거울에서 자신을 인지하는 데 느리다. 그러나 18개월의 정신 연령에 도달하면 그렇게 할 수 있다. 둘째, 자아 인식은 사회적 상호작용에 의존한다. 침팬지가 다른 침팬지와 접촉 없이 양육되면 거울에서 자신들을 인지하지 못한다. 다른 사람들과 아동들의 초기 응답은 후에 자아 인식으로 연결된다(Kristen-Antonow et al., 2015). 그리고 부모에 안정 애착을 형성한 영유아는 관계가 덜 안정된 영유아보다 거울에서 자신을 더 잘 인지할 수 있고, 이름과 성별에 대해 더 많이 알 수 있다. 전 생애를 통해 우리는 우리들이 다른 사람들과의 상호작용에서 받은 정보와 피드백에서 자신의 자아 개념을 단련시킨다. 셋째, 문화적 맥락은 자아 인식의 출현에 영향을 미친다. 거울을 통한 자아 인식의 문화적 영향에 대한 연구에서 연구자들은 처음에 문화가 얼마나 많이 개인적 특성을 강조하였는지에 집중하였다. 쾨르트너와 동료들(Joscha Kärtner et al., 2012)은 자아 인식은 **집단주의적 문화(collectivist cultures**; 다른 사람들과의 관계를 강조하고 개인의 목표를 집단의 목표에 종속시키는 문화)보다 **개인주의적 문화(individualistic cultures**; 자율성을 강조하고 아동이 개인으로서 자신의 목표를 추구하도록 격려하는 문화)에서 더 빨리 발달된다고 기대하였다. 개인주의적 문화에서 부모들은 아동들이 그들 자신을 알아가고 그들이 선호하는 것과 그들 자신을 주장하도록 도울 가능성이 더 많은 것에 반하여 집단주의적 문화에서 부모들은 개인으로서의 아동에게 주의를 기울이지 않고 대신에 아동들에게 다른 사람에게 민감하게 대하고 노인들을 존경해야 된다고 사회화시킬 것이다.

연구자들은 2개의 개인주의적 문화(독일 도시와 인도 도시)와 2개의 집단주의적 문화(인도 시골과 아프리카 카메룬 시골의 Nso 문화)에서 거울 자아 인식의 발달을 비교하였다. 확실하게, 개인주의적/도시 문화권에서는 거의 모든 유아들이 18~19개월이면 거울에서 자기 자신을 인식하였는데(예로, 그들의 얼굴이 있는 곳으로 가서 만졌다), 이에 반하여 집단주의적/시골 문화권에서는 극히 소수만 그런 행동을 보였다(Keller et al., 2005). 연구자들은 시골 Nso 어머니들보다 독일 도시 어머니들은 얼굴과 얼굴을 맞대는 상호작용을 더 많이 하고 3개월의 아기 행동에 더 많은 반응을 한다는 것을 발견하였다. 나아가 개인으로서의 영아에 대한 이런 어머니들의 반응은 후에 자아 인식으로 서로 연결되었다.

거울 자아 인식의 연구가 모든 문화권에서 동등하게 타당하다고 확인되지는 않았다. 브로체와 동료들(Tanya Broesch et al., 2011)은 여러 다른 문화권의 아동들을 연구하였는데, 82명의 케냐 아동들에서는 18~72개월의 아동들 중에서 오직 2명만이 거울 자아 인식 검사 중에 자기 얼굴의 표식을 만졌으며, 대신에 거울 앞에서 얼은 듯 빤히 바라보기만 하였다. 연구자들은 이들 아동들의 대부분이 자신이 누구인가는 알고 있으나 단순히 이 낯선 상황에서 어떻게 반응해야 되는지를 알지 못하였거나 또는 그 표식을 만지거나 치워도 된다는 것을 생각하지 못했을 것이라고 확신하였다. 그래서 우리는 아직 집단주의적 문화보다 개인주의적 문화에서 거울 자아 인식 기술이 더 일찍 나타나는 것에 대해 어떻게 설명해야 될지 확실하지 않다. 그럼에도 불구하고, 우리는 인지 발달, 사회적 상호작용, 문화적 맥락이 자아 인식의 발달에 모두 영향을 미친다는 결론을 내릴 수 있다.

(2) 자아 인식의 암시

자아 인식을 성취하는 것은 다른 중요한 사회적, 정서적 발달에 대해 길을 열어 주는 획기적인 발전이다. 거울에서 자신을 인식하는 유아들은 그렇지 않은 유아들보다 다음의 가능성이 더 많다.

- 자신에 대해 더 많이 이야기하고 자신의 의지를 주장한다.
- 새로운 장난감에 대해 완전히 알았을 때의 자존심과 같은 자아 의식 정서를 경험하고 낯선 사람으로부터 춤이나 노래를 하라는 요구를 받았을 때 당황할 것이다.
- 다른 사람을 이해한다. 예를 들어, 걱정거리가 있는 동료에게 감정이입을 한다(Taumoepeau & Reese, 2014).
- 다른 개인과 자신의 관점을 동등하게 협조한다. 예를 들어, 큰 상자에서 장난감을 꺼내는 것과 같은 공동의 목표를 이루기 위하여 동료와 협력한다(Brownell & Carriger, 1990).

2) 기질

비록 영유아가 자신을 개인으로 알게 되는 데 약간의 시간이 걸리지만, 태어나서 첫 주부터 뚜렷한 성격을 갖는다. 영유아 성격에 대한 연구는 **기질**(**temperament**, 유전적인 것에 기초하나 역시 환경적으로도 영향을 받으며, 후에 성격의 기초가 되는 사건들로 예측 가능한 방법으로 반응)에 초점을 맞추었다(Chen & Schmidt, 2015). 학습 이론가는 영유아를 그들의 경험에 의해 많은 방향으로 형성될 수 있는 '백지상태'로 생각하는 경향이 있었다. 그러나 지금은 영유아가 백지상태가 아니라는 것이 분명하며, 기본 반응 경향이 처음부터 다르다.

(1) 순함, 까다로움, 느리고 따뜻한 기질

영유아 기질을 특징짓는 첫 번째 시도 중의 하나는 토마스와 체스(Alexander Thomas and Stella Chess, 1999)의 영향력 있는 작업이었다. 연구자들은 일상적인 기분, 먹고, 자는 습관과 같은 생물학적 기능의 규칙성 또는 예측 가능성, 새로운 자극에 접근하는 또는 위축되는 경향, 정서 반응의 강도 및 일상에서의 새로운 경험과 변화에 대한 적응력을 포함하여, 영유아 행동의 아홉 가지 양상(dimension)에 관한 정보를 수집하였다. 이러한 기질적 질(qualities)의 전반적 패턴에 기초하여 대부분의 영유아는 세 가지 범주 중의 하나에 들어갈 것이다.

- **순한 기질(Easy temperament)**. 순한 영유아는 침착하며, 대체로 만족하거나 행복하고, 낯선 이의 접근이나 새로운 경험에 개방되고 적응할 수 있다. 그들은 규칙적으로 먹고, 자는 습관이 있으며, 좌절과 불편을 견딘다.
- **까다로운 기질(Difficult temperament)**. 까다로운 영유아는 활발하며, 흥분하기 쉽고, 습관이 불규칙적이다. 그들은 종종 일상에서의 변화에 부정적으로(그리고 힘차게) 반응하며, 새로운 사람이나 상황에 적응하는 데 느리다. 그들은 자주 크게 울고, 종종 억제되거나 기저귀가 더러워지는 그러한 상황으로 좌절될 때 한바탕 성질을 부린다.
- **느리고 따뜻한 기질(Slow-to-warm-up temperament)**. 느리고 따뜻한 영유아는 상대적으로 활발하지 않으며, 다소 기분 변화가 심하고, 단지 일과표에서는 적당히 규칙적이다. 까다로운 영유아처럼 그들은 새로운 사람들과 상황에 적응하는 것이 느리지만, 그러나 그들은 대체로 부정적인 방법보다는 온화하게 반응한다. 예를 들어, 그들은 발로 차거나 비명을 지르기보다는 포옹하는 사람에게서 눈길을 돌려서 포옹에 저항한다. 그들은 결국 새로운 음식, 사람들 또는 장소에 조용한 관심을 보이면서 적응한다.

기질에 대한 토마스와 체스의 종단적 연구에서 영유아의 40%는 순한 영유아이고, 10%는 까다로운 영유아이고, 15%는 느리고 따뜻한 영유아들이었다. 남은 1/3은 분명히 하나의 범주에 배치할 수 없었는데, 이유는 그들이 두 가지 또는 그 이상의 범주의 특성을 공유했기 때문이다.

(2) 외향성, 부정적 감정 및 노력이 필요한 통제

로스바트와 동료들(Mary Rothbart et al., 2011)은 다른 반응으로 진행하고, 순한 혹은 까다로운 아기 같은 유형보다는 양상이라는 용어로 영유아 기질을 정의하였다. 그들은 토마스와 체스가 한 것처럼 경험에 대한 영유아의 반응을 고려했을 뿐만 아니라 자기 조절의 능력도 고려하였다. 즉, 그들은 영유아들이 얼마나 쉽게 정서적 반응을 하는지와 그들의 반응을 어떻게 통제하거나 조절하는지에 초점을 맞췄다. 로스바트는 기질에 관심을 가졌는데, 그녀의 두 아들이 서로 달랐기 때문이다. 예를 들어, 첫째는 그가 고통스러울 때 흔들어주거나 고무젖꼭지를 물리면 좋아했는데, 둘째 아들은 이 전략에 당황하는 것을 발견하였다. 그는 낮은 수준의 자극을 선호하였으며, 혼자 조용히 누워 있기를 원했다.

로스바트와 동료들은 기질의 세 가지 주요 양상을 확인하였다. 즉, 첫 번째 두 가지는 영유아기부터 분명하고, 세 번째 것은 노력이 필요한 통제로, 유아기와 초기 아동기에 더 분명히 나타나고 성인기까지 발달이 지속된다는 것이다.

- **외향성(Surgency/extraversion)**. 정서적으로 긍정적 방법으로 새로운 경험에 활발하게, 자신만만하게, 원기왕성하게 접근하는 경향(억제되고 위축되기보다는). 외향성 아기들은 생활에서 열심이고 활동적이다. 그들은 사람들과 상호작용을 즐기고 많이 웃는다.
- **부정적 감정(Negative affectivity)**. 슬퍼하고, 무서워하고, 쉽게 좌절하고, 안절부절 못하고 짜증내는 경향(긴장을 풀고 적응할 수 있는 것과 반대로)이다.
- **노력이 필요한 통제(Effortful control)**. 요구될 때 주의를 집중하고 바꾸고, 반응을 억제하고, 부모의 무릎에 앉는 것 같은 강도가 낮은 활동을 평가하는 능력. 노력이 필요한 통제는 "당신의 손을 때려라"라고 명령할 때 손을 때리지 않고 억제할 수 있는 능력이다. 3세에서는 오직 22%만이 금지된 행동을 억제할 수 있고, 4세에서는 90%가 가능하다. 3세경에 자기 통제가 빠르게 발달하고 청소년기에 더욱 빠르게 성장한다(Eisenberg et al., 2014).

오늘날, 로스바트의 기질 양상은 특히 영향력 있게 되었는데, 그들은 연구를 잘하였고, 성인 성격을 기술하기 위해 사용되는 Big Five 양상과 유사점을 공유하기 때문이다.

(3) 적합도

기질에서의 차이는 뇌에서 특정한 신경 전달 물질의 수준이 차이가 나는 유전적인 부분에 뿌리를 둔다(Chen & Schmidt, 2015). 그러나 모성 스트레스와 물질 사용 같은 산전(prenatal) 영향도 있고, 산후 환경도 특정한 기질적 특성이 어떻게 적응하는지 그리고 그들이 지속할 것인지 변화해야 되는지를 결정하는 것을 도와준다. 즉, 유전과 환경이 상호작용하여 기질의 발달에 영향을 미친다.

토마스와 체스는 아동과 환경 간의 **적합도(goodness of fit**; 아동의 기질이 아동이 적응해야 하는 사회 세계의 요구와 기대를 양립할 수 있는 범위)라고 하는 것에 주의를 기울일 필요가 있다고 하였다.

토마스와 체스가 연구한 아이들 중 한 명인 칼(Carl)의 경우는 아이의 기질과 그의 사회 환경 간 조화가 나중의 성격 발달에 대한 의미를 예시한다. 칼은 어릴 적에 분명히 까다로운 아이였다. "영아기 때 첫 목욕 또는 첫 번째 이유식, 유치원 및 초등학교의 시작 또는 첫 생일 파티나 쇼핑 여행 등 각각의 경험은 큰 울음과 벗어나려는 투쟁으로 사납게 날뛰는 반응을 불러 일으켰다." 칼의 엄마는 자신이 나쁜 부모라고 생각하게 되었지만, 아빠는 칼의 '원기 왕성한' 행동을 수용하였다. 그는 참을성 있게 지원하면서 칼이 새로운 상황에 적응하기를 기다렸다. 결과적으로 칼은 아이일 때 심각한 행동적 문제를 발달시키지 않았고 대학 생활을 시작했을 때 약간의 적응 문제를 견뎌낸 후에는 적응을 잘하는 성인이 되었다.

만일 칼의 까다로운 기질과 부모의 요구와 기대 간의 적합도가 나빴다면(만일 부모가 참지 않고, 화를 내고, 지나치게 요구했다면) 칼은 심각한 문제를 가지게 되었을 것이다. 마찬가지로, 만일 부모가 과보호하거나 화를 내고 참을성이 없었다면 행동적으로 억제된 아이는 억제된 채로 남을 가능성이 많다. 만일 부모가 짜증나는 경험에 대해 아동에게 설명해주고, 합리적인 대처 방법을 알려주므로써 훌륭한 적합도를 만든다면 그들의 억제를 극복할 수 있다.

부모를 위한 교육에서는 아기를 고유한 한 사람 개인으로 인식하고, 그의 성격에서 나오는 뜻밖의 행동을 허용하는 것이다. 불안정한 부모를 훈련시키는 것은 까다로운 아기에서 그 아기의 단서를 어떻게 해석해야 되는지를 알려 주고 민감하고 적절하게 반응하는 방법을 알려 주어 영아기 때 덜 울고 조용한 아기가 되고 학령 전기에서도 덜 불안정한 아이가 되게 한다. 영유아의 기질과 부모의 육아 행동은 상호 간에 영향을 준다.

03 아동기

아동의 성격은 계속 형성되며, 아동은 개인으로서 그들 자신에 대한 더 풍부한 이해를 획득하는데, 이유는 학령 전기와 학령기 동안에 다른 사람과 상호작용하고 인지적 성장을 계속 경험하기 때문이다.

1) 자아감의 정교화

일단 유아가 말하기 시작하면 자기를 나타내는 자아 개념에 대해 말할 수 있다. 아동의 경험에 집중된 부모–아동의 대화는 아동들이 그들 자신의 자아 개념이 무엇인지 자신들에 대해 알도록 어린 아동과 정서적으로 함께한다(Goodvin et al., 2015). 학령 전기 아동에 나타나는 자아 개념은 구체적이며 신체적이다(Harter, 2012). 그들 자신을 기술하라고 요구받았을 때 학령 전기 아동들은 그들의 신체적 특성, 가지고 있는 것, 신체적 활동과 성취, 좋아하는 선호를 적는다. 한 열정적인 3세 아이는 자신을 다음과 같이 기술하였다.

> "나는 세 살이고 엄마, 아빠, 오빠 제이슨과 언니 리사와 함께 큰 집에 살고 있어요. 푸른 눈과 오렌지 새끼 고양이와 내 방에 TV를 갖고 있어요. ABC 글자를 모두 알아요, 들어보세요. 'A, B. C. D. E, F. G, H. J. L. K. O. M. P. Q. X. Z.' 나는 정말로 빨리 달릴 수 있어요. 나는 피자를 좋아하고 유치원에 멋진 선생님이 있어요. 100까지 셀 수 있는 데, 들어 볼래요? 강아지 스키퍼를 좋아해요." (Harter, 2012)

아동들은 심리적, 사회적 특성이 약 8세쯤 더욱 정교해지는데, 인지적 발달 부분으로 생각된다. 첫째, 아동들은 '웃기고', '영리한', '정직한'과 같은 성격 특성 용어를 사용하여 그들의 지속적인 특성을 기술하기 시작한다. 둘째, 아동들은 사회적 정체성을 형성하고 그들 자신을 사회적 집단으로 확인하는 용어로 그들 자신을 정의한다. 셋째, 그들은 **사회적 비교**(social comparison; 그들이 그들 자신을 특징짓고 평가하기 위하여 다른 사람들과 어떻게 비교되는가에 대한 정보를 사용하는)로 더욱 비교할 수 있게 된다. 야구공을 칠 수 있다고 말한 학령 전기 아동은 동료보다 더 훌륭한 타자라고 말하는 초등학교 아동이 된다. 1학년 때의 아동은 사회적 비교에 매우 흥미를 느낄 뿐만 아니라 그들의 관계에 대해서도 더 잘 알게 된다. 나이가 들수록 아동들은 그들이 다른 사람들보다 더 우수하다고 하는 말에 대해 더 외교적인 자세를 배우게 되지만 자신의 강점과 약점을 더 정확하게 파악하는 사회적 비교 방법을 더 많이 사용하게 된다(Diehl et al., 2011).

2) 자존감

아동이 그들 자신에 대한 인지의 범위를 축적하고 사회비교에 참여할 때, 그들은 스스로의 가치를 평가하기 시작 한다.

(1) 자존감의 변화

하터(Susan Harter, 2003, 2012)는 다른 연령 집단에 사용할 수 있는 자기 지각 척도를 개발하고 자존감(Self-esteem)이 나이 들어가면서 더욱 달라지거나 다차원적으로 된다는 것을 알았다. 학령 전기 아동은 단지 자존감의 두 가지 양상, 즉 그들의 능력(신체적, 인지적) 및 개인적, 사회적 적응(예를 들어, 사회적 수용)만을 구별한다. 초등학교 중반쯤에 아동은 자기 가치의 다섯 가지 양상 사이를 구별한다.

- 학문적 능력(똑똑하다고 느끼거나 학교에서 잘하는 것)
- 사회적 수용(인기 있거나 남들이 좋아한다고 느끼는 것)
- 행동적 수행(사고 치지 않고 머무는 것)
- 체육적 능력(스포츠를 잘하는 것)
- 신체적 외모(잘 생겼다고 느끼는 것)

하터의 척도를 초등학교 3학년부터 중학교 3학년 학생들에게 제공했을 때, 심지어 3학년 학생도 이 5가지 분야 중 각각에서 높거나 낮은 감정을 잘 정의한다는 것을 보여 주었다. 아동이 나이 들어갈 때 그들은 이러한 뚜렷한 영역에서 그들의 자기 지각을 통합하여 전반적인 자아 가치감을 형성한다. 예를 들어, 높은 학업적 자존감이 있는 아동은 학업적 자존감이 낮은 아이들보다 선생님에 의해 지적으로 유능하다고 평가될 가능성이 있으며, 높은 운동 자존감을 가진 아동은 스포츠팀에 있어 달라고 동료에 의해 자주 선택된다.

동시에, 아동은 "어떤 사람이 되어야 하는가?"라는 **이상적 자아(ideal self)**에 대한 더 완전한 감각을 형성하고 있다. 나이 들어가면서 현실의 자아와 이상적 자아 간의 격차는 증가한다. 나이가 든 아동은 그들이 되어야 하는 인물에 미치지 못한다는 생각에 대해 더 어린아이들보다 더 큰 모험을 해 본다(Oosterwegel & Oppenheimer, 1993). 항상 잘 되지 않는 사회 비교는 현실의 자아와 이상적인 자아 간의 격차를 넓히고, 부모와 교사가 큰 아동에게 더 비판적인 피드백을 주고 '높은 기대치'를 보이면 아동기 자존감은 감소된다(Harter, 2012).

(2) 자존감에 영향미치는 것

왜 어떤 아동은 상대적으로 더 높은 자존감을 발달시키는가? 세 가지 영향이 두드러진다. 첫째, 유전적 형성이 대답의 일부이다. 놀랍게 보이지만 자존감의 수준은 유전적 특징이고, 독특한 혹은 공유되지 않는 경험과 마찬가지로 유전자에 의해 영향을 받는다(Svedberg et al., 2014). 둘째, 어떤 아동은 자기가 다른 아이보다 더 유능하다는 것이 나타나게 되면 그들은 더 만족하는 경험을 하게 되고, 결과적으로 사회적 비교에서 더 좋게 된다. 다른 아이들보다 농구골대에 농구공을 더 많이 넣는 아동에게 "너는 농구를 잘하는구나!"라는 말을 하게 되고, 이것은 학문적 자아 개념에도 긍정적인 효과를 내어 학교에서도 잘하게 된다. 셋째, 심지어 두 아이가 똑같이 유능하고 사회 비교에서도 똑같이 잘한다면 부모, 교사 및 동료에서 오는 사회적 피드백이 그들의 자기 지각에 큰 차이를 만들 수 있다. 부모가 특히 중요하다. 높은 자존감을 가진 아이들은 따뜻하고 민주적인 부모가 안정적인 애착을 하였을 경향이 있다. 이들 부모들은 단어나 바라보는 것이나 행동에서 "왜 너는 더 좋아지지 않니?"라고 말하기보다는 인정하고 수용하는 의사소통을 더 자주 한다. 민주적인 부모의 접근은 아이들에게 의견을 표현하게 허락한다. 높은 자존감과 따뜻함, 민주적인 양육 방법 사이의 관계는 다양한 민족 집단이나 문화권에서도 나타나고 있다. 바꾸어 말하면 높은 자존감은 아동기의 좋은 적응과 긍정적인 상관관계가 있다(Coopersmith, 1967; Harter, 2012).

아이들이 중요한 과제에서 성공하도록 도와주는 것은 그들의 자존감을 증가시키고 더 높은 자존감은 미래의 성취를 자극시키는 것을 도와줄 수 있다.

3) 성격 발달

기질이라고 불리는 초기 반응의 경향은 아동기 동안에 예측 가능한 성격으로 상세히 설명되며, 후에 성격과 적응으로 예측 가능하게 된다. 처음에 언급한 것처럼, 로스바트에 의해 연구된 초기 기질의 양상은 Big five 성격 특질과 관계된다. 아동기의 자기 통제와 자기 조절을 고려해 보자. 기질에서 로스바트의 노력이 필요한 통제는 인생 후기에서 Big five의 성실함과 연계되며 좋은 발달적 결과가 된다(Einsenberg, 2014). 자기 통제를 잘하는 아동들은 학교에서도 잘 적응하고, 사회적, 도덕적으로도 성숙하고 그리고 자기 통제가 낮은 또래들보다 적응 문제가 더 적다. 그들은 더 건강한 성인이 될 수 있고, 직업에서 더 성공을 거두고, 재정적으로 더 안정이 되며, 물질 사용이나 범죄의 문제가 될 가능성이 더 적다(Daly et al., 2015). 자기 조절감이 높은 성실한 개인은 그들의 장기적인 목표에 집중하고 그것을 추구하기 위해 책임을 다하고, 그들을 괴롭히는 유혹(오락실 같은)에 저항할 수 있게 된다.

그러나 초기의 기질과 후의 성격과의 연속성에 대한 이러한 증거에도 불구하고, 성격은 주로 5세쯤에 형성된다는 프로이트의 견해를 수용할 수 없다. 성격 변화는 양육, 문화적 압박, 생활 사건에 대한 반응이며, 어린 아동기에 가장 좋게 특정된 성격은 청소년기에 적합하게 되고 성인기에도 잘 적응하는 Big five 양상과는 조금 다르다(Soto & Tackett, 2015). 결과적으로 초기 아동기의 특질과 성인기 특질 사이의 상관관계는 매우 작다. 성격의 어떤 부분은 초등학교때까지도 충분히 뚜렷하지 않을 수 있다. 성격의 다른 양상은 청소년기나 심지어 성인기에도 안정화되지 않으며, 나중에 알게 될 수도 있다. 성인기 성격의 뿌리는 아동기에 형성되지만 성격은 많은 세월 속에서 충분하게 형성된다.

04 청소년기

전 생애 동안에 청소년기보다 자아의 발달에 더 중요한 시기는 없을 것이다. 청소년기의 자아 개념, 자아 존중감, 정체성 형성에 대한 연구에서처럼, 청소년기는 정말로 "자기 자신을 발견"하는 시기이다.

1) 자아 개념

몽테마요와 에센(Raymond Montemayor and Marvin Eisen, 1977)은 "나는 누구인가?"라는 질문에 대한 20개의 다른 답을 한 초등학교 4학년에서 고등학교 3학년의 아동들과 청소년의 자아 개념에 대하여 자세하게 학습하였다. **자기 기술**(self-description)은 아동기와 청소년기에 변하며(Harter, 2012) 자아 개념은 다음과 같이 변화된다.

- 신체적은 적게, 심리적으로는 더 많이("나는 갈색 눈을 가졌다"와 비교해서 "나는 외롭다")
- 구체적은 적게 추상적은 더 많이: 인지 발달에 감사한다("나는 사랑한다! 운동을"이라는 것에 비교해서 "나는 진실한 사람이다" 혹은 더욱 추상적으로 "나는 가짜 자유인이다")
- 더욱 차이나게: 예를 들어 아동의 "사회적 자아"는 청소년기에 세 가지로 구별되는 더 큰 또래 집단에 수용, 친한 친구에 수용, 낭만적인 파트너에 수용 등 다른 사람들에 의해 인지된 수용이 반영된 것이다. 청소년은 또한 다른 사회적 맥락 안에서 다른 "자신"을 평가받기도 한다(Harter, 2012; Diehl et al., 2011).

- 더욱 통합되고 통일성 있는; 청소년은 자아 인식에 어긋나게 통합하고 주시할 수 있으며, 아마도 그들을 비판하는 주변 사람들보다는 그들을 수용하는 주변 사람들에 의해 우울하거나 더 행복해질 수 있으므로 그들이 어떤 상황에서 행복한지 기분이 언짢은지를 설명할 수 있을 것이다.
- 더욱 반영적이 된다. 청소년은 더욱 자기 인식을 하게 되고, 자기 자신에 대하여 더 많이 생각하게 되고 때로는 고통스럽게 자기 의식을 하게 된다. 예를 들어, 청소년은 관습을 지키는 존재라고 말할 때 뇌의 중앙에서 사회적 정서적 과정이 최고로 활동하면서 당황하게 되는 자기 의식의 증상을 아동이나 성인보다 더 많이 나타낼 가능성이 많다(Somerville et al., 2013).

요약하면, 아동기부터 청소년기까지 그리고 청소년기를 넘어서 자기 이해는 더욱 심리적, 추상적이 되고, 구별되고, 통합되고, 반영된다. 많은 청소년은 그들 자신의 성격과 동료들의 성격이 많은 시간 동안 반영되어 세련된 성격 이론가가 된다.

2) 자아 존중감

자아 존중감은 아동기부터 청소년기 초기까지는 감소되는 경향이 있다. 청소년기는 자신의 강점과 약점에 대하여 더 많이 배우게 되고, 신체에도 변화가 생기고 학교도 변화하며 그들은 많은 사회적 압력에 직면하게 되기 때문이다. 대부분의 보통 백인 여학생들은 특별하게 다양한 스트레스요인에 직면하게 되는데, 예를 들어, 중학교에 입학하고 사춘기 변화에 대처해야 되고 데이트를 시작하는 등등의 사건이다(Gray-Little & Hafdahl, 2000).

그렇다 할지라도 청소년기가 많은 사람이 믿는 것처럼 자아 존중감이 위험한 것은 아니다. 비록 일부 청소년들이 청소년기 초기에 자아 존중감이 떨어지는 것을 경험한다 할지라도 대부분은 청소년기를 통해서 중간 정도부터 높은 수준의 자아 존중감을 유지하거나 혹은 이 발달 과정 동안에 더 높은 자아 존중감이 나타날 것이다(Morin et al., 2013). 높은 자아 존중감을 가진 청소년이 성인이 되면 자아 존중감이 낮은 청소년보다 신체적, 정신적 건강이 더 좋고, 직업과 재정적 기대가 더 좋으며, 범죄 행동에 포함될 가능성이 더 적다.

3) 정체성 위조

에릭슨(1968)은 청소년기가 한 개인의 정체성이 형성되는 일생을 통한 과정에서 매우 중요한 시기라고 특징지었는데, 그 시기는 **정체성 대 역할 혼돈(identity versus role confusion)**의 심리적 갈등 시기이다. 정체성의 개념은 내가 누구인지, 내가 어디로 가고 있는지, 사회에서 나에게 적합한 곳은 어디인지를 정의하는 것이다. 정체감을 성취하기 위해서는 청소년들은 반드시 자아와 일치되는 자기 인식을 통합해야 된다. 정체성에 대한 연구를 위해 많은 중요한 질문들이 포함된다. 내가 원하는 직업의 종류는 무엇인가? 종교, 도덕, 정치적 가치는 무엇이며 내가 정말로 나 자신을 알 수 있는가? 한 남자, 한 여자로서 그리고 성적인 존재로서 나는 누구인가? 나에게 적합한 곳은 어디인가?

에릭슨(1968)은 많은 젊은 사람들은 충분히 생각을 하고 고통스러운 "정체성 위기"를 경험한다고 믿었다. 결국 청소년의 몸은 변화하므로 그들은 신체상을 다시 수정해야 되고, 자신을 성적인 존재로 생각하게 된다. 새로운 인지 능력은 이상적인 자아와 가능한 미래의 자아를 포함하는 가설적인 가능성에 대하여 체계적으로 생각하게 허용한다. 그리고 사회는 인생에서 그들이 원하는 것이 무엇인지 결정하고 그것을 계속하도록 청소년에게 "성장"하라고 압박한다. 에릭슨에 따르면 우리들 사회는 그들에게 **일시적 정지 기간(moratorium period)**을 허용함으로써 그들을 지지하는데, 그 시기는 고등학교와 대학교 때로, 그들은 책임에서 상대적으로 자유롭고, 그들 자신을 발견하도록 다른 가능성을 실험할 수도 있다. 그러나 복잡한 사회는 그들이 원하는 무엇이든지 할 수 있다고 믿는 그들을 격려해 주고 수많은 선택권을 주는 것으로 정체성 확립을 어렵게 만들기도 한다.

(1) 발달적 경향

마르시아(James Marcia, 1966)는 에릭슨 이론을 확장하였으며, 청소년들의 정체감 형성의 과정을 면담 방법으로 개발하여 정체감 형성에 대한 많은 연구를 활발하게 자극하였다. 청소년은 여러 차원의 각각(직업적, 종교적, 정치적 관념학(이데올로기))에서 정체성을 향해 진행하는 기초 위에서 4가지 정체감 상태(상태, 단계가 아니고) 중의 하나로 분류된다. 중요한 질문은 개인이 위기를 경험했느냐(혹은 심각하게 정체성 문제를 파악하고 대안을 탐색했는지) 그리고 공약을 달성했는지 이다(즉, 계속되는 질문을 해결하고 정체성을 고정시켰는지). 위기와 공약에 기초해서 개인은 ■ 그림 5.1에서 보여 주고 있는 4가지 정체성 상태 중의 하나로 분류할 수 있다.

우리는 언제 정체감을 성취하게 될까? 메일멘(Philip Meilmans, 1979)은 12세에서 18세의 대학 직전 남학생과 21세의 남자 대학생, 24세의 청년들을 대상으로 한 연구에서 일부 답을 얻었다(■ 그림 5.2). 12세에서 15세의 대부분은 정체성 혼돈 상태이거나 혹은 정체감 상실 상태였다. 이들 연령에서 많은 청소년은 그들이 누구인가에 대하여 아직 깊게 생각하지 않았다(**혼돈 상태, diffusion status**; 위기도 없고 공약도 없다). 스스로 가장 최상으로 적합한 것이 무엇인지 결코 생각하지 못하거나 대안을 탐구하지 않는 것으로 보인다. 그들은 부모나 다른 사람들에 의해 그들에게 제시된 정체성을 단순하게 받아들인다(**권리 상실 상태, foreclosure status**; 위기 없는 공약 포함).

■ 그림 5.2에서 가리키는 것처럼, 정체성 성취로의 진행은 18세에 시작된다는 증거가 더 많다. 많은 개인들은 **일시적 정지 상태(moratorium status)**에 빠지기 시작한다. 이제 그들은 위기를 경험하거나 정체성 문제를 활발하게 탐색한다. 그들은 종교에 대한 가정 교육에 의문을 갖고, 약물을 실험하고, 전공이나 관계를 바꾸고, 페이스북과 같은 SNS에서 지지를 얻고, 이런 모든 곳에서 자신을 찾게 된다. 만약에 그들이 끊임없는

위기(crisis)? \ 공약(Commitment)?	만들어진 공약이 없음	공약을 만듬
위기를 경험하지 않음	**혼돈 상태**(Diffusion Status) 개인은 아직 정체성 문제에 대하여 생각하지 못하거나 해결하지 못하고 인생에서의 방향에 실패했다. 예시: 나는 정말로 종교에 대하여 생각하지 않았고, 내가 실제로 믿을 것인지 나는 알지 못한다.	**권리 상실 상태**(Foreclosure Status) 개인은 자신이 누구인지 아는 것처럼 보이나 짧은 생각으로 정체성을 미숙하게 이해하고 있다. 예시: 나의 부모는 침례교도이시고 나도 침례교도이다. 나는 자라서 같은 길을 갈 것이다.
위기를 경험함	**일시적 정지 상태**(Moratorium Status) 개인은 정체성 위기를 경험하고, 끊임없이 계속 질문을 하여 답을 찾는다. 예시: 나의 신념은 중간 정도로 평가할 수 있고 나에게 무엇이 옳은 것인지 이해할 수 있기를 바란다. 나는 내가 가르쳤던 것들의 일부에 대하여 의심하게 되고 답을 위해 다른 사람들의 믿음을 조사하고 있다.	**정체성 성취 상태**(Identity Achievement Status) 개인은 자신의 정체성 위기를 해결하고 특별히 목적, 신념, 가치들을 위한 공약을 만든다. 예시: 나는 정말로 나의 종교에 대하여 또 다른 사람들의 종교에 대하여 자기 분석을 하고 마침내 내가 믿는 것이 무엇인지 내가 믿지 못하는 것이 무엇인지 알게 된다.

■ 그림 5.1 종교적 정체성에서 적용하고 있는 네 가지 정체성 상태

질문뿐만 아니라 답도 얻는다면 그들은 **정체성 성취 상태(identity achievement status)**로 이동할 것이다. 메일멘의 연구에서는 18세에서는 약 20%, 대학생 때는 40%, 24세에서는 약 50% 이상이 견고한 정체성을 성취하였다. 여성에서도 정체감 성취의 진행은 남성과 같은 비율을 보였다(Kroger, 2007).

이러한 연구로 판단해 보면, 정체성 형성은 오랜 시간이 걸린다. 많은 청년들(남자, 여자)은 그들의 10대 후반이나 20대 초반 성인 진입기까지도 정체감에 의문을 갖거나 정체성 성취 상태에 도달하지 못한다. 어떤 성인에서는 수년간 일시적 정지 상태가 지속되기도 하고, 그들이 누구인가에 대한 질문을 다시 하거나 그들이 인생의 초기에 답했던 모든 것들을 생각한 후에 정체성 상태를 통해 재순환하기도 한다. 심지어 성인기 후반에서도 일부 성인들은 그들의 정체성을 개정하거나 강화시키기도 한다.

정체성 형성은 시간이 오래 걸릴뿐만 아니라 정체성의 다른 양상에서 다른 비율로 나타나기도 한다. 예를 들어, 아처(Sally Archer, 1982)는 6학년부터 고등학교 3학년까지 4가지 영역(직업 선택, 성 역할 태도, 종교적 신념, 정치적 관념)의 정체성 상태를 조사하였다. 청소년의 5%만이 모든 4가지 영역에서 정체성 상태가 같았다.

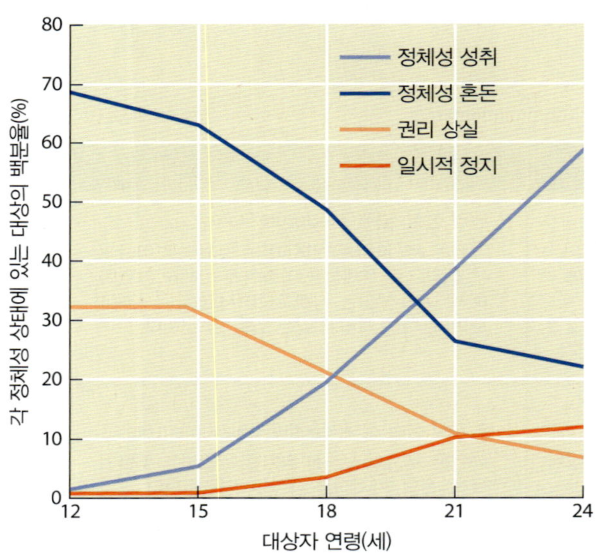

■ **그림 5.2 연령에 따른 마르시아의 4가지 정체성 상태의 각각의 비율**

출처: From Meilman, P.W. (1979). Cross-sectional age changes in ego identity status during adolescence. Developmental Psychology, 15, 230–231.

요약하면, 정체성 형성은 시간이 오래 걸리고 청소년기 이후에도 되돌아오고, 다른 영역은 다른 비율로 발생하기도 한다.

(2) 서사적 정체성 구축

어떤 연구자는 정체성 형성 연구에서 다른 접근 방법으로 하였는데, 청소년들의 서사적 정체성(narrative identities) 혹은 인생 이야기를 조사하였다(McAdams & McLean, 2013). 인생 이야기는 에릭슨의 정체감과 매우 비슷해서 "나는 누구인가?, 나는 어떻게 될 것이고, 내 인생은 미래에 어디로 갈 것인가?"를 말하는 것이다. 의미있는 인생 이야기를 구축하는 과정은 아동기에 시작되며, 후기 청소년기와 성인 진입기 동안에 매우 중요하게 된다. 인생 이야기의 발달은 정체성 성취로 향하는 마르시아의 정체성 상태 진행과 상관관계가 있다.

우리들 성인 성격의 중요한 요소가 되는 인생 이야기는 해를 거듭하며 수정되고 노년기에 반영된다. 역경을 극복하고 보상을 성취한 인생 이야기의 특징을 가진 사람들이 있다. 예를 들어, 약물 과다 복용으로 거의 죽음직전까지 갔던 사람이 후에 강력한 인생의 의미를 얻게 되거나 혹은 가난을 벗어나기 위해 열심히 공부해서 대법원의 판사가 되는 사람들은 높은 수준으로 잘 살고 적응을 잘한 경향이 있다.

(3) 긍정적인 민족 정체성 발달

정체성 발달의 중요한 측면은 **민족 정체성(ethnic identity)**을 연마하는 것으로, 민족 집단 내에서 개인적 동일시감으로 그것의 가치와 문화적 전통을 갖는 것이다(Spencer, Swanson, & Harpalani, 2015).

민족 정체성 형성 과정은 영아기때부터 시작되며 사람들 사이에서 눈에 보이는 차이로 주목된다. 3개월의 코카시안 영아는 다른 민족의 아기보다는 다른 코카시안 아기를 바라보는 것을 더 좋아한다. 아프리카인 아기들은 만약 그들이 코카시안 사이에서 자라지 않았다면, 비슷한 아프리카인 얼굴을 더 좋아하는 것으로 보이는데, 이것은 아기들에게 이런 선호도가 형성된다는 것은 그들이 가장 자주 본 얼굴에 기초한다는 것을 제시한다.

학령 전기 동안에 아동들은 다른 인종과 민족 범주에 대해서 배우게 되고 서서히 그들 자신을 정확하게 분류할 수 있게 된다(Spencer & Markstrom-Adams, 1990). 예를 들어, 멕시코계 미국인 학령 전기 아동은 Chicano(멕시코계 미국인) 악수를 어떻게 하는지와 같은 그들의 문화에 따른 행동을 배우게 되고, 8세경에는 그들이 적용할 수 있는 민족성 수준이 무엇인지를 알게 되며, 인생의 후반기에는 그들의 민족성을 이해하게 된다. 초등학교 동안에는 그들의 민족성 집단에 대하여 더 많이 배우게 되고 언어, 신체적 외모, 상속 재산, 사회에서의 지위와 같은 용어에 대하여 말할 수 있게 된다(Rogers et al., 2012).

청소년은 그들이 이루려는 직업적 혹은 종교적 정체성과 같은 정체성 상태를 통해 긍정적인 민족 정체성을 형성하는 것으로 보인다. 학령기 아동과 어린 청소년들은 그들의 부모나 민족 집단의 다른 사람들이 그들이 하는 행동에 영향을 미치거나(권리 상실 상태) 혹은 그들이 정체성에 대하여 많이 생각하지 않았기 때문에(혼돈 상태) 그들의 인종이나 민족 집단에 동일시한다고 말한다. 10대 중반부터 후기까지 혹은 20대 초기까지 많은 소수의 청년들은 일시적 정지 상태와 성취 상태로 이동한다.

청소년들에게 긍정적인 민족 정체성을 형성하려면 부모들이 그들 집단의 문화적인 전통성에 대하여 가르치고 그들 인종이나 민족성에 관하여 그들을 사회화시킬 때, 그들이 문화적으로 다양한 사회에서 살도록 준비시킬 때, 오랫동안 참아온 편견에 부당함을 얘기하도록 그들을 준비시킬 때 도움이 된다(Douglass & Umaña-Taylor, 2015). 한번 형성이 되면 긍정적인 민족 정체성은 많은 이득이 있다. 인종이나 민족적 차별 대우로 인한 손해로부터 청소년들을 보호할 수 있고, 그들의 전체적인 자존감을 높이고, 학업적 성취와 좋은 적응에 기여하게 된다. 전체적으로, 대부분의 소수 민족 청소년들은 그들의 정체성 형성에 직면하여 특별한 도전을 잘 처리한다. 그들은 민족 정체성의 의문을 안정시키고, 같은 연령의 유럽계 미국인 청년들 주위에 있는 다른 정체성 문제를 해결하고, 적어도 그들 자신에 대하여 좋은 감정을 갖도록 마무리한다.

(4) 직업 정체성과 선택

직업 정체성은 정체성의 또 다른 중요한 양상이며, 성인 경력 발달을 암시하는 것 중의 하나이다. 어린 시절에 남자아이들은 전통적으로 남자다운 직업을 선택하고 여자아이들은 여성스러운 직업을 선택하여 그들 자신을 전통적인 젠더-고정 관념(gender-stereotyped) 경력으로 만든다(Hartung et al., 2005). 초등학교 아동들은 다른 직업에 따르는 명성이나 사회적 지위에 대하여 배우고, 차 정비공이나 외과의사를 선호하기 시작한다. 10대 청소년들은 더욱 현실적이 되어 그들의 바램보다는 다른 요소들을 비중있게 생각하기 시작하여 직업을 선택한다. 이론가 긴즈버그(Eli Ginzberg, 1972, 1984)에 따르면 그들은 그들의 흥미("내가 사람들과 즐겁게 이야기할 수 있는가?"), 그들의 능력("내가 사람들과 관계를 잘할 수 있는가?"), 그들의 가치("이것은 정말로 사람들을 도울 수 있는 나에게 중요한 일인가 혹은 내가 더 많은 힘이나 돈을 가질만한 가치 있는 일인가?")를 고려한다.

그들이 더 나이들때까지 청소년들은 직업 시장과 다른 직업에서 요구하는 신체적, 지적 요구의 실제를 고려하기 시작하며, 선택한 직업에 대한 준비를 신중하게 시작한다. 청소년기 후기나 성인 진입기에 그들은 학교 상담소 같은 곳에서 공개된 직업의 유효성, 필요한 교육정도, 일의 조건, 그 외 다른 관계되는 요소들을 고려한다.

직업 선택에서 주요한 발달적 경향은 연령에 따른 현

실성 증가로, 아동들의 환상으로부터 변화되어 자아와 일의 세계에 대한 지식에 기초해서 선택하게 된다. 청소년들의 좁은 경력 선택에는 개인적 요소(그들 자신의 흥미, 능력, 가치)와 환경적 요소(직업 시장의 현실성)를 고려해서 그들에게 가장 적합한 직업을 선택하게 된다.

영향력 있는 직업 이론가 홀랜드(John Holland, 1985, 1996)에 따르면 직업 선택은 바로 개인의 성격과 직업에서 가장 적합한 것을 찾아야 한다고 한다. 홀랜드의 선구자적인 연구에서 직업 발달과 적응은 **개인–환경 적합(person-environment fit)**의 중요성을 강조하고 있는데, 이 개념은 개인과 환경(여기에서는 작업 환경) 사이의 조화로 적합도(goodness of fit) 개념과 유사한 것이다(Su, Murdock, & Rounds, 2015).

직업적 흥미 목록은 홀랜드의 직업 발달 이론에 안내되어 있다(미국의 노동청 흥미 프로파일러 www.my-nextmove.org/explore/ip). 홀랜드는 6가지 성격 유형으로 나누고 각각에 적합한 직업군을 언급하였다.

- **연구자 유형(investigative types)**: 배우는 것을 즐기고, 문제를 해결하고, 창조적인 아이디어로 일을 하는 사람(예, 과학자)
- **사회적 유형(social types)**: 다른 사람들과 상호작용하고 다른 사람을 도와주는 것을 좋아하는 사람(예, 교사와 상담가)
- **현실적 유형(realistic types)**: 구체적인 목적을 가지고 실제적으로 일 하는 것을 좋아하는 사람(예, 자동차 정비공, 건설 공사자)
- **예술적 유형(artistic types)**: 관습에 따르지 않고 창조적으로 자신을 표현하기를 원하는 사람(예, 예술가, 음악가)
- **전통적 유형(conventional types)**: 질서, 구조를 선호하고 예측 가능한 사람(예, 도서관 직원, 회계사)
- **진취적 유형(enterprising types)**: 다른 사람에게 미치는 영향을 찾고 지위를 달성하는 사람(예, 판매하는 사람, 기업가, 조직의 리더)

에릭슨과 직업 이론가인 홀랜드는 청소년들에게 형식적인 선택보다는 가능한 직업 범위를 탐색하는 것이 그들의 성격에 적합한 직업을 선택할 가능성이 더 많다고 조언해 준다. 바꾸어 말하면, 성격과 직업 예측 사이의 개인–환경 간 좋은 적합도는 직업 만족도를 더 높이고, 실행을 더 좋게 하며, 직업에서 높은 자리에 머물 가능성이 더 많으며, 홀랜드의 직업 발달 이론을 지지하게 된다.

(5) 성 정체성

성과 젠더는 여러분의 신체적 특징과 능력, 여러분이 사회에서 행하는 어떤 역할, 여러분의 심리적 특성의 일부로부터 여러분을 독특한 사람으로 만드는 여러 가지 특성에 영향을 미친다. **생물학적 성(biological sex)**은 남성과 여성을 정의하는 신체적 특징을 의미하는 것이며, **젠더(gender)**는 사회와 문화적으로 연관되거나 혹은 남자와 여자의 평가가 고려되는 모든 양상이 합해진 것이다. **섹슈얼리티**(sexuality)는 한 개인의 생물학적인 성과 젠더의 의미가 포함된 성적인 존재로서 성 행동과 임신, 출산의 생식(reproduction) 활동까지를 포함하는 광범위한 의미이다. 예를 들어, 여성의 월경은 호르몬과 생리적 현상의 결과로 생물학적인 성의 구성 요소이다. 남성들은 일반적으로 여성들보다 뼈가 길고 근육이 많은 것은 또 다른 생물학적인 성의 차이이다. 여성 집단은 남성들보다 돈을 적게 번다는 것은 이것은 성의 차이가 아니고 젠더 차이인데, 왜냐하면 총 노동력에서 남성과 여성에게 다른 기대와 다른 성과를 만드는 사회적 힘으로부터 영향을 받기 때문이다. 성과 젠더가 여러분의 삶에 어떻게 영향을 미치는지를 이해하기 위하여 우리는 젠더의 심리적 상관관계를 조사하기 전에 명백한 신체적 차이를 고려해야 된다. 대부분의 남성과 대부분의 여성들 사이의 신체적 차이는 부정할 수 없다.

젠더 고정 관념은 그 시초는 남성과 여성의 신체적 형상일 것이다(Halim & Ruble, 2010). 그러나 실제로는 양육자로서 젠더 역할은 **공동체적인 일치(communality,**

혹은 함께 함)이며, 다른 사람들과의 연결성을 강조하고, 다른 사람들에게 정서적인 특성과 민감성의 특성을 포함하는 방향이다(Abele & Wojciszke, 2014). 하이디(Janet Hyde, 2005, 2007, 2014)와 다른 사람들은 젠더 유사성에 집중해서 더 평가를 해야 된다고 제안하였다. 그들은 **젠더 유사성 가설(gender similarities hypothesis)**을 주장하며, "남성과 여성은 대부분이 유사하다. 그러나 심리적인 변수는 아니다. 즉, 남자와 여자는 남자아이와 여자아이처럼 그들이 다르기보다는 더욱 비슷하다"고 진술하였다.

(6) 정체감 형성에 영향을 미치는 요인

다양한 차원에서 정체감 성취로 향하는 청소년기의 과정은 적어도 다음 5가지에 영향을 받는다.

- **인지적 발달(cognitive development)**: 형식적 조작기의 사고 특성을 견고하게 성취하고, 복잡하고 추상적인 방법으로 사고하고, 그들이 결정해야 되는 것에 직면했을 때 관계되는 정보를 더 적극적으로 찾는 청소년들은 다른 청소년들보다 자신의 정체감에 대해 문제를 제기하고 이를 성공적으로 해결할 가능성이 높다.
- **성격(personality)**: 정체성을 탐색하고 성취한 청소년들은 신경증 점수가 낮고 경험과 양심의 개방성이 높은 경향이 있다(Ozer & Benet-Martinez, 2006). 즉, 그들은 정서적으로 안정되고, 호기심이 있으며, 책임감이 있다.
- **부모와의 관계의 질(quality of relationship with parents)**: 정체감 형성에서 혼란 상태에 있는 청년들은 그들의 부모에 의해 수년간 소홀히 다루어지거나 거절당한 상태로 표류하게 되고 정서적으로 그들과 거리감이 있다. 권리 상실 상태의 청소년들은 사랑하는 부모들과 너무 밀접하여 과잉으로 보호되거나 통제하에 있다. 이 청소년은 의사결정을 할 기회가 적고 그들이 해야 되는 일에 대하여 부모의 생각에 결코 의문을 제기할 수 없다. 일시 정지 상태와 정체감을 성취한 상태의 청소년들은 일반적으로 따뜻하고 민주적인 부모가 있으며, 부모와 같이 높은 자아 존중감을 갖도록 양육된다(Emmanuelle, 2009).
- **탐색의 기회(opportunities for exploration)**: 대학에 다니는 청소년에게는 다양한 생각에 노출되고 문제에 독립적으로 생각하도록 격려받고 다른 가능성을 탐색할 수 있다. 대학은 에릭슨이 말한 정체감 형성에 필수적인 탐색할 수 있는 자유와 함께 일시 정지 기간을 제공한다(Kroger, 2007).
- **문화적 맥락(cultural context)**: 정체감 형성은 문화적 · 역사적 맥락에 의해 영향을 받는다. 가장 최근의 현대 사회나 산업화된 서구 사회에서 청소년들이 조심스럽게 탐색할 기회를 가진 후에 개인적 정체성이 서서히 형성되도록 하는 것이 가장 좋은 생각임을 고려하자. 전통적인 사회에서 10대들은 자기 분석이나 실험이 없이 그들의 문화에서 양육된 대부분의 성인들의 역할인 농사, 목장일들이 중심이 되었다. 즉, 권리 상실의 정체성은 이런 문화에서는 성인기를 통해 대부분이 채택되었을 것이다(Côté & Levine, 2016).

전체적으로, 서구 산업화된 사회에서 청소년들은 정체성에 대하여 심각한 질문이 가능하였고, 그것에 대한 답을 얻을 가능성이 더 많았다. 정체성 성취는 심리적인 건강, 높은 자존감, 도덕과 사회적 문제에 대한 복잡한 사고, 다른 사람들을 기꺼이 받아들이고 같이 협조하려는 의지, 더 나은 정신 건강, 다양한 다른 사람들의 심리적 강점과 관련이 있다.

05 성인기

우리는 개인으로서 우리가 어떤 사람인지에 대해 많은 이해를 얻으면서 성인기에 들어간다. 하지만 발달이 끝난 것은 아니다. 자아 개념과 성격 변화는 서로에게 영향을 미치며, 성인기에 확립되고 끝마치게 되는 직업에 의해 영향을 받는다.

1) 자아 개념과 자아 존중감

성인은 자신의 자아 인식과 자존감 수준에서 큰 차이를 보인다. 연령, 성과 문화적 맥락은 이러한 변화에 어느 정도까지 기여하는가?

(1) 연령과 성별 차이

일반적으로 성인은 성인 삶에 대한 도전에 성공적으로 대처할 때 자존감을 얻지만, 그후에 노화, 질병, 역할 및 관계의 상실이 인생 후반기에 타격을 줄 때 자존감을 상실한다고 믿는다.

로빈슨과 동료들(Richard Robins et al., 2002)은 9세에서 90세의 30만 명 이상을 대상으로 대규모 인터넷 조사를 실시하여 다음을 제시하였다. 평균적으로 자존감은 상대적으로 아동기에 증가하고, 청소년기에 감소하고, 50대와 60대까지 성인 시절을 통해 서서히 증가하고, 그다음에 노년기 후반에 감소하는 경향이 있다(■ 그림 5.3). 종적인 연구에서도 같은 양상을 보이고 있는데, 집단 내에서 성인의 자존감 수준이 매우 안정적으로 유지되고 있음을 보여 주고 있다(Orth & Robins, 2014). 그림 5.3에서는 또한 남성이 성인기 초기에 여성보다 자존감이 높으나 성별 차이는 노령에서는 사라진다.

인종과 민족의 차이에 대해서는, 일반적으로 흑인과 백인 성인은 자존감의 수준이 유사하지만 흑인은 성인기 초기에 더 증가하고 성인기 후반에 더 감소하는 경향을 보인다. 이것은 아마도 경제 상태와 건강이 급격하게 감소하는 경험 때문일 것이다.

연령과 성별 차이는 문화에도 적용된다. 청소년기부터 중년기까지 자존감이 상승하고 남성이 여성보다 자존감이 더 높다는 결과는 블레이던과 그의 동료들(Wiebke Bleidorn et al., 2016)이 온라인 자존감 도구로 48개국에서 거의 백만 명의 응답을 조사한 연구에서도 문화를 관통하는 실제적인 증거를 보였다. 이러한 경향이 미국에서만 특별한 것이 아니라는 것을 알게 되었는데, 여기에는 호르몬 변화와 같은 생물학적인 보편성과 일하는 사람으로서의 역할인 성인의 세계로 들어가거나 초기 성인기 동안의 부모 역할 또는 성별 역할에서 횡문화적인 유사성과 같은 문화적인 보편성이 반영되었을 것이다. 그러나 연령과 성별 차이는 집단의 크기에서 사회에 따라 차이는 있을 것이다.

성인기에서도 아동기나 청소년기처럼 자존감은 문제이다. 그것은 관계, 직업 만족, 건강, 행복과 연관된다. 또한, 그것은 후속으로 영향을 미치기보다는 결과적으로 성공한 인생의 원인으로 보이는 경향이 있다. 노인 성인들이 노화로 어려움과 상실을 경험하면서도 가능한 한 오랫동안 긍정적인 자아상을 유지할 수 있는 것은, 이상적인 자아와 현실적인 자아 사이의 간격을 줄이기, 자기 평가의 목표와 기준을 변화시키기, 다른 노인들과 사회적 비교 만들기, 부정적인 자아 고정 관념을 피하기 등이 모두에게 도움이 되는 것으로 보인다.

이상적 자아와 실제 자아 간의 격차 줄이기. 리프(Carol Ryff, 1991)는 젊은 성인, 중년 및 노인들에게 성인기 동안에 현재 자아 변화가 있었는지를 자기 평가하여 비교하였는데, 노인들은 이상적인 자아에 대한 비전을 축소

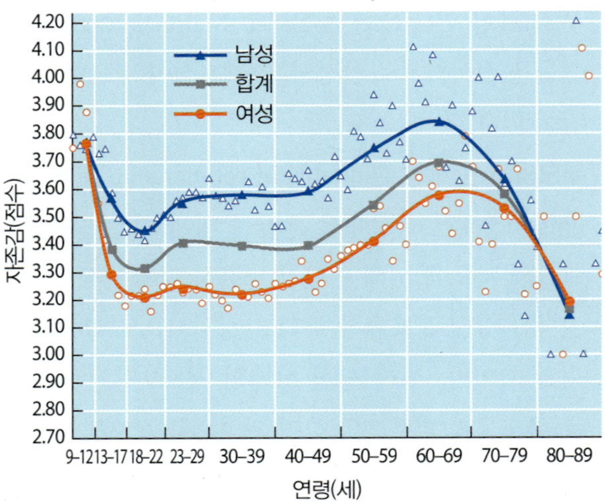

■ 그림 5.3 연령과 성별 자아 존중감 차이

출처: Robins, R. W., et al., (2002). Global self-esteem across the life span. Psychology and Aging, 17, 423-434.

시켰다. 결과적으로 그들의 이상과 현실의 자아가 한 곳으로 집중되었다. 이상적 자아와 현실적 자아 사이의 간격은 아동기 동안에 개방되고 청소년기 동안에 넓어지며, 성인기 동안에 현실과 타협하며, 인생 후반기에는 다시 가까워지고 자존감을 유지하는 것을 도와준다.

자기 평가의 목표와 기준 조정. 사람들의 목표와 기준은 나이와 함께 변한다. 그래서 젊은 사람들에게 상실 또는 실패처럼 보이는 것을 노인이 그와 같이 인지하지 않도록 한다. 40세는 승진에서 제외되는 것에 엄청난 충격을 받지만, 은퇴에 가까운 60세는 전혀 괴로워하지 않는다(Carstensen & Freund, 1994). 우리의 목표와 기준은 전 생애 동안 변하기 때문에 우리 자신을 평가할 때 다른 측정 자를 적용하고 더 이상 중요하지 않은 목표를 달성하지 못하는 것에 신경 쓰지 않는다.

자기를 다른 노인들과 비교하기. 노인들은 젊은 성인보다는 그들이 가지고 있는 것과 같은 종류의 만성 질환과 장애를 가진 다른 노인과 사회적 비교를 하여 자존감을 유지할 수 있다. 만일 스스로에 대해 기분이 좋아지고 싶으면, 그들은 전략적으로 더 나쁜 동료를 선택하여 자신을 판단하며, "나는 불쌍한 김씨보다 훨씬 잘 돌아다니고 있다"와 같이 하향 사회적 비교를 한다(Frieswijk et al., 2004).

노인 차별 고정 관념을 내면화하지 않기. 만일 노인의 부정적 고정 관념을 스스로에게 적용하는 것에 저항할 수 있다면 노인들은 자존감을 더 잘 유지할 수 있다. 부정적 고정 관념은 우리들이 **노인 차별(ageism)**이라고 부르는 노인에 대한 편견과 차별 대우를 낳는다. 노인 차별은 음식점에서 노인 고객을 보호하는 것에서부터 노인을 고용하지 않는 차별까지 모든 면에서 나타난다. 레비(Becca Levy, 2009)는 아동기에 학습한 노인에 대한 고정 관념이 우리들이 고령에 도달할 때 **자기 고정 관념(self-stereotyping)**이 된다고 주장한다. 비록 우리들이 노인에 대한 몇 가지 긍정적인 고정 관념(노인들은 현명하고, 조화롭고, 친절하다)과 부정적인 고정 관념(노인들은 아프고, 약하고, 잘 잊어먹고, 무능하다 등 등)을 가지고 있어도 긍정적인 것보다 수가 많으며 다양한 문화에서도 나타나고 있다(Miche, 2015). 이러한 부정적인 고정 관념은 세월이 지나면서 강화되며, 일단 사람들이 자신을 '늙었다'고 생각하기 시작하면 자아에 적용될 수 있다. 만약에 그들이 그들의 연령 집단에서 동일시를 피한다면 그들은 실제보다 더 젊다고 느낄 수 있고, 앞으로 시간이 더 많다고 인지하고, 더 높은 자존감을 즐길 수 있을 것이다. 그러나 결국 노인이 더는 부인할 수 없으며, 그들 자신에게 '늙었다'는 꼬리표를 적용하고, 부정적인 고정 관념의 위험에 빠지며, 그 결과로 고통받는다. 부정적인 고정 관념은 노인에게 영구적인 상처를 주게 된다. 이와는 대조적으로 노화에 대한 긍정적인 고정 관념은 좋은 건강을 유지하고 장수하게 되고, 심리적 장애 증상이 적고, 심지어 부검 시에 알츠하이머 질병과 뇌 변화의 증상이 적다(Levy et al., 2016).

(2) 문화적 차이

성인기에서 자아 개념은 연령과 성별뿐만 아니라 문화에서도 강한 인상을 보인다. 개인주의적 문화에서 개인은 그들의 사회적 집단의 목표보다 그들 자신의 목표를 우선시하도록 사회화되는 것에 반하여 집단주의적 문화에서는 개인의 목표보다 집단의 목표와 관계를 더 높게 중요시한다(• 표 5.2).

개인주의적 문화와 집단주의적 문화에서 개인들 사이의 자기 기술에서의 문화적 차이는 일찍 3~4세 연령에서 발견될 수 있다(Wang, 2004, 2006). 미국의 아이들은 그들이 선호하는 것에 대한 특징 및 감정에 대해 말하지만, 중국 아이들은 사회적 역할 및 가족의 저녁식사와 같은 사회적 일상면에서 자신을 기술한다. 그들은 상당히 더 겸손하여 "나는 때때로 예절을 잊어버린다"와 같은 말을 한다. 부모들은 매일 아이들과의 일상 대화를 통하여 이러한 문화적 차이에 기여한다. 예를 들어, 미국 어머니들은 그들 아이들이 주인공인 이야기를 말하지만, 중국 어머니들은 집단으로서 가족의 경험에 대해

• 표 5.2 개인주의적, 집단주의적 문화에서 자아에 대한 견해

개인주의적(예. 미국)	집단주의적(예. 일본)
분리된	연결된
독립적인	상호의존적인
독특함 강조	집단 멤버십과 타인과의 유사성을 강조.
특질 유사(개인의 특성이 특수한 상황과 관계를 초월한다)	유연한(다양한 사회적 맥락에서 다른)
자기-고양: 자존감에 대한 욕구가 자아를 평균 이상으로 보게 된다.	자기-말살: 자기-비판적, 부족함을 알게 된다.

말한다. 결과적으로, 미국의 아동들은 청소년이 되었을 때 자기 정의에서 부모와의 관계를 덜 강조하지만, 중국의 아동들은 부모와의 관계를 그들에게 중요한 일부로 계속 유지한다(Pomerantz, Qin, Wang, & Chen, 2009).

개인주의적 문화와 집단주의적 문화에 대한 횡문화적 연구에서 한 개인은 반드시 다른 사람으로부터 개별화되는 그 자신이라는 서구의 가정에 도전받는다. 많은 세계에서 그것은 다른 사람들로부터 구별되는 독특한 정체성을 가진 자신에 관한 것이 아니라 '타인과 관련된 자기'에 관한 것이다(Shweder et al., 2006). 이 연구는 자아와 성격을 연구하는 일반적인 방법을 사용하였는데 즉, 사람들에게 자신이 누구인가를 물었고, 세계적인 자존감 척도를 사용하였으며, 그들이 일반적으로 사회적 맥락에서 어떻게 하는가에 대한 물음이었는데, 문화적으로 편견에 치우칠 수 있다는 것을 시사한다. 그때 자아 개념은 문화적으로 정의된다는 것을 명심하는 것이 현명하다.

2) 성격에서의 연속성 및 불연속성

우리는 성인기 동안에 성격 발달에서 두 가지 질문을 해야 한다.

- 개인 성인은 수년간 집단 내에서 타인과 비교하여 특성 양상에 대해 순위를 유지하는가?
- 성격 특성 측정에 대한 평균 점수는 연령이 증가할 때 증가하거나 감소 또는 똑같게 남는가?

(1) 사람들은 순위를 유지하는가?

코스타, 맥크레 및 동료들(Paul Costa, Robert McCrae, et al., 2008)은 20대부터 90대까지의 성인들에게 Big five 성격 테스트를 하고 수년간 이러한 테스트를 반복적으로 시행함으로써 성격 변화와 연속성을 면밀히 연구하였다. 그들은 다른 연령에서 같은 특성 양상의 점수 사이에 높은 상관관계가 나타나 집단 내에서 순위의 연속성을 발견하였다. 즉, 젊은 성인일 때 외향적인 경향이 있는 사람은 노인일 때도 외향적인 가능성이 있으며, 내향적인 사람은 세월이 지나도 내향적으로 남을 가능성이 높다. 마찬가지로, 높은 또는 낮은 수준의 신경성, 양심, 성실성 또는 새로운 경험에 대한 개방성을 보여 주는 성인은 수년이 지난 후 동료의 것과 비교할 때 그 순위를 유지하는 것 같다. Big five 성격 양상에서 20년~30년간 성격 특성 점수 사이의 상관관계는 평균 약 0.6이었으며, 이것은 성격은 시간이 지나도 일관된다는 것을 암시한다.

연령이 증가되면서 일관되는 경향이 있다. 많은 연구를 분석한 로버츠와 델베치오(Brent Roberts & Wendy DelVecchio, 2000)는 영아기와 초기 아동기부터 성인기 후기까지 두 가지 검사 점수 사이의 평균 상관관계가 매우 일정하게 증가되는 것을 발견하였다. 성격은 아동기 및 청소년기와 젊은 성인기에도 여전히 형성되고 있으며 50세쯤 이후에 완전히 견고하게 된다.

(2) 평균 성격 점수는 변하는가?

대부분의 사람은 세월이 흐르면서 비슷한 방향으로 변하는가? 여러분은 가장 친한 친구보다 일관되게 더 외향적일 수도 있고, 당신이 20세였을 때보다 70세에는 덜 외향적으로 될 수도 있다. 성격에서 이러한 두 번째 주요한 유형의 연속성, 특성의 평균 수준에서의 안정성은 우리가 청소년기 이후에도 성격이 계속 발달되는지

또는 노인에 대한 고정 관념이 진실인지 아닌지 질문할 때 관련이 있다.

맥크레, 코스타 및 동료들(McCrae, Costa, et. al., 2000)은 터키, 체코공화국 및 일본과 같이 다양한 국가에서 Big Five 성격 양상에 대한 점수에서의 연령-집단 차이를 검증하였다. 그들과 다른 연구자들(Roberts, Donnellan, & Hill, 2013)은 청소년기부터 중년기까지 사람들이 더 정서적으로 안정되고(신경성이 줄어듬), 더 협력적이고 잘 지내기가 쉬워지고, 더욱 절제력이 있고 책임감 있게 성숙해지는 경향이 있음을 발견하였다. 이러한 변화는 **성숙의 원리(maturity principle)**라고 불리우며, 연령과 함께 더욱 정서적으로 안정되고, 성실함, 양심의 방향으로 변한다.

이런 성격 성숙은 횡문화적으로 나타나는데, 맥크레와 코스타(2008)는 아마도 인간 종의 진화 때문일 것으로 결론지었다. 다른 사람들은 성숙의 원리가 책임있는 행동이 요구되는 역할(예를 들면, 일을 시작하고 결혼하고 부모가 되는)을 맡게 되면서 더 많은 경험에 의한다고 믿는다. 만약 성격에서 성숙적 변화가 일어나는 것이 연령에서 사회에 따라 차이가 있다면 청소년과 젊은 성인이 중요한 성인 역할로 들어가는 것이 연령과 연계된다고 할 수 있다(Bleidorn, 2015).

천성-양육 논제에서 블래던과 동료들(Wiebke Bleidorn et al., 2013)은 62개국에서 16세부터 40세까지 90만 명을 대상으로 온라인 Big five 성격 검사를 분석하였다. 더욱 정서적으로 안정, 성실함, 양심의 방향으로의 변화는 횡문화적으로 증거되었는데, 그것은 보편적이며 생물학적인 기초가 가능하다는 것을 제시하는 것이다. 그러나 변화의 크기는 어떤 문화에서는 다른 문화에서 보다 더 크고, 직업 이행이 늦게 발생하는 문화보다 직업 이행이 일찍 발생하는 문화에서 더 일찍 발생하였다. 문화에서 결혼과 부모됨으로 이행되는 연령은 큰 차이는 없었다. 전체적으로 이 연구와 다른 연구들은 천성과 양육 둘 다 성격 발달에서 성숙의 원리가 배후에 있음을 암시한다.

성격 변화에서 사람들이 중년기부터 노인기까지 인생 후반부에 기대하는 것은 무엇일까? 노인에 대한 고정 관념이 많다는 것이 정확하다. 활동 수준(에너지가 넘치고 활동 지향적인 경향이며 외향적인 양상)은 사람들의 50대에 감소하기 시작해서 80~90대까지 계속해서 떨어진다. 반면에, 인생 후반부에 성격에서 몇 가지 일치하는 변화가 발견되었는데, 인생 경험에 대한 반응을 그대로 유지할 수도 있고 변화시킬 수도 있다(Kandler et al., 2015).

전체적으로, 대부분의 증거는 (1) Big Five 성격 특성 양상을 다른 사람들과 비교했을 때, 사람들에서 순위가 연령이 더 많아질수록 일관성 있게 상관관계를 보이고, (2) 성격 발달은 청소년기부터 중년기까지 성숙의 원리 형태로 되며(평균 이상의 정서적 안정성, 양심, 성실성), (3) 중년기부터 성인 후기까지는 활동성이 감소되는 것을 제외하고는 체계적인 성격 변화는 적다.

(3) 왜 사람들은 변하거나 동일하게 그대로 남아 있는가?

해가 지날수록 성격을 안정되게 하는 것에는 첫째, 유전적 작용이 지속적으로 기여한다(Krueger & Johnson, 2008). 둘째, 아동기 경험의 지속적인 효과가 기여한다. 셋째, 사람들의 환경이 안정을 유지할 때 특성은 안정되게 남는다. 어머니 또는 기술자처럼 일관된 사회적 역할을 하는 것은 성격에서 일관성을 유지한다. 넷째, 유전자-환경 상관관계가 지속성을 촉진할 수 있다. 즉, 유전적 자질은 우리가 갖는 여러 가지 유형의 경험에 영향을 주며, 그러한 경험은 일종의 눈덩이 효과 속에서 유전적으로 기초한 소질(predisposition)을 강화시킨다. 따라서 외향적인 사람의 이른 사교성은 타인에게서 친근한 반응을 끌어내고, 내향적인 사람이 내향성을 강화하는 환경을 찾고 경험하는 동안에 사회적 활동을 찾게 하고, 그 과정에서 외향적으로 되는 초기의 경향을 강화시킬 것이다.

일부 성인들이 경험하는 성격에서의 중요한 변화의

원인은 질병과 치매 같은 생물학적 요인이 주요하게 기여한다. 예를 들어, 헌팅턴병(Huntington disease) 또는 알츠하이머병(Alzheimer's disease)과 관련된 신경계의 악화는 병에 걸린 개인이 변덕스럽게 되고, 신경과민, 무책임의 원인이 된다. 성인 성격은 또한 주요한 생활 사건을 포함하는 환경에서의 변화로 사회적, 직업적 역할에서의 변화 및 심리 치료에 반응하여 변한다(Sutin et al., 2010).

마지막으로, 변화는 사람과 환경 간 적합도가 나쁠 때 더 많을 것 같다. 예를 들어, 리브슨(Florine Livson, 1976)은 부인과 엄마의 역할이 여성스러운 역할이라는 고정 관념에 적합한 전통적인 여성보다 전통적으로 여성적 자질이 없는 독립된 여성이 중년기 동안에 더 많은 성격 변화를 경험한다는 것을 발견하였다. 그들의 성격과 전통적으로 여성스러운 역할 사이의 부조화에 의해 괴롭힘을 당했던, 비전통적인 여자는 40대에 삶의 방향을 돌리고, 남성다운 면을 표현하고, 50대쯤에는 더 나은 심리적 건강을 경험하였다(Weiss, Freund, & Wiese, 2012). 남자와 여자 모두, 사람–환경 적합도가 나쁠 때 성격 변화가 촉진되었다.

이렇게, 유전자, 초기 아동기 경험의 지속적인 효과, 안정된 환경 및 유전자–환경 상관관계는 모두 성인 성격에서 보이는 연속성에 기여한다. 성격에서의 변화는 사람들의 생물학적 또는 환경이 변한다면 또는 성격과 그들의 생활 스타일 사이에 적합도가 나쁘다면, 더 가능성이 많게 된다. 모든 것을 고려할 때 지속성에 대한 힘은 변화에 대한 힘보다 더 강할 것 같은데, 아마 부분적으로 우리들이 개인으로서의 정체성을 유지하기를 원하고, 심지어 우리가 이사하고, 직업을 바꾸고 또는 다른 생활 변화를 할 때조차도 우리 자신을 위한 똑같은 영역 구축을 유지하기 때문일 것이다.

(4) 성격과 적응

성격은 전 생애적 발달에 엄청난 영향을 준다. 정서적 안정과 양심 같은 성격의 강점은 좋은 신체적 건강, 정신적 건강과 상관관계가 있다. 또한, 성격은 생활 사건에 우리가 어떻게 반응하고 대처할지 영향을 미친다. 예를 들어, 매우 성실한 사람은 무능하게 되는 대부분의 사람들보다 더 잘 적응할 수 있고, 정서적 안정성이 높은 사람(신경증이 낮은 사람)은 사랑하는 사람의 죽음에도 더 잘 대처할 수 있다. 성격(자신이 평가한 성격뿐만 아니라 친구들에 의해 판단된 성격도 포함)은 심지어 수명도 예측할 수 있다(Jackson, et al., 2015). 성격은 전 생애를 통해 적응에 중요한 역할을 한다.

3) 에릭슨의 사회심리적 발달

성격 연구에서 특성 접근은 지속적인 기질 특성에 초점을 맞추고 아마도 성격의 가장 안정적인 양상이 드러날 것이다. 우리는 전 생애를 통한 에릭슨의 정신 분석적 사회심리 발달 이론에 의한 연구로부터 더욱 성장하고 변화를 느끼게 되었다. 에릭슨(Erikson)의 사회심리 발달 단계는 • 표 5.3에 제시되어 있다(제2장 참조). 에릭슨은 성숙의 힘(maturational force)과 사회적 요구가 8가지 사회심리적 위기를 통해 어디에서나 인간을 밀어붙인다고 믿었다. 만일 초기 갈등이 성공적으로 해결되지 않으면 다음의 갈등은 해결하기가 어렵다고 하였다. 발달이 최적으로 진행되기 위해서는 각 갈등의 기간(terms) 사이에 건강한 균형을 유지해야만 한다. 만일 이렇게 되면 개인은 특별한 "장점" 또는 사회심리적 힘을 얻게 된다.

성인의 단계를 검사하기 전에 에릭슨에 따라서 성인기 이전에 자아와 성격이 어떻게 전개되었는지 간단하게 고려해 보자.

(1) 성인기로 가는 경로

에릭슨의 첫 번째 사회심리적 갈등, **신뢰감 대 불신감(trust versus mistrust)** 동안에, 만일 돌보는 사람이 영아의 요구에 즉각 반응하면 영아는 다른 사람들을 신뢰하는 것을 배운다. 그렇지 않으면 신뢰 대 불신의 균형은 불신의 방향으로 기울 것이다. 에릭슨은 영유아가 돌보는 사람과 헤어진다는 것을 인지하게 된다고 믿었다. 영유아는 태어나서 첫 2개월 또는 3개월 동안에 다른 사람과 자신을 구별하기 시작한다.

유아는 **자율성 대 수치심과 의심(autonomy versus shame and doubt)**이라는 사회심리적 갈등과 투쟁할 때 개인으로서 그들 자신에 대한 훨씬 더 분명한 감각을 획득한다. 에릭슨에 따르면 그들은 그 유아가 자신의 의지를 갖고 있다고 주장한다. 이러한 견해와 일관되게, 유아는 그 자신을 거울에서 인지하고 18~24개월쯤에 그들의 말에 "내가"를 섞을 것이다. 일부는 "무서운 2살"로, 유아가 자주 사용하는 단어로 "아니야"를 하는데, 그들이 지금 지시하고 있다는 분명한 신호이다.

자율성을 달성한 4세, 5세 아이는 에릭슨의 **자발성 대 죄책감(initiative versus guilt)** 단계에 들어간다. 그들은 과감한 계획을 고안하고 정한 목표를 달성하는 데 대단한 자부심을 가짐으로써 목적감(sense of purpose)을 발달시킨다("나는 그것을 했다!"). 학령 전기 아동은 신체적 활동과 달성의 용어로 그들 자신을 정의한다.

에릭슨은 초등학교 아동이 **근면성 대 열등감(industry versus inferiority)**의 갈등에 직면하고 중요한 인지적, 사회적 기술을 숙달하는 것에 초점을 둘 때 자발성이, 성공을 가능하게 한다고 믿었다. 초등학교 아동은 더 어린 아동보다 더 많은 사회적 비교에 참여하고, 만일 그러한 비교가 유리하게 된다면 열등감보다는 근면감을 획득할 것이다.

에릭슨에 따르면 각각의 이러한 아동기 사회심리적 갈등을 성공적으로 숙달하는 아동은 새로운 강한 자아(ego strength)를 획득한다. 또한, 그들은 자신에 대해 상당히 많이 배우게 되고, 에릭슨의 다섯 번째 단계, **정체성 대 역할 혼란(identity versus role confusion)**의 청소년 위기를 해결하는 자리에 있게 된다.

에릭슨은 새로 발견된 정체성이 있는 청소년에게 성인기 동안에 성격에서의 단계 같은(stagelike) 변화(개인 성장에 대한 신나는 가능성)는 친밀감 대 고립감, 생산성 대 침체성 및 통합감 대 절망감에 집중된 사회심리적 위기가 성인기 동안에 지속된다고 하였다. 대학생 시절부터 그들의 40~50대까지 종단적 연구를 시행한 위트본과 동료들(Whitbourne, Sneed, & Sayer, 2009)은 에릭슨 논제의 모든 8단계를 해결하는 과정을 조사하였다. 그들은 아동기 단계에 연관되는 신뢰감과 자율성이 질적으로 확고하게 발달되면 성인기 갈등인 친밀감, 생산성, 통합감이 질적인 면에서 특별히 급성장하는 것을 발견하였다. 에릭슨은 이렇게 전 생애를 통해 사회심리적 성장이 가장 중요하게 지속된다고 하였다.

(2) 성인 초기 친밀감

에릭슨에 의하면 성인기 초기는 **친밀감 대 고립감(inti-**

• 표 5.3 에릭슨의 사회심리 이론의 8단계

단 계	연령 범위	중심 논제	장점 또는 강점
1. 신뢰감 대 불신감	출생~1년	타인을 신뢰할 수 있는가?	희망
2. 자율성 대 수치심과 의심	1~3년	스스로 행동할 수 있는가?	의지
3. 솔선감 대 죄책감	3~6년	계획을 성공적으로 수행할 수 있는가?	목적
4. 근면감 대 열등감	6~12년	타인과 비교하여 유능한가?	능력
5. 정체성 대 역할혼란	12~20년	나는 누구인가?, 나는 어디로 가고 있는가?	충실함
6. 친밀감 대 고립감	20~40년	관계에 대해 준비가 되어 있는가?	사랑
7. 생산성 대 침체성	40~65년	미래 세대에 나는 무엇을 줄 수 있는가?	배려
8. 통합감 대 절망감	65년 및 이상	나의 삶은 의미가 있었는가?	지혜

macy versus isolation)의 사회심리적 갈등을 다루는 시기이다. 사람은 다른 사람과 공유되는 정체성에 그 자신이 몰입할 수 있기 전에 개인의 정체성을 반드시 달성해야 한다. 정체성에 대한 분명한 감각이 없는 젊은 성인은 헌신적이고 장기적인 관계에 들어가고, "구속받고 있다"는 생각에 의해 위협을 받을 수도 있고 또는 정체성의 원천으로 낭만적 파트너에 지나치게 의존하게 될 수도 있다(Kroger, 2007).

(3) 중년기 생산성

심리분석 이론가인 베일런트(George Vaillant, 1977)는 정신적으로 건강한 하버드 대학생부터 중년까지에 대한 심층적인 종단적 연구와 블루칼라 근로자(1983, 2012)에 대한 유사한 종단적 연구를 수행하였다. 베일런트는 20대는 친밀감을 위한 시기라는 에릭슨의 견해에 대한 지지를 발견하였다. 그는 30대에, 남자들은 경력을 발달시키고 강화하는 데 에너지를 이동시키고, 타인에 대해 거의 사려 깊지도 않거나 관심을 갖지도 않는다는 것을 발견하였다. 하지만 40대에는 많은 남자들은 에릭슨의 **생산성 대 침체성(generativity versus stagnation)** 이슈에 관심을 갖게 된다. 이러한 사회심리적 갈등은 다른 사람들보다 오래 살아서 어떤 것을 생성하거나 생산하는 능력 그리고 미래 세대의 복지에 대해 염려하는 능력을 포함한다. 이것은 양육, 교육, 멘토링 및 지도 같은 활동을 통하여 현실화된다.

베일런트는 40대는 가치있는 어떤 것을 자신의 아이들, 직장의 더 젊은 사람들 또는 그들의 사회에 전달하는 것에 더 많은 관심을 표현한다고 하였다. 그들은 개인으로서 성장하여 종종 그들이 50대가 될 때에 더욱 배려하고, 자기 인식을 하게 된다. 이러한 남자들 중 한 사람은 베일런트가 완전하게 탐지한 발달적 전진을 나타냈는데 20~30세에는 아내와 잘 지내는 방법을 배웠고, 30~40세에는 직장에서 성공하는 방법을 배웠고, 그리고 40~50세에는 나 자신에 대해서는 덜 걱정하고 아이들에 대해서 더 많이 걱정한다고 하였다.

중년기 남자와 여자는 생산성 성취를 젊은 성인보다 더 잘할 것 같다. 정체성과 친밀감을 달성한 성인은 다른 성인보다 생산성 성취를 더 잘할 것 같다. 생산성 대 침체성의 중년기 갈등은 다른 문화적 맥락에서는 다르게 수행된다. 예를 들어, 집합주의자 지향인 멕시칸 미국인 부모들은 자녀들과의 관계에 집중하고, 반면에 영국 계통 미국인들은 책을 쓴다거나 지역사회 봉사와 같은 개인주의적 기여에 더 자주 집중할 것이다(de St. Aubin & Bach, 2015).

(4) 노년기 통합감

에릭슨에 따르면 노인은 **통합감 대 절망감(integrity versus despair)**의 사회심리적 논제에 직면한다. 그들은 죽음의 불가피성에 직면하는 삶에서의 의미를 찾으려고 노력한다. 만일, 성인기 초기 동안에 인생 이야기 또는 서사적 정체성을 구성한다면 그들은 그들이 이끌 수 있었던 삶으로써 노인기에 그것을 수용하기 시작한다. 통합감을 성취한 노인들은 성숙되고 잘 적응하는 경향이 있으며, 건강한 생활 방식을 가지고 있다(Hearn et al., 2012).

노인학자 버틀러(Robert Butler, 1963)는 노인은 **인생 재검토(life review)**라고 하는 과정에 참여하는데, 과거의 해결되지 않은 갈등을 반성하고, 자신과 타협을 하게 되고, 그들 삶에서 새로운 의미와 일관성을 찾고, 죽음을 준비한다고 제시하였다. 인생 재검토에 참여하는 노인들은 많이 추억에 잠기지도 않고, 해결되지 않은 후회에 대해 조바심을 내는 사람들보다 더 강한 통합감 및 더 좋은 전반적인 적응과 웰빙을 보여 준다. 인생 재검토가 유익할 수 있다는 것을 알았을 때, 버틀러와 다른 노인학자는 그것을 노인이 때때로 사진 앨범과 다른 수집품으로 인생 이야기를 재구성하고 반영하는 치료 접근으로 바꾸었다(Kunz & Soltys, 2007).

인간은 전 생애를 통해 사회심리적 성장을 경험한다는 에릭슨의 견해는 연구에 의해 잘 지지되었다. 에릭슨의 아동기 단계가 자신의 발달에서 중요한 이정표이고, 청소년기의 정체감 성취가 성인기 초기에 진정으로 친밀한 관계 형성을 가능하게 하고, 성인기 중기에 생산성을 얻고, 성인기 후반에 인생 재검토를 통하여 통합감 대 절망감 이슈를 해결한다는 생각이 지지되었다.

4) 중년기 위기

"중년기는 사다리 꼭대기에 올라가서야 이 사다리가 엉뚱한 벽에 있었구나 하고 알게 되는 시기이다"
—S. Weiss에 인용된, 조셉 캠벨(Joseph Campbell, 2008)

이 인용은 중년기 위기의 본질을 포착한다. 에릭슨과 베일런트는 중년기 위기의 징후를 거의 확인하지 못했지만, 다른 심리분석 이론가인 레빈슨(Daniel Levinson, 1986; 1996)은 확인하였다. 그는 40명의 남자에게 집중적인 인터뷰를 시행한 것에 기초한 성인 발달의 단계이론을 제시하였고, 나중에 그것이 면담한 여자 표본에게도 역시 적용된다고 보고하였다.

레빈슨은 성인이 우선 "인생 구조" 또는 전반적인 생활 패턴을 구축하고 그다음에 매 7년 정도마다 이행기 동안에 그것을 의심하고 바꾼다고 주장하였다. 그는 40세에서 45세까지 이행기는 특히 중요한 시기로, 개인이 인생 구조에 회의하고 그가 있었던 곳과 앞으로 향하고 있는 곳에 대한 불안한 이슈를 제기하는 중년기 위기의 시기라고 믿었다. 레빈슨이 면담한 대부분의 중년 성인들은 중년기 위기에 대한 대중적인 이미지처럼 이혼을 추구하지도 않고, 직장을 그만두지도 않고, 빨간 스포츠카를 사지도 않고, 사랑에 빠진 청소년처럼 행동 하지도 않았다. 그렇지만 대부분은 40대 초반에 중요한 심리적 위기를 경험하는 것처럼 보였다.

레빈슨을 지지하는 많은 연구자들은 중년은 종종 노화와 같은 중요한 문제에 직면하고, 그들의 삶을 평가하고, 목표를 수정하는 시기라는 데에 동의한다. 심지어 삶의 만족도가 성인기 동안에 U자 형태를 보여 성인기 초기부터 성인기 중기까지는 낮게 감소하다가 성인기 중기부터 노인기까지는 증가되는 흥미로운 증거도 있다(Cheng, Powdhavee, & Oswald, 2016).

마지막으로, 40~45세의 좁은 연령 범위에서 성인들이 보편적으로 진정한 심리적 위기를 경험한다는 레빈슨의 주장에 대해 지지하지 않는 사람도 많다. 많은 중년의 성인들이 경험하는 것을 **중년기 회의**(questioning)라고 부르는 것, 그것이 다양한 연령에서 생활 사건에 대한 반응으로 발생할 수 있다는 것을 깨닫는 것, 그것이 대개 진정한 심리적 위기가 아니라는 것을 이해하는 것이 더 건전하게 보인다. 문화적 맥락도 역시 반드시 고려해야 된다. 중년은 내리막 길이 시작되는 시기라고 보는 미국의 청년 중심의 문화보다는 중년은 사람들이 더 현명해지고 그 나이에서 할 수 있는 게 더 많다고 믿는 일본 문화에서는 더 긍정적으로 보일 수 있다(Menon, 2015).

5) 직업 발달과 적응

비록 레빈슨의 중년기 위기 개념은 잘 지지되지 않지만, 성인은 발달에 있어서 중요한 인생 결정을 수정한다고 강조하는 것은 옳았다. 사람들은 성인기 초기에 많은 실험을 거친 후에 30대에 선택한 직업에 자리잡고 성공을 얻으려고 노력한다. 궁극적으로 그들은 직업의 마지막을 준비하고, 은퇴로 이행하고, 그들의 "황금 시기" 동안에 만족스러운 생활 스타일을 구축하려고 시도한다.

(1) 직업 구축

성인기 초기는 직업 가능성을 탐색하고, 직업에 종사하고, 일시적인 헌신을 하고, 만약 필요하다면 그것을 수정하고, 발전을 추구하고 그리고 적합한 직업이라고 희망하는 것에서 확고하게 자아를 구축하는 시기이다. 그것은 종종 시간이 걸리고 잘못된 시작과 직업의 변화를 포함한다.

필립(Susan Phillips, 1982)은 청소년기부터 36세까지 추적한 남성들에 대한 종단적 연구에서 나온 자료를 사용하여 다양한 연령에서 직업에 관한 남자들의 결정이 일시적이고 탐색적인지(예를 들어, "내가 그러한 종류의 일을 정말로 좋아하는지를 확인하기 위하여") 또는 더 최종적인지(예를 들어, "내가 들어가고 싶어하는 분야에서 출발하기 위하여")를 검증하였다. 현저하게 탐색적이었던 결정의 비율은 21세에 80%, 25세에 50%, 36세에 37%이었다. 21세에서 36세까지의 젊은 성인들은 편견 없는 다양한 직업 가능성에 대한 탐색에서부터 그들이 선택한 안정에 대한 일시적 또는 시험적 실행으로까지 진전되었다. 그러나 심지어 30대 중반에서도 성인의 약 1/3은 여전히 그들이 자랄 때 그들이 원했던 것을 탐색하고 있었다! 이것을 확인하는 1957년에서 1964년까지 미국에서 태어난 사람들의 최근 종단적 연구에서 보통 근로자는 18세에서 48세까지 거의 12개의 직업을 가지는 것으로 나타났다(Bureau of Labor Statistics, 2015). 18세에서 24세까지는 6개의 직업을 가졌는데 직업을 바꾸는 것은 나이 들어 가면서 감소되었으나, 40대에도 여전히 발생하고 있었다. 이러한 직업 변화 빈도의 그림은 남자와 여자가 매우 유사하였다.

성인은 상대적으로 안정되지 않은 20대와 의사결정을 하는 30대 이후인 40대에 경력의 절정에 이른다. 그들은 종종 주요한 책임을 가지면서 자신의 일에서 그들 자신을 정의한다. 성격은 한 사람이 어떻게 성공하게 되는지에 중요한 영향을 미친다. 직업 성공은 양심, 성실함, 외향성 및 정서적 안정 같은 Big Five 양상과 일관되게 상관관계가 있다(Sackett & Walmsley, 2014). 사람-환경 적합도도 역시 중요할 수 있다. 그들의 성격과 적성 사이의 적합도와 그리고 직업이나 일터의 요구 사이의 적합도가 나쁠 때 사람들은 좋지 않게 수행하는 경향이 있으며, 직업을 바꾸는 것을 받아들이게 된다(Nye et al., 2012).

젠더는 직업 선택과 발달에 또 다른 중요한 영향을 미친다. 수십년 전에 비해서 현대는 여성들이 할 수 있는 일의 범위가 넓지만 비서, 교사, 간호사들에서는 아직도 여성이 많다. 전통적인 성역할 규범이 여성을 가정으로 이끌기 때문에 직업의 성공과 성취에 젠더차이가 있다(Biemann, Zacher, & Feldman, 2012). 예를 들어, 일이 복잡하고 지적으로 도전적인 사람들은 지적인 문제를 더 능숙하게, 더 자신감 있게 잘 다룰 수 있게 된다. 정신적으로 도전적인 일은 그들이 노인이 되었을 때 사람들이 좋은 인지 기능을 유지하는 데 도움이 되는 것으로 나타났다(Then et al., 2015). 일에서 책임있는 위치는 또한 사람을 더 양심적이고 정서적으로 안정되게 만들 수 있다. 마지막으로, 직업에서 사람-환경 간 적합도와 역동적이고 상호호혜적인 성격이 영향을 미치고, 성격에서 직업의 영향이 성인 직업 발달을 이룬다.

(2) 직업 상실과 실직

우리들은 계속해서 2008년도에 시작된 세계적인 경제 후퇴의 영향 속에서 살고 있다. 일은 성인기에서 중심적인 부분이며, 직업 상실과 실직은 성인의 정체성을 위협할 수 있고, 그들의 목표를 붕괴시키고, 그들의 자존감을 낮출 수 있다(Brand, 2015). 더욱이, 직업 상실은 실업 수당 받기, 일상생활의 변화, 더 싼 집으로 이사, 돈을 빌림 등과 같은 다른 스트레스 요인이 차례로 동반될 가능성이 많아진다. 결과적으로 신체적 건강과 정신적 건강에 부정적인 영향을 미치게 된다. 그들이 은퇴한 후에는 반복된 실직 경험이 있는 성인들은 성인기 동안에 계속 직업을 가지고 있었던 사람들보다 우울과 불안 증상이 더 심하고, 삶의 만족도가 더 낮다(Brand, 2015; Feldman & Ng, 2013).

실직은 또한 전체 가족에게도 영향을 미친다. 경제적인 곤란으로 부모가 우울하게 되고 다른 사람과 싸우게 되는 원인이 되면 양육은 자주 악화된다. 결과적으로 아동의 행동 문제는 학교에서 학업 이행 동안에 증가하게 되고 건전한 생활도 고통받게 된다.

요약하면, 가족 전체가 직업 상실에 대처하도록 도움을 받을 필요가 있다.

(3) 노인 근로자

성인이 은퇴에 접근할 때 직업에서 일의 수행을 잘하지 못하게 되거나 또는 동기부여가 덜 된다고 믿는다. 50~60대의 근로자의 업무 능력은 젊은 근로자들과 전반적으로 대체로 유사하다. 다수의 연구에 대한 메타분석(Ng & Feldman, 2008)에서 판단된 것은 연령은 직업에서 업무 능력의 질과 창조성과는 크게 관련이 없었다. 나이든 근로자는 실제로 훌륭한 시민 신분과 안전과 같은 분야에서는 젊은 근로자를 능가하고, 공격적 물질 사용, 지각 및 계획적인 결근 같은 반생산적 행동의 문제는 거의 없었다. 노인 근로자에 대한 대부분의 부정적인 고정 관념은 근거가 없는 것이다.

노인 근로자의 수행이 연령과 관련된 신체적, 인지적 저하에 의해 피해를 입지 않는 이유는 무엇인가?

첫째, 이러한 저하는 전형적으로 사람들이 은퇴한지 오래된 후인 70~80대까지는 중요하게 되지 않으며, 심지어 그때는 모두에게 영향을 주지도 않는다. 대부분의 연구에서 "나이든" 근로자는 주로 40대, 50대 및 60대에 있는 중년의 성인이다. 둘째, 나이든 근로자는 종종 그들이 계속 수행을 잘하도록 도와주는 직무에 관한 전문 지식을 축적했다(Hansson et al., 1997). 셋째, 나이든 근로자는 노화에 대처하기 위해 사용하는 전략이 있다. 노인학자 폴과 볼츠(Paul and Margaret Baltes, 1990)는 노인들은 **선택적 최적화**(selective optimization with compensation, SOC)라는 전략을 통해 노화에 가장 잘 대처할 수 있다는 것을 이론화하였다. 예를 들어, 과로한 60세 변호사는 SOC를 사용하여 가장 강력한 전문 분야에 집중하고 다른 유형의 과제를 젊은 근로자에게 위임함으로써 한꺼번에 많은 일을 하는 것을 피한다(**선택**). 그녀의 주요한 전문 분야에서 최신으로 남아 있는 것에 많은 시간을 투입하고(**최적화**), 회의 시 메모를 더 많이 함으로써 쇠퇴해 가는 기억을 보충한다(**보상**). 피아니스트 루빈스타인(Arthur Rubenstein)이 고령에도 탁월함을 유지하는 것은 더 적은 곡을 연주하고(선택), 그것을 더 많이 연습하고(최적화), 더 빠른 부분이 더 빨리 들리게 하기 위하여 곡의 느린 부분과 빠른 부분 사이의 대조를 증가시킴으로써 속도의 상실에 대해 보상하였다(Baltes, Lindenberger, & Staudinger, 2006).

60대에서 직업을 구하는 지원자, 특히 여성들은 아직도 고용주에 의해 차별을 받고 있으며, 심지어 젊은 지원자들과 동일한 자격증을 가졌을 때에도 차별을 받고, 노인 근로자들은 여전히 젊은 사람들이 직업을 잃은 후에 재고용되는 것보다 더 어렵다(Wanberg et al., 2016). 이렇게 일터에서 노인 차별과 싸워야 되고, 고령까지 계속해서 일하고 싶은 욕망과 잘할 수 있는 능력을 갖춘 사람들의 욕구를 충족시키기 위하여 사회적 제도 개선이 필요하다.

(4) 은퇴

북미에서 1세기 전에, 많은 전통적인 사회의 사람들이 오늘날에도 하는 것처럼, 대부분의 일하는 성인들은 할 수 있는 한 오랫동안 계속해서 일을 하였다. 1934년 사회 보장의 도입, 풍요와 증가된 개인 연금 계획의 이용 가능성이 그것을 바꾸고, 더 많은 남자와 여자들이 은퇴하고, 더 일찍 은퇴하는 것을 재정적으로 가능하게 하였다. 남자와 여자의 참여 노동 인구는 성인기 초기에 증가하고, 안정되게 유지하다가 50대 후반에 가파르게 감소하기 시작한다(■ 그림 5.4). 2014년에는 성인의 약 절반이 62~64세에 노동 인구에서 제외되고, 65~69세에는 2/3가 제외되고, 75세 이상이 되면 90% 이상이 제외된다. 1960년대부터 1990년대까지는 은퇴하는 평균 연령이 67세에서 62세로 낮아졌다. 그러나 1990년대 중반 이후 다시 조금씩 오르기 시작했다. 1991년에는 10명의 근로자 중 오직 1명만이 65세 넘어서까지 의도적으로 일을 유지했는데, 지금은 10명 중에 거의 4명이다(Reid, 2015). 왜 최근에 은퇴 연령이 올라갈까? 오늘날의 노인 근로자들은 더 건강하고, 기여하기를 원하며, 강제적인 은퇴 정책은 사라졌고, 경제적인 불확실성과 건강 비용이 증가되어 사람들이 재정적인 이유로 계속해서 더 일할 필요를 느끼고 더 일하기를 원하며 충분한 사회 보장 제도 자격 연령이 상승하였기 때문이다(Toossi, 2012). 우리나라에서도 현재의 노인 세대들은 자신들의 은퇴 준비를 충분히 하지 못했기 때문에 '생활비에 보탬이 되기 위해' 계속 일을 하기를 원하는 것으로 나타났다(2020, 통계청)(• 표 5.4).

은퇴는 단일 사건이 아니다. 그것은 종종 많은 세월에 걸쳐서 발생하는 과정이다. 어떤 근로자는 갑자기 은퇴하지만, 많은 다른 사람들은 서서히 은퇴하며, 근로 시간을 줄이고, 자영업을 하고, 풀타임과 은퇴 사이를 연결하는 파트타임 일자리를 가지는 등 완전한 은퇴로 정착하기 전에 은퇴를 준비한다.

사람들은 어떻게 직장 생활 사이클의 마지막 장에 적응하는가? 그들은 두 가지 주요한 도전, 즉 직업 역할의 상실에 적응하고, 은퇴할 때 만족스럽고 의미있는 라이프스타일을 개발하는 것에 직면한다. 애출리(Robert Atchley, 1976)는 성인들은 근로자에서 은퇴자로 이행될 때 일련의 단계를 거쳐 간다고 제시하였다. 적응의 과정은 은퇴에 가까운 근로자가 정보를 모으고, 미래를 위한 계획을 세우는 **은퇴전 단계**(preretirement phase)로 시작한다. 배우자와 은퇴를 논의하고 은퇴전 단계 동안에 재정 계획을 생각하는 것은 은퇴 이후 더 건강한 삶으로 이끌것이다.

애츨리에 따르면 은퇴 직후에는 근로자는 종종 새로 발견한 자유를 즐기는 **허니문 단계**(honeymoon phase)를 경험한다. 즉, 해변, 골프장 또는 캠핑장으로 향하고, 일하는 동안에는 할 수 있는 시간이 전혀 없었던 많은 것을 한다. 애츨리에 따르면 많은 사람이 신기함이 사라진 그때 **각성 단계**(disenchanment phase)에 들어간다. 그들은 목적이 없다고 느끼고 때때로 불행하다고 느낀다. 마지막으로, 현실적이고 만족스러운 라이프스타일을 구성하기 시작하는 **재교육 단계**(reorientation phase)로 옮겨간다. 연구는 적응 과정에 대한 애츨리의 견해를 지지한다. 예를 들어, 에커드와 동료들(David Ekerdt et al., 1985)은 (1) 단지 몇 달 전에 은퇴한 남자들은 허니문 기간에 있고, 삶에 매우 만족하고, 미래에 대해 낙관적이고, (2) 은퇴한지 13~18개월이 된 남자들은 상당히 각성되고, (3) 더 오래 전에 은퇴한 남자들은 상대적으로 만족한다는 것을 발견하였다. 이런 양상이 모든 사람들에게 적합한 것은 아니다. 예를 들어, 5명 중에 한 명은 더 오래가고 도전하는 것에 반하여 한 연구에서는 은퇴자들의 거의 반이 은퇴한지 한 달 안에 일찍 적응하였다.

은퇴자들이 은퇴에 적응하고 난 후에 은퇴하기 전보다 더 좋을까 아니면 더 나쁠까? 은퇴한 사람에 대한 부정적인 이미지는 우리 사회에 만연하다. 은퇴자들은 아마 결국에는 늙고, 쓸모없고, 지루하고, 병들고

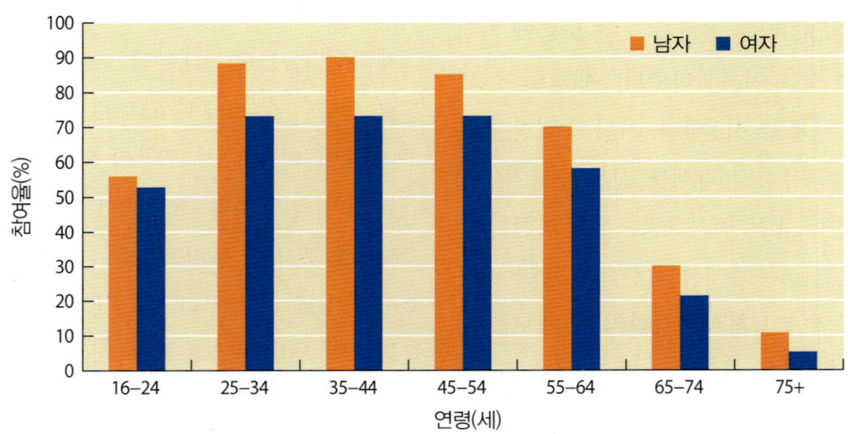

그림 5.4 2014 미국 연령별 남성과 여성 노동 인구

출처: U.S. Department of Labor, U.S. Bureau of Labor Statistics

• 표 5.4 우리나라 노인의 향후 취업 의사 및 취업 동기

(단위: 천 명) (%)

성별	55~79세 인구	장래 근로 원함	일하는 즐거움	생활비에 보탬	사회가 필요로 함	건강 유지	무료해서	기타	장래 근로 원하지 않음
계	14,271	9,620 (67.4)	3,254 (22.8)	5,658 (39.6)	225 (1.5)	164 (1.1)	316 (2.2)	4 (0.0)	4,651 (32.5)
남자	6,788	5,261 (77.4)	1,910 (28.1)	2,951 (43.4)	177 (2.6)	90 (1.3)	131 (1.9)	2 (0.0)	1,527 (22.4)
여자	7,484	4,359 (58.2)	1,344 (17.9)	2,707 (36.1)	47 (0.6)	75 (1.0)	185 (2.4)	2 (0.0)	3,125 (41.7)

그리고 삶에 불만을 느끼게 된다. 하지만 연구는 은퇴는 놀랄 정도로 성인에 거의 영향을 주지 않는다는 것을 보여 준다. 은퇴의 가장 일관된 영향은 개인의 수입이 감소되는 것이다. 이것은 많은 사람들에게, 특히 여성과 소수 민족에게는 문제이다. 그들은 일할 때 월급이 적어서 저축하기에 충분하지 않았으며, 연금을 받을 자격이 없거나 또는 다른 이유들 때문에 은퇴를 위해 저축한 돈이 매우 적었다(Copeland, 2014). 예를 들어, 25~64세 성인 흑인 4명 중에 세 명과 남미 계통 5명 중의 4명은 백인 가구 약 반과 비교해서 은퇴 시에 저축이 $10,000 미만(약 1,200만원)이다.

그러나 수입이 감소되는 경험을 제외하고는 은퇴한 사람들은 전반적으로 좋다. 그들은 일반적으로 단순히 은퇴했기 때문에 건강에서의 저하를 경험하지는 않는다. 은퇴로 건강이 나빠졌다기보다는 안 좋은 건강이 더 자주 은퇴의 원인이 된다. 유사하게, 일반적으로 은퇴로 인해 인지 기능이 저하되지는 않으며, 사람들의 사회적 네트워크와 사회적 상호작용이 떨어지는 원인이나 사람들의 삶의 만족도가 낮아지는 이유 혹은 정신건강을 해치는 원인이 되지는 않는다.

요약하면, 은퇴자는 퇴직 준비와 그다음에 허니문, 각성 그리고 재교육 기간을 포함하는 초기 적응 과정을 경험하는 것으로 보인다. 그들은 보통 은퇴와 일반적으로 포함되는 수입 감소에 성공적으로 적응한다. 하지만 적응에는 큰 차이가 있다.

연구에 따르면(Bender, 2012) 은퇴에 오랜기간 잘 적응하는 사람들은 대부분 다음과 같은 성인들일 가능성이 높다.

- 비자발적으로 은퇴 결정에 강제를 느낀 사람보다는 자발적으로 은퇴한 사람
- 좋은 신체적, 정신적 건강을 즐기는 사람
- 성실함과 정서적 안정 같은 긍정적인 성격 특성을 가진 사람
- 편안하게 살 수 있는 재정적 자원이 있는 사람
- 결혼했거나 또는 강한 사회적 지지를 가지고 있는 사람

6) 성격과 성공적인 노화

어떤 라이프스타일이 은퇴에 성공적으로 이행하고, 노년에 행복하고 성취감을 줄까? 여러 가지 이론이 만족스러운 노인이 되는 가장 좋은 길을 제공하였다(Stowe & Cooney, 2015). 일부는 활발하게 활동하는 가치를 강조하였다. 그러나 모두에게 적합한 성공적인 노화로 가는 하나의 길은 없다.

우리는 성격의 역할에 대해 고려해야 된다. 개인의 라이프스타일과 개인의 욕구, 선호하는 것, 성격 사이의 좋은 적합도가 성공적인 노화로 이끄는 비밀로 보인다.

성공적인 노화의 열쇠는 전 생애를 통해 적응을 설명하는 데 도움을 주는 사람–환경 적합도 개념을 찾는 것이다.

6 지각 발달

1. 지각에 대한 선천론자와 구성주의자의 견해를 구별한다.
2. 출생 시부터 첫 1년간 시각능력의 변화와 청각능력을 설명한다.
3. 정상적인 지각 발달에 필요한 초기 경험이 뇌에 미치는 영향을 설명한다.
4. 미세 운동과 대근육 운동 기술의 예를 들고, 근육의 발달 순서를 설명한다.
5. 청소년기 동안에 다중작업(multitasking) 영향에 대해 논의한다.
6. 성인기 이후에 시력과 청력의 변화가 매일의 일상활동에 어떻게 영향을 미치는지 기술한다.

감각(sensation)은 감각 수용체 신경이 정보를 탐지하고 그것을 뇌에 전달하는 과정이다. 영아는 태어날 때부터 주변 환경을 감지하고 빛, 소리, 공기 속의 냄새를 지닌 분자 및 기타 자극을 탐지할 수 있다. 감각 기관은 **지각(perception)** 또는 투입된 감각에 대한 해석이 시작되는 곳이다. 즉, 보는 것을 인지하고, 말을 이해하고, 맡아 본 냄새가 고기굽는 냄새라는 것을 아는 것 등이다. 분명한 것은 감각 기관이 정보를 탐지하고 단순히 정보를 뇌에 전달하는 수동적인 수용체가 아니라는 것이다. 눈, 코, 혀, 귀, 피부는 실제로 뇌를 형성하는 데 도움을 준다(Schreuder, 2014). 감각과 지각은 인간의 핵심 기능이다. 우리가 하는 신체적, 정신적 행동 등 모든 일은 주변 세계를 탐지하고 인지하는 능력에 달려 있다.

01 지각에 대한 전망

우리들이 주변 세계에 대해 지각하는 능력은 타고난 생물학적 요소일까 아니면 경험과 학습을 통해 얻어진 능력일까? 피아제를 포함한 **구성주의자들(constructivists)**은 양육(후천성)의 부분이라고 주장한다(Johnson & Hannon, 2015). 세계에 대한 지각은 학습을 통해 시간이 지나면서 구성된다. 우리는 출생 시에 감각 체계의 기능을 갖추고 있으나 우리의 감각을 통해 들어오는 정보를 이해하기 위해서는 환경과 이들 감각의 의미가 무엇인가를 아는 상호작용이 요구된다. 예를 들어, 관찰자로부터 30미터 떨어진 곳에 위치한 물체의 망막의 상은 관찰자로부터 10미터 떨어진 곳에 위치한 물체의 망막의 상과는 다르다. 구성주의자들에 따르면 우리가 망막의 상이 어떻게 다른지를 배우기 위해서는 다양한 거리에서 물체를 보는 경험이 필요하다고 한다. 우리는 망막의 상(예를 들어, 작은 것)과 그것의 의미(예를 들어, 멀리 있는 물체) 사이의 연관을 경험으로 알게 된다.

지각에 대한 구성주의자들의 견해가 오랫동안 매우 일반적인 것으로 받아들여졌으나, 더욱 정교한 방법으로 영아들의 능력을 사정하는 것이 그들의 지각 능력에 새로운 발견을 만들었다. 이것은 생의 초기부터 물체(대상)를 이해한다는 증거이다. 결과적으로 몇몇 연구자들은 지각 양상의 발생에서 더욱 선천론자들의 전망으로 바뀌었다. **선천론자들(nativists)**은 지각이 외부에서 투입되는 정보를 해석하는 것에 의해 창조되는 것이 아니라고 주장한다. 대신에 선천적인 능력과 성숙된 프로그램이 지각 발달의 추진력이라고 한다. 영아들은 기본적인 감각 능력을 갖추고 태어났으며 선천적인 계획에 따라서 더욱 정련된다. 선천론자들은 영아들은 다른 거리에 있는 동일한 대상에 대해 망막의 상이 어떻게 다른지를 배우는 경험이 필요하지 않다고 주장한다. 뇌는 자동적으로 우리의 세계에서 우리들 움직임에 따라 다른 망막의 상의 의미를 이해한다(예를 들면, 작은 영상은 뇌에 의해 멀리 있는 물체로 자동적으로 "읽힌다"). 이렇게 선천론자들의 전망에서 지각은 직접적이며, 이것은 예전의 경험에 기초한 해석을 요구하지 않는다.

후천성에 기초한 구성론자들과 천성에 집중한 선천론자들의 중간으로 엘레노어 깁슨(Eleanor Gibson, 2001)과 그녀의 남편인 제임스 깁슨(James Gibson, 1966, 1979)에 의해 개발된 지각의 **깁슨의 생태학적 이론**(Gibson's ecological theory)이 있다. 제2장에서 브론펜브래너의 생태학적 이론에서 환경이 어떻게 조직되고 발달에 어떻게 영향을 미치는지를 기술하였다. 유사하게, 깁슨의 생태학적 접근도 역시 환경의 조직을 고려하였다. 특히 깁슨의 이론은 지각에 중요한 정보는 환경에서 지각하는 대상이 즉시 직접적으로 유용하다고 제시한다. 우리의 세계에서 우리들 움직임에 따라 환경에 있는 모든 다른 대상과 관계되는 우리의 위치가 끊임없이 변화되며, 정보의 흐름에 따라 변하고, 그 상은 우리의 망막에 투사된다. 예를 들어, 우리가 둥그런 물체를 바라보면서 우리의 망막에 커다란 상으로 서서히 투사되는 것을 상상해 보자. 구성론자들은 우리는 우리의 감각 기관으로 들어오는 정보의 모든 조각들을 가져야 할 필요가 있으며, 이 대상이 무엇인지, 이것으로 무엇을 할 수 있는지 이해를 구성한다고 말할 것이다. 그것은 퍼즐의 모든 조각들을 놓기 전에 대상과의 다양한 상호작용이 이루어지며, 그것의 특성을 알게 되고, 공이 우리를 향해 움직인다는 것을 이해하게 되는 것이다. 이와 반대로, 생태학적 접근은 우리가 이 대상과 어떻게 상호작용할 것인지 구성할 필요가 없다고 주장한다. 대신에 대상의 특성은 그것의 **제공(affordances)**으로 직접적으로 나타난다. 즉, 그것이 우리에게 무엇을 제시하는지 우리들에 의해 어떻게 사용되는지 등이다. 둥그런 대상이 우리를 향해 움직이면 우리의 눈은 불을 켜고 대상에 도달해서 우리에게 모든 정보를 제공하고, 우리는 이 대상이 제공하는 것이 무엇인지를 알아야 할 필요가 있으며, 만약에 우리가 어떤 행동을 취하지 않으면 얼굴에 맞을 것이 예상된다.

생태학적 관점에서는, 지각은 행동을 이끈다. 지각은 환경적 제공으로 대상이 무엇인지에 대하여 우리에게 가치있는 정보를 제공하거나 우리가 할 수 있도록 제공한다. 제임스 깁슨(1979)은 "우리는 움직이기 위하여 반드시 지각해야 하지만, 지각하기 위해서도 움직여야 한다"라고 하였다. 이것은 환경과 과거 경험의 역할에 대해 깁슨의 생태학자들과 구성주의자들의 중요한 차이다. 구성주의자들은 과거에 학습된 경험으로 현재의 지각해야 될 상황을 해석할 필요가 있다고 하였다. 깁슨의 생태학자들은 현재 지각해야 할 상황을 해석하는데 필요한 모든 정보는 현재 상황에 유용한 것이라고 말한다. 대상이나 환경적 제공이 무엇인가는 그들의 유전적 질병 소인과 현재의 목표와 동기부여를 포함하여 각자의 능력에 달려 있다. 8살짜리는 쓸 수 있는 능력이 있기 때문에 연필은 8살짜리에게 종이에 무엇인가를 쓸 수 있는 가능성을 제공하는 것이고, 따라서 이 대상에 이것을 제공하도록 지각하는 것이다. 12개월의 영아는 아직 이런 능력이 발달되지 못했으므로 연필은 포크처럼 찍는 막대기나 혹은 씹는 무엇처럼 전혀 다른 무엇으로 제공될 것이다. 이렇게 깁슨의 생태학자들의 견해는 천성과 양육을 분리할 수 없는 것이다(Miller, 2016).

우리는 영아기에서부터 감각과 지각을 더 밀접하게 바라볼 것이다. 왜냐하면 가장 기본적인 능력이 생애의 첫 달 동안에 나타나고 매우 빨리 발달되기 때문이다. 후에, 여러분은 아동기와 청소년기에 지각 능력이 더욱 "지능적"으로 되는 것을 보게 될 것이며, 노인기는 약간의 감각 저하와 지각적인 쇠퇴에 지나지 않는 시기라는 것을 알게 될 것이다.

02 영유아기

미국 심리학자 제임스(William James, 1890)는 보이는 것, 들리는 소리, 다른 감각이 투입되는 형상에 대해 어린 영아에게는 "꽃이 피고 벌이 윙윙대는 것 같은 혼란"이라고 주장하였다. 제임스는 여러 개의 감각 기관으로부터 들어 오는 인상은 실제로는 분리되기보다는 융합되는 상태이며, 어린 영아의 세계에서 나타나는 관점은 절망적인 혼란이라고 기술하였다.

오늘날 이 견해는 어린 영아가 매우 훌륭한 지각 능력을 가지고 있다는 것으로 받아들이고 있다. 그들의 감각은 출생 전부터 이미 기능을 하고 있으며, 생의 첫 몇 개월 안에 영아가 접하는 혼돈스러운 세계보다는 더 일관된 세계를 인지하고 있다는 많은 징후를 보여 준다. 이것은 아기가 더 똑똑해져서가 아니라 연구자들이 더 똑똑해진 것이다. 연구자들은 영아들이 할 수 있는 것과 할 수 없는 것이 무엇인지를 연구하기 위해 더욱 정교한 방법을 개발하였다. 즉, 영아들은 자기들이 지각한 것을 직접적으로 연구자들에게 말할 수 없으므로 영아들의 행동으로 연구자들에게 말하도록 하는 방법을 개발한 것이다. 영아들이 지각한 것을 연구하기 위해 사용된 주요한 방법이 • 표 6.1에 요약되어 있으며, 습관화, 선호하는 것 바라보기, 유발 전위, 조작적 조건화 기술이 포함되어 있다. 이러한 기술들은 영아들이 지각하고 있는 것이 무엇인지 영아들이 무엇을 할 수 없는지 등에 대하여 자세하게 보여 주고 있다.

1) 시력

우리 대부분은 가장 없어서는 안 될 감각으로 시력을 생각하는 경향이 있다. 시력은 정말로 중요하기 때문에 상세하게 시력의 초기 발달을 살펴보기로 한다.

(1) 기본 능력

눈의 기능은 빛의 형태로 자극을 받아들이고 그것을 뇌에 전기화학 신호로 전환하는 것이다. 출생 전에도 태아는 어머니의 배에서 직접적인 후레쉬처럼 외부 세계로부터 발견되는 밝은 불빛에 반응한다(Johnson & Hannon, 2015). 신생아는 출생 후에 느리게 움직이는 사진 또는 물체를 따라갈 수 있다. 정상 시야(viewing range)에서 물체를 보여 줄 때 물체를 따라가지 못하는 것은 종종 시각적 문제에 대한 초기 증상일 수 있다. 시력이 정상이라도 신생아의 시력은 아동과 성인보다는

• 표 6.1 영아 지각 사정 방법

습관화(Habituation)	영아가 성장할 때까지는 같은 자극이 반복적으로 주어지면 친근해지고 자유롭게 되기보다는 지루해 한다(예, 눈길을 돌린다). 연구자들은 영아가 지루해 할 때까지 얼마나 오래 걸리는지(예, 여러 번 시도함) 측정하였다. 연구자들은 또한 두 번째로 영아의 관심을 끌기 위해 새로운 자극이 필요한지를 어떻게 구별하는지를 측정하였다.
선호하는 것 바라보기 (Preferential looking)	두 가지 자극을 동시에 제시하고 영아가 하나를 더 오래 바라보는 것으로 그들이 더 좋아하는 한 가지를 구별한다. 헤드마운트형(head mounted) 눈 추적 카메라로 연구자들은 더욱 정확하게 선호하는 것의 바라보기를 측정할 수 있었다.
유발 전위 (Evoked potential)	영아가 바라보거나 들을 때 혹은 노출된 자극에 뇌의 다른 부위에서 전기 활동을 측정한다. 두개골의 피부 표면에 전극을 붙이고 여러 가지 자극에 대응하는 전기 활동의 양상을 컴퓨터로 기록한다.
조작적 조건화 (Operant conditioning)	영아들은 중요한 자극에 중요한 방법으로 신뢰할만한 반응으로 조건화된다(예, 소리를 들을 때마다 머리를 돌리는 것에 대한 보상). 이런 반응이 한번 잘 성립되면 연구자들은 영아들이 의도적인지 의도가 아닌지 그 행동을 계속할 것인지 조건화된 것을 조사할 수 있다. 지속적으로 머리를 돌리는 것은 영아가 처음 자극과 새로운 자극의 차이를 알지 못한다는 것을 암시한다. 조건화된 반응의 결여가 그들이 두 가지 자극 사이를 구별할 수 있다는 증거이기 때문이다.

나쁘다. 출생 시에 신생아의 **시각적 예민함(visual acuity)** 혹은 자세하게 인지하는 능력은 성인 시력보다 40배 정도 낮다가 1개월 이후에는 시력 검사 차트 위의 큰 E만을 볼 수 있는, 대략 약 20/120 정도로 향상된다(Hamer, 2016). 그 물체가 얼굴에서 약 30cm 떨어져 있지 않다면 또는 밝고 어두운 대조를 가진 선명한 패턴이 아니라면 어린 영아들에게는 부모의 얼굴 영상이 흐릿하게 보일 뿐이다. 어린 영아의 세계는 **시력 조절(visual accommodation**; 다른 거리에 있는 물체에 초점을 맞추기 위해 모양을 변화시키는 눈의 수정체의 능력)의 제한으로 인해 흐릿하게 보인다. 영아가 성인만큼 잘 볼 수 있는 능력은 6개월에서 1년이 걸린다(Hofsten et al., 2014).

몇몇 초기 관찰자들은 매우 어린 영아들이 검정과 흰색이 아닌 색깔도 볼 수 있다고 생각하였다. 연구자들은 • 표 6.1에 기술된 **습관화(habituation)** 방법을 사용하여 영아에게 파란색 원을 자주 보여 주어 익숙하게 하였다. 만약 그들이 명암이 다른 파란색(예, 하늘색) 또는 초록색 원을 보여 주면 4개월 영아는 초록색이 아닌 다른 파란색 원에 더 관심을 보였다. 따라서 4개월 영아는 색깔을 구별할 수 있으며, 성인과 같이 동일한 기본 색깔 범주(빨강, 파랑, 초록, 노랑)에 빛 파장이 달라서 생기는 색깔도 구분하였다. 색각(color vision)은 출생 시 존재하지만, 신생아는 눈의 수용체가 아직 발달이 미성숙하므로 약간의 색 차이를 구별하지 못하다가 2~3개월이 되면서 색각이 완성된다. 4개월된 영아는 성인과 같이 다른 색의 바탕에 동일한 색상(예, 초록 바탕에 빨강, 노랑 바탕에 빨강)일 때의 차이를 알 수 있다(Franklin, Pilling, & Davies, 2005).

요약하면, 어린 영아의 눈은 정점 수준으로 작용하지는 않으나 정상적으로 작용하고 있어서 볼 수 있는 모든 것들을 볼 수 있다. 신생아들은 어둠과 빛을 지각하고, 가까이 있는 물체에 집중하고, 색을 구별하며, 단순한 형태를 볼 수 있다.

(2) 대상의 세계 조직

슬래터와 동료들(Alan Slater et al., 2010b)은 무엇보다 지각이 어떻게 구성되는지에 주목하였다. 영아들의 첫 번째 도전 중의 하나는 대상의 일부분이 다른 대상의 뒤에 숨겨져 있거나 또 다른 대상과 인접해 있어도 시야에서 별개의 대상으로 분리하는 것이다. 즉, 한 대상의 끝과 다른 대상의 시작이 어디인지를 구분하는 것이다. 어린 시절부터 영아는 성인이 하는 것과 같은 방법으로 시각 화면(visual scene)을 조직하고 질서를 잡는 뛰어난 능력을 보여 준다. 연구자들은 **형태 인식(form perception)**에서 중요한 획기적인 발전이나 대상을 조직하는 패턴의 인식이 대략 3개월부터 시작된다고 제시한다. 1개월의 영아는 마치 그들이 대상의 경계선을 찾는 것처럼 얼굴에서 형태의 바깥 부분에 집중한다(Johnson & de Haan, 2015)(■ 그림 6.1).

그러나 2개월이 되면 영아는 더 이상 외부 경계에 집중하지 않고 대신에 형태의 내면을 철저하게 탐색한다(예를 들어, 턱이나 머릿결 모양, 머리 위보다는 그 사람의 눈을 바라본다). 그들은 대상의 시작과 끝이 어디

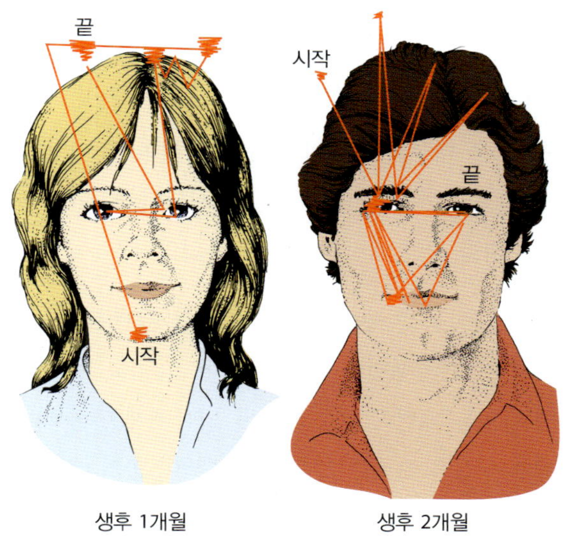

생후 1개월 및 2개월 영아에 의한 사람 얼굴의 육안 스캐닝

■ 그림 6.1 1개월의 영아는 모양의 처음과 끝을 찾는 것처럼 얼굴의 가장자리에서 더 많은 시간을 보낸다. 2개월 영아는 얼굴의 안쪽 탐색에 더 많은 시간을 보낸다.

인지 그 장소에 더 이상 집중하지 않고 그들은 그것이 무엇인지를 알기 원하는 것으로 보인다. 이 시기 동안에 영아는 자극에서 그들의 주의를 바꾸거나 응시된 곳을 바꾸는 것을 더 잘하게 된다. 이 응시는 초기에는 고정된 대상이 "붙어 있는" 것처럼 보이고, 응시된 지점에서 다른 쪽으로 옮기는 데 어려움이 있다. 시선을 옮기는 것에의 이러한 어려움은 영아가 그들의 환경에서 받아 들일 수 있는 것을 제한한다.

영아들은 한 대상의 끝과 다른 대상의 시작을 어떻게 정확하게 결정할까? 스펠크와 동료들(Kellman & Spelke, 1983; Spelke, 1990)은 어린 영아들은 대상의 전체에 대한 여러 가지 단서에 민감한데, 특히 그 대상이 움직일 때 단서가 더 유용하다고 결론지었다. 예를 들어, 4개월 영아들은 대상의 모든 부분이 동시에 같은 방향으로 움직이는 것을 기대하는 것처럼 보인다. 그러므로 무엇이 같은 물체의 부분인지 아닌지를 결정하는 데 있어서 중요한 단서로 공통된 동작을 이용한다. 이것은 영아들에서 정지된 대상의 경계선이나 가장자리를 결정하는 방법으로 약 6개월까지 지속된다. 이렇게 아기들은 대상을 구별하는 시각적 장면을 조직하는 선천적인 능력이 있으며, 정지된 세계의 감각보다 움직이는 세계, 그들이 사는 세계와 같은 것을 더 잘 이해할 수 있다.

영아들은 대상의 복잡한 세계를 위해 다른 대상을 넘어서 더 좋아하는 중요한 패턴을 시도한다. 어린 영아들의 주의를 끄는 패턴의 속성은 무엇인가?

- 어린 영아들은 명암이 분명하거나 **윤곽(contour)**을 가지고 있는 패턴에 흥미를 보이고, 밝고 어두운 경계에 있는 패턴에 반응하였다. 영아에게 연한 파스텔 계열 색상을 보이면 충분한 대조색이 없기 때문에 발견하지 못한다(Brown & Lindsey, 2009).
- 영아는 역동적(정지의 반대)인 혹은 움직이는 것에 흥미를 갖는다. 신생아는 눈으로 움직이는 표적을 잘 따라갈 수 있다. 하지만 그 표적이 천천히 움직이지 않으면 영아의 추적은 처음에는 부정확하고 불안정할 수 있다(Slater et al., 2010b).
- 영아는 중간 정도로 복잡한 패턴에 더 흥미를 갖는 것으로 보인다. 즉, 지루하지 않게 너무 단순하지 않은 것과 당황하지 않게 너무 복잡하지 않은 것이다. 텅 빈(blank) 자극이나 뉴욕타임스의 한 페이지 같은 세밀한 패턴보다 분명한 패턴(예, 선명한 체커판 패턴)을 선호한다(Fantz & Fagan, 1975). 영아가 성숙하면 더 복잡한 자극을 선호하게 된다.

연구자들은 2개월 미만의 영아들의 시각적 선호도를 알았고, 영아들의 주의를 끄는 자극의 물리적 속성에 대하여 알았다. 뱅크와 동료들(Banks & Ginsburg, 1985)은 초기 시각적 선호에 대해 간단히 설명을 하였는데, 즉 어린 영아들은 그들이 잘 볼 수 있는 것을 보기를 좋아한다는 것이다. 왜냐하면 영아들의 눈은 작고, 신경수용체가 아직 미숙하고 시력이 나빠서 아주 복잡한 체커판은 크고 어두운 얼룩으로 보일 수 있다. 그러나 중간 정도로 복잡한 패턴도 볼 수 있다. 실제로 제한된 시력은 영아의 시각적 선호도를 설명할 수 있다. 영아들은 그들이 잘 볼 수 있는 시각적으로 투입된 것을 활발하게 찾는 것으로 보이는데, 투입은 그들 뇌의 시각 중추의 발달을 자극시킬 것이다.

(3) 얼굴 인식

연구자들로부터 많은 관심을 가져 온 특별한 패턴은 사람의 얼굴이었다. 얼굴이 아닌 것에서 얼굴을 발견하고 친근하지 않은 얼굴과 친근한 얼굴을 구별하는 것은 사회적 세계에 성공적으로 통과할 수 있는 중요한 기술이다.

출생 후에 영아는 얼굴의 개략적인 윤곽을 바라보는 것을 더 좋아하고, 다른 표적보다도 얼굴에 눈길이 더 많이 따라 간다. 신생아들은 원숭이의 얼굴과 사람 얼굴을 구별할 수 있고, 낯선 사람의 얼굴과 엄마의 얼굴을 구별할 수 있다(Di Giorgio et al., 2012). 이러한 결과는 태어나면서부터 얼굴이 아닌 것에서 얼굴을 구별하는 경향이 있다는 것을 암시한다. 더욱 도전적인 것은 실제 세계에서 얼굴이 역동적이고(움직임) 언제나 변화하는 환경에서 얼굴들을 구별하는 능력이다. 바릭크와 동료들(Bahrick & Newell, 2008)은 5개월 영아에게 거품이 나는 칫솔질을 하고 있는 여성의 얼굴을 보여 주었다. 1주 후에 얼굴과 함께 그 행동을 인식하고 있는지 영아를 조사하였다. 영아는 그 행동은 기억하고 있었으나 연구자들이 그 얼굴을 더 오래 보여 주거나 혹은 행동을 제거하여 얼굴을 정지 상태로 만들 때 까지도 그 얼굴은 기억하지 못하거나 구별하지 못했다. 바릭크와 동료들(2013)은 "행동이 얼굴보다도 더욱 두드러진다"고 결론지었다.

이것이 선천적인 능력인지 혹은 얼굴을 바라본 경험 이후에 무엇이 떠오른 것인지, 얼굴의 조기 인식에 대해서는 알아야 할 것이 아직도 많다. 어떤 학자들은 얼굴에 대한 선호가 선천적인 것이라고 믿는다. 그러나 영아들은 윤곽, 움직임, 중간 정도로 복잡한 것을 선호한다. 사람의 얼굴은 이런 물리적 속성을 모두 가지고 있다. 여기에 첨부하여, 신생아들은 그들의 위쪽 시야에서 더 많은 정보를 주는 패턴을 선호한다고 연구에서 보여 주고 있다. 즉, 패턴은 "위쪽이 중요하다(top heavy)". 얼굴에서는 코가 적합하다. 얼굴에서 선호하는 부위가 나타나는 것은 얼굴에서 연결되는 얼굴의 특징을 선호할 것이다(Cassia et al., 2006).

영아들은 2~3개월에 단지 흥미를 끄는 패턴만이 아니라 의미있는 얼굴을 실제로 인식한다고 결론내릴 수 있다. 이때 영아들은 마치 그들이 친근한 것을 인식하고 그들이 중요하다고 평가한 것처럼 얼굴을 볼 때 미소를 짓는다. 그래서 형태 인식은 더욱 일반적으로 진행된다. 영아들은 다른 대상에서 경험을 얻고 그들이 중요한 물리적 속성을 가졌을 뿐만 아니라 그 형태가 친근하다고 인식하였기 때문에 중요한 대상에 그들의 주의를 기울인다. 경험으로 더 큰 전문 지식을 갖게 된다. 얼굴 인식에 대한 한 가지 결론은 비록 영아들이 얼굴 인식을 "가지고 있어도" 아동기를 거치면서 얼굴 인식에 대한 정확성과 속도를 더욱 정련시켜야 된다는 것이다(de Heering, Rossion, & Maurer, 2012).

(4) 깊이 지각

시각적 인식의 또 다른 중요한 양상은 깊이를 인지하고 대상이 가까이 있는지 멀리 있는지를 아는 것을 포함한다. 멀리 있는 대상의 크기를 판단하기 위한 학습에 수년이 걸릴 수 있지만, 영아들은 근처의 대상을 포함하는 공간적 단서를 해석하는 약간의 능력을 가지고 있다. 예를 들어, 그들은 물체가 그들의 얼굴 쪽으로 움직일 때 방어적으로 반응한다. 어렴풋이 보이는 물체에 반응하여 눈을 깜박거리는 것은 약 1개월쯤에 처음으로 나타나고, 다음 몇 개월에 걸쳐서 더욱 일관된다(Kayed & van der Meer, 2007). 4개월이 되면 영아는 **크기 항구성(size constancy)**을 이해한다. 그들은 망막에서의 상이 달라지므로 눈에서의 거리가 변해도 대상은 같은 크기라는 것을 인식한다.

그란루드(Carl Granrud, 2006)는 습관화 기술을 이용하여 영아들은 다른 거리에 나타난 작은 원이나 중간 크기의 원을 처음에 습관화한다는 결론을 내렸다. 그들은 영아가 같은 크기이지만 다른 망막 상을 투사하는 원을 선호하는지 혹은 다른 크기이지만 같은 망막 상을 투사하는 것을 선호하는지를 조사하였다. 자극에 한번 습관화가 되면 영아들은 그것에 싫증을 내고 더 이상 주의를 기울이지 않았다. 그들의 주의를 다시 끌기 위해서는 처음 것과 다른 것이라는 인식을 할 수 있는 새로운 자극이 필요하다. 그란루드는 영아들은 대상이 투사된 망막 상에서의 크기가 아니라 실제 대상의 크기에 기초해서 반응한다는 것을 발견하였다. 그들은 습관화 단계 동안에 같은 망막 상이 투사되어도 새로운 크기의 원을 바라보는 것을 선호하였다. 이것은 대상이 다른 거리에 나타나서 망막에 다른 상이 생성되어도 영아들은 대상의 크기를 인식한다는 것을 나타낸다.

영아들의 깊이 지각을 시험하기 위한 첫 번째 시도는

시각 절벽(visual cliff)이라고 불리는 장치를 이용한 깁슨과 워크(Eleanor Gibson & Richard Walk, 1960)에 의해 수행되었다. 절벽은 중앙 판에 의해 두 부분으로 나뉘어지고 높이 솟은 유리 플랫폼으로 이루어져 있다. 체커판 모양의 "얕은" 쪽은 유리 아래에 놓였다. "깊은" 쪽은 유리에서 1미터 아래로 낭떠러지나 절벽처럼 보이게 하였다(■ 그림 6.2). 영아들을 중앙 판에 두고 엄마들이 아기를 달래서 얕은 쪽과 깊은 쪽을 건너오게 하였다. 6개월 2주된 영아들을 시험하였는데, 36명 중 27명의 영아는 얕은 쪽을 건너서 엄마에게 도달하였으며, 3명만이 깊은 쪽으로 건넜다. 기어다닐 수 있는 대부분의 영아들(정상적으로 7개월이나 그 이후)은 깊이를 인식하는 것이 분명하고 낭떠러지를 두려워하였다.

깁슨과 워크의 실험 과정은 영아의 기어가는 능력에 달려 있다. 아직 기어갈 수 없는 영아는 절벽을 지각할 수 있는지 알기 위하여 캠포스와 그의 연구자들(Campos, Langer, & Krowitz, 1970)은 시각 절벽의 얕은 쪽과 깊은 쪽 위에서 아기들을 천천히 낮출 때 2개월된 아기들이 얕은 쪽보다 깊은 쪽에서 심박동수가 더 느려지는 것을 발견하였다. 우리는 무서워할 때 심장은 더 빨리

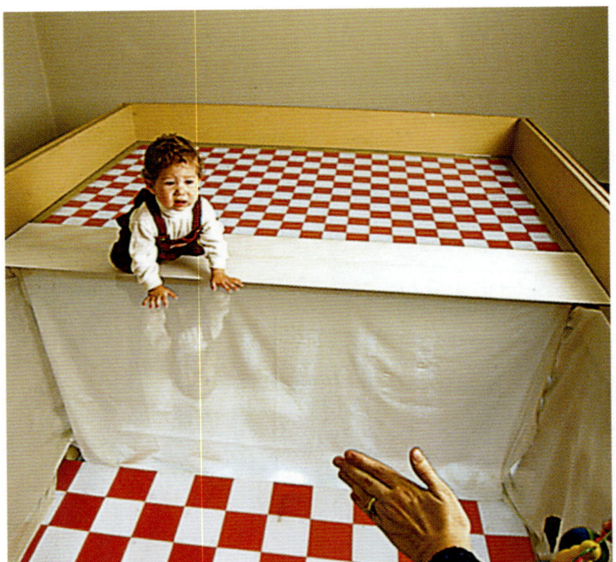

■ 그림 6.2 시각 절벽의 가장자리에 있는 영아에게 "깊은" 쪽을 건너오도록 격려한다.

뛴다. 느린 심박동수는 재미있는 징후이다. 그래서 연구자들은 2개월된 영아는 시각 절벽의 깊은 쪽과 얕은 쪽 사이의 차이를 인지하지만, 그들은 아직 낭떠러지에 대한 두려움을 학습하지 못한 것이라고 결론지었다.

그러나 아돌프와 동료들(Karen Adolph et al., 2014)은 이 결론에서 몇 가지 결점을 지적하였다. 그들이 절벽을 피했기 때문에 우리는 그들이 두려움을 "안다"고 생각한 것이다. 더욱이 이들의 주장에 의하면 두려운 영아들은 울음과 같은 고민의 시각적인 증상없이 절벽의 가장자리를 탐색하는 데 시간을 보냈음을 지적하였다. 두려움을 느끼기보다는 기는 행동을 통해 낭떠러지를 피하는 방법을 배운 것으로 보인다. 가끔은 떨어지기도 하고 절벽 가까이 가기도 하지만 말이다. 처음 기기 시작하는 영아들은 신중하게 지켜보지 않으면 바로 침대의 끝 또는 계단 통로 위에서 발을 질질 끌 것이다. 그러나 낭떠러지를 피하는 것은 같은 연령에서 아직 기지 못하는 영아보다 기기 시작한 영아가 더 강하다. 낭떠러지 위에서 기는 것을 배운 영아는 그들이 걷기 시작할 때 만나는 유사한 위험한 상황에서 위험에 대한 학습이 옮겨지지 않는다. 영아들은 계단에서 걸을 때나 마루바닥에서 발을 옮길 때 그들이 할 수 있는 것과 할 수 없는 것이 무엇인지 다시 배워야 한다.

낭떠러지 주위에서 영아들의 행동은 깁슨의 제공의 이론과 일치한다. 절벽의 모양(형상)은 이 절벽과 상호작용을 할 것인지 또는 상호작용을 하지 않을 것인지를 아는 데 필요한 정보를 영아에게 제공한다. 낭떠러지나 미끄러운 경사면에 대한 경험이 있는 영아들은 그들이 걸을 때 웅크려야 되는지 조정을 해야 되는지, 그들이 안전하게 건널 수 있는지 아닌지 또는 어떤 조정이 필요한지 등에 대한 더 많은 정보를 원한다(Adolph, Kretch, & LoBue, 2014).

(5) 직관적 이론가로서 영아

영아들의 시각적 지각 능력은 인상적이다. 그러나 영아들의 세계에 대한 지각과 지식이 증진되는 것은 놀랄

만한 일이 아니다. 연구자들은 물체를 지배하는 물리적 법칙에 대한 영아들의 이해를 연구해 왔다. 스펠크와 헤머(Spelke & Hermer, 1996)는 영아들이 뉴턴의 물리학 및 물체 동작의 기초 법칙에 대해 알고 있는지 실험을 했다. 스펠크의 연구는 4개월 영아는 스크린 뒤에 떨어진 공이 그 스크린에 얹혀 있기보다는 선반 아래에 나타날 때 놀란 것처럼 보인다고 제시한다. 그들은 공의 동작이 장애물에 도달할 때 멈추는 비교 실험보다 이러한 "불가능"해 보이는 사건을 더 오래 바라본다. 6개월 영아는 공이 스크린 뒤에 떨어지고 그다음에 스크린을 들어 올릴 때 바닥에 있기보다는 공중에 매달린 것처럼 보일 때 놀란다. 이것은 그들이 중력의 법칙에 대해 무엇인가를 안다는 것을 암시한다. 영아들은 간단한 물리학의 원리를 이해하는 것으로 보인다. 움직이는 물체가 스크린의 왼쪽 뒤로 사라지는 것을 지켜보는 4개월 영아들은 물체가 스크린의 오른쪽에서 다시 나타나기를 기대하는 것처럼 보인다(Bremner et al., 2005). 그리고 4개월 영아들은 넓은 물체가 좁은 용기 속으로 사라질 때 또한 놀란다. 이러한 결과로 몇몇 발달학자는 영아들은 **직관적 이론(intuitive theories)**이라고 불리는 조직화된 지식의 체계를 갖추게 되고 세계의 감각을 느끼도록 허용되어 세상에서 감각으로 느끼는 것보다 더 많은 것을 할 수 있다고 결론지었다(Gelman, 1996). 어릴 때부터, 아이들은 성인들이 물리학, 생물학, 심리학으로 알고 있는 지식의 영역을 구별한다. 그들은 인과적 원리 주변의 각각의 영역에 그들의 지식을 조직하고 다른 영역에는 다른 인과적 힘(causal force)이 작동한다는 것을 이해하는 것처럼 보인다(예를 들어, 욕망은 인간의 행동에 영향을 미치지만 바위는 영향을 미치지 않는다). 이러한 직관적 이론 인식에 따르면 영아는 세계에 대한 타고난 지식을 가지고 있으며, 성인들처럼 그것에 대해 많이 인지하고 심지어 추론도 한다. 물리적 세계를 알게 되는 것은 연령이 증가하면서 완전히 새로운 이해를 구성하기보다는 그동안 계속해서 가졌던 이해를 부각시킨다. 즉, 영아는 성인들이 생각하는 것보다 영아 주변 세계에 대해 상세하게 더 많이 알고 있다는 것은 분명하다.

2) 청력

청각은 우리들이 언어로 말을 하는 것을 통해 다른 사람들과 의사소통을 하기 때문에 시각만큼 중요하다. 퍼날드(Anne Fernald, 2001)에 따르면 "시력은 영아가 물리적 세계에 대한 배움이 가능하도록 일차적 역할을 하지만, 청력은 영아들이 사회적 세계에 처음으로 접하게 해 주는 데 있어서 강력한 역할을 한다"고 하였다. 듣는 과정은 움직이는 공기 분자가 귀에 들어가 고막을 진동시킬 때 시작된다. 이러한 진동은 내이의 달팽이관에 전달되고, 뇌가 소리로서 해석하는 신호로 전환된다(■ 그림 6. 3).

(1) 기초 능력

신생아는 볼 수 있는 것보다 더 잘 들을 수 있고, 소리의 위치를 알아낼 수 있다. 또한, 큰 소리에 놀라며 소리가 나는 쪽으로 고개를 돌리는데, 부드러운 소리가 나는 쪽을 선호한다(Burnham & Mattock, 2010). 심지어 태아는 4개월쯤에 자궁 밖의 소리를 약간 들을 수 있다. 연구자들은 태아가 엄마의 자궁에 있는 동안에 노출된 소리에서의 변화와 일치하는 태아 심박동수의 변화를 탐지하였다(Saffran et al., 2006). 태아들은 자궁 속에 있을 때 노출된 음악에 그들이 노래를 부르고 춤을 추는 것처럼 보이는 행동을 보였다. 바르셀로나의 연구자들은 엄마의 질 속에 장치를 삽입해서 "Babypod(아기발)"로부터 음악에 노출된 태아의 활동성을 초음파로 관찰하였다(López-Teijón, García-Faura, & Prats-Galino, 2015). 음악이 연주되자 태아는 마치 입과 혀를 움직이는 것처럼 머리와 사지의 움직임이 증가되어 보였다. 음악이 멈추자 움직임이 감소되었다.

다른 연구에서도 음악에 노출된 태아의 뇌 활동의 효과가 나타났다. 파트넨과 동료들(Partanen et al., 2013)

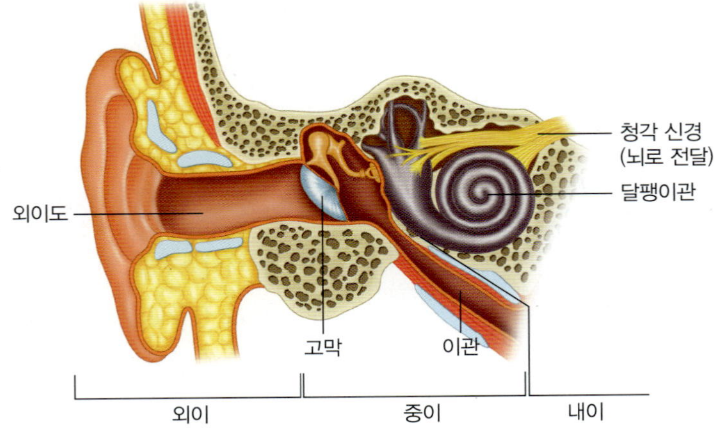

■ 그림 6.3 음파가 외이로 들어가서 중이를 통해 내이의 달팽이관으로 전달된다.

은 엄마들이 시행하는 놀이로 "반짝 반짝 작은 별"이라는 노래를 임신 마지막 3개월 동안 반복해서 들려주게 하였다. 출생 시와 4개월 후에 영아들에게 태아 시절에 노출된 음악을 들려주었으며, 태아 시절에 음악에 노출되지 않은 대조군의 영아들에게도 음악을 들려주고 두 집단 간에 뇌 활동에 차이가 있는지를 조사하였다. 영아들의 뇌의 전기적 활동을 측정한 결과 음악에 노출되었던 영아들이 음악에 노출되지 않았던 영아들보다 더 큰 반응이 나타났으며, 그 반응은 자궁 속에서 얼마나 자주 음악에 노출되었는가에 따라 다양하게 나타났다. 이렇게 청각 체계는 출생 전부터 활동적이며, 출생 전의 청각 경험은 뇌의 신경 구조를 형성할 수 있다.

일반적인 조건에서, 자궁의 환경은 태아를 저주파 소음에 노출시킨다. 이는 출생 후 환경의 고주파 소리와 극명한 대조가 될 수 있다. 이것은 특히 청각 체계가 만삭아에 비해 충분히 발달되지 못한 조산아들에게 문제가 될 수 있다. 연구자들은 청각 체계의 발달에서 미숙아들에게 후에 주의집중, 청력, 언어 문제의 위험성이 있음을 조사하기 시작하였다(Lahav & Skoe, 2014). 흥미롭게도 신생아 집중 치료실(NICU)에서 NICU의 표준적인 소리(예, '윙윙' 같은 여러 기계 소리)만을 들은 미숙아보다 '자궁 속과 비슷한' 소리(예, 엄마 목소리, 엄마 심박동수, 장의 꾸르륵 소리)에 노출된 미숙아의 청각 회백질 영역이 더 크게 발달하였다(Webb, Heller, Benson, & Lahav, 2015). 이것은 자궁 속과 같은 환경을 제공하는 것이 발달을 위한 이상적인 상태라는 근거가 된다. 태아나 영아에게 청력의 문제가 생기면 후에 언어와 의사소통 문제의 위험성에 놓인다.

(2) 언어 지각

영아는 인간의 말소리에 특별하게 반응하는 것처럼 보이며, 비언어적 소리보다 말소리를 선호하는 것으로 보인다. 인간의 뇌는 많은 방법으로 언어를 생산하고 이해하게 설계된 것처럼 보인다(Fernald, 2009). 우리는 매우 어릴 적에 기본적인 언어음[**음소(phonemes)**라고 불리는]을 구별할 수 있다. 이마스(Peter Eimas, 1975b, 1985)는 2~3개월된 영아는 유사한 자음소리(예를 들어, ha와 pa)를 구별할 수 있다는 것을 입증하였다. 출생 후 몇 시간의 신생아는 자궁 속에서 들었던 모국어에서 모음의 소리를 인식하였다. 연구자들은 자궁 속에서 노출되지 않았던 모국어가 아닌 언어에서도 마찬가지로 그들의 모국어에서 다양한 자음소리에 노출될 때 신생아들이 어떻게 특수 고무젖꼭지를 빠는지를 측정하기로 하였다. 그들의 빠는 횟수의 차이는 신생아들이 모국어와 모국어가 아닌 소리를 구별한다는 것을 보여 준다. 이 결과는 영아들이 출생 시에 비어 있는 공백 상태가 아니라는 것을 입증한다. 그들은 이미 출생 전 환경에서 배울 수 있었다(Moon, Lagercrantz, & Kuhl, 2013).

영아는 몇 개의 언어음을 성인보다 더 잘 구별할 수 있다. 그들은 생의 시작에서 생물학적으로 인간이 어디에서나 말하는 어떤 언어든 배울 수 있는 준비가 되어 있다. 영아가 발달하면서 그들 자신의 언어에 중요한 소리의 차이에는 더 민감해지고, 그 언어와 관련 없는 소리에는 덜 민감하게 된다. 쿨과 그녀의 동료들(Patricia Kuhl et al., 2014)은 다양한 언어적 소리에 반응하는 뇌 활동을 측정하는 연구로 이것을 증명하였다. 7개월 영아에서는 모국어 소리에 대한 반응과 모국어가 아닌 소리에 대한 반응에서 뇌 활동에 차이가 없었다. 11~12개월에서는 모국어가 아닌 소리보다 모국어 소리에서 뇌 반응이 훨씬 컸다. 이것은 초기 청각 경험이 영아 뇌의 청각 영역에서 신경 연결 또는 시냅스를 형성하고, 그래서 그들이 들어 왔던 알고 있는 언어에서 중요한 소리 대조에 최적으로 민감하게 되는 것이다. 즉, 경험이 뇌를 형성한다는 것이다.

신생아는 특히 여자 목소리에 주의를 기울이는데, 엄마 목소리를 인지할 수 있다. 태어나지 않은 태아도 낯선 사람의 목소리와 엄마의 목소리를 구별할 수 있다. 캐나다의 연구자들은 엄마의 목소리와 낯선 사람의 목소리를 녹음한 테이프를 들려주면서 태아의 심박동수를 측정하였다(Kisilevsky et al., 2003). 태아의 심박동수는 엄마의 목소리에 반응하여 증가하고 낯선 이의 목소리에 감소하였는데, 이는 태아가 그 둘 사이의 차이를 안다는 것을 나타낸다. 신생아들은 엄마 목소리의 녹음을 작동시킬 때 특수 젖꼭지를 더 빨리 빠는 것을 보여 주었다. 아빠의 목소리는 초기에 인식하지 못했다. 신생아에게 출생 전에 엄마 목소리로 들려주었던 이야기를 아빠나 엄마가 들려주었다. 심지어 4개월 영아도 낯선 사람의 목소리보다 아빠의 목소리를 선호하지 않았다. 그러나 여러 남성의 목소리 간의 차이는 구별할 수 있다. 아빠의 목소리에 대한 선호가 부족한 것은 그것을 구별하지 못하는 것 때문은 아니라는 점을 나타낸다.

왜 영아들은 아빠 목소리가 아니라 엄마 목소리를 선호하는지 알기 위하여 디카스퍼와 스펜스(Anthony DeCasper & Melanie Spence, 1986)는 엄마가 임신 마지막 6주쯤에 특정 글을 암송하게 하였다. 출생 후 영아에게 같은 글과 다른 글을 읽어 주면서 수유할 경우 출생 전 들려주었던 글에서 더 많이 빨았으며, 친근한 이야기를 선호한다는 것이 뚜렷하였다. 즉, 태아가 자궁 속에서 들었던 글의 소리 패턴을 뚜렷하게 인지할 수 있다는 것이다. 출생 전 청각 학습은 신생아가 친숙하지 않은 여성들의 목소리보다 엄마의 목소리를 듣는 것을 선호하지만, 아빠의 목소리를 선호하지 않는 이유를 설명할 수 있었다. 그들은 글자 그대로 출생 전 수개월 동안 폭탄이 쏟아지는 것처럼 엄마의 목소리에 노출되었으며, 이는 그들에게 청각의 질을 학습할 방대한 기회를 제공하였다. 심지어 아빠들이 출생 전에 태아에게 책을 읽어주었어도 엄마의 목소리에 노출된 경험이 아직도 크게 남아 있었다. 연구자 파트넨(Eino Partanen & Kim, 2013)은 "엄마의 목소리는 자궁 속에서 가장 두드러진 목소리이다"라고 하였다. 많은 여성들은 이런 보상이 임신 과정 동안의 힘든 경험에서 충분히 받을 수 있는 보상으로 모든 다른 문제보다도 더 가치가 있다고 주장한다.

청력은 출생 시 시력보다 더 발달된다. 영아는 언어음을 구별할 수 있으며, 출생 직후 엄마의 목소리와 같은 친숙한 소리 패턴을 인지할 수 있다. 생후 일 년 이내에 그들은 학습하기 시작하는 언어에서 중요하지 않은 소리의 대비들은 점점 무뎌지고, 그들의 청각 인식 기술은 더욱 개선된다. 아동기 동안에는 더욱 개선되어 말하는 것을 듣는 것이 분명하지 않을 때, 아동들은 시각적인 단서(예, 입과 혀의 움직임)로 분명하게 하려고 시도하고 청각의 정보를 늘린다(Jerger, Damain, Tye-Murray, & Abdi, 2014).

3) 화학적 감각: 맛과 냄새

신생아는 맛의 차이와 냄새를 탐지할 수 있다. 이 감각들은 화학 분자의 탐지에 달렸다. 이는 "화학적 감각"의 특징을 의미한다. 맛에 대한 감각 수용기(미뢰)는 혀에 위치 한다. 미뢰는 화학 분자에 반응하고 단맛, 짠맛, 쓴맛, 신맛에 대해 지각한다. 출생 시 신생아는 분명히 단맛, 쓴맛, 신맛을 구별할 수 있지만, 단맛을 선호한다(Mennella & Bobowski, 2015). 설탕물은 가벼운 스트레스가 많은 아기에게 진정시키는 것을 도와줄 수 있다.

맛의 차이는 신생아에서 얼굴 표정으로 구별할 수 있다(Rotstein et al., 2015). 예를 들어, 설탕물을 맛볼 때는 신생아는 입술을 핥고 때때로 미소도 보이지만, 쓴 용액을 제공하면 입술을 오므리고 심지어 역겨운 맛을 없애기 위하여 침을 흘린다. 그들의 얼굴 표정은 용액이 더 달거나 또는 더 쓰게 될 때 점점 더 뚜렷하게 되는데, 이것은 신생아가 물질의 다른 농도를 구별할 수 있다는 것을 암시한다. 심지어 아기들은 출생 전에 낮은 농도의 설탕이 든 양수보다 더 높은 농도의 설탕이 든 양수를 더 많이 삼키는 것으로 단것에 대한 선호를 보인다.

비록 일반적으로 타고난 것으로 단맛을 선호하고 쓴맛을 피하지만, 선호하는 맛은 학습된 것으로 즉각 반응할 수 있다. 신경과학자 쉐프래드(Gordon Shepherd, 2012)는 후각, 미각과 맛의 관계를 연구하였다. 그는 기본적인 미각은 본래부터 가지고 있는 것으로 출생 시에 나타나고, 더욱 정교한 맛의 지각은 학습된 것이라고 주장한다. 음식의 맛에 대한 평가는 우리의 입에서 음식이 가지고 있는 것에서 느껴지는 것이지 우리의 코에서 느껴지는 게 아니다. 음식을 씹거나 용액을 마실 때 입안에서 분자가 방출되고 호흡을 통해 우리의 코의 통로에 있는 수용기에 보내진다. 거기에서 신호가 뇌로 보내지고, 이것이 정보와 의미를 구성하는 과정이다. 쉐프래드는 "맛은 맛이 좋은 음식에 있는 것이 아닌 것처럼 색깔 있는 대상의 색깔에 있는 것도 아니다"라고 하였다. 색깔에 대한 우리의 지각처럼, 맛에 대한 우리의 지각은 우리의 감각 기관을 통해서 받은 신호가 뇌에 어떤 의미로 전달되었는지에 달려 있다.

음식에 대한 우리의 초기 경험은 마지막의 선호하는 맛을 남길 것이다. 한 연구에서, 생후 2주에 시작되어 7개월 동안 두 가지 타입의 이유식을 만들어 각 집단의 영아에게 한 가지 타입의 이유식만 지속적으로 먹였다(Mennella, Griffin, & Beauchamp, 2004). 한 이유식은 담백하고, 다른 것은 성인 것처럼 쓰고 신맛이 나는 이유식이다. 이 기간 후에 시큼한 이유식을 먹인 아기들은 계속 그것을 먹었지만, 다른 영아들에게 그것을 먹였을 때는 거부하였다. 4~5년 후쯤에 시고 불쾌한 맛이 나는 이유식을 먹인 아이들은 단지 담백한 맛의 이유식에 노출된 아이들보다 다른 신맛이 나는 음식(예, 신맛이 나는 사과 주스)을 더 잘 먹었다. 이후 연구는 생후 4개월~6개월 사이의 기간이 성장 후 입맛에 영향을 주는 민감한 시기라는 것을 밝혀내었다(Mennella & Castor, 2012). 게다가 영아들은 맛에 단기간 노출되는 것보다 더 긴 시간인 3개월 이상을 필요로 하였다. 이러한 연구는 연구자들이 어떤 사람들은 왜 식성이 까다로운지, 다른 사람들은 다양한 맛에 개방된 이유를 이해하는 데에 도움을 줄 수 있다. 영아기 동안 많은 다양한 음식을 먹는 엄마의 모유를 먹는 아기는 다양한 맛에 대한 더 많은 노출을 경험할 수 있고, 이 경험은 영아가 나중에 음식에서 더 많은 모험을 할 수 있도록 이끌 수 있다. 다양한 맛에 대한 이러한 초기 경험은 또한 출생 전 기간 및 양수에서의 다른 화학 물질에의 노출로 확대된다. 태아가 9개월간 사는 양수의 맛은 임신한 여성이 먹은 음식에 의한다. 비록 학습은 맛 선호도에서 역할을 하지만, 유전적 성향을 무시할 수는 없다. "맛 유전자"의 발견은 유전적 변이가 쓴맛에 대한 아동과 성인의 인식에서의 많은 변화와 단맛에 대한 아동의 인식 변화를 설명할 수 있다는 것을 보여 주었다(Mennella, Reiter, & Daniels, 2016).

맛처럼, 냄새 감각 혹은 **후각(olfaction)**도 출생 시 잘 작용한다. 심지어 미숙아(임신 28주에 태어난)도 코(비도, 鼻道)에 위치한 감각 수용기를 통해 다양한 냄새를 맡을 수 있다. 신생아는 식초 또는 암모니아와 같은 불쾌한 냄새에 격렬하게 반응하며 고개를 돌린다. 신생아는 다른 양수의 냄새보다 자신의 양수 냄새를 확실하게 선호하는데, 이는 출생 전에 후각이 작용한다는 단서가 될 수 있다. 친숙한 냄새인 자신의 양수 또는 엄마 모유에의 노출은 신생아를 진정시킬 수 있으며, 엄마가 없을 때 또는 신생아에게 고통스런 처치를 시행할 때 덜 우는 결과를 가져온다(Nishitani et al., 2009). 또한, 한 가지의 이유식(유동식)만을 먹였을지라도 모든 아기들은 이유식보다는 모유 냄새를 선호하는 양상을 보여준다. 게다가 모유를 먹은 아기들은 생후 1~2주 이내에 가슴 또는 겨드랑이 냄새만으로 엄마를 찾을 수 있다. 조제유를 먹은 아기들은 이를 인지할 수 없는데, 이는 아기와 엄마와의 피부 접촉이 적기 때문일 것이다. 반대로 엄마는 냄새로 자신의 아기를 찾을 수 있으며, 다른 아기들의 기저귀 배설물 냄새보다 자기 아기의 기저귀 냄새에는 거부감이 적다. 따라서 우리가 종종 당연히 여기는 냄새 감각은 아기와 부모가 서로를 알게 되는 것을 도와준다.

4) 체성 감각

체성 감각(somaesthetic senses)은 촉감, 온도, 통증을 포함하는 "신체(body)" 감각이며, 여러분의 신체가 몸의 다른 부위나 환경과의 관계를 아는 여러분의 운동 감각과 같은 것이다. 여러분이 알든 알지 못하든 여러분은 깨어 있는 시간 내내 운동 감각을 이용한다. 예를 들어, 당신이 서 있거나 반대로 누워 있을 때 알게 된다. 혼잡한 인도를 따라 걸을 때면 당신은 당신의 몸이 다른 사람들과 부딪치지 않도록 조심할 것이다.

촉감은 출생 전부터 잘 작동하는 것처럼 보이며, 동작을 탐지하는 신체 감각과 함께 발달하는 첫 번째 감각이다(Hollins, 2010). 적절한 부위를 만지면 신생아는 반사 신경으로 반응한다는 것을 앞에서 확인하였다. 예를 들어, 뺨을 만지면 신생아는 고개를 돌리고 입을 벌린다. 신생아가 자는 동안에도 피부의 같은 부위를 쓰다듬는 것에 길들여지다가 만일 촉각 자극이 새로운 부위(예를 들어, 귀에서 입술)로 바뀐다면 다시 반응할 것이다. 그리고 앞에서 기술된 운동 반응처럼 촉각 자극에 대한 민감도는 머리에서 발가락 방향(두미 법칙)으로 발달하는데, 얼굴과 입은 신체의 아랫부분보다 더 민감하다. 따라서 아기들이 모든 것을 입에 넣는 것을 좋아하는 것은 당연하다. 아기는 입안 그리고 주변의 촉각 센서를 통해 많은 정보를 수집할 수 있다. 대부분의 부모는 신경질적인 아이를 달래기 위한 촉감의 힘을 빨리 인지한다. 촉감은 훨씬 더 큰 이익을 가지고 있다. 전신을 체계적으로 마사지 받은 미숙아들은 마사지를 받지 않은 미숙아보다 체중이 더 늘고 더 이완된 행동과 더 규칙적인 수면 패턴을 보인다(Field, Diego, & Hernandez-Reif, 2010). 신생아는 또한 따뜻함과 추위에 민감하며, 뺨에 놓는 차가운 것과 따뜻한 것을 구별할 수 있다. 어린 아기들은 바늘로 찌르기 같은 고통스런 자극에 확실하게 반응한다. 치료를 위한 주사침 삽입, 채혈할 때 아기들의 울음과 얼굴 움직임에 대한 분석은 이러한 절차가 고통스럽다는 것은 의심할 여지가 없다. 심지어 미숙아들도 고통에 대한 대뇌 피질 반응을 보인다(Slater et al., 2006). 그리고 고통은 학습에 반응한다. 타디오(Taddio, 2002)는 혈당 수치를 검사하기 위하여 출생 후 몇 시간마다 발뒤꿈치를 찔렀던, 당뇨 엄마에게서 태어난 신생아들과 당뇨 환자가 아닌 엄마에게서 태어난 신생아들을 비교하였다. 몇 가지 일상적인 검사를 수행하기 위하여 그들이 퇴원하기 전에 두 그룹의 영아들의 손등에서 혈액을 채취하였다. 이미 발뒤꿈치를 찔린 적이 있던 영아들은 고통스런 바늘 찔림을 경험하지 않은 영아보다 혈액을 채취할 때 더 큰 반응을 보였다. 이미 발뒤꿈치 찔림을 경험한 어떤 영아들은 간호사가 바늘을 찌르기 위해 그들의 피부를 준비할 때 얼굴을 찡그리기 시작했는데, 이는 그들이 고통스런 순간이 오고 있다는 사전의 경험에서 학습했다는 것을 나타낸다.

통증을 완전히 경감시켜 주지 않는 가벼운 마취를 받은 영아보다 수술 동안에 무의식을 유지하도록 깊은 마취를 받은 영아가 심장 수술 후 생존할 가능성이 더 많은 것으로 나타났다. 전에는 신생아들은 아직 통증을 느끼지 못한다고 생각하여 포경수술받는 남자 신생아에게 마취를 하지 않았으나, 미국소아과학회(AAP, 2012)는 포경수술을 받는 남자 신생아에게도 국소마취를 해야 한다고 권고한다. 백신 접종을 받거나 혈액 채취를 하는 고통스런 상황 동안에 포대기로 꼭 감싸주거나 모유수유를 하는 것은 통증을 경험한 영아들의 행동적 징후를 감소시키는 것으로 나타났다(Ho et al., 2016).

5) 초기 지각 발달에 미치는 영향

신생아의 지각 능력은 출생 후 몇 개월 동안에 진행되는 놀랄만한 것이다. 모든 주요 감각은 출생 전부터 작용하기 시작하며, 출생 시에 분명하게 기능한다. 부모는 신생아가 감각세계에 들어가지 않았다고 가정하면 큰 실수를 하게 될 것이다. 많은 지각 능력, 예를 들어 깊이를 인지하거나 멜로디를 구별하는 능력은 출생한지 몇 개월 이내에 나타난다. 기초 지각 능력은 점차적으로 더 섬세하게 조정되며, 영아는 얼굴로 빛의 패턴을 인지하는 것과 같이 그들의 감각 경험을 더 잘 해석할 수 있게 된다. 생후 24개월이면 지각 발달이 거의 완전하게 이루어진다. 감각과 마음은 인지되는 물체, 소리, 맛, 냄새 및 신체 감각의 의미있는 세계를 만들기 위하여 작용을 하고 있다.

지각 발달이 매우 빨리 일어난다는 사실은 천성-양육 논쟁에서 "천성"에 대한 주장이 더 지지될 수 있음을 말한다. 많은 기본적인 지각 능력은 모든 정상 영아에서 본래부터 타고나거나 빨리 발달하는 것처럼 보인다.

(1) 초기 경험과 뇌

허블(David Hubel)과 위즐(Torsten Wiesel)은 노벨상을 받은 한 연구에서 갓 태어난 새끼 고양이에게 8주 동안 한쪽 눈을 봉합함으로써 정상적인 시각 경험을 박탈하는 것이 그 눈과 대뇌 시각 피질 사이의 정상적 연결의 결여를 가져왔으며, 봉합을 풀었을 때에도 해당 눈은 실명이 되었음을 알아냈다(Hubel & Wiesel, 1970). 생후 2개월의 결정적 시기 동안에 1주 정도의 시각 경험 박탈은 새끼 고양이에게 영구적인 시력 상실로 이끌 수 있다(Kandel & Jessell, 1991). 이와 반대로, 다 성장한 고양이 눈에서 빛을 박탈하는 것은 영구적인 손상을 가져오지는 않았다.

인간에서는 시각에서 초기 경험의 효과를 중요한 시기라는 용어보다는 **민감기(sensitive periods)**라는 용어가 더 정확할 것이다. 이 민감한 시기는 개인이 경험에 의해 더 많은 영향을 받는 시기이며, 따라서 일생을 통해 다른 시기보다도 더 높은 수준의 유연성을 갖는다. 루이스와 마우레어(Terri Lewis & Daphne Maurer, 2005, 2009)는 시각이 경험에 의해 영향 받는다는 것을 다수의 민감기 동안에 증거로 제공하였다. 첫째, 정상 발달에서 시각적으로 노력하는 기간이 있다. 이것은 시력에서의 기대된 발달적 변화가 "정상적"인 시각 투입에 노출과 함께 발생할 때이다. 이러한 변화는 만일 시각적 투입이 없다면 발생하지 않을 것이다. 둘째, 손상에 대한 민감기가 있다. 즉, 시각적 투입이 비정상적이거나 없으면 영구적인 결손이 되기 쉽다. 셋째, 시각 체계가 손상에서 회복되는 가능성을 가질 때 회복에 대한 민감기가 있다.

감각 경험은 발달하는 뇌의 조직을 결정하는 데 있어서 매우 중요하다. 출생 시 눈이 멀었지만 나중에 시력을 회복하는 수술을 받은 영아에서 시각적 지각이 어떠할 것인가를 상상해 보라. 5,000명의 영아 중의 3명은 만일 교정을 하지 않으면 출생 후에 거의 눈이 안 보이게 되는 수정체의 혼탁인 **선천성 백내장(congenital cat-**

aracts)을 가지고 태어난다. 과거에는 백내장 제거 수술은 영아가 더 자랄 때까지 종종 지연되었다. 그러나 이러한 지연은 영아가 시각적 투입이 거의 없거나 전혀 없이 몇 주, 몇 개월 또는 심지어 몇 년을 지낸다는 것을 의미한다. 결과적으로 일부 영아는 결함이 있는 수정체를 제거한 후에도 결코 정상적인 시력을 발달시키지 못했다.

시각 체계는 정상적으로 발달하기 위하여 패턴화된 자극을 포함한 출생 초기에 자극이 필요하다. 시각 체계는 아동기 동안에 약간의 유연성이 있지만, 생후 첫 3개월이 결정적인 시기로 생각된다(Lambert & Drack, 1996). 이 시기 동안에 뇌는 양쪽 눈에서 분명한 시각 정보를 받아야 한다. 불행하게도 백내장이 있는 모든 영아가 수술로 시력이 회복될 만큼 충분히 조기에 발견되지 않는다. 생후 10주에 백내장의 발견과 제거 수술을 받은 영아는 그 이후에 발견되고 제거한 영아보다 장기적으로 더 좋은 결과를 나타냈다(Chan et al., 2012). 이러한 영아는 수술로 시력이 회복된 후에도, 처음에는 시각 세계를 분명하게 인지하는 데 어려움이 있고, 시력이 나쁘지만 수술 몇 개월 후에는 상당히 개선된다. 교정 수술 후에는 선천성 백내장으로 인해 초기에 시각적 경험을 놓친 아동들도 낮은 공간적 빈도에 대한 민감도(예, 넓은 줄무늬)와 특정 모양에 기초한 얼굴에 대한 인지와 같은 어떤 분야에서는 정상적인 시각 능력을 보여 준다. 그러나 영아기에 백내장 수술을 받은 성인들은 다른 성인들처럼 얼굴 표정에서 감정을 읽는 것이 숙련되지 못했다(Gao, Maurer, & Nishimura, 2013). 그들은 중간과 높은 공간적 빈도(예, 중간 및 좁은 줄무늬)를 구별하는 능력, 전체적인 얼굴 인식 과정과 얼굴 특징의 공간적 배치에 기초한 얼굴을 인지하는 것에는 어려움이 있다.

마우레어와 동료들(Daphne Maurer et al., 2007)은 오래 남아 있는 결핍은 초기 시각적 결핍의 결과가 지연되어 **수면자 효과(sleeper effects)**를 반영한다고 주장한다. 이와 같이 생의 초기에 패턴화된 시각을 제공하는 것은 나중에 세밀하게 전체적인 얼굴 인식 과정의 민감도를 발달시키는 데 중요하다. 이러한 능력은 보통 영아기 초기 이후까지도 정상적으로 발달하지 않으며, 교정 수술을 시행한 후에 조기 시각 차단은 정상적인 시각 투입이 회복된 후에도 영아에게 이러한 능력이 발달되는 것을 막는 방법으로 뇌에 영향을 줄 것이다. 분명한 것은, 초기 시각적 경험은 후에 시각적 지각에 영향을 준다는 것이다.

초기 경험의 중요성은 청각에도 적용된다. 생의 초기에 청각 자극에의 노출은 발달하는 뇌의 구성에 영향을 주는데, 이것은 차례로 청각적 지각 기술에 영향을 준다. 내이의 손상된 신경세포를 우회하는 인공 와우를 이식한 청각장애 아동은 뇌에 도달하는 신호의 의미를 이해하기 위하여 수개월 동안 연습한다. 뇌에 정보가 공급된다 하여도 뇌는 이러한 신호를 해석하는 방법을 학습해야 한다. 인공 와우를 이식한지 2~4개월 안에 영아와 어린 아동들은 길거나 짧은 모음의 소리를 구별하고, 더 진전된 언어 기술로 블록을 구축하듯이 뇌 활동의 양상이 나타난다(Vavatzanidis et al., 2015). 성숙은 단독으로는 충분하지 않다. 정상적인 지각적 발달은 정상적인 지각적 경험을 요구한다. 아동에서 시각과 청각 문제는 가능한 한 생의 초기에 발견하고 교정해야 한다.

(2) 영아에게는 무엇이 필요한가?

부모가 자신의 아이를 위해 올바른 감각적 환경을 만들어 주는 것에 대해 걱정할 필요는 없다. 왜냐하면 영아는 자신이 적절히 발달하기 위해 필요한 자극을 적극적으로 찾기 때문이다. 영아는 적극적인 탐험가이며 자극을 찾는 사람이다. 그들은 환경을 탐험하고 그것이 자신들에게 탐험을 허락하는 것을 학습함으로써 자신의 지각, 운동 및 인지 발달을 조정한다(Gibson & pick, 2000).

깁슨(Gibson, 1988)의 생태학적 관점에 따르면 영아들은 탐험적 행동의 3단계를 통해 발달한다.

1. 출생부터 4개월: 보고 들음으로써 아주 가까운 환경, 특히 돌보는 사람을 탐지하고, 물체를 입에 넣고 물체가 움직이는 것을 지켜봄으로써 그것에 대해 약간 배운다.
2. 5개월에서 7개월: 일단 물체를 자발적으로 잡는 능력이 발달하면 아기들은 물체에 더 주의를 기울이고, 손뿐만 아니라 눈으로도 물체를 탐험한다.
3. 8개월 또는 9개월: 대부분의 영아들은 기어다니기 시작한 후에 더 큰 환경으로 탐험을 확대하고, 탐험 중에 만나는 물체를 신중하게 조사하며, 그 물체의 특성에 대한 모든 것을 배운다.

그들의 탐험 행동에 지각과 행동을 결합함으로써 영유아들은 자신의 욕구를 충족시키며, 그들 자신의 발달에 기여하는 감각 환경을 적극적으로 창조한다. 아동들이 그들 주변의 세계에 선택적으로 주의를 기울일 수 있을 때, 그들은 가장 잘 맞는 자극 형태와 수준을 선택할 수 있다.

03 아동기

감각 체계는 아동기 동안에 점차 개선된다. 시력은 4~6년 사이에 성인 수준으로 향상되고, 명암도에 대한 민감도는 약 7세쯤에 완전히 발달된다. 냄새에 대한 인지는 아동기 동안에 향상되며, 감각 민감도의 어떤 변화보다도 언어 기술의 증진이 반영된다(Bastos et al., 2015). 가장 중요한 것은 감각과 지각 발달이 영아기 말쯤에 대부분 완성된다. 영아기에서 아동기로 변하는 시기에 두 가지 중요하게 수행되어야 할 것은 ① 목적 있는 움직임으로 이끄는 지각과 행동의 결합, ② 다양한 감각 정보를 통합하는 것이다.

1) 위치 이동: 지각과 행동의 결합

위치 이동(locomotion) 혹은 한 장소에서 다른 장소로의 움직임은 발달의 중요한 부분이다. 어린 아동들에서 가장 인상적인 업적 중의 하나는 배밀이, 등, 바닥에서 몸을 일으켜서 두 다리로 그들의 환경을 전체적으로 탐색하기 위하여 움직이는 것이다. 기는 것에서 걷는 것으로 변하게 되면 유아에게는 그들의 환경에 다르게 참여할 기회가 주어진다. 그들은 이제 방을 가로질러서 물체에 도달할 수도 있고 높은 곳에 있는 물체에도 닿을 수 있으며, 손을 사용하여 나눌 수도 있고 새로운 방법으로 대상과 상호작용을 할 수 있다(Adolph & Robinson, 2014). 깁슨의 생태학적 틀에서 보면, 걷는 것은 새로운 환경이 열리는 것이며, 환경에서 대상과의 상호작용에 새로운 가능성 혹은 새로운 방법이 제공되는 것이다. 이렇게 변화되게 만들기 위해서는 어린 아동들은 반드시 행동과 함께 지각을 통합하는 것을 배워야 한다. 이 결합은 서서히 나타나고 경험을 통해 더욱 정교하게 된다.

걷기 위한 근본 원리는 영아기동안 누워있을 때부터 시작된다. 영아들은 일반적으로 **대근육 운동 기술(gross motor skills**; 다리로 차거나 큰 근육을 이용하여 커다란 원을 그리거나 몸 전체나 사지의 움직임 등)을 먼저 획득하고, 그 다음에 **미세 운동 기술(fine motor skills**; 손이나 손가락, 발이나 발가락을 정밀하게 움직이는 것을 포함하여 아침 식탁에서 포커칩을 집어 들거나 글자를 쓰는 것 등)을 숙련한다. 여러분이 이런 운동 기술의 진전을 검사하려면 발달의 두미 법칙(머리에서 아래로)과 근원 원리(신체 가까운 곳에서 먼 부위로)를 기억하면 된다. 초기 운동 발달은 **두미 법칙**(cephalocaudal principle)에 따르는데, 왜냐하면 뇌와 근육 사이의 신경에서 수초화가 머리–꼬리로 되기 때문이다. 이렇게 영아들은 머리를 들고, 앉고, 다음에 걷게된다. **발달의 근원 원리**(proximodistal principle)는 초기 운동 발달의 증거이다. 영아들은 몸통 뒤집기를 포함한 활동이 숙련되고, 팔과 다리를 포함한 활동이 숙련된 후, 손과 손가락, 발과 발가락을 포함한 활동이 숙련된다. 신경과 근육은 위에서 아래쪽, 중심에서 바깥쪽으로 성숙되고, 영아들은 서서히 신체의 아래쪽과 말초 부위를 조절할 수 있게 된다.

부모들은 영아들이 걷기 시작하면 다치지 않을까 주의를 기울이지만 대략 1세경에 나타나는 운동 발달에서 이 새로운 이정표의 목격자가 되는 것은 매우 큰 기쁨이다. 영아들과 유아들의 매일의 활동을 관찰해서 많은 정보를 수집한 아돌프와 동료들(Karen Adolph et al., 2008, 2013)은 영유아가 일관된 운동 기술을 보여 주기까지 며칠에서 때로는 몇 주 동안 평균 13번의 시작과 정지가 필요하다는 것을 발견하였다. 영유아는 새로운 운동 기술을 습득하는 전환기 동안 "한 걸음 앞으로, 두 걸음 뒤로" 가고 있다. 다시 기어가려고 돌아설 뿐이지만, 아이를 자랑스러워하는 부모의 눈에는 걷기 시작한 것처럼 보일지도 모른다. 영아들은 기어다니는 것에 익숙하고 꽤 빠른 반면, 두 발로 걷는 것은 힘든 일이고 속도도 느리다(Adolph & Tamis LeMonda, 2014). 그래서 영아들은 기어다니다 잠깐씩 서고, 걷는 과정을 거치며, 그러나 조금만 연습하면 걷기는 곧 일상이 된다. 실제로 생후 14개월이 되면 일반적인 유아들은 시간당 2300걸음을 걷는데, 이는 축구장 7개에 가까운 거리를 이동하는 것과 맞먹는다. 그리고 걷기는 온 집안을 탐험하게 해 줄 뿐만 아니라 유아들의 팔과 손도 자유롭게 해 준다.

(1) 역동적인 행동 체계로서의 운동 기술

테렌(Esther Thelen, 1995, 1996)은 생후 1년간 영아들을 관찰하였는데, 영아들은 굉장히 많은 시간 동안 열중해서 **리듬감 있는 상동증(rhythmic stereotypies)**을 한다는 것을 발견하였다. 즉, 영아들은 반복적인 방법으로 몸을 움직이는데, 빠르게 또 천천히 흔들고, 뛰고, 물체를 입에 대며, 팔을 위아래로 휘두른다. 테렌은 영아와 유아가 새로운 기술을 드러내기 직전에 이러한 리듬감 있는 상동증을 하지만, 새로운 능력을 확립한 후에는 하지 않는다는 것을 발견하였다. 따라서 영아들은 엎드려 있는 동안에는 앞뒤로 흔들지 모르지만, 한번 기어나가기 시작하면 더 이상 흔들지 않는다.

테렌의 연구는 이러한 운동 발달을 설명하는 **역동적 체계 이론(dynamic systems theory)**의 개발에 정점을 찍었다(Thelen & Smith, 1994; Spencer et al., 2006). 역동적 체계 이론에 따르면, 발달은 아동들이 적응할 수 있는 방법으로 운동 동작을 개선하려고 다른 동작을 시도할 때 받게되는 감각 피드백을 통한 "자기 조직화" 과정을 통해서 시간이 지남에 따라 일어난다. 한 순간에 나타나는 것 같은 행동들은 실제로 영아가 훨씬 더 오랜 시간에 걸쳐 만든 동작의 누적된 결과이다. 이러한 관점에서 기기나 걷기와 같은 행동 이정표는 영아들이 환경과 상호작용하는 과정에서 학습된 결과물이다. 그 환경에서 영아들은 목표를 달성하기 위해 그들이 가지고 있는 것으로 할 수 있는 최선을 다한다.

이렇게 발달은 굉장히 개인주의적이다. "영아는 자신의 내재적인 역동성과 움직임의 맥락에서 그들 자신의 독특한 해결 방법을 발견하고 선택하기 위해 광범위한 행동을 탐색한다"(Spencer et al., 2006). 신경 성숙, 신체 성장, 근력, 균형 및 아동의 다른 특성들은 중력, 바닥 표면 그리고 특별한 과업의 특성과 상호작용하여 아동들이 자신의 신체에서 할 수 있는 것과 할 수 없는 것이 무엇인가에 영향을 미친다. 여러분은 테니스공을 서브 넣거나, 새로운 춤을 추거나, 차를 운전하는 것을 배울 때처럼 역동적인 자기 조직화 과정을 거쳤을 때를 떠올릴 수 있을 것이다.

역동적인 체계 접근과 일관되게, 아돌프와 아보리오(Karen Adolph & Anthony Avolio, 2000)는 유아들이 그들의 신체 크기와 걷는 도로의 경사면에 맞춰 걷는 것을 조정할 수 있다는 것을 발견하였다. 연구자들은 유아에게 무게 조절이 가능한 착탈식 "안장주머니"가 있는 조끼를 입히고, 신체 크기의 변화를 실험하기 위해 기울기가 다른 경사면을 걷게 하였다(■ 그림 6.4). 조끼

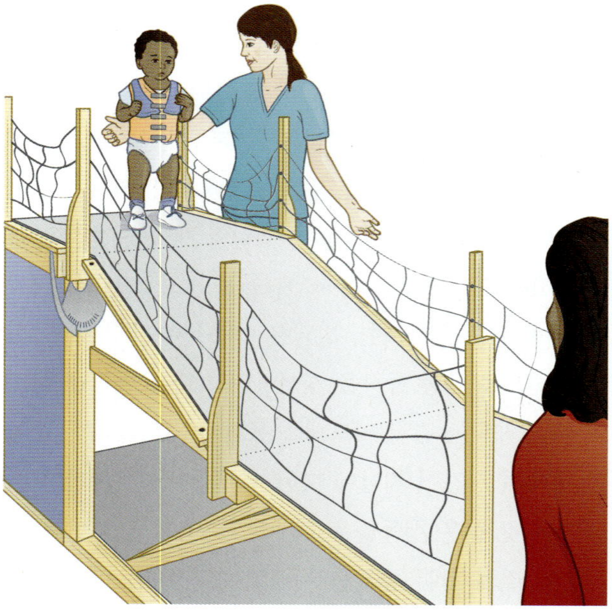

■ 그림 6.4　경사 조절이 가능한 아돌프와 아보리오의 통로. 유아들은 몸무게와 무게중심의 변화를 위해 무거운 안장주머니를 입고 있다. 실험자가 안전을 위해 유아 옆에 머무는 동안 부모들은 길 끝에 서서 유아가 그들을 향해 걸어오도록 격려한다.

출처: Adolph, K. E., & Avolio, A. M. (2000). Walking infants adapt locomotion to changing body dimensions. Journal of Experimental Psychology: Human Perception and Performance, 26, 1148–1166.

의 무게가 늘어나자 유아가 성장할 때와 비슷하게 유아의 무게중심이 이동하였다. 유아들은 신체의 빠른 "성장"과 환경의 변화에 적응하기 위해 운동 기술을 조정하였다(Adolph & Berger, 2006).

무거운 짐을 어깨에 메고 다니는 어른들처럼 유아들도 무릎을 굽히고 상체를 뻣뻣하게 세워 무거운 짐과 균형을 유지했다. 보행 경험이 더 많은 유아들은 경험이 적은 유아들보다 더 잘했다(Garciaguirre, Adolph, & Shrout, 2007). 유아들은 또한 안전하게 걷기에 길이 너무 가파르다는 것을 알아낸 것 같았다. 그들은 길을 피하려고 하거나 바닥에 손과 무릎을 대고 앉아버렸다. 걸을 수 있는 어린이(16개월)도 난간을 잡고 다리를 건너면 균형을 유지할 수 있다는 것을 알아낼 만큼 영리하다. 더욱이, 그들은 튼튼한 난간이 "흔들리는" 난간보다 더 많은 지지를 제공한다는 것을 빠르게 발견하며, 그들이 튼튼한 난간을 이용할 수 있을 때 더 모험적이었다. 유아들은 잠재적으로 불안정한 표면에서 어떻게 나아가야 할지 확신이 서지 않을 때는 엄마를 바라보며 조언을 구했다. 엄마가 격려할 때는 75%의 유아가 의심스러운 비탈길을 나아갔지만, 엄마가 걱정스러운 표정을 지을 때는 단 25%만이 나아갔다.

모든 부모들이 알고 있듯이, 유아들은 많은 넘어짐(무려 시간당 17번, 하루에 100번 정도 추정)을 경험하지 않고는 능숙한 보행자가 되지 못한다(Adolph et al., 2012). 이러한 넘어짐은 보행자들이 어떤 표면이 안전한지 그리고 어떤 표면이 문제가 될 수 있는지를 배우는 데 도움을 준다. 유아들은 자라면서 낙상을 피하는 방법을 알아내는 데 점점 더 능숙해진다. 그러나 물처럼 부드럽게 나아가고, 리듬에 맞춰 성큼성큼 걷고, 장애물도 잘 피할 수 있는 나이 든 아동에 비하면 여전히 어색해 보인다. 그리고 아동들은 재빨리 단순히 걷기만 하는 것 이상을 할 수 있게 된다. 3세까지는 달리다가 쉽게 방향을 돌리거나 멈출 수는 없지만 직선으로 걷거나 달릴 수 있다. 유치원 아동들은 한 발로 걷거나 뛰기에서 줄넘기에 능숙해지는 것까지 두 개의 운동 기술을 통합할 수 있다. 학령기 아동들은 조금 더 빨리 달릴 수 있고, 좀 더 높이 뛸 수 있으며, 공을 좀 더 멀리 던질 수 있다.

역동적 체계 관점에서 천성과 양육이 발달에 기여하는 점은 무엇일까? 테렌(Thelen, 1995)에 따르면 걷는 유아들은 그들의 유전자 코드가 그렇게 하도록 프로그램되어서가 아니라 걷는 것이 그들의 생체 역학적 특성과 그들이 나아가야 하는 환경의 특성을 고려할 때 효과적이라는 것을 배웠기 때문이다. 역동적 체계 접근법에서 천성(중추신경계의 성숙)과 양육(감각과 운동 경험)은 필수적이면서도 분리할 수 없는 관계에 있다. 감각과 운동 동작으로부터의 피드백은 유아의 변화무쌍한 능력과 통합된다. 그러나 다양한 환경을 탐색하기 위해 운동 기술을 조정하는 방법(예를 들어, 기는 방법)을 배웠다고 해서 유아들이 이 지식을 다른 운동 기술(걷기)에 일반화한다는 의미는 아니다. 다른 운동 기술은 다른 도전을 제시한다. 예를 들어, 기어다니는 아기들은 머리를 책상 다리에 부딪히는 것과 같은 위험을 피하는 법을 배워야 한다. 걸음마를 하는 유아들은 돌아설 때 넘어지지 않기와 같은 다른 어려움에 직면한다. 이러한 도전에 숙달하기 위해 아동들은 각 운동 활동으로부터 피드백을 수집할 기회가 필요하다.

마지막으로, 운동 발달에 대한 역동적 체계 접근 방식의 중요한 기여는 생각과 행동의 결합이다(von Hofsten, 2007). 우리가 말하고 있는 운동 행동은 아동의 지식과 거리가 있거나 별개의 것이 아니다. 아동들은 변화무쌍한 환경에서 최대한 많은 것을 얻기 위해 그들의 움직임을 어떻게 조직할 것인가를 생각해야 한다. 유아들이 앉고, 혼자 서거나, 독립적으로 걷기를 기대하는 시기가 언제인지 규범에 제시된 것보다 운동 발달에 훨씬 더 많은 것이 있다. 운동 능력의 출현은 복잡하며 지각-인지적 발달과 밀접하게 연관되어 있다.

2) 감각 정보의 통합

세계를 돌아다니는 것은 감각 정보의 수문을 열어준다. 다중 감각은 대부분의 상황에서 뇌에 다른 정보를 제공하고, 뇌는 이들 정보 조각들을 하나의 일관된 이해로 통합한다. 이러한 통합이 없다면 세계에 대한 우리의 이해는 산산조각이 나고 아주 혼란스러울 것이다.

감각은 출생 시에 어느 정도까지는 통합된 방식으로 기능한다. 예를 들어, 신생아들은 시각과 청각이 연관되어 있음을 암시하는 것으로 소리가 들리는 쪽을 바라볼 것이다. 또한, 신생아들은 볼 수 있는 물체를 만져보려고 기대한다. 하지만 손에 잡힐 수 있는 물체처럼 보이는데 그것을 잡으려고 하면 공기밖에 없다는 것이 증명되면 그런 시각적 환상에 좌절한다. 시각과 촉각은 물론 시각과 청각도 생의 초기에 밀접한 관계가 있는 것처럼 보인다. 이러한 감각의 통합은 아기들이 그들이 만나는 물체와 사람들에 대해 적절히 인식하고 반응하도록 돕는다(Walker-Andrews, 1997). 초기 영아기에 기본적인 형태로 존재함에도 불구하고 완전하고 의미 있게 감각을 통합하는 것은 개별적인 감각의 발달에 비해서 상당히 늦게 이루어진다(Burr & Gori, 2012). 따라서 각 개별적인 감각이 작용할 준비가 됐다고 해도 다중 감각 통합이 일어나기에는 충분하지 않다. 이러한 더 발전된 기술은 다양한 감각 체계와 뇌 사이의 지속적인 "소통"을 필요로 한다. 뇌가 발달하면서 다양한 정보의 조각들을 판단하는 능력이 발달되고, 과거 경험의 기억을 끌어내어 입력된 다양한 정보의 의미를 더 잘 이해할 수 있다. 각각의 새로운 끊임없이 흘러오는 다감각 정보와 만나면서 아동들은 풍부한 감각 세계에 대한 이해를 정련한다.

훨씬 더 어려운 작업은 한 감각과 친숙한 사물을 또 다른 감각을 통해 인식하는 일인데, 이는 **교차 인식(cross-modal percepion)**이라 불리는 다중 감각 통합의 한 유형이다. 이 능력은 촉각만으로 가방 속에 숨겨진 물체를 느끼고 알아 맞추는 등의 아이들 게임에서 필요하다(■ 그림 6.5). 일부 연구자들(Streri & Gentaz, 2004)은 신생아들이 이전에 손으로 만졌던 물체를 눈으로 인식할 수 있다고 보고하지만, 다른 연구자들은 이러한 어린 영아들에게서 교차 인식을 입증하는 데 어려움을 겪었다(Maurer, Stager, & Mondloch, 1999).

분명히 초기의 교차 인식은 물체를 다룰 때 어느 쪽 손을 사용하는가와 같은 다양한 작업 변수에 의존하는 취약한 능력이다(Streri & Gentaz, 2004). 소리들의 패턴과 시각적 자극들의 패턴 연결을 필요로 하는 복잡한 교차 인식 작업에 대한 수행은 아동기에서 청소년기까지 지속적으로 향상된다.

연구자들은 이제 서로 다른 감각에서 오는 인상이 생의 초기에 "융합"되거나 통합되어 있어 유아들이 동시에 다양한 통로로 오는 정보를 쉽게 인지하고 이용할 수 있다는 결론을 내리고 있다(Walker-Andrews, 1997). 그 후 유아들은 각각의 감각들이 계속 발달하고 물체를 탐색하는 데 더욱 효과적인 수단이 되면서 교차 인식에 더 능숙하게 되고, 한 감각으로 얻은 정보를 다른 감각으로 얻은 정보와 함께 조직화할 수 있게 된다.

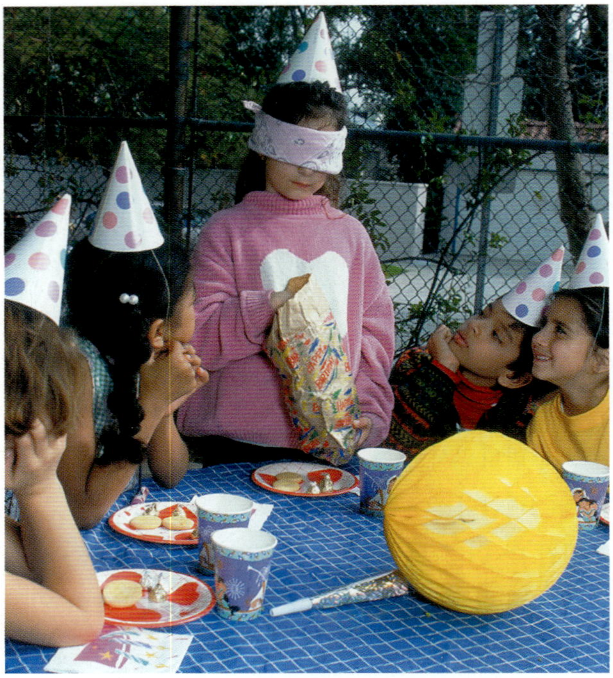

■ **그림 6.5 둘 이상의 감각 기능을 동시에 사용하는 인식.** 한 감각(촉각)을 통해 배운 것을 다른 감각(시각)을 통해 인식하는 능력은 영아기와 아동기에 나이가 들수록 증가한다. 여기서 생일인 소녀는 손만으로 가방 속의 상품을 알아내야 한다.

출처: Mary Kate Denny/PhtoEdit

3) 주의력 발달

아동기와 청소년기에 걸친 지각 발달의 진전은 **주의력(attention) 발달**, 즉 특별한 무엇인가에 대한 인식과 인지의 집중을 반영한다. 청소년들은 당면한 과제에 가장 관련 있는 정보를 모으기 위해서 그들의 감각을 신중하게 전략적으로 더 잘 이용할 수 있게 된다.

영아들은 자신의 환경을 탐색하기 위해 자신의 감각을 적극적으로 이용하며, 어떤 감각 자극은 다른 감각보다 선호한다. 어린 영아들은 얼굴이나 다른 매력적인 자극에 신중하게 주의를 기울이지 않는 대신에 새로운 자극이 시선을 끌며, 한번 관심이 사로잡히면 때때로 거부할 수 없는 것처럼 보인다(Butcher, Kalverboer, & Geuze, 2000). 영아나 아주 어린 아동의 관심은 무언가에 의해 "사로잡히고", 더 큰 아동의 관심은 무언가로 "향해 있다". 이러한 차이는 환경 안의 사건들에 반응하는 **지향 체계(orienting system)**를 갖는 것과 신중하게 사건들을 찾아 주의를 유지하는 **초점 체계(focusing system)**를 갖는 것과의 차이로 설명되어 왔다(Ruff & Rothbart, 1996). 아동들이 연령이 증가하면서 세 가지가 변하는데, 주의집중 시간이 길어지고, 무엇에 집중할지 더 선택적이 되며, 목표를 달성하도록 감각들을 사용하기 위해 체계적인 전략을 더 잘 계획하고 실행할 수 있게 된다.

(1) 주의력 시간의 연장

만약 여러분이 어린아이들과 함께 시간을 보냈다면, 여러분은 아이들의 집중 시간이 짧다는 것을 알고 있을 것이다. 연구자들은 어린 아동들과의 실험 시간을 몇 분으로 제한해야 한다는 것을 알고 있으며, 보육 교사들은 매 15~20분마다 교실의 활동을 자주 바꾼다. 텔레비전 프로그램을 보거나 장난감을 가지고 노는 것과 같이 좋아하는 일을 할 때에도 2~3세 아이들은 더 큰 아동들보다 프로그램이나 장난감에 집중하는 시간이 훨씬 짧다(Ruff & Capozzoli, 2003). 지속적인 집중력에 대한 한 연구에서, 아이들에게 색종이를 알맞는 색깔의 상자에 넣도록 했다(Yendovitskaya, 1971). 2~3세 아이들은 평균 18분 동안 작업한 다음 쉽게 주의가 산만해진 반면 5~6세 아이들은 보통 1시간 이상 지속했다. 지속적인 주의력 향상은 5~10세까지 생기며, 주의력과 관련된 뇌의 부위가 점점 더 수초화된다. 10~12세가 지나면 지속적인 주의력 시간이 크게 증가하지 않지만, 아동들은 지속적인 주의력을 필요로 하는 작업에 대해 더 정밀해진다(Betts et al., 2006; Vakil et al., 2008).

(2) 더 많은 선택적 주의

영아들이 선택적인 면에서 분명히 감각을 효율적으로 사용하지만 주의력을 통제하는 데는 서툴다. 이것은 다른 것은 무시한 채 한 가지에 신중하게 집중하는 것, 즉 **선택적 주의(selective attention)**로 알려져 있다. 나이가 들수록 주의력은 더 선택적으로 되고 방해하는 것에 덜 민감해진다. 유아가 2세에 가까워지면 행동 계획을 수

립할 수 있고, 그런 계획은 무엇에 초점을 맞출지와 무엇을 무시할지를 안내한다.

연구에 따르면 학령 전기 아동은 성인과 같은 지향 체계를 갖지만 주의의 초점 체계는 미숙하다고 한다(Ristic & Kingstone, 2009). 대략 3년 반과 4세 사이에 집중적인 주의가 뚜렷하게 증가한다. 케나스와 콜롬보(Kathleen Kannass and John Colombo, 2007)는 다음 세 가지 중 하나의 상태에서 작업하도록 3년 반과 4세 아이들을 실험했다. 즉, 방해 요소가 없는 상태, 끊임없이 방해받는 상태(낯선 언어로 된 TV 프로그램이 계속 재생되는) 또는 간헐적으로 방해받는 상태(같은 TV 프로그램이 재생되지만 자주 꺼지고 켜지는). 3년 반(3 1/2년) 아이들 중 어떤 상태로든 방해받으며 작업했던 두 그룹은 방해 요소가 없던 그룹보다 작업하는 데 더 많은 어려움을 겪었다. 4세 아동들에서는 끊임없이 방해받는 상태의 그룹만이 작업을 끝마치는 데 어려움을 겪었다. 간헐적으로 방해받는 상태의 아이들은 방해 요소 없이 작업하는 아이들만큼 집중할 수 있었다. 마지막으로, 연구자들은 방해 요소가 존재할 때는 작업에서 눈을 돌리면 작업 능력이 더 나빠지지만, 방해 요소가 없을 때는 작업에서 눈을 돌려도 작업 능력이 손상되지 않는다는 것을 발견하였다. 선택적 주의력은 아동기에 걸쳐 지속적으로 증진되고, 8~11세가 되면 4~7세보다 청각적 과제를 하는 동안 관계없는 정보를 무시한 채 중요한 것에 더 잘 집중할 수 있다. 8~10세 아동들은 6세보다 시각적 과제를 하는 동안 선택적 주의를 더 많이 보여 준다(Kovshoff et al., 2015).

이러한 연구 결과는 과제 자료와 실내의 방해 요소가 최소한으로 유지된다면 그 성과가 더 좋을 것이라는 것을 부모와 교사들에게 시사한다. 특히 지속적인 방해 요소의 존재는 과제를 완료하는 데 어려움을 초래할 것이다. 방해 요소를 피할 수 없다면 아이들에게 과제를 계속 수행하도록 규칙적으로 상기시킴으로써 도움을 줄 수 있다.

(3) 더 많은 체계적인 주의력

마지막으로, 나이가 들면서 아동들은 체계적인 지각 검색을 계획하고 수행할 수 있게 된다. 여러분은 이미 더 큰 영아들이 어린 영아들보다 무늬를 완전하게 탐색할 가능성이 더 많다는 것을 알았다. 구소련의 아동들을 대상으로 한 연구는 시각 탐색이 생애 첫 6년에 걸쳐 매우 상세하고 철저해진다고 밝혔다(Zaporozhets,

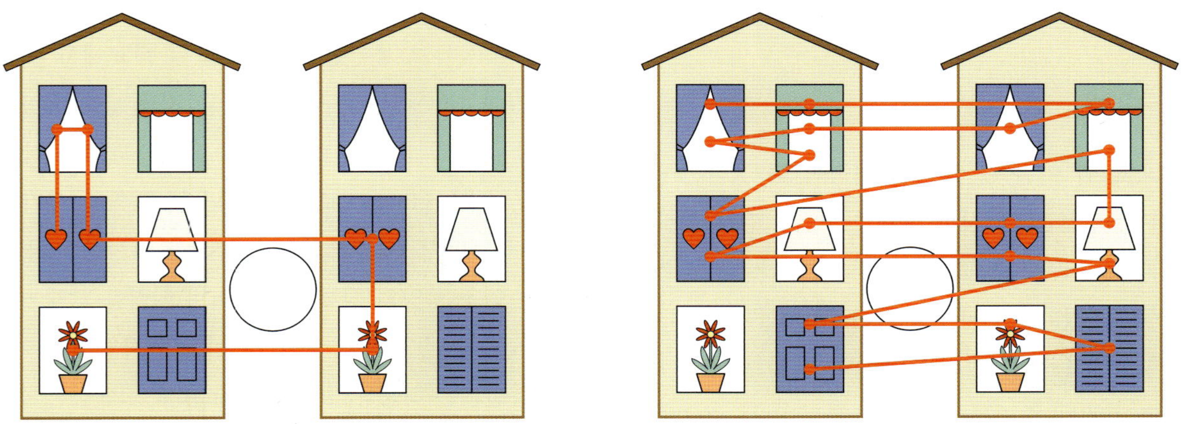

5세 : "똑같아요"　　8세 : "같지 않아요"

■ 그림 6.6 각 쌍의 집들은 동일한가 아니면 다른가? 선들이 나타내듯이, 8세 아동들은 두 그림의 시각적 특징들을 체계적으로 살피기 때문에 5세 아이들보다 정확하게 대답할 가능성이 높다.

출처: 1968년, Vurpillot으로부터 각색됨. The development of scanning strategies and their relation to visual differentiation. Journal of Experimental Child Psychology, 6, 632–650.

1965). 그러나 가장 눈에 띄는 발견은 아이들이 어떻게 시각 검색을 하는지에 대한 연구들에서 나온다. 일반적으로 아동들은 성인들보다 더 느리게 검색하는데, 역시 효과도 적다. 버필로트(Elaine Vurpillot, 1968)는 4~10세 아동들에게 다양한 물체가 들어 있고 여러 개의 창문이 있는 두 채의 집이 같은지 다른지를 묻고, 결정하려고 애쓰는 아동들의 눈 움직임을 기록했다. ■ 그림 6.6에 나타난 바와 같이, 4세와 5세 아이들은 체계적이지 않았다. 그들은 몇 개의 창문만 바라보았고 그 결과 잘못된 결론이 나왔다. 반대로, 대부분의 6세 이상의 아이들은 매우 체계적이었다. 그들은 정상적으로 한 집에 각각의 창문을 다른 집의 해당 창문과 하나씩 확인했다. 대부분의 경우 시각 검색의 발달은 아동기에서 성인 초기에 걸쳐 계속 이루어진다(Burack et al., 2000).

04 청소년기

이 시기 동안의 몇 가지 쟁점은 주의력 향상, 시끄러운 소음에 노출되어 듣는 것에 대한 잠재적인 손상 그리고 맛의 지평을 넓히는 것이다.

1) 주의력

청소년들이 어린이들보다 주의력이 더 길다는 것은 분명하다. 그들은 더 긴 수업을 듣고, 더 긴 시간 동안 필기하거나 공부할 수 있고, 3~4시간 동안 지속되는 시험을 볼 수 있다(이를테면, 수능). 주의를 지속시키는 이런 향상된 능력은 주의를 조절하는 데 도움이 되는 뇌의 그 부분에 증가된 수초화와 관련 있는 것으로 보인다. 신경을 덮고 있는 수초는 신경 충동의 전달을 가속화하기 위하여 신경을 격리시키는 것을 도와준다.

또한 청소년들은 한 작업에서 다른 작업으로 주의를 더 잘 전환할 수 있다(Crone et al., 2006). 그들은 당면한 과제에 집중할 수 있도록 관련 없는 정보는 효율적으로 무시하고, 완전히 습득해야 할 문제에 대해 아동들보다 더 많이 학습할 뿐만 아니라 과제 수행에 잠재적으로 지장을 줄 수 있는 방해 정보에 대해서는 적게 배운다.

또한 청소년들은 두 가지 작업들 사이에서 더 체계적으로 주의를 나눌 수 있다. 쉬프와 노프(Andrew Schiff & Irwin Knopf, 1985)는 2개로 나뉜 시각적 검색 작업 동안 9세와 13세 아동들의 눈 움직임을 관찰했다. 아동들은 특정 기호가 화면 중앙에 나타날 때 응답 키를 누르고 화면 모서리에 번쩍이는 글자들을 기억해야 했다. 청소년들은 적절한 시기에 눈을 중앙에서 코너로 그리고 뒤로 돌리는 효율적인 전략을 개발하였다. 9세 아동들은 화면의 빈 곳을 살피거나 모서리의 글자에 너무 많은 주의를 집중하는 등 잘못된 경향 때문에 중앙의 기호를 발견하지 못했다.

하지만 주의 지속 시간이 더 길어지고 두 가지 과제 사이에서 주의를 돌릴 수 있다고 해서 청소년들의 주의력이 무한하다고 볼 수는 없다. 오늘날의 10대들은 다양한 출처의 정보들로 넘쳐나고 있으며, 여러 가지 일을 동시에 하는 요술 같은 모습이 더 증가된다. 단순히 친구와 전화 통화만 하는 것이 아니라 한 친구와 통화하면서 유튜브 동영상을 보고 그 날 학교에서 무슨 일이 있었는지 동네 친구들에게 메시지를 보내며, 인터넷 게임 세계의 최근 변화에 대해 유저들과 메시지를 나눈다. StatisticBrain.com에 따르면 눈 깜짝할 사이에 또는 버튼 터치 한 번으로 1주일 내내 24시간 이용할 수 있는 엄청난 양의 정보가 우리의 주의력을 낮게 줄이고 있다고 한다! 동시에 두 가지 이상의 작업에 참여하면서 동반되는 **다중작업(multitasking)**과 이와 같은 정보의 끊임없는 흐름의 결과는 무엇인가?

대학생들 사이에서, 인터넷을 하면서 보내는 시간의 약 절반은 다중작업에 소비된다(Judd, 2013; Moreno et al., 2012). 주드(2013년)가 컴퓨터 실험실에서 학생들의 컴퓨터 시간을 추적 관찰한 결과 학생들이 한 가지 과제에 집중한 시간은 단 10%에 불과했다. 수업과 관련된 교육적 이유로 학생들이 수업 중에 노트북을 가져와야 할 때 대다수의 학생들은 이메일을 사용하고 브라우저를 통해 관련 없는 자료에 접속하며, 일부는 채팅으로 시간을 보낸다. 수업 시간에 하는 다중작업에 대해 설문조사를 했는데, 문자 메시지(50%), 다른 수업 과제하기(18%), 먹기(26%), 페이스북 올리기(25%), 채팅(13%), 음악 감상(7%) 등의 순이었다. 이런 비율은 학생들이 온라인 수업 중에 하는 다중작업에 대해서도 유의미하게 높았다.

대학생들이 수업 시간에 문자 메시지를 보낼 때 메시지를 보내지 않은 학생들보다 강의 자료에 대한 시험에서 성적이 좋지 않았다. 강의 중에 학생들이 노트북을 사용할 때도 시험 성적이 나쁘다는 같은 상황이 발생하였다(Sana, Weston, & Cepeda, 2013). 또한, 가까이 있어서 수업 중에 친구의 컴퓨터 화면을 볼 수 있었던 학생들도 역시 시험을 잘 치르지 못했다.

다중작업이 증가함에 따라 학생들의 평균 점수는 감소한다(Burak, 2012). 수업 시간에 책을 읽거나 공부하면서 다중작업을 하는 학생들은 과제를 완료하는 데 시간이 더 걸린다. 그러므로 실제로 공부한 시간보다 더 오래 공부했다고 여기고 충분한 시간을 공부했다고 생각하며 만족해한다. 우리가 친숙하고 잘 배운 두 가지 활동들은 동시에 할 수 있을지 모르지만, 덜 친숙하고 상대적으로 생소한 작업들은 다중작업에서 성공률은 낮다. 과정에서 들어오는 다양한 정보 조각들과 직면했을 때 우리의 뇌는 무엇을 먼저 처리하고 무엇을 "뒤로 미루어 둘지"에 대해 몇 가지 결정을 내린다.

규칙적으로 다중작업을 하는 사람들은 한 번에 한 가지 일에 집중하는 사람들보다 관계없는 정보에 더 많이 방해받는다(Sanbonmatsu et al., 2013). 다중작업에 능숙하다고 생각하고 정기적으로 요술을 부리듯 하는 사람들은 보통 한 가지 일만을 고수하는 또래들보다 능력이 떨어지는 것으로 밝혀졌다.

여러분이 시험 공부를 할 때, 문자, 트위터, 메시지, 그 외 다른 것들로 인해 중단되고 방해받는 것보다 한 가지 일에 시간을 보내는 것이 더 유익하다.

2) 청력

청소년기는 모든 감각이 최고로 예민한 시기여야 하지만, 오늘날의 콘서트들, 동력 장비, 헤드폰들과 같은 세계에서, 소리를 생산하는 다수의 개인적 장치들을 접하면서 일부 청소년들은 청각의 예민함이 손상될 수 있다(Jiang et al., 2016). • 표 6.2에서 볼 수 있듯이, 75데시벨 이상의 큰 소리는 듣는 사람에게 청각을 잃게 할 수도 있다. 콘서트나 나이트클럽의 소음은 종종 120~130데시벨의 범위에 있으며, 청력 손상이 발생할 수 있는 수준을 훨씬 넘는다. 그리고 친구의 스마트폰에 연결된 헤드폰이나 버즈에서 나오는 음악이 밖에까지 들린다면 그 친구는 청력이 손상되고 있을지도 모른다.

소음 노출의 가장 공통적인 결과는 **이명(tinnitus)** 또는 한쪽이나 양쪽 귀에서 울리는 소리인데, 이 소리는 며칠, 몇 주 또는 평생을 갈 수 있다. 이명은 제대한 군인들의 흔한 통증이며, 콘서트 참석자들의 무려 85%가 이명을 경험한다는 보고도 있다(Tunkel et al., 2014). 큰 소리에 짧은 시간 노출되는 것과 관련된 청력 문제는 일시적일 수 있지만, 이와 같은 큰 소리에 정기적으로 노출되는 손상은 시간이 지남에 따라 누적되어 성인기까지 중간 정도 혹은 심각한 청력 손실로 이어질 수 있다.

많은 10대들은 큰 소리에 노출되면 청력 손실의 가능성이 있다는 것을 알고 있지만, 청력 손실이 심각한 건강 문제라고 생각하지 않는다. 그러므로 소음이 위험할 수 있다는 부모와 보건 당국자들의 경고에도 불구하고 청력을 보호하는 데 거의 도움이 되지 않는다. 콘서트에서 동력 장치가 작동할 때 귀 보호대나 귀마개를 하는 사람들은 거의 없고, 청력 손실의 위험을 경시하

• 표 6.2 소음 수준

건강한 귀는 0데시벨에서 시작되는 소리를 감지할 수 있다. 청각 손상은 75에서 80데시벨 사이에 시작될 수 있으며, 큰 소리에 장기간 노출될 경우 더 가능성이 높다. 최대 볼륨의 음악을 이어폰으로 단 5분만 들어도 귀에 손상을 줄 수 있다.

소음	데시벨의 수
속삭임	30
보통의 말소리	60
도시 교통	80
잔디 깎는 기계	90
록 콘서트	110~140
최대볼륨 이어폰	110
제트기 이륙	120
잭 해머	130
총기	140

출처: The National Institute on Deafness and Other Communication Disorders(NIDCD), 2016b, It's a Noisy Planet. www.noisyplanet.nidcd.nih.gov/Pages/Default.aspx

는 청년들은 큰 소리에 노출되는 위험을 인지하는 사람들보다 보호 장치를 잘하지 않는다(Keppler, Dhooge, & Vinck, 2015).

귀 보호 장치가 '멋지지 않다'는 인식도 문제이다. 행동 변화에 개방적인 10대들과 외모에 관심이 덜 한 사람들은 귀 보호 장치를 기꺼이 사용한다. 또한, 사회경제적 배경이 높은 10대들은 소음 노출에 더 부정적으로 평가하는 경향이 있으며, 그래서 사회경제적 배경이 낮은 10대보다 귀 보호에 더 개방적이다.

10대를 위한 청력 보호 개선 교육 프로그램이 효과적이기 위하여 몇 가지 문제에 초점을 맞출 필요가 있다(Keppler et al., 2015). 첫째, 프로그램들은 10대들이 소음 노출의 장기적인 결과가 있다는 것을 인식하도록 도와줄 필요가 있다. 청각 체계의 손상은 시간이 지남에 따라 누적될 수 있다. 둘째, 청력 손실이 중요한 건강 문제가 아니라는 청소년들의 인식을 개선할 필요가 있다. 그리고 마지막으로, 교육 프로그램은 청소년들이 큰 소음 아래 있을 때 편하게 청력 보호를 결정하도록 청력 보호와 관련된 오명을 줄여야 한다.

3) 화학적 감각들의 또 다른 모습

(1) 미각

청소년기에 눈에 띄는 미각 변화는 단 것에 대한 선호도는 약간 감소하고 신맛에 대한 민감성은 증가하였다(University of Cophenhagen, 2008). 신맛에 대한 선호 또는 적어도 신맛에 대한 내성은 새로운 음식을 먹어보고 음식의 지평을 확장하려는 의지와 관련이 있다. 이러한 맛을 구별하는 능력의 변화는 아동과 청소년 사이의 또 다른 차이점으로 이어진다. 청소년들은 이전에 싫어하거나 피했던 음식들을 좋아할 가능성이 높다. 예를 들어, 대부분의 어린이들은 달팽이나 오징어 튀김을 좋아하지 않을테지만, 많은 청소년들과 어른들은 이 음식들이 꽤 맛있을 수 있다는 것을 배웠다! 10대들은 다양한 노출을 통해 이러한 맛을 "습득"할 기회가 더 많았기 때문에 맛이 강하거나 이상한 음식도 즐길 수 있다. 10대들은 새로운 음식을 거부하는 아동기의 기질에서 벗어나, 이상한 식감이나 냄새가 나는 음식을 시도하는 데 더 개방적이다(Segovia et al., 2002). 물론 맛에는 개인차가 큰데, 어떤 10대들은 아주 뜨겁고 매운 음식을 즐기고 어떤 10대들은 향신료가 아주 조금만 들어 있어도 모두 거부한다.

미각은 냄새와 혀에 있는 미각 수용체에 더 많은 영향을 받는 것으로 밝혀졌다. 미각은 또한 "화학적인 자극"이라고 불리는 것에 의해 결정되는데, 피부, 즉 입과 코에서 식품의 특정한 화학 혼합물에 대한 반응이다(Beauchamp & Mennella, 2009). 매운 고추의 화끈함, 멘톨의 시원함, 탄산음료의 쏘는 맛을 느낄 때 여러분은 화학적 자극을 경험하게 된다. 피부에 대한 이러한 자극은 매운 고추의 "타는 듯한 느낌"을 좋아한다고 말하는 사람들 그리고 그런 것에 질색하는 다른 사람들처럼 식품에 대한 경험에서 나온다.

미각은 또한 인지의 영향을 받는다. 과거의 경험에서, 우리는 음식의 어떤 특징에 특정한 맛을 연상시키는 법을 배운다. 예를 들어, 선명한 색의 주스는 같은 주스에 인공 색소를 몇 방울 첨가 한 것뿐이지만 연한 색 주스보다 더 맛있어 보인다. 따라서 우리는 컵에 담긴 선명한 오렌지색 액체를 보고, 이것은 연한 오렌지색 액체보다 더 맛있을 것이라고 믿는다.

(2) 후각

흥미롭게도, 젠더(성, 性)는 청소년기와 성인기에 후각에서 역할을 하는데, 일반적으로 여성이 다양한 냄새에 대해 남성보다 더 큰 민감성을 보인다(Ferdenzi et al., 2013). 이것은 남성과 여성의 호르몬 차이, 냄새를 구성하는 화학 물질의 발견과 해석에 대한 호르몬 수준의 차이의 결과를 나타낸다. 여성의 호르몬 변화는 다른 냄새에 대한 민감성(식별과 판별 모두)에 영향을 준다(Derntl et al., 2013). 가임기 여성은 매력적인 남자를 고르는 기준으로 냄새를 사용할 수도 있는데, 남자들의 체취로 바람직한 짝(대칭적이거나 균형 잡힌 신체적 특징을 가진)을 판단한다. 대칭(균형된 형상을 가진)은 더 나은 건강의 생물학적 표식일 수 있다.

남성들 역시 여성의 신체 냄새 차이를 이성 선택의 구성 요소로 사용할 수 있다. 그들은 배란 중의 냄새를 더 기분 좋은 것으로 평가한다(Havlicek et al., 2006). 진화론은 남성과 여성이 건강하고 번식이 가능한 짝을 선택하기를 원한다고 예측하고, 냄새는 이와 관련하여 몇 가지 단서를 제공할 수도 있다. 무엇이 "좋은" 또는 "나쁜" 냄새의 사람인지 명확하게 설명할 수 없음에도 불구하고 대부분의 남성과 여성 모두 냄새가 로맨틱한 선택을 하는 데 중요한 고려사항이라고 답한다. 하지만 여성은 남성보다 체취에 더 민감하고 여성이 감지하지 못하도록 체취를 가리는 것이 더 어려운 반면 남성들은 향수나 다른 것들에 속는 경우가 많다(Wysocki et al., 2009). 우리는 초기에 아기들과 엄마들이 냄새를 통해 서로를 인식한다는 것을 배웠다. 냄새는 이후의 관계에서도 중요하며, 누구는 가까워지는 것을 허락받고 다른 사람은 거절하는 필터의 역할을 할 것이다.

(3) 문화적 변화

인지적 선호는 분명히 문화마다 다르다. 어떤 문화에서는 날씬한 여자보다 뚱뚱한 여자가 더 아름답다고 생각하고, 양의 눈알 또는 닭 머리를 즐겨 먹는다.

다양한 문화의 사람들은 밝기나 소음을 구별할 수 있는 능력과 같이 기본적인 감각 능력이 거의 비슷하다. 산업화된 환경에 있는 사람들과 비산업화된 지역에 있는 사람들 사이에 냄새를 감지하는 역치가 다를 수 있다는 증거가 있다(Sorokowska et al., 2013). 연구자들은 비산업화된 열대우림의 사람들이 독일의 산업화된 지역에서 온 사람들보다 낮은 농도의 냄새까지 감지할 수 있다는 것을 발견했는데, 그 차이는 산업화된 집단의 오염과 화학 물질로 인해 손상된 후각 기관을 반영할 수도 있고, 비산업화된 집단이 후각에 더 의존하기 때문에 민감성이 발달했을 수도 있다.

감각적 역치에는 약간의 차이가 있을 수 있지만, 더 큰 차이는 감각 기관에 투입된 정보에 대한 사람들의 인식과 해석에 있는 것 같다. 예를 들어, 아이들은 생후 1년쯤부터 주 언어(primary language)가 중요하지 않기 때문에 규칙적으로 듣지 않은 말소리 차이에 둔감해진다. 린치와 그의 동료들(Michael Lynch, et al., 1990년)은 미국 영아들이 서양의 음계뿐만 아니라 인도네시아 자바의 펠로그 음계에서도 잘못된 음을 알아차린다는 것을 발견하였다. 이는 인간이 다양한 문화권의 음악을 지각할 수 있는 잠재력을 가지고 태어났음을 시사한다. 그러나 미국 성인들은 서양 음계의 잘못된 음에 비해 익숙하지 않은 자바 음계의 잘못된 음에는 덜 민감했는데, 이것은 서양 음악에 대한 오랜 경험이 그들의 지각 능력을 형성했음을 암시한다.

문화적 영향에 대한 또 다른 예는 인간의 형태에 대한 인식을 그림으로 바꾸는 능력과 관련이 있다. 그림 그리기와 색칠하기의 문화가 없는 파푸아뉴기니에서 학교 교육을 받지 않은 10~15세 아동들은 사람 몸을 그릴 기회가 거의 없다. 이 아이들은 학교에 다녔고 사람 그림을 자주 접한 아이들보다 훨씬 더 낙서를 많이 하고 사람의 몸을 올챙이 형태로 그린다(Martlew & Connolly, 1996)(■ 그림 6.7). 우리 모두는 이차원의 표현을 창조하는 능력이 있지만, 우리의 문화가 우리에게 관련된 경험을 제공한다면 그 능력을 더 빨리 발전시킬 수 있을 것이다.

마지드와 부렌헐트(Asifa Majid and Niclas Burenhult, 2014)의 흥미로운 연구는 냄새에 대한 인식도 문화의 영향을 받는다는 것을 시사한다. 서양인들은 종종 냄새에 이름을 붙이는 데 어려움을 겪지만, 말레이 반도의 수렵-채집자 집단 중 하나인 자하이(Jahai)는 냄새에 대해 기술하는 단어가 훨씬 많아 그런 풍부한 기술어가 없는 서양인보다 냄새에 더 쉽게 이름을 붙일 수 있는 것으로 나타났다.

다른 연구로, 첫 번째는 일본 여성들에게 친숙할 것 같은 냄새, 두 번째는 독일 여성들에게 익숙할 것 같은 냄새, 세 번째는 두 나라 여성들 모두에게 친숙한 냄새에 대한 일본과 독일 여성들의 평가를 비교하였다. 연구자의 가설과 일치하게, 일본 여성들은 '일본식 냄새'를 더 잘 묘사하고 더 쾌적한 것으로 평가하지만 독일 여성들은 '독일식 냄새'를 더 잘 묘사하고 더 쾌적한 것으로 생각하였다(Ayabe-Kanamura et al., 1998).

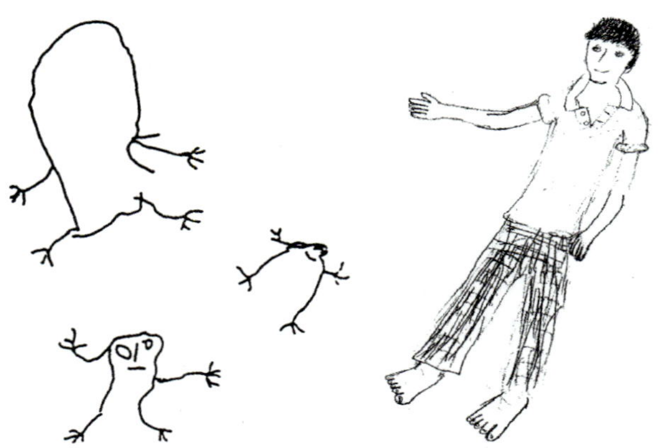

■ **그림 6.7** 이 인간의 형상은 10~15세 아동들이 그린 것이다. 왼쪽은 파푸아뉴기니의 어린이들이 그렸는데, 인간의 형태를 그리는 경험이 부족하고 훨씬 어린아이들(예, 4세 어린이)이 그린 것과 비슷한 형태를 만들어낸다. 오른쪽 그림은 미국의 12세 아이가 그렸다. 왼쪽 그림과 오른쪽 그림의 대조는 문화적 경험이 시각적 인식을 종이 위에 묘사하는 능력에 어떤 영향을 주는지 보여 준다.

출처: M. Martlew & K. J. Conolly, (1996), Human figure drawings by schooled and unschooled children in Papua New Guinea, Child Development, 6, 2743–2762. John Wiley & Sons, Inc.의 허가에 의해 재판매됨.

문화적 요인이 반드시 우리의 감각 수용체에 영향을 미치는 것은 아니지만, 그것들은 우리가 하루 종일 받는 많은 감각 신호를 인지하거나 해석하는 방법에 있어서 영아기, 아동기, 청소년기에 걸쳐 역할을 한다.

05 성인기

성인기의 감각과 지각 능력은 일반인의 경우 연령에 따라 점차 감소한다. 속삭이는 소리는 듣기 힘들어지고, 어둠 속에서 보는 것 역시 어려워지며, 음식의 맛도 좋게 느껴지지 않는다. 종종 이러한 감각 저하는 성인 초기부터 시작되어 40대에 두드러지게 나타나며, 때로는 중년층에게 자신이 늙어가고 있다는 느낌을 준다. 인생의 후반부에는 이러한 감소가 더 심해져서 65세 이상의 사람에게서 경한 감각장애나 지각 손상이 없는 사람을 찾기는 어렵다. 다행인 점은 이러한 변화들이 점진적이고 보통 사소한 것이라는 것이다. 그 결과, 우리는 보통 TV의 볼륨을 높이거나 음식에 조미료를 조금 더 추가하는 등의 작은 조정을 통해 보충할 수 있다. 감각 손실은 보통 심각하지 않고 보충을 할 수 있기 때문에 소수의 노인들만이 시각장애(실명)나 청각장애와 같은 심각한 문제를 일으킨다.

감각과 지각 능력 상실은 두 가지 일반적인 형태로 기술된다. 첫째, **감각 역치(sensory thresholds)**가 상승된다. 감각의 역치는 감각 기관이 자극을 감지할 수 있는 낮은 수준의 자극 지점이다. 희미한 빛을 볼 수 있고, 희미한 음색을 들을 수 있고, 약간의 냄새를 맡을 수 있는 등이다. 역치보다 낮은 자극은 감지할 수 없기 때문에 나이와 함께 역치가 올라간다는 것은 매우 낮은 수준의 자극에 대한 민감성이 상실된다는 것을 의미한다. 둘째, 일부 노인들은 지각 능력이 저하된다. 자극이 역치를 훨씬 넘을 정도로 강렬할 때조차도 노인들은 감각 정보를 처리하거나 해석하는 데 어려움을 겪는 경우가 있다. 시각적인 장면을 찾고, 시끄러운 방에서 빠른 말을 이해하고 또는 맛보고 있는 음식을 인식하는 데 어려움을 겪을 수도 있다.

1) 시력

시력을 완전히 잃는 성인은 거의 없지만, 나이가 들면서 많은 성인들은 일종의 시력 문제에 직면한다.

■ 그림 6.8과 같이 빛은 각막을 통해 눈으로 들어와 동공과 수정체를 거쳐 망막에 투사(거꾸로)된다. 여기서부터 이미지는 양쪽 눈 뒤에 있는 시신경에 의해 뇌로 전달된다. 눈의 동공은 조명 조건에 따라 자동적으로 커지거나 작아지고, 수정체는 망막에 초점을 맞춘 이미지를 유지하기 위해 모양을 바꾸거나 원근 조절을 한다. 청소년과 젊은 성인의 시각 체계가 가장 좋은데, 노화는 시각 체계의 모든 구성 요소에 변화를 가져온다. • 표 6.3에 가장 공통적인 시력 문제를 요약했다.

이러한 변화들 중 일부는 일상적인 기능에 중요한 영향을 준다. 예를 들어, 동공의 변화는 레스토랑의 희미한 조명 아래에서 읽기에 어려움을 초래한다. 85세 이상의 노인 1/3은 '무드 조명'이 있는 레스토랑에서 특정 메뉴를 읽기와 어두운 조명에서 대조가 낮을 때(low-contrast)는 단어를 읽는 능력이 10배 감소한다(Owsley, 2011). 그러나 노인들은 대조가 높고 밝은 빛의 이상적인 조건에서는 계속해서 잘 읽을 수 있다. 또한, 노인들은 동공이 다가오는 차와 트럭의 밝은 불빛과 어두운 도로에 번갈아 가며 적응하는 데 많은 시간을 필요로 하기 때문에 야간 운전에 어려움을 겪는다.

눈의 수정체가 두꺼워지고 굳어져 가까운 물체에 집중하기 어렵다. 중년이나 노인들이 독서용 안경을 쓰거나, 더 잘 보기 위해서 신문이나 책을 눈에서 점점 더

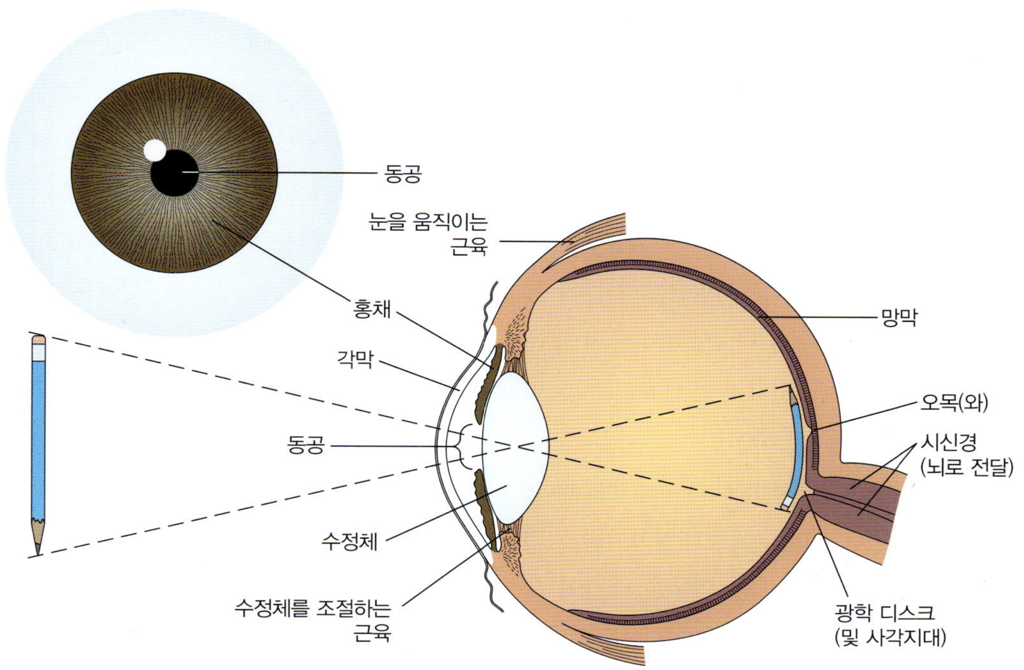

■ **그림 6.8 사람의 눈과 망막.** 빛은 각막, 동공, 수정체를 통과하여 물체의 영상이 거꾸로 투영되는 망막의 빛에 민감한 표면에 떨어진다. 그 정보는 시신경에 의해 뇌로 전달된다.

● 표 6.3 시각 체계의 연령 관련 변화

눈의 구성	연령 관련 변화 또는 질환	결과적인 제한(들)
동공	조명 조건의 변화 및 희미한 빛에 대한 반응 부족	희미한 불빛의 레스토랑에서 메뉴판 읽기 어려움, 야간 운전의 어려움, 밤에 들어오는 불빛이나 극장에서 나와 마주하는 햇빛에 빠르게 적응할 수 없음
수정체	백내장-수정체의 혼탁 노안-수정체의 두꺼워짐 또는 경화	흐릿하거나 일그러진 시력 가까운 물체를 보는 능력 감소, "읽는" 독서 안경 필요
망막	노안황반변성-망막의 중간인 광수용체, 황반의 악화 망막색소변성증-황반 외부의 빛에 민감한 세포들의 악화	독서, 운전, TV시청, 그외 일상 활동에 중요하게 기여하는 중앙 시력의 상실, 주변 시력의 상실
안구	녹내장-안구 내 용액 압력 증가	주변 시력의 상실 및 궁극적으로는 모든 시력의 상실

멀리 움직인다. 두 가지 모두 근거리 시력 저하를 보충하는 방법이고, 이는 수정체 경화와 가장 눈에 띄는 특징인 **노안(원시안, presbyopia)** 또는 눈의 노화와 관련이 있다.

원거리 시력의 경우 표준 시력 검사표로 측정한 시력은 아동기에는 증가하고, 20대 정점에 달하며, 중년기에도 안정되게 유지되다가 노년기에는 꾸준히 감소한다. 그러나 한 주요 연구에서 4명의 노인(75세 이상) 중 3명은 교정 시력이 좋은 것으로 나타났다. 가장 나이가 많은 성인(90대) 중 오직 7%만이 모든 기능적 시력을 잃었다(Evans et al., 2002). 몇몇 연구는 여성의 시력 감퇴가 남성보다 더 크다는 것을 보여 준다(Zetterberg, 2016). 시력이 저하된 노년층 여성은 낙상으로 뼈가 골절되기 쉬우며, 이는 그들의 자립에 심각한 위협이 된다(Marks, 2014). 고관절 골절은 독립 생활에서 요양 시설 생활로의 전환을 유발하며 심지어 치명적일 수 있다. 그리고 교정할 수 없는 나쁜 시력은 노인들의 삶의 질을 심각하게 떨어뜨릴 수 있다. 시력이 좋지 않은 노인들은 뇌졸중과 같은 주요 의학적 문제가 있는 노인들처럼 장애가 있다(Chia et al., 2004).

연령 관련 황반변성(age-related macular degeneration, AMD)이 심각한 경우 중심 시야가 흐릿해지고 상실되기 시작하며, 이미지 중앙에 공백 또는 어두운 공간이 생기게 된다. 백내장은 현재 수술로 성공적으로 교정되는 경우가 많으나 AMD는 노인들에게 실명의 주요 원인이 된다. 황반변성의 원인은 대부분 알려져 있지 않지만, 일부 연구에서 유전적 원인과 흡연이 관련 있다는 것을 보여 준다(Rasoulinejad et al., 2015). 현재 AMD에 대한 치료법은 없지만, 망막의 남아 있는 세포를 자극하고 조금 남은 시력을 회복할 망막 이식을 개발하기 위해 연구 중이다(Boston Retinal Implant Project, 2016). 또한, 일부 의사들은 AMD의 진행을 늦추는 데 어느 정도 성공한 비타민과 미네랄 보조제를 처방하여 가능한 한 오랫동안 남아 있는 시력을 보존한다.

망막의 변화는 시야의 감소 또는 주변(측면) 시력의 상실로 이어진다. 노인은 앞을 똑바로 바라볼 때 젊은 성인이 중심에서 좌우측으로 보는 것의 1/2만을 볼 수 있다. 감소된 시야로 자동차를 운전하는 것이 방해받는다. ■ 그림 6.9에서는 질병들로 인해 영향받은 노화된 눈을 통해 세상이 어떻게 보이는지 알 수 있다.

요약하면, 나이가 들면서 시력이 변화되고 감각 역치는 높이지기 때문에 어릴 때보다 높은 수준의 자극이 필요하다. 다행히도 이러한 "정상적인" 변화를 교정하거나 보완하는 것이 가능하다. 그리고 현실을 받아들이는 데 초점을 둔 개인적인 대처 방법과 가족들의 좋은 지지 체계를 가진 노인들이 시각장애에 더욱 성공적으로 적응한다(Dagnelie, 2013).

(1) 주의력과 시각 탐색

인지는 단순히 보는 것 그 이상이다. 그것은 감각을 지능적으로 이용하고 주의력을 효율적으로 할당하는 것이다. 포텐바흐와 동료들(Francesca Fortenbaugh et al.,

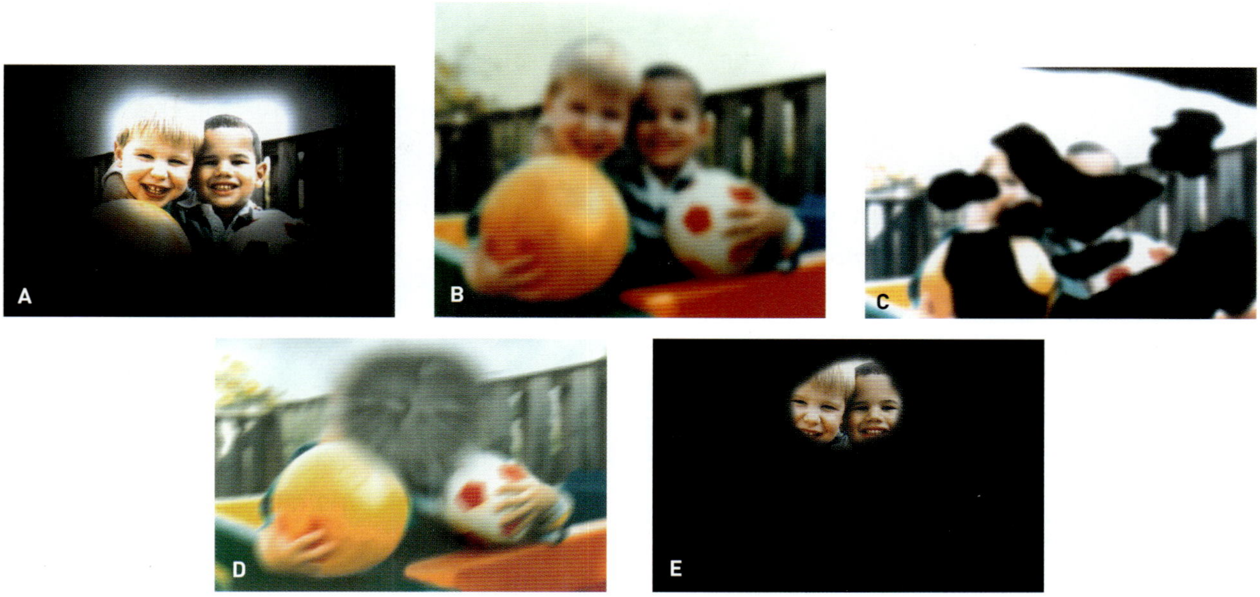

■ 그림 6.9 다양한 눈의 질병을 가진 사람에게서 어떻게 보이는 지를 실제로 보여 주고 있다.
(A 녹내장, B 백내장, C 당뇨성 망막변성, D 연령 관련 황반변성, E 망막색소변성증)

2015년)은 웹사이트 TestMyBrain.org에서 "지속적인 몰입" 과제를 완료한 10,000명 이상의 방문객들의 자료를 이용했다. 참가자의 연령은 10세에서 70세 범위였다. 이것은 앞에서 배운 내용처럼 지속적인 주의력이 청소년기에는 향상되었고, 초기 성인기에 걸쳐 비교적 안정되었으며, 43세에 정점을 찍은 다음 서서히 쇠퇴하였다. 연구자들은 그 답의 일부로 반응 시간을 측정했는데, 일반적으로 나이에 따라 그 속도가 느려졌다. 또한, 연구자들은 정확한 반응과 부정확한 반응 모두의 패턴을 조사함으로써 나이든 어른들이 젊은 성인들보다 현명하게 더 신중한 전략을 사용하기 시작한다고 결론지었다. 예를 들어, 노인들은 오류가 있는 시도를 한 후에 정확성을 높이기 위해서 다음 시도에서는 전략적으로 속도를 늦추었다.

다른 연구에서, 하나는 두 작업 간에 주의를 분산시키는 것(분산된 주의력)과 다른 작업은 무시하면서 특정 자극에 선택적으로 주의를 기울이는 일(선택적 주의력)에서 일에 방해 요소가 많을수록 노인들의 수행 능력은 젊은 성인의 수행 능력에 미치지 못했다(Madden & Langley, 2003). 이것은 운전하면서 대화를 계속하는 데 어려움을 겪거나 수퍼마켓의 모든 냉동 야채들 속에서 아스파라거스를 찾기 어려운 것으로 해석될 수 있다.

어떤 상황에서, 노인들은 관련 자극에 더욱 정확한 주의를 집중시킬 수 있도록 관계없는 자극의 반응을 억제하는 데는 어려움을 겪는 것으로 보인다. 윅스와 동료들(Jennifer Weeks et al., 2016)은 관련 정보와 무관하게 인코딩하려는 노인들의 성향이 그들에게 유리하게 사용될 수 있다는 것을 입증했다. 한 작업에서, 그들은 노인들에게 얼굴 사진에 이름이 겹쳐진 일련의 얼굴들을 보여 주며 얼굴에만 신경 쓰라고 지시했다. 그 후에는, 이름이 적힌 얼굴 세트를 외우도록 했는데, 그중 일부는 앞의 과제에 제시되었던 것과 같은 얼굴과 이름의 조합이었다. 노인들은 이름을 무시하고 얼굴에만 집중하라는 말을 하였음에도 불구하고, 이전 과제의 얼굴과 짝을 이룬 이름들을 더 쉽게 기억했다.

간단히 말해서, 노인들은 상황이 새로울 때(무엇을 찾아야 할지 어디를 찾아야 할지 정확히 알 수 없을 때)와 복잡할 때(찾아보아야 할 정보가 많거나 두 가지 과제를 동시에 수행해야 할 때) 시각적 정보를 처리하는 데 가장 큰 어려움을 겪는다. 이와 반대로, 노인들은 그들이 무엇을 해야 하는지 확실히 예상할 때와 작업이 지나치게 복잡하지 않을 때에는 어려움이 적었다(Madden, 2007). 그러므로 수년 동안 텔레비전을 점검해 온 나이든 공장 노동자는 익숙한 일에 있어서는 젊은 노동자처럼 빠르고 정확할 수 있지만, 새롭고 복잡한 작업을 한다면 상대적으로 저조한 실적을 보일 수 있다.

2) 청력

청력장애는 노인들 사이에서 시각장애의 약 3배이다. 60대 성인의 약 3분의 1이 청력 손실이 있으며, 85세 이상 성인의 대다수(80%)가 손상된 청력을 가지고 있다(Walling & Dickson, 2012).

(1) 기본 능력

청각장애의 원인은 귀지가 너무 많은 것에서부터 감염, 부진한 신경계까지 다양하다. 그러나 대부분의 연령 관련 청각 문제는 내이에서 발생하는 것으로 보인다(National Institute on Deafness and Other Communication Disorders, 2016a). 청각수용기 역할을 하는 달팽이관 유모세포, 그 주변의 구조들 그리고 그것들로부터 뇌로 이끄는 신경들은 성인기 이후부터 점차 퇴화된다. 가장 눈에 띄는 결과는 고주파나 고음의 소리에 대한 민감도의 상실, 가장 공통적 유형인 **노인성 난청(presbycusis)** 또는 노화하는 귀의 문제들이다. 따라서 노인은 아이들의 높은 목소리, 오케스트라의 플룻 그리고 s, z, ch와 같은 고주파 자음소리를 듣는 데 어려움이 있지만, 깊은 목소리, 튜바 및 b와 같은 소리를 듣는 데는 무리가 없다(Whitbourne & Whitbourne, 2014). 50세 이후에는 저주파 음도 점점 듣기 어려워진다. 따라서 보통 노인이 듣기 위해서는 소리(특히 아주 높은 소리이나 결국엔 모든 소리)가 젊은 성인의 청각 역치를 넘어선 것보다 더 커야 한다.

연구자들은 여성보다 남성에서 손실이 더 현저하고, 남성들이 시끄러운 산업 직종에서 일할 가능성이 더 높으며, 그러한 직업을 가진 사람들이 다른 남성들보다 더 많은 청력 손실을 경험한다는 것을 알았다(Masterson et al., 2015). 그러나 비교적 조용한 직업을 가진 성인을 연구할 때에도 남성은 여성보다 조기에 청력 손실을 보이고(30대) 청력 민감도도 빠른 속도로 떨어진다. 청각장애를 가진 사람들은 종종 사회적으로 고립되고, 낮은 수준의 정서적 행복을 경험하며, 청력 손실이 없는 동료들보다 일찍 은퇴하기 때문에 청각 손실은 개인 및 사회적 결과들과 연관이 있다(Contrera et al., 2016).

(2) 언어 지각

우리가 일상생활에서 귀로 하는 가장 중요한 일은 대화 중에 다른 사람의 말을 듣는 일 일 것이다. 듣기 능력은 말소리를 이해하는 데 필요한 한 가지 조건이지만, 이 복잡한 청각 인식 과제 역시 주의력이나 기억력과 같은 인지 과정에 달려 있다.

일반적으로 노인들은 이상적인 청취 조건에서도 젊은 성인들보다 대화를 이해하는 데 더 많은 어려움을 겪는다. 이러한 연령의 차이는 청각에서의 차이가 통제될 때 줄어들지만 완전히 사라지는 것은 아니다. 나쁜 청취 조건(예를 들어, 큰 소음)에서는 청력의 개인차를 고려하더라도 노인과 청년 집단의 차이가 더 크다(Wingfield & Lash, 2016). 그러므로 노인들은 혼잡하고 시끄러운 식당에서 나눴던 대화를 세부적으로 기억하지 못한다.

나이에 따른 청각 민감도(즉, 예민함)의 감소도 일부 원인이지만, 인지적 감퇴는 노인에서 언어 인식의 저하에 기여하는 것으로 보인다. 툰과 동료들(Tun, McCoy, & Wingfield, 2009)은 노인들과 성인들을 좋은 청력과 나쁜 청력 두 그룹으로 나눈뒤, 단어들을 듣고 가능한 한 많이 기억하도록 했다. 그리고 참가자들은 실험 중반에 간단한 시각적 추적 과제도 수행했다. 청력이 좋은 노인들도 청력이 좋은 성인들보다 훨씬 더 나쁜 결과를 냈고, 말한 단어에 대한 기억에서는 좋은 청력을 가진 사람에서 더 많았다. 또한, 두 번째 과제에 대한 추가적인 주의력 요구는 청력이 좋든 나쁘든 성인들에게는 큰 영향을 주지 않았지만, 노인들은 주의력 요구가 증가해서 불리했고, 주의를 분산시켜야 했을 때는 몇 개의 단어 밖에 기억하지 못했다.

시각적 지각 과제처럼 청각 지각 과제는 새롭고 복잡할 때 노인들에게 더욱 어렵다.

노인들은 익숙한 일상생활에서 그들이 들은 것을 해석하기 위해 맥락적 단서를 사용할 수 있다. 예를 들어, 노인들은 그들이 방금 들은 의미 있는 문장들을 젊은 성인들만큼 잘 기억할 수 있었다(Wingfield et al., 1985). 그러나 말이 안 되는 문법적 문장 또는 무작위 일련의 단어를 반복하는 등, 특히 이러한 의미 없는 자극을 빨리 말했을 때는 심각한 어려움이 있었다. 그래서 나이든 사람은 평범한 대화를 나눌 수는 있지만 생소한 주제에 대한 기술적인 발표(특히 화자가 너무 빨리 말하는 경우)에는 이해할 수 없다.

대부분의 노인은 전반적으로 고주파 음에 가벼운 청력 상실이 있을 뿐이고, 적어도 좋은 청취 조건에서는 일상적인 말을 이해하는 데 사소한 문제만 있다. 게다가 입모양을 읽고 문맥적인 단서에 의지해서 어려움을 성공적으로 보충할 수 있다. 청각장애가 있는 경우 보청기 사용, 제스처와 입술 움직임을 볼 수 있도록 밝은 환경 유지, 인공와우이식술 등이 도움이 된다.

3) 화학적 감각의 노화

노인들은 맛에 대한 민감도가 일반적으로 감소하는데, 특히 여성보다 남성이 더 큰 감소를 보인다(Wehling et al., 2016). 하지만 감각의 노화에는 가변성이 크다는 것을 유념해야 하는데, 대다수의 노인들이 화학적 감각에서 급격한 저하를 경험하는데 반해 다른 일부 노인들은 후각과 미각을 계속 유지한다. 어떤 노인들은 음식 맛이 싱겁다며 젊을 때 사용했던 것보다 소금, 설탕, 다른 양념들을 더 많이 사용한다고 보고되었다. 게다가 중년이나 노년층 모두 때때로 맛의 강도가 다른 것을 구분하는 데 어려움이 있다(Nordin et al., 2003). 한 연구에서, 노인들은 젊은 성인들에 비해 맛과 향으로 음식을 정확하게 판단하지 못했다(• 표 6.4). 침은 입 주변의 맛에 대한 정보를 전달하는 화학 분자의 배분을 촉진시키는데, 노인들은 젊은 성인들에 비해 침이 적게 분비되는 편이다(Brynie, 2009). 하지만 흥미롭게도, 노인들은 단맛의 정도를 구분하는 데는 어려움이 없었다.

냄새를 감지하는 능력도 역시 나이가 들면서 감소한다. 냄새에 대한 민감도는 아동기에서 초기 성인기까지 증가하는데, 최고 수준에서 인간은 약 1조 개의 다른 냄새를 감지할 수 있다(Bushdid et al., 2014). 후각 감소는 성인기 동안에 발생하고, 나이가 들수록 더욱 심해진다. 나이에 따른 후각 능력 감소는 냄새의 종류에 따라 달라진다. 기분 좋은 냄새를 감지하고 기억하는 능력이 약간 떨어지지만, 노인들은 젊은 사람들 못지 않게 불쾌한 냄새를 확인하고 기억할 수 있다. 긁어서 냄새를 맡아 알아내는 실험에서 여성은 남성보다 냄새를 알아내는 능력이 더 잘 유지되어 있었는데, 이는

• 표 6.4 과일과 채소 인식에서의 연령 차이

노인들은 젊은 대학생들보다 맛과 냄새만으로 대부분의 혼합 음식을 식별하는 데 어려움이 많다. 음식을 인지한 사람들은 "사과"에 대한 답으로 "오렌지"와 같은 합리적인 추측을 한 사람들까지 포함한 비율이다.

음식을 인지한 비율		
퓌레로 만든 음식	대학생(18~22세)	노인(67~93세)
과일		
사과	93	79
바나나	93	59
파인애플	93	86
채소		
브로콜리	81	62
당근	79	55
오이	44	28

출처: Schiffman. S. (1977). Food rescognition by the elderly. Journal of Gerontology, 32, 586–592.

여성이 남성보다 공장에서 일했을 가능성이 적고 그만큼 냄새 감지에 관련된 화학 수용체를 손상시킬 수 있는 화학 물질에 노출이 적었기 때문이다(Ship & Weiffenbach, 1993). 또한, 건강한 성인은 질병을 가지고 있거나 흡연 또는 약물 복용을 하는 사람들보다 후각을 더 잘 유지한다(Wilson et al., 2006). 다시 말해서, 노후에 발생하는 감각 상실은 기본적인 노화 과정의 일부분이지만 환경적 요인에 따라 사람마다 다르다.

연구자들(Johannes Attems, Lauren Walker, & Kurt Jellinger, 2015)은 후각 능력의 감소가 "신체적 행복, 삶의 질, 음식의 향유, 일상의 안전을 현저히 저해하며, 노인 사망률 증가와 관련이 있다"고 지적했다. 만일 음식의 맛이 없다면 노인은 식사에 관심을 잃고 적절한 영양을 얻지 못한다. 그 대신에 노인은 소금과 같은 양념을 많이 사용하거나 상한 음식을 먹을 수 있는데, 이것은 다른 방법으로 건강에 위협을 줄 수 있다. 또한, 후각 감퇴는 심각한 인지장애의 전조일 수 있다(Roberts et al., 2016).

맛과 냄새의 변화에 대한 결론은 여러 관점에서 고려되어야 한다. 이러한 감각, 지각 능력은 단지 노년기에서만이 아니라 전 생애에 걸쳐서 매우 다양하다. 미각, 후각 수용체는 인생 내내 대체되며 담배, 약물 및 극한의 온도와 같은 환경적 요인에 의해 영향을 받는다.

4) 체성 감각의 변화

노인이 젊은 성인에 비해 약한 감각 자극을 탐지하는 능력이 떨어진다는 많은 징후들을 보아왔으며, 이는 촉각에도 적용된다. 아동기 중반부터 촉각에 대한 탐지 역치는 증가하고 민감도는 점차적으로 감소한다.

노인은 젊은 성인보다 온도 변화에 덜 민감하다. 어떤 노인들은 춥다는 것을 모르기 때문에 집을 너무 춥게 유지하고, 다른 노인들은 집이 너무 덥다는 것을 알아차리지 못한다. 노인들은 젊은 사람들보다 일정한 체온을 유지하는 능력이 부족하기 때문에 폭염이나 한파에 사망할 위험도 더 높다(Worfolk, 2000).

통증 역치는 나이의 차이가 크거나 일관되지 않지만, 실제로 노인은 젊은 성인보다 약한 수준의 자극에 대한 고통을 덜 느낄 것으로 보인다(Wickremaratchi & Llewelyn, 2006). 하지만 노인은 강한 수준의 자극에 대한 고통에는 민감해 보인다. 불행하게도, 노인들은 젊은 성인들보다 만성적 통증을 경험할 가능성이 더 높지만 적절한 통증 완화를 얻을 가능성은 적다. 관절염, 골다공증, 암 그리고 우울증과 불안을 경험하는 다른 질병을 가지고 있는 성인들은 특히 고통에 예민할 가능성이 높다(Hall, 2016). 이러한 이차적인 질환을 치료하고 효과적인 통증 완화를 시행하면 노인들의 일상적 기능과 심리적 행복을 향상시킬 수 있다.

5) 성인의 지각

우리가 살펴본 성인기 동안의 모든 감각과 지각 변화들 중 시각과 청각은 가장 중요하고 보편적인 것으로 보인다. 이러한 감각들은 점점 예민함이 떨어질 뿐 아니라 노인들이 책을 찾으려고 어수선한 방을 살피거나 시끄러운 곳에서 빠른 대화를 하는 등의 복잡한 지각 작업을 제대로 할 수 없게 만든다. 시각과 청각 외의 다른 감각들의 저하는 덜 심각하며 많은 사람들에게 영향을 미치지 않는다.

사람들이 많은 감각 저하를 보충하지만 떨어진 감각을 완전히 되돌릴 수는 없다. 나이든 성인들은 어느 순간 감각 능력의 변화가 그들의 활동에 영향을 미친다는 것을 발견한다. • 표 6.5에서 볼 수 있듯이, 하나 또는 두 개의 감각 손상이 있는 노인들은 걷는 것, 외출하는 것, 침대나 의자에 앉거나 내려오는 것, 약을 먹는 것 또는 식사를 준비하는 것 같은 기본적인 일상생활에서 어려움을 겪을 가능성이 훨씬 높다. 그러나 감각장애가 없는 노인들에서도 이러한 작업에 있어 어느 정도 어려움을 호소한다는 것에 주목하자. 감각 저하로 인한 제한을 받는 사람들은 대부분 신체적 또는 지적 능력의 감퇴도 가지고 있는데, 이는 지각과 인지 모두에 영향을 주는 신경 기능이 전반적으로 떨어지기 때문일 것이다(Vallet, 2015). 대부분의 노인들, 심지어 감각 저하가 있는 노인들도 다양한 활동에 참여하며 충실한 삶을 살고 있다. 그러므로 대부분의 성인들이 나이가 들면서 약간의 감각 능력 저하를 경험하더라도 이러한 변화들 때문에 그들의 삶의 질을 떨어뜨릴 필요는 없다.

• 표 6.5 다양한 장애를 가진 노인들의 활동 제한 보고 비율

활동	시각장애	청각장애	시각+청각장애	시각과 청각장애 없음
걷기의 어려움	43.3	30.7	48.3	22.2
외출의 어려움	28.6	17.3	32.8	11.9
침대나 의자에 앉거나 내려오는 어려움	22.1	15.1	25.0	10.4
약 먹는 어려움	11.8	7.7	13.4	5.0
식사 준비의 어려움	18.7	11.6	20.7	7.8

출처: Campbell et al., 1999, Surveillance for sensory impairment, activity limitation, and health–related quality of life among older adults: United States, 1993–1997. CDC MMWR Surveillance Summaries, 48 (SS08).

7 인지 발달

1. 피아제의 구성주의적 접근으로 지능발달과정을 설명한다.
2. 피아제의 이론에서 각 발달 단계별 사고(thought) 변화의 과정을 이해한다.
3. 비고츠키 이론에서 문화와 사회적 상호작용이 사고에 어떻게 영향을 미치는지 설명한다.
4. 맥락과 실행에 대한 피셔의 관점을 기술한다.
5. 기억 시스템의 작동을 이해한다.
6. 지능과 창조성의 정의를 설명한다.

만약에 다양한 연령대의 아이들에게 처음 보는 말굽 모양의 금속 자석을 주면 어떤 일이 일어날지를 생각해 보자. 6개월된 영아는 친숙하지 않은 금속의 맛, 독특한(말굽) 모양, 자석이 떨어지는 소리 등을 알아 볼 것이다. 여러 종류의 물체가 함께 주어진다면 3세 아이들은 물체들 중 몇 가지는 자석에 매달린다는 사실을 알아낼 것이고 '달라붙음'과 '같이 있고 싶어함'과 같은 설명을 생각할지도 모른다. 9세 아이들은 오직 금속 물체만이 자석에 끌린다고 생각하고 이것이 발생하는 상황(유리, 물 그리고 특정 거리)에 주목할 것이다. 오직 청소년들만이 추상적인 자력 이론을 체계화하여 수용하고, 동시에 자석의 크기와 모양, 물체와의 거리 같은 관련된 모든 변수를 고려한다". (Miller, 2016)

이러한 예에서, 4명의 아동(영아, 3세, 9세 및 청소년)은 자석이라는 동일한 물체와 상호작용하지만, 그들의 상호작용은 현재의 발달 수준에 의해 영향을 받는다. 영아는 물체를 입에 넣는 것에 익숙하며 자석도 그렇게 한다. 3세 아이는 이것이 발생하는 이유는 전혀 모른채 어떤 물체가 자석에 달라붙는 방법에 재미있어 할 것이다. 9세 아동은 어떤 물체가 자석에 달라 붙는가를 확인하기 위하여 여러가지 테스트를 하며, 자력에 대한 상당히 논리적인 이해를 발달시킨다. 청소년은 자력에 대한 가설을 세우며, 이 가설을 체계적으로 검증하고, 자력의 속성에 대한 추상적인 이해를 한다. 이것은 피아제(Jean Piaget)의 인지 발달의 우세이론이 어떻게 상황을 해석하는가이다. 아이들이 무엇을 생각하는지, 그들의 반응이 왜 나이에 따라서 변화되는지를 파악하려는 피아제의 호기심은 심리학을 상당히 변화시켰다.

이 이론은 수 십년간 심리학 분야를 지배하였다. 이 연구에서 나온 몇 가지 발견은 피아제의 **인지(cognition**; 지식을 획득하고 문제를 해결하는 과정 및 알아가는 활동) 발달에 대한 일반적인 설명을 뒷받침한다. 또 다른 발견은 대안적인 이론의 출현이다. 여기에 가장 큰 영향을 미친 것은 비고츠키(Lev Vygotsky's)의 인지 발달에 대한 사회문화적 전망이다.

01 피아제의 구성주의적 접근

1) 지능이란 무엇인가?

지능은 유기체가 환경에 적응하는 것을 도와주는 기

본적인 생명 기능(life function)이다. 걸음마 아기가 접시에서 음식을 한 움큼 잡고 입으로 가져가는 것이나 학령기 아동이 친구들 사이에서 간식을 나누는 방법을 생각해 내고 또는 청소년이 새로운 컴퓨터를 설치하려고 시도할 때 **적응**(adaptation)을 확인할 수 있다. 신생아는 감각과 반사 신경을 사용하는 것 외에는 적응할 수 있는 수단이 거의 없다. 하지만 피아제는 영아가 관찰, 조사, 실험을 통해 사람들과 사물의 세계에 대해 배우면서 스스로 발달하고 있는 활발한 **행위자(agent)**라고 생각했다.

영아와 아동이 그들의 세계를 탐구할 때, 그들의 뇌는 **도식**(scheme; 단수 schema, 복수 schemata)을 만든다. **도식(schemes)**은 인지 구조인데, 사람들이 그들의 경험을 해석하기 위하여 구성하는 조직화된 생각 또는 행동 패턴이다(Piaget, 1952년, 1977년). 도식은 다양한 상황에서 반복되고 일반화될 수 있는 일련의 규칙이나 절차를 갖는다(Miller, 2016). 예를 들어, 영아의 붙잡는 행동과 빠는 반응은 초기 행동적 도식, 다양한 물체에 적응하기 위해 사용되는 행동 패턴이다. 아이들은 생후 2년 동안에 상징적 도식 또는 개념을 발전시킨다. 대상과 사건을 나타내는 이미지와 단어와 같은 내면의 정신적 상징을 사용할 수 있게 된다.

아이들이 더 정교한 도식 또는 인지 구조를 발달시킬수록 그들은 환경에 더 잘 적응할 수 있게 된다. 그들은 성장하면서 새로운 도식을 얻기 때문에 다양한 연령의 아동은 동일한 대상과 사건에 다르게 반응할 것이다. 영아는 주스 상자를 씹을 수 있는 것으로 알고 입으로 가져가고, 학령 전기 아동은 주스 상자를 휴대폰으로 상징하듯이 자기 귀에 댈 수 있으며, 학령기 아동은 상자에 쓰여 있는 글을 읽을 것이다.

2) 지능은 어떻게 발달하는가?

피아제는 천성과 양육(nature–nuture) 이슈에 대해 **상호작용주의**(interactionist position)를 취하였다. 아이들은 두 가지, 즉 타고난(천성) 지적인 기능을 사용하여 그들의 경험(양육)으로부터 도식(scheme)을 구축하여 지식을 적극적으로 창조하는데, 피아제는 이를 조직화 및 적응이라고 했다. 이러한 과정은 전 생애를 통해 이어진다.

아이들은 **조직화(organization)**을 통해 기존의 도식을 새롭고 더 복잡한 것으로 체계적으로 결합한다. 그래서 아이들의 마음은 수없이 많은 각각의 사실들로 어수선해지지 않고, 서로 관련 있는 행동과 생각들을 논리적으로 질서정연하게 담고 있다. 예를 들어, 응시하고, 손을 내밀고, 움켜쥐는 영아는 이러한 단순한 도식을 대상을 보고 목적 의식을 갖은 채 손을 뻗는 목적있는 **손 내밀기**(directed reaching, 도달행동)의 복잡한 구조로 조직화 할 것이다. 더 나이든 아동에서의 복잡한 인지 구조는 단순한 구조들의 재조직화에서 생성된다.

적응(adaptation)은 환경의 요구에 나를 조절하는 과정이다(Piaget, 1971). 적응은 두 가지 과정, 즉 동화와 조절을 통해 발생한다. 여러분은 2세이고, 처음으로 스컹크를 본다고 상상해 보자. 어떻게 할 것인가? 아마 그것을 친숙한 것에 연관시키려고 노력할 것이다. **동화(assimilation)**는 기존의 도식 또는 인지 구조의 관점에서 새로운 경험을 해석하는 과정이다. 따라서 만약 이미 마음속으로 고양이에 대한 지식을 나타내는 도식을 갖고 있다면 이 새로운 짐승을 "키티(kitty)"라고 부를것이다.

하지만, 만약 새로운 "키티"가 대부분의 고양이들과 다르게 움직이며, 꼬리에 숱이 많고, 코가 더 높고, 지독한 냄새가 난다는 것을 알아챈다면, 여러분은 네 다리 동물의 세계에 대한 이해를 바꾸려고 할 것이다. **조절(accommodation)**은 새로운 경험에 더 잘 맞추기 위하여 기존의 도식을 변경하는 과정이다. 아마 이 동물에 대해 새로운 이름으로 부르거나 또는 그것이 무엇인지를 묻고 네 다리의 동물에 대한 개념을 그에 맞춰 수정할 것이다.

만약 우리가 항상 새로운 경험을 동화시켜 버린다면

우리들의 이해는 결코 발전하지 않을 것이다. 피아제는 새로운 모든 경험이 동화와 조절의 혼합과 맞닥뜨린다고 믿었다. 일단 도식이 있다면, 세상을 이해하기 위하여 그것을 적용하지만, 또한 조절을 통하여 이해를 변경할 수도 있다. 피아제에 따르면 새로운 사건이 도식과 차이가 있을 때 인지적 갈등을 경험한다. **인지적 갈등** 또는 **불평형**(disequilibrium)은 인지적 성장을 자극하고 더 적절한 이해를 형성한다(■ 그림 7.1).

피아제의 관점에서 보면 지능은 개인과 환경의 상호작용을 통해 발달한다. 자연은 환경에 적응을 가능하게 하는 동화와 수용의 보완적인 과정을 제공한다. 적응과 조직화의 과정은 평형을 유지하려는 타고난 경향에 의해 움직인다. 생물학적 성숙과 경험의 상호작용의 결과에 따라 인간은 인지 발달의 네 가지 뚜렷한 단계를 통하여 발달한다.

1. 감각 운동기(출생에서 약 2세까지)
2. 전조작기(약 2~7세)
3. 구체적 조작기(약 7~11세)
4. 형식적 조작기(약 11세 및 이상)

이러한 단계는 질적으로 다른 사고방식을 나타내며 불변의 순서로(즉, 모든 아동에서 같은 순서로) 발생한다. 하지만 아동은 그들의 경험에 따라 다른 속도로 발달한다. 따라서 단계와 관련된 연령 범위는 단지 평균에 불과하다. 아동의 발달 단계는 그의 연령이 아니라 그의 추론하는 과정에 의해 결정된다.

3) 피아제의 공헌

피아제는 인간이 어떻게 세계를 알게 되는가에 대해 근본적으로 중요한 질문을 던졌고, 우리가 "아이들의

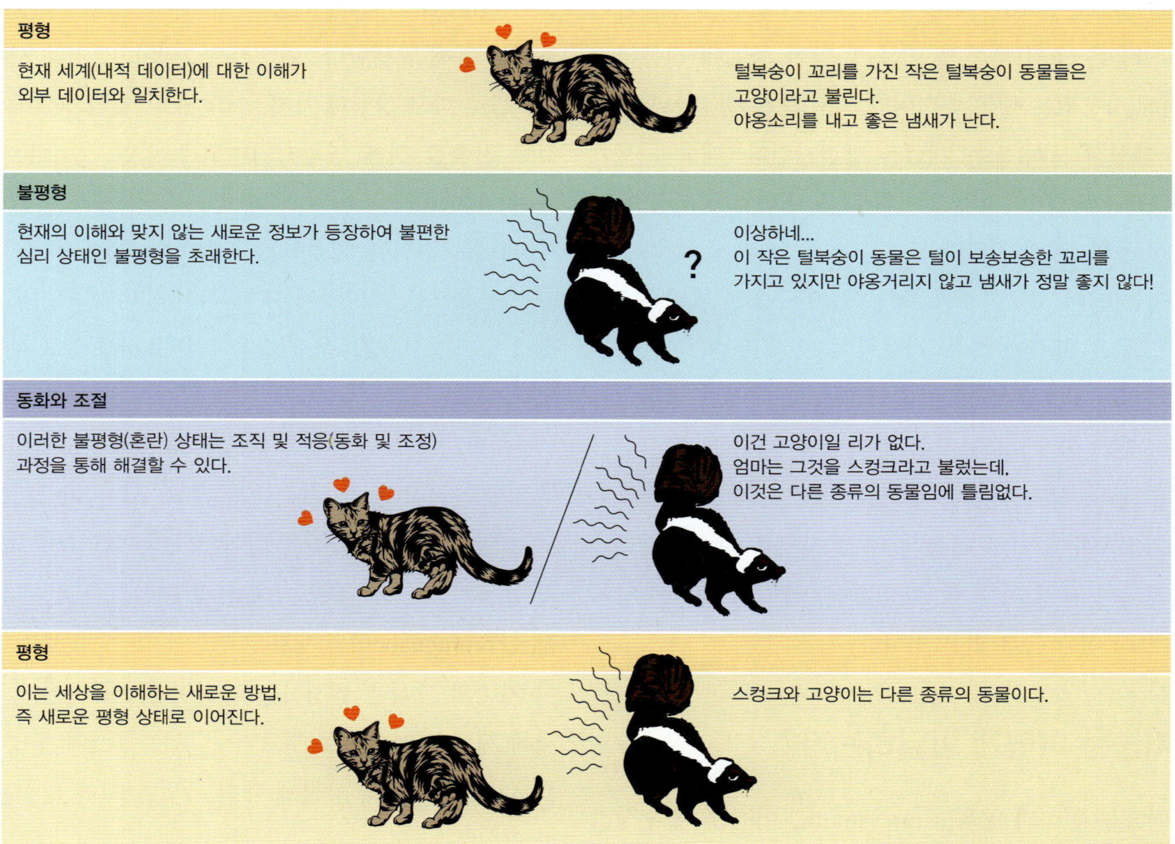

■ 그림 7.1 피아제 이론에서 변화의 과정.

일상생활의 작은 것 하나에도 주의를 기울임으로써 대답할 수 있다는 것"을 보여 주었다(Gopnik, 1996). 그의 인지 발달 관점은 인간 발달의 거의 모든 양상에 적용되었으며, 그가 제기한 중요한 질문들은 계속해서 인지 발달에 대한 연구를 지도하고 있다.

피아제는 영아와 아이들이 그들 자신의 발달에 적극적이라는 것을 보여 주었다. 처음부터 아이들은 그들의 인지 불균형을 해결하기 위해 동화와 조절의 과정을 사용함으로써 문제를 숙달하고 이해할 수 없는 것을 이해하려고 한다.

오늘날 많은 학자들은 피아제의 인지 발달에 대한 기본적인 서술이 대체로 옳았다는 데 동의한다. 그가 제안한 순서(감각 운동–전조작–구체적 조작–형식적 조작)는 그동안 많은 문화와 그 하위 문화로부터 아이들과 청소년의 지적 발달 과정과 내용을 기술하는 데 사용되었다(Miller, 2016). 문화적 요인이 인지 발달의 속도에 영향을 주지만, 대부분이 발달의 방향은 항상 감각 운동사고, 전조작 사고, 구체적 조작, 형식적 조작(또는 후형식적 조작)으로 나아간다.

4) 피아제에 대한 도전

피아제의 이론은 네 가지 부분에서 제한점이 있다(Miller, 2016).

1. **아동에 대한 과소평가.** 피아제는 변화가 일어나는 특정 연령보다 변화의 순서를 이해하는 데 주목했지만, 영아와 어린아이들의 인지 능력을 과소평가한 것으로 보인다. 연구자들이 피아제의 문제보다 더 친숙한 문제를 사용하고 과제를 본질적으로 단순화할 때 어린아이들(그리고 청소년과 성인들)의 숨겨진 역량이 드러나기도 한다. 피아제가 역량과 성과를 구분하지 못한 것일 수도 있다. 개념(역량)을 이해하는 것과 그것을 측정하기 위해 설계된 테스트를 통과하는 것(성과) 사이에는 중요한 차이가 있다. 테스트를 통과하지 못했다고 하여 역량이 부족하다고 추정하는 것은 섣부른 판단이다. 역량을 떠나 이해에도 오랜 시간의 경험이 필요하다.
2. **광범위한 발달 단계가 존재한다고 잘못 주장하는 것.** 피아제에 따르면 각각의 새로운 인지 발달 단계는 다양한 문제들에 적용되는 일관성 있는 사고방식이다. 피아제는 단계 내에서 사고의 일관성과 단계 간의 차이를 강조했다. 하지만 개인은 주어진 단계를 정의하는 능력을 측정하는 다양한 작업에서 일관성이 없는 경우가 종종 있다. 이는 인지 발달이 영역별로 다르고, 한 영역에서의 성장이 다른 영역의 성장보다 훨씬 빠르게 진행될 수 있기 때문이다. 또한, 단계간의 전환은 오랜 시간 동안 미묘하게 나타나기도 한다.
3. **발달을 충분히 설명하지 못함.** 피아제는 발달의 원인보다는 발달 과정을 묘사하는 데 중점을 두었다. 이러한 설명은 모호하다.
4. **인지 발달에 대한 사회적 영향에 관심이 적었음.** 주변 사람들과의 사회적 상호작용을 통해 아이들의 지능이 어떻게 발달하는지 그리고 문화마다 어떻게 다르게 발달하는지에 관해 관심이 적었다(Karpov, 2005). 자신과 같은 또래에게서 다른 관점을 듣는 것은 내적인 갈등을 유발할 수 있지만, 자신과 다른 성인으로부터 다른 관점을 듣는 것은 자신의 현재 사고방식에 대한 저항으로 생각되지 않는다. 따라서 피아제의 모델에서는, 어른과 상호작용하는 아이들에게서 주목할 만한 인지적 갈등은 일어나지 않으므로 인지적 발달도 거의 일어나지 않는다.

5) 구성주의에 대한 현대적 접근

피아제는 아이들이 자신의 경험을 바탕으로 세상에 대한 이해를 적극적으로 창조하거나 구축한다고 주장하며, 이를 **구성주의**(constructivism)라고 하였다. 구성주의는 "세상에 대해 점점 더 복잡한 정신적 표현을 구성한다"라는 것을 바탕으로 하는 인지 발달의 모델을 제안한다.

신경 구성주의 이론(neuroconstructivism theory)에 따르면 새로운 지식은 경험에 대응하여 뇌의 신경 구조의 변화를 통해 구성된다. 신경 구성주의자들은 경험에 반응하여 인지 현상의 기초가 되는 뇌의 신경 구조가 발달하고 변화한다고 믿는다. 인간 지능은 유전자, 뇌, 인지, 행동, 환경 사이에서 동시다발적인 상호작용에서 이루어진다. 인지의 발달은 고정된 것이 아니라 서로 다른 상황과 삶의 전반에 걸친 변화 요인의 복잡하고 지속적인 상호작용을 반영한다. 환경 요인이 유전적 요인과 상호작용해서 인지 측면에 영향을 주는 방식은 생애 기간마다 상당히 다를 수 있다(Annette Karmiloff-Smith, 2009).

호우데와 동료들(Olivier Houdéet al., 2011)은 10세의 아동들에게 두 줄의 물체들을 비교해서 같은 수의 물체가 들어 있는지 알아내는 과제를 주고 기능성자기공명영상(fMRI)을 이용하여 뇌 활동을 모니터링했다. 과제를 성공적으로 해결한 아이들은 과제를 해결하지 않은 아이들에게서는 활성화되지 않았던 뇌의 일부에서 활동이 증가하는 것을 보여 주었다. 성공한 아이들은 기억 제어와 관련된 전전두엽(prefrontal lobes)에서도 활동성을 보였다. 따라서 신경 구성주의 이론은 피아제가 설명한 생각 패턴과 신경 활동의 패턴을 연결시켜 피아제 이론의 현대화를 설명하고 있다.

02 비고츠키의 사회문화적 관점

1) 문화와 사고력

문화와 사회는 비고츠키의 이론에서 중심적인 역할을 한다. 비고츠키의 모델에서 지능은 개인이 아닌, 집단에 의해 보유되며, 시간이 지나면서 발전해 온 언어 체계와 기타 사고 도구와 밀접하게 연결되어 있다. 문화와 사회적 경험은 단지 우리가 생각하는 것만이 아니라 생각하는 방법에도 영향을 준다.

아이들에게 목표 단어를 주고, 각 단어를 들었을 때 가장 먼저 떠오르는 단어를 말하게 했을 때 사회적 경험이 제한된 외딴 시골 마을에서 자란 아이들은 거의 비슷한 답변을 한 반면, 대도시에서 자란 아이들은 각각 뚜렷한 차이가 있는 답변을 한다는 사실을 발견했다. 이러한 차이는 도시 아이들이 문화의 다양한 측면에 더 많이 노출되었기 때문으로 이해될 수 있으며, 지식은 사회적 경험에 따른다는것을 의미하고 있다.

비고츠키는 문화를 가치 있게 만들고 유용하게 해 주는 언어와 같은 정신적 도구들에 따라 인지 발달이 사회마다 다를 것이라고 예상하였다. 아이들은 부모와 경험이 더 많은 다른 문화 구성원들과 상호작용하고 그들의 언어와 지식을 채택함으로써 사회의 정신적 도구를 습득한다(Callaghan & Corbit, 2015).

2) 사회적 상호작용과 사고력

다음 시나리오를 살펴보자.

> 4세인 지수가 생일날 처음으로 조각그림 맞추기 퍼즐을 선물받았다. 지수는 퍼즐을 해결하려고 시도하지만, 잘 되지 않는다. 아빠는 먼저 모서리를 맞추는 것이 좋다고 제안하며, 한 모서리의 가장자리에 있는 빨간색 부위를 가리키며, "다른 빨간색 조각을 찾아보자"라고 말한다. 지수가 좌절한 것처럼 보일 때, 그는 그녀가 알아차릴 수 있도록 서로 연결된 두 조각을 가까이 둔다. 그리고 그녀가 성공하면 잘했다고 칭찬해 준다. 지수가 요령을 터득하자 아빠는 뒤로 물러서서 그녀가 스스로 해낼 수 있도록 한다.

비고츠키는 이러한 종류의 사회적 상호작용이 인지적 발달을 촉진한다고 말했다.

어떻게 그러할까? 첫째, 지수와 아빠는 비고츠키가 근접 발달 영역(zone of proximal development)이라고 하는 곳에서 작업하고 있다. 근접 발달 영역이란 학습자가 독립적으로 성취할 수 있는 것과 더욱 성숙한 파트너의 지도와 격려를 받아 달성할 수 있는 것 사이의 거리로 그 영역내의 기술은 발달에 적합해야 한다. 영역 밖의 기술은 이미 잘 발달되어 있거나 너무 어렵다. 이 예시에서, 지수는 분명히 도움이 없는 것보다 아빠의 도움으로 더 능숙한 퍼즐 해결사가 된다. 더욱 중요한 점은, 지수가 근접 발달 영역에서 아빠와 함께 작업하며 발견한 문제 해결 기법을 내면화할 것이고, 이는 새로운 수준의 독립적 숙달로 발전하여 혼자 힘으로 해내게 될 것이다. 두 사람의 참여로 시작한 사회적 과정이 한 사람 내에서 인지적 과정이 되는 것이다.

비고츠키의 근접 발달 영역 견해에 대한 지지는 다양하며, 이 연구는 읽기에 능숙한 사람과 읽기를 잘 못하는 사람을 짝지어서 그에게 훌륭한 읽기 모델을 제공하고 격려할 때 읽기의 유창성이 실질적으로 증가한다는 것을 보여 준다. 비고츠키 영역에 대한 또 다른 예시는 중학교 1, 2학년 과학 교사 그룹에 의해 수행된 응용 연구이다(Hui & Mohd Salleh, 2015). 교사들은 먼저 데이터에서 패턴을 찾아내고, 이러한 패턴을 설명하기 위해 과학적 개념을 활용하는 능력을 평가해 학생들의 과학적인 이해를 결정하였다. 학생들이 스스로 할 수 있는 것을 이해한 후 교사들은 학생들에게 그들의 과학적인 사고를 향상시키는 데 필요한 지식과 기술을 한 번에 하나씩 제공했다. 개념들이 너무 어렵지 않고 학생들의 능력으로 풀 수 있는 문제로 하였다. 강의가 끝난 후 학생들에게 과학 원리를 다시 설명해 보도록 했고, 학생들은 서로의 설명을 논평했다. 이러한 신중한 접근은 학생들의 과학적인 추리력 향상으로 이어져 비고츠키의 근접 발달 영역 개념을 뒷받침 하였다.

많은 문화권에서 **유도된 참여(guided participation)**를 통해 배운다. 즉, 부모와 다른 유능한 안내자들의 도움과 지원을 받아 문화 관련 활동에 적극적으로 참여한다. 브루너(Jerome Bruner, 1983)는 부모가 자녀 발달에 **발판(scaffolding)**을 마련하는 여러 가지 방법에 대해 쓰면서 유사한 개념을 생각했다. 즉, 많은 교육을 받은 사람이 덜 받은 학습자에게 체계적인 도움을 주다가 도움받은 학습자가 능숙해지면 그 도움을 점차 줄인다. 근접 발달 영역의 유도된 참여 과정에 관심을 가진 비고츠키는 더 성숙한 사색가들과의 상호작용을 통해 보다 정교한 인지 전략을 학습한다는 견해로 아이들을 독립된 탐험가로 보는 피아제의 관점을 거부하고 있다. 피아제에게 있어 인지 발달 수준은 그 아이가 학습할 수 있는 것을 결정한다. 하지만 비고츠키에게는 더 많은 지식을 가진 동료들과 함께 배우는 것이 인지 발달의 원동력이 된다.

3) 사고력의 도구

비고츠키는 신체 활동처럼 정신적 활동도 도구의 영향을 받는다고 믿었다(Daniels, 2011). 아이가 정원을 가꾸고 싶어 할 때, 우리는 아이를 빈손으로 내보내며 "어서 가서 정원을 만들어라!"라고 말하지 않는다. 우리는 아이에게 정원을 가꿀 때 쓰기 좋기로 이름난 여러 가지 도구들(삽, 갈퀴, 장갑, 비료, 씨 등)을 아이에게 주면서 도구들을 잘 사용하는 방법을 직접 보여 줄 것이다. 땅에 구멍을 파서 씨앗을 떨어뜨리는 방법을 보여 주고, 아이가 직접 해 보는 동안 지켜보면서 씨앗을 너무 깊게 심으면 바로잡아 줄 것이다. 어른이 보여 준 도구의 사용법을 연습하고 마스터하면 아이는 그 도구를 자신만의 방식으로 사용한다. 정신적 활동을 위한 문화적 도구를 전달하는 과정도 마찬가지이다.

비고츠키의 관점에서, 어른들은 문화적으로 가치 있는 사고방식과 문제 해결 방식을 자녀들에게 전해 주기 위해 다양한 도구를 사용한다. 구어(spoken language)가 가장 중요한 도구지만, 쓰기와 숫자 사용 그리고 문제 해결과 기억 전략을 응용하는 것도 정보를 전달하고 사고를 가능하게 한다. 과업을 할 때 사용하는 도구의 유형은 과업에 대한 성과에 영향을 준다.

9~10세 아이들은 두 사람씩 팀을 이루어 인헬더와 피아제(Inhelder & Piaget, 1964)가 개발한 과학 프로젝트를 수행했는데, 어떤 화학 물질을 결합해서 색상액체를 만드는지 알아내는 작업이었다. 어떤 팀들은 실제

물질로 작업했고, 다른 팀들은 컴퓨터 시뮬레이션을 사용했다. 컴퓨터로 작업한 아이들은 실제 물질로 작업한 아이들보다 더 많은 대화를 나누고, 더 많은 화학 조합을 테스트했으며, 더 빨리 작업을 끝냈다. 그렇다면, 컴퓨터는 비고츠키가 예측한 대로 문제 해결 활동의 성격을 바꾸고 성과에 영향을 미치는 도구였다(Faulkner et al., 2000).

피아제는 인지 발달이 언어 발달에 영향을 준다고 주장했지만, 비고츠키는 언어가 중요한 형식으로 생각을 만들고, 우리가 글(words)로 생각하기 시작하면 그 생각은 근본적으로 변한다고 주장하였다. 피아제와 비고츠키는 둘 다 학령 전기 아이들이 일상 활동을 하면서 마치 스포츠 중계 아나운서처럼 ('나는 큰 조각을 구석에 놓고 있다. 빨간색 무언가가 필요하다. 저거 말고 이거.') 계속 자기 스스로에게 말을 하는 것에 주목했다. 바로 옆에서 노는 학령 전기 아이들은 가끔 대화보다 각자 별개의 독백을 한다. 피아제(1926)는 이러한 말을 자기중심적인 것으로 여겼고, 자기중심적 언어는 인지 발달에 유용한 역할을 한다고 믿지 않았다.

반대로, 비고츠키는 학령 전기 아이들의 낭독을 **혼잣말(private speech**; 자신의 생각과 행동을 안내하는 자기 자신에게 하는 말)이라고 불렀다(■ 그림 7.2). 그는 그것을 인지 미성숙의 표시로 보기보다는 성숙한 사고의 발달에 있어서 중요한 단계로서 성인이 매일하는 무언의 생각 전조로 보았다. 어른들은 자신들이 그랬던 것처럼, 아이들이 선택하고 외부적으로 처음 사용하는 도구인 언어로 아이들의 행동을 지도한다. 점차적으로 이러한 규제적인 언어가 내면화된다.

한 연구에서 비고츠키(1934/1962)는 아이들이 어떤 것에도 구애받지 않고 일할 때 그리고 길에 놓인 장애물을 넘는 일을 할 때 아이들의 혼잣말을 조사하였다. 아이들의 혼잣말은 방해물(해결해야 할 문제)에 직면했을 때 급격히 증가하였다. 넬슨(Katherine Nelson, 2015)은 유아기의 "**유아 언어**(crib speech)"에 대한 광범위한 검토에서, 이렇게 혼잣말을 하는 것이 자신의 머릿속에 있는 것을 외부적으로 검사하고 처리하는 방법이라고 결론지었다. 그러므로 적어도 어떤 혼잣말은 생각의 외부 표현이고 어린아이들이 복잡한 문제를 해결하는 데 도움을 줄 수도 있다. 아이들은 새로운 문제에 직면했을 때 혼잣말을 더 많이 사용하고, 그 문제에 익숙해질수록 혼잣말을 덜 사용한다. 심지어 어른들도 어떤 문제로 쩔쩔맬 때 큰 소리로 생각한다(Duncan & Cheyne, 2002).

혼잣말의 양뿐만 아니라 말하는 것의 성격도 성과와 관련이 있다(Chiu & Alexander, 2000). 특히 혼잣말을 통해 문제를 스스로 말하는 아이들("아니, 난 이걸 바꿀 필요가 있어. 여기서 해 볼까? 그래, 좋아.")은 완벽한 배움에 대한 더 큰 동기부여를 보여 준다. 즉, 그 아이들은 어른들이 재촉하지 않아도 과제를 끈기 있게 할 가능성이 더 많다. 따라서 혼잣말은 아이들이 도전적인 문제를 통해 자신의 길을 생각하도록 도와줄 뿐만 아니라 어른들과 함께하는 동안 배운 문제 해결 전략을 스스로의 생각 속에 통합할 수 있게 해 준다. 유도된 참여와 마찬가지로, 처음에는 사회적 과정이었던 것이 개별적 심리 과정이 된다는 점에 주목하자. 다시 말해, 사

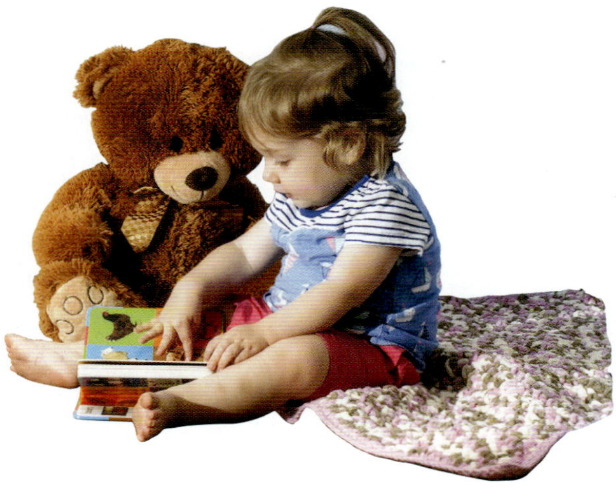

■ **그림 7.2** 스스로 혼자 말하기나 또는 인형과 대화 나누는 것은 아이들이 문제를 해결하고 인지를 발달시키는 데 도움을 줄 수 있다.
출처: Susan Northcutt/Alamy Stock Photo

회 언어(예를 들어, 지수와 아빠가 함께 퍼즐을 맞추며 나눈 대화)는 혼잣말(지수는 아버지가 이야기한 것처럼 그리고 그녀 스스로 퍼즐을 맞추려고 애쓰는 것처럼)을 낳게 되는데, 이것은 차례로, "내면 속" 깊이 들어가 최초의 중얼거림과 입술 움직임이 되고, 그다음에 내면의 언어가 된다(지수의 무언의 생각).

4) 비고츠키에 대한 평가

피아제는 개인을 지나치게 중시하고 사회적 환경을 충분히 강조하지 않는다는 비판을 받아온 반면, 비고츠키는 반대로 사회적 상호작용을 지나치게 중시한다는 비판을 받아왔다(Feldman & Fowler, 1997). 비고츠키는 세상에 대한 모든 지식과 이해는 사회적 상호작용을 통해 전달된다고 생각하는 것처럼 보였다. 하지만 적어도 피아제가 제안한 것처럼, 어느 정도의 이해는 개별적으로 만들어진다. 비고츠키와 피아제는 종종 사회적 경험에서 인지 발달이 파생되는 정도를 나타내는 연속선상에서 반대되는 존재로 대표된다. 그러나 두 이론가들의 평을 주의 깊게 읽어보면 그들이 흔히 제시되는 것만큼 다르지 않다는 것을 나타낸다(Lourenço, 2012). 피아제와 비고츠키 모두 발달에서 사회적 맥락의 중요성을 인정하지만 그들의 강조에는 차이가 있다. • 표 7.1에는 비고츠키의 사회문화적 관점과 피아제의 인지 발달 견해 사이의 몇 가지 차이점이 요약되어 있다.

03 피셔의 역동적 기술 체계

피셔(Kurt Fischer)는 인지 발달에 대한 이해를 위한 동적 능력 체계를 개발했는데, 이 관점에 따르면 "행동 발생 맥락 밖에서는 행동을 분석할 수 없다. 행동은 사람이 '가진' 것이 아니다. 그것은 사람과 상황 사이의 상호작용에서 나온다"(Rose & Fischer, 2011). 농구선수를 예로 들어보자. 체육관에서 연습할 때는 하루 종일 슛을 할 수 있지만, 그다음 경기 상황에서 "숨 막힘"을 느끼고 공을 놓친다. 이와 반대로, 여러분은 압박감 속에서 좋은 성적을 내서, 최고의 성과를 보여 주기 위해 시험이나 게임 상황에서 오는 높은 스트레스가 필요할지도 모른다. 피셔는 다른 상황에서 오는 성과의 차이가 정상이라고 믿는다. 실제로 누군가가 같은 수준의 공

• 표 7.1 비고츠키와 피아제의 비교

비고츠키의 사회문화적 관점	피아제의 인지 발달적 관점
동물과 인간의 발달 과정은 근본적으로 다르다.	동물과 인간의 발달 과정은 근본적으로 같다.
인지 발달은 사회와 역사적 맥락에 따라 다르다.	인지 발달은 대개 보편적으로 동일하다.
적절한 분석 단위는 개인이 발전하는 사회적, 문화적, 역사적 맥락이다.	적절한 분석 단위는 개인이다.
인지 성장은 사회적 상호작용에서 비롯된다.(근접 발달 영역에서의 유도된 참여)	인지 성장은 아이가 세계를 독자적으로 탐구하는 데서 비롯된다.
아이들과 그들의 파트너는 지식을 함께 구축한다.	아이들은 스스로 지식을 쌓는다.
사회적 과정은 개인의 심리적 과정이 된다.(예를 들어, 사회적 언어는 내적 언어가 된다).	개인적이고 자기중심적인 과정은 더욱 사회적이 된다(예를 들어, 자기중심적 언어는 사회적 언어가 된다).
성인은 특히 중요한데, 그들이 문화적 사고(thinking)의 도구를 알기 때문이다.	친구는 특히 중요한데, 친구들의 다른 시각으로 인한 인지적 갈등은 해결 할 수 없을 정도로 압도적이기 때문이다.
학습은 발달을 앞선다(성인의 도움을 받아 학습한 도구는 내면화된다).	발달은 학습을 앞선다(어린이는 필요한 인지 구조를 갖추기 전에 특정한 것을 마스터 할 수 없다).
훈련은 발전을 중재하는 데 도움이 될 수 있다.	훈련은 대체로 "가속화" 발달에 효과가 없다.

연을 계속할 때 우리는 "그 사람은 기계 같아"라고 말한다. 서로 다른 상황에 걸친 일관성은 인간보다 기계의 전형적인 것으로 보인다. 기계와 달리 인간의 성과는 **역동적(dynamic)**이며, 즉 상황(맥락)의 변화에 따라 반응도 변화된다.

1) 피아제와 피셔의 비교

피셔의 역동적인 시스템 관점은 각 단계의 기초가 되는 인지 구조가 그 사람에게 내재되어 있다는 피아제의 관점과 다르다. 피아제와 피아제의 이론에서 나온 많은 연구들은 일상생활에서 마주치는 전형적인 모습이 아닐 수도 있는 다소 인위적인 환경에서 아이들을 시험하였다. 제2장에서 논의한 브론펜브레너(Bronfenbrenner)를 포함한 피셔와 다른 사람들은 발달심리학자들이 발달을 자연적인 맥락으로 이해할 필요가 있고, 그것을 고립된 상태에서 연구할 필요가 없다고 믿었다.

피아제와 피셔의 또 다른 차이는 발달에 대한 그들의 관점이다. 피아제는 인지 구조가 발달한다고 하는 반면 피셔는 능력 수준이 변화하고 발전하는 것이라 제안한다. **기술(skill)**은 특정 상황에서 특별한 작업을 수행할 수 있는 능력을 말한다(Fischer & Bidell, 2006). 스펠링비(spelling bee) 대회에서 우승한 사람은 경쟁 상황에서 spelling words를 수행하는 기술을 증명할 수도 있다. 이 사람은 문장에서 사용되는 방법에 따라 단어를 정의하는 것과 같은 관련된 작업 기술을 보여 줄 수도 있고 그렇지 않을 수도 있다. 안구 망막박리치료 성공률이 99%인 안과 의사는 안과수술에 대한 기술을 가지고 있다. 이 안과 의사는 손상된 심장 판막을 고칠 수 있는 의사는 아니다. 따라서 기술은 특정 과제와 특정 상황에 관계 된다.

피아제가 사고력이 극적인 질적 변화를 겪는다고 제안한 것에 비해 피셔의 모델의 변화는 "단계적"으로 보일 수도 있고 아닐 수도 있다. 지지가 거의 없는 조건에서 아이들의 발달은 능력을 습득하는 단계를 통해 천천히 그들 스스로 작업하기 때문에 완만한 직선형으로 보일 수 있다. 그러나 지지 조건이 좋은 경우에는 아이들이 짧은 시간 내에 여러가지 수준을 숙달하기 때문에 변화가 빠르게 보인다(■ 그림 7.3).

피셔는 근접 발달 영역 개념을 사용하여 인지 능력이 한 수준에서 다른 단계로 어떻게 발달하는지 설명한다. "영역"은 특정 상황에서 주어진 작업에 대한 실제적인 성과, 즉 현재 능력 수준과 한 개인의 최고 능력 사이에 존재하는 성장의 기회를 나타낸다. 역동적 기술이론의 연구와 추가적인 연구로 피셔와 다른 연구원들은 사람들의 능력이 상황에 따라 다르다는 그들의 발견을 더 잘 담아내기 위해 **발달 범위(developmental range)**라는 용어를 채택했다. 사람들은 지지가 되는 상황에서 최고 수준의 능력을 발휘할 수 있다. 그러나 대부분의 경우 최고의 능력을 발휘하는 데 필요한 지지 구조가 마련되어 있지 않기 때문에 우리는 최고 수준보다 낮은 성과를 낸다. 따라서 높은 수준의 지지는 기술 습득에서 큰 향상을 이끌어내지만, 낮은 수준의 지지는 기술의 느린 습득을 초래할 수 있다.

요약하면, 지난 40년 동안 구체화된 역동적 기술 이론

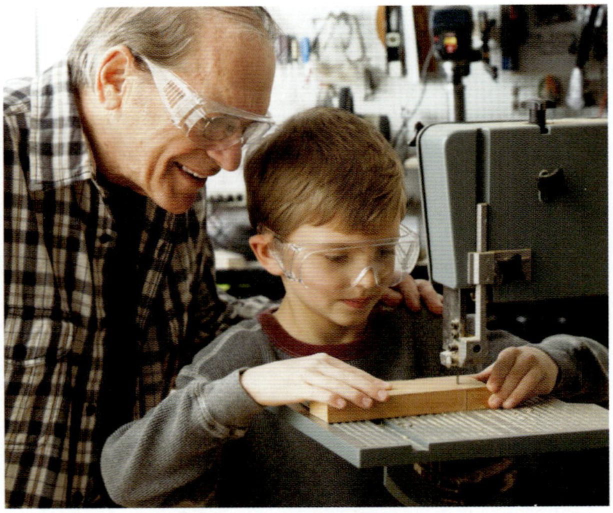

■ **그림 7.3** 역동적 기술 체계에 따르면 기술은 과제와 상황 모두에 따라 달라진다. 이 소년은 할아버지와 함께한 상황에서 이 일을 할 수 있지만 다른 상황에서는 할 수 없다.

출처: Blend Images – Kidstock/Getty Images

은 피아제와 비고츠키의 일부 사상을 사용하며 실제 수행에서 관찰된 가변성을 설명하기 위해 새로운 개념을 제안한다. 피아제는 인지 발달의 보편적 단계를 밝혀내는 데 관심이 있었다. 피셔와 다른 역동적 이론가들은 사람들의 능력이 일관적이지 않다는 것을 연구 결과가 반복적으로 보여 주었기 때문에 특히 성과의 변동성에 관심이 있었다. 일단 어떤 사람이 기술을 "가지고" 있다면 왜 그들은 항상 이 기술을 최고로 보여 주지 않는가? 역동적 기술 이론가들은 기술이 과제와 상황에서 분리되어 존재하지 않는다고 믿는다.

04 영유아기

피아제는 영유아들이 감각과 행동을 통해 세상에 대해 알게 되면서 인지 발달의 기초가 생후 2년 동안 발생한다고 제안하였다(첫 번째 단계의 이름이 **감각 운동기**이다). 이 단계의 지배적인 인지 구조는 행동에 관한 도식, 즉 영아가 감각 입력(대상을 보는 것)과 운동 반응(물체를 잡는 것)을 조정하기 시작하면서 발달하는 행동 패턴이다. 영아들은 마음보다는 행동을 통해 문제를 해결하기 때문에 그들의 사고방식은 더 나이든 아이들과는 질적으로 다르다.

감각 운동기의 6가지 하위 단계는 • 표 7.2에 요약되어 있다. 영아들은 감각 운동기가 시작될 때 지능이 높아 보이지 않지만, 이미 그들 주변 세계에 대한 적극적인 탐험가이다. 연구자들은 영유아들이 하위 단계를 통과할 때 지적인 행동의 징후가 증가하는 것을 확인하는데, 영유아들이 점차적으로 그들 행동의 결과를 관찰함으로써 원인과 결과 그리고 세상에 대해 배우고 있기 때문이다. 그들은 그들의 타고난 반사 신경을 이용해 환경에 적응하는 반사적(reflexive) 생물에서 머릿속으로 단순한 문제를 해결할 수 있는 사색적(reflective) 생물로 변형된다. 감각 운동기의 6가지 하위 단계에서 획득한 문제 해결 능력의 발달은 많은 중요한 변화를 가져온다. 우리는 피아제의 가장 주목할 만한 개념들 중 하나인 '대상 영속성'의 습득을 면밀히 검토함으로써 영유아기에 걸친 사고력의 인상적인 진보를 설명할 수 있다.

• 표 7.2 감각 운동기의 하위 단계와 지적인 성취

하위 단계	설명
1. 반사 활동(생후~1개월)	타고난 반사 작용의 활발한 운동과 정교화(예, 빨아들이는 패턴을 다른 물체의 모양에 맞게 변화)
2. 일차 순환 반응(1~4개월)	아이 자신의 몸에 집중된 재미있는 행동의 반복 (예, 엄지를 반복해서 빨고, 다리를 차고, 거품을 뿜어냄) 이것들은 보통 닥치는 대로 시작하는 행동이지만 즐거움을 위해 반복된다.
3. 이차 순환 반응(4~8개월)	사물에 대한 호기심 있는 행동의 반복 (예를 들어, 흥미로운 소리를 내기 위해 딸랑이를 반복적으로 흔드는 것, 모빌을 움직이게 하기 위해 치는 것) 그러므로 순환 작용은 자기 자신(일차적)을 넘어 환경의 사물(이차적 행동)까지 확장된다.
4. 제2도식의 조정(8~12개월)	단순한 문제를 해결하거나 목표를 달성하기 위한 행동의 조합 (예, 목적을 위한 수단으로 스키마를 사용하면서 물체를 잡기 위해 한쪽 벽을 밀어낸다) 의도성의 첫 번째 증거
5. 삼차 순환 반응(12~18개월)	문제를 해결하거나 흥미로운 결과를 만드는 새로운 방법을 찾기 위한 실험 (예를 들어, 목욕물을 부드럽게 두드려 본 다음 힘차게 차고 결과를 지켜보면서 목욕물을 탐구하는 것, 고양이가 다양한 행동에 어떻게 반응하는지 보기 위해 쓰다듬고, 꼬집고, 쥐어짜고, 두드리는 것)
6. 사고의 시작(18~24개월)	통찰력의 첫 번째 증거: 정신적으로 문제를 해결하고 상징물을 사용하여 물체와 행동을 나타낼 수 있음; 막대기를 어떻게 사용할 수 있는지 시각화 (예를 들어, 손이 닿지 않는 장난감을 막대기를 사용하여 가까이 이동시킴).

1) 대상 영속성의 발달

피아제에 따르면 신생아들은 **대상 영속성(object permanence** 또는 **물체 개념**(object concept)이라고도 한다)에 대한 이해가 부족하다. 이것은 물체가 더 이상 눈에 보이지 않거나 감각으로 탐지할 수 없을 때에도 그 물체는 계속 존재한다는 것을 이해하는 것이다. 아주 어린 영아들은 감각에 너무 많이 의존하기 때문에 물체가 감지되고 영향을 줄 때만 존재하는 것으로 여기는 것 같다. 피아제에 따르면 영아들은 실상이 그것에 대한 경험과는 별개로 존재한다는 개념을 구성해야 한다.

피아제는 대상 영속성의 개념이 감각 운동기 기간에 걸쳐 점차적으로 발달한다고 믿었다. 대략 4~8개월을 거치며, 영아들의 대상 영속성 개념은 "눈에서 멀어지면, 마음에서도 멀어진다"이고, 영아들은 장난감을 천이나 가리개로 덮는다면 그 장난감을 찾지 않을 것이다. 생후 1년 말쯤(제4하위 단계), 영아들은 '장난감이 없어지는 게 아니다'라는 것을 잘 알게 된다. 하지만 여전히 어떤 물체를 "알기 위해" 그들의 인지와 행동에 의존한다(Piaget, 1952). 피아제는 그의 10개월된 딸 재클린이 숨겨놓은 곳에서 장난감 앵무새를 여러 차례 찾아내자 재클린이 그를 지켜보는 동안 앵무새를 새로운 장소에 두었다. 놀랍게도, 재클린은 원래 숨겨두었던 곳을 찾아보았다. 그 물체가 자신의 행동이나 처음의 위치와는 별개로 존재한다고 여기지 않았다. 새로이 숨는 곳(B)보다 마지막으로 발견한 장소(A)에서 물체를 찾는 8~12개월 영아들의 그 놀라운 경향을 **A-not-B 오류**라고 한다. 영아가 A-not-B 오류를 범할 가능성은 숨기와 찾기 사이의 시간이 길어질수록 그리고 물체가 장소 A에서 발견되는 시험 횟수에 따라 증가한다.

영아들에게 작업의 어려움과 신체적 제한은 A-not-B 작업과 같은 과제에서 성과에 영향을 줄 수 있다. 과제를 단순화함으로써 영아들이 최소한 피아제의 주장보다 훨씬 일찍 대상 영속성에 대한 이해를 발전시킨다는 것을 알 수 있다. 한 연구에서, 생후 2달 반 된 영아들은 하나의 가리개(■ 그림 7.4-1) 뒤에서 사라졌던 장난감이 두 가리개 사이의 공간에 나타나지 않고 두 번째 가리개(■ 그림 7.4-2) 뒤에서 다시 나타났을 때(더 오래 바라봄) 놀라는 것처럼 보였다.

하지만 이러한 어린 나이에는 숨겨진 물체에 대한 이해가 여전히 제한적이다. ■ 그림 7.5에 나온 시나리오를 고려해 보자. 높은 창문 조건에서, 장난감이 위에

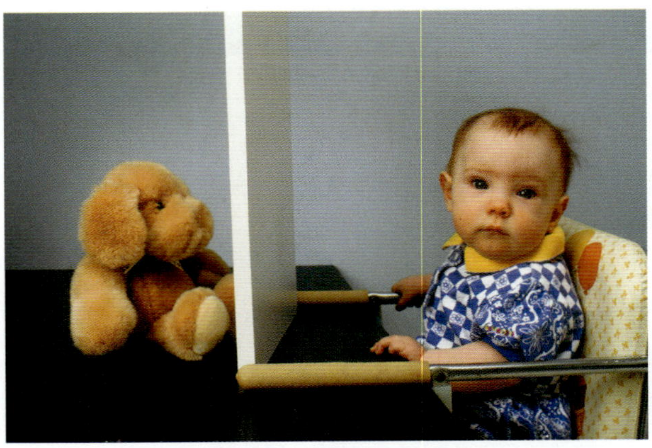

■ 그림 7.4-1 영아가 대상 영속성의 개념을 마스터할 때까지 그의 시야 밖에 있는 물체는 "마음에서 벗어난" 것이다.

출처: Doug Goodman/Science Source

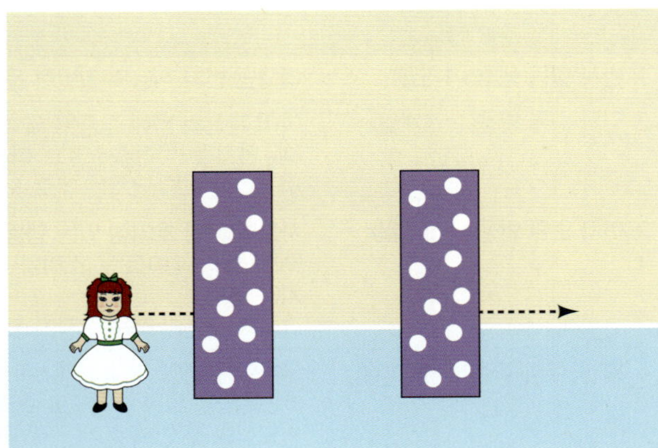

■ 그림 7.4-2 Aguiar와 Baillargon(1999, 2002)이 사용한 시험 자극. 인형은 왼쪽의 가리개 뒤로 움직이며 가리개 사이의 공간에 등장하지 않고 두 번째 가리개의 오른쪽에 다시 나타난다.

출처: Aguiar, A. & Bailargon, R. (2002). Developments in young infants'reasoning about occluded objects, Cognitive Psychology, 45, pp.267–336

창이 있는 블록 뒤쪽으로 트랙을 따라 움직이며 숨겨진다. 이 조건에서는 이상한 점이 없다. 낮은 창문 조건에서, 장난감이 아래에 창이 있는 블록 뒤쪽으로 트랙을 따라 움직일 때 눈에 보여야 하지만 보이지 않는다. 이것은 대상 영속성의 특성을 이해하는 사람에게 이상하다는 느낌을 줄 것이다. 생후 2달 반 된 영아들은 높은 창과 낮은 창의 조건에서 트랙을 따라 움직이는 물체들 사이의 차이를 알지 못한다. 하지만 2주가 지난 후에 3개월 된 영아들은 마치 놀란 것처럼 높은 창문보다 낮은 창문에서 벌어지는 일을 더 오래 바라본다. 따라서 영아들은 3개월쯤에 물체를 가리는 것이 없을 때는 물체가 보여야 한다는 인식을 갖게 된다(Bremner, Slater, & Johnson, 2015).

일반적으로 아기들은 피아제가 최초에 고안한 여러 유형의 찾기 과제들을 받았을 때 행동을 통해 드러내는 것보다 대상 영속성에 관해 더 많이 알고 있는 것처럼 보인다. 이는 능력(기술)이 과제가 요구하는 것들과 상황에 따라 결정된다는 피셔의 생각을 보여 준다. 피아제가 지정한 과제 요구 사항을 사용하여 시험했을 때 영아는 능력이 덜 발달된 것으로 나타난다. 그러나 과제 요구 사항을 변경하여 복잡성을 일부 제거하고 잘 지지를 해주면서 영유아에게 최적의 기술 수준을 보여 줄 수 있는 기회를 제공한다. 과제의 특성 외에도 영아의 특성이 성과에 영향을 줄 수 있다. 예를 들어, 스웨덴의 압살라 아동과 아기 연구소(Uppsala Child and Baby Lab)의 연구원들은 영아들의 활동 수준이 대상 영속성 작업에 대한 성과에 영향을 준다는 것을 발견하였다(Johansson, Forssman, & Bohlin, 2014). 활동 수준이 더 낮은 영아들이 더 높은 성과를 냈는데, 아마 그들의 더 낮은 활동이 인지 작업에 더 많이 집중하도록 했기 때문일 것이다.

우리는 아기들의 응시하는 행동이 도달하는 행동을 위한 발달 전조라고 피아제가 주장했다는 점을 주목해야 한다. 하지만 그는 응시가 대상 영속성에 대한 완전한 이해를 나타낸다고는 믿지 않았다. 로비-콜리어(Carolyn Rovee-Collier, 2001)가 영아들의 보는 행동을 분석한 결과는, 피아제가 영아들의 응시와 도달 정도를 구분하는 데 현명했다고 시사한다. 어떤 상황에서는 피아제가 제시한 것처럼 물체를 보는 것이 물체에 손을 뻗는 것보다 발달적으로 먼저 일어날 수 있다. 하지만 다른 상황에서는 영아들의 응시하는 행동은 물체에 대한 다음 행동을 예견하지 않는다. 영아들은 연구자들이 사용하는 특정한 측정과 상관없이 정확한 장소를 찾음으로써 점차 자신이 아는 대로 행동하는 것에 더 능숙해진다.

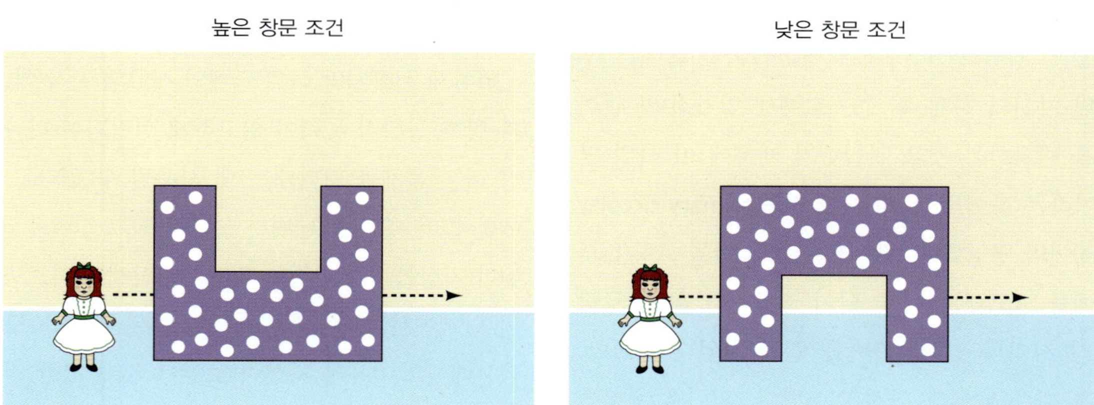

■ **그림 7.5** 높은 창문에서는 놀라울 것이 없지만, 낮은 창문에서는 트랙을 따라 움직이면서 중간 공간에 인형이 나타나야 한다(그러나 나타나지 않는다).

출처: Aguiar, A. & Bailargon, R. (2002). Developments in young infants'reasoning about occluded objects, Cognitive Psychology, 45, pp.267–336

생후 12~18개월(제5하위 단계)까지의 유아는 A-not-B 오류를 극복했지만 눈에 보이지 않는 움직임에(손에 장난감을 숨기고 베개 밑으로 손을 넣은 다음 손을 떼면서 장난감을 베개 밑에 놔둘 때처럼) 계속 어려움을 겪는다. 유아는 마지막으로 그 물체를 봤던 곳을 찾으면서 물체가 손에 없을 때 혼란스러워할 것인데, 장난감이 숨겨진 베게 밑은 찾아보지 못한다. 마지막으로, 2년(18~24개월) 말까지의 유아는 그러한 보이지 않는 움직임을 머릿속으로 생각하고, 최종 장소에 있던 물체를 상상할 수 있다. 피아제에 따르면 대상 영속성의 개념은 이 시점에 완전히 숙달된다.

2) 상징물의 등장

아마 영유아기에서 가장 중요한 인지적 성취는 **상징적 능력**(**symbolic capacity**; 물체 및 경험을 대표하거나 나타내기 위해 이미지, 단어, 제스처를 사용하는 능력)의 등장일 것이다. 이를 통해 영아나 어린아이들은 단지 행동이 아니라 정신적으로 생각을 조작할 수 있게 되어 머릿속에서 생각을 조작하는 것에 기반을 둔 보다 정교한 사고의 문을 열게 된다. 어린 영아들은 생후 첫 한달 동안 내부와 외부의 자극에 반사적으로 반응한다. 영아들은 일차 순환 반응(1~4개월)에서 장난감을 조작하는 것보다 자신의 신체에 더 관심이 많다. 자신의 혀나 손가락을 움직이는 것은 이 시기 영아들에게 충분히 흥미로운 일이다. 피아제는 영아들이 처음에는 우연히 했던 자신의 신체(즉, 스스로에게 일차적)와 관련된 행동을 반복하는 것을 관찰했기 때문에 이 하위 단계(**순환**이라는 용어)를 **일차 순환 반응**(**primary circular reactions**)이라 명명했다. 피아제는 그의 아들 로랑(Laurent)의 예를 보고했는데, 한 달이 조금 넘었을 때 로랑이 우연히 자기의 엄지손가락을 입에 넣었다가 뺐다. 이런 일은 다른 날에도 다시 일어났다. 피아제는 아들이 처음 우연히 한 후로 같은 행동을 계속해서 하는 것을 관찰했다. 시간이 지날수록 손가락이나 엄지손가락이 입 속으로 잘 들어갔는데, 로랑은 이를 재미있어 했고, 자신의 신체와 관련된 이 즐거운 행동을 반복하려고 하였다(아쉽게도, 로랑은 엄지손가락을 아주 오랫동안 빨지는 못했다. 생후 2~3개월이 되었을 때, 피아제는 이 즐거운 활동을 끝내기 위해 아들의 손을 붕대로 감았다).

세 번째 하위 단계인 이차 순환 반응(4~8개월)에서의 영아는 장난감을 빨거나 사물을 쾅쾅치는 것과 같은 반복적인 행동을 함으로써 즐거움을 얻는다. 이제 그 반복적인 행동은 영아의 외부 환경(즉, 자신에게는 이차적) 안에서 무엇인가를 수반하기 때문에 **이차 순환 반응**(**secondary circular reactions**)이라고 부른다. **제2도식의 조정**(**coordination of secondary schemes**)이라 불리는 네 번째 하위 단계(8~12개월)에서의 영아들은 원하는 사물을 잡기 위해 장애물을 밀어낼 때와 같이 간단한 목표를 달성하기 위해 이차적인 행동을 결합(즉, **조정**)한다.

후에, **삼차 순환 반응**(**tertiary circular reactions**; 12~18개월)의 하위 단계에 도달하면 유아들은 장난감을 가지고 다양한 방법으로 실험하며 그것들을 철저하게 탐구하고, 그것의 특성에 관한 모든 것을 학습한다. 이 단계에서 새로운 행동에 대한 호기심과 관심의 진정한 의미가 나타난다. 밀가루를 높은 의자에서 여러 방향과 힘으로 던졌을 때 바닥과 벽에 떨어지는 다양한 모습을 실험하는 것처럼, 변화를 주는 행동을 반복하는 것이 유아들에게는 재미있는 놀이이다.

피아제는 마지막 하위 단계인 사고의 시작(약 18개월)과 함께 상징적 능력이 확고하게 성립되어 하나의 물체가 다른 물체를 나타내는 데 사용될 수 있다고 믿었다. 예를 들어, 요리용 냄비는 모자가 되고 신발은 전화기가 된다(가상놀이의 단순한 형태). 피아제에 따르면 유아는 이 단계에서 더 이상 존재하지 않는 대상을 모방할 수 있는데, 그 이유가 자신이 보았던 것에 대한 정신적 표현을 지금 만들고 나중에도 회상할 수 있기 때문이다.

피아제 이론의 한 가지 약점은 어린아이들의 능력을 과소평가한 것이다. 팔라치오와 로드리게츠(Pedro Palacios & Cintia Rodríguez, 2015)는 생후 9~15개월까지의 상징적 사용의 출현을 추적했고, 피아제가 제안했던 것보다 더 이른 15개월까지 상당히 탄탄한 기호 사용을 발견하였다. 하지만 팔라치오와 로드리게츠는 감각 운동기의 하위 단계에 걸쳐 상징적 능력이 어떻게 펼쳐지는가에 대한 피아제의 의견과 일치하여 상징적 사용의 점진적인 등장을 발견하였다. 생후 9개월이 되면 영아들은 사물에 대한 성인의 상징적 사용을 따라갈 수 있다. 생후 12개월이 되면 영아들은 상징과 물체가 나타내는 것이 유사하기만 해도(예를 들어, 실제 전화기를 나타내는 플라스틱 장난감 전화기에 대고 말하는 것) 간단한 상징적 대체물을 만들 수 있다. 생후 15개월이 되면 유아들은 바나나를 얼굴에 대고 마치 전화기를 들고 "대화"하는 것처럼 더 큰 상징적인 대체물을 만들 수 있다.

05 아동기

1) 학령 전기 아동: 상징적 사고

감각 운동기 말에 등장하는 상징적 능력은 유아기에 마음껏 발휘되며 학령 전기 아동들의 가장 큰 인지적 강점이다. 아이는 지금 단어를 사용하여 사물, 사람 그리고 실제로 존재하지 않는 사건들을 언급할 수 있다. 눈앞의 현재에 갇히는 대신 아이는 과거와 미래를 나타낼 수 있다. 가상 놀이 또는 환상놀이가 이 연령에서 많이 이루어진다. 블록은 집을 의미할 수 있고, 상자는 기차를 나타낼 수 있다. 어떤 아이들은 **상상 속 친구(imaginary companions)**를 지어내기도 하는데, 인간과 동물을 포함한 많은 형태를 취할 수 있다. 비록 부모는 그러한 공상에 걱정할지라라도 그들은 정상이다. 아이들은 상상 속 친구들이 진짜가 아니라는 것을 알고 있다. 상상의 친구를 만드는 것은 더 높은 수준의 창의성과 이미지 사용뿐만 아니라 앞선 인지적, 사회적 발달을 이끌어낼 수 있다(Gleason & Kalpidou, 2014). 상상의 친구를 가진 어린아이들은 다른 아이들보다 더 많은 혼잣말을 하는데, 아마 항상 그들과 함께하는 "단짝"이 있기 때문일 것이다. 혼잣말은 아이들이 복잡한 문제를 해결하는 것을 도울 수 있으며, 이러한 친구와 함께한 아이들 사이에서 더 빠른 발달을 볼 수 있다.

아이들에 대한 연구를 통해, 피아제는 어린아이의 사고가 큰아이의 사고와 비교해 제한적이라는 결론을 내렸다. 피아제는 학령 전기 아이들의 사고방식을 **전조작기**(preoperational), 즉 아직 논리적인 정신적 사고가 아닌 것이라 불렀다. 학령 전기 아동들은 유아보다는 덜 하지만 당면한 지각의 영향을 많이 받는다. 아이들은 종종 현재 상황에서 지각적으로 가장 중요한 측면에 마음이 사로잡혀 있다. **지각적 특징(perceptual salience)** 또는 물체나 상황의 가장 명백한 특징에 대한 이러한 집중은 학령 전기 아동들이 눈에 보이는 겉모습에 의해 속아 넘어갈 수 있다는 것을 의미한다. 우리가 만일 무언가를 논리라고 말할 수 있다면 그들의 "논리"는 직관에 기초한다. 피아제의 **보존**(conservation)에 대한 대표적인 실험을 살펴보면 지각에 의존함과 논리적인 사고의 결여를 알 수 있다.

(1) 보존의 결핍

아이가 숙달해야 하는 물리적 세계에 관한 많은 교훈 중 하나는 **보존(conservation)** 개념이다. 물체나 물질의 특정 성질은 그것의 모습이 표면적으로 달라져도 바뀌지 않는다. 4세~5세 아이가 지켜보는 가운데 같은 양의 물을 두 용기(하나는 넓고 길이가 낮고 다른 하나는 좁고 길이가 긴 병)에 담은 후에 어느 병에 물이 더 많은지를 물어보자. 4~5세의 아이들은 보통 더 긴 유리병에 물이 더 많다고 말할 것이다. 그들은 같은 양의 액체가 다른 용기에 담겨 형태가 변해도 액체의 용량은 보존된다는 것에 대한 이해가 부족하다(■ 그림 7.6).

피아제에 따르면 학령 전기 아동의 사고는 • 표 7.3에 요약된 특정한 정신적 조작이 부족하다. 우선, **탈중심화(decentration**; 한 문제에 두 가지 또는 그 이상의 양상에 동시에 집중하는 능력)를 할 수 없다. 액체 보존 작업에서 아이는 높이와 너비를 동시에 주목해야 하고 넓은 너비가 낮은 높이를 보충한다는 것을 인지하지 못한다. 전조작기 사고의 아이들은 **중심화(centration**; 문제의 한 가지 양상에 관심을 집중시키는 경향)에 연관되어 있다. 아이들은 높이에만 집중하고 더 높은 유리병이 더 많은 액체를 담는다고 결론짓거나 너비에 집중해서 낮고 넓은 유리잔이 더 많이 담고 있다는 결론을 내린다. 이런 면에서, 학령 전기 아동들은 한 가지 생각만 하는 마음

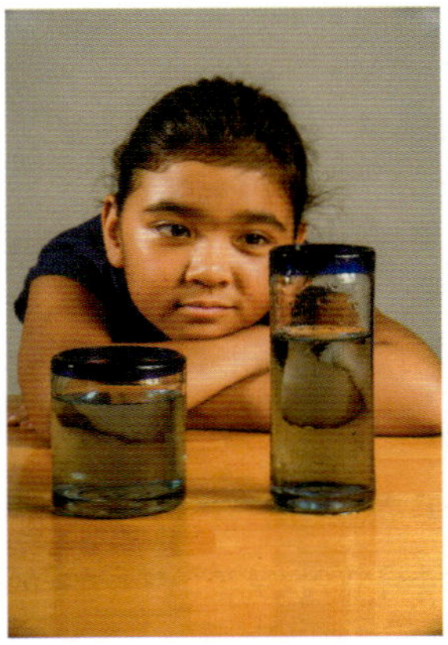

■ **그림 7.6** 액체 보존 개념; 두 병에 있는 액체의 양이 다른가 아니면 같은가?

(one track mind)을 갖고 있는 것처럼 보인다.

보존 작업의 성공에 두 번째 기여자는 **가역성(reversibility**; 행동을 정신적으로 되돌리거나 뒤집는 과정)이다. 나이가 더 든 아이는 여전히 같은 양인지 입증하기 위해 물을 원래의 그릇에 다시 부어야 한다고 제안함으로써 가역성에 대한 이해를 보여 준다. 하지만 전조작기 사고의 아이는 생각의 불가역성을 보이며, 만약 그 물을 다시 붓는다면 넘칠 것이라고 주장할 수도 있다.

마지막으로, 전조작기 사고의 아이들은 **변환적 사고(transformational thought)**의 한계 때문에 보존을 증명하지 못한다(변화를 개념화하는 능력 또는 한 유리잔에서 다른 잔으로 물을 부을 때처럼, 한 상태에서 다른 상태로의 변화 과정). 전조작기 사고의 아이들은 물을 붓거나 다루지 않은 채 두 유리병에 있을 때처럼 한 상태를 다른 상태로 바꾸는 변화보다는 최종 상태에 고정된 **정적인 사고(static thought)**에 관여한다.

피아제 이론에서, 전조작기 아동들은 중심화, 불가역성 사고, 정적인 사고에 관여하기 때문에 보존 개념을 이해하지 못한다. 구체적 조작기의 아이들은 탈중심화,

• 표 7.3 **전조작기 사고와 구체적 조작기 사고의 비교**

전조작기 사고	구체적 조작기 사고
다음을 갖고 있기 때문에 보존과제에 실패한다. • 불가역성 사고: 정신적으로 행동을 원상태로 돌릴 수 없음 • 중심화: 한번에 문제의 한 가지 양상에만 집중할 수 있음 • 정적인 사고: 한 상태에서 다른 상태로의 변화 과정 또는 변형을 이해하지 못함	다음을 갖고 있기 때문에 보존 과제를 해결한다. • 사고의 가역성: 정신적으로 행동을 뒤집거나 원상태로 되돌릴 수 있음 • 탈중심화: 한 번에 문제의 두 가지 또는 그 이상의 양상에 집중할 수 있음 • 변형적 사고: 한 상태에서 다른 상태로의 변화 과정 또는 변형을 이해할 수 있다.
지각적 특징: 이해는 논리적 추론에서 나오기보다 사물이 어떻게 보이느냐에 따라 움직인다.	논리적 추론: 아이들은 다양한 문제에 적용할 수 있는 일련의 내면적 작용을 획득한다.
변환적 추론: 아이들은 관련 없는 사실을 결합하는데, 단순히 두 사건이 시공간에서 가까이 일어나기 때문에 종종 잘못된 인과관계를 도출한다.	귀납적 추론: 아이들은 제시된 사실 정보에 기초하여 논리적으로 인과 관계를 도출한다.
자기중심주의: 아이들은 다른 관점에서 사물을 보는 데 어려움이 있어서 다른 사람이 그것을 보는 방법이 자신과 다르다는 것을 이해할 수 없다.	자기중심주의가 덜함: 아이들은 다른 사람들이 자신과 다른 생각을 가질 수 있다는 것을 이해한다.
단일분류: 아이들은 한 번에 한 차원씩 사물을 분류한다.	다중분류: 아이들은 다차원적으로 사물을 분류할 수 있고, 부분과 전체 그리고 상하 관계(유목 포함)를 파악할 수 있다.

가역성 사고, 변형적 사고를 익혔다. 보존 과제는 큰 아이들에게는 더 이상 지각에 의존할 필요가 없는 논리적인 문제이다. 신경 구조론자들에 의해 새로운 해석이 제시되었는데, 보존과 같은 논리 작업에는 지각적 특징에 기초한 반응을 억제하는 더 큰 인지 조절과 관련된 전두엽 피질의 활동 증가를 보고하였다(Houdé & Borst, 2014; Simon et al., 2015). 이러한 해석과 동반하여, 논리적으로 생각할 수 있으려면 올바른 전략을 펼칠 수 있어야 하며, 잘못된 전략은 거부(또는 억제)해야 한다는 것이 연구를 통해 드러났다. 학령 전기 아동들은 과제가 비합리적이라고 지적될 경우 전혀 관련이 없는 과제 특성은 무시하도록 도움받을 수 있다(Yu & Kushnir, 2016).

(2) 자기중심주의

피아제 이론에서 학령 전기 아동들의 또 다른 특징은 세상을 오로지 자신의 시각으로 바라보고 다른 관점을 인지하는 데 어려움을 겪는 경향, 즉 **자기중심주의(egocentrism)**이다. ■ 그림 7.7은 피아제의 '세 산 실험'으로 전조작기 아이들의 자기중심적 사고를 보여준다. 피아제는 전조작기의 아동에게, 앞의 인형이 3개의 산 전시물을 어떻게 바라보고 있을지 물어보았다. 어린아이들은 인형의 관점 대신 자신의 위치에 해당하는 관점을 선택했는데, 이 부분이 피아제가 어린아이들의 마음을 과소평가 했을지도 모를 분야 중 하나이다.

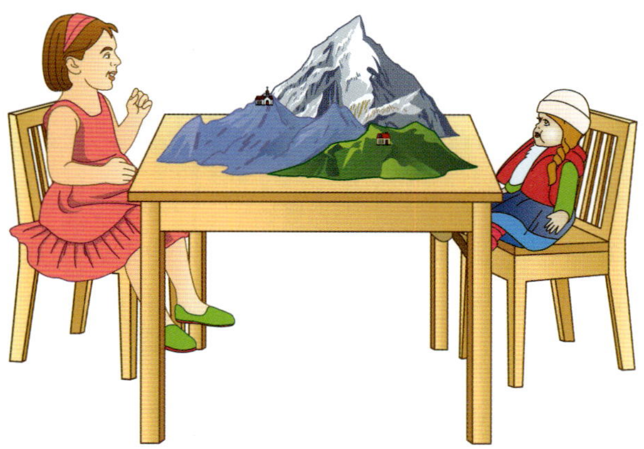

■ 그림 7.7 자기중심주의를 평가하기 위한 '피아제의 3개의 산' 과제. 아이가 왼쪽에 앉아 있고 인형이 오른쪽에 '앉아' 있을 때, 아이가 인형의 관점에서 그 장면이 어떻게 보이는지 정확하게 파악할 수 있을까?

(3) 분류의 어려움

어린아이들에게 물체를 분류하고 분류 체계에 대해 생각하도록 할 때 지각과 직관에 의존하는 한계가 뚜렷하게 드러난다. 2세 또는 3세 아이들에게 비슷한 부분을 기준으로 물체를 분류하도록 하면 재미있는 디자인을 만들거나 시시각각으로 분류 기준을 바꾸고, 좀 더 나이든 전조작기 아이들은 모양, 색깔, 기능 또는 어떤 다른 유사성에 기초해서 체계적으로 큰 틀에서 물체를 분류(빨간색장난감, 동그란모양 등)할 수 있다. 하지만 4~7세 아이들도 상위(class)와 하위(subclass) 사이 또는 전체(whole)와 부분(part) 사이의 관계에 대해 세밀하게 생각하는 데에는 어려움이 있다(Siegler & Svetina, 2006). 아이들은 전체와 부분을 동시에 관련시킬 수 없다. 부분이 전체에 포함되어 있다는 논리적인 이해인 **유목 포함(class inclusion)**의 개념이 부족하다.

그러나, 학령 전기 아동들은 피아제가 생각했던 것보다 더 많은 분류 체계를 알고 있다. 왁스먼과 해치(Sandra Waxman & Thomas Hatch, 1992)는 3, 4세 아이들이 친숙한 분류 계급(classification hierarchies)과 관련된 용어를 알고 있는지를(예를 들어, 장미는 일종의 꽃이고 더 큰 범주인 식물의 구성원이라는 것을 아는지를) 확인하기 위해 장미꽃 그림을 보여주며 질문을 했다. "이것은 민들레니?", "이것은 나무일까?", "이것은 동물이야?". 아이들은("아뇨, 바보, 그것은 동물이 아니죠. 그것은 식물이에요! 꽃이예요! 장미꽃")이런 대답으로 정확한 용어를 생각해 냈다. 비록 어린아이들이 전반적으로는 피아제가 고안한 유목 포함에 대한 검사에 실패하지만, 아이들은 친숙한 분류 계급을 상당히 잘 이해하는 것으로 보인다.

이와 같은 연구는 인지 발달에 있어서 개인의 차이에 대해서도 중요한 의문을 제기한다. 알바레즈와 부스(Aubrey Alvarez & Amy Booth, 2016)는 3~4세 아이들 사이에서 인과적 이해의 변동성을 발견했으며, 학령 전기 아이들 사이에서 관찰된 변동성은 시간이 지남에 따라 비교적 일관적이 된다. 즉, 3세에 인과적 이해도가 높은 아이들은 계속 높은 수준의 인과적 사고를 보이는 경향이 있다. 흥미롭게도, 학령 전기 아이들의 인과 정보에 대한 이해는 아이들의 어머니가 인과 관계에 대해 얼마나 많이 알려주었는지와 관련이 있다. 이것은 지식이 풍부한 어른과의 상호작용이 어린아이들의 사고를 강화시킬 수 있다는 것을 암시하는데, 이것이 비고츠키의 이론과 일치한다는 점을 알아야 한다.

2) 학령기 아동: 논리적 사고

아이들이 초등학교를 시작할 무렵, 그들의 사고는 다른 변화를 겪는다. 피아제에 따르면 이러한 변화는 대략 7세에서 11세까지 연장되는 구체적 조작기 단계에 해당한다. 구체적 조작기는 전조작기에서 빠진 논리적 조작을 숙달하는 것을 포함한다. 이것으로 학령기 아동들은 일상생활에서 경험하는 대상과 사건에 대해 효과적으로 생각할 수 있다. 전조작기 아이들의 한계와 구체적 조작기 아동들의 사고의 대비는 • 표 7.3에 요약되어 있다.

(1) 보존

액체 보존 작업을 고려해 볼 때, 전조작기 아이는 다른 조건을 무시한 채 유리병의 높이나 너비 중 어느 하나에만 집중한다. 구체적 조작기 아동은 동시에 두 개의 차원을 분산시키고 조절(juggle)할 수 있다. 가역성은 아이가 물을 붓는 과정을 정신적으로 뒤바꾸고 처음 그릇에 있던 물을 상상할 수 있게 해 준다. 변형적 사고를 통해 아이는 물을 붓는 데 수반되는 변화의 과정을 더 잘 이해할 수 있게 된다. 전반적으로, 논리적 조작으로 무장한 아이는 이제 다른 그릇에 물을 부어도 물의 양은 같다는 것을 안다. 아이는 단지 눈에 보이는 겉모습이 아니라 논리적인 것을 가이드로서 가지고 있다.

보존에 대해 이해하는 1학년 학생들은 또래 친구보다 수학 문제를 잘 풀 수 있을 것이다(Wubbena, 2013). 아이들이 보존을 이해하는 논리적인 사고는 덧셈과 뺄셈 문제를 풀 수 있게 해 준다.

(2) 서열화와 이행

논리적 조작의 본질과 힘을 제대로 이해하려면 상대적 크기에 대해 생각하는 아동의 능력을 고려해야 한다. 다양한 길이의 막대 세트를 주면서 가장 큰 것부터 작은 것까지 배열하라고 하면 전조작기 아이는 한 번에 두 개씩만 막대를 서툴게 비교하면서 힘들어할 것 같다. 구체적 조작기 아동은 **서열화(seriation)**에 대해 논리적 조작을 할 수 있는데, 이것으로 길이 또는 무게 같은 정량화할 수 있는 크기에 따라 정신적으로 물건을 배열할 수 있다. 따라서 그들은 이러한 연속적으로 배열하는 과제를 빠르고 정확하게 수행한다.

구체적 조작기 사고의 아동들은 일련의 요소들 사이에 필요한 관계를 연속해서 기술한 **이행(transitivity)** 개념을 완전히 익힌다. 예를 들어, 경수가 지환이보다 키가 크고 지환이는 동수보다 키가 더 크다면 경수가 동수보다 키가 더 커야 한다는 논리적인 결과가 나오며, 구체적 조작기 아동은 이 크기 관계의 이행을 파악한다. 이행 개념이 부족한 전조작기 아이는 누가 더 키가 큰지 알기 위해 경수와 동수가 서로 옆에 서서 키를 재봐야 한다고 주장할지도 모른다(Chapman & Lindenberger, 1988).

(3) 기타 발달

학령기 아동은 전조작기의 많은 자기중심주의를 극복하고 다른 사람들의 관점을 인식하는 능력이 점점 향상된다. 분류 능력은 아동이 유목 포함을 파악하게 되면서 향상되며, 하위집단이 전체 집단에 포함되어 있다는 것을 생각할 수 있다. 수학 연산을 완전히 익히는 것은 산술 문제를 해결하는 아동의 능력을 향상시키고, 사물을 정확하게 측정하고 세는 데 관심을 갖게 한다(그리고 친구가 게임에서 정확한 점수를 지키지 않으면 화를 낸다). 전반적으로, 학령기 아동은 "머릿속의 행동"이라는 강력한 무기를 가지고 있기 때문에 학령 전기 아동들보다 더 논리적으로 보인다. 또한, 학교 교육을 받은 아동은 전조작기 초기의 잘못되거나 비효율적인 전략을 억제할 수 있다(Lubin et al., 2015).

학령기 아동의 사고방식은 실제적이거나 쉽게 상상할 수 있는 사물, 상황 및 사건에 적용된다(즉, 구체적 조작이라는 용어). 구체적 조작기 아동들은 추상적인 생각과 비현실적인 가상의 명제에 대해서는 아직 어려움이 있다.

06 청소년기

1) 추상적 사고의 출현

피아제는 인지 발달에서 형식적 조작기의 시작을 11세나 12세 전후 그리고 그 이후가 될 수도 있다고 설정했다. 구체적 조작이 사물에(실재하는 사물과 사건) 대한 정신적 행동이라면 형식적 조작은 생각에 대한 정신적 행동이다. 따라서 형식적 조작을 획득한 청소년은 생각에 대해 정신적인 처리와 논리적인 사고를 할 수 있는데, 그것은 볼 수도, 들을 수도, 맛볼 수도, 냄새를 맡거나 만져볼 수도 없다. 달리 말해서, 형식적 조작기의 사고는 구체적 조작기의 사고보다 더 가상적이고 추상적이다. 또한, 문제 해결에 보다 체계적이고 과학적인 접근 방식을 채택하는 것을 포함한다(Inhelder & Piaget, 1964).

(1) 가상적이고 추상적인 생각

만약 제3의 눈을 가지고 있고 그것을 여러분의 몸 어딘가에 놓을 수 있다면 어디에 두겠는가? 그리고 이유는? 이 질문을 9세(구체적 조작기 단계)와 11~12세(형식적 조작기 단계의 첫 번째 시기)에게 하였다. 모든 9세 아이들은 그림에서 제3의 눈을 기존의 눈 사이의 이마에 두었다(Shaffer & Kipp, 2014). 11~12세 아동들은 눈의 위치를 현실에 얽매이지 않았고(예를 들어, 손바닥에 눈이 있다는 생각) 그 아이디어의 효과를 논리

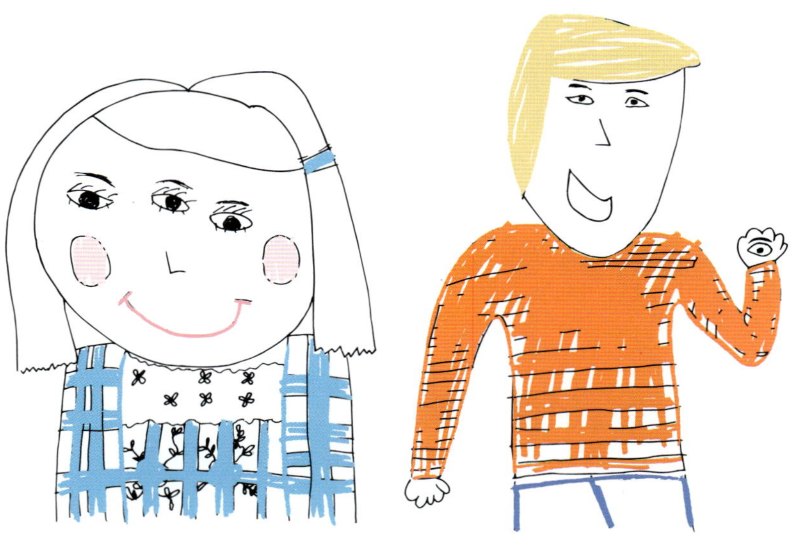

탄야의 반응 존의 반응

■ **그림 7.8** 3번째 눈을 어디에 두겠니? 탄야(Tanya, 9세)는 자신의 '제3의 눈'을 그리는 데 창의력을 보이지 않았다. 하지만 존(John, 11세)은 손바닥에 제3의 눈을 두고 싶었다. "길 모퉁이를 미리 볼 수 있고 쿠키 통에서 어떤 쿠키를 꺼내 먹을지 알 수 있어요." 형식적 조작기 사고의 초기 신호를 보인다.

적으로 생각할 수 있었다(■ 그림 7.8). 이와 같이 구체적 조작기 아이들은 현실을 다루지만 형식적 조작기 아동들은 가능성을 다룰 수 있다.

형식적 조작기 사고는 구체적 조작기의 사고보다 더욱 추상적이다. 학령기 아동은 경찰과 판사의 관점에서 사법 제도를 정의할 수 있다. 청소년들은 사회에서 서로 다른 이익의 권리를 균형 잡아 주는 정부의 한 부서로서 더 추상적으로 사법 제도를 정의할 수 있다.

또한 학령기 아동은 다음과 같은 삼단논법에서 구체적 사실상 참인 명제에 대해 논리적으로 생각할 수 있다.

"독약을 마시면 죽는다. 지나는 독약을 마셨다. 그러므로 지나는 죽을 것이다."

청소년들은 삼단논법을 할 수 있으며 또한 반대의 사실적 명제 또는 상징에 대한 가정법에 대해서도 생각할 수 있다.

(2) 과학적 추론

형식적 조작은 문제에 대한 체계적이고 과학적인 사고를 가능하게 한다. 형식적 조작기 사고에 대한 피아제의 유명한 테스트 중의 하나는 진자 과제이다(■ 그림 7.9). 아이는 진자를 만들기 위해 끈에 매달 수 있는 몇 개의 추를 받고, 끈의 길이, 끈에 매달리는 추의 양 그리고 이러한 요소들 중에서 얼마나 빨리 진자가 호를 만드는지 알아내기 위해서 추를 매다는 높이를 하나 또는 몇 개로 결합해서 바꿀 수 있다는 말을 듣는다. 이 문제를 어떻게 해결하겠는가?

구체적 조작기 아이는 바로 시행착오적 접근법을 사용하여 제대로 된 계획 없이 바로 뛰어들 가능성이 있다. 즉, 아이는 다양한 것을 시도하지만, 여러 가설을 체계적으로 테스트하지 못한다(예를 들어, 끈이 더 짧을수록 진자는 더 빨리 흔들리고, 다른 모든 요인들은 일정하게 유지된다는 가설). 따라서 구체적 조작기 아이는 문제를 해결할 가능성이 낮다. 아이들은 관찰에서 적절한 결론을 이끌어낼 수 있다. 예를 들어, 끈이 긴 진자와 비교해서 끈이 짧은 진자를 움직인다면 무슨 일이 일어나는지 다른 사람이 실험하는 것을 지켜본다.

형식적 조작기 아동은 먼저 앉아서 생각하고 문제를 해결하기 위한 전반적인 전략을 계획할 것이다. 모든 가능한 가설을 만들어야 한다. 간과한 가설들이 예상치 않게 옳은 것일 수도 있다. 그런 다음 각각의 가설을 어떻게 테스트할 수 있는지 결정해야 한다. 이것은 **가설 연역적 추론(hypothetical-deductive reasoning)**, 즉 일반적 아이디어나 규칙에서부터 그들의 특정한 의미까지 추론하는 문제이다. 진자 문제에서, 그것은 가설로 시작하고 가정법 방식으로 그 아이디어의 특정한 의미를 추적하는 것을 말한다. "만약 끈의 길이가 중요하다면, 다른 요소들을 일정하게 유지하면서 짧은 끈과 긴 끈을 비교할 때 차이를 확인할 것이다." 가설검정에서 비결은 다른 모든 요인(무게, 추가 떨어지는 높이 등)을 일정하게 유지하면서 각 요인(예, 끈 길이)을 변화시키는 것이다(중요한 것은 끈의 길이이다. 끈이 짧을수록 흔

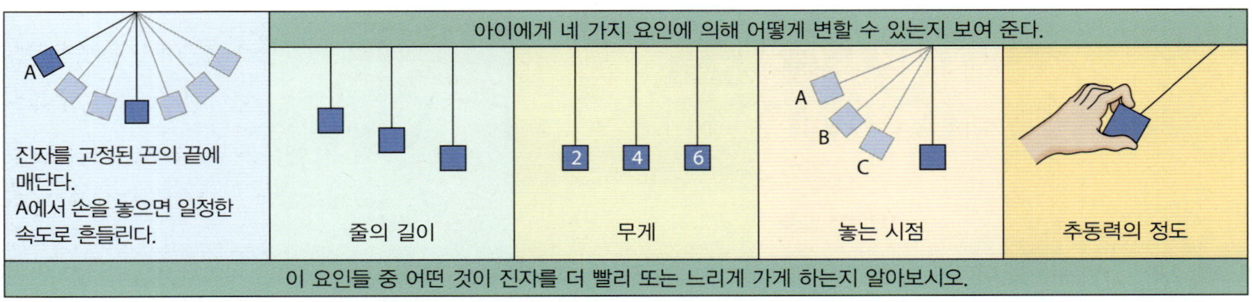

■ 그림 7.9 진자 과제

들림도 빠르다).

요약하면, 형식적 조작기 사고에는 가설적 아이디어와 추상적 개념에 관한 체계적인 사고가 포함된다. 그것은 또한 과학자들이 사용하는 가설 연역적 접근법을 완전히 익히는 것(많은 가설을 세우고 실험적 방법을 통해 그 가설을 체계적으로 테스트하는 것)을 포함한다.

2) 형식적 조작의 완성을 향한 발전

11세~12세 아동들이 정말 이런 모든 정교한 정신 활동을 할 수 있을까? 피아제(1970)는 구체적 조작에서 형식적 조작으로의 전환이 수년에 걸쳐 점차적으로 진행된다고 설명하였다. 많은 연구자들은 형식적 조작기의 초기와 후반기를 구별하는 것이 유용하다는 것을 발견하였다. 예를 들어, 형식적 조작기에 들어서는 11~13세의 경우 "3개의 눈" 문제와 같이 단순한 가설적 문제를 생각할 수 있다. 하지만 대부분의 아동들은 아직 문제를 해결하기 위한 전반적인 계획을 수립하거나 체계적인 가설을 세우고 테스트할 수 없다. 11~14세 소녀들은 과학적 추론을 평가하기 위해 설계된 피아제의 과제에 대해 단지 20~30%의 문제만을 정확하게 해결했다. 16~17세쯤에는 겨우 50~60%로 올라갔다. 11~12세 아동들은 훈련을 받더라도 단일-변수 과제에서는 잘할 수 있지만, 다수의 변수를 체계적으로 조정하기 위해서는 계속 어려움이 있다(Kuhn, Pease, & Wirkala, 2009). 과학적 추론 과제에 대한 반응은 청소년기에 걸쳐 학생들이 신념과 일치하지 않는 증거보다 기존의 신념과 일치하는 증거를 더욱 쉽게 수용한다는 편견을 나타낸다.

개인 능력 개체 발생(Ontogenesis of Individual Competencies, LOGIC) 연구에 대한 뮌헨의 종단 연구에서 나온 조사 결과를 살펴보자(Schneider, 2014). LOGIC은 1980년대에 시작해서 20년 동안 200명의 학령기 아동들을 다차원적으로 관찰하고 시험하였다. 연구 분야 중 하나는 과학적 추론이었고, 특히 참가자들이 과학적 추론의 중요한 요소인 **"변수 통제"**를 이해했는지의 여부였다. LOGIC 참여자들을 평가하기 위해 실험 집단을 두었다. 참여자들은 실험 설계를 평가(인식)하는 것 외에도 실험을 직접 진행할 수 있는지의(성과) 가능 여부를 결정하기 위해 테스트를 하였다.

■ 그림 7.10에서 볼 수 있듯이, 대부분의 참여자들, 심지어 10세 정도의 아동들도 과학적 사고의 중요한 원리에 대한 이해를 보여 주었다. 그러나 훌륭한 과학적 추론를 인지하는 능력과 그것을 만들어내는 능력 사이

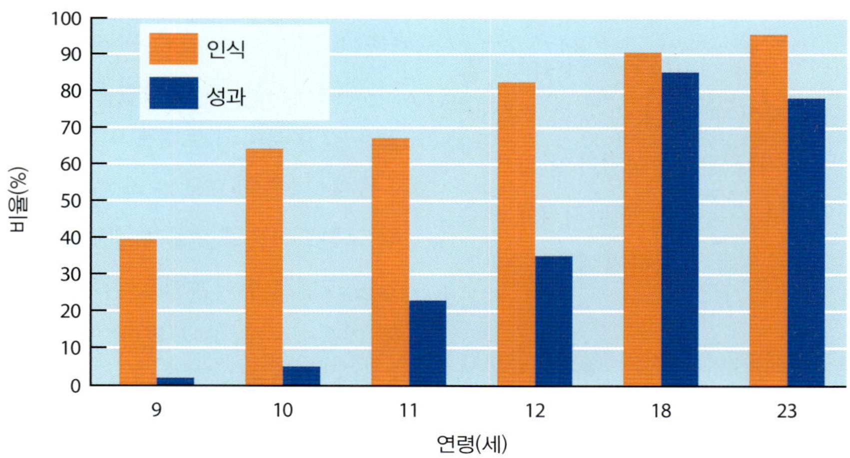

■ **그림 7.10　인식과 성과 과제에 대한 변수 전략(CVS) 사용의 통제 실행.**

출처: From Bullock, M., Sodian, B., & Koerber, S. (2009). Doing experiments and understanding science: Development of scientific reasoning from childhood to adulthood. In Schneider, W. & Bullock, M.(Eds.) (2009).

에는 뚜렷한 차이가 있었다. 예를 들어, 12세 아동 중 80% 이상이 실험의 좋은 예와 나쁜 예를 인지할 수 있었지만, 스스로 좋은 실험을 만들어낼 수 있었던 것은 35%뿐이었다. 실험을 인지하는 능력과 좋은 실험을 만들어내는 능력은 18세가 되어서야 비슷했다(91% 대 85%). 따라서 청소년들은 과학적 추론에 대한 인식을 보이지만, 더 나이가 들 때까지 논리적이고 과학적인 추론을 만들어내지 못할 수도 있다.

피아제는 어린아이들의 직관적 추론이 나이가 들면서 과학적 추론으로 대체된다고 주장했지만, 추론이라는 두 가지 형태(직관과 과학)는 성인이 되어서도 공존한다는 것이 밝혀졌다. 직관적 추론과 과학적 추론 사이를 전환할 수 있다는 것은 그 사람이 효과적으로 적절한 전략을 선택할 수 있기 때문에 문제 해결 상황을 쉽게 다루도록 한다. 하지만 아이들처럼 청소년들도 과학적인 추론을 적용하는 것보다 직관적 추론을 적용하는 것이 쉽기 때문에 보통 직관적인 전략을 선택하는 경우가 많다. 직관적인 접근법에 의한 결론이 명백하게 부정확한 경우 청소년들은 과학적 판단으로의 전환을 더 쉽게 한다. 또한, 청소년들은 점점 더 문맥에서 떼어 놓고 생각하거나(**탈맥락화, decontextualize**), 당면한 과제의 일과 기존의 지식과 믿음을 분리할 수 있다(Stanovich, 2011). 예를 들어, 남자는 여자보다 수학에서 더 잘한다고 믿는 어떤 사람은 사전적 경험에 기초한 직관이 새로운 정보를 과학적으로 처리하도록 허락하지 않는다면, 여자아이들이 남자아이들보다 더 높은 수학 점수를 받는다는 새로운 증거를 받아들이기가 어려울 수 있다. 탈맥락화는 직관이나 기존의 잘못된 지식에 의존하기보다는 논리적으로 문제를 분석하기 위해 추론을 사용할 가능성을 높인다.

최근의 청소년(13~15세)들이 이전의 청소년들보다 형식적 조작 작업을 해결하는 능력이 더 뛰어나다는 증거가 있다. 예를 들어, 1996년에 검사한 10대 중 66%가 확률적 검증에서 형식적 조작기의 사고를 보여 주었지만, 1967년의 검사에서는 49%만이 그러한 능력을 보였다(Flieller, 1999). 왜 형식적 조작 능력이 시간이 지남에 따라 향상될까? 학교 교과 과정의 변화가 유력한 설명이다. 특히 1960년대에 과학 교과 과정이 수정된 후 점점 더 많은 실제적인 발견 학습 활동을 통합해 왔는데, 이는 피아제의 능동적 학습 개념의 채택을 반영하고 있는지도 모른다. 형식적 조작기 사고의 성과는 수학 및 과학 교육에 대한 노출과 같이 과학적 추론을 배울 수 있는 기회에 달려 있다(Babai & Levit-Dori, 2009). 실제적인 참여 학습이 많을수록 형식적 조작 작업에 대한 이해가 늘어난다.

피아제의 과학적 과제로 측정된 것처럼 형식적 조작을 완전히 익히는 속도는 느리다. 이러한 발견은 다양한 사고 패턴을 가진 학생들에게 추상적인 자료를 가르치려고 노력하는 중학교 교사들에게 중요한 영향을 준다. 교사들은 일반적 원리를 명확히 하기 위해 구체적인 사례와 입증을 사용해서 구체적 조작기 사고의 아이들에게 추가적인 도움을 주어야 한다.

3) 형식적 사고의 영향

형식적 조작기 사고는 청소년기의 기타 변화에 기여한다. 즉, 어떤 것은 좋고 어떤 것은 매우 좋지 않다.

첫째, 좋은 것으로는 형식적 조작기 사고는 개인이 정체성을 얻고, 도덕적인 문제에 대해 더 복합적으로 생각하고, 다른 사람들을 더 잘 이해할 수 있게 한다. 인지 발달의 진보는 유머에 대한 공감을 포함해서 다른 많은 발달 분야의 토대를 마련하는 데 도움을 준다.

둘째, 나쁜 것으로는 가설적 사고는 청소년기 경험의 더 고통스러운 측면들과 관련이 있다. 아동들은 세상을 있는 그대로 받아들이고 권위 있는 인물들의 말에 주의를 기울이는 경향이 있다. 가설적이고 과학적인 추론 능력으로 무장한 청소년들은 더욱 독립적으로 생각하고, 현재 상황에 대한 대안을 상상하며, 부모가 왜 특정한 규칙을 정하는지부터 세상에 불공평한 이유가 무엇인지까지 모든 것에 대해 의문을 제기할 수 있다. 의문은 혼란으로 나아가고, 때로는 논리적으로 보이지 않는 생각에 대한 반항이 일어나기도 한다. 어떤 청소년들은 이상주의자가 되어 완벽한 세계를 발명하고, 그들 주위의 불완전한 세계에서 발견한 문제에 대한 논리적 해결책을 구상하며, 때로는 현실적 고려사항과 사회적 변화에 대한 실제 장벽을 보지 못하기도 한다. 유아들이 자신들이 개발한 새로운 계획을 과시하는 것처럼, 청소년들은 새로운 인지 능력을 과대 평가해서 부모를 애타게 하며, 그들의 완벽한 논리에 세계가 반응하지 않으면 불만스러워한다.

엘카인드(David Elkind, 1967)는 형식적 조작기 사고가 **청소년 자기중심성(adolescent egocentrism**; 자신의 생각과 감정을 다른 사람들의 생각 및 감정과 구별하기 어려운)으로 이어지기도 한다고 제시하였다. 어린아이의 자기중심주의는 사람마다 관점이 다르다는 것을 모르는 데에 기초를 두고 있지만, 청소년의 자기중심주의는 자신과 타인의 생각을 반영할 수 있는 향상된 능력을 나타낸다. 엘카인드는 두 가지 유형, 즉 상상의 청중과 개인적 우화의 청소년 자기중심주의를 확인하였다.

상상의 청중(imaginary audience) 현상은 행동에 대한 가설화된 청중의 생각과 여러분 자신의 생각을 혼동하는 것을 수반한다. 따라서 파티에서 셔츠 앞부분에 피자 소스를 묻힌 10대 소녀는 극도로 남의 시선을 의식할 수 있다. "모두 내가 매우 지저분한 사람이라고 생각하고 있어! 구멍으로 기어들어 가고 싶어." 그녀는 방에 있는 모두가 자기처럼 실수에 몰두하고 있다고 여긴다. 또 어떤 10대 소년은 데이트를 준비하면서 거울 앞에서 몇 시간을 보내고는, 데이트 상대가 자기에게 어떻게 반응할지 상상하는 데 너무 신경을 쓴 나머지 정작 그녀에게 집중하지 못한다. "왜 그 말을 했지? 지루해 보이네. 내 여드름을 알아챘나?" (물론, 그녀도 똑같이 청중에게 어떻게 하고 있는가에 몰두하고 있다. 10대들은 흔히 서투르고 첫 번째 데이트의 모든 실수를 고통스럽게 인지하는 게 당연하다.)

청소년 자기중심성의 두 번째 형태는 **개인적 우화(personal fable**; 개인이 자신과 자신의 생각 및 감정이 특별하다고 생각하는 경향)이다. 상상의 청중이 자신과 타인을 구별하지 못하는 무능의 산물이라면 개인적 우화는 지나치게 구별하는 산물이다. 그리하여 처음으로 사랑에 빠진 청소년들은 인류 역사상 누구도 그러한 감정의 극치를 느끼지 못했을 것이라고 상상한다. 그 관계가 깨지면 누구도(부모들마저) 압도적인 고통을 이해할 수 없을 것이다. 또한, 개인적 우화는 청소년들로 하여금 타인에게 적용되는 규칙은 그들에게 적용되지 않는다고 느끼게 할 수 있다. 따라서 그들이 안전벨트를 착용하지 않고 고속도로를 질주하거나 음주 운전을 해도 다치지 않을 것이라고 상상한다. 그리고 피임 없이 성행위를 해도 임신되지 않기 때문에 굳이 피임에 신경 쓸 필요가 없다고 생각한다. 청소년 자기중심성이 높게 측정된 경우 위험한 행동과 관련이 있을 수 있다(Greene et al., 1996).

청소년기 자기중심성 사고는 다소 직관적인 매력을 가지고 있지만, 많은 부모들이 그들의 10대 자녀들의 "세상 모든 게 다 나를 중심으로 돌아간다"는 병치레를 참아야 한다고 입증하듯이, 청소년 자기중심성에 대한 엘카인드의 견해에 대한 연구 지지는 많지 않았다. 특히 연구자들은 형식적 조작기의 시작을 청소년 자기중심성 발현과 연관시킬 수 없었다. 갈라나키(Evangelia Galanaki, 2012)는 청소년 자기중심성의 다양한 측면을 시험했고, 청소년기에서 성인초기로의 전환기에 자기 자신에 대한 집착이 증가했다는 것만을 발견하였다. 벨과 브롬닉(Joanna Bell & Rachel Bromnick, 2003)은 청소년들이 상상의 청중이 아니라 실제 청중들 때문에 대중 앞에서 자신을 드러내는 것에 몰두한다고 제안하였다. 즉, 이 연구는 청소년들이 자신을 어떻게 나타내는지가 진짜 중요하다는 것을 알고 있음을 보여 준다. 그들의 인기와 친구들의 인정은 물론, 자신감과 자존감도 다른 사람들이(실제 청중) 그들을 어떻게 인식하느냐에 따라 영향을 받는 경우가 많다. 성인들 역시 자신의 행동과 외모가 타인에 의해 판단되는 경우가 많다는 것을 알고 있다. 하지만 이러한 성인들의 걱정은 보통 현실적이라고 가정하는 반면 청소년들의 비슷한 걱정은 가끔 사소한 것으로, 어쩌면 부당하게 여겨지기도 한다.

07 성인기

피아제는 15~18세의 대부분의 사람들이 인지 발달의 최고 단계인 형식적 조작기를 완전히 익힌다고 말했다. 그런데, 연구를 해 보니, 성인기 수행에 있어 반드시 밝혀내야 할 한계가 드러났으며, 일부 성인은 형식적 조작을 넘어 더 발전된 형태의 사고로 발달한다고 시사한다(Jacobs & Klaczynski, 2002).

1) 인지 능력의 한계

많은 고등학생의 형식적 조작 능력은 불완전하며 완전한 능력은 청소년기와 성인기 사이에 이루어진다. 대학생에서도 전체 대학생의 절반만이 피아제의 과학적 추론 작업에서 확고하고 일관된 형식적 조작 능력을 보여 준다. 형식적 조작 능력을 획득한 대학생들은 구체적 조작기 수준의 사고를 하고 있는 학생들보다 학점(Grade Point Average, GPA)에서 더 높은 성과를 내며(Fowler & Watford, 2000), 미국 성인의 상당수는 형식적 조작기 수준의 과학 문제를 풀지 못한다.

표준화된 지능 검사에서는 평균 수준의 지능이 형식적 조작기 사고를 하는 데 필요한 것으로 보인다. 하지만 기초 지능보다 더 중요한 것이 정규 교육이다(Neimark, 1979). 실제로 아무도 피아제의 문제를 풀지 못한 문화에서는, 사람들은 발달된 학교 교육을 받지 못했다. 형식적 조작기 사고를 이루는 것이 교육 또는 특정한 경험을 요구한다면 피아제의 이론은 문화적으로 편견이 있을 수 있고, 그의 단계는 그가 믿었던 대로 보편적이지 않을 수도 있다.

피아제는 성인들이 전문 분야에서는 형식적 조작을 사용하지만 익숙하지 않은 분야에서는 구체적 조작을 사용할 가능성이 있다고 했다. 예를 들어, 드 리시와 스토트(Richard De Lisi & Joanne Staudt, 1980)는 물리, 정치학, 영어를 전공하는 대학생들에게 진자 문제, 정치 문제, 비평 문제 등 세 가지 종류의 형식적 조작 과제를 주었다. 학생들은 각 그룹의 전문적 분야와 관련된 문제에 대해서는 잘 했다. 그러나 전공 분야 밖의 문제에 대해서는 학생들 절반이 실패했다. 다른 연구에서도 과제 관련성이 추론 작업에 대한 성과에 영향을 준다는 것을 보여 준다(Sebby & Papini, 1994). 그렇다면 많은 청소년들과 성인들은 단순히 이러한 문제가 그들에게 생소하고 관련된 전문적 지식이 부족하기 때문에 피아제의 과학 문제에 대해 형식적 추론을 사용하지 못한 것이다.

피셔는 각 개인이 익숙하고 잘 아는 영역에서 최적 수준의 인지 능력을 가지고 있다고 주장한다. 하지만 이러한 모든 영역에서 지식과 기술을 쌓는 기회를 갖지 못한다면 성과는 일관되지 않을 가능성이 높다. 성인들은 대부분 그들의 전문 분야에서만 형식적 사고방식을 사용하고 강화할 수 있다. 인지 발달에 대한 상황적 관점을 이해하면 개인의 경험과 해결해야 하는 과제가 전 생애에 걸쳐 인지 발달에 영향을 준다는 것을 알 수 있다.

2) 형식적 조작을 넘어선 성장

비달(Fernando Vidal, 1984)은 피아제의 사고가 시간이 흐르면서 형식적 조작에서 그 이상의 어떤 것으로 옮겨갔는지를 보여 주기 위해 10대와 젊었을 때 쓴 피아제의 글을 인용했다. 다른 사람들은 형식적 조작이 대부분의 성인 문제를 해결하는 열린 사고의 집합이 아니라 폐쇄적인 생각에 논리를 적용하는 것이라고 주장해왔다(Ricco, 1990). 이 개념을 설명하기 위해 진자 문제를 다시 고려해 보자. 증명되지 않은 변수 집합에 논리를 체계적으로 적용해서 문제를 해결할 수 있다. 하지만 성인들은 고정되지 않고 끊임없이 변하는 변수나 명확하지 않은 변수를 가진 복잡한 딜레마나 문제들에 대해 어떻게 결정을 내릴까?

형식적 조작을 넘어설 수 있는 인지 발달 단계–**후형식적 사고(postformal thought)** 또는 형식적 조작기보다 더 복잡한 사고방식에 대해 몇 가지 흥미로운 견해가 제안되었다(Commons & Ross, 2008). 성인기가 청소년기와 질적으로 다르다고 생각할 수 있는 두 가지 가능성은 상대주의적 사고와 변증법적 사고이다.

형식적 조작기에 다다른 청소년들은 가끔 논리적 사고라는 그들의 새로운 힘에 사로잡힌다. 그들은 모든 질문에는 논리적으로 정답이 있다고 주장한다. 단순히 논리를 적용하면 어떤 절대적 진리인 정답에 도달할 것이다. 반대로, 성인들은 흔히 융통성 있게 생각해서 하나의 단일 정답 또는 오답이 없다는 것을 인지한다. 즉, 많은 문제에 중립이 있으며, 유연하고 창의적인 사고가 성인 세계의 복잡한 문제들을 다루는 데 필요할 수 있다. 따라서 성인은 **상대주의적 사고(relativistic thinking)**를 통해 지식이 그 사람의 주관적 관점과 상황에 따라 다르다는 것을 잘 이해한다. 절대주의자는 진리가 현실의 본질에 있고 오직 하나의 진실만이 있다고 가정하지만, 상대주의자는 인간이 생각하는 가정(assumptions)이 발견된 "진리"에 영향을 주고 문제를 다방면으로 볼 수 있다고 가정한다.

이 논리적 문제를 생각해 보자. "A는 매달 1cm 자라고, B는 매달 2cm 자란다. 누가 더 큰가?" 절대주의자는 주어진 정보를 바탕으로, "B"'라고 말할 수도 있지만, 상대주의자는 "상황에 따라 다르다"'라고 말할 수도 있다. 답은 A와 B가 몇 살인지 그리고 키를 측정하기 전 그들의 원래 키가 얼마였는지에 따라 달라진다. 상대주의적 사고를 하는 사람은 그 문제가 잘못 규정되어 있고 더 자세한 정보가 필요하다고 인지할 것이다. 그리고 다른 사람들보다 확실한 추정을 만들면 정답이 무엇일지 유연하게 생각할 수 있을 것이다.

또는 라보비 비에프와 동료들(Gisela Labouvie–Vief et al., 1983)이 사춘기 이전 아이들, 청소년 그리고 성인에게 준 이 문제를 생각해 보자.

> 존은 특히 파티에 갈 때 술을 많이 마시는 것으로 알려져 있다. 존의 아내 메리는 그가 한 번 더 술에 취하면 그를 떠나 아이들을 데려갈 것이라고 그에게 경고한다. 오늘 밤 존은 사무실 파티에 늦게까지 있다. 존은 술에 취해 집에 돌아온다.

메리는 존을 떠날까? 대부분의 사춘기 이전 아이들과 많은 청소년들은 "그렇다"고 말했다. 그들은 메리가 그녀의 말을 지킬 것이라는 가정에 의문을 품지 않고, 단순히 주어진 정보에 논리를 적용했을 뿐이다. 성인은 서로 다른 가정이 가능하다는 것과 어떤 가정을 선택하느냐에 따라 답이 달라진다는 것을 잘 알고 있었다. 예를 들어, 한 여성은 메리가 존과 오랫동안 살았다면, 지금 존을 떠날 것 같지 않다고 하며, "맞거나 틀린 답은 없다. 논리적으로 두 가지 해답을 낼 수 있다"고 말했다. 후형식적 사고의 사람들은 문제에 대해 한 가지 이상의 논리적인 해결책을 고안해 낼 수 있는 것으로 보인다(Sinnott, 1996).

페리(William Perry, 1970)는 대학 시절 동안에 인지 성장에 대한 흥미 있는 연구에서 신입생들이 교과서를 찾아보거나 교수에게 상담함으로써 찾을 수 있는 절대적이고 객관적인 진리가 있다고 가정하는 경우가 많다는 것을 발견하였다. 그들은 마치 모든 문제들이 하나의 정답을 가지고 있는 것처럼, 문제의 답을 얻는 데 믿을만한 출처라고 생각하는 곳에 집중했다. 학년이 올라가면서 그들은 진리를 찾는 데 실패하는 경우가 많았고, 많은 문제들이 응답자의 관점에 따라 여러 가지 해답을 가지고 있는 것 같다고 이해했다. 어떤 의견이라도 다른 것과 다름없이 훌륭하다는 지극히 상대주의적 입장을 취하면서, 이 학생들 중 몇몇은 그들이 무엇을 믿어야 하는지 결정하는 법을 확신하지 못하겠다고 말했다. 결국, 많은 학생이 어떤 의견들은 다른 의견들보다 더 지지할 만하다는 것을 이해했다. 상대적인 관점들 사이에서 선택하고 있다는 것을 완전히 인지하면서 특정한 관점에 전념할 수 있었다.

청소년기와 성인기 사이에 많은 사람들은 절대주의자로 시작해서 상대주의자가 되고, 마침내 지식의 본질과 그 한계에 대한 보다 정교한 인식에도 불구하고 입장을 고수한다. 물론, 절대적 수준의 사고를 가진 학생들은 더 좁은 사고방식(주로 전통적 또는 관습적인 사고방식)을 고수한다. 상대주의적 사고방식을 가진 학생들은 창의력과 인지 복잡성을 높이는 것을 포함하여 아주 다양한 사고방식을 사용한다(Wu & Chiou, 2008). 어떤 사람들은 이것을 "틀에서 벗어난 사고" 또는 "독창적인 사고"라고 부른다(■ 그림 7.11).

형식적 조작을 넘어 더 발전된 사고를 위한 또 다른 가능성은 **변증법적 사고(dialectical thinking)** 또는 생각들 사이에서 역설과 모순을 탐지하고 그것들을 조화시키려 노력하는 것이다(Basseches, 1984, 2005). 예를 들어, 직면한 문제가 다면적이고 해결하기 어려울 것이라고 인지할 때 여러분은 변증법적 사고를 한다. 즉, 바로 이해되지 않는 부분들은 받아들이려고 노력하면서 다양한 가능성을 고려하고 머릿속으로 문제와 "씨름한다".

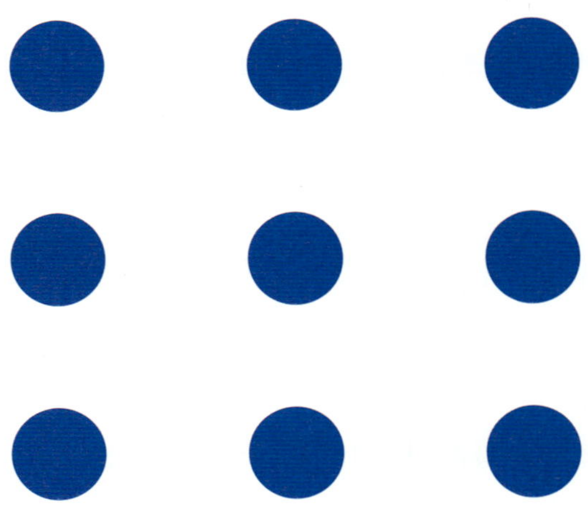

■ **그림 7.11** 펜이나 연필을 떼지 않고 네 개의 직선을 사용하여 9개의 점을 모두 연결한다. 성공하려면, 상자 밖을 벗어나서 생각해 보라. 해결 방법을 보려면 인터넷에 "9 dot problem"이라고 검색한다.

몇 명의 신뢰하는 친구들에게서 조언을 구하고, 각각의 가능한 해결책에 대한 장단점을 고려한다. 마침내 여러분은 그 문제를 다룰 수 있는 최고의 방법을 결정하며, 반드시 완전한 해답은 아니지만 현재의 조건에서 최선의 선택이라는 것을 안다. 변증법적 사고를 함으로써 더 발전된 사고를 하는 사람들은 반복적으로 도전해서 "진리"를 구성하고 있는 것에 대한 그들의 해석을 바꾼다. 예를 들어, 하나의 결론에 도달한 다음, 결론과 모순되는 생각을 해내고, 그 두 가지 생각을 더 완전한 이해로 통합한다. 그들은 진리를 탐구하는 것은 계속 진행 중인 과정이며, 그들은 많은 다양한 길로 이끌 수 있다는 것을 깨닫는다.

마르챈드(Helena Marchand, 2002)는 다양한 후형식적 사고를 통합하려는 시도에서 이러한 공통점을 제시한다.

1. **지식은 절대적인 것이 아니라 상대적이라는 것을 이해하기**: 명백한 지식의 이분법보다 훨씬 더 많은 중립이 있다.
2. **세계는 (물리적, 정신적) 모순으로 가득 차 있다는 것을 수용하기**: 일관적이지 않은 정보가 나란히 존재할 수 있다.
3. **모순을 어떤 더 큰 이해로 통합하려고 시도하기**

우리를 더 광범위한 사고, 역할 그리고 경험에 노출시키는 환경은 이러한 더 높은 수준의 사고를 조장한다. 또래들 사이에서 더 큰 다양성을 가지는 대학생은 비슷한 친구들보다 더 많은 후형식적 특징을 보여 주는 경향이 있다(Galupo, Cartwright, & Savage, 2009). 고등학생과 대학생들 사이에서는 여학생이 남학생보다 성역할 갈등이 더 많고 관계에 대한 상대론적 시각도 더 크다고 보고된다.

상대론적, 변증법적 또는 다른 형태의 발전된 사고가 인지 발달의 새로운 후형식 단계라고 할 수 있는지는 아직 분명하지 않다. 마르챈드는 후형식 사고인 제5단계는 보장되지 않는다고 결론을 내린다. 그렇지만 성인들의 사고는 실제로 청소년기의 형식적 조작기 사고보다 더 발전된 것이 될 수 있다. 많은 연구가 인지 발달이 청소년기에서 끝나지 않는다고 확실히 보여 준다. 하지만 성인기 동안의 성장은 피아제의 단계(보편적이고 불가역적인 사고에서 질적으로 다른 구조적인 변화)를 반영하지는 않는다(Lerner, 2006).

3) 노화와 인지 능력

보통 사람은 나이가 들면서 약간의 정신 능력이 감소하고, 노인은 피아제의 형식적 조작 사고 테스트를 해결하는 데 어려움이 있다. 실제로, 노인들은 보존 및 분류 능력을 평가하는 구체적 조작기 과제에서도 젊은 성인과 중년 성인에 비해 잘 하지 못한다.

그렇다고 해서 노인들이 미숙한 사고방식으로 퇴보하는 것은 아니다. 예를 들면, 다양한 연령대의 다면적 비교를 연구했는데, 노년층의 저조한 수행이 반드시 사람들이 나이가 들면서 인지 능력을 상실한다는 것을 의미하지는 않는다고 하였다. 그것은 코호트 효과에 의해 유발될 수 있는데, 현재 보통의 노인들은 젊은 성인들보다 공교육을 덜 받았기 때문이다. 대학에 다니는 노인들은 형식적 조작에 대한 검사에서 어린 대학생들 못지 않게 좋은 성적을 내는 편이다. 또한, 간단한 훈련만으로도 학교를 졸업한 지 오래된 노인들의 성과를 빠르게 높일 수 있는데, 이는 필요한 인지 능력을 단순히 재활성화만 하면 된다는 것을 시사한다(Blackburn & Papalia, 1992).

피아제의 과제에서 평가된 능력이 노인들의 삶과 관련된 것인지에 대한 의문도 제기되었다. 이러한 문제들은 많은 노년층에게 생소할 뿐만 아니라 아이들이 학교에서 직면하는 지적인 도전들과 유사하며, 대부분의 성인들이 일상적 상황에서 접하는 것도 아니다. 따라서 노인들은 검사를 실행할 의욕이 없을 수도 있다.

피어스와 데니(Kathy Pearce & Nancy Denney, 1984)는 노인들이 어린아이들과 비슷하지만 다른 연령층과는 다르게, 두 개의 물체를 분류할 때 유사성(예를 들어, 둘 다 담배를 피우는 용도인 파이프와 시가를 함께 놓기)보다는 물체들 사이의 어떤 기능적 관계에 기초하여(예를 들어, 담배에 불을 붙이는 방법으로 파이프와 성냥을 함께 놓기)물체를 분류하는 것을 발견하였다. 피어스와 데니는 학교나 어떤 직업 상황에서, 사람들이 유사성에 기초한 물체 분류를 요구받지만, 일상생활에서는 흔히 함께 사용하는 물체를 연관시키는 것이 더 이치에 맞는다고 제안한다.

이러한 발견은 노년층의 결핍으로 보이는 것이 단지 방식의 차이일 수도 있다는 것을 암시한다. 분류 능력에서 유사성 방식의 차이는 비교 문화적으로 관찰되어 왔으며, 만약 연구자들이 신중하지 않다면 비서양 문화권의 교육받지 않은 성인은 기초적 인지 능력이 부족하다는 잘못된 결론을 내릴 수 있다. 한 예로, 아프리카의 크펠르족(Kpelle) 성인들에게 음식, 의류, 도구, 조리 기구 등을 그룹으로 분류해 달라고 했을 때 기능적 관계를 바탕으로 하여 한 쌍으로 분류하였다(Glick, 1975).

그래서 오늘날의 노인들은 같은 시대의 더 어린 사람들만큼 구체적, 형식적 조작기 과제를 잘 수행하지 못하는 것 같다. 고령자들을 위한 성인 교육 설계자들은 학생들 중 일부는 좀 더 구체적 형태의 교육에서 도움받을 수 있다는 것을 명심해야 한다. 하지만 이러한 차이는 교육과 동기부여와 같은 연령 외의 요인과 관련있을 수 있다. 가장 중요한 것은 실험실 상황에서 익숙하지 않은 문제에 대해 제대로 수행하지 못하는 노인들이 일상적 상황에서 만나는 여러 종류의 문제에 대해서는 훨씬 더 유능하게 수행한다는 것이다(Salthouse, 1990). 이것은 정확히 피셔의 기술 이론에서 나온 교훈이다. 즉, 능력은 상황에 따라 다르다. 노년층을 지지하는 상황을 제공함으로써 우리는 노년층의 수행 수준을 최대한 끌어올릴 수 있다.

08 기억력과 정보 처리

여러분은 가족, 친구, 학교, 직장 그리고 삶에 관한 풍부하고 다양한 기억들을 가지고 있을 것이다. 여러분은 매일 이런 기억들이 필요하다. 기억들은 당신이 누구이고, 어디에 있었는지 그리고 당신이 가고 싶은 곳에 확고한 기반을 제공한다. 만약 사고로 머리를 다쳐 모든 기억들이 사라졌다고 상상해 보자. 일주일 후 환자는 아무런 기억도 하지 못한 채 깨어났다. 아무것도. 남편과 두 어린아이는 말할 것도 없고 자기 자신도 알지 못했다. 환자는 모든 것을 다시 배우고 새로운 기억들을 만들어내야 할 것이다.

이것은 **역행성 기억상실증(retrograde amnesia)**, 즉 상실을 일으킨 사건 이전에 일어난 정보와 사건들에 대한 기억상실의 놀라운 케이스다. 이러한 사례들은 기억력이 우리가 누구이고 무엇을 하는지에 얼마나 중요한지를 보여 준다. 그것은 우리가 과거로부터 배우고, 현재에서 기능하고, 미래를 계획할 수 있게 해 준다. 과거의 사건에 대한 정보를 나중에 인출하는 우리의 **기억(memory)** 능력이 어떻게 발달하고 삶의 전반에 걸쳐 변화하는지 고찰해 보자.

1) 기억 개념화

현대의 기억 모델은 약 60년 전 브로드벤트(Donald Broadbent, 1958)가 인간의 정보 처리 방법에 대해 추측하면서 시작되었다. 거의 동시에, 체계적으로 입력을 출력으로 변환할 수 있는 능력을 갖춘 현대식 컴퓨터가 등장하여 많은 관심을 얻고 있었다. 컴퓨터는 인간의 사고방식과 비슷해 보였고, 실제로 인간 전문가만큼 능률적으로 체스를 두도록 컴퓨터를 프로그래밍하고 다른 문제들을 해결하려는 노력은 과학자들이 인간 인지의 강점과 한계에 대해 많은 것을 이해하는 데 도움을 주었다(Newell & Simon, 1961; Simon, 1995). 컴퓨터는 주의, 지각, 기억 그리고 의사결정에 관련된 기본적인 정신 과정을 강조하는 인간 인지에 대한 **정보 처리 접근(information-processing approach)**의 모델이었다. 오늘날의 고도로 발달한 컴퓨터가 과거보다 훨씬 더 큰 용량을 가졌듯이, 신경계의 성숙과 경험은 어른들이 어린아이들보다 더 많은 것을 기억할 수 있게 해 주고, 높은 정확도로 더 복잡한 인지 능력을 발휘할 수 있게 해 준다.

앳킨슨과 시프린(Richard Atkinson and Richard Shiffrin, 1968)은 주로 지속 시간에 따라 구성된 세 가지 기억 요소의 간단한 정보 처리 체계를 제시하였다.

- **감각 등록기(sensory register)**: 우리 주위에 소용돌이치는 풍부한 감각 정보(시력, 소리, 냄새 등)를 간단하게 보관한다.
- **단기 기억(short-term memory)**: 짧은 기간 동안 제한된 양의 정보만 저장한다.
- **장기 기억(long-term memory)**: 비교적 영구적이고 겉보기에는 무제한으로 보인다.

여러분이 역사 강의를 듣고 있다고 가정해 보자. 나와 있는 많은 사실들 중 교수님은 1789년에 미국 헌법이 비준되었다고 강조한다. 이 설명은 여러분의 감각 등록기를 "자극"하는 **환경 자극**이다. 꿈이 아니라면 감각 등록기는 이것을 기록해서 잔상(혹은, 이 예에서는 메아리, 반복의 일종)으로 1초간 잡는다. 감각 등록기에 들어오는 많은 것들은 더 이상의 처리 과정 없이 빠르게 사라진다. 주의 과정은 어떤 정보가 감각 등록기에 들어가서 그 이상의 처리 과정을 거칠 수 있는가에 큰 역할을 한다. 1789년을 기억해야 한다고 생각하면 단기 기억으로 옮겨지겠지만, 영구적으로 기억되려면 장기 기억으로 옮겨져야 하는데, 이는 대부분의 사람들이 기억하기로 마음먹었다는 것을 의미한다. 아마 여러분은 교수님의 설명을 노트에 기록할 수 있을 만큼 충분히 단기 기억 속에 간직할 것이다. 나중에 노트의 내용을 다시 공부하면서 장기 기억으로 옮기기 위한 정보를 되새기고, 다음날 또는 다음 주 시험 보는 날에 꺼내 쓸 수 있도록 한다.

이 단순화된 모델은 무엇인가를 배우고 기억하기 위해 무엇을 해야 하는지 보여 준다. 첫 번째 단계는 정보를 **부호화(encode)**하는 것이다. 즉, 정보를 시스템에 입력하는 것이다. 정보가 들어가지 않으면 절대 기억할 수 없다. 둘째, 정보는 장기 저장을 용이하게 하기 위해 정보를 안정화하고 구성하는 과정인 **응고화(consolidation)**를 거친다. 이러한 과정에는 초기 학습 후 몇 분 또는 몇 시간 내에 발생하는 **스냅스 응고화**(synaptic consolidation)보다 긴 기간에 걸쳐 이루어지는 **시스템 응고화**(system consolidation)를 포함한다(Dudai, 2004).

응고화 과정은 수면 중 진행되고(Barham et al., 2016), 스트레스를 받으면 중단된다. 응고화는 우리가 새로운 자료를 기존의 지식과 연관시킬 수 있을 때 도움이 되는데, 이러한 과정이 수면 중 안정된 뇌 활동 패턴으로 나타난다. 특히 수면 방추(REM 수면 중에 관찰된 신경 활동의 스파이크, 뇌파)의 밀도가 높을수록 사전 지식과 관련된 새로운 학습이 더 많이 기억되는 것으로 보인다(Hennies et al., 2016).

응고화가 없는 경우 정보는 부호화의 첫 번째 단계에서 저장의 세 번째 단계로 가지 못한다. **저장(storage)**은 정보를 장기 기억 저장소에 보관하는 것을 말한다. 기억은 장기 기억에 적절히 저장되지 않으면 시간이 지나면서 희미해진다. 커레지와 코완(Mary Courage & Nelson Cowan, 2009)이 설명하듯이, "인간의 기억은 비디오카메라처럼 경험을 기록하지 않고, 오히려 역사가처럼 한다. 즉, 다양한 출처에 따른 정보를 역동적이고 추론적으로 재구성하는 과정이다".

마지막으로, 기억 과정이 완성되려면 **인출(retrieval**; 정보가 필요할 때 그 정보를 빼내는 과정)이 있어야 한다. 사람들은 장기 기억에서 정보를 되찾을 때 무엇인가를 잘 기억했다고 말한다. 인출은 여러 가지 방법으로 이루어질 수 있는데, 만약 헌법이 언제 비준되었는지에 대한 객관식 질문을 받는다면, 여러분은 정확한 날짜를 열심히 인출할 필요가 없다. 선택지 중에서 인지하기만 하면 되는데, 이것이 **재인 기억(recognition memory)**의 한 예이다. 하지만 "헌법이 언제 비준되었는가?"라는 주관식 질문을 받는다면 이는 **회상 기억(recall memory)**을 시험하는 것이다. 이 질문은 어떠한 단서의 도움도 없이 적극적인 인출을 필요로 한다. 인지와 회상 메모리의 사이에는 인출을 가능하게 하는 힌트나 신호인 **단서 회상 기억(cued recall memory)**이 있다.(예를 들어, "헌법이 언제 비준되었는가?" 그 해에 프랑스 혁명이 시작되었다.) 대부분의 사람들은 단서 회상이 필요한 문제들보다 재인 기억이 필요한 문제들이 답하기 더 쉽다고 한다. 그리고 단서 회상을 요구하는 질문들은 완전한 회상을 요구하는 질문들보다 더 쉽다. 이것은 사람들이 부호화하거나 학습한 많은 것들이 단서 없이는 인출하기 어렵겠지만 분명히 "어딘가에 있다"는 것을 삶의 전반에 걸쳐 보여 주는 진실이다. 기억이 나빠지는 것은 초기의 부호화, 저장 또는 인출에 어려움을 수반할 수 있다.

기억 과정을 점점 더 많이 밝혀냄에 따라 개선되고 대체된 모델들이 제시되었는데, 더 포괄적인 모델은 ■ 그림 7.12에 나와 있다. 예를 들어, 단기 기억은 본래 생각됐던 것보다 더 복잡한 것으로 나타났다. 먼저, 대부분의 인지 연구자들은 수동적 형태의 단기 기억과 능동적인 기억을 구별하고, 목표 달성을 위해 사용되는 단기 기억을 지칭하기 위해 **작업 기억(working memory)**이라는 용어를 사용한다. 작업 기억은 능동적으로 작동하면서 일시적으로 정보를 저장하는 정신적 "스크래치 패드"와 유사하다. 이것은 마음속에서 언제든지 조종되고 있다. 사람들은 많은 정보 중 일부가 빠져 나가거나 기억력이 "떨어지지" 않는 한 한 번에 어느 정도의 많은 정보들을 다룰 수 있다.

배들리(Alan Baddeley, 2012)는 앳킨슨과 쉬프린 모델(Atkinson and Shiffrin model)에서 이 영역의 한계를 해결하기 위해 작업 기억의 4개 구성 요소 모델을 제안하였다. 특히 언어적 기억과 시각적 기억은 별도로 저장되는 것 같아 단기 기억 저장소는 한 개로 충분하지 않다는 연구 결과가 나왔다(Baddely & Hitch, 1974). ■ 그림 7.12에서 설명한 바와 같이, 단기 기억에 대한 이러한 확대된 관점은 주의력을 지시하고 정보의 흐름을 통제하는 **중앙 집행기(central executive**; 작업 기억 시스템의 감독관)로 이루어진다. 또 단기 기억 저장에는 다음과 같은 세 가지 유형이 있다.

- **음운 고리(phonological loop)**: 말이나 음악과 같은 청각 정보를 간략하게 저장한다.
- **시공간 메모장(visual-spatial sketchpad)**: 색상 및 모양과 같은 시각적 정보를 보관한다.
- **임시 완충기(episodic buffer)**: 청각과 시각 정보를 연결한다.

일부 기억들은 시각적 또는 언어적인 것이 아니라 시각적 정보와 언어적 정보를 연결하고, 삽화 기억(사건의 기억)의 장기적 저장을 가능하게 하는 역할을 한다는 연구 결과가 나오자 임시 완충기가 이 모델에 추가되었다.

2) 암묵 기억과 외현 기억

기억 연구자들은 장기 기억 저장이 업무의 성격에 따라 다르게 반응한다는 결론을 내렸다(Schneider, 2015). 이들은 의도치 않게, 의식적 인식 없이 자동적 처리로 발생하는 **암묵 기억[implicit memory**, **비선언적 기억**(nondeclarative memory)]과 의식적으로 알 수 있고 선언할 수 있는 사실과 경험을 의도적 처리로 사건 기억을 수반하는 **외현 기억[explicit memory**, **선언적 기억**(declarative memory)]을 구별한다(■ 그림 7.13). 외현 기

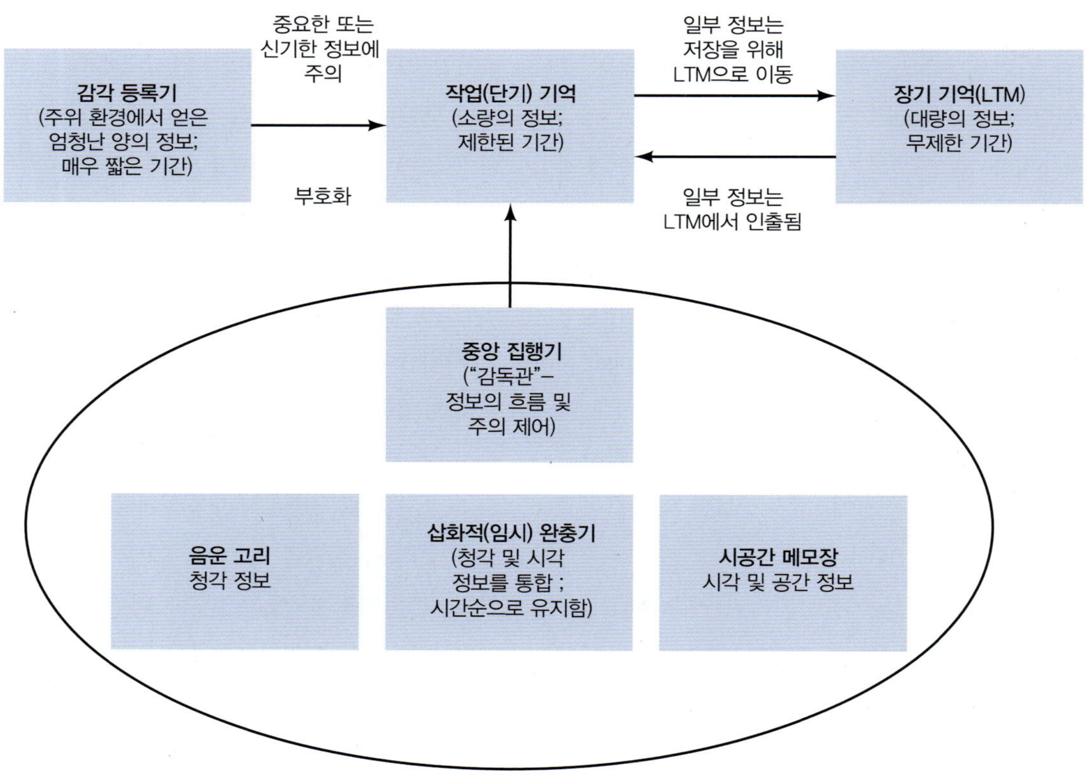

■ **그림 7.12 기억의 포괄적인 모델.** 중앙 집행기는 단기 기억 장소의 중요한 처리를 관장한다. 아래의 세 박스는 세 가지 유형의 단기 기억을 보여 준다. 음운적, 시 · 공간적 그리고 다른 두 가지 유형의 단기 기억을 통합한 임시 완충기이다.

억은 전통적인 인식과 회상 테스트(선다형 선택과 논술 문제가 있는 과정의 기말고사 등)을 통해 시험되며, 일반적인 사실에 대한 **의미 기억(semantic memory)**과 구체적인 경험에 대한 **삽화 기억(episodic memory)**으로 크게 나눌 수 있다. 의미론적인 일반 지식이든, 삽화 기억을 구성하는 특정한 개인적인 기억이든, 외현 기억은 언어와 깊이 연관되어 있다. 삽화 기억의 한 예는 2015년 4월 25일 네팔에서 대지진이 발생하여 8,000명 이상이 사망했다는 뉴스를 접했을 때, 여러분이 고향을 그리워하는 것일지도 모른다. 의미론적 기억은 네팔이 인도와 중국 사이에 위치해 있거나 네팔의 수도가 카트만두라는 것을 아는 것이다. 첫 번째 예는 특정한 사건에 대한 기억을 보여 주는 반면에 두 번째 예는 세계에 대한 일반적인 지식을 반영한다.

암묵 기억은 다른 종류의 것이다. 학습자들은 일반적으로 자신의 기억이 암묵적인 "시험"으로 평가되고 있다는 것을 알지 못한다. 2008년 82세의 나이로 사망한 헨리 몰리슨(Henry Molaison)은 27세에 심한 발작을 억제하기 위해 뇌의 양쪽에서 해마의 상당 부분을 제거하였다(Shah, Pattanayak, & Sagar, 2014). 당시 그의 신경외과 의사는 헨리가 남은 55년 동안 치명적인 기억상실을 겪게 될 것이라는 것을 깨닫지 못했다. 그는 더 이상 새로운 기억을 만들 수 없었다. 헨리는 저녁으로 무엇을 먹었는지, 몇 분 전에 텔레비전을 통해 무엇을 보았는지 기억할 수 없었고, 새로운 단어를 배우거나 새로운 사람들을 기억할 수도 없었다. 새로운 삽화 기억을 만들 수 있는 능력이 이처럼 파괴적으로 상실되었음에도 불구하고 헨리는 암묵 기억의 증거를 보여 주었다(Lloyd & Miller, 2014). 이를 테스트하기 위해 헨리는 거울 추적 과제를 제시받았는데, 거울에 비친 자신의 손만 보고 도표를 추적하도록 하는 이 작업은 다소 도전적이고 그림을 완벽하게 그리는 연습이 필요했다. 헨리는 이 과제를 반복적으로 연습한 것을 기억하지 못했지만, 3일 동안 능력이 향상되어 이 절차적 과제가 어느 정도 유지되었음을 나타내었다. 그는 전혀 의식하지 않고 그 절차에 대한 기억을 얻었다. 헨리가 경험한 것과 같은 많은 형태의 기억상실증은 외현적인 기억을 파괴하지만 암묵적인 기억은 손상되지 않는다. 외현 기억은 오류가 발생할 수 있는(잊어버릴 수 있는) 반면 암묵 기억은 확실하므로 손상되지 않고 그대로 남아 있다.

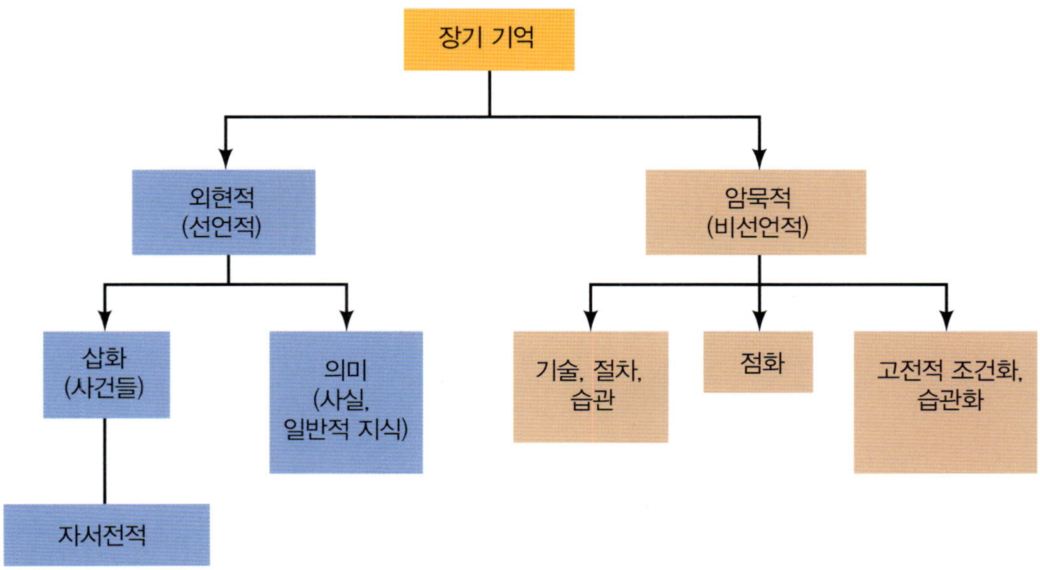

■ 그림 7.13 장기 기억의 유형

3) 기억의 신경 기반

최근에 이르기까지, 기억의 신경학적 기초는 거의 미스터리에 가까웠다. 특유의 기억 문제를 갖고 있거나 이따금씩 뇌손상을 입은 환자들의 사례 연구를 통해 뇌의 내부 작용에 대한 아주 짧은 경험이 전부였다.

헨리의 불행한 사건은 기억력이 신경학적 기초를 가지고 있다는 최초의 확실한 증거를 제공하였다. 그 전까지는 기억은 어떻게든 뇌 전반에 퍼지는 것으로 추측되었다. 헨리의 외과의사는 헨리의 발작을 치료하기 위해 중앙 측두엽의 특정 부위인 **해마(hippocampus)**를 제거했다고 보고하였다. 과학자들은 이 제거로 인한 엄청난 기억상실을 통해 새로운 삽화 기억을 만드는 데 해마가 중요한 역할을 했다고 결론지었다.

수술 후 약 40년 뒤, 영상법의 기술적 발전으로 연구원들은 헨리의 뇌를 자세히 보기 위해 기능성자기공명영상(fMRI)을 사용하였는데, 그들은 헨리의 모든 해마가 제거되지 않았다는 것을 발견하였다. 그러나 해마가 아직 남았음에도 불구하고 헨리는 새로운 정보에 대한 기억이 없었기 때문에 이 하나의 조직보다 기억에 더 많은 것이 있음이 나타났다. 헨리가 사망한 후에야 연구원들은 그의 뇌를 삼차원 모델로 만들 수 있었고, 내후각피질(entorhind cortex)이라고 불리는 측두엽의 일부가 제거되었다는 것을 발견할 수 있었다(Annese et al., 2014). 이 구조는 해마를 뇌의 다른 부분과 연결하는 데 중요한 역할을 한다.

뇌에 대한 양전자방출단층촬영(PET)은 다양한 유형의 기억 과제를 수행할 때 일어나는 뇌 활동을 관찰함으로써 기억 과정에 대한 추론을 할 수 있게 되었다. 그러한 연구를 통해 우리는 뇌의 다른 부분이 다른 형태의 기억에 관여한다는 것을 알게 되었다(■ 그림 7.14). 암묵 기억의 일종인 **절차 기억**(procedural memory, 자전거를 타는 방법에 대한 기억 등)은 선조체라고 불리는 전뇌의 영역에 의해 매개된다. 외현 기억력은 주로 뇌의 중앙 측두엽 위치에 주로 나타나 있다(중간엽은 뇌의 중간을 가리키며 측두엽은 뇌의 밑 부분에 위치한다). 특히 중앙 측두엽 구조는 장기 저장을 위해 정보를 기억 흔적으로 통합하는 데 중요한 것으로 생각된다. 앞에서 언급했듯이, 수면은 기억의 통합을 용이하게 하며 이 과정은 특히 어린 시절에 빠른 것 같다.

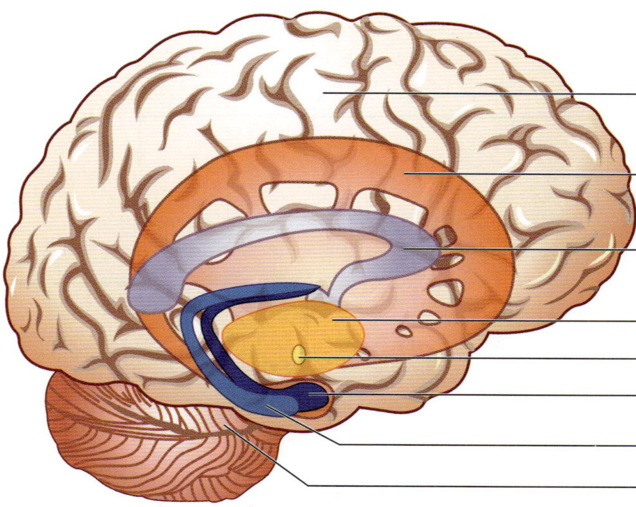

■ **그림 7.14** 해마는 변연계의 일부로서 뇌의 중앙("가운데") 측두엽에 위치한다. 과학자들은 해마가 외현 기억의 통합과 형성을 담당한다고 믿는다. 해마 바로 옆에는 편도체가 있는데, 편도체는 감정과 관련된 기억을 형성하는 데 관여한다. 뇌의 다른 부분, 즉 대뇌핵과 소뇌는 절차 기억의 형성에 중요하다.

어바인과 동료들(Charline Urbain et al., 2016)은 아이들이 학습 후 90분간 낮잠을 자는 것이 새로운 학습과 기존의 지식을 통합하고 새로운 학습을 기억하는 데 도움이 된다는 것을 보여 주었다.

새로운 정보의 실제 저장과 인출은 처음 부호화되었거나 정보에 의해 활성화되었던 피질의 어떤 영역에서 일어난다. 예를 들어, 어휘는 뇌의 대뇌 변연계–측두엽에 저장되는 것으로 보이며, 이 부분에 손상을 입은 개인은 어휘 장애를 겪는다. 그러므로 감각 정보는 처음에 뇌 전체에 분포된 피질 연합 영역 중 하나를 활성화시킨다. 그리고 나서 이 정보는 통합을 위해 중앙 측두엽으로 전달된다. 이 통합이 일어나면 기억 흔적이 정보를 처음 등록한 뇌의 피질 연합 영역에 저장되고, 이 영역에서만 정보를 인출해야 한다.

연구에 따르면 암묵 기억은 외현 기억보다 영유아기에 더 빨리 발달한다(Schneider, 2015). 외현 기억은 해마가 생후 6개월 이후부터 더욱 발달하면서 증진된다. 또한, 두 종류의 기억은 서로 다른 발달 경로를 따른다. 외현 기억 능력은 유아기에서 성인기까지 증가하다가 성인기 이후에 감소한다. 이와 반대로, 암묵 기억은 거의 변하지 않는다. 암묵적 기억력 테스트에서 어린아이들은 더 나이든 아이들보다 못하지도 잘하지도 않았으며, 나이든 성인들도 젊은 성인들과 그 능력이 비슷했다(Schneider, 2015). 암묵적 기억력에 대한 연구는 젊은이와 노인들 모두 아무런 노력 없이 일상 경험에서 엄청난 양의 정보를 배우고 간직한다는 것을 보여준다.

4) 문제 해결

미국 헌법이 언제 비준되었는지(1789) 여러분이 기억하길 바라는 역사 교수의 예를 생각해 보자. 교수는 이 헌법 비준과 독립선언서 서명(1776) 사이에 몇 년이 지났는지 질문한다. 이는 **문제 해결(problem solving)**이나 정보 처리 시스템을 사용하여 목표를 달성하거나 결정을 내리는(이 경우 질문에 답하기 위해) 간단한 예이다. 여기서도 정보 처리 모델은 자극과 반응 사이에 일어나는 일을 설명한다. 교수의 질문은 기억 시스템을 통해 움직일 것이다. 여러분은 질문에 답하기 위해 장기 기억을 끌어와야 할 것이고, 그 다음 두 개의 관련 날짜에 대한 장기 기억을 검색해야 한다. 그리고 뺄셈의 수학적 연산에 대해 저장된 지식을 찾고, 이 날짜 정보를 작업 메모리로 전송해서 뺄셈 "프로그램(1789−1776)"을 사용한 후 정답을 얻을 수 있다.

정보를 성공적으로 처리하려면 여러분이 현재 무엇을 하고 있고 어떤 결정을 내려야 하는지 알아야 한다는 점에 주목해야 한다. 이것이 연구자들이 기억 모델에 **실행 제어 과정(executive control processes)**을 추가한 이유이다. 이러한 통제 과정이 진행되면서 정보의 선택, 구성, 조작 및 해석을 전체적으로 안내한다. 세상의 정보 처리에 관한 기존의 지식은 새로운 정보로 무엇을 할지 방향을 이끈다.

인지심리학자들은 실제 정보 처리가 이런 기억 모델들이 보여 주는 것보다 더 복잡하다는 것을 인정하였다. 그들은 사람들이 일련의 과정대로(순서대로 수학 문제를 풀듯이) 처리하지 않고, 컴퓨터처럼 여러 개의 인지 활동을 동시에 수행하는(강의를 들으며 동시에 메모하는 것) **병렬 처리(parallel processing)**를 한다는 것을 알아냈다. 그들은 또한 다른 영역의 지식에서 서로 다른 처리 접근법이 사용되고 있다는 것도 알았다. 이렇게 복잡함에도 불구하고, 인지에 대한 정보 처리 접근은 단순히 무엇을 기억하고 어떤 대답을 하느냐가 아니라 사람들이 사물을 기억하고 문제를 해결하는 방법에 집중할 수 있도록 하는 이점이 있다. 어떤 문제에 대한 어린아이의 수행은 다음과 같은 여러 가지 이유 때문에 실패할 수 있다. 즉, 아이는 문제와 관련된 부분에 신경쓰지 않을 수 있으며, 모든 관련 정보로 무엇인가 할 만큼 충분한 시간 동안 작업 메모리에 보관하지 못 할 수 있다. 새로운 정보를 장기 메모리로 전달하거나 필요에 따라 장기 메모리에서 정보를 인출하는 전략이 부족할 수 있으며, 문제를 이해할 수 있을 만큼 가진 지식이 없거나 문제를 해결하는 단계를 관리하는 데 필요한 실행 제어가 없을 수 있다. 만약 연구자들이 젊은 개인의 정보 처리가 나이든 사람의 것과 어떻게 다른지 알아낼 수 있다면, 그들은 인지 발달에 대한 많은 통찰을 얻을 것이다.

기억과 문제 해결에 관련된 많은 과정들은 유아기와 성인기 사이에 향상되었다가 노후에 다소 감소한다.

5) 영유아기: 기억의 증거 발견

영유아는 자신이 기억하는 것을 연구자들에게 말할 수 없기 때문에 약간의 독창성을 필요로 한다. 정보를 회상하는 영유아의 능력을 검사하기 전에 습관화, 조작적 조건 형성, 대상 검색, 모방 기술에 관해 알아본다.

(1) 습관화

기억력을 평가하는 한 가지 방법으로 습관화를 사용한다. **습관화**(반복적인 자극에 반응하지 않는 것을 배우는 것)는 익숙한 것에 권태를 느끼는 것을 배운다로 생각할 수 있으며(예를 들어, 시계의 똑딱거리는 소리나 새는 수도꼭지의 물방울소리를 듣지 못하는 것), 자극이 익숙한 것으로 인식된다는 증거이다. 인간은 태어날 때부터 반복적으로 나타나는 빛, 소리, 냄새에 습관화된다. 태아는 태어나기 전부터 배우고 기억할 수 있다는 것을 습관화를 통해 증명한다(Leader, 2016). 신생아들이 재인 기억을 할 수 있고 그들이 여러 번 본 것보다 새로운 시각을 선호한다는 것은 분명하다. 나이가 들면서, 영아들은 "학습 시간"이 줄어들며, 며칠 또는 심지어 몇 주 동안 배운 것을 유지할 수 있다.

(2) 조작적 조건 형성

어린 영아의 장기 기억을 테스트하기 위해 로베-콜리어와 동료들(Robe-Collier & Cuevas, 2009b)은 조작적 조건 형성 기법을 기반으로 아기의 발목에 리본을 묶고 실험을 하였다. 아기는 다리를 흔들다가 묶인 리본이 모빌을 건드리면 이따금씩 발차기가 모빌을 움직이는 긍정적인 결과를 가져온다는 것을 매우 빠르게(몇 분 안에) 배울 것이다.

영아 기억을 테스트하기 위해, 나중에 모빌을 다시 보여 주고 영아가 발차기를 하는지 확인한다. 이 과제를 성공하려면, 영아는 모빌을 인식해야 할 뿐만 아니라 할 일이 발차기라는 것을 기억해야 한다. 영아가 의도적으로 그리고 열심히 무언가를 기억하고 있는지 아니면 의도하지 않고 자동으로 발차기와 모빌의 움직임 사이의 연관성을 학습해서 기억하는지를 생각해 보자. 이 과제는 암묵적 또는 절차 기억을 활용하는 것이다. 9분짜리 교육을 2회 받으면 생후 2개월은 최대 2일, 3개월은 약 1주일, 6개월은 약 2주간 모빌을 움직이는 방법을 기억한다(Robe-Collier & Cuevas, 2009b). 로베-콜리어와 동료들은 나이가 더 많은 유아들을 위해 이 과제를 개선하였고, 18개월의 유아들이 최소한 3개월 동안 기억할 수 있다는 것을 보여 주었다. 또한, 연구원들은 유아들에게 두 번의 9분짜리 교육이 아닌 세 번의 6분짜리 교육을 해서 유아들의 기억을 향상시킬 수 있었다. 두 조건의 총 훈련 시간은 같았지만, 분산 또는 나누어진 훈련이 더 효과적이었다. 분산된 연습은 생활 전반에 걸쳐 유익하다.

만약 기억을 돕기 위한 더 강력한 단서가 제공된다면? 원래 학습 경험 후 2~4주 뒤 모빌이 움직이는 것을 보고 이전 학습을 기억해낸 3개월 된 영아들은 리본이 발목에 부착되자마자 폭풍 같은 발차기를 했다. 하지만 기억해내지 못한 영아들은 발차기를 하지 않았다(Rove-Collier & Barr, 2004). 그렇다면, 단서 재생(이 경우 모바일의 존재 또는 실험자가 모빌을 흔든 것이 더 좋은 단서 기억)은 생후 처음 두어 달 동안 나타나고, 영아들은 배운 것을 상기할 때 가장 잘 기억하는 것으로 보인다. 다른 연구에서는 생후 15개월에도 언어적 상기가 효과적이며, 1주일 후와 마찬가지로 한 달 후에도 사건을 기억하는 데 도움이 된다는 것을 보여 준다(Hayne & Simcock, 2009).

그러나 이 연구는 영아들이 단서가 불충분하거나 다를 경우 배운 것을 기억하는 데 어려움을 겪는다는 것 또한 시사한다. 영아들은 그들이 접하게 된 모빌이나 (모빌에 매달린 특정 동물들) 문맥(안전팬스의 울타리 디자인)이 그들이 배웠던 내용과 조금만 달라도 기억하는 데 어려움을 겪는다. 간단히 말해서, 초기 기억은 단서 의존적이고 특정 상황에 따라 다르다.

(3) 대상 검색

앞에서 우리는 피아제가 영유아기의 인지 변화에 대한 이해를 돕기 위해 대상 검색 작업인 A-not-B를 사용했다는 점에 주목했다. 이 작업에 대한 성과는 우리가 기억 능력을 이해하는 데에도 기여할 수 있다. 영아 또는 유아는 작은 장난감을 숨길 수 있는 동일한 천 두 개가 있는 테이블에 앉는다. 아이가 지켜보는 가운데 장난감을 천들 중 하나(A)의 밑에 둔다. A의 정확한 위치에 닿은 영유아가 기억을 입증한다. A 위치에서 보고 장난감을 되찾는 몇 번의 실험을 성공한 후, 연구자는 물건을 바꿔 다른 천(위치 B) 밑에 장난감을 숨긴다. 영유아들은 원래 위치에서 계속 장난감을 찾는 것이 증명되었다. 하지만 생후 8개월이 되면 절반 이상의 영아들이 B 위치의 장난감에 정확하게 도달한다(Bell & Morasch, 2007).

(4) 모방 기술

어떤 연구에서는 어린 영아들, 심지어 신생아들도 혀를 내밀거나 입을 여는 것과 같은 특정한 행동을 모방할 수 있다고 제시한다(Meltzoff, 2004). 이러한 발견은 그들이 본 것을 정신적으로 표현할 수 있는 능력이 생기는 약 1년 전까지는 영아들이 행동을 모방할 수 없다는 피아제의 주장에 도전하기 때문에 흥미롭다.

이러한 발견은 초기 혀 내밀기가 진정한 모방을 보여주는 것이 아니라 특정 자극에 대한 반사적인 반응을 반영하거나 흥미로운 광경을 "탐색"하려는 시도를 반영한다고 믿는 일부 사람들의 회의적인 시각으로 관찰되었다(Bjorklund, 1995). 하지만 본보기에 부합하는 방법으로 혀를 내밀고 입을 움직이는 영아에 대한 관찰은 현재에도 다른 사람들에게서 계속 되고 있다(Marshall & Meltzoff, 2014). 더욱 중요한 점은, 6개월 된 영아들이 새로운 사실이나 행동을 시간이 지난 후 따라하는 능력인 **지연 모방(deferred imitation)**을 보인다는 것이다. 이는 분명히 기억 능력을 필요로 하고 외현 기억이나 선언적 기억의 초기 형태를 나타낸다(Sundqvist et al., 2016). 9개월 된 영아들의 지연 모방 행동은 16개월에 일으키는 그들의 언어 능력(단어들은 16개월에 만들어지고 기억된다)을 예견하며, 초기 기억 과제의 성과와 16개월의 더 복잡한 기억 과제에서의 성과 사이에서 연관성을 보여 준다.

나이가 들면서, 영아들은 더 긴 기간에 걸쳐 회상이나 지연 모방을 증명한다. 6개월까지, 영아들은 어떤 행동을 더 긴 시간이 지나도 모방할 수 있고 간단한 사건들의 순서를 기억할 수 있다. 2세까지, 사건들은 몇 달 동안 회상될 수 있으며, 그 회상은 더 유연하다. 즉, 배우는 시점에 존재하는 특정 단서에 얽매이지 않는다(Lukowski & Bauer, 2014).

바우어와 동료들(Patricia Bauer et al., 2000)은 서로 다른 연령의 유아들에게 일련의 행동들을 보여 주었고, 그들이 본 것을 따라 하도록 했다(예를 들어, 침대에 곰 인형을 놓고, 담요를 덮어주고, 이야기를 해 주는 것 등). 13개월 정도의 어린 유아들도 3개월이 지나도록 일련의 행동들을 재구성할 수 있다. 16개월과 20개월 된 유아는 노출 후 12개월 동안 사건들을 기억하고 인출할 수 있다. 어른들과 마찬가지로, 유아들은 그들이 기억해야 할 것에 반복적으로 노출되었을 때, 기억하도록 돕는 많은 단서가 주어졌을 때 그리고 기억해야 하는 사건들이 의미 있거나 논리적인 순서로 일어날 때 가장 잘 기억한다.

2세가 되면, 유아는 언어적이 되고, 몇 달 전에 일어났던 사건들을 재구성하는 데 단어를 사용할 수 있다. 한 연구에서, 연구자들은 사고로 응급실을 방문했던

1~3세의 어린아이들을 인터뷰하였다(Peterson & Rideout, 1998). 면접은 응급실 방문 직후와 6, 12, 18, 24개월 후에 실시되었다. 응급실 방문 당시 18개월 이하였던 유아들은 6개월이 지난 후 방문했을 때의 모습을 말로 떠올릴 수 없었지만, 20개월 이상 유아들은 할 수 있었다. 응급실 방문 당시 생후 26개월이었던 아이들은 사고 후 최소 2년 동안 정보를 유지하고 경험에 대한 언어적 질문에 답할 수 있었다. 추가적으로, 2세 정도의 유아는 이전에 경험한 사건에 대해 간단한 언어의 상기시켜 주는 혜택을 받을 수 있다(Imuta, Scarf, & Hayne, 2013). 언어가 기억력 향상에 도움이 된다는 것은 분명하다.

6) 영유아기: 문제 해결

영유아들은 어린이와 어른처럼 매일 문제 해결 과제에 직면한다. 그들은 손이 닿지 않는 물체를 얻거나 이전에 장난감에서 났던 재미있는 소리가 또 나도록 하고 싶을 것이다. 한 연구에서, 영아들의 손이 닿지 않는 곳에 물체를 두었는데, 한 손으로 천을 잡아당기면 물체를 가까이 끌어 올 수 있도록 하였다(Willats, 1990). 생후 6개월된 영아들은 물체를 가져오지 못했지만, 9개월된 영아들은 이 문제를 해결하였다. 정확히 말하면, 더 어린 영아들도 물체를 어떻게 가져올 수 있는지에 대한 힌트를 받았을 때 성공적이었다. 생후 14개월이 되면 유아들은 문제 해결 상황에서 어른들에게 유용한 정보를 얻을 수 있다는 것을 알게 된다(Kovács et al., 2014).

나이가 들면서, 영유아들은 점점 더 어른들이 주는 단서에 집중하고, 손을 뻗거나, 다른 방법으로 도움을 요청하면서 어른들에게 도움이 필요하다는 것을 알린다. 간단한 문제 해결 행동들은 첫 2년 동안 상당히 향상되고, 아동기에 활발해진다.

7) 기억 발달

2세의 아이는 그 시기에 빠른 언어 학습으로 증명하듯이 이미 매우 유능한 정보 처리자이다. 그러나 아이들이 화장실 물을 내리는 방법에서부터 어려운 수학 문제를 푸는 방법에 이르기까지 모든 것을 배우는 아동기에 학습, 기억력, 문제 해결의 극적인 향상이 일어난다.

큰아이들은 어린아이들보다 더 빨리 배우고 더 많이 기억한다. 2세 아이는 숫자들을 듣고 두 자리까지 따라 할 수 있는데, 5세 아이는 네 자리, 10세 아이는 여섯 자리 숫자까지 따라 한다. 그리고 2학년 학생들은 유치원생들보다 학습 속도가 빠를 뿐만 아니라 정보를 더 오래 가지고 있다. 학습과 기억력이 향상되는 이유에 대한 4가지 주요 가설은 다음과 같다(Schneider, 2011).

(1) 기본 역량의 변화

신경계는 출생 후 몇 년이 지나도 계속 발달하기 때문에 큰아이들은 어린아이들보다 더 나은 "하드웨어 컴퓨터"(더 크고 더 효과적인 정보 처리 시스템)를 가지고 있고 어린아이들보다 더 많은 것을 기억하는 것이 당연해 보인다. 뇌의 신경 발달은 정보 처리를 위한 더 많은 작업 기억 공간과 더 빠른 정보 처리 능력에 기여한다. 장기 기억 저장 용량이 생애 전반에 걸쳐 크게 변한다는 증거는 없으며, 실제로 젊은층과 노년층이 평생 사용하는 것보다 저장 공간이 더 많을 것이다(Cunningham, Yassa, & Egeth, 2015).

부호화는 환경에서 오는 자극을 감각적으로 등록하는 것으로 시작된다. 감각 체계는 아주 어릴 때부터 상당히 잘 기능하고 있으며, 전두엽 피질과 중앙 측두엽이 성숙함에 따라 정보의 부호화가 생애 첫 몇 년 동안 더욱 발달한다는 증거가 있다(Ghetti & Lee, 2014). 메모리 통합 과정도 발전적 변화를 겪는 것 또한 분명하다. 뇌의 중앙 측두엽 내의 해마와 뇌의 다른 부분들의 성숙과 부합해서 기억의 응고화 및 저장이 영유아기와 아동기에 걸쳐 향상됨을 보여 준다. 또한, 나이가 들면서 뉴런이 수초화 됨에 따라 정신적 작업의 속도가 빨라지고, 큰아이들과 성인들은 어린아이들보다 더 많은 작업을 동시에 수행할 수 있게 된다(Cowan, 2016).

아동기에 단기 기억 능력의 향상 정도는 무엇을 테스

트하느냐 또는 어떻게 테스트하느냐에 따라 달라질 수 있다. 즉, 단기 기억 능력은 배경 지식과 작업 유형에 따라 다양하다(Schneider, 2015). 학습 영역 또는 그 분야의 많은 지식이 있으면 새로운 관련 정보의 처리 속도가 빨라진다. 즉, 주제에 대해 더 많이 알수록 주제와 관련된 정보를 더 빨리 처리할 수 있다는 것이다.

요컨대 감각 등록기와 장기 기억의 기본 능력은 나이가 든다고 크게 달라지지 않는다. 하지만 작업 기억의 처리 속도와 효율성은 나이와 함께 증가하며, 여기에는 기억을 장기 저장하도록 처리하는 부호화와 응고화 과정의 향상도 포함된다. 이러한 변화는 뇌의 발달적 변화와 일치한다.

(2) 기억 전략의 변화

큰아이들은 더 나은 "소프트웨어"를 가지고 있다. 그들은 정보를 장기 기억 속에 넣고 필요할 때 회수하는 효과적인 방법을 배워왔고 꾸준히 사용한다.

■ 그림 7.15의 12개 그림들을 보면, 4세는 2~4개를 회상할 수 있고, 8세는 7~9개, 성인은 몇 분 후에도 10~11개 그림들을 회상할 수 있다.

기억을 돕는 전략은 학습을 위한 정보를 제시하는 시점(부호화 전략)에 적용하거나 정보 검색이 필요한 시점(인출전략)에 적용할 수 있다. 전략은 기억해야 할 항목의 이름을 소리 없이 반복하는 것처럼 정신 활동을 하거나 책가방을 학교에 가져가기 위한 신호로 문 옆에 두는 것과 같은 행동 활동을 할 수 있다. 기억을 돕는 전략을 사용할 확률은 목표가 개인적으로 관련이 있을 때 더 높아 보인다. 예를 들어, 2세의 어린아이들은 마트에서 엄마에게 사탕을 사달라고 하는 "중요한" 일들을 의도적으로 기억할 수 있다. 4세 아이들도 관련 정보에 선택적으로 집중할 수 있고 관련 없는 정보를 무시할 수 있지만, 이러한 능력은 매우 단순한 작업에서만 눈에 띄고 나이가 들면서 경험이 생겨야 더욱 탄탄해진다(Schneider, 2015). 어린아이들은 **보존 오류(perseveration errors)**를 범하는 경향이 있다. 현재는 그 전략이 거의 성공하지 못하는데도 과거에 성공했던 전략을 계속 사용한다. 그래서 아이들은 이전에 소파 아래에서 가장 좋아하는 장난감을 찾아냈다면 나중에도 장난감을 잃어버렸을 때 같은 장소를 살펴본다. 그들은 영유아와 "A-not-B 오류"처럼 오래된 전략을 마음속에서 지우지 못해서 다른 성공적인 전략으로 나아갈 수 없는 것 같다. 4세가 되면 이러한 보존 오류가 줄어드는 것을 볼 수 있다. 대부분의 4~5세 아이들은 유연하게 전략을 전환하고 새로운 전략을 만들어 어린아이들보다 기억 작업을 잘한다.

장난감을 보여 주고 기억하라고 했을 때 3세와 4세 아이들은 종종 그 물건들을 주의 깊게 보고 이름을 붙이지만, **시연(rehearsal**, 익히고 기억하려는 것 들을 반복하는 것)이라 불리는 기억 전략은 거의 사용하지 않는다(Baker-Ward, Ornstein, & Holden, 1984). ■ 그림 7.15의 목표들을 시연하려면 "사과, 트럭, 포도, ..."라고 반복해서 말하면 된다. 플라벨과 그의 동료들은 5세의 10%만이 이름을 반복하지만, 7세는 절반 이상, 10세는 85% 아이들이 이 전략을 사용한다는 것을 알아냈다(Flavell, Beach, & Chinsky, 1966). 이 반복은 각각의 목표를 되풀이하는 것으로 해마를 활성화시켜서 기억 형성에 도움을 준다고 알려졌다.

다른 중요한 기억 전략은 **조직화(organization)** 또는 항목을 의미 있는 그룹으로 분류하는 것이다. ■ 그림 7.15의 사과, 포도, 햄버거를 음식으로 분류하고 동물, 차량 그리고 야구 장비 등 다른 범주를 나눈다. 그런 다음 각 그룹을 반복하고 그룹으로 목표를 회상한다. 또 조직화 전략은 긴 숫자(0105551843)를 관리 가능한 하부단위(010-555-1843, 전화 번호)로 나누거나 일련의 문자들을(예를 들어, F R H O X T O X O L G S M) 의미 있는 청크(덩어리, chunking; FOX SOX HTML ORG)로 나누는 데 사용할 수 있다. 아동기에 조직화는 시연보다 늦게 완성된다. 10세 아이들이 6세 아이들보다 청킹 회상을 더 많이 사용하지만, 어린아이들도 효과적인 청킹의 사용을 보여 준다(Mathy et al., 2016).

마지막으로, 기억해야 할 항목들 간에 의미 있는 연결고리를 만드는 **정교화(elaboration)**전략이 있다. 정교화는 어떤 단어나 이미지의 형태로 항목에 무엇인가를 추가하는 것이다. "사과가 말의 코에 떨어졌다"와 같은 문장을 만들어서 ■ 그림 7.15의 두 가지 항목을 쉽게 기억할 수 있다. 정교화는 특히 외국어를 배우는 데 도움이 된다. 예를 들어, 머리에 냄비가 달린 오리를 생각하면서 영어로 오리라는 뜻의 스페인어 pato(pot-o로 발음)를 연결할 수 있다. 두 항목의 관계를 잘 설명할 수 있는 아이들은(예를 들어, 항목의 유사성과 차이점을 만들어서) 이러한 항목의 기억을 더 잘한다(Howe, 2006).

기억이나 부호화 전략은 시연, 조직화, 정교화 순으로 예측 가능한 차례로 발달한다. 하지만 아이들은 어느 날 갑자기 전략 사용을 시작하지 않으며, 아이들은 초기에 **매개 결핍(mediation deficiency)**을 가지고 있는데, 이는 전략의 사용법을 배우더라도 자연스럽게 전략을 사용하지 못한다는 것을 의미한다. 매개가 부족한 아이들은 전략의 개념을 파악하지 못한다(Schneider, 2015). 또 하나는 아이들은 배운 전략을 사용할 수 있지만 스스로 만들어내지는 못한다는 **생산 결핍(production deficiency)**이다. 세 번째 문제는 아이들이 자발적으로 전략을 만들지만 업무 수행 능력이 아직 전략 사용의 혜택을 받을 수준이 안 되는 **활용 결핍(utilization deficiency)**이다. 전략을 사용하는 것이 일상화되면 작업의 다른 구성 요소를 동시에 처리할 수 있다. 활용 결핍의 이유가 무엇이든, 아이와 작업의 상호작용을 반영한다. 즉, 그것은 각각의 과제 난이도가 아니라 해당 아이에게 그 과제가 얼마나 어려운가이다(Bjorklund et al., 2009).

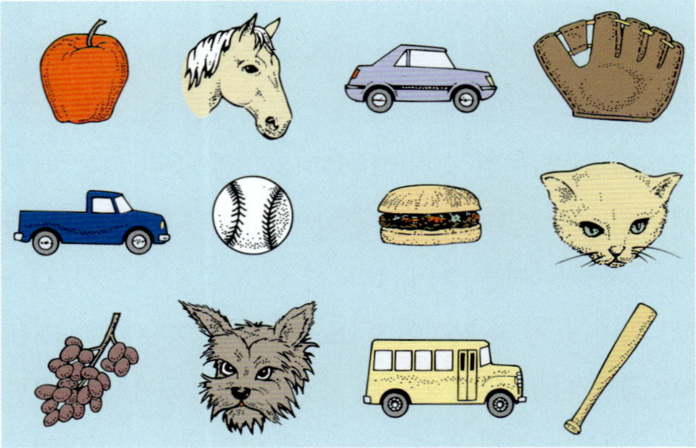

■ **그림 7.15 기억 작업.** 여기에 그려진 12개의 그림을 120초 동안 익힐 수 있다고 생각해 보자. 작업을 쉽게 하기 위해 어떤 전략을 내야 할까?

일반적으로 어린아이들은 큰아이들보다 정보를 부호화하고 검색하기 위해 외부 단서나 행동 활동에 더 많이 의존한다. 그래서 어린아이들은 잠들기 전에 이를 닦아야 한다고 신체적으로 일깨워주기 위해 잠옷 옆에 칫솔을 놓아둘 필요가 있다. 계속 반복되면, 큰아이들은 신체적 일깨움이 없는 상태에서도 저녁 일상의 일부로 양치질을 하는 것을 기억할 수 있다(Schneider, 2015).

(3) 기억의 지식 증가

큰아이들은 기억력에 대해 더 많이 안다(예를 들어, 사물을 완전히 익히기 위해 얼마나 오랫동안 공부해야 하는지, 어떤 종류의 기억 과제에 더 많은 노력이 필요한지 그리고 각 과제에 가장 적절한 전략은 무엇인지).

메타 기억(metamemory, 상위기억, 초기억)이라는 용어는 기억의 지식과 기억 과정을 감시하고 조절하는 것을 말한다. 예를 들어, 기억력의 한계가 무엇인지, 어떤 기억 전략이 여러분에게 더 효과적이거나 덜 효과적인지 그리고 어떤 기억 작업들이 여러분에게 더 어려운지 또는 덜 어려운지를 아는 것이다. 보다 광범위하게, 메타 기억은 **메타 인지**(metacognition, 상위 인지)의 한 측면, 즉 인간의 마음과 인지 과정의 범위에 대한 지식이다. 상위 인지에는 여러분이 대수학보다 새로운 언어를 배우는 것을 더 잘한다. 조용할 때보다 주위가 시끄러울 때 일에 집중하기 어렵다. 어떤 문제에 대해 제시된 해결책은 그것이 옳다고 결론짓기 전에 확인하는 것이 현명하다는 이해가 포함된다.

아이들은 잠들면 깨워 줄 수 있도록 장난감 새를 어디에 두었는지 기억하라고 하면 2세와 3세 아이들은 새를 숨겨둔 곳 근처에 서 있거나 적어도 그곳을 지켜보거나 가리킬 것이다(DeLoache, Cassidy, & Brown, 1985). 2세가 되면, 아이들은 무언가를 기억하기 위해서는 노력을 해야 한다는 것을 이해한다. 연구원들은 3세 아이들이 어떤 물체에 대해 머릿속에서 생각하는 것과 실제로 그것을 경험하는 것에는 차이가 있다는 것을 이해하고, 4세 아이들은 행동이 신념에 의해 인도된다고 깨닫게 됨을 발견하였다(Flavell, 1999). 이러한 발견은 어린 나이에도 기본적인 형태인 메타 인지가 존재하지만 아동기 동안 상당한 발달이 지속됨을 보여 준다.

메타 기억의 증가는 메타 기억 의식이 더 높은 아이들은 더 나은 기억력을 보여 주며(Schneider, 2015), 특별히 무언가를 기억하도록 한 어린이들과 큰아이들에게서 메타 기억과 기억 성능 사이의 연관성을 볼 수 있었다. 작업 경험이 중요할 뿐만 아니라 작업의 성격 또한 관련이 있다. 기억 과정에 대한 인지는 메타 기억 지식과 기억 성능 사이의 연관성이 분명하고, 어린아이들에게도 간단하며 익숙한 작업에서 유용하다(Geurten et al., 2015). 또한, 메타 기억은 아이들의 언어 능력과 행동의 책임 그리고 심리 상태에 대한 전반적인 인지에 영향을 받는다. 이는 마음 이론(theory of mind)으로 알려져 있다(Lockl & Schneider, 2007).

(4) 세상에 대한 지식 증가

10세 아이들은 2세 아이들보다 더 많이 기억하지만, 더 많이 알고 있기도 하다. 큰아이들은 일반적으로 어린아이들보다 세상에 대해 더 많이 알고 있다. 이러한 지식, 즉 전문성은 자료를 더욱 친숙하게 만들고, 친숙한 자료는 생소한 자료보다 배우고 기억하기가 더 쉽다. 학습해야 할 내용 분야에 대한 개인의 지식이나 **지식 기반(knowledge base)**은 학습과 기억력에 분명히 영향을 미친다. 여러분이 이미 잘 알고 있는 주제에 대해 읽는 것과 새로운 주제에 대해 읽는 것의 차이를 생각해 보자. 첫째의 경우 이미 기억해 놓은 지식과 정보를 연결할 수 있기 때문에 빠르게 읽을 수 있다. 여러분이 실제로 해야 할 일은 이미 알고 있는 것과 모순되거나 전혀 새로운 정보를 확인하는 것이다. 매우 생소한 주제에 대해 배우는 것은 더 어렵다.

지식 기반이 기억에 미치는 강력한 영향력을 가장 극적으로 보여 주는 삽화는 치(Michelene Chi, 1978)가 보여 준 것으로, 그녀는 어른들이 기억력 테스트에서 아이들을 능가하지만, 만약 아이들이 성인들보다 더 많은 전문지식을 가지고 있다면 이 나이 차이는 역전될 수 있다는 것을 보여 주었다. 치(Chi)는 체스 전문가인 아이들을 모집해서 체스에 익숙하지만 전문성이 부족한 성인들과 기억력을 비교하였다. 숫자의 순서에 대한 기억력 테스트에서, 아이들은 어른들보다 더 적은 양의 수를 기억하는 것으로, 흔히 있는 부족함을 보여 주었다. 그러나 아이들은 체스 말들의 위치에 대한 기억력 테스트에서 분명하게 어른들을 능가했다. 전문가였기 때문에 이 아이들은 체스 말들의 더 많고 더 큰 정신적 청크, 혹은 의미 있는 그룹을 형성할 수 있었고, 따라서 더 많이 기억할 수 있었다(Schneider et al., 1993). 컨텐츠 영역에 대한 지식은 제한된 작업 메모리 용량을 더 잘 활용할 수 있게 해 준다.

(5) 해설 재논의

우리는 학습과 기억의 발달에 대해 네 가지 결론을 낼 수 있다.

1. 나이가 많은 아이는 정보 처리 속도가 더 빠르며, 더 많은 정보를 작업 기억에서 조작할 수 있다. 신경계의 성숙은 기억 응고화의 향상으로 이어진다. 그러나 큰아이들과 어린아이들은 감각 등록기와 장기 기억 능력 면에서 차이가 없다.
2. 큰아이들은 정보를 부호화하고 인출하는 데 더 효과적인 기억 전략을 사용한다. 기억 전략의 습득은 양적 변화보다는 질적 변화를 반영한다.
3. 큰아이들은 기억에 대해 더 많이 알고 있고, 좋은 메타 기억은 아이들이 더 적절한 전략을 선택하고 학습한 것을 더 효과적으로 통제하고 관찰하는 데 도움을 준다.

4. 큰아이들은 일반적으로 더 많이 알고 있으며, 그들의 더 큰 지식 기반은 배우고 기억하는 능력에 어느 정도 힘을 줄 수 있다. 풍부한 지식기반을 통해 지식의 영역과 관련된 정보를 더 빠르고 효율적으로 처리할 수 있다.

드마리와 페론(Darlene DeMarie & John Ferron, 2003)은 세 가지 요소(기본 능력, 전략, 메타 기억)를 포함하는 모델이 한 가지 요소보다 회상 메모리를 더 잘 설명하는지 시험하였다. 세 가지 요소 모델이 한 가지 요소 모델보다 5~8세 어린아이들과 8~11세 큰아이들 모두의 기억성과를 더 잘 예견했다. 기억 전략의 사용은 특히 강한 회상 예측 변수였다. 중요한 것은 요소들 간의 상관관계도 있었다는 것이다. 예를 들어, 좋은 기본 능력을 가지는 것은 더 나은 메타 기억과 전략의 통솔에 관련이 있었고 또한 회상에도 나름의 영향을 주었다. 그래서 이 모든 현상들은 아동기에 걸쳐 일어나는 학습과 기억력의 극적인 향상에 원인이 될 수 있다. 성인기의 학습과 기억의 변화에는 이 네 가지 가설이 모두 필요하다.

09 지능과 창조성

피아제는 지능을 상황이나 환경의 요구에 적응하는 사고나 행동이라고 정의하였다. 다른 전문가들은 추상적으로 생각하거나 효과적으로 문제를 해결할 수 있는 능력이라고 정의하였다(Sternberg, 2010a,b). 지능의 초기 정의는 지능이 선천적 능력이라는 추측, 즉 유전적으로 결정되고 수정 단계에서 고정된다는 생각을 하였다. 그러나 지능은 고정된 것이 아니라 변화할 수 있고 환경 영향을 받는 다는 것이 명백해졌다(Nisbett et al., 2012). 결과적으로 개인의 지능 점수는 삶의 전반에 걸쳐 상당히 다르다. 이 복잡한 인간에 대한 이해는 지난 세기 초에 첫 번째 지능 테스트가 만들어진 이후로 바뀌었고, 여전히 한 가지의 보편적으로 받아들여지는 지능의 정의는 존재하지 않는다.

1) 심리 측정적 접근

표준화된 지능 검사의 개발을 이끈 전통적 연구는 **심리 측정적 접근(psychometric approach)**이다. 심리학 이론가들에 따르면 지능은 어떤 사람들을 다른 사람들보다 더 크게 특징짓는 특성 또는 그 특성들의 집합이다. 그러면 목표는 이러한 특성을 정확하게 식별하고 개인 간의 차이를 설명할 수 있도록 측정하는 것이다. 그러나 처음부터 전문가들은 지능이 하나의 일반적인 인지 능력인지 아니면 여러 가지의 특별한 능력인지 합의할 수 없었다.

스피어먼(Charles Spearman, 1927)은 여러 다른 종류의 작업에서 결과에 영향을 주는 일반적인 정신 능력(general intelligence, 일반지능, **g**라고 함)을 포함하는 두 가지 요인의 지능 이론을 제시하였다. 이 g 요인은 사람들이 여러 작업 범위에 걸쳐 일관성이 있다는 스피어먼의 관찰을 설명해 주는 것이다. 예를 들어, 일반지능은 25가지 수업 과목의 시험 성적과 밀접한 연관성을 보여 주었다(Deary et al., 2007). 그러나 스피어먼은 대부분의 과제에서 뛰어난 학생이라도 특정 측정값(예, 단어의 기억력)에서 낮은 점수를 받을 수 있다는 것을 알아냈다. 그래서 그는 지능의 두 번째 측면인 **s** 또는 특수 능력(special abilities)을 제안하였다. 각각의 것들은 특정한 종류의 일에 한정된다. 일부 연구에서는 g가 청소년기보다 아동기 IQ 테스트 결과에 더 큰 영향을 줄 수 있다고 한다. 청소년기에는 g의 표현에 기초가 되는 여러 어려운 과정들이 자동화되고 특정 능력을 강하게 만드는 인지 자원들을 자유롭게 한다.

캣텔과 혼(Raymond Cattell and John Horn)은 지능의 광범위한 두 요인을 구별해서 지능에 대한 현재의 이론에 큰 기여를 했다. 즉, 유동 지능과 결정 지능(Cattell, 1963; Horn & Cattell, 1967; Horn & Noll, 1997)이다.

유동 지능(fluid intelligence)은 기하학적 형상들 사이의 관계를 인식하는 것과 같은 새로운 문제를 해결하기 위해 마음을 적극적으로 사용하는 능력이다. 관련 능력들(추론, 자극 간의 관계 보기, 추론 도출)은 보통 가르치지 않아도 개인의 "선천적인 정보 처리 능력"으로 나타난다고 믿는다(Gottfredson & Saklofske, 2009). 반면에, **결정 지능(crystallized intelligence)**은 학교 교육이나 삶의 경험을 통해 습득한 지식을 사용하는 능력이다. 일반 정보(물은 몇 도에서 끓는가?)와 단어 이해(복제 의미는 무엇인가?)의 시험은 결정 지능을 측정하는 것이다. 그러므로 유동 지능은 마음을 새롭고 유연한 방법으로 사용하는 것이고, 결정 지능은 경험을 통해 이미 배운 것을 사용하는 것이다.

지능은 대부분 다음의 계층 구조로 나뉜다. ① 사람들이 다양한 인지 작업을 얼마나 잘 해내느냐에 영향을 주는 제일 높은 일반적인 능력 요소, ② 서로 밀접한 관계를 갖지만 다른 그룹의 항목과는 연관성이 없는 항목을 알아내기 위해 서로 연결되어 있는 통계 기법인 **요인 분석(factor analysis)**으로 구별해 낼 수 있는 몇 가지 광범위한 능력(예를 들어, 유동 지능, 결정 지능, 메모리 용량, 처리 속도), ③ 제일 아래에는, 이러한 특정 능력을 이용해서 인지 작업을 얼마나 잘 수행하는가에 영향을 주는 수치적 추론, 공간적 판별 그리고 단어 이해와 같은 많은 특정 능력들이 있다(Horn & Noll, 1997).

지능의 심리 측정적 접근에 가장 중요하게 이바지한 것들 중 하나는 비네와 시몬(Alfred Binet and Theodore Simon, 1904)이 프랑스 정부로부터 특별 교육이 필요한 "둔한" 아이들을 확인하는 검사를 고안하도록 의뢰받았을 때이다. 비네와 시몬은 주의력, 지각, 기억력, 추론, 언어 이해력 등 학교 학습에 필요하다고 생각되는 기술을 측정하는 일련의 과제를 고안하였다. 일반 아이들과 선생님들이 느리다고 표현하는 아이들을 식별하는 항목들은 최종 테스트에 포함되었다.

현대 초기의 IQ 테스트는 그 항목들의 연령별 등급을 매기기 위해 수정되었다. 예를 들어, 대부분의 6세 아이들이 통과할 수 있는 "6세" 항목은 소수의 5세들도 통과할 수 있다. 하지만 대부분의 12세 아이들이 통과하는 "12세" 항목은 어린아이들이 통과할 수 없다. 이 접근 방식으로 시험관들은 아이의 **정신 연령(mental age, MA, the level of age)**, 즉 아이가 해결할 수 있는 연령별 문제 수준을 설명할 수 있다. 따라서 5세 수준의 모든 항목을 통과하지만 (실제 연령과 상관없이) 더 높은 수준의 항목은 잘하지 못하는 아이는 정신연령이(MA) 5이다.

비네의 검사는 스탠퍼드대학교의 테르만(Lewis Terman)이 미국 어린이들도 함께 사용할 수 있는 검사의 개정판을 번역하고 출판한 후 **스탠퍼드-비네 지능 척도**(the Stanford – Binet Intelligence Scale)로 알려졌다. 테르만은 MA를 CA로 나눈 다음 100으로 곱한 **지능지수(intelligence quotient, IQ**; IQ= MA/CA ×100)를 계산하여 아이의 MA를 생활 연령(chronological age, CA)과 비교하는 절차를 개발하였다. IQ 점수가 100이면 아이의 나이에 상관없이 평균 지능을 나타낸다. 평균의 아이는 일반적으로 나이에 맞는 항목만을 통과한다. MA는 매년 증가하지만 CA도 마찬가지여서 일반적으로 IQ는 거의 같다. MA가 10인 8세 아이는 빠른 지적 성장을 경험했고, IQ(특별히 125)가 높다. 만약 그녀가 뇌손상을 입었고 15세에도 여전히 10세의 MA를 가지고 있었다면 그녀의 IQ는 67밖에 되지 않고, 또래의 아이들과 비교해서 분명히 평균 아래일 것이다.

스탠포드-비네는 지난 몇 년 동안 수없이 개정되었고 지금도 사용되고 있다. **검사 기준(test norms**; 평균 점수로 표현되는 정상 성적의 기준과 평균 주위의 점수 범위)은 많은 사회경제적, 인종적 배경에서 온 대규모 대표 표본(2세부터 성인)의 성적에 기초한다. MA의 개념은 더 이상 IQ를 계산하는 데 사용되지 않고, 대신 개인이 같은 나이의 다른 사람들과 비교했을 때 얼마나 잘하고 얼마나 못하는지를 반영하는 점수를 받는다. IQ 100은 여전히 평균이고, 개인이 획득하는 IQ 점수가 높을수록 또래와 비교했을 때 성적이 좋다.

웩슬러(David Wechsler)는 **웩슬러 검사(Wechsler**

Scale)라고 하는 일련의 지능 테스트를 광범위하게 사용하였다. 웩슬러 유아 지능 검사(WPPSI-IV, 2012)는 3~8세 아이들, 웩슬러 아동 지능 검사(WISC-V, 2014)는 6~16세 학령기아동에게 적합하며, 웩슬러 성인 지능 검사(WAIS-IV, 2008)는 성인에게 사용된다. 웩슬러 테스트는 어휘, 일반지식, 산술 추리 등을 측정하는 항목을 기준으로 언어 IQ 점수를 산출하고, 퍼즐을 조립하고 퀴즈를 풀며, 색 블록으로 기하학적 디자인을 재현하고, 그림을 재배열해 의미 있는 이야기를 들려주는 비언어적 능력을 바탕으로 수행 IQ 점수를 산출한다. 스탠포드-비네와 마찬가지로 100점이 그 사람 나이의 평균 점수이고, 전체 IQ는 언어 점수와 수행 점수의 조합이다.

스탠포드-비네와 웩슬러 검사의 점수는 모두 **정규분포(normal distribution)**를 이루거나 평균 점수 100을 중심으로 대칭적인 종 모양의 그래프를 형성한다(■ 그림 7.16). 평균 주변의 점수가 일반적이다. 즉, 매우 높고 매우 낮은 점수는 드물다. 스탠포드-비네의 경우 표준편차가 16점, 웩슬러 척도의 경우 15점이라는 것도 알고 있다. **표준편차(standard deviation)**는 점수가 평균 점수 주위에 얼마나 빽빽하게 모여 있는지를 나타내는 척도이다. ■ 그림 7.16과 같이 웩슬러 검사자의 약 3분의 2가 85~115점(평균 위아래 표준편차 단위 1개)이며, 거의 95%가 70~130점(평균 위아래 표준편차 단위 2개) 사이의 점수를 가지고 있다. 3% 미만이 130 이상의 점수를 가지고 있는데, 이 점수는 종종 영재성의 한 기준으로 사용된다. 마찬가지로, 지적장애를 정의하는 데 흔히 사용되는 컷오프인 70 미만의 IQ를 가진 사람은 3% 미만이다.

결국, 심리 측정 이론에 의해 유도된 지능 테스트는 성과를 하나의 IQ 점수로 요약해서 일반적인 지적 능력을 강조해 왔으며, 인간이 가진 전문적인 능력들 중 일부만을 평가해 왔다. 비평가들은 전통적인 심리 측정 테스트가 지성인이라는 것이 무엇을 의미하는지 충분히 설명하지 못했다고 말한다. 그리고 일부는 전통적인 관점에 이의를 제기하며 지능에 대안이 되는 견해를 제시하기도 했다.

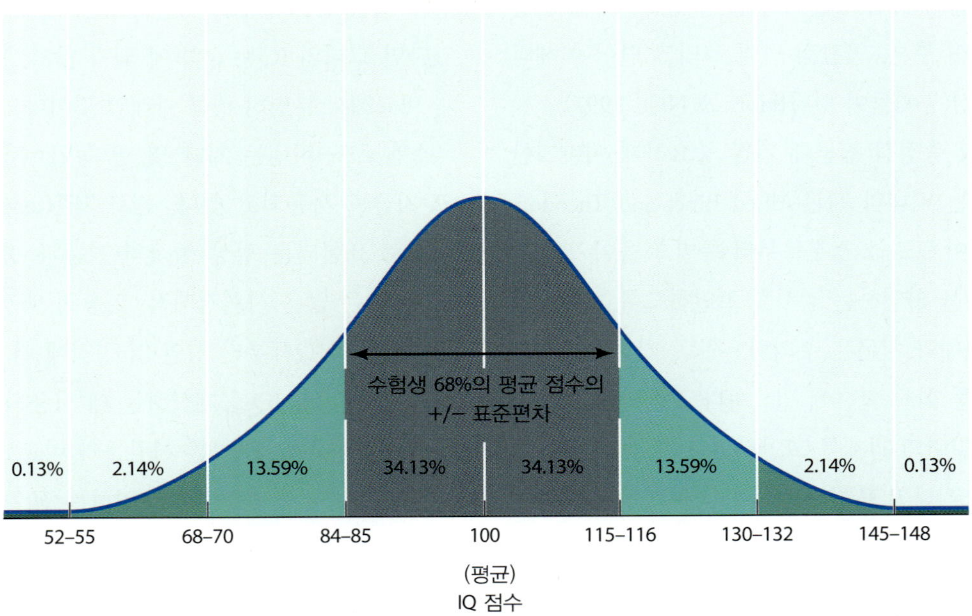

■ 그림 7.16 전통적인 지능 테스트 점수를 클래식 벨 모양으로 보여 주는 정규분포곡선은 평균 점수 100을 전후한다.

2) 가드너의 다중지능 이론

가드너(Howard Gardner, 1999, 2000)는 IQ 점수 하나가 인간 지능의 의미 있는 척도라는 생각을 거부한다. 그는 많은 지능들이 존재하는데, 그 대부분을 표준화된 지능 테스트의 개발자들이 무시했다고 주장한다. 연구자들은 "얼마나 똑똑하냐?"고 묻지 말고 "어떻게 똑똑하냐?"고 물어야 되고 인간의 정신 능력 전반에 걸쳐 사람들의 장단점을 파악해야 한다고 하였다(Chen & Gardner, 1997). 가드너는 8개 또는 9개(실존포함)의 뚜렷한 지적 능력이 있다고 주장하는데, 이는 ■ 그림 7.17에 나타나 있다.

전통적인 IQ 테스트는 가드너의 다중지능 중 두 가지를 강조한다. 즉, 언어와 논리적인 수학적 지능 그리고 제3의 지능인 공간 지능을 어느 정도 시험하는데, 아마 이것들이 서구 사회가 가장 가치 있다고 평가하고 학교에서도 가장 열심히 교육하는 지능의 형태이기 때문이다. 하지만 IQ 테스트는 형태가 다른 대부분의 지능을 무시했다. 가드너는 자신의 것이 가장 확실한 지능 목록이라고 주장하지는 않지만, 사람은 한 가지 능력에서는 뛰어나지만 다른 능력에서는 약할 수 있다는 증거를 제시한다. 즉, 지적장애인이 특정 영역의 비범한 재능을 발휘하는 현상인 **서번트증후군(savant syndrome, 영재장애 증후군)**이다(Treffert, 2010, 2014). 렘케(Leslie Lemke)는 뇌성마비, 실명, 지적장애의 영향으로 성인이 될 때까지 말을 할 수 없었다. 하지만 그는 단 한 번 악보를 듣고도 흠잡을 데 없이 피아노로 연주하거나 완벽한 독일어나 이탈리아어로 노래를 따라 불렀다. IQ가 58임에도 불구하고 그는 분명히 높은 수준의 음악적 지능을 가지고 있다. 다른 서번트들은 IQ가 70 미만임에도 미술학교에 입학할 정도로 그림을 잘 그리거나 1909

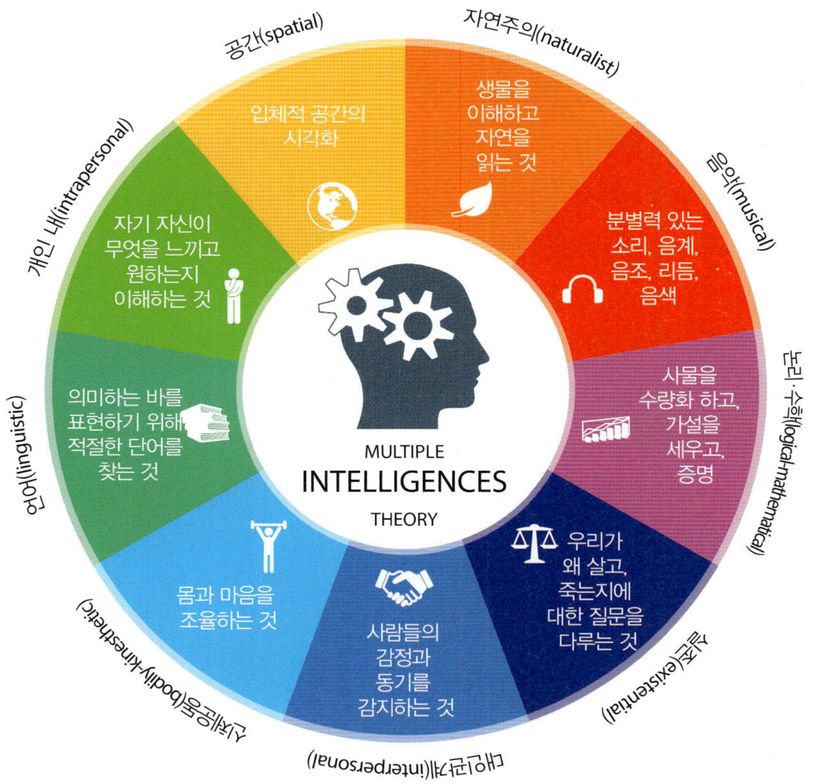

■ 그림 7.17 가드너의 다중지능 이론(Gardner's theory of multiple intelligences)

년 1월 19일의 요일을 즉석에서 계산할 수 있다. 일부 학자들은 서번트들이 보여 주는 능력이 너무 독특하고 너무 기억에 의존하기 때문에 별개의 '지능'으로서 자격이 없다고 생각한다. 하나 이상의 비범한 능력을 가진 **영재(prodigies)**들을 분석한 결과, 그들의 기술은 그들의 뛰어난 작업 기억 능력뿐만 아니라 세부적인 것에 대한 집중력과 관련이 있으며, g나 s 둘 다에 대한 뛰어난 지능과는 관련이 없다는 것을 알 수 있다(Ruthsatz, Ruthsatz-Stephens, & Ruthsatz, 2014).

가드너는 각 유형의 지능이 고유한 발달 과정을 가지고 있다는 것을 보여 주는 증거를 수집했다. 예를 들어, 많은 위대한 음악 작곡가와 운동선수들은 어린 시절에 그들의 천재성을 드러냈지만, 논리-수학적 지능은 개인이 추상적 사고에 대한 능력을 얻고 과학 분야를 완전히 익힌 후에야 전형적으로 나타난다. 가드너는 또한 탁월한 지능을 뇌의 뚜렷한 구조와 연결시켜 다중지능은 신경학적으로 구별된다고 주장한다.

가드너의 이론은 학생들이 어떻게 배우고, 교육법을 어떻게 변경해야 다른 스타일의 학생들에게 더 잘 전달되는지 그 차이를 이해하기 위해 교육자들이 채택하였다(Baum, Viens, & Slatin, 2005). 대부분의 경우 학교에서는 여러 지능들 중 시각, 청각, 운동 감각의 세 가지에 초점을 맞춘 가드너 다중지능의 단순화된 버전을 사용한다. 이러한 교육자들은 학생들이 일부는 보며 배우고(예를 들어, 파워포인트 슬라이드 보기, 교과서 보기), 일부는 들으며 배우고(예를 들어, 강의 듣기, 토론 참여) 그리고 다른 학생들은 직접 하는 행동을(예를 들어, 실험하기, 소설의 장면 연기해 보기)을 통해 배운다고 믿는다.

3) 스턴버그의 삼원이론과 성공 지능

스턴버그(Robert Sternberg, 1985, 1988a, 2003, 2009b, 2011)는 지적 행동에 공동으로 기여하는 세 가지 요소, 즉 실용적, 창의적, 분석적 지능을 강조하는 **삼원 지능 이론(triarchic theory of intelligence)**을 제시하였다(■ 그림 7.18).

(1) 실용적 요소

첫째로, **실용적 요소(practical component)**에 따라 지적인 행동으로 정의되는 것은 사회문화적 맥락마다 다르다. 어떤 상황에서 지적인 것이 다른 상황에서는 상당히 비논리적일 수 있다. 지성의 실용적 요소에서 높은 위치에 있는 사람들은 그들이 처한 환경에 적응할 수 있으며, 자신의 장점을 최적화하고 약점을 최소화하기 위해 환경을 구성할 수 있다. 이 사람들은 "세상사는 지혜", 즉 상식을 가지고 있다.

지적인 행동은 상황에 따라 다르듯이, 시간이 흐름에 따라서도 변한다. 예를 들어, 계산기와 컴퓨터가 널리 사용되고 있는 지금, 복잡한 도시 세계의 분석 능력이 그 어느 때보다 중요하지만 수리 능력은 지적인 행동에 있어서 중요하지 않을 수 있다. 그리고 확실히 새로운 장난감을 마스터하는 방법을 배우는 유아는 대학 교육과정을 마스터하는 어른과는 다른 종류의 지능을 보여 준다. 따라서 유아기의 맥락에서 지성의 정의는 성인기의 맥락에서 지성의 정의와 달라야 한다.

스턴버그 삼원이론의 실용적 요소는 그것이 표시되는 상황에 따라 지적인 행동을 다르게 정의한다. 지적인 사람들은 자신이 처한 환경에 적응하거나(예를 들어, 직업 환경), 자신에게 더 잘 맞도록 그 환경을 형성하고 혹은 더 나은 환경을 찾는다. 그들은 새로운 상황에서 빠르게 판단하고, 성공하도록 그들의 행동을 조정할 수 있다. 많은 사람이 중요한 형태의 지능이라고 인식하기는 하지만, 이러한 현실 세계의 적응력은 전통적인 지능 테스트에서 평가되지 않는다.

(2) 창조적 요소

삼원이론의 **창조적 요소(creative component)**에 따르면 사람이 새로운 과제를 처음 접했을 때의 지능은 그 과제에 대한 광범위한 경험을 한 후의 지능과 같지 않다. 새로운 것에 대한 반응인 첫 번째 지능은 능동적이고 의식적인 정보 처리가 필요하다. 스턴버그는 새로운 과제들이 개인의 창의적인 아이디어나 새로운 통찰을 이끌어내는 능력을 사용하기 때문에 지능의 가장 좋은 척도를 제공한다고 믿었다.

하지만 사람들은 일상생활에서 익숙하고 반복적인 작업(예를 들어, 자동차 운전)도 다소 지능적으로 수행한다. 이 두 번째 지능은 **자동화(automatization)** 또는 연습을 통한 정보 처리의 효율성 증가를 반영한다. 일반적이거나 일상적인 활동을 생각도 하지 않은 채 효율적으로 수행할 수 있는 "마음에 드는 프로그램"을 개발하는 것이 현명하다. 따라서 스턴버그에 따르면 그 사람의 행동을 평가하기 전에 어떤 일이 그 사람에게 얼마나 익숙한 일인지를 아는 것이 중요하다. 예를 들어, 두 개의 서로 다른 문화 그룹의 사람들에게 한 그룹은 익숙한 아이템을, 다른 그룹은 새로운 아이템을 주는 것은 테스트 과정에 **문화적 편견(culture bias)**을 도입하여 그룹의 상대적 능력에 대한 공정한 평가를 얻기 어렵게 한다.

(3) 분석적 요소

삼원이론의 세 번째인 **분석적 요소(analytic component)**는 전통적인 지능 테스트에서 질문에 대한 답을 산출하는 정보 처리 기술에 초점을 맞추고 있다. 이 기술들은 비판적이고 분석적으로 생각하는 것이다. 특히 이 구성 요소에 관심이 많은 사람들은 무엇을 해야 할지 계획하고, 진행 상황을 모니터링하며, 상관없는 정보를 걸러내고, 관련성에 초점을 맞출 수 있으며, 새로운 정보를 기존 지식과 비교하고, 결과를 평가할 수 있다.

정보 처리 이론가로서의 스턴버그는 전통적인 IQ 테스트의 발달에 기초한 지능 이론들이 사람들의 논리적인 답을 만들어내는 방법을 무시한다고 여겼다. 그는

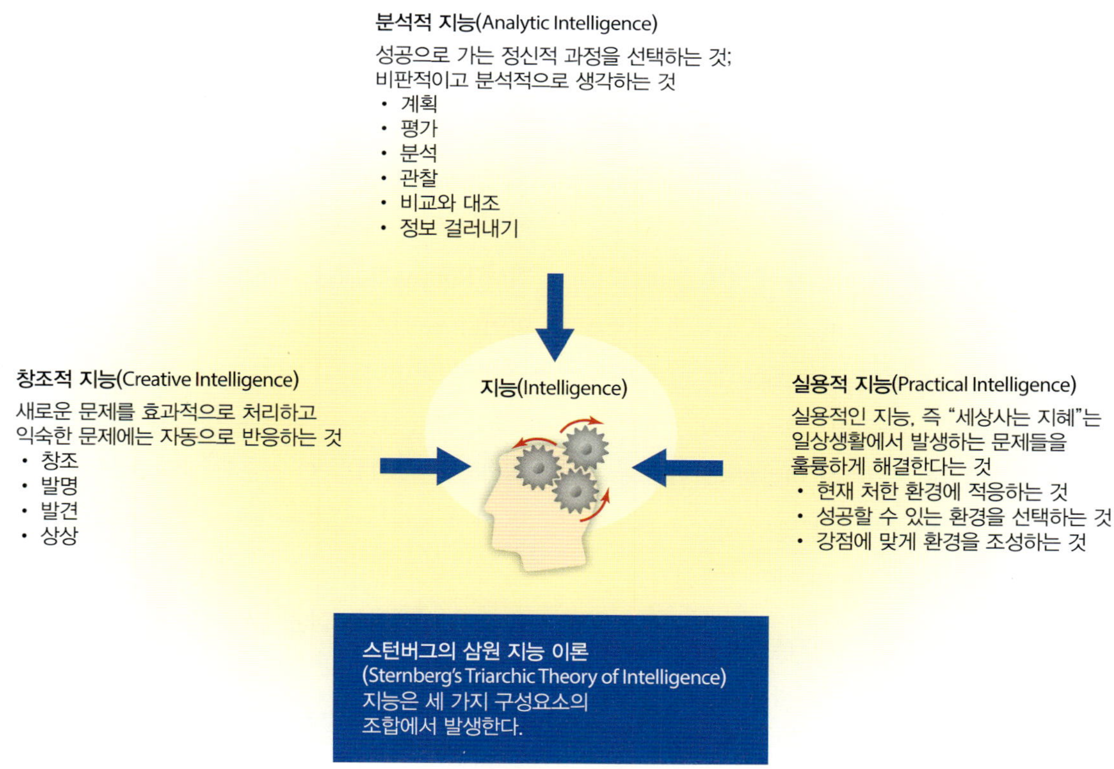

그림 7.18 스턴버그의 삼원 지능 이론은 실용적, 창조적, 분석적 지능의 세 가지 요소를 포함한다.

지성의 전체 모습은 사람들이 맞추는 답의 수뿐만 아니라 그들이 답을 얻기 위해 사용하는 과정과 그 과정을 사용하는 효율성을 포함한다고 주장한다. 따라서 사람들이 얼마나 지적인지를 충분히 평가하기 위해서, 연구자들은 그들이 행하는 실제적 상황(시대, 문화, 역사적 시기), 새로운 과제에 창의적으로 대응하는 능력 그리고 그들의 분석전략을 고려해야 한다. 이 삼원 모델에 따르면 지적인 개인은 논리적 사고 과정을 효율적이고 효과적으로 수행하여 새로운 문제와 익숙한 문제를 모두 해결하고 환경에 적응할 수 있다.

(4) 성공 지능

스턴버그(1999b, 2003, 2011)는 그의 **성공 지능(successful intelligence)** 이론을 포함시켜 삼원이론을 확장했다. 이 이론의 가장 최근 버전에 따르면 성공 지능은 다음을 가능하게 하는 것들로 구성된다.

- 능력과 환경에 부합하는 합리적인 목표를 수립하고 달성한다.
- 강점을 최대화하고 약점을 최소화한다.
- 좋은 환경을 선택하고 자신 또는 환경을 수정해서 적합성을 높임으로써 환경에 적응한다.
- 세 가지 지성 요소–분석, 창의성, 실용성을 모두 사용한다.

그렇다면 성공적인 지능으로 가는 길은 자신의 실력과 환경을 고려해 합리적인 목표를 찾아내고, 자신의 강점이 꽃피우고 약점은 사라질 수 있도록 자신의 위치를 잡는 것이다. 또한, 환경이나 기술이 변화할 때 환경에 적응하거나 변화시킬 수 있고, 더 잘 맞는 것으로 나아갈 수도 있다는 것을 의미한다. 경수의 이야기를 보자.

> 중학교와 고등학교 내내 성적과 씨름하고 난 후 경수는 대학이 그의 최선의 선택이 아니라고 결정했다. 대신 할아버지가 나이 들어 조경 사업에 도움이 필요하자 '적절한 시기에 적당한 장소에' 있는 자신을 발견하였다. 경수는 항상 야외에서 일하는 것을 좋아했고, 어떻게 심어야 식물들이 잘 자라는지 안목이 있었는데, 이 안목은 그의 할아버지가 갖지 못했던 것이었다. 몇 년 후, 그의 할아버지가 은퇴하고 경수가 사업을 인수하였다. 그러나 그는 사업이 현대화되지 않았고, 사업을 유지하고 성장시키는 데 필요한 부가적 기술이 자기 자신도 부족하다는 것을 깨달았다. 그는 지역 대학에서 몇 가지 강좌를 듣고, 사업을 위한 마케팅과 성장 계획을 개발하였다. 사업은 번창했지만, 몇 년 후 경수는 고객들이 이전에 하지 않았던 수경재배(water gardens)에 대해 질문하고 있다는 것을 알았다. 그는 수경 재배라는 대체 형태의 정원을 사업에 접목시켰다.

경수는 많은 사람이 지능으로 생각하는 학문적 과제에 대한 지능의 유형을 보여 주는 것은 아니다. 하지만 경수는 성공적인 지능을 보여 준다. 그에게 주어진 상황을 고려해서 이치에 맞는 목표를 세우고, 장단점을 인지하고, 시간이 지남에 따라 변화에 적응하는 것이다.

4) 창조성

스턴버그에 따르면 **창조성(creativity)**은 지능의 3대 요소 중 하나이다. 창조성은 상황에 적절하고 타인에 의해 평가되는 새로운 반응을 만들어내는 능력으로 정의한다(Runco & Jaeger, 2012). 따라서 참신하고 유용한 아이디어를 생각해 내는 사람은 창의적인 것으로 간주된다.

창조성과 지능 사이에는 상관관계가 있다(Kaufman & Plucker, 2011). IQ 점수와 창의력 점수는 서로 다른 두 가지 유형의 사고를 측정하기 때문에 연관성이 그렇게 높지는 않다. IQ 테스트는 어떤 문제에 대한 가장 좋은 답을 선택하는 **집중적 사고(convergent thinking)**를 측정한다. 만약 우리가 누군가를 집중적 사상가로 분류할 수 있다면 문제에 대한 정답을 알고 싶어 하는 사람은 바로 그 사람일 것이다. 이와 반대로, 창조성은 **확산적 사고(divergent thinking)**를 하거나 정답이 없을 때 문제에 대한 다양한 의견이나 해결책을 내놓는 것을 말한다. 확산적 사고 과제에 대한 대응은 세 가지 관점으로 분석할 수 있다. 즉, 아이디어의 독창성 또는 고유성, 사고의 융통성 또는 아이디어가 표현하는 다양한 범주의 수 그리고 아이디어의 유창성이다(Runco, 2014). 3번째 관점인 관념적 유창성 또는 개인이 생성할 수 있는 다양한 아이디어의 수는 점수를 매기기 쉽기 때문에 창조성을 평가하는 데 가장 많이 사용된다. 예를 들어, 연필의 모든 사용 방법을 나열해 보자. 창의적이지 않은 사람은 편지, 노트, 엽서 등을 말할 것이다. 반대로, 창의적인 사람은 연필을 "등 긁기, 화분 말뚝, 불쏘시개, 제빵용 롤링 핀, 딱따구리용 장난감, 귀뚜라미용 작은 배"라고 상상하였다(Richards, 1996).

창조성 평가를 위한 확산적 사고는 심리 측정적 접근법을 반영한다. 즉, 창의력은 개인이 어느 정도 유지하고 판단할 수 있는 특성이라고 가정한다. 심리 측정적 접근은 유용하지만, 창의성을 구성하는 여러 요소들을 고려하지 않는다. 창의력 **투자 이론(investment theory)**에 따르면 창의력은 다음 6가지 요소들의 융합 또는 결합에서 나온다.

- 스턴버그의 삼원 지능 이론을 구성하는 3가지 능력을 포함하는 지적 기능
- 한 분야의 현재 상태와 무엇이 빠졌고 필요한지를 이해하기에 충분한 지식
- 머릿속으로 가볍게 생각해 보는 것을 "즐기는" 생각 스타일
- 위험을 무릅쓰고 기준 밖으로 발을 내딛는 것을 편하게 생각하는 성격 스타일
- 장애물에 직면해도 포기하지 않고 그 일에 계속 집중할 수 있는 의욕
- 창의적인 결과물을 지원하고 보상하는 환경

따라서 투자 이론에 따르면 창조성은 여러 요소들의 결합으로, 각각 적절한 시기에 적절한 농도로 첨가된다. 마치 좋은 빵을 만드는 것과 비슷하다. 즉, 정확한 양의 재료와 알맞은 온도에서 적절한 시간 동안 구워지는 특정한 순서에 따라 이루어진다. 이 모든 것들이 함께 모여야지 그렇지 않으면 빵은 실패한다. 그리고 당연히 이는 창의력과 함께한다.

집중적 사고에 초점을 둔 지능과 확산적 사고에 초점을 둔 창조성은 별개이지만, 두 구조는 연관되어 있고, 두 유형의 사고를 모두 적용해야 가장 좋은 해결책이 나오는 일들이 있다.

8 언어와 교육

1. 언어 체계의 구성 요소와 기능 및 언어 발달의 이론적 접근에 대하여 설명한다.
2. 영유아기의 언어 습득 과정에 대하여 설명한다.
3. 아동기 동안의 언어 기술의 확장, 성취 동기, 효과적인 교육과 학습에 대하여 설명한다.
4. 청소년기에서 교육 성취 수준, 문화적 차이에 대하여 설명한다.
5. 성인의 문해력, 평생 교육에 대하여 설명한다.

발달 이정표 중 가장 중요한 것 중 하나는 언어 발달이다. 어린 나이에 청각과 시각을 잃은 헬렌 켈러가 모든 사물, 사람, 개념이 하나의 상징으로 표현될 수 있다는 사실을 깨달았을 때 주변 사람들과 의사소통을 할 수 있었고, 수화 또는 구어의 도움 없이는 불가능했던 세계에 동참할 수 있게 되었다. 심리학자 비고츠키(Lev Vygotsky)는 언어는 어른들이 문화적으로 가치 있는 사고방식과 문제 해결 방식을 향해 나아갈 수 있도록 하는 중요한 수단이자 사고의 도구라고 하였다.

언어 능력은 대부분 부모, 다른 어른들, 또래 그리고 대중매체로 이루어진 일상적인 교육 체계를 통해 확립된다. 개인들이 사회 구성원으로서 완전히 기능할 수 있도록 해 주는 읽기, 쓰기, 생각하기와 문제 해결 능력을 기르기 위한 기본적인 언어 능력을 사용하는 정규 교육에 대해 살펴볼 것이다. 교육의 대부분은 언어 습득 능력이나 읽고 쓰는 능력보다 더 많은 것을 필요로 한다. 벨(Terrel Bell)은 "교육에서 기억해야 할 세 가지는 "첫째도 동기, 둘째도 동기, 셋째도 동기"라고 하였다(Maehr & Meyer, 1997). 이 장에서 성취 동기 및 교육과 교육 성과와의 관련성에 대해 알아보고자 한다.

01 언어 체계

언어는 우리가 습득하는 복잡한 지식 형태 중 하나이며, 대부분의 정상 아동들은 생애 초기에 언어를 완전히 익히게 된다. 언어학자들은 **언어(language)**를 무한한 수의 메시지를 만들어내기 위해 합의된 법칙에 따라 조합될 수 있는 신호, 즉 소리 또는 문자(또는 청각장애인들이 사용하는 수화의 경우 몸짓)를 가진 의사소통 체계라고 정의한다. 말을 익히기 위해 어린이는 기본적인 소리, 단어 형성을 위한 소리의 조합, 의미 있는 진술문이 되기 위한 단어의 조합, 단어와 문장의 의미는 무엇인지, 사회적 상호작용 안에서 언어를 효과적으로 사용하는 방법에 대해 배워야 한다.

1) 기본 구성 요소

인간의 모든 언어는 사물, 사람, 생각을 나타내는 **단어**(상징)를 가지고 있어야 한다. 특정 사회 구성원들 사이의 의사소통을 촉진하기 위해서는 단어가 어떻게 사용되고 조합되는지를 정리하는 규칙 체계를 가지고 있어야 한다. 가장 기본적인 체계는 단어의 의미를 바꿀 수 있는 소리의 기본 단위인 **음소(phonemes)**이다. 'bit'

라는 단어의 /b/를 /p/라는 음소로 대체하면 단어의 의미가 바뀐다.

또한 언어는 단어 속에 존재하는 기본적인 의미 단위인 **형태소(morphemes)**를 조직하는 체계도 가지고 있다. 어떤 단어는 "view" 처럼 단 하나의 형태소로 이루어져 있기도 하지만 "re"라는 또 다른 형태소를 더하면 "review" 가 되어 단어의 의미가 바뀌게 된다.

형태소는 **음절**(syllables)과는 다르며, 세 개의 음절을 가진 "crocodile"처럼 여러 개의 음절로 구성된 단어가 더 이상 작은 의미 단위로 쪼개질 수 없다면 하나의 형태소라고 할 수 있다. "crocodile"을 말할 때 의도하는 바의 의미를 전달하기 위해서는 이 세 개의 음절 모두를 포함해야 한다.

언어 습득에서 중요한 단계는 문장을 형성하는 체계적인 규칙인 **통사론(syntax)**을 익히는 것이다. 다음 세 개의 문장을 살펴보자. ① Fang Fred bit. ② Fang bit Fred. ③ Fred bit Fang. 첫 번째 문장은 영어에서의 문장 구조 또는 통사론 규칙에 어긋난다. 두 번째와 세 번째 문장은 둘 다 영어 문법에는 맞지만 그 둘의 어순이 달라 다른 의미를 전달한다. 이러한 다른 의미들을 이해하는 것은 언어의 **의미론(semantics)**이다. 어떤 문장을 이해하기 위해서는 각 단어의 문자 그대로의 의미를 넘어 이 단어들로 특정한 문장을 조합했을 때 만들어질 수 있는 의미로까지 나아가야 한다.

결국 언어가 각각의 사회적 맥락에서 어떻게 적절히 사용되는지를 명시하는 규칙인 언어의 **화용론(pragmatics)**에 대해 이해해야만 한다. 즉, 누구에게 무엇을 언제 말해야 하는지에 대해 배워야 한다. 아동은 듣는 사람이 누구인지, 듣는 사람이 이미 알고 있는 것이 무엇인지 그리고 듣는 사람이 들을 필요가 있는 것인지 또는 듣기를 원하는 것이 무엇인지를 생각하여 효과적으로 의사소통하는 방법을 익혀야 한다. 이러한 언어의 특징 외에도 의미 있는 말을 만들어내기 위해서는 소리가 어떻게 생산되는지에 대한 내용인 **운율학(prosody)**에 대해서도 알아야 한다. 언어는 높이, 억양, 강세, 말의 장단음을 포함하고 있기 때문에 언어의 "멜로디"라고도 불린다(Gervain & Werker, 2013).

이러한 언어의 구성 요소들을 이해함으로써 "언제" 언어 습득이 이루어지는지에 대해 관심을 가질 수 있다.

2) 언어와 관련된 생리학

언어의 기본은 언어를 위해 독특하게 구조화된 뇌에 의해 지원된다. 말의 표현과 관련된 **브로카 영역**(Broca's area)과 언어 이해력과 관련된 **베르니케 영역**(Wernicke's area)이 있는 좌뇌 활동의 결과이다. 기능자기공명영상(functional magnetic resonance imaging, fMRI)과 ERPs(event related potential) 등 검사 방법의 발달로 신경이 언어에 어떻게 반응하고 지지하는지를 영상으로 확인할 수 있게 되었다(■ 그림 8.1).

인간의 좌뇌는 말을 들을 때 활동성이 증가하고, 우뇌는 말의 선율이나 리듬을 들을 때 활발해진다(Gervain & Mehler, 2010). 새로운 단어를 배우는 성인은 성공 여부에 따라 뇌의 활동성이 다른 패턴으로 나타난다. 성공적으로 단어를 배운 사람은 두정엽에 위치한 좌우의 모서리위이랑(supramarginal gyrus; 연상회)이 서로 더 결합되어 보인다. fMRI를 사용한 연구에서 여성의 언어 처리에서는 좌뇌와 우뇌의 영역 모두가 활동하는 반면 남성은 좌뇌에 보다 집중되어 있었다(Shaywitz et al.,

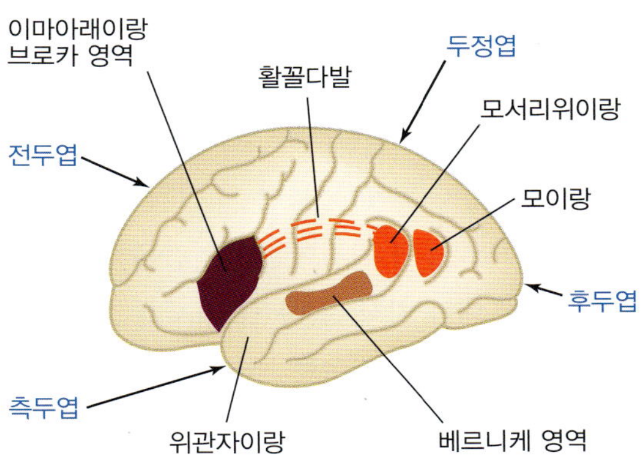

■ 그림 8.1 언어와 관련된 뇌의 영역

1995). 또한, 베르니케 영역과 브로카 영역은 활꼴 다발이라고 불리는 섬유질 묶음으로 연결되어 있다는 것을 알게 되었다. 유입된 단어는 베르니케 영역에서 처리되어 이해되고 나서 말로 변환되기 위해 활꼴다발을 통해 브로카 영역으로 보내진다. 이 섬유질 묶음에 손상이 오게 되면 말을 듣고 이해할 수는 있지만, 그 정보를 말로 표현할 수 없는 **실어증(aphasia)**이나 언어장애의 원인이 될 수 있다. 어떤 연구에서는 브로카 영역의 신경세포가 언어를 생성할 때만 활성화되는 것이 아니라 다른 사람이 말하는 것을 보거나 들을 때도 활성화되었는데(Fogassi & Ferrari, 2007), 이는 언어 학습을 가능하게 하고, 반사경 뉴런계의 존재를 뜻하는 것이다.

언어를 습득할 수 있는 능력은 유전에 기초한다. 짧은 문장을 만들기 위해 기호를 결합하는 능력을 포함한 언어 능력과 관련된 유전자는 침팬지나 다른 영장류에서도 발견된다. 언어 능력에는 많은 유전자가 관여하는데 FOXP2는 언어에 필요한 운동 기술과 관련된다. 이 유전자가 손상된 사람은 다른 기능에 이상이 없어도 말을 할 수 없다(Hickok & Small, 2016). 어떤 연구는 여자아이들이 남자아이들에 비해 언어 기술이 더 발달되었다고 보는데, 이는 FOXP2 단백질이 더 많아서라고 볼 수 있지만, 이에 대해서는 더 연구가 필요하다(Bowers et al., 2013).

3) 이론; 선천적(천성)과 후천적(양육)

(1) 천성: 선천적 소인

언어 습득을 위해 생물학적으로 프로그램된 능력의 역할이 중요할 수 있다. 촘스키(Noam Chomsky, 2000)는 인간은 언어 습득에 독특한 유전적 능력을 갖고 있다고 주장하였다. 이 관점에서는 인간은 언어에 대한 보편적 문법에 대한 지식, 공통 규칙 체계 그리고 세상의 어떠한 언어도 배울 수 있는 능력을 갖추고 있다. **보편적 문법(universal grammar)**은 언어를 형성하는 데 필요한 제한된 방법을 제공한다. 세상 언어의 약 75%가 주어–동사–목적어(SVO; 예를 들면 영어) 또는 주어–목적어–동사(SOV; 예를 들면 한글, 일본어)의 기본 어순을 가지고 있다. 나머지 15%는 동사로 시작되는 어순을 가지고 있지만 목적어로 시작하는 어순은 흔치 않다(Goodluck, 2009). 그래서 세상의 대부분의 언어는 주어로 시작해서 동사 다음에 목적어가 따라오거나 목적어 다음에 동사가 따라오는 문법 구조를 가지고 있다.

보편적인 문법은 언어를 습득하는 틀을 제공하지만 언어 특이적이지는 않다. 언어에 노출되게 되면 뇌 속에 있는 **언어 습득 기제(language acquisition device, LAD)**를 활성화시키게 되는데, 이는 언어를 구분하고, 보편적인 원칙을 적용하며, 어린아이의 환경 속에서 구사되는 특정 언어를 말하는 데 필요한 적합한 시스템을 조정하기 시작한다. 영어를 듣는 영유아들은 SVO가 전형적인 문법 순서임을 알아내지만, 일본어를 듣는 영유아들은 SOV가 전형적이라는 것을 알아낸다.

언어 발달에 대한 선천론자의 관점을 지지해 주는 증거는 무엇일까? 첫째, 촘스키와 베릭 등(Berwick et al., 2011)은 아이들에게 언어 입력이 제한될 때 상당히 복잡한 언어 체계를 습득하는 것이 불가능해질 수 있는 것을 **자극의 빈곤(poverty of the stimulus, POTS)**이라고 하였다. 즉, 언어 입력의 환경적 자극이 언어 출력을 일으키기에 너무 부족하다는 것이다. 예를 들어, 18개월 된 아이들은 다른 사람이 제공한 정보만으로는 얻을 수 없는 문장에 대한 이해를 스스로 규칙을 추론하여 이해한다. 둘째로, 아이들은 모두 거의 비슷한 나이에 같은 순서를 거쳐 진행되며, 심지어 같은 종류의 오류를 범하기도 하는데, 이것은 언어 발달이 종 특이적 성숙 과정에 의해 유도된다는 것을 보여 준다. 셋째, 이러한 초기 언어 발달의 보편적 측면은 어른들이 어린아이들에게 말할 때 사용하는 언어 방식의 문화적 차이에도 불구하고 나타난다.

많은 연구에서 어린이 들이 모국어는 배우기 쉽지만, 제2외국어를 모국어 수준으로 숙달하기 위해서는 많은 노력을 해야 한다. 1세 전후에 말하기 시작할 때쯤 이미 모국어가 아닌 소리에는 대부분 감각이 무뎌진다. 메이베리(Rachel Mayberry, 2010)는 난청이 있는 대학생을 대상으로 미국식 수화(American Sign Language, ASL)에 노출된 연령대에 따른 언어 숙달에 대한 연구에서 "더 일찍 배울수록 더 나아진다"는 법칙을 발견하였다. 수화의 통사론과 의미론에 대한 습득은 영유아기나 초기 아동기에 노출된 학생에서 가장 뛰어났다. 수화를 더 늦게(9세에서 16세) 배운 학생들은 그들이 수화를 배우기 전에 어떤 언어에 조금이라도 노출된 적이 있는 경우에 수화를 더 잘 익혔다.

뇌의 언어 처리 영역은 언어에 대한 초기 경험에 의해 평생에 걸쳐 형성될 수 있다. 그러나 언어 습득에 대한 절대적 시기가 있는 것 같지는 않다. 언어를 가장 쉽고 완벽하게 습득할 수 있는 "최적의 시기"가 있다고 말하는 것이 더 정확하다고 하였다. 어린아이들이 언어를 배우는 과정에서 인지 발달이 더 진보한다는 것이다.

(2) 후천적: 환경과 학습의 영향

아이들은 다른 사람들이 하는 말을 듣고 단어를 배우고, 어떤 경우에는 직접 듣지 않은 단어까지도 배운다. 예를 들어, 어른의 대화를 엿들음으로써 물건의 명칭이나 동사들을 배울 수 있다. 새로운 단어를 사용하도록 강화시켜 준다면 어린이들이 더 새로운 단어를 사용하기 쉽다. 양육자가 질문이나 요구사항 같은 것을 통해 자주 대화를 하도록 격려받은 아동은 대화가 거의 없는 부모를 둔 아동보다 초기 언어 발달에서 더 앞서게 된다.

환경에 초점을 두는 학습 이론가들은 구문 규칙이 어떻게 습득되는지를 설명하는 것보다 음운론과 의미론이 어떻게 발달하는지에 대한 설명을 한다. 예를 들어, 한 연구에서는 엄마와 어린아이의 대화를 분석한 결과 엄마의 승인 여부는 문장이 문법적으로 정확한가가 아니라 말의 진실가치 또는 의미론에 따라 달라진다는 사실을 발견하였다(Brown et al., 1969). 암소를 보고 있는 한 아이가 "여자 소"(정확하지만 문법적으로 맞지 않다)라고 말하면 엄마는 "맞아, 애야"라고 하며 강화하기 쉽지만 아이가 "엄마, 저기 개가 있어요"(문법적으로 맞지만 거짓말이다)라고 말했다면 엄마는 아마도 "아니야 아가야, 그건 암소야"라고 정정해 줄 것이다.

어른들이 쓰는 말과 다르게 어린이들이 다른 문장을 만들어내는 것을 많이 보았을 것이다("가버린 모든 쿠키", "그게 수영했다"). 이러한 종류의 문장은 모방이 아니다. 또한, 아이가 이미 배워야 할 문법 구조에 대한 지식을 가지고 있지 않다면 어른이 아이에게 "나 따라 해봐"라고 말해도 통사론을 가르치지 못할 것이다(Baron, 1992). 어린이들이 다른 사람들의 말을 자주 모방하게 되는데, 이것은 새로운 문장 구조를 만들어내는 핵심을 익힐 수 있도록 해 줄 것이다. 그러나 모방과 강화가 어떻게 문법 규칙에 대한 학습에 중요하게 작용하는지를 확인하기는 어렵다.

(3) 선천적, 후천적 기능의 상호작용

핑커(Steven Pinker, 1995)는 언어 습득에 천성(Floor & Akhtar, 2006)과 양육 모두가 중요하다고 하였다. 아이들의 생물학에 토대를 둔 역량과 아동의 언어 환경은 언어 발달에서 상호작용한다. 언어 기술을 습득하는 것은 지각, 인지, 운동, 사회성, 정서적인 능력과 같은 많은 다른 능력의 습득과 관련되어 있다. 언어 습득 능력은 보편적인 문법과 언어 습득 기제를 주장하는 선천론자들의 입장처럼 특별한 것은 아니다. 대신에 언어 습득과 동시에 일어나는 다른 발달과 밀접한 연관을 갖고 있다. 예를 들어, 어린이들이 "바이바이"처럼 어떤 동작을 사용하여 비언어적인 상징 능력을 보여 주기 시작하고 가상 놀이(모자를 그릇처럼 대하기)를 하기 시작할 때, 의미 있는 상징으로서의 단어를 처음으로 사용하기 시작한다.

상호작용주의자들의 주장은 피아제의 주장과는 다르다. 피아제는 인지 발달의 이정표가 언어 발달이 증진되도록 만든다고 믿었고, 인지 발달과 언어 발달 모두를 이끄는데 성숙과 환경이 상호작용하게 된다고 믿었다. 그러나 상호작용주의자들은 인지 발달과 언어 발달이 어른들의 사회적 상호작용과 같은 방식으로 영향을 미치게 된다고 강조하였다. 언어는 주로 아이와 그의 친구들이 서로의 메시지를 이해하려고 애쓰는 사회적 상호작용의 맥락 속에서 발달하게 되는 의사소통 수단이다.

브루너(Jerome Bruner, 1983)는 영유아들은 단어를 사용하기 훨씬 전부터 대부분의 어린 영유아들은 자기 차례가 왔을 때 웃거나 옹알이를 하는 것으로 자신을 돌봐주는 사람과 대화를 한다고 말했다. 어른은 어린이와 대화를 함으로써 브루너의 "비계(scaffold)" 또는 비고츠키의 "근접 발달 영역" 같은 지지적 학습 환경을 만들어내는데, 이는 아이들이 언어의 규칙적인 패턴을 이해하도록 도와준다. 예를 들어, 부모들은 잠자리에서 아이가 가장 좋아하는 그림책을 읽어주면서 "이건 뭐지?" "저건 뭘까?"라고 물어본다. 이러한 활동은 아이들에게 대화는 번갈아 하는 것이고 사물은 이름을 가지고 있으며 질문을 하고 대답을 하는 적절한 방법이 있다는 사실을 배우는 기회를 반복해서 제공해 준다. 아이가 익숙한 단어나 문장을 사용할 때 아이가 말한 문장을 엄마는 문법적으로 완벽한 표현을 써서 더 **확장(expansion)**된 문장으로 반응한다(비행기 → 그래 저건 시끄러운 비행기야). 어른들은 주로 문법을 가르치기 위해서가 아닌 의사소통을 개선하기 위한 확장으로 대화 기술을 사용한다(Penner, 1987).

아이들이 말을 시작하면 어른들은 아이들이 새로운 언어 기술을 배울 수 있는 방식으로 그들의 의사소통 방식을 조정한다. 언어 연구자들은 어른들이 영유아들과 같이 말할 때 짧고 단순한 문장을 천천히, 높은 음의 목소리로, 반복적으로 그리고 핵심어(보통 사물 또는 행동에 대한 단어)는 과장되게 강조하면서 말하는 것을 **아동 지향 말투(child-directed speech)**라는 용어를 사용하여 설명한다(Hills, 2013). 예를 들어, 아들에게 완두콩을 먹이기 위해 노력하는 엄마는 "지금 네 완두콩을 먹으렴, 크래커 말고. 저 완두콩들이 보이니? 그래, 그 완두콩을 먹으렴. 오, 완두콩을 먹다니, 참 착한 아이구나."라고 말할 것이다. 생애 초기부터, 유아들은 어른들이 다른 사람들과 의사소통할 때 사용하는 말보다는 높은 음의 소리와 다양한 억양 패턴에 더 많은 관심을 기울이는 것으로 보인다. 이미 많은 부모들이 알고 있듯이 유아들은 알지 못하는 사이에 어른들이 사용하는 다채로운 어휘들을 습득한다. 돌보는 사람의 아동 지향적인 말투는 역동적인 사회적 맥락 안에서 이루어지며 아이들이 사회적 그룹 안에서 생각을 나누고 의사소통하는 것과 어떻게 언어가 사용되는지 뿐 아니라 왜 사용되는지를 이해할 수 있도록 돕는다(Golinkoff et al., 2015).

언어 능력의 발달은 가장 초기에 그리고 가장 큰 학습에의 도전이지만 단지 시작에 불과하다. 학교를 다니기 시작하면서 익혀야 할 것들은 훨씬 더 많다. 언어는 읽기, 쓰기와 수많은 다른 기술들을 습득하기 위한 기초가 된다. 그러나 정규 교육을 받지 않아도 언어 발달이 이루어지는 것과는 달리 이러한 다른 기술들은 전형적으로 지시된 교육이 필요하다.

02 영유아기

영아유기에는 정규 교육 과정에 들어가기 전에 가족이나 이웃으로부터 비정규적 교육 체계에서 많은 것을 배운다. 대부분의 아이들은 언어 체계를 습득하게 되는데 빠르게, 노력을 크게 기울이지 않고도 가능하다. 사실, 대부분의 영유아들이 언어를 습득하는 속도는 놀랍다.

1) 언어 습득

신생아들은 사람의 말소리에 즉시 반응을 하고, 다른 언어보다는 자궁 내에서 들었던 모국어를 더 선호한다(Gervain & Mehler, 2010). 아주 어린 영아도 /b/와 /p/

또는 /d/와 /t/와 같은 음소들을 구분할 수 있다. 영아가 어떤 단어를 말하기 전에 구나 절 또는 단어들 사이에 중간에 말을 멈추는 것에 점차 민감해진다. 7개월 반이 되면 영아들은 말의 흐름 중에 목표 단어를 발견하는 **단어 분리(word segmentation)** 능력을 갖게 된다. 이러한 능력은 생후 첫 2년 동안 향상된다(Saffran et al., 2006). "고양이"라는 단어를 여러 문장 안에서 반복적으로 인식함으로써 아기는 다른 소리 음절에서 이 부분을 분리해낸다. 그리고 강세에도 민감해지게 된다.

소리를 내는 것은 어떨까? 출생 이후, 아기들은 울음, 트림하기, 칭얼대기, 재채기와 같은 소리를 만들어낸다. 이러한 소리는 성대 연습에 도움이 되고, 영유아들이 공기의 흐름과 입과 혀의 위치가 어떻게 소리에 영향을 주는지 배울 수 있다. 5개월이 되면 영아들은 이와 같은 소리가 자신을 돌봐주는 사람의 행동에 영향을 미친다는 사실을 깨닫게 된다. 부모는 아기들이 내는 소리를 의사소통을 하기 위한 노력이라고 여기고 약 50%에서 반응을 나타낸다(Goldstein et al., 2009). 예를 들어, 아기의 딸꾹질 소리에 대한 반응으로 엄마는 "어머나 무슨 일이야? 응? 엄마한테 말해봐"라고 반응해 준다. 엄마는 아기를 일종의 대화 속으로 이끌어낸다. 이러한 언어 이전의 소리와 영유아가 받게 되는 피드백은 결국 의미 있는 말소리를 내도록 준비하는 것이다. 생후 6주에서 8주된 아기들의 소리를 내는 다음 단계는 "오오오~"와 "아아아~"와 같은 모음 비슷한 소리를 반복하는 **옹알이(cooing)** 단계이다. 아기들은 만족스러울 때나 다른 사람이 행복한 목소리로 말하는 것에 대한 반응으로 소리를 낸다. 이 시기의 영아는 단어를 이해하지는 못하지만 주로 말의 억양이나 멜로디에 반응한다. 3개월에서 4개월 정도가 되면, 아기들은 자음소리를 만들어내기 시작하면서 목소리 음역을 점차 확장해나간다. 약 4개월에서 6개월 사이에 "바바" 또는 "다다"와 같은 자음과 모음의 조합들을 반복하면서 피아제가 기본적인 순환 반응이라고 한 시기에 접어들게 되는데, 이때가 되면 소리를 내는 재미로 흥미로운 소리를 반복해서 낸다.

6개월이 되면 영아는 거의 비슷한 소리를 내는데, 귀가 들리지 않는 아기들은 청각적인 피드백이 없으므로 음절 형성 능력이 정상 아기들에 비해 뒤떨어지게 된다. 8개월 정도까지 아기들은 어떤 한 가지 억양으로 재잘거리기도 하는데, 성인은 그 재잘거리는 소리에서 아기들이 어떤 언어를 듣고 있었는지 알 수 있다. 이러한 발전된 재잘거림이 가능한 아기들은 자신이 듣는 언어 속에서 음소에 대한 자신의 소리를 점점 제한하고, 그 언어의 억양 패턴을 익히게 된다. 언어의 의미에 익숙해지면서 아기들은 언어를 표현하는 것보다 더 많은 언어를 이해하게 된다. 즉, 언어 발달에서 언어 이해력이 언어 표현력보다 앞선다는 것이다. 생후 10개월이면 평균 50개의 단어를 이해하지만 말로 표현하지는 못한다. 언어 이해와 표현 사이의 이러한 차이는 계속되는데, 언어 표현보다 언어 이해의 중요성을 반영한다. 단어에 대한 조기 이해는 초등학교에서의 학업 성취와 관련이 있다(Bornstein & Hendricks, 2012; Hohm et al., 2007).

첫 단어를 정확하게 말하기 직전인 1세 경이 되면 익숙한 단어에 대해 이해를 하고 있는 것으로 보인다. 엄마가 작고 네 발 달린 털복숭이 동물을 가리키며 "저것은 털뭉치다"라고 말할 때, 아기들은 "털뭉치"가 그 움직임이나 꼬리 또는 동물들의 일반적인 범주가 아닌 특정 고양이를 말하는 것인지 어떻게 알까? 영유아들은 이름으로 표현되는 사물, 사람 혹은 생각과 연결시키는 것을 배우는 데 다양한 단서를 사용하는 것으로 밝혀졌다. 10개월 된 아기는 그들의 관점에서 어떤 사물에 주의를 끄는 신호에 의존한다. 그래서 자기 앞에 있는 공에 주의집중하게 되면 이 공이 엄마가 말한 공이라고 추측할 수 있다. 하지만 12개월까지 영유아들은 개인 관련성에 대한 의존이 줄어들고, 사회적 신호와 언어적 정보를 사용하기 시작한다. 중요한 사회적 신호 중 하나는 같은 것을 바라보는 두 사람의 **공동 관심(joint attention)**, 즉 사회적 시선이다. 아기들은 부모들이 계속해서 사물의 이름을 부르고 가리키며, 아기들의 시선을 유도하거나 단어와 그것이 가리키는 대상 사이의 연관성을 분명히 하는 것을 반복해서 듣는다. 공동 관심을 초기에 유도하는 것은 초기 어휘 발달의 기본이 된다(Beuker et al., 2013).

아이들은 그 단어의 의미를 알아내기 위해 문장의 **구문론**(syntax, 즉 하나의 단어를 문장의 어디에 두어야 하는지)을 사용할 때 마침내 아이들은 **통사적 자동 처리(syntactic bootstrapping)**의 과정을 사용하게 된다. 앞의 예에서 만약 엄마가 "저기 털뭉치다" 대신에 "저기 털뭉치가 있다" 또는 "고양이가 털뭉치를 긁고 있다"라고 말했다면, 통상적 배치, 즉 문장에서 "털뭉치"가 어떻게 사용되었는지에 따라 그 단어의 뜻이 달라졌을 것이다.

2) 생의 첫 단어

1세 경의 영유아가 말하는 의미 있는 첫 단어는 부모들에게는 특별한 일이다. 한 단어가 문장 전체의 의미를 전달하기 때문에 첫 단어를 **한 구절 말(holophrases)**이라고 부른다. 이렇게 한 단어로 된 "문장"은 말하는 방식과 문맥에 따라 다른 의사소통 기능으로 쓰일 수 있다(Tomasello, 2009). 예를 들어, 17개월 된 셀리는 "ghetti(Spaghetti)"라는 단어를 5분 동안 세 가지 방식으로 사용했다. 먼저, 셀리는 스토브 위에 놓여진 팬을 가리키면서 "그거 스파게티야?" 하고 묻는 것처럼 보였다. 나중에 팬 안의 내용물을 보았을 때 셀리의 "ghetti"라는 말은 "이건 스파게티다"라고 명명하는 역할을 했다. 마지막으로, 셀리가 자신을 돌봐주는 사람의 소매를 잡아당기면서 "ghetti"라고 한다면 스파게티를 달라는 것이라는 것을 분명히 알 수 있다. 한 단어에 내포될 수 있는 의미와 그에 수반되는 억양 패턴 및 동작으로 한 구절 말 단계에 있는 1세 영유아는 명명, 질문, 요구와 같은 기본적인 언어 기능들을 익히고 있는 것이다. 이들이 단어를 상징으로 사용하기 시작할 때 손가락을 이용하거나 행동을 흉내내는 등 비언어적인 상징도 함께 사용하게 된다(Goldin–Meadow, 2009).

1살짜리 아기들은 주로 그들이 매일 접하고 그들에게 중요한 친숙한 사물이나 행동에 대해 말한다(• 표 8.1).

처음 사용하는 50개의 단어는 사물이나 사람을 가리키는 일반 명사이다(Waxman et al., 2013). 어린 아동들은 실생활의 언어 속에 자주 나타나는 명사와 그 명사가 가리키는 대상을 해독하는 것이 더 쉽고, 어른들은 아이들과 대화할 때 명사를 더 많이 사용하는 경향이 있다. 명사는 사물의 이미지를 만들어 우리에게 기억해야 할 실질적인 것을 주기 쉽다. 하지만 동사는 행동에 대한 이미지를 만들어야 하므로 어려울 수 있다.

초기의 언어 습득은 한 번에 한 단어씩 진행된다. 아이는 서너 달에 걸쳐 천천히 하나씩 10개의 단어를 익히게 될 수 있다. 초기 언어 습득에는 개인차가 있다. 어떤 아이는 첫 생일에 30개의 단어를 말할 수 있고 어떤 아이는 두 번째 생일 전후에 이 이정표에 도달할 수 있다(Newman & Sachs, 2012).

그 후 약 30~50개 단어를 익힌 약 18개월 전후를 **어휘력 폭발기(vocabulary spurt)**라고 부르는데, 단어 습득 속도는 급격히 빨라진다. 언어발달학자인 핑커(Steven Pinker, 1995)는 이 기간 동안에는 2시간마다 하나씩 새로운 단어가 습득된다고 하였다. 20개월이 되면 아기들은 평균 150개의 단어를 말할 수 있고, 이로부터 4개월 후에는 두 배가 늘어 300개의 단어를 말할 수 있게 된다(Camaioni, 2004). 이것을 가능하게 하는 것은 **빠른 의미 연결(fast mapping)**로 문맥 안에서 단어의 의미가 무엇인지 알게 해 준다. 이는 새로운 단어를 배우는 빠르고 효과적인 방법이다.

6개월의 영아는 기본적인 빠른 의미 연결을 보여 주며, 20~24개월 사이에 그 능력은 훨씬 정교해진다. 빠른 의미 연결에 기여하는 것은 문맥 안에서의 단어 의미에 대한 생각의 성장과 기억력의 증가이다. 한 손에 글자를 들고 다른 손에 있는 물체(물)가 관련이 있다는 것을 깨달은 헬렌 켈러처럼 아이들도 모든 것에 이름이 있고 사물의 이름을 익힘으로써 자신이 생각하는 것을 다른 사람과 공유할 수 있다는 결정적 깨달음에 도달

● 표 8.1 20개월 미만 영유아의 사용 언어(예)

범주	단어
청각 효과	바바, 야옹, 음매, 아야, 어어, 컹, 냠냠
음식물	사과, 바나나, 쿠키, 치즈, 크래커, 주스, 우유, 물
동물	곰, 새, 토끼, 개, 고양이, 젖소, 오리, 물고기, 새끼고양이, 말, 돼지, 강아지
신체부위와 의복	기저귀, 귀, 눈, 발, 머리카락, 손, 모자, 입, 코, 발가락, 이, 신발
집/실외	담요, 의자, 컵, 문, 꽃, 열쇠, 바깥, 숟가락, 나무, 텔레비전
사람	아기, 아빠, 할머니, 할아버지, 엄마, [아기 자신의 이름]
장난감과 차량	공, 풍선, 자전거, 보트, 책, 거품, 비행기, 트럭, 장난감
행동	아래, 먹다, 가다, 앉다, 위
놀이와 일상	목욕, 잘 가, 안녕, 잘 자, 아니, 까꿍, 제발, 쉿, 고마워, 응
형용사와 서술어	없어진, 차가운, 더러운, 뜨거운

하는 것이다. 이 기간 동안 많은 어휘를 습득한 유아들은 빠르게 정보를 처리할 수 있게 되고, 이 능력은 학교 교육으로 옮겨 갈 때 도움이 된다. 2세에 어휘력이 좋은 아이들은 유치원에 입학할 때 어휘력이 떨어지는 아이보다 읽기나 수학 성취도에서 더 높은 수준을 보인다(Morgan et al., 2015).

이렇게 어휘력이 급증하는 동안에 아이들은 종종 실수를 한다. 완전히 의미를 틀린 것은 아니지만 종종 단어의 의미를 너무 넓게 또는 너무 좁게 사용하기도 한다(Uccelli & Pan, 2013). 오류 중 하나는 2세 정도의 아이는 털이 있고 다리가 네 개인 동물들은 모두 강아지라고 부르는 것처럼 단어를 **과잉 확장(overextension)**하여 사용하는 것이다. 두 번째 오류는 과잉 확장에 반대되는 개념으로 **과소 확장(underextension)**이다. 예를 들면, 애완견만 강아지라고 부르는 것이다. 두 개념 모두 피아제의 동화 개념의 예라고 볼 수 있다. **의미론**을 올바르게 습득하는 것은, 예를 들면 크기, 모양, 이들이 만들어내는 소리와 감각적 특징을 기반으로 동물들을 분류하는 것과 같은 유사성과 차이점을 구별하는 문제이다. 2.5세에서 3세가 되면 이러한 종류의 의미론적 오류는 점차 사라지게 된다.

그러나 아이들은 의미론적 오류보다 세상에 대해 더 많이 알고 있다. 젖소를 보면서 "강아지"라고 말하는 2세 아동에게 젖소를 찾아보라고 하면 개가 아닌 젖소를 가리킬 것이다. 아이들은 "강아지"와 같은 특정 단어의 의미를 지나치게 확대할 수 있는데, 이는 단어의 의미를 잘못 이해했다기보다는 대화를 하고 싶은데 어휘가 부족하여 그것을 대신할 단어를 생각해낼 수 없을 때 그 무언가를 "그게 뭐더라?"라고 부른다는 것을 아직 학습하지 못했기 때문이다(Naigles & Gelman, 1995).

초기 언어 습득은 개인차가 있으므로 일반화에 주의해야 한다. 중요한 점은 아이들의 일상적인 언어 경험에서의 차이가 그들의 말의 차이를 만들어낸다는 것이다. 말의 양(아기가 집에서 얼마나 많은 단어를 듣는지)과 말의 질(그 말이 얼마나 수준 높은지) 모두 어린 아이들의 어휘에 영향을 준다.

■ 그림 8.2에서 보는 것처럼 24개월에 어떤 아이는 약 50개의 단어를 습득한 반면 또 어떤 아이는 500개 단어를 말할 수 있다. 언어 표현에서 이런 차이는 가족의 사회경제적 상태가 영향 요인으로 생각된다. 하트와 리슬리(Betty Hart & Todd Risley, 1995)는 부모가 영유아기 자녀와 얼마나 대화를 하는지에 대해 연구하였다. 대상자 중 저소득층의 경우에는 아동은 한 시간에 620개의 단어를 듣는 반면 고소득층의 아동은 3배 더 많은 단어를 들었다. 이런 차이가 4세가 되면 3천만 단어의 차이를 일으키게 될 것이다. 또한, 자라면서 많은 말을

들은 아이들은 학교에 들어갔을 때 어휘량이 더 풍부하고 지능지수가 더 높은 것으로 나타났다. 이 결과가 발표된 이후 25년 동안 부유한 가정과 가난한 가정 사이의 3천만 단어의 격차에 관심을 갖게 되었다. 그리고 저소득층 가정의 부모들이 자녀와 많은 이야기 나누기를 장려하기 위한 다양한 프로그램이 개발되었다(Suskind, Suskind, & Lewinter-Suskind, 2015).

소득 수준에 따른 단어 습득의 정도에 대한 의견에는 논쟁이 있었지만 그럼에도 부모의 대화가 자녀 발달에 강력한 영향을 준다는 것은 어느 정도 사실이다. 이 문제를 명확히 하기 위해 언어와 관련된 운동추적기와 같은 새로운 기술이 적용되기도 하였다. 영유아에게 며칠 동안 언어 추적기를 착용하고 난 후 언어를 분석하였는데, 아이들이 노출된 언어의 총량이 중요하긴 하지만 후기 언어 발달에 영향을 주는 것으로 보여지지는 않았다(Hirsh-Pasek et al., 2015). 특히 한 번에 한 성인에게서 더 많은 아동 지향적 말을 들은 영유아들이 시간이 지난 후 다른 영유아들에 비해 더 많은 단어를 말하였다. 사회경제적 상태도 중요하지만 아이들과 어떻게 상호작용할지에 대한 가치와 신념이 더 중요한 것으로 여겨진다. 많은 저소득층 부모들은 뇌 발달을 위한 초기 자극의 가치를 알지 못하고 대화의 중요성을 깨닫지 못한다. 중상위층 가정의 부모들은 성인기 준비를 위해 설명과 협상 등으로 끊임없이 관계를 쌓는 양육 방식을 사용한다. 이와는 대조적으로 저소득층 가정에서는 간섭하지 않는 양육 방식을 사용하는 경향이 있다. 두 가지 양육 스타일 모두 장단점이 있지만 언어 발달 측면에서는 간섭하지 않는 양육 스타일의 단점은 학업 성취에 대한 아동 지향적 말에 대한 노출이 적다는 것이다(Hoff, 2013).

(1) 전보문 형태 언어

18개월에서 24개월 아기들에게 정상적으로 일어나는 언어 발달은 두 개의 단어를 하나의 간단한 문장으로 조합하는 것이다. 유아는 동일한 기본 생각을 표현하기 위해 두 단어 문장을 사용한다(• 표 8.2). 초기에 두세 가지 혹은 더 많은 단어를 결합하는 것을 **전보식 언어(telegraphic speech)**라고 부르기도 하는데, 이러한 문장들은 전보처럼 중요한 내용의 단어를 포함하고 있으면서 관사, 전치사, 조동사 같은 부가적인 것들을 생략하

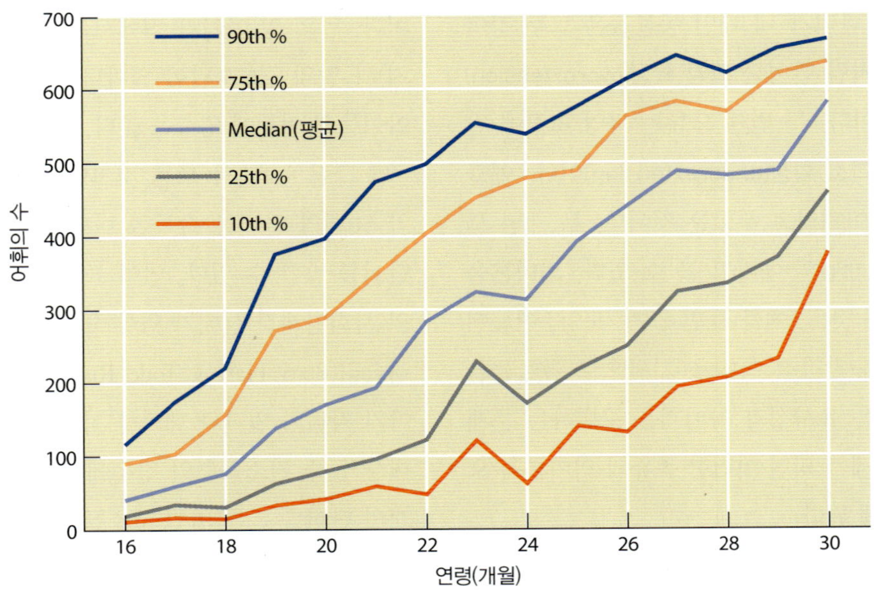

■ 그림 8.2 16개월~30개월 사이의 어휘력의 개인차

기 때문이다.

심리언어학자인 불룸(Lois Bloom, 1998)은 아이들의 초기 문장들을 **기능적 문법(functional grammar)**의 관점에서 설명하는 것이 적절하다고 보았는데, 이는 단어 사이의 의미론적 관계, 표현되는 의미 그리고 문장으로 제공되는 기능들(명명하기, 질문하기 또는 명령하기와 같은 것)을 말한다. 예를 들어, 어린아이는 똑같은 어순을 사용하여 다른 의미를 전달하려고 한다. "엄마 코"는 아마도 "저건 엄마의 코야"라는 한 가지 맥락을 의미하지만, 어느 날 오후 22개월 된 여자아이에게는 "엄마, 콧물을 닦아냈어요"라는 의미일 수도 있다. 때로는 어순이 문제가 되기도 한다. "빌리가 때린다"와 "때린다 빌리를"은 다른 것을 의미한다. 보디랭귀지와 목소리의 톤으로 의미가 통하기도 하는데, 예를 들어, 한 아이가 아이스크림을 가리키면서 달라고 칭얼거린다면 단지 아이스크림의 존재에만 주목하는 것은 아니다.

2세에서 5세 사이의 아이들은 만들어낼 수 있는 문장의 수와 형태가 급격히 늘어나는 것을 경험하게 된다. 3세의 카일(Kyle)에게 엄마가 곤충을 놓아주라는 제안을 하자 그 아이가 대답한 것을 살펴보자.

> 내가 그 곤충을 잡으면 곤충 친구들에게 돌려줄 거야. 엄마 그 곤충은 어디로 갔어요? 그 곤충이 어디에 갔는지 나는 모르겠어요. 찾아봐요. 아마 윈스톤(애완견) 위에 있을 걸요. 윈스톤, 그 곤충을 놔줘!(카일은 곤충을 발견하고는 집어 든다. 그의 엄마가 그에게 "그 벌레를 친구들에게 돌아가도록 놔주자"라고 다시 부탁한다.) 그 곤충은 친구들에게 돌아가고 싶어 하지 않아요(카일은 그 곤충을 던지고 짓눌러버리는데, 엄마는 경악하고 만다.). 내가 그 곤충을 짓밟았으니 친구들에게 돌아가지 못할 거예요.

전보식 문장 단계에 있는 아이와 비교해서 카일의 문장은 더 길고 오류가 없는 것은 아니지만 문법적으로 훨씬 복잡하다. 그리고 카일은 대화 중 의견 교환에 참여하는 것이 더 능숙하며 초기의 전보식 문장에서는 빠지기 쉬운 관사나 전치사와 같은 약간의 기능어들도 첨가하기 시작했다.

아이들은 또한 기본적인 평서문의 변형을 만드는 규칙에 익숙해져야 한다. 즉, 아이들은 "나는 피자를 먹는다"와 같은 문장을 질문문 "나는 피자를 먹는가?", 부정문 "나는 피자를 먹지 않는다", 명령문 "피자를 먹어라"와 같은 형태로 전환하는 법칙을 배워야만 한다. 유명한 언어학자 촘스키(1968, 1975)는 **변형 문법(transformational grammar)**이나 기본적인 생각을 다양한 문장 형태로 변형시키는 문장 규칙의 관점에서 서술될 수 있는 언어를 제시함으로써 아이들이 이러한 법칙을 배우는 것에 관심을 가졌다.

초기의 질문은 보통 억양을 높이면서 두 세 단어 문장(새끼고양이 봐?)들로만 구성된다. 때때로 '무엇'이나 '어디에' 같은 단어들이 나오기도 한다(새끼 고양이 어디?). 질문하기의 두 번째 단계에서 아이들은 조동사 같은 것들을 배우기 시작하는데, 그 질문의 형태는 다음

• 표 8.2 두 단어 문장들은 다른 언어들 속에서 비슷한 기능을 한다.

문장의 기능	언어	
	영어	독일어
위치 찾기 또는 지정하기	There book	Buch da(book there)
요구하기	More milk	Mehr milch(more milk)
부인하기	No wet	Nicht blasen
소유를 나타내기	My shoe	Mein ball(my ball)
수식하기 또는 한정하기	Pretty dress	Armer wauwau(poor doggie)
질문하기	Where ball	Wo ball(where ball)

과 같다. "무엇을 아빠가 먹나요?", "어디 고양이가 갑니까?"와 같이 변형 법칙에 대해서는 아직 완전하게 이해하지 못하고 있다(Tager-Flusberg & Zukowski, 2013). 나중에 아이들은 주어 앞으로 조동사를 이동하도록 하는 변형 법칙을 배우게 된다("아빠는 무엇을 먹나요").

3) 숙달 동기

언어를 습득하면서 영아들은 삶의 성공을 준비하는 데 중요한 다른 많은 과업들을 습득하고 있다. 영유아들은 자신의 주변 환경을 익히도록 본능적으로 동기부여 되는 것으로 보인다. **숙달 동기(mastery motivation)**는 숙달감이나 자신감을 갖기 위한 노력으로 선천적이고 보편적인 것처럼 보이고, 부모가 유도하지 않아도 모든 정상적인 영유아들의 행동에 나타날 것이다. 새로운 미는 장난감을 주었을 때, 어떤 아기는 그 장난감을 쳐다보기만 하고, 어떤 아기는 그것을 입에 넣고, 어떤 아기는 세게 두드리고 마루를 가로질러 밀어버리기도 한다. 왜 어떤 아기는 다른 아기보다 강한 숙달 동기를 가지고 있을까?

한 가지 가능성은 어떤 아기는 목표 그 자체가 매우 높은 가치를 지니고 있을 수 있다는 것이다(Kenward et al., 2009). 조니에게 빨간 공이 매우 흥미롭게 보인다면, 공이 관심을 끌만한 가치가 없다고 판단한 나오미보다 조니는 그 공을 얻기 위해 더 많은 시간과 에너지를 사용할 것이다. 또한, 숙달 동기는 간지럼태우기, 흔들어주기, 쎄쎄쎄 놀이, 흥미로운 장난감 주기와 같이 부모들이 아이를 즐겁게 하고 자극하기 위해 고안한 감각 자극을 자주 제공할 때 높아지는 것으로 보인다. 숙달 동기는 영유아가 자신의 환경을 통제하고 성공을 경험할 수 있도록 하는 기회를 많이 제공하는 반응적인 환경에서 성장했을 때 풍부해진다.

부모가 우울한 경우 아이에게 반응을 나타내지 않기 때문에 과제에 대한 흥미가 별로 없고 도전 과제에 대한 지속성도 적어 보인다(Sparks et al., 2012). 아이들의 주도성을 끊임없이 억누르는 부모를 둔 아이는 새로운 과제를 잘 수행하지 않으려고 한다. 영유아의 숙달 동기 수준은 나중에 성취 행동에 영향을 미친다. 영유아는 과제를 극복하기 위해 내적 동기가 있지만 부모가 아이를 적절히 자극하고 즉각적 반응을 주는 것은 동기를 강화하는 방법이 된다.

4) 조기 교육

아기들은 인생 초기 몇 년간 많은 것들을 배운다. 다양한 아동 발달을 위한 제품들이 개발되어 있지만, 대부분의 전문가들은 아이들에게 첫 3년 동안 특정한 교육적 경험을 제공해야 한다는 생각에 이의를 제기하고 있다. "잘못된 교육: 위험에 빠진 학령 전기"의 저자인 엘킨드(David Elkind, 1987)와 같은 일부 전문가들은 조기 교육으로 몰아넣는 것은 아이들이 충분히 놀고 사회화될 수 있는 시간을 충분히 갖지 못하며, 어린 나이에 어떠한 것을 성취하도록 압력을 가하게 된다면 아동은 학습을 위한 자신의 자기주도성과 내재적 동기를 잃을 수 있다는 사실에 대해 걱정하였다.

일부 연구에서는 엘킨드의 우려를 사실로 보여 주었다(Christakis, 2008). 베이비 아인슈타인 및 브레이니 베이비 비디오를 시청한 유아들에 대한 연구에서 비디오를 시청한 아이들은 시청하지 않은 아이들보다 단어를 6개에서 8개 정도 적게 이해했다는 다소 놀라운 사실을 발견하였다. 이 연구에서 추적 조사는 이루어지지 못했지만 이러한 결과는 언어 능력에 대하여 경종을 울리는 계기가 되었다.

한 연구에 따르면 학습적 부분을 강조하는 유치원에 다니는 4세 아동은 글자와 숫자를 조기에 습득하는 장점이 있지만 유치원을 마칠 무렵에는 잊어버리는 것으로 나타났다(Hyson, Hirsh-Pasek, & Rescorla, 1991). 게다가 이들은 창의성이 떨어지고, 시험 상황에서 더 불안해하며, 학교에 대한 부정적 감정이 더 많은 것으로 나타났다. 학업 성취 시험 점수는 높지만 아동의 성공 기대나 수행에 대한 자부심을 감소시킨다. 그래서 학령 전기 동안 학업에 대한 과도한 강조는 성취 동기의 약화를 초래할 수 있을 것이다.

하지만 놀이와 학문적 활동을 적절히 혼합한 유치원 프로그램은 어린아이들에게 유익할 수 있다(Weisberg, Hirsh-Pasek, & Golinkoff, 2013). 특히 사회적으로 취약한 아이들에게 도움이 될 것이다. 이는 1965년 "빈곤과의 전쟁"의 일환으로 시작된 헤드 스타트 프로그램(Head Start Programe)은 취약 계층의 아이들이 취학 준비를 더 잘하고 가난의 고리를 깰 수 있도록 사회성과 지적 경험을 다양하게 제공하였다. 이 아동들이 잘 출발할 수 있도록 프로그램에서는 영양, 건강 관리, 부모 교육, 지적 자극을 제공하였다. 이 프로그램을 통해 지능지수가 10점 이상 향상되며 성과를 보였으나 2~3학년이 되자 초기 성과는 완전히 사려졌다.

그러나 결과가 모두 불만스러운 것은 아니다. 약 4~5개월의 영아기부터 5세까지의 교육 프로그램인 에이비씨데리언(Abecedarian) 프로그램(Campbell et al., 2001)에 참여한 아이들은 그렇지 않은 아이들에 비해 인지적인 효과가 있었다(■ 그림 8.3). 그러나 조기 교육 프로그램의 효과가 진정으로 삶을 변화시키고 있는가? 이 프로젝트에 참여한 대상자를 30세가 되었을 때 추적하였을 때 프로그램에 참여했던 대상자들이 더 오랜 기간 공부를 했고, 대학 학위를 취득했으며, 정규직 근무 비율이 높았다. 그러나 범죄건수에서는 차이가 없었다. 하지만 다른 연구에서는 조기 교육이 범죄율을 감소시키는 데 도움이 될 수 있다고 하였다.

부모 교육 프로그램은 아동에게 필요한 경험의 종류와 환경의 중요성을 교육하는 대안 형태의 프로그램이다. 이 프로그램에 참여한 아동에서 숙달 동기가 더 높은 것으로 나타났는데, 취약 가정의 아동에서도 숙달 동기가 나타났다. 또 다른 프로그램인 밀워키 프로젝트(Milwaukee Project; Garber, 1988)에서는 어머니를 위한 직업, 학습 훈련과 함께 아동에 대한 전일 보육이 이루어졌다. 추적 관찰 결과 이 프로그램에 참여한 아동이 8학년이 되었을 때 지적 수준에서 더 앞서 있었다.

이런 프로그램의 성공의 기저에는 빈곤이라는 문제가 자리잡고 있다. 빈곤은 낮은 지능지수와 관련이 있다. 빈곤이 교육적 성취에 영향을 준다는 것은 놀라운 것은 아니다. 조기 교육 프로그램이 비곤을 직접적으로 개선하지는 못하지만 학업 성취에 부정적 영향을 주는 몇몇의 요소를 개선할 수 있다.

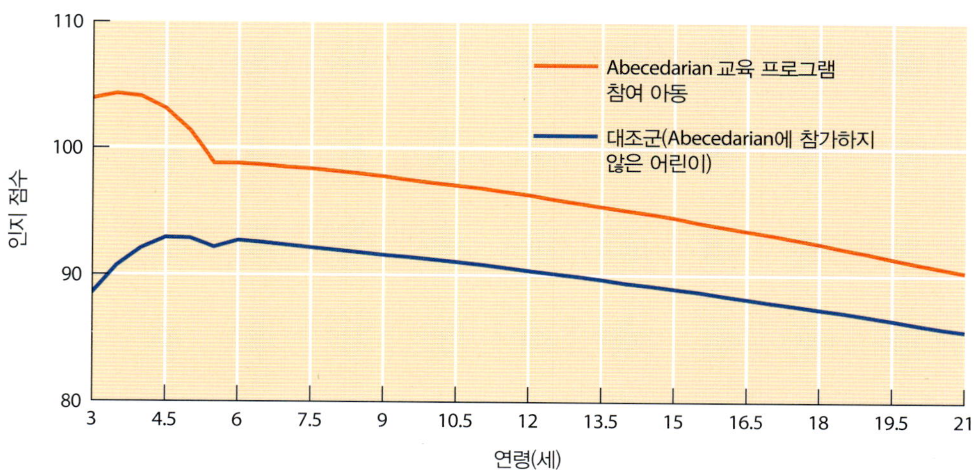

■ 그림 8.3 Abecedarian 프로그램에서의 인지 성장 곡선

03 아동기

아동기에는 언어 기술이 확장되고 성취 동기가 드러난다. 정규 교육 과정이 평생의 기술과 지식을 발달시키는데, 이러한 구성 요소를 이용한다.

1) 언어 기술의 확장

학령기 아동은 발음이 좋아지고 길고 복잡한 문장을 만들어내며 어휘를 계속해서 확장해 나간다. 보통 1학년이 되면 약 10,000여 개의 어휘를 사용하고, 초등학교에 다니는 동안 대략 하루에 5개에서 13개 정도의 새로운 단어를 익히게 된다(Hoff, 2014). 학령기 아동은 이전에는 불가능했던 방식으로 언어를 생각하고 조작하기 시작한다.

아동기 전반에 걸쳐 인지 발달은 언어와 의사소통 기술의 발달을 동반한다. 예를 들어, 아이가 인지적으로 자기중심성이 줄어들면서 아이들은 듣는 사람의 관점을 보다 잘 알게 된다.

중기 아동기에는 **메타 언어 인식(metalinguistic awareness)** 또는 언어에 대한 지식을 하나의 시스템으로 생각하는 능력이 향상된다(Melzi & Schick, 2013). 메타 언어적 인식을 갖춘 아이들은 단어의 개념을 이해하고 단어를 정의할 수 있다(의미론). 메타 언어적 인식의 발달로 아이들은 문법적으로 옳거나 틀린 문장을 구분할 수 있고(통사론), 특정한 사회적 맥락의 요구에 맞게 어떻게 언어가 달라질 수 있는지를 이해할 수 있다(화용론). **이중 언어(bilingual)**를 사용하는 아이들은 단일어를 사용하는 아이들보다 메타 언어적 인식이 더 좋다(Schwartz et al., 2008).

여러 언어에 대한 지속적인 노출은 뇌 신경 연결을 변화시킨다(Petitto et al., 2012). 단일 언어를 사용하는 영유아가 외국어로 된 소리에 민감성이 떨어질 때 이중 언어를 사용하는 영유아는 민감성을 유지한다. 이는 여러 언어에 정기적으로 노출된 아이들이 단일 언어를 배우는 경우만큼 쉽게 여러 언어를 습득하는 것처럼 보이는지 설명해 줄 수 있다. 두 언어를 배우는 아이들은 정확한 어휘를 찾기 위해 좀 더 애를 써야 하지만 여러 부분에서 이중 언어를 사용하는 아이들이 갖는 장점이 더 많다.

이중 언어를 사용하는 사람들은 한 언어를 사용할 때 동시에 다른 언어가 활성화된다. 이중 언어를 사용하는 경우 서로 다른 작업 사이의 이동에 더 우수하다. 이들의 작업 기억은 단일 언어를 사용하는 경우보다 더 좋고, 관련 없는 정보는 무시하고 관련된 부분에 초점을 맞추는 데 더 능숙하다.

이런 근거는 이중 언어 간의 끊임없이 주고받는 관계가 인지 체계의 상위 관리 통제 요인을 더욱 강화한다는 것을 알려 준다. 운동이 기능뿐 아니라 신체 구조에도 영향을 주듯이, 이중 언어를 구사하기 위한 빠르고 규칙적인 정신 운동이 뇌의 기능뿐 아니라 신경의 연결에 영향을 준다(Wong, Yin, & O'Brien, 2016).

또한, 이중 언어는 사람의 인지 유지를 강화하는 것으로 여겨진다. 나이가 들수록 인지 유지는 우리의 정신적 처리 효율을 높임으로써 우리의 정신적 능력을 더 오래 유지할 수 있게 한다. 한 연구에서 이중 언어를 사용하는 경우에 알츠하이머병의 증상이나 진단이 4~5년 늦었다(Alladi et al., 2013).

삶의 후기에 다른 언어를 배우면 그 결과는 제2언어를 배우는 나이에 따라 다르다. 한 연구에서 3~39세 사이에 미국에 온, 한국어나 중국어를 모국어로 하는 사람들을 대상으로 영어 문법에 대한 숙달성을 조사하였다(Johnson & Newport, 1989). 사춘기 이후에 미국에 온 경우 나이나 영어를 사용한 햇수에 상관없이 수행 정도가 좋지 않았는데, 이 결과는 사춘기를 전후하여 언어 습득에 민감한 시기가 있다는 것을 보여 준다. 다른 연구에서는 제2언어로 영어에 대한 숙달과 관련된 것에는 미국에 왔을 때 나이 이상의 것이 있다고 하였다(Birdsong, 1999, 2005). 비록 성인들은 일반적으로 어린이보다 원어민 같은 숙련도를 얻을 가능성이 낮지만, 어떤 성인들은 보통 제2외국어에 대한 엄청난 노력과 노출로 그러한 숙련도에 도달하기도 한다.

그래서 영유아기 동안 첫 언어를 배울 때 두 번째 언어를 같이 배우는 것이 더 쉬워보인다. 이중 언어 능력은 후기 제2언어 습득에서는 나타나지 않는 몇 가지 이득이 있다. 특히 이중 언어 경험은 실행 통제와 인지 유지를 더 증진하였다. 이중 언어의 이점을 고려할 때 많은 부모들이 자녀를 이중 언어 능력을 키우기 위해 다국어 능력을 되살려야 할 것이다. 아이들이 나이가 들었을 때 아마도 인지적 여유를 갖게 됨에 고마워할 것이다.

2) 성취 동기

성취 동기를 연구하는 사람들은 교실처럼 성취 상황에서의 사람들의 행동을 이해하고 설명하기 위해 노력한다. 학생들의 수행에 대한 동기부여를 이해하는 것은 더 높은 수준의 동기부여를 촉진하기 위한 단계를 설정할 수 있다. 아이들의 과제에 대한 자신의 능력에 대한 믿음이 그 과제에 대한 수행을 예측한다. 아이들은 도전을 하고 성취 기준에 부합되기 위해 노력하다가 때로는 실패를 경험한다. 실패에 직면했을 때 끈질기게 재도전하여 승리하는 아이들과 포기하는 아이들 사이에는 어떤 차이점이 있을까? 드웩과 동료들(Carol Dweck, 2006; Yeager, Paunesku, Walton, & Dweck, 2013)은 재능, 능력, 지능이 여러분이 생각하는 것만큼 많은 부분을 차지하지 않는다고 결론지었다. 특히 **고착형 사고방식(fixed mindset)**을 가진 경우에 가지고 있는 능력이 고정되어 있다고 믿는 경향이 있다. 고착된 사고방식을 가진 학생들은 재능이 뛰어난 학생들도 거의 노력이 필요없는 능력만 보여 주려하고 도전적인 일을 피하는 경향이 있다.

반대로 **성장형 사고방식(growth mindset)**을 가진 사람들은 능력이나 재능이 고정되지 않고 유연하기 때문에 노력을 통해 증진할 수 있다. 이런 사고방식을 갖고 있는 경우에 학생들은 학습과 발전을 위해 더 노력을 하는 동기를 유발하게 된다. 성장형 사고방식은 최종 결과가 아닌 노력을 칭찬함으로써 북돋울 수 있다(Dweck, 2007, 2015). 예를 들어, 선생님이나 부모는 "그건 정말 어려운 과제였는데 끝날때까지 여러 방법을 시도하면서 계속했구나, 잘 했어!"라고 말할 수 있다. 이와는 대조적으로 학생들의 지능에 대해 칭찬하는 것은("너 정말 똑똑해서 시험을 잘 봤구나") 그들의 성취(그들이 가진 고정된 양의)가 지능에 의해서만 결정되며 노력과는 관련이 없다고 생각하게 할 수 있다. 실수에 대한 피드백도, 낮은 성적을 받거나 과제에 수정 사항이 많을 때 고착된 사고방식을 가진 학생들은 더 열심히 일하고 향상시키기 위해 에너지를 얻기보다는 능력이 부족하다는 느낌에 패배감을 느낄 가능성이 더 높다. 성장형 사고방식의 학생은 실수에 대한 피드백을 미래 성장을 위한 유용한 정보로 해석할 가능성이 더 높다(Moser et al., 2011). 고착형 사고방식과 성장형 사고방식은 아동, 부모, 학교의 특성에 영향을 미친다.

(1) 아동 요인

아동의 몇 가지 특징은 성취 수준과 성공에 대한 동기나 사고방식에 기여한다. 첫째는 아동의 나이 또는 발달 수준이다. 3세가 되면 성공과 실패에 대한 반응이 다르게 나타나기 시작하며, 7~8세까지는 능력에 대해 낙관적이다(Wigfield et al., 2015). 나이가 들면서 아이들의 학업적 능력에 대한 인식이 정확해지는데, 이는 부모, 교사, 또래로부터의 성과에 대한 피드백을 잘 이해할 수 있게 되기 때문이다. 어린아이들은 성공과 실패가 좋거나 나쁜 사람과 동일시하기 때문에 실패하면 자신이 나쁜 사람이라고 결론을 내릴 수도 있다.

어린아이들은 능력이 변할 수 있는 특징이라고 믿는다. 즉, 성장형 사고방식으로 시작한다. 이는 아이들이 성취 상황에서 자신의 능력을 향상시키기 위해 새로운 일을 배우는데 목표를 둔 **숙달 목표(mastery goals, 학습 목표**라고도 불림)를 세울 수 있게 한다. 숙달 목표는 초등학교 저학년에서 현저하다(Brophy, 2010).

나이가 점차 많아지면서 능력을 많은 노력으로도 바뀌지 않는 고정된 특성으로 보기 시작한다. 그 결과, 초등학교 후기와 중학교 시절에는 많은 아이가 고착형 사고방식을 갖게 되고, 학교에서 능력을 입증하고, 우수하다고 평가할 수 있는 **수행 목표(performance goals)**를 채택하게 된다(Bong, 2009)(• 표 8.3).

숙달 목표 또는 학습목표에 지속적으로 초점을 맞추는 아이들은 수행 목표를 바꾸는 아이들보다 학교에서 더 잘하는 경향이 있다. 숙달 목표에 초점을 맞추는 아이들이 내용을 이해하는 과정을 거쳤다면 점수가 낮아도 낙담하지 않는다. 이러한 아이들에게 학습의 과정(process)은 즐거운 것으로, 그들의 호기심을 해결하는 데 도움을 준다. 이러한 학습 과정을 즐기는 능력은 더 높은 성취 수준을 갖도록 한다. 이와 반대로 수행 목표에 초점을 맞추는 아이들은 학습의 과정이 아닌 결과, 즉 점수가 목표였기 때문에 낙담하기 쉽다. 숙달 또는 학습 목표를 가진 아동과 수행 목표를 가진 아동은 자신의 수행 결과에 대한 반응에서 서로 다른 형태의 신경학적 활동을 보여 주며, 성공과 실패를 다르게 경험한다는 사실도 보여 준다. 이러한 두 가지 유형의 목표는 서로 배타적이지 않다. 즉, 숙달 목표와 수행 목표 두 가지 모두에 의해 동기부여가 될 수 있다는 것이다(Darnon et al., 2010). 하지만 중요한 것은, 학생들이 목표를 이루기 위해 노력한다는 점에 주목해야 한다는 것이다. • 표 8.3이 보여 주듯이 능력은 고정된 것이며, 자신의 능력이 부족하다고 믿으면 과제를 성공하지 못할 위험성을 줄이기 위해 수행 목표를 갖게 된다.

지능은 학업 성취에 일부분 관련된다. 평균 이상의 지능을 가진 어떤 학생은 학교에서 특별히 잘하지 못하는데 또 다른 학생은 훨씬 기대 수준 이상에 도달하기도 한다. 동기와 성취 수준은 아이들이 중요하다고 믿거나 흥미를 느끼는 대상과 관련이 있다(Spinath et al., 2006). 동기가 있거나 흥미가 있을 때 더 열심히 노력하고 더 잘 수행할 수 있다.

(2) 부모 요인

부모는 결과보다 학습 과정을 강화함으로써 성취 동기를 키울 수 있다(Dweck, 2015). 또한, 실수를 통해서도 학습 기회를 강조할 수 있다. 부모는 실패를 퇴보 또는 도약으로 생각할 수 있는데, 실패라고 생각하는 경우에는 자녀는 고착된 사고방식을 갖을 수 있으며, 도약으로 생각하는 경우에는 노력에 의해 성장할 수 있다고 생각할 수 있다. 성취 동기에 대한 연구(Wigfield, Eccles, et al., 2015)에서 양육 형태에서 다음의 세 가지 측면이 아동의 동기부여에 영향을 줄 수 있다고 보았다.

1. 통제, 지나친 규범, 비현실적 기대를 갖지 않고 일상 활동에 적합한 균형 제공
2. 아이의 활동과 행동에 대한 일관되고 지지적 반응 제공

• 표 8.3 **숙달 목표와 수행 목표 비교**

숙달 목표	수행 목표
가변적인 특성으로서의 능력	고정된 특성으로서의 능력
자신감과 지식 증가에 초점을 맞추는 능력("나는 이 내용을 예전보다 더 잘 이해한다")	다른 사람에 비해 높아지는 지위에 초점을 맞추는 능력("나는 다른 학생들보다 이것을 더 잘한다")
자기 조절 학습; 내용을 이해하고 그에 따라 행동을 조정(예, 노력)하는 능력	타인 조절 학습; 친구들과 비교해 수행을 관찰하고 친구를 능가하기 위해 노력을 증대하거나(접근) 창피함을 면하기 위해(노력 부족, 무능함으로 비롯되는 실패를 생각해서) 노력을 감소시키는 능력(회피)
내용에 대한 깊은 수준의 과정(예, 이해학습)	내용에 대한 표면적 수준의 과정(예, 시험을 위한 메모)
성공과 연관된, 더 많은 노력 또는 다른 학습 전략이 필요하다는 것을 나타내는 실패와 연관된 자부심과 만족감	실패와 연관된 불안감과 수치심; 성공과 연관된 뽐내는 감정

3. 어른들의 삶에서 삶의 도전에 대한 건강한 반응을 관찰할 수 있는 기회 제공

따라서 부모가 안전하고 구조화된 환경을 제공한다면 아동은 스스로 도전하고 높은 목표를 세우며 새로운 도전을 즐기고 완수할 수 있을 것이다.

(3) 학교 요인

대부분의 학교에서 교실 수업의 주요 목적은 학생들의 학습 능력 향상이라고 주장한다. 하지만 이러한 학교들의 대다수가 학생들이 얻을 수 있는 외적인 보상(점수나 스티커와 같은)에 초점을 맞추는 방식으로 조직되어 있다. 결과적으로 학교는 수행 목표에 맞추어져 있다. 교실은 학생들이 좋은 점수를 얻고 선생님의 인정을 받기 위해 서로 경쟁하는 장소가 된다.

학급 내에서 최고 점수를 받기 위해 경쟁적인 시합을 벌이는 것을 경시해야 하는가? 엘리엇과 드웩(Elaine Elliott & Carol Dweck, 1988)의 몇 가지 연구를 살펴보자. 이들은 5학년 학생들에게 새로운 과제를 수행하도록 했다. 학생들 자신이 가진 능력에 비해 조금 어려운 과제를 수행하게 될 것이라고 이야기하였다. 절반의 학생에게는 자신이 수행한 것을 다른 아이와 비교하고, 전문가가 평가할 것이라고 하였고(수행 목표), 나머지 아이들에게는 과제 자체를 하는 것이 "마음을 갈고 닦으며" 학교 생활을 도와줄 것이라고 하였다(숙달 또는 학습 목표).

숙달 목표를 갖게 된 경우에는 자신이 성장할 수 있다고 믿고 실패에도 불구하고 꾸준하게 해결해 나갔다. 그러나 수행 목표를 갖은 경우에는 자신이 능력이 부족하다고 생각하며 무력함을 보였다. 학생들을 점수로 나누고 상을 주고 비교하는 것은 성취 동기를 약화시키게 된다. 교실 안에서 수행 목표보다는 숙달 목표가 강조된다면 내재적 동기를 키워주고 도전을 극복하게 하여 학습 부진아들도 자신의 능력을 향상시킬 수 있도록 할 수 있을 것이다(Murayama & Elliot, 2009).

학교 분위기는 성취에 영향을 줄 수 있다. 학교가 가족의 참여와 정기적인 학부모 상담이 가능하도록 체계를 개발할 때 학습 성취도는 더 좋아지게 된다. 또한, 학기 초에 학습에 대한 학생들의 열정을 잡아내기 위해 노력할 수도 있다. 학교를 좋아하기 시작한 학생들은 일반적으로 나중에도 학교를 좋아하고 성취 수준을 더 높여주는 학급활동에 더 많이 참여한다.

지금까지의 내용을 간략히 살펴보면, 아이들은 자신의 능력을 보는 방법인 고착형 또는 성장형 사고방식에 따라 과업 성취에 접근한다. 나이가 들면서 아이들은 능력은 변화하지 않는 안정적 특성을 갖고 있다고 보고, 숙달 목표에 초점을 맞추던 것에서 수행 목표에 초점을 맞추는 쪽으로 바뀌나간다. 인지 발달과 학교에서의 피드백이 가져온 이런 변화는 아이들이 어려움에 닥쳤을 때 쉽게 포기하려고 하는 경향인 "실패증후군"에 취약하게 만들기도 한다(Brophy, 2010). 하지만 일부 아이들은 여전히 학교에서 다른 아이들보다 훨씬 더 잘하고자 하는 의욕이 있고, 이에 대해 부모와 학교는 많은 영향력이 있다.

3) 독서 학습

아마 학교에서의 가장 중요한 성취는 독서 능력을 습득하는 일일 것이다. 독서에 대한 숙달감은 다른 학문적 기술을 익히는 것을 쉽게 해 준다. 숙련된 독서가는 많은 인쇄물을 소화하는데, 이것은 학년이 올라가면서 독서 능력을 필요로 하는 다른 학문 영역에서 장점이 될 수 있다. 자연스럽게 습득되는 언어 습득과는 달리, 독서는 직접적인 지도가 필요하다(Dehaene, 2009).

(1) 알파벳 규칙 습득

아이들이 읽을 수 있게 되기 전에 인쇄된 단어의 글자가 체계적인 방식으로 소리를 표현한다는 **알파벳 규칙(alphabetic principle)**을 이해해야만 한다. 에리(Linnea Ehri, 1999)에 따르면 알파벳 규칙에는 4단계 과정이 있다.

- **알파벳 전단계:** 아동은 단어를 기억하기 위해 선택된 시각적 기호를 암기한다. 아이들은 예전에 읽었을 때 기억해 놓았던 텍스트를 "읽을" 수 있다. 예를 들어, 좋아하는 책의 페이지에 나오는 그림을 보면 그 페이지를 넘겼을 때 자신의 어머니로부터 자주 들었던 단어를 아이에게 기억해내도록 하는 신호로 작용하게 된다.
- **부분적 알파벳 단계:** 아이들은 글자의 모양과 소리를 배운다. 한 단어 안에는 적어도 하나의 알파벳이 있다는 것을 알고 소리와 연결한다. 예를 들어, C라는 굽은 모양의 글자가 특정한 소리와 관련 있다는 것을 깨닫기 시작한다. 아이들은 일반적으로 다른 글자들을 인식하기 전에 자기 이름의 첫 글자를 인식한다.
- **완전 알파벳 단계:** 적힌 글자와 그에 해당하는 소리 사이의 완벽한 관계를 알게 된다. 이 단계에서 아이들은 **음운 인식(phonological awareness;** 구어를 소리 또는 음소로 분할할 수 있도록 하는 언어 소리 체계에 대한 민감성)을 읽기에 적용한다(Carroll et al., 2003). 음운 인식을 가진 아동은 "cat"와 "trouble"의 두 단어가 모두 /t/라는 음소를 가진다는 것을 알 수 있고, "dark"라는 단어와 구별되는 소리가 얼마나 많이 있는지 알려 주며, "fat"라는 단어에서 /f/ 소리를 없애면 무엇이 남는지도 말해 줄 수 있다.
- **통합적 알파벳 단계:** 아이들은 규칙적으로 나타나는 문자들을 묶어 그룹화할 수 있다. 예를 들어, 동사 끝에서 흔히 보이는 "ing" 글자 순서는 3개로 분리된 글자라기보다는 하나의 구성 단위로서 인지된다. 이러한 분류는 좀 더 큰 아동이 책을 더 많이 읽게 되면서 볼 수 있는 다음절 단어에 대한 처리를 빠르게 한다.

따라서 읽고 쓰는 능력의 기본 요소에는 언어 체계를 익히는 것, 소리와 인쇄된 상징 사이의 연관성을 이해하는 것(알파벳 규칙), 단어를 구성하는 음소들을 구별하는 것(음운 인식)이 포함된다.

(2) 문해력의 발생

몇 가지 요인들이 **문해력의 발생(emergent literacy;** 어린아이들에 있어 독해 능력의 발달적 전구체)에 영향을 준다(Whitehurst & Lonigan, 1998). 문해력 발생에는 독해 능력 습득을 용이하게 해 줄 지식, 기술, 사고방식 등이 포함되어 있다. 기억력과 주의력 조절을 더 잘하는 아이들은 다른 아이들보다 독서 준비에서 더 높은 수준을 보이는데, 이러한 기술을 강화해 주는 활동이 독서 성취를 발전시킨다. 이를 실천하는 한 가지 방법은 학령전기 아동에게 이야기책을 읽어주는 것이다(Evans & Shaw, 2008). 이야기책을 반복해서 읽으면 아이들의 어휘력이 향상되고, 인쇄된 단어와 구어들 사이의 연관성을 알 수 있게 한다. 중요한 것은 부모들이 아이들에게 책을 읽어주기보다 아이들과 함께 책을 읽어야 한다는 것이다. 지속적인 독서로, 내용에 대한 복잡한 질문을 하게 되면 표면적 이해에서 깊은 이해 속으로 아이들이 옮겨갈 수 있게 해 준다. 큰 아동도 많은 경우 똑같은 책을 여러 번 읽고 부모와 독서를 함께하면 자녀가 인쇄된 단어에 대한 이해력을 발달시키도록 도와줄 수 있다(Faust & Glenzer, 2000).

운율을 맞춘 이야기나 게임은 음운 인식을 발전시키는 데 도움이 된다. 운율에 대한 민감성은 나중에 아이들이 읽기 성공을 예측할 수 있게 한다.

취학 전 아이들의 문해력 기술을 평가함으로써 부모와 영유아 교사들은 아이들의 후기 독해 능력이 어떠할지에 대해 정확하게 알 수 있다. 특히 아이들 사이에서 글자에 대한 지식(예를 들어, 알파벳을 아는 것), 음운 인식, 단어 분리 능력의 차이가 독해 능력의 차이를 예상할 수 있다. 단어의 정의와 의미를 알아채는 의미론적 지식도 독해 능력을 예측해 준다(Kendeou et al., 2009). 이는 부모들이 글자의 운에 맞추고 반복하거나 단어를 정의하는 것과 같은 활동을 권장하는 것으로 아이들이 읽기에서 유리한 출발이 가능하도록 도와줄 수 있다는 것을 시사한다.

(3) 숙련된 독서가와 비숙련된 독서가

독서를 잘하는 아이들은 글자는 음소와 관련된다는 규칙에 대해 확실히 이해하고 있다. 따라서 음소를 볼 때 음소가 표현하는 소리를 알고 있다. 읽기 능력은 아동의 음운 인식 수준에 의해 영향을 받게 된다(Lonigan, 2015). 음운 인식 수준이 높은 아이들은 음운 인식 수준이 낮은 아이들보다 더 훌륭한 독서가가 된다.

하지만 글자를 소리와 연결짓는 것이 숙련된 독서가가 되는 것이 전부는 아니다. 안구 운동 패턴의 분석에서 비숙련된 독서가들은 단어 또는 단어의 일부분을 건너뛰지만 숙련된 독서가는 모든 단어를 살핀다는 사실을 보여 주고 있다(Valle et al., 2013). 다시 말하면, 안구 운동이 빠른 정보 처리를 보여 주는 것이다. 정보 처리 속도는 다양한 과제를 수행하는 데 영향을 주고 영아기부터 전 연령에 걸쳐 중요하다.

일부 아이들은 정상 지능에 감각 손상이나 정서장애가 없지만 읽기 학습에 심각한 어려움을 겪는다. 이러한 아이들은 **난독증(dyslexia)** 또는 읽기장애를 갖고 있는 것이다. 일부의 경우에는 난독증이 있을 때 비슷한 글자를 구분할 수 없거나 거꾸로 읽기 등 시각적 인식에 문제를 갖는 경우도 있다. 하지만 대부분의 난독증 아이들은 시각적 인식 문제보다는 청각적 인식과 더 관련이 있다(Temple et al., 2000). 난독증이 있는 아이들은 학교에 들어가기 전에 음운 인식 결핍을 보인다. 뇌 기능 영상에서도 신경 활동에 독특한 패턴이 나타나는데, 뇌의 반응이 다른 아이들과 다르다는 것을 보여 준다(Caylak, 2009). 이는 지각장애가 임신 중 뇌 발달기 동안 발생할 수 있다는 것을 시사한다.

난독증 아동은 말소리를 분석하는 데 어려움이 있기 때문에 문자–소리 대응 관계를 발견하는 데도 어려움이 있다. 결국 이 아이들은 인쇄된 단어를 무의식적으로 쉽게 인식하는 능력을 손상시킨다. 난독증 아동이 청소년, 어른이 되어 정상적인 독서가가 되더라도 음운 인식 시험과 단어 인식 시험에서는 계속 낮은 수행 능력을 보인다. 난독증은 단순히 극복해낼 수 있는 발달 지연이 아니라 일생에 걸친 장애라는 것이 분명하다.

4) 효과적인 학교, 효과적인 교육

어떤 학교는 다른 학교보다 더 우수하다. 졸업하는 학생 비율이 높거나 우수한 성적을 보이는 학생들이 더 많다. 왜 어떤 학교가 다른 학교보다 더 효과적으로 보이는지 이해하기 위해서 우리는 학생과 환경 사이의 상호작용뿐 아니라 학생들의 특성, 선생님의 특성과 학교 환경도 고려해야 한다.

(1) 학생의 특성

학교의 효율성은 교육을 제공하는 교사와 이를 받아들이는 학생들이 함께하는 것이 무엇인지에 따라 어느 정도 달라질 수 있다. 아이들간에는 유전적 차이가 있고 이런 차이가 아이들간의 차이를 일으킨다. IQ는 유전적 요소를 가지고 있고, IQ가 높은 아이들은 학교 생활 동안 더 높은 점수를 받는다. 학교가 이러한 아이들 사이의 유전적 차이를 없앨 수는 없지만 전반적인 학업 성취도 수준에 영향을 미칠 수는 있다. 또한, 학업 성취도는 경제적으로 양호한 아이들이 많은 학교에서 더 높은 경향이 있다. 아이들이 집에 컴퓨터, 책 그리고 지적 자극을 주는 장난감이 가득하다면 학업 성취도는 더 좋을 수 있다. 하지만 학교가 제공하는 교육을 받은 학생들만 향상된다는 것은 아니다. 사회적으로 취약한 학생들이 있는 학교도 학생들에게 동기부여를 해 주고 그들이 취업을 하거나 계속 교육을 받도록 효과적으로 운영할 수 있다. 연구자들은 학교의 효율성을 결정하기 위해 학생들이 어떤 교육을 받기 전후의 변화를 조사할 필요가 있다(Zvoch & Stevens, 2006).

출발 시점에서 아이들이 얼마나 높고 낮은 점수를 받았는지에 상관없이 매년 교육을 받은 이후에 그들의 수행 능력의 향상을 보여 주는 것이 No Child Left Behind(NCLB)의 목적이다. 20년이 흐른 후 NCLB의 영향을 조사한 연구에서는 엇갈린 결과를 보여 준다. 브루킹스(Brookings)연구소의 보고서에 따르면 기대했던 만큼은 아니지만 초등학교에서 취약 계층 아동의 수학 수행도가 향상되었다(Dee & Jacob, 2010). 읽기 수행은 NCLB 이후까지 상당히 안정되었다.

학교의 효과에 대한 연구는 천성과 양육의 상호작용에 대한 또 다른 설명을 제공해 준다. 높은 성취를 나타낸 부모들은 자신의 유전자를 아이에게 넘겨주는데, 이것은 높은 성취의 잠재적 유전자를 자신의 아이들에게 제공하는 것이다. 이러한 높은 성취를 나타낸 부모들은 보통 "좋은" 학군을 배정받는 지역에 살고, 학문적 명성이 높은 학교를 선택하기 쉽다. 이는 수동적 유전 환경의 상관관계의 한 예가 될 수 있는데, 아이는 직접적으로는 유전적 전달을 통해, 간접적으로는 자신의 부모가 아이를 위해 만들어낸 환경을 통해, 부모의 유전자의 영향을 받는다.

5) 교사와 학교의 특성

한 연구에서 교사의 특성과 학생의 성취 사이의 관계를 살펴보았다(Andrew Wayne and Peter Youngs, 2003). 교사가 졸업한 교육기관의 수준과 교사의 임용 고사 점수가 높으면 학생의 성취 점수가 올라간다는 사실을 발견하였다. 다른 연구에서도 교사의 높은 인지적 기술이 학생의 수행도를 높인다고 하였다(Sadler et al., 2013). 3년 연속으로 최고의 교사를 만나는 운이 좋은 학생은 3년 연속으로 최악의 교사를 만나는 불운한 아이들보다 표준화 검사에서 50점 더 높은 점수를 받을 수 있다. 효과적인 교사란 무엇인가? 샌더스(William Sanders, 1996)에 의하면, 효과성은 교사가 자신의 학생을 매년 얼마나 많이 발전시키는가에 따라 정의될 수 있다. 하누섹(Eric Hanushek, 2005)도 최악의 교사 밑에서 배운 학생은 1년의 교육 과정 후에 반 년 정도치 밖에 발전이 이루어지지 못했으나 최고의 교사 밑에서 배운 학생은 1년 동안 1.5년 만큼의 발전이 있다는 것을 발견하였다. 이러한 효과는 점차 누적되어 성취 수준에 영향을 주게 될 것이다.(■ 그림 8.4)

가장 많은 발전을 보인 학생의 학급에서는 무슨 일이 일어날까? 연구 결과에서 효과적인 학급에서 교사는

- **학문을 강하게 강조한다.** 교사는 학생들에게 많은 것을 요구하고 학생들이 성공하기를 기대하며 정기적

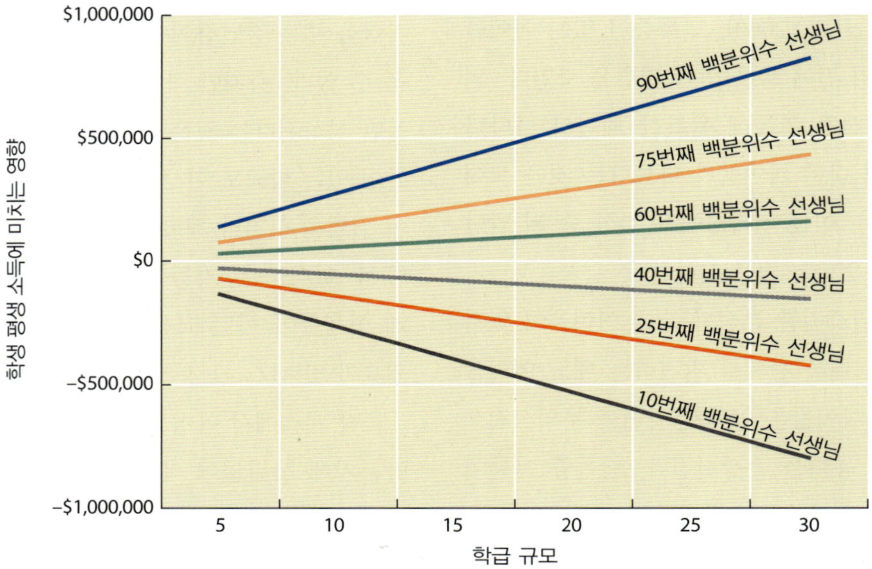

■ 그림 8.4 경제학자 에릭 하누섹의 분석

으로 과제를 주고, 학급의 목표를 성취하기 위해 열심히 일한다(Hoy, 2012).

- **과제 중심적이지만 편안한 환경을 만든다.** 예를 들어, 활동을 시작하는 데 시간을 낭비하거나 주의를 산만하게 하는 문제를 처리하고, 명확한 지침과 피드백을 제공하고 잘 수행했을 경우 격려와 보상을 준다.
- **훈육을 효과적으로 관리한다.** 예를 들어, 잘못을 했을 경우에는 규칙에 따라 지도하며 교장실로 보내거나 신체적 체벌을 하지 않는다.
- **교실 내에 사회적 화합 분위기를 조성한다.** 예를 들어, 학생, 교사, 보조 교사 모두가 그룹에 포함되어 있고 성공을 느낄 수 있도록 한다(Hoy, 2012).

(1) 학생-환경 상호작용

학생의 특성과 학교 환경의 특성은 대개 학생의 성적에 영향을 주도록 상호작용한다. 이는 적합도(사람의 특성과 그의 환경 사이의 적절한 어울림) 개념의 예가 된다. 많은 교육 기관은 학생의 능력 수준, 학습 양식, 성격, 문화적 배경과 상관없이 한 가지 교수법, 조직 체계 또는 교육 철학이 모든 학생들에게 적합하다는 것을 전제로 하는 것 같다. 이 가정은 종종 틀린다. 많은 교육적 관행은 어떤 학생들에게는 효과적이지만 다른 학생들에게는 효과적이지 못하다. 비결은 학습자와 교수방법 사이에 적절한 방법을 찾는 것이다.

학습자와 환경 간의 적합성을 보여 주는 예로, 높은 성과 지향성의 학생들은 비구조적 교실에 잘 적응하는 반면 성취 지향성이 낮은 학생들은 더 구조화된 교실에 잘 적응한다(Peterson, 1977). 때로는 대안적인 교육방법이 능력이 있는 학생들에게는 전통적 교육 방법만큼 효과적이겠지만 능력이 부족한 학생들에게는 둘 중 하나만 효과적이다. 예를 들어, 한 연구에서는 매우 산만한 학생들이 선생님의 강의보다는 컴퓨터 보조 교육에서 더 효과적이었지만 주의 깊은 학생들의 경우에는 두 방법 모두 효과적이었다. 학생들은 선생님과 비슷한 배경을 공유하고 선생님에게 이해받고 가치를 인정받는다고 느낄 때 더 긍정적인 결과를 가져온다(Wigfield et al., 2015). 따라서 교육 프로그램이 각각 학생들의 발달적 능력과 요구에 맞는 맞춤형 교육이 이루어질 때 가장 효과적일 것이다.

04 청소년기

청소년기에는 인지적 기술과 사회적 기술의 증가로 교육이나 직업과 관련된 선택에 더 유능해지고, 이들의 선택은 자신의 발전을 가져온다. 하지만 많은 청소년들이 초등학교를 졸업하고 나면 학교에 흥미를 잃어버린다.

1) 성취 수준의 하락

청소년들이 인생 성공을 위해 교육이 필요하다고 느끼기 시작하면 학문적 성공을 위해 전념하게 될 것이라고 생각할 수 있다. 그러나 스티펙(Deborah Stipek, 1984)이 영유아기에서 청소년기까지 나타나는 성취 동기부여의 발달에 대한 연구를 검토한 후 내린 결론을 살펴보자.

> 평균적으로 아이들은 학교를 거치면서 학업적 성취를 가치있게 여기게 되지만, 성공에 대한 기대와 자신감의 감소 및 학교에 대한 자신의 영향력에 대한 기대치는 점점 부정적으로 변한다. 또한, 아이들은 긍정적인 결과와 관련된 성취 결과와 강화(예를 들어, 높은 점수)에 대해서는 걱정이 많아지지만, 보다 훌륭한 능력을 성취함으로써 느끼는 내적인 만족에 대해서는 신경을 덜 쓰게 된다.

스티펙이 설명한 부정적인 경향은 초등학교에서 중학교(일반적으로 6학년에서 중학교 2학년)로 이동하는 초기 청소년기에 특히 두드러진다. 이 중요한 시기에 성취 동기부여, 자존감과 성적 모두가 하락할 것이다. ■ 그림 8.5는 위험 요인과 IQ 수준에 따른 학업 궤적을 보여 준다(Gutman, Sameroff, & Cole, 2003). 위험 요인에는 소수 집단, 어머니의 낮은 교육 수준과 정신 건강, 생활 스트레스 사건, 많은 가족 구성원, 아버지의 부재이다. 위험 요인이 많은 학생은 IQ에 상관없이 학업 성취도가 지속적으로 감소하였다. 위험 요인이 거의 없는 학생들은 시간의 흐름에 따라 6학년에서 중학교 1학년까지 성취도가 조금씩 증가하였다가 서서히 떨어졌다. 남학생들은 동기와 학업에 대한 호감도가 더 많이 감소하는 것으로 보인다(Dotterer, McHale, & Crouter, 2009).

이런 추세를 설명하기 위해서는 개인적 수준, 가족과 또래의 영향 및 학교와 사회적 맥락에서 살펴볼 필요가 있다.

개인 수준에서 아이들은 사건의 원인을 분석하고, 교사의 피드백을 받으며, 자신의 행동을 통해 자신의 능력을 추측하게 된다. 그 결과 자신의 강점과 약점을 보다 현실적으로 보게 되고, 자신의 학문적 자존감과 성공 기대를 일부 상실하게 된다. 숙달 목표 또는 학습 목표를 유지하기 위해 관리하는 학생은 그렇지 않은 학생보다 고등학교 성적이 더 좋다. 성공을 행운과 관련된 것이라고 생각하는 학생은 이러한 귀인 양식을 갖지 않은 학생보다 더 성적이 낮다(House, 2006).

청소년기 동안 성장형 사고방식을 계속 강조함으로써 더 높은 수준의 학업 성취도를 촉진할 수 있다(Wiersema et al., 2015). 부모는 성적의 중요성보다 배움의 중요성을 지지함으로써 이를 도울 수 있다. 학습과 의사결정에 대해 책임감을 갖도록 지지받은 학생들은 성적에 가치를 둔 친구보다 고등학교를 마치고 계속 교육을 받을 가능성이 더 높다. 하지만 또래에 의해 성취 동기에 영향을 받기도 하는데, 성취 동기를 저해하는 또래의 압력은 저소득층 남자 청소년과 소수 인종 학생들에게서 강하게 나타나는 경향이 있다. 저소득층 아프리카계 미국인과 히스패닉의 또래 문화는 학문적 성취를 저해하는 반면 유럽계 미국인과 아시아계 미국인의 또래 집단에서는 학문적 성취를 중요시하고 장려하는 경향이 있다.

도전과 지지 사이의 균형을 유지하는 것 또한 중요하다. 셔노프와 동료들(David Shernoff, et al., 2016)은 학습 환경의 복잡성과 관련하여 고등학생들을 살펴보았다. 복잡성은 수업에서 학생에게 도전뿐 아니라 도전을 충족하기 위한 지원도 제공한다. 수업 자료가 처음에는 이해하기 어려워도 학생들이 흥미를 갖게 하면 학습 과정이 힘들어도 배우려는 동기가 강해질 수 있다.

인지 능력의 발달로 학생들은 선생님으로부터 받은 피드백을 이용하여 그들의 성공에 대한 보다 현실적인 기대를 형성할 수 있다. 교육자들은 청소년들의 발전적 요구와 관심에 더 잘 맞는 학교 환경을 조성함으로써 청소년들이 학교에 계속 참여하도록 도울 수 있다. 중학교 교사는 따뜻하고, 지지적인 관계, 지적 도전, 자기 지향의 기회 증가를 제공해야 한다. 부모는 지속적으로 자녀 교육에 지지하고 참여함으로써 도움을 줄 수 있다(Hill & Tyson, 2009).

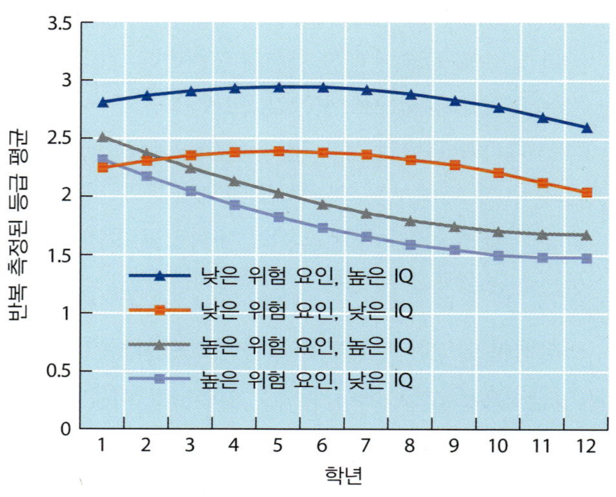

■ **그림 8.5 IQ 수준에 따른 평균 성적: 1학년~고등학교 3학년까지**

2) 횡문화적 다양성

수학, 읽기, 쓰기는 산업화된 나라에서는 성공을 위해 중요한 기본 기술로 여겨진다. 4년마다 수학과 과학 동향 연구(TIMSS)는 4학년과 중학교 2학년을 대상으로 국제적으로 진행된다(TIMSS, 2016). ■ 그림 8.6은 여러 나라의 중학교 2학년 학생들의 수학 성취도 점수를 보여준다. 미국의 학생은 평균 이상이긴 하지만 싱가폴, 일본, 한국과 비교했을 때 유의하게 낮은 수준에 있다.

연구자들이 48개국의 중학교 2학년 중 상위 10% 이내인 우수 학생을 조사했을 때 미국 학생의 7%만이 대만, 싱가폴, 한국의 중학교 2학년의 절반 수준이었다. 성취 수준의 국제적 차이를 알기위한 한 연구에서(Amy Hsin and Yu Xie, 2014) 아시아계 학생과 백인 학생 사이의 차이가 사회경제적 요인, 인지 능력, 직업 윤리, 동기에 기인하는지에 대해 살펴보았다. 가족의 사회경제적 수준과 학생의 인지 능력은 유의한 차이가 없었다. 대신에 직업 윤리와 동기가 이 차이를 설명할 수 있었다. 아시아계 미국인은 능력이 이미 고정되어 있거나 타고났다고 생각하지 않고 성장형 마음가짐을 갖고 있을 가능성이 높다. 아시아계 미국인은 부모로부터 학문적 성공에 대한 더 큰 압박을 받는다.

또 다른 연구에서 학문적 성취에서 문화적 다양성에 대해 다음과 같이 결론을 지어볼 수 있다.

- 아시아계 부모는 교육 과정에 적극적으로 참여하고 자녀에게 높은 기대를 표현한다. 부모의 기대 외에도 똑똑하고 성취도가 높은 아시아 학생들에 대한 사회적 고정 관념도 이러한 기대에 부응하여 열심히 공부하도록 동기부여를 한다(Lee and Zhou, 2014b).
- 아시아계 부모, 교사, 학생은 열심히 노력하면 더 좋은 성적을 받을 것이라고 믿는 반면 미국인들은 성적에 대한 원인이 타고난 능력이라고 생각하는 경향이 있다. 그 결과 미국인은 지적 능력이 떨어져 보이는 아이를 빨리 포기하고 학습된 무력감을 얻게 될 것이다.
- 아시아계 학생은 교육에 많은 시간을 쓴다. 수업 일수와 수업 시간은 미국 학생보다 더 길다. 학교에서 아시아계 학생들은 과제에 많은 시간을 쓴다. 선생

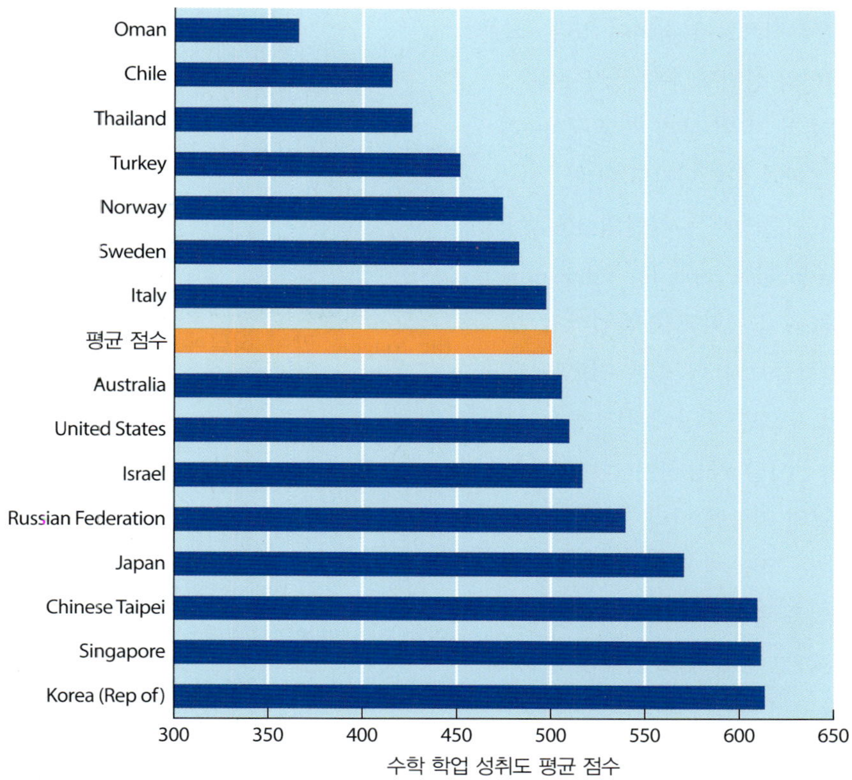

■ 그림 8.6　중학교 2학년 수학 성취 수준 비교

님의 설명을 듣거나 과제를 완성하기 위해 학교에서의 시간의 95%를 사용하는 반면 미국 학생들은 단지 80%만 사용한다. 정규 수업 외에 학원에서도 교육을 받는다. 아시아계 학생들, 특히 일본 학생은 미국 학생들보다 훨씬 많은 숙제를 한다(Verma & Larson, 2003).

아시아계 학생과 유럽계 학생에 대한 횡문화적 비교 연구는 중요한 메시지를 준다. 성공적인 학습의 비밀은 선생님, 학생, 학부모가 함께 높은 성취 목표를 수립하고 목표에 도달하도록 매일 노력을 해야 한다는 것이다. 미국의 많은 주와 지역의 학교들은 다른 나라 학교의 영향으로 교육 과정을 강화하고 교원 자격 검정 기준을 엄격하게 하며, 졸업과 진급의 기준을 높이고 있다.

3) 성인으로 가는 길

교육의 방향과 청소년의 성취는 아이들이 청소년기에 접어들기 훨씬 이전부터 부분적으로 결정되어 있다. 초등학교 입학 전후로 낮은 IQ와 성취도 수준, 낮은 점수, 공격적 행동, 낮은 사회경제적 지위, 문제 가정 등은 향후 학업 중퇴 가능성이나 진학과 관련되기도 한다.

미국인 중에서 고등학교를 졸업하는 사람의 40% 이상이 대학을 졸업한다(National Center for Education Statistics, 2013). 이 사람들은 고등학교를 졸업하지 않거나 대학에 가지 않은 사람들보다 더 좋은 경력을 쌓을 가능성이 높다. 성적이 좋으면 직장에서도 좋은 성과를 거두고 경력을 더 발전시킬 가능성이 높다. 자신의 결정과 가족, 또래, 학교의 영향에 따라 청소년은 성인기의 생활 양식, 소득 수준, 적응에 영향을 받으며 더 확실하게 서열화된다. 학업을 중단하는 경우 성공적인 경력 개발을 할 가능성이 줄고 학교 교육의 지적 기능에 대한 유익한 영향도 놓치게 되며, 게다가 심리적인 문제를 더 많이 경험하게된다(Ceci & Williams, 1997).

05 성인기

성인의 인생은 집 안팎으로 일에 지배당한다. 성인기 동안 무엇이 성취 동기를 부여하고 읽고 쓰는 능력을 이루는지, 성인에게는 어떤 교육적 선택권이 있고 평생교육의 장점은 무엇인지에 대하여 알아보자.

1) 언어

성인은 자신이 아동기에 습득한 음운론, 문법, 통사론에 대한 지식을 계속 가지고 있다. 노인들은 젊은 사람들보다 복잡한 문장을 덜 사용하는 경향이 있다(Thornton & Light, 2006). 또한, 기억장애가 있는 사람들은 구문론적으로 매우 복잡한 문장을 이해하는 데 어려움이 있을 것이다. 예를 들어, "아이들은 부딪친 아이의 자전거를 고치는 것을 거절하고 도로의 위험 요소에 대해 경고했다"라는 말을 들었을 때 마지막 문장을 다 듣고 나서는 문장의 첫머리를 기억할 수 없을 것이다.

언어의 의미론에 대한 지식과 단어의 의미에 대한 지식은 보통 성인기 동안 확장되기 시작하여 70~80대까지 지속된다(Obler, 2013). 어휘가 계속해서 발달하고 단어의 의미에 대한 이해력이 풍부해진다는 것이다. 하지만 노인들은 어떤 사물의 이름(특히 사람의 이름)을 말하고자 할 때 기억을 잘하지 못하는 "설단(tip of the tongue, 말이 혀끝에 뱅뱅도는)" 경험을 자주 하게 된다. 이는 그 단어를 모른다기보다는 기억 속에 저장된 정보를 찾아내지 못함과 관련된 문제이다. 이런 문제가 발생한 상황에서 능숙함을 유지하기 위해 천천히 말하고, 신중하게 단어를 선택한다.

성인은 각기 다른 사회적, 전문적인 맥락에 적용해 보면서 자신의 언어를 실용적으로 사용할 수 있도록 정련해 나간다(Obler, 2013). 예를 들어, 의사들은 환자들과 효과적으로 의사소통하는 방식을 발달시켜야만 한다. 수년 동안 함께 산 부부도 다른 사람과 의사소통하는 방법이 다른 경우 서로 고유한 방식으로 의사소통하는 방법을 개발해 나간다. 인지 기능이 심각하게 손상되지 않는 한 언어 구사력은 노년기까지 잘 유지된다.

2) 성취 동기

아동기와 청소년기에 습득한 **성취 동기**는 성인기로 이어진다.

학습에 참여하고 있는 성인은 대개 숙달이나 학습 목표에서 청소년이나 성인 초기 대상자보다 더 높은 점수를 받는다(Eppler & Harju, 1997). 숙달 목표를 추구하는 사람들은 수행 목표를 추구하는 사람들보다 배우고자 하는 의지가 더 크다. 성인 학습자들은 젊은 학생보다 수업 경험을 더 즐겁다고 평가했다(Remedios & Richardson, 2013). 수업을 즐기는 사람은 더 많은 관심을 갖고 더 많이 얻을 것이다. 최근 몇 년 동안 성인 학습자가 증가하였음에도 이 학습자들에 대한 연구는 부족하기 때문에 무엇이 그들에게 동기부여를 하는지 또는 어떻게 지속적으로 학습에 대한 호감을 불러일으킬 수 있는지에 대해 깊이 이해하지 못하고 있다.

성인에서 삶의 주요 영역인 직장에서의 동기 수준은 감소하는 것처럼 보이지만, 일반적이지는 않다(Ackerman & Kanfer, 2004). 많은 노인에서 외적 동기에서 내적 동기로 변화하게 된다. 일을 막 시작할 때, 우리는 새로운 직책이나 임금 인상과 같은 외부 요인에 의해 더 강하게 동기부여될 수 있지만 은퇴 시점에서 우리는 개인적으로 만족스러운 일을 하고 있는지를 더 생각하게 될 것이다.

여성의 성취 동기는 나이에 따라 상당히 가파르게 하락한다는 것을 발견하였다(Mellinger & Erdwins, 1985). 많은 여성들은 아이를 낳고 양육하는 것을 우선으로 생각하고, 직업적 성취 목표는 미뤄둔다. 하지만 고학력 여성들은 자신의 아이가 커가면서 바깥일에 더 많은 에너지를 쓸 수 있게 되면 보통 집 밖에서의 성취 동기를 되찾는 경우가 많다. 그래서 여성들은 자신의 일에 대한 목표를 추구할 수 있는 교육적 배경을 가지고 있고, 가족과 관련된 목표를 추구하지 않아도 될 때 직업적 성공을 성취하려는 동기부여가 되기 쉽다.

전반적으로 성인의 성취 동기는 일과 가정에 의해 영향을 받는다(Filipp, 1996). 연령과 상관없이 성인의 성취 동기는 대개 비슷하게 유지되며, 노인이 되었다고 하여 동기가 사라지는 것은 아니다. 강한 목적 의식을 갖고 목표를 성취하고 있다고 느끼는 노인들은 육체적, 정신적 행복감을 더 많이 나타낸다. 따라서 일생동안 목표 설정과 성취가 중요하다.

3) 문해력

문해력(literacy)은 인쇄된 정보를 사회에서 기능하고, 목적을 성취하며, 한 사람의 잠재력을 키워주는 데 사용하는 능력이다. 완전 문맹인 성인은 소수이지만, 수년간의 정규 교육에도 불구하고 많은 성인이 제대로 된 문자 해독 능력을 갖추고 있지 않다. 미국의 국립성인문맹조사국은 약 14%의 성인이 3학년 이하의 읽기 능력과 문해력을 나타낸다고 보고하였다(U.S. Department of Education, 2015). 이런 성인은 면허증의 유효 기간을 확인하고 서식에 서명을 할 수는 있지만, 신청서를 채워 넣거나 아이에게 단순한 책을 읽어주는 것에도 어려움을 겪을 수 있다.

성인들의 약 29%는 텔레비전 조작, 가격 비교와 같은 기초적인 문해력은 갖고 있지만 온라인 또는 문서 안에서 정보를 찾는 능력은 제한적이다. 문해력은 직업과 경제적 안정에도 기여한다. 하지만 빈곤한 성인의 문해력을 향상시키는 것만으로는 그들을 가난 속에서 자동적으로 탈출시킬 수는 없다. 소득이 낮고 기능적으로 문맹인 성인은 중독, 차별, 장애를 포함한 다른 장애를 극복해야만 한다(Bowen, 1999).

성인의 문해력을 높이는 프로그램은 대부분 성공하지 못했는데 몇 가지 요인들이 관련되어 있다. 첫째, 문해력이 제한적인 성인의 75%가 “잘” 또는 “아주 잘” 읽고 쓸 수 있다고 하였는데, 이는 문해력 향상에 필요한 동기부여를 어렵게 만들 수밖에 없는 태도이다. 둘째, 성인들은 개선을 이루어낼 만큼 충분히 프로그램에 참여하지 않는다(Amstutz & Sheared, 2000). 중간 탈락률이 70~80%로 높았고, 많은 이들이 프로그램의 첫 주에 탈락한다. 탈락한 성인은 이 프로그램이 지루하고 자신의 요구를 충족해 주지 못한다고 말한다. 예를 들면, 프로그램의 내용이 성인의 관심사와 내용을 고려하여 구성되지 못했기 때문이다.

4) 계속 교육

기본적인 문해력 이상의 교육을 찾는 성인이 늘고 있다. 2011년, 전체 대학생의 33%, 반일제 학생의 50%가 25세 이상이었다(National Center for Education Statistics, 2013). 인구가 고령화됨에 따라 대학에 다니는 성인 학습자의 수도 증가할 것으로 예상된다. 이 성인 학습자 또는 평생 학습자로 불리는 학생들은 다양한 집단을 대표 한다.

대부분의 "전형적인" 대학생들은(17세에서 24세) 외부의 기대로 대학에 다니도록 동기부여가 되지만, 나이든 대학생들은 대개 내적 요인들에 의해 동기부여 된다(Ross−Gordon, 2011). 여성들은 자기개발이나 관심으로 학교에 오는 반면 남성들은 자신의 일에 필요하다고 생각되는 수업을 듣는 경우가 많다. 오늘날에는 남녀에 상관없이 취업 시장의 변화로 취업에 유리하기 위해 계속 교육을 받는 경우도 많다. 성인 학습자의 내적 동기는 정보 처리 수준을 더 깊이 있게 만들도록 한다. 다시 말해, 이 학생들은 어떤 내용을 배우고 적용할 수 있기를 원하기 때문에 학습 내용을 잘 이해하기 위해 다양한 노력을 할 것이다. 이런 점을 알지 못하는 일반적인 대학생은 시험을 잘 보기 위해 필요한 내용을 공부하지만, 이러한 방식으로는 공부한 내용을 오랫동안 기억하지 못한다.

지속적인 평생 교육도 문제점은 있다. 일과 가족들로 이미 바쁜 어른들에게 수업 들을 시간을 내는 것은 보통 힘든 일이 아니다. 하지만 평생 교육으로 인해 얻게 되는 혜택은 일반적으로 이러한 문제점보다 훨씬 더 중요하다. 예를 들어, 계속 교육은 지식 수준을 향상시켜 빠르게 변하는 현장에서 적응할 수 있도록 한다. 경력을 발전시켜 주기도 하며 육체적 건강과 정신적 건강을 유지하고 향상시키기도 한다.

9 사회 인지와 도덕성 발달

1. 마음 이론의 발달에 대하여 설명한다.
2. 콜버그의 도덕적 추론 단계를 설명한다.
3. 영유아기 공감, 사회화 행동, 초기 도덕성 훈련에 대하여 설명한다.
4. 아동기 도덕성의 이해와 도덕적 사회화를 설명한다.
5. 청소년기 도덕적 정체성, 반사회적 행동에 대하여 설명한다.
6. 성인기 도덕적 추론의 변화, 도덕적 직관과 정서, 종교와 영성에 대하여 설명한다.

01 사회 인지

사회 인지는 자기, 타인, 집단, 전체 사회 체계에 대해 인지, 사고, 감정, 동기, 행동에 대해 생각하는 것이다. 이 장에서는 인간의 심리를 이해하고, 다른 사람을 설명하고, 다른 사람의 관점을 채택하는 능력의 발달적 변화에 초점을 맞춘다.

1) 마음 이론의 발달

샐리라는 이름의 소녀가 대리석을 바구니에 넣고 방을 나갔다. 나간 동안 앤이 대리석을 자기 상자에 넣었다. 샐리가 방으로 돌아왔다. 샐리는 대리석을 어디에서 찾을까?

틀린 믿음 과제(false belief task)라고 불리는 이 과제는 사람들이 잘못된 믿음을 가질 수 있고 이러한 믿음이 행동에 영향을 미칠 수 있다는 것을 실험한 것이다. 이 과제는 바론-코헨과 동료(Simon Baron-Cohen, Alan Leslie, and Uta Frith, 1985)의 초기 연구에 사용되어 어린 아동, 다운증후군 아동, 자폐증 아동이 마음 이론을 가지고 있는지를 확인하였다. **마음 이론(theory of mind)**은 ① 사람들이 욕망, 신념, 의도와 같은 마음 상태를 가지고 있고, ② 이러한 마음 상태가 그들의 행동을 이끈다는 것에 대한 내용이다. 우리 모두는 인간의 행동을 예측하고 설명하는 데 마음 이론을 사용한다. 사람들이 하는 행동에 대해 그들이 하고 싶었거나, 의도했거나, 그렇게 하는 것이 원하는 결과를 가져올 것이라고 믿기 때문에 그렇게 행동한다고 본다.

■ 그림 9.1의 틀린 믿음 과제를 통과한, 마음 이론을 습득한 아이들은 샐리가 바구니에서 대리석을 찾을 것이라고 말한다.

바론-코헨과 동료의 연구(1995)에서 평균 지능의 4세 아동과 다운증후군이 있는 나이든 아동의 약 85%가 틀린 믿음 과제를 통과하였다. 하지만 자폐증 아동의 80%는 실패하였다. 이 연구는 자폐증 아동이 마음 이론 결핍과 일종의 "**정신맹**(**심맹**, mindblindness)"이 있어 사회적 결함이 있다는 것을 보여 준다.

자폐증이 있으면서 동물학 교수가 된 그란딘(Temple Grandin)은 마음 이론이 결여된 것이 어떤 것인지 다음과 같이 설명한다(Sacks, 1993). 사람들이 다양한 상황에서 어떻게 행동하고 어떤 감정을 표현하는지 기억 은행을 만들어야 하고, 그다음에 사람들이 비슷한 상황

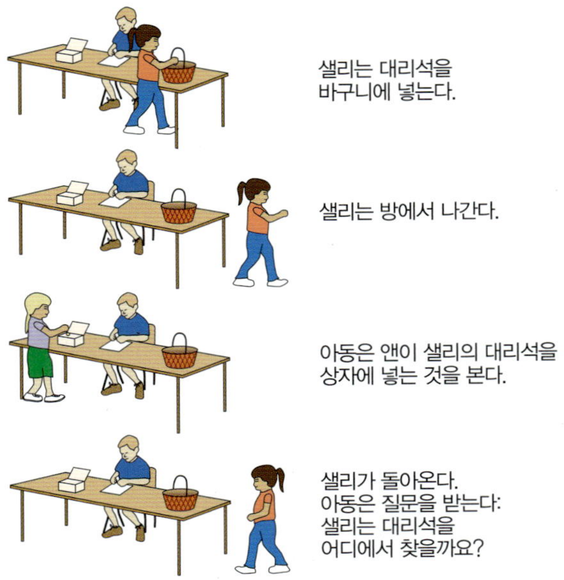

■ **그림 9.1 샐리와 앤의 틀린 믿음 과제**

에서 어떻게 행동할 것으로 기대되는지를 "계산"해야 한다는 것이다. 그녀는 행복과 같은 단순한 감정은 이해할 수 있지만, '로미오와 줄리엣'에서 나오는 모든 감정을 이해할 수는 없다고 고백한다. 그녀는 사람들과 일상적인 대화를 계속하는 것은 어색하지만 동물들과는 관계를 잘 맺고 있어, 이런 재능을 이용하여 동물을 다루는 더 인간적인 방법을 개발해 왔다. 중력의 개념을 차용하지 않고 낙하하는 물체를 이해할 수 없듯이, 우리는 마음 상태라는 개념과 우리의 마음 이론을 언급하지 않고는 인간을 이해할 수 없다.

(1) 영유아기의 첫 단계

아이들은 일반적으로 ■ 그림 9.1.의 틀린 믿음 과제를 4세 전후까지 통과하지 못하지만, 마음 이론은 영유아기에 형성되기 시작한다. 사실, 영유아들은 우리가 생각했던 것보다 훨씬 더 정교한 사회적 인지 능력이 있다. 마음 이론 발달의 초기 단계를 살펴보자.

- **공통 관심**: 약 9개월부터 영아와 보호자는 동시에 같은 대상을 바라보며 공동의 관심을 기울인다. 이 시기 영아들은 장난감을 가리키고 나서 다른 사람들을 바라보며, 자신이 보고 있는 것을 다른 사람들이 보도록 한다. 그렇게 함으로써 영아들은 다른 사람이 자신과 다른 지각 경험을 가지고 있다는 것과 두 사람이 지각 경험을 공유할 수 있다는 것을 보여 준다.
- **의도 이해**: 영아는 생후 첫 몇 달 동안 다른 사람이 의도를 가지고 있다는 것을 이해하고 목표를 세우고 그것을 성취하기 위해 행동할 수 있다. 예를 들어, 생후 6개월이 되면 목표 달성을 막는 '훼방꾼'보다 목표 달성을 돕는 '조력자' 인형을 훨씬 좋아하여 선악을 이해한다는 것을 보여 준다(Hamlin & Wynn, 2011).
- **가장 놀이**: 1~2세 사이 처음으로 가장 놀이를 할 때 현실과 허구를 구분한다. 예를 들어, 가짜 티파티에서 컵을 들고 마시면서 가짜로 소리를 내며 웃을 때 가짜와 실제 티파티를 구분한다는 것을 보여 준다.
- **모방**: 생후 첫 해에 다른 사람의 모방은 다른 사람의 행동과 그 뒤에 숨은 목적이나 의도를 마음속으로 상징하는 능력을 보여 준다.
- **정서적 이해**: 2세가 되면 형제들을 놀리거나 울고 있는 친구를 위로하는 것은 다른 사람들이 감정을 가지고 있고 이러한 감정이 나쁘거나 좋은 쪽으로 영향을 받는다는 것을 이해함을 반영한다.

일부 연구에서는 15개월 이하의 유아들이 틀린 믿음을 가질 수 있다고 보고 있다(Scott & Baillargeon, 2009).

(2) 소망과 믿음—소망심리학

웰먼(Henry Wellman, 1990)은 아이들의 마음 이론이 크게 두 단계로 전개된다는 이론을 세웠다. 2세 전후로 아이들은 **소망 심리(desire psychology)**를 발달시킨다. 유아들은 그들이 원하는 것에 대해 이야기하고 그들 자신의 행동과 다른 사람들의 행동을 소망이나 소망의 관점에서 설명한다. 2년 7개월인 로스는 "왜"라는 질문을 하는것에 대한 물음에 자신이 소망하는 행동을 설명하기 위해 "왜"라고 말하고 싶었다고 대답하였다. 이러한 초기의 소망 심리는 레파콜리와 고프닉(Betty Repacholi and Alison Gopnik, 1997)의 영재 연구에서 18개월 된 아이들 사이에서 관찰되었다. 실험에 참가한 한 아이는 금붕어 모양 크래커와 브로콜리를 먹었는데, 한 음식은 좋아했지만 다른 한 음식에 대해서는 혐오감을 표시했다. 대부분의 유아가 크래커를 좋아했기 때문에 시나리오에서는 유아들이 실험자가 크래커는 싫어하고 브로콜리를 좋아하는 모습을 보게 했다. 두 그릇의 음식을 보고 실험자에게 좀 주라고 했을 때, 이 아기들은 브로콜리를 줄까, 크래커를 줄까? 이 연구에 참가한 14개월 된 유아는 실험자가 싫어함을 표현했음에도 불구하고 실험자에게 크래커를 주었다. 하지만 18개월 된 아기들은 실험자에게 브로콜리를 주었는데, 음식에 대한 실험자의 감정적인 반응을 바탕으로 실험자의 소망을 추론하고 존중할 수 있었다는 것을 보여 주었다.

3세에서 4세의 아이들은 보통 **믿음–소망심리학(belief-desire psychology)**을 발전시킨다. 사람들이 소망하기 때문에 또는 그들의 소망을 채워주기 때문에 어떤 일을 하는 것이라는 것을 인정한다. 아이들은 이제 샐리와 대리석에서 나타난 것과 같은 틀린 믿음 과제를 통과하여, 사실이든 거짓이든, 바라는 바에 따라 사람들의 행동을 이끈다는 것을 이해한다. 3년 3개월이 된 아담이 버스에서 "택시인 줄 알았네"라고 말하는 것은 버스에 대해 틀린 믿음을 갖고 있었다는 것을 보여 준다(Wellman & Liu, 2004; Wellman & Bartsch, 1994).

마음 이론 연구자에 의해 묘사된 4세 아동이 피아제가 설명한 자기중심적인 학령 전기 아동들보다 더 정교한 수준이다. 마음 이론은 영유아기에 발달을 시작하고 청소년기를 거쳐 성인기까지 계속 발전한다.

(3) 천성(선천성)과 양육(후천성)

마음 이론 발달에 대한 선천적, 후천적 영향은 뇌와 사회적 경험 모두가 필요한 것 같다.

뇌의 진화. 천성과 양육 문제의 본질적인 측면에서, 진화론자들은 마음 이론이 조상들의 적응력을 증명하고 종의 생물학적으로 타고난 부분이라고 주장한다(Buss, 2012). 사람들의 의도를 알아내는 것은 그들을 믿어야 할지 경계해야 할지 결정하는 데 유용할 것이다. 협상, 갈등 해결, 협력, 경쟁과 같은 사회적 행동은 모두 다른 사람을 이해하고 그들의 행동을 정확하게 예측하는 데 달려 있다. 인간과 마찬가지로 침팬지들도 때로는 속일 수 있지만, 아이들은 침팬지보다 더 발달된 마음 이론 기술을 가지고 있으며, 목표를 달성하기 위해 다른 사람들과 더 협력할 수 있다.

선천적으로 마음 이론의 발달은 신경학적, 인지적 성숙을 요구한다. 대부분의 아이들이 비슷한 시기에 마음 이론이 발달하고 믿음–소망심리학으로 진행한다. 하지만 자폐 아동의 비정형적인 두뇌 발달은 마음 이론 발달에 어려움을 주는 것 같다(Hughes & Devine, 2015).

신경심리학자들은 우리가 사람들의 믿음에 대해 생각할 때 전두엽 피질과 측두엽 접합 부위가 활성화되는 것을 발견하였다. 예를 들어, 색스와 칸위셔(Rebecca Saxe and Nancy kanwisher, 2003)는 기능성자기공명영상(fMRI)을 사용하여 어떤 사람이 과제를 완료하는 동안 활성화되는 뇌의 부분을 판단함으로써 틀린 믿음 과제에서 강하게 반응하는 성인의 뇌 부위가 사고력이 수반되지 않는 유사한 과제에서는 강하게 반응하지 않는다는 것을 발견하였다. 틀린 믿음 과제를 통과하는 4세에서 6세 사이의 아이들은 어른들과 같은 뇌 영역에서 다른 사람의 믿음을 생각하지만 실패한 아이들은 아직 이러한 뇌 영역이 활성화되지 않았다(Gweon et al., 2012).

신경심리학자들은 사회적 인식에 우리가 행동을 할 때와 우리가 다른 사람이 같은 행동을 하는 것을 관찰할 때 모두 활성화되는 뉴런인 **거울 뉴런(mirror neurons)**을 포함한다고 믿는다(Iacoboni, 2009). 따라서 누군가가 공을 잡는 것을 관찰하면 우리가 직접 공을 잡을 때처럼 같은 뉴런을 작동시킨다. 그러므로 거울 뉴런 시스템은 우리가 보고 듣는 것에 대한 관찰 학습과 모방을 촉진할 수 있다. 뇌의 많은 부분에서 발견되는 이 뉴런은 우리가 같은 행동과 얼굴 표정 그리고 그에 상응하는 심리적 상태에 대한 자신의 경험에 기초하여 다른 사람의 심리 상태를 빠르게 추론할 수 있도록 하는 데 중요할 수 있다. 예를 들어, 더운 날에 어떤 사람이 콜라를 마시려고 손을 뻗는 것을 보면, 우리는 그 사람이 목이 마르고 뭔가를 마시고 싶어한다는 것을 쉽게 추론할 수 있고, 한 모금 마시고 난 후 얼굴 표정을 보고 그 사람이 행복하다는 것을 쉽게 추론한다. 거울 뉴런 덕분에 고통으로 움츠러드는 누군가의 표정에 반응하여 약간 움츠러드는 것처럼 무의식적으로 그리고 미묘하게 그 사람의 행복한 얼굴을 흉내낸다.

거울 뉴런 시스템은 정확한 기능이 아직 확실하지 않지만 모방, 마음 이론 이해, 언어, 공감에 관여하는 것으로 보인다(Lamm & Majdandžic, 2015). 한편, 거울 뉴런의 결핍은 자폐증을 가진 사람들이 이러한 발달 영역에서 어려움이 있음을 설명하는 데 도움이 될 수 있다. 자폐증이 있는 경우에 거울 뉴런은 다른 사람의 표정을 관찰하거나 행동을 흉내내도록 했을 때 일반적인 사람의 뉴런만큼 활동적이지 않다. 요컨대, 인간의 유전적 소인은 사회 인지를 위해 정교하게 설계된 뇌를 만든다.

정신 상태에 대한 이야기. 천성–양육 문제의 후천적인 측면에서 언어를 습득하는 것과 마찬가지로 마음 이론과 다른 사회 인지 기술을 습득하기 위해서는 정상적인 뇌 기능뿐 아니라 "마음의 공동체"에 함께하는 다른 사람들과의 상호작용 경험도 필요하다. 아이들은 스스로 마음 정신 이론을 구성하지 못한다. 대신에, 그들은 정신 상태에 대한 대화를 하는 동안 다른 사람들과 함께 그것들을 구성한다.

이 근거로 몇 가지 예시가 있다(Hughes & Devine, 2015).

- **언어 경험.** 청각장애인 부모들의 청각장애인 아이들은 수화를 통해 의사소통을 할 수 있으며, 발달 단계에 맞춰 마음 이론 기술을 개발한다. 그러나 보통 어릴 때부터 수화로 대화할 기회가 없는 정상 부모의 청각장애아들은 사회 인지 발달의 이정표에 느리게 도달하고, 때로는 8~10세에도 틀린 믿음 과제를 힘겹게 풀게 된다(Peterson et al., 1999, 2009, 2012).
- **마음에 관심을 두는 부모.** 자녀와 안정된 애착을 형성하고 자신의 필요와 관점에 민감하게 반응하며, 자녀의 정신 상태에 대해 세심하게 대화를 나누는 부모의 자녀는 더 발전된 마음 이론 기술을 갖는다(Thompson, 2012).
- **형제 및 또래와의 상호작용.** 형제자매 및 동료와의 대화도 마음을 읽는 능력에 영향을 준다. 형제자매가 있는 아이들은 정신 이론의 요소를 더 일찍 파악하는 것 같다. 형제가 있는 경우에는 가장 놀이나 갈등 상황에서 마음 상태를 생각하고 이야기 할 기회가 더 많다.
- **문화적 차이.** 세계적으로 대부분의 아이들이 비슷한 시기에 비슷한 비율로 마음 이론 기술을 습득하지만 마음 상태에 대해 많은 이야기를 나누지 않는 문화(사모아에서는 마음 상태를 잘 이야기하지 않음)에서는 마음 이론 기술 발달이 느리다(Hughes & Devine, 2015).

요약하면, 마음 이론을 습득하는 것, 즉 모든 후기 사회 인지 발달의 기초는 영유아기부터 시작되며, 공동관심, 의도에 대한 이해, 가장 놀이, 감정적 이해에서 시작된다. 이는 소망심리학에서 믿음–소망심리학으로, 보편적으로 진전된다(• 표 9.1). 그것은 뇌와 거울 뉴런 같은 선천적으로 유전적 요인에 영향을 받고 정상적인 신경학적, 인지적 발달 없이는 나타나지 않는다. 또한 이 발달은 부모, 형제, 또래 그리고 다른 사름들과 마음 상태에 대해 의사소통하고 언어를 배우고 사용하는 후천적인 사회적 경험도 필요하다.

• 표 9.1 마음 이론 발달의 이정표

연령	성취
출생~2세	공동 관심, 의도 이해, 가장 놀이, 모방, 감정 이해
2세	소망 심리
4세	믿음–소망 심리
5세 이후	이차적 믿음 이해, 놀림, 현실에 대한 다른 시각

(4) 영향

우리가 사회에 참여하기를 원한다면 마음 이론 기술을 습득하는 것이 필수적이다. 이 기술을 잘 습득한 아이들은 일반적으로 도덕적 문제나 다른 사회적 문제에 보다 성숙하게 생각할 수 있으며, 더 발달된 사회 기술과 더 나은 사회적 적응을 하는 경향이 있다. 그러나 마음 이론 기술은 좋은 의도나 나쁜 의도 모두에서 사용될 수 있다. 3세 아이에게 마음 이론 기술을 훈련시켰을 때 훈련받지 않은 아이에 비해 누군가를 속일 기회가 주어졌을 때 거짓말을 할 가능성이 더 높다(Ding et al., 2015). 따라서 마음 이론을 개발하는 것은 사회적 역량의 중요한 요소이지만, "독심술"을 잘하는 사람이 사회적으로 잘 적응하거나 도덕적으로 행동할 것이라는 보장은 없다.

2) 성격적 특성 인식

마음 이론에 대한 연구는 유아나 학령 전기 아동들조차 심리학자의 싹을 틔우고 있다는 것을 보여 주지만, 아이들은 성격적 특성의 관점에서 사람들을 이해하고 다른 사람들의 반응과 행동을 예측한다.

7세나 8세 이전의 아이들은 주로 심리적 용어보다는 신체적 용어로 자신을 표현하며 다른 사람들도 그렇게 묘사한다(Yuill, 1993). 그래서 4세 아동은 그의 아버지에 대해 "아빠는 코가 한 개, 엄마가 한 명, 눈 두 개, 갈색 머리카락을 가지고 있어요"라고 말한다. 5세 키샤는 "우리 아빠는 크셔. 아빠는 털이 많고 겨자를 먹는다. 아! 우리 아빠가 개를 좋아하지, 그렇지?" 여기에는 성격에 대한 언급은 없다.

어린아이들은 주로 신체적 외모, 가지고 있는 물건, 활동 면에서 다른 사람들을 인지한다. 아이들이 심리적 용어를 사용할 때 그 용어는 대개 전 세계적으로 특정한 성격 표현보다는 "친절한" 또는 "못된", "좋은" 또는 "나쁜"과 같은 말을 사용한다. 또한, 학령 전기 아동은 어떤 사람이 미래에 어떻게 행동할지를 예측하고 왜 그 사람이 그렇게 행동하는지 설명하는 일관된 특성으로써 아직 성격적 특성을 이해하지 못하는 것 같다. 친구를 "멍청이"라고 하는 5세 아이는 이 친구의 최근 "멍청한" 행동을 표현하기 위해서 이 성격적 특성의 명칭을 사용하고 있을 것이다. 다음 날 "똑똑한" 행동을 보게 되면 이 "멍청함"은 안중에 없을 수도 있다. 학령 전기 아동들은 과거의 행동에서 특성을 추론하고 미래의 행동을 예측하는 것이 어렵다(Liu, Gelman, & Wellman, 2007).

7~8세 전후의 아동은 사람들을 설명할 때 아동이 가지고 있는 심리적인 특성으로 남을 생각한다는 것을 보여 준다. 그래서 10세 철수는 친구 민지를 "누구에게나 재미있고 다정하고, 똑똑해서 영재 프로그램에 들어갔지만 때로는 아주 잘난 척 한다"고 설명한다. 11세나 12세가 되면 사람들이 왜 그렇게 행동하는지 설명하기 위해, 예를 들어 "인철이는 잔인하기 때문에 개의 꼬리를 잡아당긴다"라고 심리적인 특성을 더 많이 이용하여 말하기도 한다. 아이들은 사회 인지 능력이 증가하면서 다른 사람의 행동에 대한 내적 특성의 추론이 가능해지면서 심리적으로 더 관심을 갖게 된다(Gnepp & Chilamkurti, 1988).

청소년들은 자신이 아는 사람들을 설명해 보라고 했을 때 어린아이들보다 심리적인 부분인 성격에 대한 윤곽을 표현할 수 있다. 청소년은 사람들을 독특한 성격 특성, 관심, 가치관, 감정을 가진 독특한 개인으로 본다. 또한, 일관되지 않는 개성이 어떻게 서로 어울리고 전체적인 성격으로 받아들여지는지 분석하면서 좀 더 통합된 성격 프로파일을 만들 수 있다. 어떤 청소년들은 무엇이 그들을 그렇게 행동하게 하는지 알아내려고 몇 시간 동안 사람들을 "정신 분석"하기도 한다.

요컨대, 다른 사람에 대한 특성화는 ① 학령 전기 동안 신체 외형적 기술과 전반적인 평가에서, ② 내적 및 인격적 특성을 언급하는 보다 차별화된 설명으로, ③ 사춘기 동안 일관성 없어 보이는 특징들이 더 통합된 성격 프로파일로 진행된다.

3) 조망 수용

사회 인지 발달의 또 다른 중요한 측면은 아동기 초기의 자기중심주의에서 벗어나, 다른 사람의 관점을 인식하고, 생각과 감정을 이해하는 능력이라고도 불리는 **조망 수용 능력(perspective-taking skills)** 또는 **역할 수용 능력**과 관련된다. 여러 관점에서 도덕적인 문제를 생각하고, 다른 사람에 대한 개인의 행동의 결과를 예측하고, 타인에 대한 공감대를 형성하는 데 있어 조망 수용 능력은 매우 중요하다(Gibbs, 2010).

셀먼(Robert Selman, 1976, 1980, 1989)은 대인 관계 딜레마에 대해 아이들에게 질문함으로써 역할 수용 능력을 이해하는 데 크게 기여했다.

> 홀리는 나무 오르기를 좋아하는 8세 소녀이다. 동네에서 나무를 가장 잘 탄다. 어느 날 나무에서 떨어졌지만 다치지는 않았다. 홀리의 아빠가 떨어지는 것을 보았다. 아빠는 화가 나서 다시는 나무 위에 올라가지 않겠다고 약속하라고 했다. 홀리는 약속한다.
> 그날 늦게 홀리는 친구 숀을 만난다. 숀의 새끼 고양이가 나무에 끼어 내려오지 못한다. 뭔가 당장 조치를 취해야 한다. 그렇지 않으면 고양이가 나무에서 떨어질지도 모른다. 홀리는 새끼 고양이를 데리고 내려올 수 있는 유일한 사람이지만 아빠와의 약속을 기억하고 있다.

셀먼은 아이들이 홀리, 홀리의 아빠, 숀의 관점을 얼마나 잘 이해하고 있는지 평가하기 위해 질문을 했다. 그 결과 피아제의 인지 발달 단계에 따라 조망 수용 능력도 단계적으로 발달한다고 하였다. 주요 내용은 다음과 같다.

- 3세에서 6세 사이의 아동은 자기중심적으로 반응하는 경향이 있는데, 다른 사람들도 자신의 관점을 공유한다고 여기는 경향이 있다. 예를 들어, 아동이 새끼 고양이를 좋아한다면 홀리의 아빠도 그럴 것이고, 그래서 홀리가 새끼 고양이를 구한다면 기뻐할 것이라고 생각한다.
- 8세에서 10세 사이 아동은 같은 상황에서 다른 관점을 가질 수 있다는 것을 알고 자신의 생각과 다른 사람의 생각에 대해 생각할 수 있다. 따라서 홀리의 안전에 대한 아버지의 걱정을 생각할 수 있을 뿐 아니라 아빠도 홀리가 나무에 오른 이유를 이해할 것이라고 생각한다.
- 12세 전후의 청소년은 자신의 관점, 타인의 관점 그리고 일반적인 관점 또는 어린이나 아버지와 같은 사회적 집단의 다양한 관점을 정신적으로 생각할 수 있게 된다. 따라서 청소년은 아이들이 말을 듣지 않을 때 일반적인 아버지의 반응을 고려하고, 홀리의 아버지가 일반적인 아버지와 비슷하거나 다른지 여부를 고려할 수 있다.

조망 수용 능력이 발달한 아동과 청소년은 사교적이고 인기가 있으며 또래와 좋은 관계를 맺기 쉽다. 또한, 부모나 또래와의 갈등 해결을 더 잘할 수 있다(LeMare & Rubin, 1987).

4) 성인기의 사회 인지

과학적인 문제를 해결하는 데 사용되는 비사회 인지 기술은 성인기 초기와 중기에 향상되고 후기에 쇠퇴하는 경향이 있다.

전반적으로, 사회 인지 기술은 비사회적 인지 능력보다 성인기에 더 잘 유지되는 것 같다. 예를 들어, 블렌차드-필드(Fredda Blanchard-Fields, 1986)는 청소년, 성인기 초기, 중년기 성인에게 조망 수용을 통해 서로 다른 관점을 통합해야 하는 딜레마를 제시하였다. 예를 들어, 10대 소년과 부모가 반드시 함께 조부모를 방문해야 하는가 같은 것이다. 어른들, 특히 중장년층들은 청소년들보다 이 문제의 양면을 보고 양측의 관점을 실행 가능한 해결책으로 통합시킬 수 있는 능력이 더 뛰어났다. 이는 사춘기 이후에도 사회 인지 능력이 계속 향상되고 있다는 증거다.

그로스만과 동료들(Igor Grossmann et al., 2010)은 다

양한 사회경제적 배경을 가진 미국 청년, 중년, 노년기 성인에게 편지에 나타난 개인 간의 갈등과 신문 기사에 제시된 인종과 국가 간의 갈등 이유를 물었다. 다중 관점을 취하고 타협 가능성을 보는 기준을 통해서 보았을 때 사회 인지 능력은 세 연령대 전반에서 향상되었다. 이러한 연령에 따른 사회 인지의 향상은 연령에 따른 지능의 감소에도 불구하고 일어났다. 일본 성인의 경우에는 연령에 따른 향상이 분명하지 않았는데, 그것은 일본의 청년과 중년이 미국 성인보다 훨씬 수준이 높았기 때문이며, 노인에서는 거의 같은 수준에 도달하였다. 아마도 일본은 집단주의 사회이기 때문에 성인기 초기에 사회 갈등을 해결하는 정교한 방법을 일찍 배우기 때문일 것이다.

어떤 연구는 사회 인지 과제에서 노인들이 중년이나 젊은 성인들보다 수행 능력이 떨어진다고 하였다. 예를 들어, 그들은 때때로 농담을 이해하고 마음 이론 문제를 성인 수준에서 해결하는 데 더 어려움을 겪는다(Phillips et al., 2015). 특히 빠른 정보 처리나 높은 수준의 통제를 요구함으로써 기본적인 인지 능력에 과부하를 초래하는 경우에 발생할 수 있다.

따라서 처리 속도와 같은 기본적인 인지 능력의 감소는 때때로 사회 인지 능력에 타격을 주지만, 사회 인지 능력은 비사회적 인지 능력에 비해 상당히 잘 유지된다. 이것은 아마도 사람들이 사회 인지 능력을 매일 사용하고 수년 동안 다양한 전문지식을 축적하기 때문일 것이다. 예리한 사회 인지 능력을 가진 노인들은 활동적으로 사회 생활을 하고 배우자, 조부모, 교회 신도, 노동자와 같은 의미 있는 사회적 역할을 하는 경향이 있다. 또한, 몇 시간의 훈련으로 노인의 사회 인지 능력을 회복하는 데 도움을 줄 수 있다(Rosi et al., 2016).

요컨대, 사회 인지는 공동 관심과 가장 놀이와 같은 마음 이론의 발생으로 영유아기에 형성되고, 2세에는 소망심리학, 4세에는 선천적, 후천적 요인에 의해 믿음-소망심리학이 형성된다. 아동의 타인에 대한 설명은 신체적 외모와 활동에 집중되어 있다가 내적 심리를 통합하는 내적 심리적 특성에 대한 집중으로 발달하고, 조망 수용은 나이가 들수록 향상된다. 사회적 인지 능력은 종종 성인기 초기와 중년기에 향상되며, 업무가 인지적으로 너무 까다롭지 않고 사회 활동을 계속하는 경우 노년기에도 잘 유지된다.

02 도덕성 발달의 관점

우리는 도덕성이 무엇인지에 대해 끊임없이 논쟁해왔는데, 대부분 옳고 그름을 구분하는 능력/행위, 옳은 것을 행했을 때의 자부심과 그렇지 않았을 때의 자책감과 수치심을 경험하는 것 등을 포함한다. 도덕성의 세 가지 기본 요소는 발달심리학자의 관심 분야이다(Gibbs, 2014).

1. **정서적 요인**은 옳거나 그릇된 행동과 도덕적 사고와 행동에 동기부여를 하는 감정으로 구성된다(예, 죄책감, 타인의 감정 등)
2. **인지적 요인**은 조망 수용과 같은 사회 인지 능력에 의해 옳고 그름에 대해 우리가 어떻게 생각하고 어떻게 행동할지를 결정하는지에 초점을 맞춘다.
3. **행동적 요인**은 부정 행위의 유혹이나 어려운 사람을 돕고 싶은 경험을 할 때 어떻게 행동하는지에 대한 것이다.

이 절에서는 도덕적 정서에 대한 정신 분석적 이론에서의 관점, 인지 발달 이론에서의 도덕적 인지 및 도덕적 행위에 대한 사회 학습 이론(사회 인지 이론)에 대해 살펴보고자 한다.

1) 도덕적 정서: 정신 분석 이론과 그 너머

부정 행위를 하거나 거짓말을 할 때는 어떤 도덕적 감정을 경험할까? 아마도 잘못한 행동에 대한 부끄러움, 죄책감, 고뇌, 들킬 염려와 같은 부정적인 감정을 경험할 것이다. 또한, 해로운 행위나 부당함을 목격했을 때 혐오감이나 정의로운 분노를 경험할 수도 있다. 도덕적 행위를 목격했을 때는 올바른 일을 했을 때의 자부심과 자기만족 같은 긍정적인 감정도 중요한 도덕적 감정이다. 우리는 일반적으로 부정적인 도덕적 감정은 피하고 도덕적인 행동을 통해 긍정적인 도적적 감정을 경험하려는 동기를 갖는다.

프로이트(1960)의 정신 분석 이론은 도덕성 발달에서 정서의 역할에 주의를 두고 있다. 프로이트는 초자아, 즉 양심이 이성적 자아가 이드(본능)의 이기적인 충동이 도덕적으로 받아들일 수 있도록 한다고 믿었다. 초자아는 남근기(3세~6세)에 형성된다. 그 시기에 아이들은 자신과 이성인 부모의 사랑을 얻기 위해 감정적인 갈등을 경험하고 동성의 부모를 동일시하면서 문제를 해결해 가며 부모의 기본적인 도덕적 규범을 수용한다. 초자아를 갖는 것은 마치 당신 생각 속에 부모가 있는 것처럼, 부모가 말하지 않아도 무엇이 옳고 그릇된 것인지 알고, 잘못된 생각을 많이 할 경우에 부끄러움과 죄책감 등의 감정을 느끼게 한다.

프로이트의 이론이 도덕성 발달을 뒷받침하기에는 부족하지만 주요 테마는 오늘날에도 매우 중요하다. ① 도덕적 정서는 도덕성에서 중요한 부분이며 도덕적 행동의 동기가 된다. ② 부모와의 초기 관계는 도덕성 발달에 중요한 방향을 제시한다. ③ 아이들은 잘못된 행동을 감지하고 처벌할 권위있는 사람이 없어도 도덕적으로 행동하는 도덕 기준을 내면화해야 한다(Kochanska & Aksan, 2006).

공감(empathy)은 다른 사람의 감정을 대리 경험하는 것이다. 이는 특별한 감정은 아니지만 호프만(Martin Hoffman, 2000, 2008)같은 현대 이론가들이 도덕성 발달에 특히 중요하다고 여기는 감정 과정이다. 고통을 겪고 있는 사람들의 고통을 공감하는 것은 다른 사람의 안녕에 대해 걱정하며 돕거나 나누는 등의 긍정적인 사회적 행동인 **친사회적 행동(prosocial behavior)**에 동기 부여를 할 수 있다. 공감은 또한 사회적 규범이나 규칙, 법을 위반하고 다른 사람이나 사회에 해를 끼치는 **반사회적 행동(antisocial behavior)**을 멀리하도록 할 수 있다(예, 거짓말, 도둑질, 폭력적 행동).

2) 도덕적 추론: 인지 발달 이론

인지 발달 이론가들은 어떤 행동의 옳고 그름을 결정하는것과 관련된 사고 과정인 **도덕적 추론(moral reasoning)**에 초점을 둔다. 이론가들은 도덕성 발달이 피해자들이 악행에 어떻게 반응하는지 또는 고통을 어떻게 느끼는지에 대해 상상할 수 있는 통찰력인 사회 인지 발달에 따른다고 가정한다. 도덕적 추론은 일반적인 단계를 통해 발달하는데, 각각의 추론은 도덕적 문제에 대한 일관된 사고방식을 보여 준다. 인지 발달 이론가들의 관심은 우리가 결정한 것이나 실제로 행한 것이 아니라 우리가 무엇을 할지 결정하는 방법이다.

피아제(1965)는 스위스 어린이들을 대상으로 마블 게임에 대해 질문하여 아이들의 규칙 개념을 연구하였고, 도덕적 딜레마를 제시함으로써 옳고 그름에 대한 개념을 탐구하였다. 학령 전기 아동들은 규칙을 이해하지 못하고 '전인습적'으로 사고한다고 결론지었다. 6~10세 사이의 아동은 행위의 부당성을 판단할 때 의도보다는 결과를 더 강조하였다. 예를 들어, 부엌에서 몰래 잼을 먹다 컵을 한 개 깨뜨린 소년보다 어머니의 말을 잘 듣다가 실수로 5개의 컵을 깨뜨린 소년이 더 잘못했다고 판단한다. 또한, 부모나 다른 권위자가 세운 규칙은 바꿀 수 없다고 믿는 경향이 있다. 10~11세가 되면 의도에 따라 행동을 판단하기 시작한다는 것을 발견하였다. 이때 규칙은 개인간 합의이기 때문에 변경이 가능하다고 생각한다.

콜버그(Lawrence Kohlberg, 1963, 1981, 1984, 1987)는 10세, 13세, 16세 소년들에게 다양한 도덕적 딜레마에 대한 질문을 던지고 어떻게 생각하는지를 평가함으로써 도덕성 발달에 상당한 영향력이 있는 인지 발달 이론을 공식화하였다. 콜버그는 도덕성 발달은 세 단계 수준의 보편적이고 불변의 순서로 진행되며, 각각의 수준에는 두 개의 뚜렷하게 구분되는 단계로 구성되어 있다고 하였다. 각 단계는 도덕적 문제에 대해 더 복잡한 사고방식을 보여 준다.

(1) 콜버그의 도덕적 추론 단계

콜버그와 그의 동료들에 의해 제시된 다음 도덕적 딜레마에 대하여 여러분은 어떻게 할 것인지 생각해 보라(Colby et al., 1983).

> 예후가 좋지 않은 암에 걸린 한 여성이 있었는데, 치료법은 없었다. 주치의는 그녀가 6개월 밖에 살지 못한다는 것을 알고 있다. 그녀는 매우 심각한 통증이 있었지만 너무나 쇠약하여 에테르나 모르핀과 같은 적당량의 진통제조차도 생명에 위험하였다. 그녀의 의식은 혼미하였고, 통증으로 거의 미칠 지경이었다. 그래서 그녀는 약간 진정되었을 때 죽을 수 있을 만큼 충분히 에테르를 사용해달라고 의사에게 부탁했다. 그녀는 더는 고통을 참지 못하겠고 어차피 몇 달만 있으면 죽게 될 것이라고 말했다. 의사는 안락사가 불법인줄 알고 있지만, 그녀의 부탁을 고민한다.

의사는 죽을지도 모르는 약을 투여해야 할까? 그 여성은 마지막 결정을 할 권리가 있는가?

콜버그의 목표는 그 여성에게 약물 투약 여부가 아니라 각자 어떻게 생각하는지를 이해하는 것이다. 콜버그의 도덕적 추론은 세 가지 수준이다. 그리고 각 수준은 두 단계로 이루어져 있다.

Level 1: 전인습적 도덕기(Preconventional Morality). 이 단계에서는 규칙이 내면화되어 있기보다는 외면화되어 있다. 아이들은 처벌을 피하거나 개인적인 보상을 얻기 위해 권위자가 만든 규칙에 순응한다. 자신의 관점에서 옳은 것이란 처벌을 피할 수 있는 것이거나, 개인적으로 만족시킬 수 있는 것이다.

- **단계 1: 처벌-복종 단계(Punishment-and-Obedience Orientation).** 행동의 좋고 나쁜 것은 결과가 어떤지에 달려 있다. 아이는 벌을 피하기 위해 권위에 복종할 것이다. 그러나 만약 벌을 받지 않으면 나쁜 행동이라고 생각하지 않을 수 있다. 해로움이 크면 클수록 또는 벌이 심각하면 심각할수록 그 행동은 더 나쁜 것이 된다.
- **단계 2: 도구적 상대주의 중심 단계(Instrumental Hedonism).** 이 단계는 보상을 얻거나 개인적 욕구를 만족하기 위해 규칙에 순응한다. 타인의 입장에 대해 약간의 관심은 있으나 그 관심은 다시 자기에게 이익이 되어 돌아올 것이기 때문에 생긴다. "너는 내 등을 긁었다. 그래서 나도 너의 등을 긁을 것이다", "눈에는 눈, 이에는 이" 이러한 생각들이 대표적이다.

Level 2: 인습적 도덕기(Conventional Morality). 이 단계에서는 많은 도덕적 가치들을 내면화한다. 다른 사람(부모님, 동료, 국가)에 의해 만들어진 규칙을 따르려고 노력하는데, 처음에는 인정을 받기 위해, 나중에는 사회적 질서를 유지하기 위해 그렇게 행동한다. 타인의 관점을 확실하게 인식하고 고려한다.

- **단계 3: 착한 소년 도덕기 또는 착한 소녀 도덕기("Good Boy" or "Good Girl" Morality).** 옳다는 것은 기쁘게 하거나 도움을 줌으로써 다른 사람의 인정을 받는 것이다. "좋은 의미"는 가치있고, "착하다"는 것은 중요한 것으로 사람들에 의해 판단된다. 자기 자신의 감정이 아니라 다른 사람의 감정을 고려해야 한다. 단계 3의 사고는 남에게 대접을 받고자 하는 대로 너희도 남을 대접하라는 **호혜성(reciprocity)**과 관련된다.
- **단계 4: 권위와 사회 질서 지향 단계(Authority and Social Order-Maintaining Morality).** 옳다는 것은 합법적 권위의 규칙에 순응하는 것이고 전체 사회를 위하는 것이다. 순응을 하는 이유는 더 이상 벌에 대한 두려움 때문이 아니고, 보존해야 할 가치가 있는 사회의 법과 규칙에 대한 신념 때문이다. 개인의 의무를 다하고 법과 질서를 지키는 것은 가치가 있는 것이다.

Level 3: 후인습적 도덕기(Postconventional Morality). 도덕적 추론의 마지막 단계인 후인습적 도덕기에서 옳다는 것은 특정한 권위자의 관점이 아닌 광범위한 정의의 원칙에서 정의된다. 예를 들면, 마틴 루터 킹 주니어가 도전한 인종차별법과 같은 몇 가지 종류의 법이 기본적인 도덕적 원칙을 위반한다는 것을 인식하면서 도덕적으로 옳은 것과 합법적인 것을 구별한다. 이렇게 사람은 특정한 사회적 집단이나 권위의 관점을 초월하고, 모든 개인의 관점을 수용하기 시작한다.

- **단계 5: 사회 계약, 개인의 권리, 민주적 법률의 도덕성(Morality of Contract, Individual Rights, and Democratically Accepted Law).** 이 "사회 계약" 단계에서는 법과 다수의 의지와 사회복지 극대화를 위한 민주적 합의를 통해 규칙에 도달해야 한다는 근본적인 목적에 대한 이해가 있다. 단계 4에 있는 사람이 확립된 법에 도전하지 않는 반면에 단계 5의 도덕적 추론은 기본권을 침해하는 법률의 민주적 변화를 요구할 수도 있다.
- **단계 6: 개인적 의식 원리의 단계(Morality of Individual Principles of Conscience).** 도덕적 추론의 가장 높은 단계로, 개인은 적용에 있어서 광범위하고 보편적인 자기 생성 원칙에 근거하여 옳고 그름을 정의한다. 단계 6에 도달한 사람은 결정한 어떤 원칙도 포장하지 않는다. 성찰을 통해 모든 개인과 그들의 권리를 존중할 수 있는 종교 또는 도덕적 권위자가 도덕적이라고 볼 수 있는 추상적 원칙을 발견한다. 콜버그는 단계 6의 사고를 "정의의 의자 앉기"로 표현했는데, 일종의 도덕적 딜레마에 직면한 사람이 "의자"에 앉아 잠재적으로 결정에 의해 영향을 받게 되는 개인과 집단, 사회 시스템, 현재 또는 미래의 관점에서 공평하다고 생각할 수 있는 해결 방안에 도달할 수 있다.

• 표 9.2에서, 우리는 전인습적, 인습적, 후인습적 수준에 있는 사람들이 어떻게 안락사 문제에 관해서 생각하는지의 예를 알 수 있다. 도덕적 추론에 대한 콜버그의 단계는 사회적 조망-수용 능력의 발달과 관련된다. 구체적으로 말하면, 개인들이 그들 자신의 관점보다 다른 사람의 관점을 더 생각하게 되면서 도덕적 추론은 전인습적 수준의 개인적 안녕에 관한 자기중심적 관점에서 인습적 수준의 다른 사람의 관점(부모님, 친구 그리고 다른 사회 구성원)에 대한 관심과 다양한 관점으로, 후인습적 수준에서 모든 사람의 관점을 고려하고 옳은 것을 결정하는 능력으로 나아간다.

(2) 도덕적 사고에 대한 영향 요인

프로이트가 도덕적 발달에 있어서 부모의 역할을 강조하지만 콜버그는 도덕적 발달에 관한 두 가지 주요 영향은 인지 발달과 또래와의 사회적 상호작용이라고 믿었다. 인습적 수준의 도덕적 추론에 도달함과 부모와 사회의 도덕적 기준에 부응하는 인지의 성장과 후인습적 도덕적 추론 능력의 습득은 형식적-조작적 사고라고 불리는 더 높은 인지 발달을 필요로 한다(Walker, 1980).

사회적 상호작용은 자신의 생각이 다른 사람과 불일치할 때 다른 사람의 관점을 받아들이고 발달을 촉진하는 인지적 불안정성을 경험하는 것이다. 피아제와 콜버그는 협상을 통해 자신의 견해와 다른 관점의 차이를 해결해야만 하는 또래와의 상호작용이 권위 있는 성인의 일방적인 상호작용보다 도덕적 발달에 더 기여한다고 주장하였다. 따라서 도덕적 발달은 다음의 경우에 촉진된다.

- 또래와 도덕적 문제에 대해 토론할 때, 특히 또래가 우리들의 생각에 도전할 때
- 고등 교육, 대학 진학으로 인지적 발달과 다양한 시각에 노출될 때(Pratt et al., 1991).
- 다양한 의견을 고려하는 복잡하고 다양하며 민주적인 사회에 참여하고 법이 시민의 합의를 반영할 때

따라서 콜버그는 전인습적, 인습적, 후인습적 도적적 추론 과정은 개인이 조망 수용이나 형식적-조작적 사고와 같은 필요한 인지 기술을 습득하고 또래와의 토론, 고등 교육, 민주적 단체에 참여와 같은 사회적 상호작용

• 표 9.2 콜버그의 도덕적 추론의 세 단계에서 안락사에 대한 사례 반응

약을 주어라	약을 주지 마라
전인습적 도덕기	**전인습적 도덕기**
단계 1: 의사는 임종 여성에게 자기 자신을 죽일 수 있는 약을 주어야 한다. 왜냐하면 의사의 행동이 발각되더라도 처벌을 받을 확률이 거의 없기 때문이다.	**단계 1:** 만약에 의사가 임종 여성에게 약을 준다면 면허를 잃거나 감옥에 갈 수 있다.
단계 2: 의사는 임종 여성에게 약을 주어야 한다. 만약에 의사가 임종 여성이 원하는 것을 들어준다면 그녀의 가족은 의사에게 고마워할지도 모른다. 약을 주는 것이 안락사하려는 목적에 맞는다면 의사는 약을 주는 것에 대해서 마땅히 해야 할 것이라고 생각해야 한다.	**단계 2:** 의사는 임종 여성에게 약을 줌으로써 얻을 수 있는 것이 없다. 만약에 그 여성이 스스로 죽는 것을 원한다면 그것은 그 여성의 문제이지 왜 의사가 얻을 것도 없으면서 그 여성을 도와주어야 하는가?
인습적 도덕기	**인습적 도덕기**
단계 3: 대부분의 사람은 자기 자신의 이익보다는 여성의 안위를 걱정하는 데 의사의 동기가 있다고 생각한다. 대부분의 사람은 의사의 어쩔 수 없는 배려깊은 행동을 용서할 수 있을 것이다.	**단계 3:** 대부분의 사람은 안락사에 반대하는 경향이 있다. 만약 의사가 약을 처방한다면 그는 동료로부터 존경을 잃게 된다. 의사가 똑똑하다면 그는 약을 처방하지 않을 것이다.
단계 4: 의사는 임종 여성에게 약을 주어야 하는데, 히포크라테스 선서에는 환자의 고통을 경감시켜야 할 의사의 의무가 있기 때문이다. 이 선서는 모든 의사에게 신중하게 받아들여지고 있다.	**단계 4:** 이와 같은 안락사를 하는 것은 의사에게 부여된 의무를 반대하는 것이다. 성경에도 "살인하지 말라"라고 하였다. 의사는 법을 지켜야 할 의무가 있다.
후인습적 도덕기	**후인습적 도덕기**
단계 5: 대부분의 법이 도덕적 원칙에 기초를 두고 있지만, 안락사에 반대하는 법은 그렇지 않다. 의사의 행동은 도덕적으로 정당화된다. 왜냐하면 그 행동은 다른 사람에게 피해를 주는 것 없이 괴로운 인간의 고통을 경감시켜 주기 때문이다. 만약에 앞으로 의사가 법을 어긴다면 의사는 법적으로 기꺼이 책임을 지려고 할 것이다. 왜냐하면 만약에 모든 사람이 쉽게 법을 어긴다면 사회는 피해를 입을 것이기 때문이다.	**단계 5:** 안락사 반대법은 시민들이 비양심적인 의사와 그 관계자로부터 피해를 보는 것을 막아 준다. 그리고 안락사 반대법은 사회에 긍정적인 기능을 하기 때문에 지지되어야 한다. 만약 법이 민주적인 절차에 따라 바뀐다면 그것은 또 다른 문제가 될 수 있다. 그러나 지금 당장 의사는 안락사 반대법을 지켜야 하고, 그렇게 함으로써 사회를 위해 가장 좋은 일을 할 수 있다.
단계 6: 우리는 의사, 임종 여성, 다른 말기의 환자 그리고 모든 곳에 있는 사람에게 이 행동의 결과가 어떨지에 대해서 생각해야 한다. 기본적인 도덕 원칙은 다른 사람이 그들의 결정에 의해 피해를 입지 않는 한 모든 사람은 존엄할 권리가 있고 스스로 결정할 권리가 있다. 아무도 다치지 않을 것이라는 것을 가정하면, 임종 여성은 그녀가 선택하는 대로 살 권리와 죽을 권리가 있다. 만약 의사가 사람으로서 그녀의 고결함을 존중한다면 의사는 옳은 일을 하는 것이며 그녀, 그녀의 가족 그리고 불필요한 고통으로부터 사회 모두를 구해 주고 있는지 모른다.	**단계 6:** 만약 우리가 정말로 인간 생명이 모든 것의 위에 있는 가치라고 생각하고 모든 생명은 동등한 가치가 있다는 원칙을 고려한다면 어떤 생명은 살 가치가 있고 다른 생명은 그렇지 못하다고 "신처럼 행동하는 것"은 도덕적으로 잘못된 것이다. 계속 이렇게 진행된다면 우리는 생명 가치가 없는 세상에서 살게 될 것이다.

을 통해 성장할 때 더 잘 이루어진다고 주장하였다.

3) 도덕적 행동: 사회 학습 이론

사회 인지 이론을 소개한 반두라(1991, 2002, 2015)는 우리가 실제로 어떤 유혹이나 친사회적 행동을 하는 기회에 직면했을 때 실재로 행동하게 하는 것이 무엇인지에 대한 도덕성의 행동 구성 요소에 관심이 있었다. 관찰 학습과 강화, 훈육을 통해 다른 사회적 행동을 배우는 것처럼 도덕적 행동도 습득된다고 한다. 도덕적 행동은, 예를 들어 교수가 시험 보는 학생들을 얼마나 자세히 감독하는지, 보석들이 카운터에 있는지 또는 백화점의 유리 안에 있는지와 같은 상황에 의해 강하게 영향을 받는다고 생각한다. 상황적 영향 때문에 우리의 도덕적 수행은 항상 우리의 내면화된 가치와 기준을 반영하지는 않는다.

반두라는 사회적 인지관점을 적용하여 도덕적 인지는 자신이 잘못 행동하는 것을 용납하지 않고, 책임감 있고 인간적으로 행동을 수용하는 우리 고유의 행동들을 감시하고 평가하는 **자기 조절 기전**을 통해 도덕적 행동에 연결된다고 주장한다. 이를 통해 우리는 자기 통제,

잘못된 행동에 대한 충동 억제, 도덕적 행동의 내면화된 기준에 우리의 행동이 일치하도록 할 수 있다.

이 도덕적 자기 조절은 잘못된 행동을 유발하는 상황적 영향들을 이겨내게 한다. 그러나 반두라는 우리가 선과 악의 차이를 알면서도 부도덕한 행동을 할 때 우리 자신을 비난하는 것을 회피하려고 하는 **도덕적 이탈(moral disengagement)**의 구조를 갖고 있다고 하였다(Bandura, 2015). 예를 들어, 고용주가 대우를 제대로 해주지 않고 정상적인 임금을 받지 못한다고 느끼는 가게 점원은 가게 물건을 훔치는 것을 정당화한다. 우리는 대부분 올바른 도덕적 기준을 배우지만 어떤 사람들은 도덕적 기준을 철저히 지키는 반면 어떤 사람들은 죄의식에서 벗어나는 방법을 찾는다. 도덕적 해이의 기술을 완벽하게 갖춘 사람들은 더 반사회적이고 비윤리적인 행동을 한다.

4) 도덕성의 기본: 진화론

크레브스(Dennis Krebs, 2008, 2011), 토마셀로(Michael Tomasello, 2009, 2013)와 같은 진화론자는 도덕성의 세 가지 측면인 도덕적 생각, 감정, 행동이 진화 과정을 통해 인간이 환경에 적응하도록 도왔기 때문에 인간 본성의 일부가 되었다고 주장한다. 정신 이론적으로 인간이 다른 사람과 잘 어울리고 집단으로 살아가는데 도움이 되는 것처럼, 혼자 자기 이익만을 추구할 때보다 함께 협력하면 음식을 얻고 해를 입지 않도록 자신을 보호할 수 있었기 때문에 협동이나 이타주의 같은 친사회적 행동이 진화했을지도 모른다. 절도나 폭행에 대한 규칙이나 법처럼 이기적이거나 반사회적 행동을 통제하고 억제하는 기전도 적응 과정으로 증명되었다. 진화론자의 관점에서 보면 도덕성과 친사회적 행동은 인간 본성에 뿌리를 두고 있다. 부도덕함과 반사회적 행동도 마찬가지이다.

진화론자는 인간이 이타적으로 진화할 수 있었던 이유는 우리가 친족을 도와준다면 그들이 가족의 유전자를 전달할 것이기 때문에 친족에게 이타적으로 행동하는 것이 유전적 자기-관심에 있다고 주장하였다. 심지어 자기와 상관없는 사람을 돕는 것도 우리가 주는 도움이 나중에 보답을 받을 것이라고 믿기 때문이다(Krebs, 2008).

프로이트는 인간 본성의 어둡고 이기적인 면을 강조하고, 사회 학습 이론가들은 우리를 다양한 모습으로 만들수 있는 점토처럼 생각한 반면에, 진화론자는 인간은 때때로 반사회적으로 행동할 뿐만 아니라 친사회

표 9.3 도덕성 발달에 대한 이론 비교

관점/이론	초점	내용	행동 예측(부정 행위를 할 것인가?)
정신 분석 이론(프로이트)	도덕적 정서	초기 양육과 정서적 갈등이 초자아와 죄책감을 유발한다.	그 학생은 학령 전기에 강한 초자아와 죄책감이 발달했는가?
인지 발달 이론(피아제, 콜버그)	도덕적 추론	인지적 성숙과 또래와의 상호관계가 도덕적 문제에 대한 생각에 단계적인 변화를 가져온다.	도덕적 딜레마에 대한 그 학생의 추론은 어느 단계인가?
사회 학습 이론(반두라)	도덕적 행위	관찰 학습, 강화, 자기 조절과정, 도덕적 해이, 상황적 영향이 우리가 하는 행동에 영향을 준다.	그 학생의 부모는 도덕적 행동에 대한 모델이 되어주고 강화했으며 비도덕적 행동에는 처벌을 했는가? 잘 발달된 자기 조절기전이 이 학생에게 도덕적 해이보다는 자신의 행동을 책임지게 하는가? 수업에서 부정 행위를 부추기거나 억제하는 상황적 요인이 있는가?
진화론(크레브스, 토마셀로)	도덕적 정서, 추론, 행위	인간은 때로는 공격적이지만 도덕적, 친사회적 성향을 가지고 있어서 집단 안에서 협동적으로 생활할 수 있도록 진화하여 왔다.	부정 행위가 그 학생과 그 학생이 속한 집단에 적응기능을 제공하는가? 친구들과 협력하기 위해 부정행위를 할까? 교실 환경이 부정 행위를 강화시키거나 억제하는가?

적이고 도덕적으로 행동할 수 있는 유전적 구성 요소를 가지고 있다고 주장한다.

다른 사람의 의도를 이해하는 것뿐만 아니라 공통의 목표를 세우기 위해 다른 사람과 의도를 공유할 수 있다는 것, 그것이 토마셀로가 인간이 다른 종과 구별된다고 믿는 부분이다.

• 표 9.3은 도덕적 발달에 대한 네 가지 이론적 관점의 차이를 보여 주기 위해 한 대학생이 수학 시험에서 부정 행위를 할 것인지에 대한 행동예측을 비교해서 설명하고 있다.

03 영유아기

우리는 영유아를 **도덕 관념이 없는(amoral)** 존재로 본다. 즉, 도덕적 능력이 없다는 것이다. 그렇기 때문에 영유아가 한 잘못된 행동에 대해 책임을 묻지 않는다. 영유아의 행동은 인간의 본성이다. 하지만 영유아들이 우리가 생각하는 것만큼 비도덕적인 것은 아니다. 프로이트 등이 주장한 것처럼 이기적이고 적절한 사회화가 필요한 것도 아니다. 영유아들이 비록 이기적이고 공격적이긴 하지만 동시에 공감능력을 갖고 있고 친사회적이기도 하다(Bloom, 2013). 태어나서 첫 2년 동안에 중요한 도덕적 교훈들을 배우고 양심이 발달한다.

1) 공감, 친사회적 행동, 도덕성

영유아는 프로이트, 피아제, 콜버그 등의 많은 이론가가 생각했던 것만큼 이기적이거나 자기중심적이지 않고 다른 사람들에게 무심하지도 않는다. 아이들의 일부 행동은 공감과 친사회적 행동으로 진화적 유산이라는 크레브스의 견해를 뒷받침한다.

신생아는 다른 신생아의 울음소리에 슬퍼하며 감정이입의 초기 형태를 보여 준다(Eisenberg, Spinrad, & Knafo-Noam, 2015). 하지만 어린 영유아가 공감을 경험하는지 또는 단순하게 울음소리에 고통을 받는 것인지는 명확하지 않다. 호프먼(Martin Hoffman, 2000, 2008)에 따르면 1세부터 2세까지의 유아들은 도움이나 다른 형태의 도덕적 행동에 동기를 부여하는 더 진실한 형태의 공감을 할 수 있게 된다. 유아들은 다른 사람의 고통이 자신과 다른 것임을 이해하기 시작하고 고통받고 있는 사람을 위로해 주려고 한다. 또래가 우는 것을 본 10개월 된 아이는 슬퍼 보였고 엄마 무릎에 고개를 파묻었다. 하지만 2세 아이는 자기 곰인형을 가져다 슬퍼하는 아이를 위로해 주려고 했다. 그것이 실패하자 친구의 곰인형을 건네면서 친구의 관점에서 볼 수 있는 능력을 보여 주었다. 호프먼에 따르면 아이들이 나이가 들수록 조망 수용 능력, 죄책감과 같은 다양한 도덕적 감정의 형성, 동정, 부당함을 인지하는 능력의 발달을 포함한 인지적 과정에 따라 공감은 더 정교화된다.

잔 왁슬러와 동료들(Carolyn Zahn-Waxler et al., 1992)은 그들이 관찰한 13~15개월 된 유아의 반 이상이 도와주기, 나눠쓰기, 걱정해 주기, 위로하기 등 최소 한 가지 이상의 친사회적 행동을 한다고 발표했다. 이러한 행동은 1세에서 2세 사이의 아동에서 계속 증가하였다. 최근, 토마셀로와 동료들은 어떻게 영유아에서 친사회적이며 도덕적으로 정교화되는지 기록해왔다.

- **도와주기.** 14개월이 되면 도움이 필요한 어른을 자발적으로 도울 것이다. 어른이 바닥에 물건을 떨어뜨릴 때 18개월 된 유아들은 보통 집는 것을 도와줄 수 있다. 초기 자발적 도움은 캐나다, 인도, 페루 등 다양한 문화권에서 관찰되었다(Callaghan et al., 2011).
- **협력.** 14개월이 되면 유아들도 간단한 협동 게임에 참여할 수 있고 같이 게임하던 어른이 그만두려고 하면 다시 참여하도록 시도하며 협력하는 동안 공동 목표를 가지고 있다는 것을 이해한다.
- **이기적 동기보다 이타적 동기.** 2세 전에, 아이들은 간식 같은 것을 자신이 받을 때보다 다른 인형을 돕는 좋은 인형에게 줄 때, 특히 이타적으로 자신의 간

식을 포기할 때 더 행복해한다. 그들은 친사회적 행동이 본질적으로 가치가 있다고 생각한다(Hepach, Vaish, & Tomasello, 2012).

- **공명심.** 15개월이 되면 두 명의 배우에게 각각 과자 두 개씩 주는 것보다 한 배우에게는 세 개를 주고 다른 배우에게는 한 개를 주었을 때 더 놀라는 모습을 보이는데, 이는 공평함과 불공평함을 인지한다는 것을 보여 준다. 보상은 똑같이 나눠주는 것을 더 선호함에도 불구하고 두 배우가 장난감을 치울 때 열심히 치운 배우에게 과자를 더 준 것보다 게으름을 핀 배우에게 똑같이 과자를 주었을 때 더 놀라는 모습을 보여 준다.
- **도덕적 판단.** 유아들은 목표를 달성하는 데 방해하는 인형보다 다른 인형을 돕는 인형과 상호작용하는 것을 더 좋아한다. 돕는 것을 더 긍정적으로 생각함에도 불구하고 방해한 인형의 물건을 빼앗고 벌을 주는 것이 적절하다고 생각한다. 간단히 말해서 아이들은 좋은 사람과 나쁜 사람을 구분하고 상당히 다른 감정을 가지고 있다(Hamlin, 2013).

2) 반사회적 행동

친사회적 성향이 1~2세 사이에 뚜렷하게 나타난다면 반사회적 성향인 신체적인 공격성, 다른 사람을 해치는 행동도 아기들이 다른 사람을 때리거나 물고, 밀고 다른 사람에게 해를 끼칠 수 있는 순간부터 인간에게 자연스럽게 나타난다(Tremblay, 2011). 언어적 공격성은 유아들이 말문이 트이면서 나타나기 시작한다. 그러므로 반사회적 행동은 친사회적 행동만큼이나 인간 본성의 한 부분으로 여겨진다.

아이들의 목표는 원하는 장난감을 갖거나 친구와 같이 가지고 놀다 내려놓은 장난감을 차지하는 것이다. 자기 조절력이 발달하면서 자기 만족을 미루고 장난감을 기다릴 수 있게 될 것이다. 1년 반이 되면 일부의 아이들은 다른 아이들보다 더 신체적인 공격성을 보이기도 한다. 그들의 공격적인 행동을 유발하는 이유로는 유전과 우울 등의 정서적 문제가 있는 부모의 강압적인 양육 태도와 같은 환경적 요인들에 의해 나타날 수 있다. 공격성의 정도는 일반적으로 3세 전후에 최고조로 상승하였다가 언어 능력, 사회성, 자기 통제 능력이 발달됨에 따라 점차 감소한다.

3) 초기 도덕성 훈련

유아가 성장하면서 친사회성이 증가하고 반사회적 성향이 줄어든 이유는 도덕성의 사회화에 있다. 학습 원리에 기초하여 부모나 다른 사람들이 장난감 정리, 잘못에 대한 훈육과 같은 행동이 바른 행동을 하도록 유아들을 강화한다. 이러한 경험을 통해 영유아는 단순한 도덕적 규칙과 기준을 이해하고 내실화한다. 부모는 자녀의 행동이 다른 아이들과 다른 사람들에게 미치는 좋고 나쁜 영향에 대해 알려줌으로써 초기 도덕적 발전을 촉진할 수 있다(Dunn, 2014).

코찬스카(Grazyna Kochanska, 1993, 2002)는 유아기 양심의 발달에 대해 연구해왔고, 이는 ① 도덕적인 감정(규칙을 위반하는 것이 죄의식과 같은 부정적인 감정과 연관된다는 것을 배우는 것 그리고 곤경에 처한 사람들과 공감하는 것을 배우는 것), ② **자기 통제(self-control**, 내면화된 규칙을 위반하고 싶은 유혹을 받을 때 자신의 충동을 억제할 수 있는 것)에 대한 숙달과 관련된다고 보았다.

생후 18~24개월 된 아이들은 물건을 깼을 때, 물을 엎질렀을 때, 혹은 도덕적 행동의 기준을 어겼을 때에 자신의 잘못에 대해서 죄책감을 갖는 모습을 보여 주기 시작한다. 자신이 인형의 머리가 떨어져 나가게 한 원인이라고 생각하게 되면 단순한 괴로움과 달리 죄책감을 보이고, 인형을 고치거나 다른 방법으로 보상하려고 하는 시도를 한다. 2세가 되면 부모가 방을 나간 후에도 특정 장난감을 가지고 놀지 말라는 부모의 요구에 응할 정도로 통제력도 더욱 뚜렷해진다.

아이들의 도덕적 정서, 자기 통제, 양심 발달을 도울 수 있는 방법으로 코찬스카(2009)는 안정적인 부모–자녀 애착이 도덕적 사회화를 이끄는 가장 좋은 방법이라고 하였다. 그런 다음 양육자와 아이가 **상호 반응적 지향성**(**mutually responsive orientation**; 아이와 양육자간 관계에서 밀접하고 정서적으로 긍정적이며 협력적인 관계를 확립하고 서로의 요구에 민감하게 반응하는 관계)을 확립하는 것이 중요하다. 자녀에게 잘 반응하는 부모는 부모에게 잘 반응하는 아이로 양육할 가능성이 높다. 상호 반응적 지향성은 아이들이 양육자를 신뢰하고 양육자의 규칙을 준수하고 가치와 기준을 따르고 싶어하게 한다. 이 아이들은 죄책감이나 공감 같은 도덕적 감정을 습득하고 아무도 통제하는 사람이 없을 때에도 유혹에 저항할 수 있는 통제력을 발달시킨다.

요약하면, 도덕성 발달은 신체적 공격성이 통제되면서 연령에 따라 강화되는 공감과 친사회적 행동에 기초하여 형성된다. 안정적인 애착과 상호 반응적 지향성을 확립하고 자녀의 행동에 따른 정서적 결과에 대해 논의함으로써 부모는 영유아기 아동의 양심 발달을 돕는다(Thompson et al., 2006).

04 아동기

1) 도덕성의 이해

콜버그가 도덕추론의 단계를 평가하려고 고안한 가정적인 도덕적 딜레마(예를 들면, 앞서 보여 준 안락사 딜레마)는 주로 청소년과 성인을 대상으로 하였는데, 가장 어린 사람은 10세였다. 결과적으로 콜버그는 아이들이 전인습적 도덕추론을 하며 자기중심적 사고로, 상을 받는 행위는 옳고 벌을 받는 행위는 그릇된 행위로 규정한다고 하였다. 아동기에는 고학년의 아이들이 착한 아이가 되는 것에 신경을 쓰는 인습적 도덕추론으로의 이행을 시작한다. 하지만 피아제와 콜버그 모두 아이들을 과소평가했다. 앞에서 보았던 것처럼 영아기에도 도덕적 행동을 하며 어린시기부터 옳고 그름에 대해 상당히 복잡한 사고를 한다는 것을 알아냈다.

(1) 의도 고려하기

피아제와 콜버그 모두 어린아이들은 일차적으로 숨겨진 의도보다는 행동의 결과에 초점을 맞춘다고 생각했다. 하지만 3세 아이도 그림으로 묘사된 단순한 이야기로 제시된 의도와 상황을 모두 고려할 수 있다는 것이 밝혀졌다. 아이들은 친구의 머리에 공이 부딪혔을 때 공을 던진 사람을 좋지 않게 판단하며, 다치지 않았더라도 친구를 다치게 하려던 아이보다 공을 더 잘 찬 아이를 더 좋게 평가한다. 분명히, 어린아이의 도덕적 판단도 한 사람의 의도와 그의 행동의 결과에 기초할 수 있다. 아이들이 나이가 들수록 좋은 의도나 나쁜 의도에 대한 민감성은 증가한다(Lapsley, 2006).

물론 의도는 정신 상태이며, 마음 이론의 발달로 좀 더 이해하게 되었다. 아이들의 도덕적 사고는 마음 이론에 기초했을 때 4세 무렵에 정교해진다. 마음 이론 기술을 습득한 아이들은 "그럴 의도가 아니었다"고 울면서 벌을 피하려고 할 뿐 아니라 다음과 같은 행동을 보이기도 한다(Killen et al., 2011).

- 고의로 저지른 잘못보다 우발적 잘못에 대해 더 관대하다.
- 거짓과 사실을 잘못 알고 있거나 과장된 이야기를 잘 구분할 수 있다.
- 친구의 장난감을 가로채거나 친구 이름을 나쁘게 부른 행동에 대한 도덕성에 대하여 생각할 때 다른 사람의 감정을 더 잘 이해한다.

간단히 말하면, 4세 때 마음 이론의 기본을 터득하고 기술을 닦는 것은 나중에 사람들의 행동 뒤에 숨은 동기와 결과를 더 잘 해석할 수 있게 한다. 도덕적 판단과 마음 이론의 발달은 밀접하게 발전하고 서로 영향을 미친다.

(2) 규칙 구별하기

피아제는 6세에서 10세 된 아이들의 규칙에 대한 관점은 막강한 권위자에 의해 정해졌기 때문에 의문을 갖거나 바꾸는 일은 불가능하고 보았다. 하지만 튜리엘(Elliot Turiel, 1978, 1983, 2006)은 어린아이들도 여러 종류의 규범을 명확하게 구분할 수 있다고 하였다. 특히 그들은 **도덕적 규범(moral rules)**, 즉 복지와 개인의 기본적 권리에 중점을 둔 규칙과 **사회적으로 합의된 규범(social-conventional rules)**, 즉 특정한 사회적 상황에서 무엇이 적합한지에 대한 사회적 합의에 따라 결정된 규범을 구분한다. 도덕적 규범은 폭력, 절도, 거짓말 등의 타인을 해치거나 그들의 권리를 침해하는 것에 대한 규범들을 포함한다. 사회적으로 합의된 규범은 사회적 예의에 가깝다. 이는 놀이의 규칙과 교실에서 과자를 먹어선 안 된다는 것, 허락 없이는 화장실에 가면 안 된다는 것 등의 교칙, 가정 내 규칙 등이 포함된다.

학령 전기 아동들은 도덕적 규범이 사회적으로 합의된 규범보다 강력하며 변화시킬 수 없는 것임을 이해한다. 스메타나(Judith Smetana, 1981, 2012)는 3세 된 아이들이 폭력, 절도 혹은 독점 등의 도덕적 규범을 어기는 것이 사회적으로 합의된 규범을 어기는 것보다 심각하며, 처벌받을 일이라고 생각하는 것을 발견하였다. 유사하게 어린아이들은 교사가 보지 않고, 심지어 규범적으로 폭력이 허용되더라도, 집, 학교 또는 다른 규범을 가진 다른 나라에서 행해지더라도 폭력이 잘못된 일이라는 것을 인식한다. 사회적으로 합의된 규범에 대해서는 다르게 느낀다. 다른 나라에서 여자아이들은 바지를 입고 남자아이들은 치마를 입어야 한다고 해도 괜찮다고 받아들인다.

(3) 공정하기

이미 알고 있는 것처럼 영유아들은 두 사람이 물건을 똑같이 나눌 것을 기대함으로써 공정함에 대해 알고 있다. 정말로, 아이들의 공정함에 대한 초기 개념은 똑같은 규칙이다. 모든 사람들이 똑같이 나누어야 하며 그렇지 않으면 "공평하지 않다"고 생각한다. 5~6세 이하 아동은 더 많이 기여한 사람에게 더 많이 분배한다는 정의의 기준을 이해하지 못하고 적용하지 못한다고 믿어왔다(Damon, 1977). 하지만 이제 우리는 3~4세 아이들도 모두에게 동등한 보상을 주어야 한다는 것을 넘어서게 된다면 기여도를 고려하게 된다. 따라서 만약 아이들에게 과자 세 개를 주고 두 명의 노동자에게 나눠주도록 한다면 대부분 각각의 노동자에게 과자를 한 개씩 주고 세 번째 과자를 따로 가지고 있다. 그러나 세 번째 과자를 누군가에게 주도록 유도하면 두 명의 노동자 중 더 많이 일한 사람에게 과자를 줄 것이다.

아이들은 초등학교를 거치면서 공정성과 정의에 대한 생각이 더욱 정교해지고 어떤 규칙이 어떤 상황에서 가장 공정한지 더 잘 이해하게 된다. 따라서 5세 아이는 맥락에 상관없이 평등 규칙을 적용하는 반면, 예를 들어 9~13세 아이가 캠프장에서 새로운 게임을 선정할 때 투표권을 배포할 때는 평등 규칙을, 노동자에게 보상할 때는 캠프에서 판매하기 위해 그들이 만든 주전자 수에 따라 보상하는 형평성의 규칙을, 주전자 판매 금액은 가난한 캠핑족에게 기부하는 요구 기반 규칙을 적용할 수 있다(Sigelman & Waitzman, 1991; Killen & Smetana, 2015).

(4) 도덕적 사회화

부모가 아이를 어떤 상황에서든 도덕적으로 행동하도록 키우는 가장 좋은 방법은 무엇일까? 이미 안정적인 애착과 모아간의 상호 반응적 지향성이 도덕성 발달의 시작을 돕는다는 것을 알고 있다. 반두라와 같은 사회학습 이론가들은 부모가 더욱 도덕적으로 행동하고 비도덕적인 행동에 대한 벌(부드럽고 주의 깊게)을 행하며, 도덕적 행동의 모델이 되어야 한다고 조언한다.

호프만(2000)은 공감이 도덕적 행동과 도덕적 사회화의 주요 요인이라고 생각하였다. 호프만(1970)은 높은 수준의 도덕성 발달과 훈육의 관계를 알아보기 위해 아동 양육에 관한 문헌을 살펴보았으며, 세 가지의 주요 접근 방법을 비교하였다.

- **애정 철회형(love withdrawal)**. 아이의 잘못된 행동에 대한 관심, 애정 또는 인정을 하지 않음. 다시 말해 부모로부터의 칭찬 기회를 없애서 불안감을 형성함.
- **권력 주장형(power assertion)**. 위협하거나 벌을 주고, 매질을 하고, 특권을 빼앗음. 체벌을 사용함.
- **설득형(induction)**. 행위가 타인에게 미치는 영향에 공감하게 하여 그 행위가 왜 잘못되었으며, 왜 고쳐야 하는지 설명함.

방금 아이가 작동하고 있는 건조기에 고양이를 넣었다고 가정해 보자. 애정 철회형 부모는 "어떻게 그런 짓을 할 수 있니? 다시는 너를 보지 않을 거야"라고 말할 것이다. 권력 주장형 부모는 "당장 네 방으로 들어가"라고 말할 것이다. 설득형 부모는 "얘야, 고양이가 얼마나 겁먹었는지 보렴. 너는 고양이를 죽였을지도 몰라. 그랬다면 우리는 굉장히 슬펐을 거야"라고 말할 것이다. 설득형은 다른 사람(혹은 고양이)에게 잘못된 행동에 따른 결과에 중점을 두고 이유와 설명을 하는 데 초점을 맞춘다.

설득형이 애정 철회형과 권력 주장형보다 아동의 도덕적 성숙에 더욱 긍정적으로 관련되어 있다(Brody & Shaffer, 1982). 호프만(2000)의 관점으로 보면, 설득은 공감을 형성하기 때문에 중요하다. 누군가에게 해를 끼칠 생각을 하게 되면 그 고통에 공감을 하게 되어 해를 가하지 못하게 한다.

아이의 행동에 실망을 표현하는 것도 가끔은 효과적이기는 하지만 아이는 부모의 사랑이 언제든 철회될 수 있다고 걱정하기 때문에 보통 효과적이지 않다(Patrick & Gibbs, 2007). 권력 주장형은 도덕적 미성숙과 더 연관되어 있으며 공감을 형성하거나 도덕적 규칙의 내실화 또는 통제력을 발달시키지 않으며, 특히 체벌은 불안이나 공격성과 같은 원치 않는 결과를 초래할 수 있다. 이런 근거에도 불구하고 호프만(2000)은 강하게 "안 돼" 라며 꾸중하기, 특권 철회하기 등 경한 권력 주장형 방법이 너무 심한 두려움을 불러일으키지 않고 설득형으로 아이의 주의를 집중시킬 수 있다면 때로는 유용할 수 있다고 결론을 내렸다. 권력 주장형의 신중한 사용은 다정하고 서로에게 민감한 부모–아이 관계가 형성되어 있는 경우에 잘 작용할 수 있다.

효과적인 양육은 **선행적 양육 전략(proactive parenting strategies)**, 즉 잘못된 행동을 예방하기 위한 전략을 사용하면 훈육에 대한 필요성도 줄어든다. 선행적 양육 방법은 유혹으로부터 멀리하고 솔직함의 중요성, 나누기, 친절하게 행동하는 것의 가치를 알려 주는 것을 포함한다(Thompson et al., 2006). 하지만 부모는 한 가지 방법만을 정하고 계속 사용하지 않는다. 한 상황에서 선택한 도덕적 사회화 기법과 효과성은 특정한 비행, 자녀, 부모, 상황, 문화적 맥락과 같은 수많은 요인에 따라 달라진다. 예를 들어, 아이의 기질은 그 아이가 얼마나 도덕적으로 훈련받을 수 있고, 무엇이 부모의 규칙과 요구에 순응하게 하는지에 중요한 영향을 준다. 코찬스카와 동료들(2009)은 아이들이 다음과 같은 경우에 사회화시키기 쉽다는 것을 알게 되었다. ① 그들이 천성적으로 걱정이 많고 내성적이어서 일탈을 하면 죄책감을 느끼고, 벌을 받았을 때 적절히 괴로워하며 피하려고 할 때, ② 그들이 통제할 수 있도록 노력하여 비행 충동을 억제할 수 있을 때이다.

각기 다른 기질을 가진 아이들은 다양한 사회화 접근을 필요로 한다. 두려움이 많고 내성적인 아이들은 겁먹지 않게 조심스럽게 접근해야 한다. 겁이 없고 거리낌 없는 아이들은 대부분 부모–자녀 관계가 서로 호응하는 태도를 가지고 있어서 아이가 부모를 즐겁게 하고 좋은 관계를 유지하려고 동기가 부여될 때 규칙과 요청에 순응하게 된다. 이것이 아이의 기질과 사회적 환경의 적합도에 대한 중요성의 또 다른 실례이다. 기질에 알맞은 방법으로 사회화가 이루어질 때 대부분의 아이들은 행위 규칙을 내면화하고, 적절한 도덕적 감정을 경험하고 행동을 통제하는 법에 대해 배울 것이다.

05 청소년기

청소년은 추상적이고 가정적인 개념에 대해 생각하는 능력을 갖게 되고 미래의 주체성을 계획하기 시작하면서 가치와 도덕적 규범에 대해 곰곰이 생각해 보고 도덕성을 자신의 주체성 중심이 되게 한다. 반면에 심각한 반사회적 행위에 가담하게 되는 청소년들도있다.

1) 도덕적 정체성

어떤 십대는 누군가를 돌보고, 공정하며 정직하게 행동하는 도덕적인 사람으로 **도덕적 정체성(moral identity)**을 발달시킨다(Krettenauer & Hertz, 2015). 도덕적 정체성을 가진 청소년들은 도덕적 추론이 발달한 다른 청소년보다 더 능력이 있는 경향이 있다. 특히 어떤 상황에서 그들의 도덕적 가치를 일깨워준다면 그들은 도덕적인 용어로 자신을 규정하지 않는 청소년들보다 도덕적으로 행동할 가능성이 더 높다. 따라서 도덕적 정체성을 개발하는 것은 도덕적 가치를 도덕적 행동으로 변환하는 데 있어 매우 중요할 수 있다. 만약 강한 도덕적 정체성을 갖고 있다면 잘못 행동하는 자신을 용납할 수 없다.

도덕적 정체성은 아이들이 규칙을 따르려고 하고, 나쁜 행동을 피하고, 다른 사람을 배려하는 착한 소년이나 착한 소녀라는 의식을 발달시키면서 형성되기 시작한다. 청소년기의 도덕적 정체성의 발달은 권력 주장형과 애정 철회형보다는 설득과 10대의 행동에 실망감을 표현하는 부모에 의해 이루어질 수 있다(Patrick & Gibbs, 2012). 또는 지역사회 봉사나 다른 친사회적 활동에 참여함으로써 육성될 수 있다.

2) 도덕추론에서의 변화

청소년기는 중요한 도덕적 성장의 시기이다. 콜버그의 종단 연구에서 보면 10세, 13세, 16세 남자아이에게 도덕적 딜레마에 대해 답변하도록 하였다(Colby et al., 1983). ■ 그림 9.2는 각각의 연령에서 콜버그의 도덕성 발달 단계를 보여 준다. 10세 아이들에게 두드러지는 전인습적(1, 2단계) 추론이 10대 동안에 상당히 줄어드는 것을 주목하라. 청소년기에는 인습적 추론(3, 4단계)이 도덕적 사고의 핵심적인 방식이 된다. 그래서 13세에서 14세 사이의 도덕적 판단은 2단계(포상을 조건으로 하는 쾌락주의; "내 등을 긁어 주면 네 등을 긁어 주마") 또는 착한 아이로 인정받는 것과 관련 있는 3단계에 있음을 보여 준다. 16세에서 18세 사이의 청소년의 경우 반 이상이 3단계이며, 1/5 정도는 4단계(권위와 사회적 질서를 유지하는 도덕성)에 해당된다. 조금 더 나이가 든 청소년들은 공평함에 대해 넓은 사회의 관점을 받아들이기 시작하고, 사회적 체계를 유지시키는 데 도움이 되는 방식으로 행동하는 데 관심을 가진다.

요약하면, 청소년기의 도덕적 추론의 주된 발달 경향은 전인습적인 것에서 인습적 추론으로의 전환이다. 이 기간 동안 대부분의 경우에 부모나 권위자가 가르쳐 준 도덕적 기준에 부응하고 인간 관계를 공정하게 하기 위한 법을 준수하는 것을 진지하게 받아들이고 유지하는 것을 고민한다. 후인습적 추론은 성인이 될 때까지 나

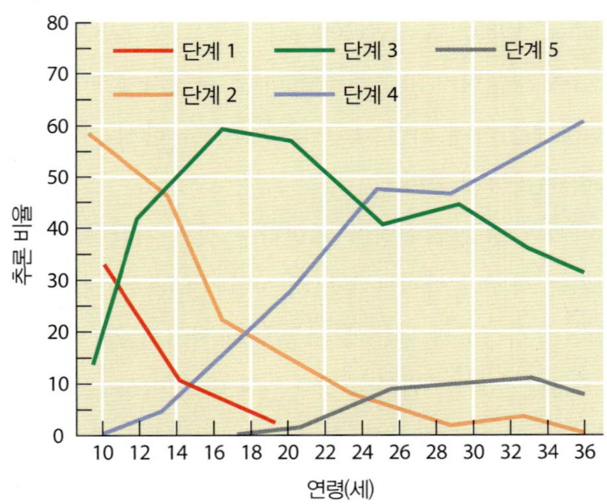

■ 그림 9.2 10세에서 36세 남자의 콜버그 도덕성 단계에서 도덕성 추론 비율

타나지 않을 수 있다.

3) 반사회적 행동

대부분의 청소년이 사회의 도덕적 규범을 내재화하지만 일부는 심각한 **반사회적 행동**을 한다.

아동기에서 청소년기로 변화할 때 반사회적 행동의 양상은 물리적 공격성은 감소하나 공공기물의 파손이나 절도 같은 비폭력적 규칙 위반 행위는 증가한다(Burt, 2015). 이른 시기에 시작한 비행은 누적되어 미성년자의 범법 행위인 **청소년 비행(Juvenile delinquency)**에 가담하게 된다. 그들은 학교를 일찍 자퇴하고 때로는 폭력적인 관계에 몸을 담고, 직업을 유지하는 데 어려움이 따르며, 성인에 이르러서도 범법 행위를 할 수 있다. 이중 일부는 어린 나이에 타인의 권리를 침해하거나 싸움, 괴롭힘, 잔혹함 따위로 사회 규범을 어기는 반복적 행동을 보이면서 **행동장애(conduct disorder)**와 같은 정신 진단을 받고, 성인이 되면 '싸이코패스(psychopaths)'라고 알려진 반사회적 인격장애를 진단받을 수 있다(Dodge, Coie, & Lynam, 2006).

그러나 많은 청소년들이 공격적 행동이나 반사회적 행동을 하지만 반사회적인 성인이 되는 것은 아니다. 반사회적 청소년 집단은 두 부류로 나누어 볼 수 있다(Odgers et al., 2008).

- 소수, 조기 발생, 아동기에 인식할 수 있고 평생 지속적으로 반사회적 행동이 심각한 집단
- 다수, 후기 발생, 사춘기 동안 또래의 영향으로 반사회적 행동이 나타나기 시작하고 성인 초기에 이런 행동을 멈추게 되는 덜 심각한 집단

두 번째 그룹에서 사춘기 이후의 반사회적 행동의 감소는 어른으로서의 책임감 증가와 또래의 압력에 저항할 수 있는 능력과 자율성이 증가하였음을 반영한다. 또한 뇌의 발달, 즉 20대 중반까지 지속해서 자기 조절 능력이 향상되고 행동의 결과를 통해 사고하는 능력이 향상되는 전두엽 피질의 성숙을 반영할 수 있다(Giedd et al., 2013). 범죄율은 청소년기와 성인 진입기에 최고조에 달한 후 대부분의 사회에서 특히 공공 기물 파손과 같은 범죄율은 하락한다.

반사회적 행동을 반복하는 청소년들은 도덕적 가치를 내재화하지 않고 도덕적 발달이 되지 않는 것일까? 비행 청소년들은 실제로 전인습적 도덕성 추론에 의존할 가능성이 더 높다. 또한, 마음 이론 기술이 발달되지 않았다. 그러나 많은 비행청소년들은 사회 인지 능력이 뛰어나고, 인습적 도덕적 추론을 할 수 있지만 어쨌든 불법 행위를 저지른다. 따라서 반사회적 행동의 원인을 이해하기 위해서는 사회 인지 능력과 도덕적 추리 이상의 것을 고려해야 한다(Spenser et al., 2015).

범죄자가 될 가능성이 높은 매우 공격적이고 반사회적인 청소년은 다른 청소년보다 공감이나 걱정을 보여주거나 잘못을 한 후에 고통이나 죄책감을 느낄 가능성이 적다. 실제로 감정 경험의 중추인 뇌의 편도체는 다른 사람들이 입은 고통스러운 상처의 사진에 다른 사람들만큼 반응하지 않는다(Marsh et al., 2013). 적절한 도덕적 감정의 결여뿐 아니라 반사회적 행동이 심각한 청소년들은 사회 정보를 다른 청소년과 다르게 처리하고, 공격성이 있는 가정 환경에서 성장해 온 경우가 많다.

(1) 다지(Dadge)의 사회적 정보 처리 모델

다지와 동료들(Kenneth Dodge et al., 1994)은 **사회적 정보 처리 모델**을 제시하여 공격적 행동에 대해 설명하였다. 여러분이 교실의 통로를 걷다가 친구의 다리에 걸려 넘어지는 상황을 상상해 보자. 넘어지면서 당신은 무슨 일이 일어났는지 알지 못할 것이다. 다지와 다른 사회적 정보 처리 이론가들은 절망, 분노 또는 도발에 대한 개인의 반응은 개인이 정보를 처리 및 해석하는 사회적 신호와는 큰 연관이 없다고 주장한다.

예를 들어, 극히 공격적인 청소년이 친구에게 발이 걸리게 되면 • 표 9.4와 같은 정신적 과정을 거치게 된다.

폭력 범죄로 수감된 청소년과 공격적인 아이들은 모

든 단계에서 불완전하거나 편향된 정보 처리 과정을 보인다. 공격적 행동을 보이는 많은 아이들은 과거의 경험에 비추어 자동적으로 "생각 없이" 충동적으로 행동한다. 이 청소년들은 세상은 적대적이고, 그들에게 어떤 해를 입혔을 때 고의적인 것이라고 생각해 버리는 **적대적인 귀속 편견(hostile attribution bias)**을 키워왔다. 공격적인 청소년들은 유기, 무시, 따돌림, 학대를 경험했고, 세상을 적대적인 공간으로 보며, 다른 사람이 피해를 입히려 했다고 믿기 때문에 다른 사람에게 보복하는 것이 정당하다고 생각한다(Gibbs, 2014).

다지의 사회적 정보 처리 모델은 아동과 청소년이 특정한 상황에서 폭력적 행동의 이유를 이해하는 데 도움이 된다. 그러나 사람이 어떻게 생각하는가(그 사람이 정보를 처리하는 능력이 얼마나 능숙한지), 사람이 무엇을 생각하는지(다른 사람이 자신에게 적대시하는지에 대한 생각) 혹은 그 사람에 대해 생각하는지(그 사람이 얼마나 충동적인가)에 대한 문제의 정도에 대해서는 불명확하다. 우리는 일부 아이들에게서 공격적 행동과 관련된 사회적 정보 처리 유형이 왜 나타나는지 이해하기 위해 추가적인 연구가 필요하다.

(2) 패터슨의 강압적인 가정 환경

패터슨과 그의 동료들(Gerald Patterson and his colleagues, 2008, 1989)은 반사회적인 아동과 청소년들은 일반적으로 가족 구성원들이 서로가 서로를 부정적이고 강압적인 방법을 통해 통제하려고 하는 **강압적인 가정 환경(coercive family environments)**에서 성장했다는 것을 알아냈다. 부모는 자녀가 잘못된 행동을 할 때 위협하고 소리지르거나 때리면 잠시나마 아이들의 나쁜 품행을 멈출 수 있다는 것을 안다. 반면에 아이들은 부정적 강화를 통해 요구를 무시하고, 떼쓰고, 울음을 터뜨리거나, 그 밖의 다른 방법으로 다루기 어렵게 해서 부모로 하여금 자신을 가만히 놔두게 할 수 있다는 것을 배운다. 부모와 아이 모두 강압적인 전략에 의존하는 것을 배우면서 부모는 점점 아이의 행동에 대한 통제권을 잃어버리게 된다. 엄격한 가르침과 심한 처벌도 효과가 별로 없고 아이의 행동 문제는 급증한다.

강압적인 가정 환경에서 자란 아이는 다른 사람들이 적대적인 의도를 가지고 있다고 생각하고 분쟁을 해결하기 위해 공격적인 전략에 의존할 수도 있다고 생각할 수 있다. 패터슨과 그의 동료들에 의하면 이미 공격적이고 주위에 있기 불편해진 아이는 학교에서도 성적이 떨어지고 다른 아이들로부터 소외된다. 더 나은 선택이 없기 때문에 그들은 열등 학생, 반사회적이고 소외되는 아이들로 구성된 또래 집단에 가담하게 되고 서로의 비행 범죄를 강화한다. 아동기의 비효과적인 육아가 행동 장애, 또래의 거부, 반사회적 또래와의 관련 그리고 결국 청소년기의 반사회적인 행동의 원인이 된다(Lansford et al., 2014).

• 표 9.4 **'다지'의 사회적 정보 처리 모델의 여섯 단계와 공격적인 아이들의 반응 예시**

과 정	행 동	공격적인 아이들의 예상되는 반응
1. 신호의 부호화	상황의 신호를 탐색, 처리, 인식	적대적 의도를 제시하는 신호에 집중; 연관된 다른 정보는 무시
2. 신호의 해석	상황 해석; 타인의 의도를 고려	도발을 한 사람이 적대적 의도를 가졌다고 간주
3. 목표의 명확화	상황에서의 목표를 설정	보복하기 위한 목표를 설정
4. 대응 탐색	가능한 대응을 생각해 냄	대부분 공격적인 소수의 선택 사항을 생각해 냄
5. 대응 선택	생각해 낸 대응의 예상되는 결과를 평가하여 최선을 선택	공격적이지 않은 대응에 대한 공격적 대응의 장점에 주목(또는 결과를 평가하는 데에 실패)
6. 행동 결정	선택된 대응을 수행	공격적인 행동

(3) 천성(선천성)과 양육(후천성)

사회 정보 처리 모델이나 강압적 가족 환경 모델은 공격성에서 유전적 영향을 고려하지 않았다. 어떤 사람이 까다롭고 불안정한 기질, 충동적 성향, 심리적 장애, 공격적이고 비행행동, 범죄적인 행동에 기여하는 반응 경향과 성격적 특성은 유전적인 소인이 있는 경향이 있다. 유전적 차이는 반사회적 행동에서 개인적 차이의 약 40%를 차지하며, 나머지 60%는 환경적 영향인 것으로 추정된다. 신경 전달 물질과 호르몬에 영향을 미치는 많은 특정 유전자들이 반사회적 행동에 영향을 주는 것이 확인되었다. 연구자들은 또한 학대적 양육과 공격적 행동을 일으키는 유전적 발현에 대한 스트레스 경험의 후생유전적 효과를 발견하였다(Niv & Baker, 2013).

유전-환경 상호작용의 기전을 통해, 특정한 유전적 성향을 가진 아이들이 좋지 않은 양육을 받거나 신체적 학대를 받는다면 반사회적이 될 가능성이 높다. 예를 들어, 우리의 분노를 조절하는 능력에 영향을 주는 X 염색체의 모노아민산화효소 A(MAO-A) 유전자는 공격성과 연관되어 있다. 만일 아이들이 유전자의 변이로 MAO-A 활동성이 낮은 상태에서 학대를 당한다면 자극받았을 때 다른 사람에게 적대적인 의도를 쉽게 나타내고, 분노를 억제하지 못하고, 충동성이 증가하며, 어른처럼 높은 수준의 반사회적 행동을 보일 수 있다(DeLisi, 2016). 이와는 대조적으로, 이 고위험 유전자를 가졌더라도 안정적이고 부모가 함께하는 가정에서 살거나 비행을 저지르지 않는 친구가 있다면 공격성이 드러나게 될 가능성이 훨씬 적다. 유전자와 환경 상관관계를 통해 유전자에 기반을 둔 공격적이 되기 쉬운 성향을 가진 아이들은 실제로 패터슨과 그의 동료들이 공격성을 유발한다고 여기는 강압적인 양육을 불러일으킬 수 있다. 반응성 유전-환경 상관관계 효과는 친부모보다 양부모에게서 자라는 공격성이 있는 아이들이 양부모에게 부정적인 성향을 나타내기 쉽다는 근거가 된다(Fearon et al., 2015). 아이의 반사회적 행동과 부정적인 육아는 시간이 지남에 따라 서로 영향을 주고받는다. 공격적인 아이들은 부정적이고 강압적인 육아를 하게 만들고 부정적이고 강압적인 육아는 공격적인 성향을 더 강화시킨다. 공격적이고 폭력적인 범죄의 비율은 중산층 주거 지역보다 사회경제적 상태가 하층 주거 지역에서 2~3배 높다. 마찬가지로, 어떤 학교는 사회경제적 요인이 통제된 상태에서도 다른 학교들보다 비행과 폭력이 더 많이 발생한다.

일부 문화에서는 다른 문화적 배경보다 공격성이 더 높게 양육될 수 있다. 사회적 조화를 배우고 집단주의적 문화를 가지고 있는 일본에서는 아이들이 대인 관계에서 비롯된 갈등에 화를 덜 내고 미국의 아이들보다 덜 공격적으로 반응한다. 청소년 살인 행위도 북미나 남미보다 일본과 유럽에서 더 적게 발생한다. 문화적 가치는 한 사회 안에서도 차이가 있다. 가족을 중요하게 생각하는 전통적 가치를 배운 히스패닉계 미국인은 반사회적 행동이 적게 나타난다. 미국은 비교적 폭력적인 나라인 만큼 총기류가 많고, 살인율은 높으며, 어린이에 대한 체벌은 일반적이고 폭력은 대중매체에 만연해 있다.

요약하면, 우리는 생물학적 유전적 영향, 정보 처리 유형과 성격적 특성과 같은 심리적 요인, 공격성에 대한 사회문화적 그리고 맥락적 요인의 영향을 인식해야 한다. 유전자는 학대적 양육이나 반사회적 성향의 또래 관계 같은 환경적 영향과 함께 청소년기와 성인기에 만성적이고 심각한 폭력으로 이어질 수 있다. 불행히도 이러한 발달 과정을 겪은 반사회적 성향의 성인은 자신의 자녀들에게 가혹하고 강압적인 부모가 될 가능성이 높다(Margolin et al., 2016).

(4) 예방과 치료

또래 아이에게 반복적으로 말이나 행동으로 해를 끼치는 집단 따돌림처럼 만연한 문제를 해결하기 위해 많은 학교에서 예방 프로그램을 사용하고 있다. 콜버그의 도덕성 발달 이론을 바탕으로 청소년 범죄자들을 포함한 청소년들의 도덕적 추론 능력을 발달시키기 위해 학교에서 도덕적 딜레마와 민주적 의사결정에 대해 토론하도록 한다(Gibbs, 2014). 다지의 모델을 비행 청소년들의 사회 정보 처리 능력을 향상시키기 위해 적용하기도 한다. 또는 자기 조절 능력을 향상시키고 충동성을 줄이기 위한 훈련에 집중하기도 한다(DeLisi, 2016). 패터슨의 강압적 모델이 긍정적 행동 관리 기술을 위해 위험성이 있는 청소년의 부모를 훈련시키는 데 사용되기도 했다(Reed et al., 2013). 이런 접근법이 어느 정도 성공을 거두기는 했지만 완전하게 반사회적 행동을 예방하거나 청소년 범죄로부터 전환시키지는 못했다.

많은 전문가들은 예방이 핵심이고 이는 아동기 초기에 시작되어야 한다고 믿는다. 학대적 양육과 아동의 공격적 행동은 서로 영향을 끼치는 위험 요인이기 때문에 아동과 환경 모두 변화를 시도해야 한다. 예를 들어, 다지와 대규모 연구팀이 설계한 패스트 트랙 프로그램(Fast Track Program)(Conduct Problems Prevention Research group, 2002; Sorensen et al., 2016)은 1학년 때부터 시작되어 10년간 이루어졌으며, 사회 정보 처리 및 사회 기술 훈련, 학업 능력 향상 노력, 부모들을 위한 행동 관리 훈련 등을 포함하는 다원적 접근법을 사용하였다. 이 프로그램은 체포와 같은 반사회적 행동을 줄이고 청소년기와 성년 초기에 행동장애와 관련된 정신질환 발생을 예방하는 데 효과가 있다는 것이 입증되었으며, 대상자의 사회 정보 처리 능력과 자기 조절 능력을 향상시킬 수 있었다. 20대 성인에게도 고위험군의 패스트 트랙 참가자들은 남성 호르몬인 테스토스테론 수치의 낮은 상승률을 보이고 물건 훔치기와 같은 자극에 더 침착하게 반응하였다. 다시 말해서 비교군 대상보다 공격적인 행동이 적었다.

여전히 연구는 청소년들의 문제 행동을 줄이는 데 중점을 두었고, 긍정적인 방향으로 청소년들이 발달되도록 돕는 것은 상대적으로 적었다. **긍정적인 청소년 발달(Positive Youth Development, PYD)**은 청소년들의 강점을 발전시키는 접근법이다. 그중 하나로 "5Cs"의 목표가 있다(Lerner et al., 2005, 2009).

1. **역량**(Competence, 학력, 직업 등)
2. **자신감**(Confidence, 자긍심과 자기 효능)
3. **성격**(Character, 도덕적 발달, 규칙 존중)
4. **관계**(Connection, 가족, 친구, 학교, 교회와 같은 단체에서의 관계)
5. **돌봄**(Caring, 감정, 친사회적 행동)

PYD 프로그램은 청소년들이 보다 긍정적인 정체성을 개발하고, "5대 C"의 강점을 구축하고, 지역사회에 대한 긍정적인 기여를 증가시키며, 문제 행동을 줄이도록 돕는다. 자신의 강점보다 문제에 대한 취약성의 측면이 더 자주 다루어진 소수 인종이나 소수 민족의 청소년의 경우 이러한 "긍정적" 접근 방식은 특히 환영받을 수 있다. 요컨대, 반사회적 행동을 막기 위해 우리는 조기에 중재를 적용하고, 다원화된 접근법을 사용하며, 긍정적인 잠재력을 키우는 것이 좋을 것이다.

06 성인기

성인기에 도덕적인 사고는 어떻게 변하며, 도덕적인 감정과 도덕적인 행동과 어떤 관계가 있는가? 그리고 도덕적 발전은 성인의 삶에서 어떻게 종교성과 영성과 만나게 되는가?

1) 도덕적 추론의 변화

성인기의 도덕성 발달에 관한 많은 연구가 콜버그의 이론에서 유도되었다. 콜버그의 후인습적 도덕추론은 만약 나타난다면 성인기에만 나타나는 것으로 보인다. 콜버그는 20년 동안 진행한 종단 연구에서 30대 성인의 대부분은 아직도 인습적 수준에서 추론한다고 하였다(Colby et al., 1983). 물론 그들 중 많은 사람이 3단계에서 4단계 수준으로 나아갔고, 1/6에서 5단계인 후인습적 단계에 도달하였다. 분명한 것은 성인기 초기까지 지속적으로 도덕적 성장 기회가 있다는 것이다.

이러한 성장 추세는 성인기 후반까지 지속되는 것으로 보이며, 교육 수준에 따라서 도덕성의 주요한 차이는 없었으나 노인의 경우 살아온 과정에서 경험한 도덕적 딜레마를 통해 교훈을 얻기도 한다(Pratt & Norris, 1999). 그렇다면 이것은 사회 인지 능력이 생애 전반에 걸쳐 비교적 잘 유지된다는 추가적인 증거가 된다.

전반적으로, 콜버그의 도덕 발달 이론에 근거한 연구는 아이들은 가정적인 도덕적 딜레마를 주로 전인습적 방식으로 생각하고, 청소년들은 인습적인 도덕적 추론 방식을 채택하고, 소수의 성인들에서 후인습적 관점으로 전환한다는 것을 보여 준다. 여러 나라의 도덕성 발달에 대한 종단 연구에서 콜버그의 여섯 단계 중 처음 서너 단계는 불변적이고 보편적인 발달 순서를 보인다(Colby & Kohlberg, 1987).

그러나 콜버그가 도덕 발달 연구에 크게 기여했음에도 불구하고 그의 이론에는 한계가 있다. 여러분은 이미 어린아이들이 피아제나 콜버그가 인정했던 것보다 더 세련된 도덕적 사상가라는 것을 알고 있다. 이제 도덕적 딜레마에 직면했을 때 권리와 정의에 대한 추론에 콜버그의 초점이 서양 이외의 문화에서도 도덕적인 사고의 본질을 적절히 포착하고 있는지, 그것이 도덕적인 문제에 대한 훨씬 직관적이거나 감정적인 대응 방식을 무시하지는 않는지 그리고 콜버그가 사람들이 실제로 행동하는 방법에 미치는 영향 요인을 충분히 설명했는지에 대한 우려를 생각해 보자.

2) 문화와 도덕성

도덕의 기본적인 측면은 보편적인가 아니면 문화에 따라 특징적으로 나타나는가? 콜버그 이론의 초기 단계는 많은 나라에서 지지되었지만, 높은 단계는 도덕성 이상의 것이 있어야 함에도 불구하고 개인의 권리와 법치 중심에 정의를 둔 서구의 이상을 반영하고 있다고 비판을 받는다. 콜버그는 비서구 사회의 사람들이 다른 도덕적 개념을 가지고 있다는 것을 제대로 인식하지 못했다 (Jensen, 2015). 실제로 문화 간 연구는 후인습적 도덕적 추론이 주로 서구 민주주의 국가에서 나타난다는 것을 보여 준다. 사회적 조화를 강조하고 집단의 이익을 개인의 이익보다 우선시하는 집단주의 문화권의 사람들은 콜버그의 이론에서 3단계 인습적 도덕적 사고를 하는 것처럼 보이는 경우가 많다. 하지만 많은 사람이 집단에 대한 개인의 의무나 공동체 그리고 다른 사람들의 복지에 대한 책임에 초점을 맞춘 정교한 정의 개념을 가지고 있다(Snarey, 1985).

횡문화적 결과에서는 도덕성 발달이 보편적인 단계를 거쳐 진행된다는 인지 발달의 이론에 의문을 갖는다. 대신에 도덕성 발달에 사회적 학습적 관점을 지지하며, 우리의 도덕적 판단은 우리가 살아온 사회적 맥락에서 형성된다는 것을 암시한다. 전 세계적으로 콜버그의 주장처럼 나이가 들면서 도덕적 문제에 복합적으로 생각하지만, 그들 문화적 배경에 따라 옳고 그름에 대해 다른 관념을 선택하기도 한다(Jensen, 2015).

3) 도덕적 직관과 정서

오늘날 발달론자들은 도덕의 정서적 요소를 좀 더 충분히 탐구함으로써 도덕적 추론에 대한 콜버그의 지나친 주장을 바로잡으려 하고 있다. 호프만, 코찬스카 등은 도덕적 행동을 동기화하는 데 있어서 오랫동안 공감과 죄책감 같은 감정의 중요성을 강조해 왔다. 현재 많은 학자들은 정서적 반응과 직관이 도덕적 의사결정에 중요한 역할을 한다는 생각에 동의하고 있다(Gibbs, 2014).

산에 비행기가 추락한 후 먹을 것이 없다면 다른 승객을 잡아먹을지 생각해 보라. 대부분은 도덕적으로 혐오감을 느낄 것이다. 헤이트(Jonathan Haidt, 2001, 2008, 2012)는 우리가 빠른 도덕적 직관을 하도록 진화했다고 주장한다. 그는 이러한 직관이 도덕적 결정을 하는 데 있어서 의도적 추론보다 더 중요하다고 믿는다. 콜버그에 의해 제시된 의도적인 사고에 의해 이루어진 것이 아니라면 아마도 우리는 직관적으로 결정한 후에 합리화하는 것이라고 헤이트는 주장한다. 종종 직관적인 반응에 대해 논리적 이유를 제시하지 못할 수도 있다.

헤이트처럼 그린(Joshua Greene, 2014)은 의도적 사고와 직관/정서적 역할이 도덕성에서 뚜렷한 역할을 한다는 **도덕성의 이중 과정 모델(dual-process model of morality)**을 제시하였다(• 표 9.5). 그린은 이성과 직관/정서가 모두 중요하다고 주장하며, 어떤 때는 빠르고 감정적인 직관에 근거한 판단을 하고 다른 때는 좀 더 의도적인 인지 과정을 사용하는지 그리고 뇌의 어떤 부분이 각 부분에 관여하는지를 알아내려고 노력해왔다.

두 가지 도덕적 딜레마에 관한 예시를 보자(Greene et al., 2001).

1. **스위치 딜레마.** 탈선한 기차가 5명의 사람을 향해 돌진하고 있다. 그들을 구할 수 있는 유일한 방법은 스위치를 눌러서 5명이 아닌 1명만 있는 다른 트랙으로 향하게 하는 것이다. 당신은 한 명을 희생시켜 5명을 살릴 그 스위치를 누를 수 있을 것인가?
2. **육교 딜레마.** 앞의 상황처럼 기차는 5명의 사람을 죽일 것이다. 당신은 트랙 너머의 육교에 있는 낯선 사람과 같이 서 있고 당신이 만약 그 낯선 사람을 다리 밑으로 밀친다면 그는 죽지만 그의 신체가 기차를 멈추게 해서 그를 제외한 모든 사람들을 살릴 수 있다. 당신은 이 낯선 사람을 다리 밑으로 밀어 다른 사람들을 구해야 할 것인가?

두 상황이 유사함에도 불구하고, 대부분 사람들은 첫 번째 상황에서는 스위치를 누르지만 두 번째 경우에는 낯선 사람을 밀치지 않는다.

그린과 그의 동료들은 두 번째 육교 딜레마는 첫 번째 상황에서는 발생하지 않는 강력한 감정적 반응을 유발하기 때문이라고 하였다. 우리는 본인의 손으로 누군가를 직접적으로 죽인다는 생각에 놀란다. 왜냐하면 우리는 그런 상황에서 혐오감을 느끼도록 진화해 왔기 때문일 것이다. 그린과 동료들은 인지신경과학의 fMRI 영상기법을 사용하여 사람들이 육교 시나리오에서 한 남자를 죽이는 것에 대해 생각할 때 감정과 관련된 뇌의 영역이 더 활발한 반면, 합리적인 인식과 관련된 뇌의 영역은 사람들이 스위치 문제에서 다수의 사람을 구하기 위해 한 사람을 희생시켜야 할지에 대한 생각을 할 때 더 활발하다는 것을 증명하였다. 따라서 이 발견은 다음을 포함하는 도덕성의 이중 과정 모델이라는 그린의 개념과 일치했다(Greene, 2008).

① 우리가 도덕적 원칙을 위반했을 때(낯선 사람을 밀쳐 죽게 함) 발생할 수 있는 해악에 초점을 맞추고 이를 혐오하는 감정 기반의 직관적 과정

② 냉정하고 계산적인 방식으로 행동의 비용과 편익을 따져보는 좀 더 신중하고 인지적인 접근법 (다섯명이 죽는 것보다 한 생명을 희생시키는 것이 더 합리적이라고 결론지음)

다른 증거들은 그린의 이중 과정 모델과 직관적이거나 의도적인 도덕적 결정을 하기 위해서는 뇌의 다른 부분이 사용된다는 이론을 뒷받침한다(Greene, 2009,

• 표 9.5 도덕성의 이중 과정 모델

도덕적 인식/추론[콜버그(Kohlberg)]	도덕적 감정과 직관[(헤이트(Haidt), 그린(Greene)]
합리적 사고	직관
(감정적으로) 차가운 논리	따뜻한 감정
통제된 과정	자동적인 과정
공명정대	공감
조심스러운 의도	빠른 본능적인 반응

2013). 우리는 언제 직관적으로 반응하고 언제 의식적인 신중함에 의존하는가? 특히 다른 반응으로 끌어당길 때 뇌의 편도체(감정)와 전두엽 피질(이성)의 신호를 어떻게 통합할 수 있을까? 우리는 직관과 의식적 체계의 발달에 대해 아직 많이 알지 못한다. 지금까지 뇌영상 연구는 아동기에서 성인기로 가면서 인지적 판단이 증가하는 동안 공감 반응은 감소할 수 있다는 것을 시사한다. 나이가 들면서 편도체의 정서적 반응과 전두엽 피질의 인지적 반응도 더 잘 통합된다.

4) 도덕적 행동 예측

콜버그는 주로 도덕적인 행동보다는 도덕적인 추론에 초점을 맞췄다. 비록 한 사람이 콜버그의 도덕적 추론 단계 중 어느 단계에서든 법을 지지하거나 위반하기로 결정할 수 있지만, 콜버그는 더 발달된 도덕적 추론가들이 덜 발달된 도덕적 추론가보다 더 도덕적으로 행동할 가능성이 높다고 주장하였다. 예를 들어, 들킬 가능성이 적고 잠재적 보상이 클 경우 전인습적인 사고를 하는 경우에는 쉽게 부정 행위를 결심할 수 있지만, 후인습적 사고를 하는 사람은 처벌이나 보상의 기회와 상관없이 타인의 권리를 침해하고 사회 질서를 훼손하기 때문에 부정 행위가 원칙적으로 잘못되었다는 것을 높게 평가할 것이다.

도덕적 추론의 상위 단계에 있는 경우에는 하위 단계에 있는 경우보다 친사회적이고 윤리적으로 행동할 가능성이 더 높고 부도덕하게 행동할 가능성은 낮다(Gibbs, 2014). 그러나 도덕적 추론의 단계와 도덕적 행동 사이의 관련성은 대개 상당히 약하다. 이것은 다양한 다른 요소들, 반두라 같은 사회 학습 이론가들이 강조하는 상황적 요소들, 헤이트와 그린의 본능적인 감정 반응, 주어진 문화에서 지배적인 도덕 윤리와 규범 등이 행동에 영향을 미치기 때문일 것이다.

요약하면, 콜버그의 도덕성 단계 이론은 많은 지지를 받고 있지만,

- 아이들의 도덕성을 과소평가하고,
- 도덕에 대해 생각하는 데 있어서 문화적 차이를 인식하지 못했으며,
- 헤이트와 그린과 같은 이중 과정 이론가들이 지적한 것처럼 직관/감정을 무시했고,
- 도덕적인 행동에 대한 도덕적 추론 이외에 많은 영향들에 대해서는 거의 언급하지 않았다.

결국 도덕적 추론, 도덕적 정서와 직관, 자기 조절과 도덕적 해이 과정 모두가 중요한 도덕적 선택에 직면했을 때 그 사람이 도덕적으로 행동할지 비도덕적으로 행동할지를 예측하게 한다.

5) 종교와 영성

콜버그는 도덕적 발달과 종교적 발달은 별개의 것으로 보았지만, 일반적으로 종교적 또는 정신적 가치와 믿음이 그들의 도덕적 사고와 행동과 밀접하게 관련되어 있다. 실제로 파울러(James Fowler, 1981, 2006)는 영아기부터 성인기에 이르기까지 종교적 신앙의 발달 단계를 콜버그의 도덕적 발달 단계와 매우 유사하게 제시하였다. 파울러의 단계는 아동기의 구체적인 신의 모습에서 사춘기의 전통적인 종교적 신념의 내면화, 성인 진입기 또는 성인기 초기의 영혼 탐색 그리고 소수의 경우 중년기 이상에서 신앙에 대한 보다 추상적이고 보편적인 신념으로 발전하는 것으로 이루어진다. 콜버그의 도덕적 발달 단계와 같이 보편적인 종교적 발달 단계도 문제가 있다. 하지만 연구자들은 사람들의 삶에서 종교와 영성이 수행하는 역할에 관심을 갖고 있다. 종교적, 정신적 신념은 사람들의 도덕적 판단과 행동을 알려 줄 뿐만 아니라 그들은 다른 사람들과 그룹과의 자기 인식과 관계를 형성하고 그들의 적응에 영향을 미친다(Cohen, 2015).

종교(Religiousness)는 일반적으로 신앙을 공유하고 조직적인 종교의 실천에 참여하는 것으로 정의되어 왔다. **영성(Spirituality)**은 정의하기 어렵지만 궁극적인

의미와 자기 자신보다 더 위대한 것, 즉 신, 사랑, 자연 또는 다른 우주적 힘과의 연결을 추구하는 것을 포함한다(King & Boyatzis, 2015). 영적 탐구는 종교의 맥락 안에서(어떤 사람들은 종교적이기도 하고 영적이기도 하다) 또는 종교의 맥락 밖에서(어떤 사람들은 그들이 영적이기는 하지만 종교적이지는 않다고 말한다) 수행될 수도 있다. 아이들은 부모의 믿음을 받아들인다. 특히 그들의 부모가 종교적이고 따뜻하며 지지적인 경우에는 더욱 그렇다. 하지만 아이들은 종교적이고 정신적인 문제에 대해서도 스스로 생각하고 나이가 들수록 점점 더 복잡한 방식으로 사고한다(Boyatzis, 2013). 청소년기 또는 성인 진입기에 정체성 형성의 일부로서 종교적, 영적 의문을 갖는데, 특히 중요한 시기다. 대부분의 경우 그 결과는 그들이 살아왔던 종교적 전통에 머무르지만 때로는 더 깊고 더 개인적인 이해를 한다. 어떤 사람들은 그런 의문이 종교적 믿음을 거부하거나, 개종을 하거나, 종교적이든 아니든 자신의 신념 체계를 발달시키기도 한다. 강한 도덕적 정체성으로 해석한다면 종교적 헌신은 다른 사람에 대한 공감을 북돋우고 반사회적 경향에 대항하는 작용을 할 수 있다.

성인 후기에 질병과 장애로 종교 활동에 참여는 감소하지만, 종교에 대한 의미와 기도와 같은 개인적인 형태의 참여는 지속되거나 증가한다는 것을 보여 준다. 딜론과 윙크(Michelle Dillon and Paul Wink, 2007, 2003)는 성인 대상자에서 수년간 종교성과 영성의 변화를 추적했다. 평균적인 종교 수준은 청소년기에 높았다가 중년에 다소 감소했는데, 다양한 역할을 수행해야 하기 때문에 시간이 없어서 그럴 것이다. 그리고 60대 후반과 70대에 다시 증가했다. 한편 영성도 중년기에서 성인기 후기에 증가했다. 이는 일반적으로 여성들이 남성보다 더 종교적이고 더 영적이었다. 이러한 발견은 에릭슨의 노년에 대한 관점이 통합성 대 절망의 문제에 집중되어 있다는 것을 확인시켜준다.

종교성과 영성 모두 건강, 정신 건강, 행복과 긍정적으로 연관되어 있다. 아마도 종교와 영성이 삶에 대한 의미와 목적 의식을 길러주고 사회적 지지를 제공해 주기 때문일 것이다.

종교성과 영성은 구별되며, 특히 영성은 삶의 후기를 풍족하게 할 수도 있다. 더욱이 둘 다 삶의 의미나 목적과 사회적 지지에 긍정적으로 기여할 수 있고, 나아가서는 좋은 신체적, 정신적 건강과 안녕에 기여할 수 있다.

10 정서, 애착과 사회적 관계

1. 일차 정서와 이차 정서, 그리고 발달단계에 따른 정서 조절 기술에 대해 설명한다.
2. 보울비와 아인스워드의 애착 이론에 대해 설명한다.
3. 양육자와 영유아 애착의 발달 과정을 토의하고, 애착의 4가지 유형을 구별한다.
4. 아동기의 놀이와 또래수용에 대해 설명한다.
5. 청소년기의 우정, 사회 관계망의 변화, 애정 관계의 발달 단계에 대해 설명한다.
6. 성인기의 연인관계, 사랑의 삼각형 이론 그리고 안정된 성인 애착 관계 발달에 대해 설명한다.

01 정서 발달

정서는 복합적인 현상이다. 정서는 주관적인 느낌("나는 매우 화가 났다", "나는 열감을 느낀다"), 생리적 변화(쿵쾅거리는 심박동), 행동(화난 얼굴, 문을 쾅 닫기) 그리고 종종 인지적 평가("내가 화를 내는 것은 당연해, 그 사람이 나를 화나게 했어")를 포함한다(Goodvin, Thompson, & Winer, 2015). 정서는 어려서부터 나타나지만, 인지 기능이 발달하면서 표현 방법을 학습하고, 정서 조절이나 규제에 의해 특성이 변화한다. 부모-자녀 관계에는 정서가 강하게 포함되고, 보호자는 자녀의 정서발달에 매우 중요한 영향을 준다.

1) 처음 정서 발달과 정서 조절

이자드(Carroll Izard, 1982; Izard & Ackerman, 2000)와 동료들은 기본 정서가 생물학적인 면에서 기인하며, 생애 초기에 발달하고, 행동 양상과 동기화에 중요한 역할을 한다고 말한다. 이들은 영유아가 가지고 있던 장난감을 뺏거나, 엄마와 분리되었다가 만났을 때의 영유아 반응을 비디오로 촬영하고, 세부적인 얼굴 표정(눈썹을 치켜 올리고 코를 찡그리는 등)을 분석했으며, 평가자들에게 아기의 얼굴 표정이 어떤 표정을 나타냈는지 판단하도록 하였다. 이자드는 아주 어린 영유아도 다른 상황을 경험한 반응에 대해 어른이 쉽게 해석할 수 있도록 뚜렷한 정서로 표현한다고 말했다(Saarni et al., 2006).

생애 첫 6개월 안에 나타나는 기본적인 정서 발달을 **일차 정서 발달(primary emotions)**이라고 한다(Lewis, 2008, 2015)(■ 그림 10.1).

영아는 태어나면서부터 만족감(미소 짓기), 흥미(사물 응시하기) 그리고 고통(통증이나 불편감에 대한 반응으로 찡그리기)스러운 정서를 보인다. 이 세 가지 정서는 생후 6개월 이내에 6가지의 일차 정서로 세분화된다. 3개월 무렵에 친근한 것에 대한 만족감은 기쁨이나 흥미로 바뀐다. 예를 들어, 아기는 엄마의 미소에 반응하며 크게 웃는 모습을 보인다. 기대가 어긋나면 흥미가 놀람으로 변한다. 이 현상은 까꿍 놀이에서 잘 나타난다. 고통은 즉시 4가지의 익숙한 부정적인 정서로 변화된다. 처음에 싫어함(불쾌한 맛이 나는 음식에 대한 반응)과 슬픔이 시작된다. 화난 표정은 빠르면 생후 4개월 때부터 나타난다. 이 시기에 영아는 불쾌한 자극을 피하기 위해 충분히 사지를 조절하여 밀어낼 수 있다. 고

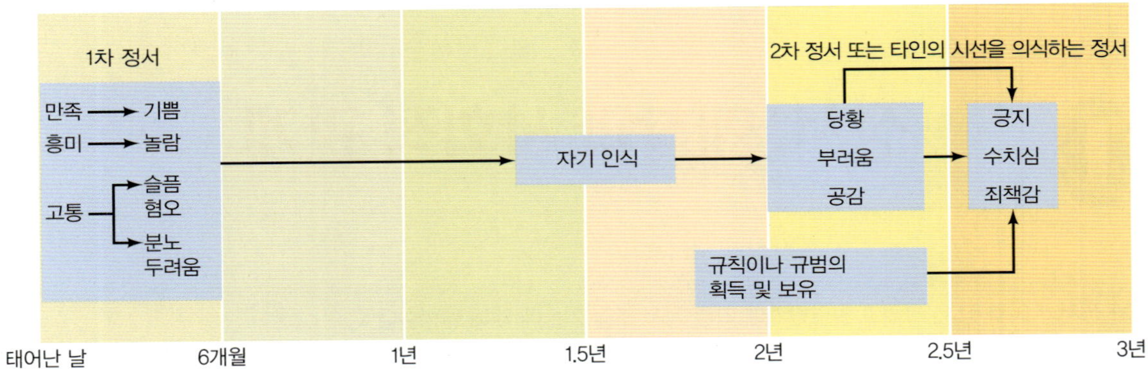

■ 그림 10.1 연령에 따라 나타나는 정서.
일차 정서(기쁨, 놀람, 두려움, 분노, 슬픔, 혐오)는 생후 6개월경에 나타나며, 점진적으로 발전한다. 18개월경에는 당황 등의 자의식이 나타나고, 2세경에는 자존감 등 표준 정서에 대항하는 자기 저항을 평가하는 자의식이 나타난다.

통이라기보다는 신체적으로 억압되었을 때, 영아는 억압하는 사람에게 화를 내는 것처럼 보인다. 공포는 가장 마지막에 나타난다.

■ 그림 10.1은 이차 규제 또는 **자기 인식 정서(self-conscious emotions)**(Lewis, 2015)를 보여 준다. 이런 정서는 약 18개월 무렵부터 나타나기 시작하는데, 자기 인식(알아차림)을 필요로 한다. 이때 유아들은 "나는" 또는 "나를" 등과 같은 단어를 사용하기 시작하고, 거울에 비친 자신의 모습을 인지하기 시작한다. 일단 자기 인식을 하게 되면 자신에 대한 평가에 따라 자부심, 부끄러움, 죄책감 등의 정서 상태를 보인다. 자기 인식 발달 전의 아동의 일차 정서는 진정한 정서라기보다 단순한 행동 양상으로 이해된다.

(1) 천성, 양육, 정서

흥미나 공포처럼 일차(또는 기본) 정서는 생물학적인 것으로 여겨진다. 영유아에서 정서는 비슷한 시기에 나타나고, 모든 문화에서 유사하게 나타나며, 유사하게 해석되고 있다(Izard, 1982; Malatesta et al., 1989). 다윈은 오래 전에 인간의 기본 정서는 진화된 것이며, 우리 조상들이 새로운 자극과 상황에 적절하게 대처하도록 도왔다고 설명하였다(Cole, Martin, & Dennis, 2004). 기본 정서는 영아와 보호자 간의 애착 형성에 중추적인 역할을 한다. 보울비(Bowlby)는 영유아의 기쁜 표정이나 고통스런 표정은 양육자의 반응에 달려 있고, 양육자의 반응을 유도하는 적응된 가치임을 강조하였다(Kopp & Neufield, 2003).

영유아는 타고난 성향대로 대체로 행복하거나, 새로운 자극에 쉽게 접근하거나, 고통을 느낀다(Goldsmith, 2003; Rothbart, 2011). 양육도 영유아의 정서 표현 양상의 형성을 돕는다. 엄마와 영유아 간의 면대면 상호작용에 대한 관찰 연구 결과에 따르면 엄마의 정서는 비교적 일정하게 유지되는데, 영유아의 경우에 일련의 긍정적이고 부정적인 정서가 빛의 속도(7초에 한 번씩)로 변화한다(Malatesta et al., 1986, 1989). 엄마는 주로 흥미와 놀람, 기쁨을 표현하고 긍정적인 정서의 본보기가 되어 아기가 긍정적인 정서를 나타내게 한다. 기본 학습 과정을 통해 영아는 시무룩하거나 슬픈 정서보다는 행복한 얼굴을 더 자주 표현하도록 길들여진다. 이런 초기의 정서사회화는 문화마다 다르다(Friedlmeier, Corapci, & Benga, 2015).

영유아가 생후 9개월 쯤 되면 자극에 반응하는 양육자의 감정을 관찰하기 시작하고, 그 정보를 어떻게 느끼고 행동할까 결정하는 데 사용한다. 이런 현상을 **사회적 참조(social referencing)**라고 하며(Feinman, 1992), 엄마가 낯선 사람에 대해 조심하면, 영유아도 역시 조심하면서 뒤로 물러난다. 만일 엄마가 낯선 사람에 대해 미소를 지으면 영유아도 낯선 사람에게 미소를 지으며 다가가려고 한다. 한 살짜리 영아가 엄마의 정서를 단순하게 흉내 내는 것이 아니라 새로운 상황에서 자신이 어떻게 행동해야 할지를 결정하기 위해 엄마의 정서 반응을 사용하는 것이다(Kim & Kwak, 2011). 안타깝게도 사회적 참조는 불안한 엄마가 아기 역시 사회적으로 불안한 아기로 만드는 방법임을 의미하기도 한다(Murray et al., 2008).

부모는 일상생활에서 정서에 대해 이야기하면서 영유아 자녀의 정서를 사회화하도록 한다. 예를 들어, "너는 아주 행복한 아기구나!" 그리고 "네가 더 많이 가질 수 없어서 화가 났구나. 그렇지?" 등과 같이 말한다. 민감한 부모는 자녀가 느낌을 표현하도록 돕고 자녀의 정서적 요구에 반응한다. 점차적으로 건강한 정서적 소통이 있는 안전한 부모-자녀 관계에서 영유아는 정서를 잘 이해하고 적절하게 표현하기를 학습한다(Thompson, 2014).

(2) 정서 조절

영유아는 문화와 양육자의 규칙에 순응하면서도 그들의 정서에 압도당하지 않기 위해 **정서 조절(emotion regulation)**에 대한 전략을 가져야 한다. 이런 과정은 정서반응의 표현을 시도하고, 유지하며, 변경하는 것 등을 포함한다(Gross, 2014; Schulz & Lazarus, 2011). 예를 들어, 무서운 영화를 보지 않음으로써 원하지 않는 정서가 일어나는 것을 피할 수 있다. 또한 단지 놀랐을 뿐이지 진짜 두려웠던 것은 아니었다고 사건에 대한 자신의 반응을 재해석하거나 놀란 표정을 담대한 표정으로 바꿀 수도 있다. 정서 조절은 억압, 분노 또는 두려움 등의 부정적 정서의 조절도 포함하고, 긍정적 정서 경험을 연장시키거나 향상시키기 위한 노력도 포함한다.

영유아는 적극적으로 정서 조절을 한다. 초기에는 단순한 정서 조절 전략으로 시작한다. 아주 어린 영아는 부정적인 정서가 생기면 고개를 돌리거나 인공고무젖꼭지를 거칠게 빨면서 경감시킨다(Mangelsdorf, Shapiro, & Marzolf, 1995). 생후 1년쯤에는 머리를 흔들거나 화가 나는 상황에서 멀리 떨어지면서 부정적 정서를 조절할 수 있다. 그리고 화가 났을 때 안정감을 주는 양육자를 적극적으로 찾는다.

생후 18~24개월이 되면 유아는 불쾌감을 주는 다른 사람들의 행동과 사물을 조절하려고 시도한다. 예를 들어, 자신을 불쾌하게 하는 사람이나 물건을 밀어낸다(Mangelsdorf et al., 1995). 유아는 간식이나 선물을 받기 위해 장난감을 가지고 놀면서 기다리기도 하고, 산만해지기도 하며, 분노나 슬픔을 억제하기 위해 눈살을 찌푸리거나 입을 꾹 다무는 행동을 보인다. 유아가 상징적 사고와 언어 능력을 갖게 되면 고통을 상징적으로 조절할 수 있게 된다. 예를 들어, 엄마가 외출 할 때 유아는 "엄마 빨리 와, 엄마 빨리 와"라는 말을 반복한다.

정서 조절의 기술 발달은 영유아의 기질과 양육자의 행동에서 영향을 받는다. 단순히 몇 가지의 정서 조절 전략을 가진 아주 어린 영아는 양육자의 도움에 많이 의지한다. 양육자는 영아를 부드럽게 다독이거나 보듬고 살살 흔들어서 기쁨을 느끼고 안정되게 한다. 영유아가 성장하면서 부모-자녀 관계를 통해 정서를 조절하는 능력을 갖게 되고, 스스로 자신의 정서를 조절하게 된다. 예를 들어, 유아는 자신을 달래 줄 사람을 찾는 대신에 스스로 자신을 살살 달랜다. 또한, 민감하고 반응적인 부모는 자녀의 공포, 분노 그리고 다른 부정적인 정서를 최소화하도록 도울 수 있다. 큰 폭의 정서 조절 발달은 전전두엽이 발달하고 조절을 향상시키기 위해 노력하는 약 3~4세경에 일어난다. 어떤 이유에서든지 부정적인 정서를 자제하지 못하는 아동은 양육자나 또래와의 원활한 관계 형성이 어렵고, 문제 행동이 발생될 위험이 높다(Rothbart, 2011; Saarni et al., 2006).

2) 아동기 정서 학습

학령 전기와 학령기 아동은 **정서적 능숙함(emotional competence)**이 더 요구된다. 정서 표출이나 다양한 정서에 대한 이해와 정서 조절 기술을 발달시켜야 한다(Goodvin et al., 2015). 상황에 적절하게 감정을 표현하고, 긍정적 정서와 부정적 정서의 균형을 잘 맞추고, 자신과 타인의 느낌을 이해하며, 어떤 상황이 그런 느낌을 촉진하는가를 이해하고, 자신의 정서를 잘 조절하는 어린이가 즐겁게 놀 친구들을 형성한다. 어릴 때 잘 발달된 정서적 능숙함이 동료 수용과 사회적 능숙함의 좋은 기준이 될 수 있다(Denham et al. 2003).

사람들은 어떤 것에 대해 복합적인 감정을 가질 수 있다. 예를 들면, 아동은 자기 엄마를 사랑하면서 동시에 미워할 수 있다. 한 연구(Harter & Buddin, 1987) 결과, 4세에서 12세 사이의 아동에게 얼굴 표정이 다른 사진을 하나씩 보여 준 후 어떻게 사람이 한 번에 두 가지 감정을 가질 수 있었는지에 대해 설명하도록 했다. 학령 전기 아동은 어떻게 두 가지 감정을 함께 나타낼 수 있는지를 생각할 수 없었다. 그러나 8세에서 9세 아동들은 두 개의 긍정적인 감정이나 두 개의 부정적인 감정을 동시에 가질 수 있는지를 더 잘 설명하였다. 예를 들면, 장난감이 고장 났을 때 슬프고 화가 나는 것을 느낄 수 있다고 말했다. 11세와 12세 아동들만이 대부분 어떤 것에 대해 긍정적이고 부정적 감정을 동시에 가질 수 있다고 잘 설명하였다. 예를 들면, 대회에서 경쟁의 마지막단계까지 올라가 정말 행복한데 혹시 질까봐 두려운 감정을 갖게 된다고 설명했다. 아동이 점차 나이가 들어가면서 그들을 자극하는 다른 감정이나 상황에 대해 더 많이 학습하게 되고 같은 정서적인 경험에 다른 정서를 더 잘 통합시키게 된다.

더 나이가 들면, 아동은 **감정 표현에 대한 규범(emotional display rules)**을 학습한다. 이는 문화적 규범이며, 상황에 따라 감정을 드러낼지 말아야 할지를 학습한다(Thompson et al., 2011). 예를 들어, "누군가 넘어졌을 때 웃지 말라", "장례식에서 슬픈 표정을 지어라" 등의 규범을 예로 들 수 있다. 감정 표현 규범을 학습하면서 내적으로 경험하는 감정과 외적으로 표현해야 하는 감정 간에 큰 차이가 생긴다. 그들은 내적 감정과 외적으로 표출하는 감정 간의 이런 차이를 자신과 타인에게서 더 잘 인식하게 된다.

샤르니(Saarni, 1984)는 감정 표현 규범의 학습에 대한 연구를 하였다. 연구의 첫 회기 때 7세, 9세, 11세 아동들은 일을 하고 좋은 선물을 받았다. 그러나 둘째 회기 때에는 시시한 신생아 장난감을 받았다. 이 상황은 우리 문화에서 "호감이 가지 않는 실망스러운 선물을 받더라도 기쁜 표정을 지어라"라는 감정 표현 규범에 해당하였다.

아동의 반응은 밝게 웃으면서 "감사합니다"라고 말하는 긍정적 반응, 코를 찡그리고 "어?"라며 어깨 짓을 하는 부정적 반응 그리고 머뭇거리며 "감사합니다"라고 하거나 불쾌한 미소를 나타내는 전환적 반응이 관찰되었다. 이 연구 결과, 7세 아동 중 특히 남아는 자신의 실망감을 감추는 기술이 거의 없었다. 이들은 "어?"라는 반응을 많이 보였다. 더 나이가 많은 아동 중 특히 여아는 아주 기쁜 척하는 감정 표현 규범을 훨씬 잘 나타냈다. 탐탁치 않은 선물을 받았을 때 자신의 감정을 적절하게 조절하여 표현하기 위해 아동은 반드시 ① 감정과 감정 표현 규범을 이해하고, ② 자신의 부정적인 반응을 감추기 위해 필요한 자기 조절 기술을 발달시켜야 한다(Hudson & Jacques, 2014). 자라면서 아동들이 자신의 진실된 감정을 변경하고 감출 수 있게 되는 것이 좋게 보이지는 않으나, 그러나 성인이 어린이들처럼 자신의 느낌을 모두 노출한다면 인생살이가 힘들어질 것이다.

표현 규범, 부모가 어떻게 반응하는지 그리고 자녀의 감정과 소통하는 것 등은 문화마다 다르다(Friedlmeier et al., 2015). 예를 들면, 미국과 같은 개인주의 사회의 부모는 자녀가 자신의 주장을 잘 하고, 적절한 분노 등의 부정적인 감정도 표현하도록 격려한다. 그러나 중국, 일본 등 여러 동아시아 나라 집단주의 사회의 부모는 자기중심적인 감정적 표현이 사회적으로 원만한 관계를 해치는 것으로 보고 자녀가 분노와 같은 자기중심적 감정을 억제하기를 바란다. 이들은 타자중심적 감정 표현을 격려한다.

3) 청소년기의 정서적 삶

발달심리학의 창시자인 홀(G. Stanley Hall, 1904)이 청소년기를 '질풍노도의 시기'라고 특징화한 이후로 청소년은 기분 변화가 심하고 정서적으로 불안정하다고 여겨져 왔다. 대부분의 청소년이 극도의 정서적인 질풍노도를 경험하지는 않지만 아동이나 성인보다 감정이 더 부정적이고, 복합적이며, 기복이 심하다.

한 가지 이유는 청소년은 아동보다 더 부정적인 생애사건을 경험하게 되면서 더 우울하고, 불안하며, 분노하고, 기분의 변화가 심해지게 된다(Schulz & Lazarus, 2011). 청소년은 뇌가 아직 완전하게 발달되지 않은 시기에 많은 정서적인 자극을 경험하므로 성인보다 정서 조절을 하기가 더 어렵다(Riediger & Klipker, 2014).

또 다른 이유로는 청소년은 다른 연령별 집단과는 다른 정서 조절 목표를 가지고 있기 때문이다. 연구자들(Riediger et al., 2009)이 14세부터 86세의 대상자들에게 무작위로 정한 시간에 전화를 하여 특히 그들의 정서적 경험을 질문했을 때, 그들이 최근에 경험한 정서적 경험은 기쁨, 만족, 흥미, 분노, 짜증 그리고 우울 등이었다. 또한 그 당시 대상자들의 정서 조절 목표에 대해서도 질문하면서, 특히 그들이 긍정적 또는 부정적 정서를 강화하거나 유지하거나 약화시키려고 노력했는지를 질문하였다.

■ 그림 10.2는 청소년이 성인보다 더 "반쾌락적"임을 보여 준다. 청소년은 기분을 좋게 최적화하는 노력보다 그들의 나쁜 기분을 유지하거나 강화하며, 그들의 좋은 기분을 약화시킨다. 반대로 노인은 모든 연령 집단 중 가장 "쾌락적"이었다. 그들은 긍정적 정서를 유지하고 부정적 정서를 약화시키기 위해 노력한다고 말하였다. 결과적으로 청소년은 가장 복합적인 정서를 가지고 있고, 정서적 안녕감은 노년기보다 더 낮았다.

청소년은 부정적 정서와 긍정적 정서를 동시에 느끼면서 이 두 감정을 합치려고 노력한다. 예를 들어, 친구와 무서운 경험을 즐기면서도 공포영화를 무서워하는 것이다. 즉, 청소년이 성인이나 아동보다 더 부정적인 정서로 살아가는 이유는 그들이 스트레스가 심한 삶

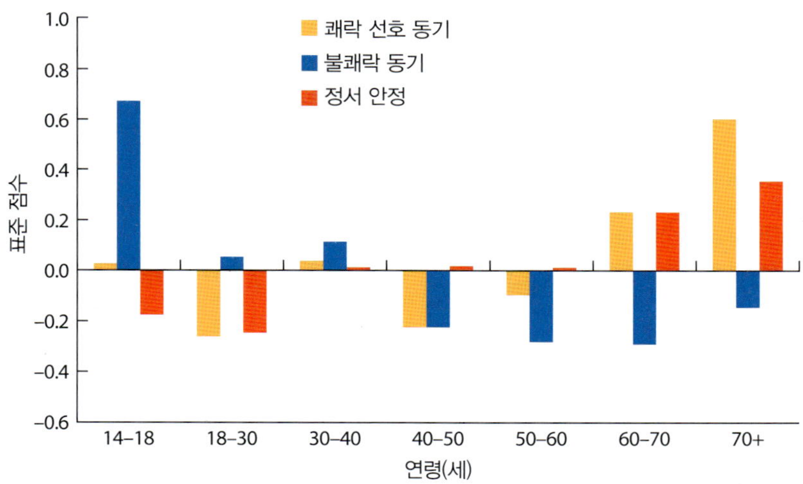

■ **그림 10.2 긍정적 감정을 최대화하고 부정적 감정을 최소화하는 쾌락적 동기와 부정적 감정을 최대화하고 긍정적 감정을 최소화하는 반쾌락적 동기를 목표로 하는 연령별 감정 조절 전략의 차이.** 일상적인 안녕감(긍정적 감정과 부정적 감정의 조화). 청소년은 많은 부정적이고 복합적인 감정 유지를 위해 노력하는 반면 노인은 어떤 연령 집단보다 가장 강한 쾌락적 동기를 경험하려고 노력한다.

출처: Riediger, M., Schmiedek, F., Wagner, G. G., & Lindenberger, U. (2009). Seeking pleasure and seeking pain. Differences in prohedonic and contra-hedonic motivation from adolescence to old age. Psychological Science, 20, 1529 – 1535, Figure 1, p. 1531.

을 유도하고, 정서를 제때에 적절하게 조절하기가 어렵고, 때로는 부정적이고 복합적인 감정을 되살리려고 하기 때문이다(Riediger, Wrzus, & Wagner, 2014).

4) 정서와 노화

노인은 다른 연령 집단보다도 더 긍정적인 정서적 삶을 살아간다.

젊은 성인이나 노인의 정서적 경험은 매우 흡사하며, 노인이 젊은 성인보다 더 긍정적인 정서적 삶을 산다. 예를 들면, 노인에게 다양한 감정을 느낄 수 있는 상황들을 회상하도록 했을 때 그들의 얼굴 표정은 거의 비슷하게 나타났다. 노인은 또한 긍정적 감정의 최대화와 부정적 감정의 최소화라는 감정 조절의 목표를 성취하려는 기술이 발달되어 있었다(Charles & Carstensen, 2014).

성인을 대상으로 일상적인 정서 상태를 연구한 결과 나이가 많아질수록 긍정적 감정의 빈도는 변함이 없었으나 부정적 감정은 줄어들었다(Carstensen et al., 2000, 2011). 즉, 정서적 안녕감은 나이가 들어가면서 증가하게 된다.

노인은 긍정적인 정서를 유지하고 부정적인 감정은 잠깐 느끼며 감정 변화도 적다. 젊은 때가 인생에서 최상의 시기라는 통상적인 관점에 반하여 정서적 삶의 최대치는 아마도 70세가 될 때이다(Carstensen et al., 2011).

카스텐슨(1992)은 자신의 연구를 토대로, 노인의 긍정적 정서 삶과 사회적 관계의 변화를 설명하기 위해 **사회정서 선택 이론(socioemotional selectivity theory)**을 추구하였다(Charles & Carstensen, 2010). 이 관점에 따르면 살 날이 얼마 남지 않았다는 인식은 노인으로 하여금 현재의 정서적 욕구 만족에 초점을 두게 한다. 결과적으로 노인은 자신에게 기쁨을 가져다 주는 사회적 동반자의 반경을 주로 가족이나 가까운 친구로 축소한다. 반면에 젊은 성인은 그들 앞날의 모든 것을 보면서 때로는 불쾌한 사람들과 함께 하기도 하고, 정서적 안녕감을 희생하면서까지 낯선 사람들과 어울리면서 새로운 정보와 사회적 자극을 원한다.

카스텐슨은 노인이 **긍정적인 효과(positivity effect)**를 통해 어느 정도 정서적 만족감의 목표를 성취하는 것을 발견하였는데, 노인은 부정적인 정보보다 긍정적인 정보에 더 우선순위를 두고 더 잘 기억하며 더 집중을 한다(Charles & Carstensen, 2014). 이런 것들이 노인으로 하여금 노화와 관련된 몇 가지 도전에도 불구하고 안녕감을 유지하고 긍정적인 정서를 최대화하게 돕는다. 뇌신경학자들은 두 개의 주요 뇌 센터가 정서에 포함된다는 것을 발견하였는데, 편도와 전전두엽 피질의 복내측 영역이며, 인지 영역의 주된 뇌 영역보다 나이에 비해 덜 파괴적이다(Mather, 2016).

결론적으로 노인은 풍부하고 보상적인 정서적 삶을 유도한다. 노인은 감정을 완전히 표현하고 경험할 수 있을 뿐 아니라 긍정적 정서를 최대화하고 부정적 정서를 최소화하기 위해 자신의 감정을 조절할 수 있다. 카스텐슨의 사회정서 선택 이론과 긍정적 효과는 정서적 만족감의 강조와 긍정적 정보 기여에 대한 성향을 제안한다. 그리하여 뇌의 정서 센터에 의한 좋은 기능들이 계속 유지된다. 인간은 전 생애에 걸쳐 정서와 정서 조절을 학습하는데, 적극적으로 자신의 목표에 맞게 정서적 경험을 형성해 나간다(Riediger & Luong, 2016).

02 인간 관계에 대한 관점

발달 이론가들은 사회적 관계가 성장 발달에 매우 중요하다는 것에 동의한다. 초기에 부모-자녀 관계는 친밀한 인간 관계와 애착 이론 등의 기틀에 영향을 주었다.

1) 애착 이론

애착 이론(attachment theory)은 영국의 정신과 의사인 보울비(John Bowlby, 1969, 1973, 1980, 1988)가 구축했고, 동료였던 미국의 발달심리학자 아인스워드가 다듬었다(Mary Ainsworth et al., 1978, 1989; Cassidy &

Shaver, 2016). 애착 이론은 주로 자연 환경과 행동의 진화에 대해 연구한 **행동학(ethology)** 이론에 기반을 두고 있다. 그러므로 애착 이론의 질문은 애착이 인간의 조상들을 환경에 적응하도록 어떻게 도왔는지에 대한 것이다. 보울비 또한 애착관련 개념들을 정신분석학과 인지 이론에서 끌어왔다.

보울비(1969)에 따르면 **애착(attachment)**은 강한 정서적 끈으로써 한 사람을 친밀한 동반자와 묶어주는 것이다. 애착은 행동학적 체계이며, 자신의 정서적 고통을 조절해 주고 친밀감을 찾아 안정을 획득하게 하는 것이다. 대부분 애착은 생후 6개월이나 7개월에 형성된다.

아기가 엄마와 가깝게 있으려고 울거나, 매달리거나, 다가가거나, 따라다니고, 엄마와 떨어지면 불쾌감을 나타내는 것으로 엄마와 애착이 형성되었음을 알 수 있다. 아기는 다른 사람보다 엄마를 좋아하고, 엄마를 보면 가장 큰 미소를 짓고, 화가 나거나 불편하거나 무서우면 엄마를 찾는다. 영유아에게 엄마를 대신할 수 있는 것은 없다. 엄마가 곁에 있으면 안정이 되어 영유아는 새로운 세상을 탐험하는 데 자신감을 가질 것이다.

부모와 애착 관계가 형성된 영유아는 "사랑에 빠진" 성인과 비슷하다. 애착은 생애과정의 시점에 따라 다른 방법으로 표현되며, 다른 기능을 제공한다. 예를 들어, 성인은 사랑하는 사람과 포옹을 하고 웃으면서 안정감을 느낀다. 양육자와 애착 관계를 형성한 영유아나 가장 친한 친구와 애착 관계를 형성한 아동 그리고 연인 관계를 형성한 청소년과 성인들 사이에는 근본적으로 공통점이 존재한다. 생애주기 전반에 걸쳐 애착 대상은 특별하고, 가까워지고 싶고, 안정감을 갖게 하는 대상이며, 대체가 불가능하다(Ainsworth, 1989).

(1) 천성, 양육, 애착

행동학적 이론과 연구를 토대로, 보울비는 영유아와 부모가 생존을 위해 생물학적으로 애착을 형성하도록 되어 있다고 주장한다. 예를 들어, 어린 새들은 어미 새 가까이에 있을 때 살아남는다. 어미 새는 새끼 새들에게 먹이를 주고, 포식자로부터 보호한다. 반면에 어린 새는 어미 새와 떨어지면 굶어 죽거나 잡아먹힐 수 있고, 그들의 유전자를 다음 세대에 전하지 못할 수 있다. 그러므로 병아리, 오리, 거위 새끼들은 어미를 **각인(imprinting)**하도록 진화되어 왔다. 각인은 초기 중요한 시기에 어린 새끼들이 어미를 따라다니며 애착을 형성하게 한다.

생태학자인 로렌츠(Konrad Lorenz, 1937)는 어린 거위 새끼의 각인이 자동적이라는 것을 관찰하였고, 알에서 부화한 직후 짧은 시간에 이루어지며, 인식한 대상이 바뀌지 않는다는 것을 발견하였다. 각인 반응은 종 특이적인 예로 생각되며, 생존에 가치가 있기 때문에 생존과 관련하여 진화된 선천적인 행동이다(Spencer et al., 2009).

영유아는 엄마를 각인하지는 않지만 애착을 형성하고, 좋아하는 대상을 따라다닌다. 영유아들은 엄마를 따라다니고 가까이 있는 것 이외에 부모가 자신을 사랑하게 자신의 욕구를 충족시키기 위해 다양한 행동을 한다고 보울비는 주장한다. 이러한 행동은 빨기, 매달리기, 웃기, 소리내기(울기, 옹알이) 그리고 부정적인 감정 표현(초조, 울기) 등이다.

또한 보울비는 영유아가 양육자에게 반응하도록 설계되었듯이, 어른도 생물학적으로 영유아의 신호에 반응하도록 설계되어 있다고 주장한다. 어른이 영유아의 울음을 무시하거나 환한 미소에 따뜻한 반응을 보내지 않을 수 없다. 호르몬이 돌봄을 촉진하기 위해 준비되어 있기 때문이다. **옥시토신(oxytocin)**은 뇌하수체후엽에서 분비되는데, 동물과 인간의 부모-영유아 애착과 보살핌을 촉진하는 역할을 한다(Feldman, 2016). 옥시토신은 분만 동안의 근육수축과 수유하는 동안에 젖의 분비를 촉진한다. 그리고 분만 전에 옥시토신 수치가 높은 산모는 옥시토신 수준이 낮은 엄마들에 비해 분만 후에 긍정적인 애착 행위를 더 많이 하며, 영유아와의 관계에 대해 더 생각하고, 영유아들을 더 자주 확인한다(Feldman et al., 2007). 옥시토신은 영유아와 부모의 애착을 형성하게 하며, 성인 배우자 간에 상호 인간 관계의 신뢰가 향상되게 하는 것으로 보인다(Bartz, 2016).

거위 새끼의 각인이 어린 시기에 이루어지듯이, 영유아의 애착도 생후 첫 3년의 민감한 시기에 이루어진다. 그러나 애착이 저절로 형성되는 것은 아니다. 보울비에 따르면 애착을 형성하기 위해서는 즉각적으로 반응하는 사회적 환경이 중요하다. 영유아가 상대방에게 신호를 보내도록 설계되어 있는데, 만일 반응이 나타나지 않으면 그 사람에게 더 이상 신호를 보내지 않을 것이다. 결국, 애착 관계의 안정성은 천성과 양육에 달려 있는데, 이미 생물학적으로 설계된 양육자와 영유아 간의 상호작용과 서로의 신호에 얼마나 민감하게 반응하는가에 달려 있다.

(2) 애착과 후반기 발달

보울비는 초기의 부모-영유아 애착의 질이 특히 후기 관계의 발달에 지속적인 영향을 준다고 하였다. 영유아는 양육자와의 관계를 토대로 **내적 작동 모델(internal working model)**을 구성한다. 내적 작동 모델은 사회적 정보를 수용하고 관계 안에서 어떻게 행동해야 하는지 안내 역할을 하는 자신과 타인에 대한 인지 반응이다(Bowlby, 1973; Bretherton, 1996). 즉각적인 반응으로 돌봄을 받아 안정적으로 애착을 형성한 영유아는 자신이 사랑스럽고 타인은 신뢰할 만하다는 내적 작동 모델을 형성한다. 반대로 민감하게 반응하지 않고, 방치되고, 폭력적인 돌봄을 받아 불안정한 애착을 형성한 영유아는 자신이 사랑받기 어렵거나, 다른 사람들을 믿기 어렵다고 결론내리기 쉽다. 불안정한 내적 작동 모델로 인해 불안정한 영유아는 인생 후기에 친밀한 관계를 두려워하며 회복을 피하게 될 것이다. 예를 들어, 어떤 사람과 친밀해지는 것을 염려하고 친밀하게 되었을 때는 지나치게 종속된다.

즉, 애착 이론의 주장은 다음과 같다.

- 애착을 형성하는 능력은 조상의 진화적인 유산 중 하나이다.
- 애착은 초기의 민감한 시기에 생물학적 상호작용과 환경의 힘을 통해 형성된다.
- 영유아와 양육자 간 애착 관계의 질은 인생 후기 성장 발달과 관계의 질에 영향을 준다.
- 자신과 타인의 내적 작동 모델은 영유아의 초기 경험이 후기의 발달에 영향을 주는 기전이다.

2) 또래 집단: 아동기의 또 다른 세계

또래(peer)는 사회적으로 동등하며, 비슷한 수준의 행동 기능을 하고, 흔히 비슷한 연령대를 뜻한다(Lewis & Rosenblum, 1975). 아동의 성장 발달에 부모-자녀 관계가 의심할 바 없이 중요하며, 또래 관계 또한 중요하다. 이러한 주장을 뒷받침하기 위해 이론가들은 아동기에는 "두 개의 사회적인 상황", 즉 하나는 부모-자녀 관계, 다른 하나는 또래 관계가 있는데, 두 상황이 서로 성장 발달에 다르게 영향을 준다고 주장한다(Rubin et al., 2015).

피아제는 또래가 강력한 권위적인 인물이라기보다는 동등하므로 아동들은 인간 관계가 상호 호혜적이라는 점을 배우고, 사회적 의견을 수용하는 기술을 훈련하며, 부모가 할 수 없는 방법으로 사회 인지 발달과 도덕 발달에 도움을 준다고 주장하였다. 즉, 또래 관계는 부모-자녀 관계보다 더 동등하고, 자율적이며, 지속 기간도 짧다. 그래서 우리는 또래들과 같이 지내기를 배워야 한다(Rubin et al., 2015).

또래 관계의 힘, 특히 우정의 힘을 믿는 다른 학자는 새로운 프로이트학파였던 설리반이었다(Harry Stack Sullivan, 1953). 그는 아동의 나이가 많아지면서 사회적 욕구가 변하며, 연령대에 따라 다른 종류의 사회적 관계에 대해 만족한다고 강조하였다. 약 6세까지는 따뜻한 보살핌과 양육이 부모-자녀 관계의 핵심이지만, 이후부터는 또래 집단과의 관계가 더욱 중요해진다. 처음에는 함께 놀이할 친구가 필요하지만 후에는 또래 집단에 수용되는 것이 필요하다. 약 9~12세경에는 더 가까운 친구 관계를 위해 친밀감이 필요하다. 설리반은 발달 단계에서 나타나는 어린 시절의 친밀한 친구 관계 또는 **단짝 관계(chumships)**의 중요성에 대해 강조하였다. 가까운 친구 또는 단짝 관계를 갖는 것은 다른 사람의 관점에 대해 이해하기를 배울 뿐 아니라 친구를 인정하고 지지하기를 배우게 된다. 또한, 단짝 관계는 좋지 못한 부모-자녀 관계의 악영향이나 다른 또래 관계의 거부로 인한 악영향으로부터 보호한다. 그리고 단짝 관계를 통해 정서적으로 친밀한 관계에 어떻게 참여하고, 청소년기에는 어떻게 사랑 관계를 발전시켜 나가는지에 대해 배우게 된다.

03 영유아기

1) 애착 형성

부모-영유아 애착은 상호 호혜적이다. 부모는 영유아에게 영유아는 부모에게 서로 애착을 형성한다.

(1) 영유아에 대한 양육자의 애착

부모는 대체로 아기가 태어나기 전부터 정서적인 애착을 형성하기 시작한다. 그리고 출산 후 즉시 아기와 엄마의 피부가 직접 접촉하는 기회를 갖는 부모는 보통 특별한 유대를 형성하지만, 이 **결속**(bonding)이 부모-자녀 애착을 형성하는 데 핵심적이거나 충분한 것은 아니다(Goldberg, 1983). 신생아는 귀엽고 그들의 초기 반사 행동(빨기, 잡기, 파악)은 부모로부터 사랑을 받게 한다(Bowlby, 1969). 미소는 특히 매우 중요한 사회적 신호이다. 초기에는 어떤 자극에나 나타나는 반사지만, 3주 후에는 목소리에 반응하고, 5~6주 후에는 얼굴에 반응한다.

몇 주나 몇 달이 지나면서 양육자와 아기는 마치 춤을 추듯이 **일치된 일상(synchronized routines)**을 만들어 가면서 서로의 요구에 반응하는데, 예를 들면, 엄마와 아기가 까꿍 놀이를 하면서 만들어내는 일치감을 관찰할 수 있다(Tronick, 1989).

일치되어 가는 일상은 양육자가 민감하고, 영유아가 수용할 준비가 되어 있고, 사회적 자극을 제공할 때 이루어진다. 부모와 영유아의 일치는 잘 이루어지면 안정된 애착 관계를 맺도록 도와주며, 후기의 조절 능력과 공감 능력에도 도움을 준다(Feldman, 2007).

(2) 양육자에 대한 영유아의 애착

영유아는 다음과 같은 단계를 거치면서 애착을 형성해 나간다(Ainsworth, 1973).

1. **무조건적인 사회적 반응(생후 2~3개월).** 아주 어린 영아는 목소리, 얼굴, 다른 사회적 자극에 반응을 보이며, 흥미를 끄는 모든 사람에게 반응한다.
2. **조건적인 사회적 반응(생후 2~3개월부터 생후 6~7개월까지).** 친숙한 사람에게 선호도를 보이기 시작한다. 영아는 친숙한 대상에게 가장 큰 미소와 활발한 옹알이를 보이지만, 낯선 사람에게도 친근하게 반응한다.
3. **적극적으로 가까이 하기 또는 진정한 애착 형성(생후 6~7개월부터 3세까지).** 약 6~7개월이 되면 영아들은 대개 엄마와 애착을 형성한다. 영유아는 엄마와 가까이 있으려고 엄마를 따라다닌다. 엄마가 멀리 가면 저항하고, 엄마가 돌아오면 따뜻하게 맞이한다. 대부분의 영유아들은 아빠, 형제, 자매 그리고 돌보는 사람들과 애착을 형성한다(Schaffer & Emerson, 1964).
4. **목표중심적인 관계(3세 이상).** 영유아는 약 3세가 되면, 사회 인지력이 향상되고, **목표중심적인 관계(goal-corrected partnership)**에 참여할 수 있다. 부모의 목표와 계획을 고려하고, 애착 관계의 상대와 최적의 근접성을 유지하며, 모든 중요한 목표를 성취하기 위해 행동을 조절한다. 만일 아빠가 이웃집에 가면 1세 영아는 울면서 아빠를 따라가려고 한다. 그러나 4세 아동은 아빠를 이해하고 아빠가 돌아올 때까

지 기다린다. 목표중심적인 관계는 평생 지속된다.

(3) 애착과 관련된 공포

영유아는 사랑에 대한 기쁨을 경험하고 얼마 지나지 않아 두려움에 대한 고통을 발견한다. 두려움의 한 형태가 **분리불안(separation anxiety)**이다. 영유아는 부모와 애착 관계가 형성되면 부모와 떨어지는 것에 대해 걱정하고 두려워한다. 분리불안은 영유아가 첫 번째 애착 관계를 형성할 때 나타나는데, 생후 14~18개월 사이에 최고조에 이르게 되고, 그 후에 빈도와 강도가 점점 약화된다. 그러나 아동이나 청소년이 되어서도 부모와 오랜 기간 떨어지면 향수에 젖거나 스트레스를 받을 수 있다(Thurber, 1995).

부모와 애착 관계를 형성한 후 두 번째 두려움인 **낯선 사람에 대한 불안(stranger anxiety)**을 느낀다. 익숙하지 않은 사람이 다가오면 조심하고 불안한 반응을 보인다. 생후 8~10개월경에 낯선 사람에 대한 불안과 흥미가 섞인 이 반응은 1세 때 지속되다가 2세가 되면 점점 약화된다(Sroufe, 1996).

낯선 사람에 대한 불안은 애착 대상자가 옆에 있으면 덜 일어난다. 특히 애착 대상자가 낯선 사람에게 긍정적으로 반응하면, 영유아의 반응도 사회적 관계를 통해 긍정적으로 나타난다. 만일 익숙한 상황이라면 도움이 되지만 진료실과 같이 익숙하지 않은 상황에서는 잠시 익숙해질 시간을 주는 것이 좋다. 만일 낯선 사람이 천천히 서두르지 않고, 웃고, 말하고, 친숙한 장난감을 제공하면서 다가오면 영유아는 곧 익숙해지게 된다.

(4) 행동 탐구

양육자와 영유아의 강한 애착은 행동 실험을 가능하게 한다. 아인스워드와 동료들(Ainsworth et al., 1978)은 애착 대상자에게 영유아의 탐험을 돕기 위해 안정감을 제공하도록 강조했다. 애착 대상자는 영유아가 주변을 탐험할 수 있는 **안전한 출발지(secure base)**가 되고, 무언가에 놀라 "정서적 지지"가 필요할 때 돌아올 수 있는 **은신처(안전대피소, safe haven)**가 된다. 안정된 애착은 영유아에게 외부 세상을 탐험하도록 허락하지만 너무 무서워할 때는 영유아를 보호하기도 한다.

2) 애착의 질

아인스워드와 그 동료들(1978)은 **낯선 상황(strange situation)**에서 애착의 질을 평가하였다. 낯선 상황은 8개의 상황으로 구성되었는데, 낯선 어른이 다가올 때의 반응과 양육자가 떠났다가 돌아오는 두 과정을 통해 점차적으로 스트레스를 증가시킨다. 8개의 상황에서 나타나는 영유아의 행동 패턴을 기초로 하여 부모에 대한 애착의 질은 안정, 저항, 회피, 분열의 네 가지로 크게 나눌 수 있는데, 1개는 안정적 관계이고 3개는 불안정한 관계이다.

1. **안정적 애착 관계(secure attachment)**: 많은 사회에서 1세 된 영유아의 약 60%는 엄마나 주 양육자와 안정되게 애착을 형성한다(Howe, 2011). 안정된 애착 관계를 형성한 영유아는 엄마와 단둘이 있을 때 안정되어 적극적으로 방을 탐험한다. 엄마와 분리되면 불안해 하지만 엄마가 돌아오면 따뜻하게 맞이하고 다시 안정감을 회복한다. 안정된 애착 관계를 형성한 영유아는 가까이에 있고, 지속적으로 양육자의 행방을 확인하고(근접성 지속), 필요시에는 엄마에게 돌아가 안정감을 느낀다. 엄마와 분리되면 저항하고 스트레스를 받으며(분리불안), 엄마가 함께 있으면서 아이에게 주목하면 행복하게 탐험을 다시 계속한다(안정된 기반).
2. **저항적 애착 관계(resistant attachment)**: 1세 된 영유아의 약 10%는 불안과 양가감정의 반응을 나타내는 저항적 애착 관계를 보인다(불안정 애착 관계, 양가감정적 애착 관계라고도 불림). 엄마가 옆에 있어도 탐험을 떠나지 못하는 이유는 엄마가 안정적인 애착 관계를 제공하지 못했기 때문이다. 엄마가 떠나면 강한 분리불안 반응을 보이고 안정적 애착 관계를 형성한 아이보다 더 격한 반응을 보인다. 아마도 영유

아는 엄마가 다시 돌아올지에 대한 확신이 없기 때문일 것이다. 엄마가 돌아오면 영유아는 양가감정을 보인다. 엄마 옆에 있으려 하지만 엄마가 떠났다가 온 것에 화가 나 있는 것처럼 보이고, 엄마가 신체적 접촉을 하려고 하면 저항하고, 심지어는 화를 내거나 때리고 발로 차기도 한다. 저항적 애착 관계를 형성한 영유아는 엄마가 함께 있을 때도 낯선 사람을 두려워한다. 저항적 또는 양가감정의 애착 관계를 형성한 영유아는 절실하게 바라는 사랑과 안정이 돌아올 것이라는 확신이 없기 때문이다.

3. **회피적 애착 관계(avoidant attachment)**: 1세 된 영유아의 약 15%는 회피적 애착 관계를 형성하고 있다. 영유아는 탐험하는 데 별 관심이 없어 보이고, 엄마와 분리되는 것에 작은 스트레스를 보인다. 엄마가 돌아와도 접촉을 피하고 무관심하다. 불안정하게 애착이 형성된 영유아는 낯선 사람을 두려워하지 않으나 엄마에게 하듯이 때때로 회피하거나 무시한다. 회피적 애착 관계를 형성한 영유아는 부모와 거리를 두고, 사랑의 필요성을 부인하는 듯하며, 정서적 요구를 없애고, 표현하는 법을 배우지 못한 것 같다.
4. **혼돈적 애착 관계(disorganized-disoriented attachment)**: 아인스워드와 그 동료들의 연구는 처음에 안정적, 저항적, 회피적인 애착 관계에 초점을 두었다. 그러나 어떤 영유아는 이러한 일관된 애착 양상을 발달시키지 못했다. 그런 영유아들은 혼란스러워 보였다. 대부분 고위험 가족의 약 15% 영유아는 네 번째 유형인 혼돈적 애착 관계를 가지고 있으며, 생애 후기의 정서적인 문제와 관련되어 있다(Main & Solomon, 1990). 엄마와 분리된 후 다시 만났을 때 영유아들은 아마 얼음처럼 굳어 멍하게 있거나 바닥에 누워서 움직이지 않을 것이다. 엄마와 접촉을 원하지만 엄마가 다가오면 갑자기 도망을 가거나 다시 영유아가 접촉을 하려고 엄마를 찾을 것이다. 혼돈적 애착 관계를 가진 영유아들은 분리불안과 같은 부정적 정서를 조절하는 일관된 전략을 개발하지 못하고, 부모를 보면 두려워하고, 다가가는 것과 회피하는 것의 중간에 위치하게 된다(Hesse & Main, 2006).

• 표 10.1은 네 가지 유형의 애착 관계 특성을 요약하여 설명한 것이다.

(1) 양육자의 기여

프로이트에 의하면 영유아는 구강기에 있을 때 구강에 만족을 주는 대상에게 애착을 느끼는데, 엄마가 아이에게 젖을 먹일 때 자애스러우면 안정적 애착 관계를 형성한다. 할로와 짐머만(Harry Harlow & Robert Zimmerman, 1959)은 어린 원숭이들을 두 대리모가 양육하도록 하였는데, 하나는 철사로 만든 "엄마"였고, 다른 하나는 스펀지 고무와 헝겊으로 만든 "엄마"였다. 어린 원숭이의 절반은 헝겊으로 만든 엄마가 우유를 주었고, 나머지 절반은 철사로 만든 엄마가 우유를 주었다. 모든 어린 원숭이들은 어느 엄마가 우유를 주었든 상관없이 아무런 경쟁없이 껴안을 수 있는 헝겊으로 만든 엄마를 선호하였다. 원숭이는 대부분의 시간을 헝겊으로 만든 엄마에게 매달려 있었고, 화가 나거나 무서울 때도 헝겊으로 만든 엄마에게 달려갔으며, 이 밖에도 헝겊으로 만든 엄마와 애착이 형성된 여러 가지 단서들을 보여 주었다.

할로의 연구는 부드럽고 껴안을 수 있는 부모에게서 느낄 수 있는 기분 좋은 촉감인 **접촉 편안함(contact comfort)**이 어린 원숭이들에게 우유를 주거나 배고픔을 해소해 주는 것보다 애착 형성에 더 강한 요소임을 보여 준다(Anisfeld et al., 1990).

• 표 10.1에서 보듯이 결국 애착의 질에 큰 영향을 주는 것은 부모의 행동이다. 안정된 애착 관계를 형성한 영유아는 민감하고 즉각적인 반응을 하는 부모를 두고 있다.

반면에 저항적인 애착 관계를 가진 영유아는 일관성이 없는 양육자를 두고 있는 경우가 많다. 우울한 엄마는 영유아의 신호에 민감하게 반응하기 힘들고, 부정적인 정서를 조절하도록 돕는 안위를 제공하지 않는다

(Dawson & Ashman, 2000). 저항적 애착 관계를 가진 영유아는 정서적 안전과 안위를 느끼기 위해 매달리거나, 울거나, 다른 애착 행동을 필사적으로 하고, 이 모든 행동이 실패하면 슬퍼하거나 적개심을 갖게 된다.

회피적인 애착 관계를 가진 영유아의 부모는 거부하는 성향이 있는데, 인내심이 없고, 반응하지 않으며, 아기들이 자신에게 방해가 되면 화를 낸다. 지나치게 열성적인 경우 영유아가 흥분되어 감정을 조절하기 위한 휴식이 필요할 때에도 높은 강도의 자극을 제공한다. 회피적인 애착 관계를 가진 영유아들은 피하는 방법을 배우고, 자신을 싫어하는 어른들이나 소화할 수 없을 정도의 과잉 자극을 주는 어른들에게 거의 정서적 요구를 하지 않는다.

혼돈적 애착 관계를 가진 영유아들의 80% 이상은 신체적 학대를 받았거나 양육을 잘 받지 못했다(Carlson et al., 1989; Baer & Martinez, 2006). 특히 중증 우울증 환자이거나 약물 또는 알코올중독인 엄마를 둔 영유아에서 흔히 나타난다. 혼돈적 애착 관계를 가진 영유아 부모들은 무섭거나 무서움을 느끼게 하는 존재로 묘사되며, 이들은 대부분 자녀를 돌볼 수 없는 취약하고 두려운 존재임과 동시에 예측 불가능한 무서운 환경을 자녀에게 제공한다. 혼돈적 애착 관계를 가진 영유아는 한 순간에 사랑하다가 다음 순간에 화를 내고, 학대를 하고, 무관심한 부모에게 다가가야 할지 피해야 할지 혼란에 빠진다.

(2) 영유아의 기질

영유아의 기질 또한 애착 관계의 질에 영향을 준다. 영유아의 두려움, 불안정 또는 무반응적인 기질에 의해 불안정한 애착을 형성하게 된다(Beckwith et al., 2002). 양육자의 훈육 방식과 영유아의 기질이 함께 상호작용하여 애착 관계를 결정한다. ■ 그림 10.3은 조산으로 양육하기 어려운 아이이거나 우울한 엄마의 경우 12개월 된 영아가 안정된 애착 관계를 형성하는 경우가 몇 퍼센트인지를 표로 보여 준다. 엄마가 우울하고 영유아가 조산으로 양육하기 어려울 때 안정된 애착 관계 형성은 낮게 나타난다.

부모-영유아 애착의 질에 더 영향을 주는 사람은 부모이다.

- 영유아 기질과 애착의 질 간의 관계는 매우 약하다(Roisman & Groh, 2011).
- 많은 영유아는 한 부모에게 안정적인 애착을 하지만 다른 사람과는 불안정적인 애착을 한다(Kochanska & Kim, 2013).
- 애착의 질이 영유아의 기질에 영향을 주지만 영유아의 유전형질이 애착의 질에는 거의 영향을 주지 않는다(Raby et al., 2012).

• 표 10.1 낯선 상황에서 아동의 행동과 애착 유형 및 관련된 양육 양상의 연관성

애착의 종류				
행동	안정형	저항형	회피형	혼돈형
부모와 함께 있을 때 아동이 탐색	적극적	매달림	탐색을 하지만 안정형 유아보다 덜 적극적	탐색하지 않음
낯선 사람에게 긍정적으로 반응	긍정적 반응. 양육자가 있으면 편안하게 반응	양육자와 함께 있어도 두려워 함	무관심	무관심
양육자와 분리된 경우 저항	가볍게 저항	극도로 저항	동요하지 않음	때때로 저항 예측 불가능
양육자와 재회 시 긍정 반응	긍정적, 행복하게 재회	긍정적/부정적 접촉 시도. 양가감정으로 화냄	긍정 반응 없음. 무시 및 회피	혼란 상태. 접촉 시도 및 회피
양육 방식	민감하게 즉각적인 반응	불일치, 무반응(우울)	거절-무관심 과잉 자극-침습적	놀람(당황), 무서움(폭력, 학대

• 민감하게 반응하는 부모는 기질적으로 어렵지만 돌보기 힘든 영유아와 안정적 애착 관계를 형성할 수는 있다(Leerkes et al., 2009).

(3) 문화와 사회적 상황

양육자와 영유아를 둘러싼 사회적 상황은 서로 어떻게 반응할 것인지에 영향을 미칠 수 있다. 예를 들어, 가난한 환경 때문에 생긴 스트레스나 결혼 문제의 어려움은 부모가 자녀에게 민감한 반응을 제공하기 어렵게 만들고 불안정적인 애착 관계를 형성할 수 있다(Roisman & Booth−LaForce, 2014).

문화에 따라서도 양육자와 영유아 간 상호작용도 다르게 나타날 수 있다. 예를 들어, 독일 부모들은 독립심을 매우 강조하고 매달리는 행동을 못하게 한다. 이런 문화적 상황은 왜 독일 영유아들이 부모에게 정서적인 요구를 적게 하며, 낯선 환경에서 회피적 애착 관계를 보이는지에 대한 설명이 되기도 한다. 반대로 일본의 영유아는 엄마에게 의존하도록 양육된다. 일본 영유아들은 낯선 상황에서 상당한 분리 스트레스를 받게 된다. 그러므로 그들은 미국의 영유아보다 더 저항적인 애착을 보이는 것으로 분류된다(Takahashi, 1990). 하지만 일본의 영유아는 실제로 안정적 애착 관계를 형성할 가능성이 있다.

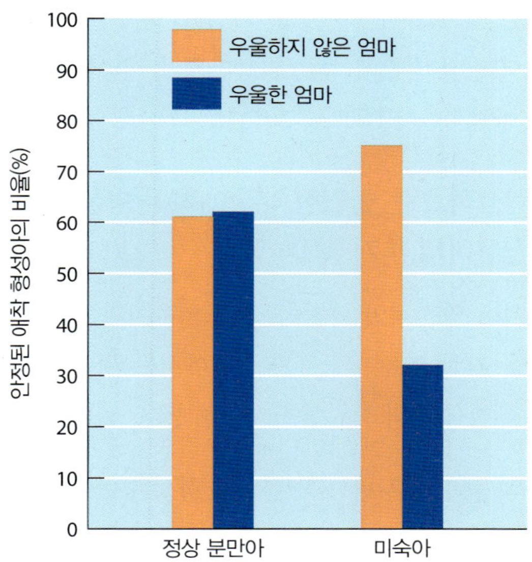

■ 그림 10.3 우울한 엄마와 미숙아의 조합은 안정된 애착 관계 형성이 낮게 나타난다.

그러므로 여러 연구 결과에서 안정적 애착은 사회마다 조금씩 다르다. 동시에 안정적 애착 관계의 많은 핵심적 징후는 서로 통용된다(Posada et al., 2013). 결국, 양육자의 민감성과 반응이 부모−영유아 애착의 질에 주된 영향을 주지만 영유아의 기질적 특성과 사회문화적 환경도 모두 애착의 질적 형성에 영향을 준다.

3) 초기 애착의 영향

프로이트를 포함한 심리학자들은 안정적 부모−아동 관계가 인간 성장 발달에 매우 중요하다고 주장하였다.

(1) 사회적 박탈

시설 기관에 버려져 애착 관계를 형성하지 못한 영유아에 대한 연구는 "사랑을 전혀 받지 못했던 영유아보다 사랑받고 버려진 편이 낫다"라고 기술하고 있다. 1990년대 루마니아 정부가 붕괴된 후 시설 기관에 버려진 아동들이 미국, 영국, 캐나다에 입양되었다. 루마니아에서 다른 나라로 입양된 아이들은 유아 시절을 한 방에서 20~30명의 고아들과 함께 보냈고, 1명의 양육자가 10~20명의 아이들을 돌보았다. 입양아들은 신체적 접촉 없이 대부분의 시간을 흔들침대에서 보냈고, 포옹이나 놀이, 양육자와 일치된 일상이 거의 없었다(Fisher et al., 1997).

초기 몇 달 이상을 사회적 박탈이 있는 고아원에서 보냈던 영유아는 많은 문제를 보였다. 성장 부진, 의학적 문제, 뇌의 기형 그리고 신체적−인지적−정신사회적 발달이 지연되었다(McCall & Groark, 2015). 가정에 입양된 약 90%의 입양아는 입양 후 9개월 동안 확실히 양부모에게 애착하게 되었다(Carlson et al., 2014). 그러나 높은 비율의 영유아는 마치 그들의 부모가 안위와 위협을 모두 보여 준 것처럼 불안정한 애착 행위를 보였다.

많은 시설 거주 아동은 청소년기까지 불안정하고 비전형적인 애착 행위를 계속 보였다(Palacios et al., 2014).

1세 이전에 다른 가정에 입양되면 보통 아이들과 마찬가지로 안정적 애착 관계를 형성하지만, 1세 이후에 입양된 경우에는 불안정하고 혼돈적인 애착 관계를 형성할 확률이 높았는데, 직원이 적절하게 배치된 시설이나 공동체에서 적절한 반응을 보이는 양육자들에 의해 자란 영유아는 괜찮았다(Groark et al., 2005).

분명 아동의 정상적인 발달을 위해서는 한 사람이든 소수이든 민감하고, 즉각적으로 반응하는 양육자와 지속적인 상호작용이 필요하다. 아동에게 사회화의 기회가 주어지고 사랑할 사람이 있을 때 아동은 더 건강하게 자란다. 보울비가 주장했듯이, 초기 사회적 박탈 경험은 성장 발달에 지속적으로 영향을 미칠 수 있다.

(2) 분리

애착 관계를 형성한 영유아가 질병, 전쟁, 죽음 또는 예측이 불가능한 상황에 의해 양육자와 분리되었다고 생각해 보자. 보울비(1960, 1980)는 이런 영유아들은 슬프고 걱정스러운 애도 과정을 겪는다고 하였다. 하지만 양육자와 재회하면 회피나 무관심한 영유아도 있지만 점차 정상적으로 회복이 된다고 주장한다.

부모와 아동의 장기간 분리는 군인 가족 구성원이 새로 배치되었을 때의 문제이기도 하다. 이런 상황은 영유아와 아동뿐 아니라 부모들에게도 낯선 상황 같은 스트레스가 될 수 있는데, 그들의 애착이 방해를 받는다. 가족들 대부분은 잘 대처를 하지만 정서적 또는 행동적인 문제가 나타나는 영유아도 있다. 집에 상주하는 부모나 대리양육자나 아동이 잘 적응하는지에 가장 중요하게 영향을 주는 것은 민감하고 즉각적인 반응이다(Posada, Longoria, Cocker, & Lu, 2011).

유사하게 양육자와 영구적으로 분리된 영유아들이 다른 사람과 애착 관계를 형성하면 정상적으로 회복한다(Bowlby, 1960, 1980; van IJzendoom & Juffer, 2006). 그러나 양육 시기에 반복적으로 여러 차례의 분리를 경험하면 반복되는 사랑과 이별로 인해 영유아들이 영구적인 손상을 받을 수 있다는 점을 고려해야 한다. 그들은 반복되는 사랑과 이별로 인해 장기간의 애착 문제와 심리적 장애를 갖게 될 것이다.

(3) 어린이집

어린이집에 아이를 맡기거나 매일 다른 가정집에 아이를 맡겨서 엄마가 아닌 다른 양육자가 키운 아이와 전적으로 엄마가 키운 아이 간 발달 결과에는 큰 차이가 없었다(Friedman & Boyle, 2008; Phillips, 2015; NICHD ECCRN, 1997, 2006). 어린이집 경험보다 양육의 질이 애착 관계의 안정성과 성장 발달에 더 중요한 요소였다.

친밀한 관계 형성과 유지도 저해하지 않았다. 어린이집은 긍정적 또는 부정적 영향이 있지만 결과적으로 어린이의 발달을 저해하지는 않는다. 하지만 어린이집의 질도 영향력이 있었다. 영유아 엄마가 무심하고 즉각적인 반응을 하지 않고, 적절한 의식주를 제공받지 못하는 아이는 질이 낮은 어린이집에 다니기가 쉽다(Vandell et al., 2010). 즉, 평균적으로 어린이집에 다니는 영유아나 아동은 집에서 양육되는 영유아나 아동에 비해 안정성이 낮지는 않았다. 그러나 민감하고 적절한 자극을 받았을 때 영유아나 아동은 가장 잘 자란다. 정책적인 면에서 질적 수준이 높은 아동간호가 제공되도록 하는 것이 바람직하다(Phillips, 2015).

(4) 안정적 또는 불안정적인 애착이 형성된 영유아의 후기 발달

초기에 안정적인 애착을 가진 영유아와 불안정적인 애착을 가진 영유아의 후기 발달에서는 세 가지면에서 초기 애착 경험의 중요성을 사정해 볼 수 있다.

- **지적 능력.** 안정된 애착 관계를 형성한 아이는 호기심이 많고 환경을 자유롭게 탐색하며 어려움을 당할 때 회피하지 않기 때문에 인지적으로 더 발달하고, 학

습 활동에 더 적극적으로 참여한다(Drake, Belsky, & Pasco Fearon, 2014).

- **사회적 능력**. 영유아기 때 안정적인 애착 관계를 형성한 아이들은 사회적인 면에서 더 발달하였으며, 놀이를 먼저 시작할 줄 알고, 다른 어린이의 감정과 요구를 민감하게 알아차렸으며, 인기도 많았다(Booth-LaForce & Kerns, 2009; Waters et al., 1979).
- **정서 조절**. 영유아의 안정된 애착 관계는 좋은 정서 조절이나 대처 기술과 연결되어 있다(Kochanska, 2001). 불안정적인 애착을 형성한 영유아에 비해 안정적인 애착을 형성한 영유아는 민감성 있는 부모로부터 안위와 도움을 받아 정서 조절을 안정적으로 하며, 스트레스에 덜 반응한다(Diamond & Fagundes, 2010). 즉, 좋은 정서 조절은 아동기에 정서적 또는 행동적인 문제가 적게 나타난다.

부모와 안정된 애착 관계를 형성한 아동은 후기 학령기와 청소년기에 잘 적응한다(Jeffrey Simpson et al., 2007). 12개월경에 낯선 상황에 대한 안정적인 애착 관계의 형성은 초등학교 때의 또래 관계, 청소년기의 우정, 성인 초기의 연인 관계와 상관관계가 있었다. 영아기의 질적인 애착 관계가 직접적으로 성년 초기 연인 관계의 질에 관련되는 것은 아니지만, 각 발달 단계가 다음 발달 단계에 영향을 주는 연쇄 반응에 의해 간접적으로 관련되는 것으로 나타났다(■ 그림 10.4).

만일 아동이 애착 형성의 기회를 전혀 갖지 못하거나 성인과의 관계 형성이 반복적으로 악화된다면 아동은 정상적인 성장 발달이 어려울 수 있다. 반대로 영유아기와 초기 아동기의 안정적인 애착 관계 형성은 후반기의 지능적, 사회적 그리고 정서적 발달이나 후기 관계 형성의 질적인 면에 긍정적인 영향을 준다. 하지만 초기에 양육자와의 애착 형성이 영구적일 것이라고 결론짓는 것은 피해야 한다. 엄마의 민감도 저하, 아빠가 집을 떠나거나 가족의 부정적인 인생 사건과 같은 요인은 안정적 애착 관계를 불안정적 애착 관계로 바꿀 수 있다. 마찬가지로, 엄마의 민감도 향상이나 가족의 상황들이 불안정적 애착 관계를 안정적 애착 관계로 전환시킬 수도 있다(Roisman & Booth-LaForce, 2014). 내적 작동 모델도 후기의 사회적 경험에 대한 반응에서 변화될 수 있는 작동 모델이다(Sroufe et al., 2005).

초기 애착에 대한 종단적 연구 결과들은 인생 초기에 형성된 내적 작동 모델이 후기의 관계 형성과 성장 발달에 영향을 준다는 보울비의 주장을 지지한다.

4) 첫 또래 관계

영유아는 양육자와 애착 관계를 형성하고 또래와도 사회적 관계를 형성하는 능력이 발달한다(Hay, Caplan, & Nash, 2009). 어려서부터 영유아들은 다른 영유아에 대해 호기심을 갖고, 공유하며, 협력하고, 공감하는 능력을 보인다.

영아는 약 6개월 때부터 본격적으로 또래와 상호작용하기를 시작한다. 몸짓이 크게 눈에 띄지는 않지만, 영아들은 웃고, 옹알이를 하고, 장난감을 주는 행동을 한다. 영아는 첫 1년 동안 또래와 장난감을 잘 공유하나 때론 다투기도 한다.

약 18개월이 되면 유아는 상호 호혜적이고 보완적인 단순한 형태의 놀이를 할 수 있고, 교대로 따라 하는 사회적 게임을 할 수 있게 발달한다. 유아는 게임에서 역할을 설정하고 바꾸기도 하며, 장난감을 받은 유아는

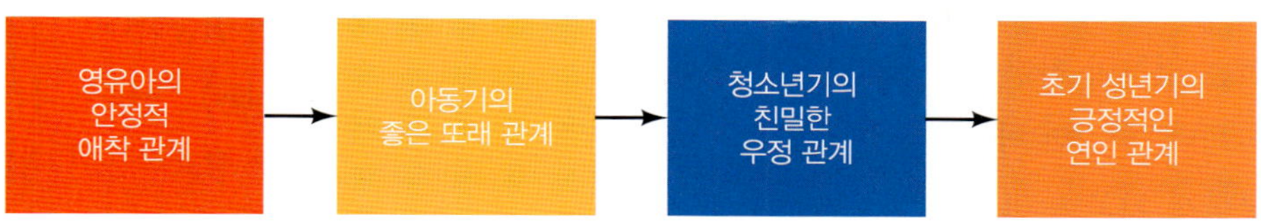

■ 그림 10.4 후기 관계 형성의 질에 영향을 미치는 단계별 관계의 질

바로 또 다른 장난감을 주거나 잡기 놀이에서 쫓아다녔던 유아가 술래가 되기도 한다. 부모와 안정된 애착관계를 형성한 경우 2세경에는 역할을 서로 교대하고 서로 물건을 교환하는 것에 능숙해진다. 어떤 유아들은 놀이 친구와 특별하고 구별되는 관계를 형성하기도 한다(Hay et al., 2009).

영유아는 2세경에 또래 집단에 참여하고, 집단 규범을 배우고, 또래를 형성할 준비가 되어 있다. 한 연구(Haun, Rekers, & Tomasello, 2014)에서 2세경의 침팬지와 오랑우탄은 3개의 상자 중 하나의 구멍에 공을 던지는 단순한 놀이를 수행했다. 그들은 세 또래가 차례로 다른 구멍에 공을 던지는 놀이를 하는 것을 보았다. 그들에게 놀이할 기회가 주어졌을 때, 원숭이들은 스스로 성공적인 전략을 사용했지만, 2세 아동은 세 명의 또래 아동이 사용한 전략을 따라 했다. 또래의 영향과 일치는 분명히 청소년기보다 훨씬 빠르다. 영유아는 또래를 형성하면서 빠르게 사회화에서 사회적 규범, 규칙 그리고 주위의 행위로 발전한다. 확실히 양육자-영유아 관계는 사회적 관계에 중요할 뿐 아니라 영유아기의 발달과 또래 관계에도 매우 중요하다.

04 아동기

1) 부모-자녀 애착

보울비(1969)에 따르면 약 3세경에 부모와 아동이 서로의 요구를 조절하고, 부모-아동 애착은 목표 지향적이 된다고 한다. 아동은 부모로부터 더 독립적이고, 민감한 동반자가 되어 간다. 아동은 부모의 관심과 승낙을 계속 요구한다. 부모는 자녀와 함께 있지 않을 때도 심리적으로 함께 있는 것처럼 자녀에게 지속적으로 관심을 갖는 것이 중요하다. 하지만 아동은 또래로부터 사회정서적 지지를 구하게 되고 나이가 많아질수록 부모에 대한 의존은 감소한다(Kerns, Tomich, & Kim, 2006)

2) 또래 연계망

아동은 2세부터 12세까지 부모보다 또래와 더 많은 시간을 보낸다. 영유아기 때는 약 10% 정도 또래와 상호작용을 하지만 아동기가 되면 약 30% 정도를 또래와 상호작용한다(Rubin et al., 2006) .

미국이나 대부분의 문화권에서 아동은 성별이 분리된 상황에서 살아간다. 연령 분리는 나이에 따라 더 심해진다(Martin et al., 2013). 성별이 분리된 상황에서 남아와 여아는 각자 발달에 영향을 주는 상호작용, 활동 그리고 사회적 관계의 여러 다른 유형들을 경험한다. 아동은 나이가 들수록 성별이나 연령이 비슷한 또래와 더 많은 시간을 보낸다.

3) 놀이

아동은 다양한 방법으로 놀이를 하면서 많은 시간을 보낸다(Pellegrini, 2009). 놀이는 크게 운동성 놀이, 사물놀이, 사회성 놀이 그리고 가상적인 놀이 등 네 종류로 나누어 볼 수 있다. 예를 들어, 공놀이는 운동성놀이, 블록쌓기나 공예품 만들기는 사물 놀이, 보드 게임은 사회성 놀이, 역할을 부여하는 소꿉놀이는 가상적인 놀이이다. 놀이가 매우 중요한 2~5세까지의 시기를 **"놀이 시기"**라고도 부른다.

(1) 사회성 놀이

파르텐(Mildred Parten, 1932)은 연령별 학령 전기 아동이 참여할 놀이의 유형을 분류하였다. 활동의 주요 범주는 사회성이 가장 적은 것부터 가장 많은 것까지 정리되었다.

1. **단독 놀이(solitary play)**. 아동은 물체를 갖고 혼자서 놀이를 하는 데 깊이 집중한다.
2. **평행 놀이(parallel play)**. 아동은 다른 또래 아동과 비슷한 놀이를 하지만 상호작용이 거의 없다. 예를 들어, 아동 둘이 각자 그림을 그리며 논다.

3. **연합 놀이(associative play)**. 아동은 다른 아동의 주도에 따라 물건을 바꾸기도 하고 대화를 나누지만 하나의 공동 목표를 갖고 협력하지는 않는다. 예를 들어, 그림을 그리는 아동이 크레용을 바꾸거나 서로의 그림에 대한 이야기를 하면서 논다.
4. **협력 놀이(cooperative play)**. 아동은 공통된 목표를 성취하기 위해 서로 협력한다. 짝이나 그룹을 지어 역할을 분배하고 활동을 조직화한다. 예를 들어, 두 여자아이가 벽화를 그리기 위해 서로 협력하면서 그림을 완성해 가며 논다.

파르텐의 연구에서 시사하는 요점은 2~5세 아동의 놀이가 점차 사회성을 띠게 되고 사회기술이 숙련된다는 것이다. ■ 그림 10.5에서 보면, 연령이 증가하면서 단독 놀이와 평행 놀이는 점차 줄어들고 연합 놀이와 협력 놀이가 증가한다. 공동 및 협력 놀이는 사회성이 드러나는 가장 복잡한 놀이들이다(Rubin et al., 2011).

(2) 상상 놀이

첫 **상상 놀이(가장 놀이, pretend play)**는 약 1세부터 시작한다. 영유아가 빈 컵을 입 가까이에 대면서 부모를 따라서 웃고, 부모에게 눈짓을 보내고, 쩝쩝 입맛 다시는 소리를 낸다. 가상 놀이는 가장 초기에 시작하는데, 주로 먹고, 자고, 씻는 것을 따라한다. 2세가 되면 유아는 무엇인가 하는 척을 한다. 아동에게 수건을 주면서 바닥에 흘린 물을 닦으라고 하면, 2세경의 유아는 물을 닦는 척할 것이다(Harris & Kavanaugh, 1993). 영유아는 상상력이 있으며, 실제 사건이 일어난 것처럼 정신적으로 재현하면서 행동할 수 있다.

상상 놀이는 2~5세경에 꽃을 피우고 점차 복잡한 놀이로 옮겨간다(Rubin et al., 2006). 아동은 **사회적 가상 놀이(social pretend play)**를 창조하는 능력을 발휘하여 매우 복잡한 상황을 연기한다.

사회적인 가상 놀이는 만국공통이지만 문화에 따라 질과 내용은 달라진다. 예를 들어, 미국 어린이들은 슈퍼맨과 같은 역할 놀이를 좋아하고 위험과 공상적 연기를 주로 하지만, 한국 어린이들은 가족 역할을 맡아 일상생활을 연기한다(Farver & Lee-Shin, 1997). 미국 아동들은 자신의 연기에 대해서 말을 많이 하며, 다른 아이의 의견을 거부하고 우두머리 행세를 하지만 한국 어린이들은 상대방의 활동에 초점을 맞추며, 요청을 할 때는 서로 더 친절하고 서로에게 잘 동의한다. 개인주의 문화에 속한 미국 아동은 본인의 정체성을 주로 주장하지만 공동체적 문화에 속한 한국 아동은 집단에 맞추기 위해 자기중심적 태도와 감정을 조절한다.

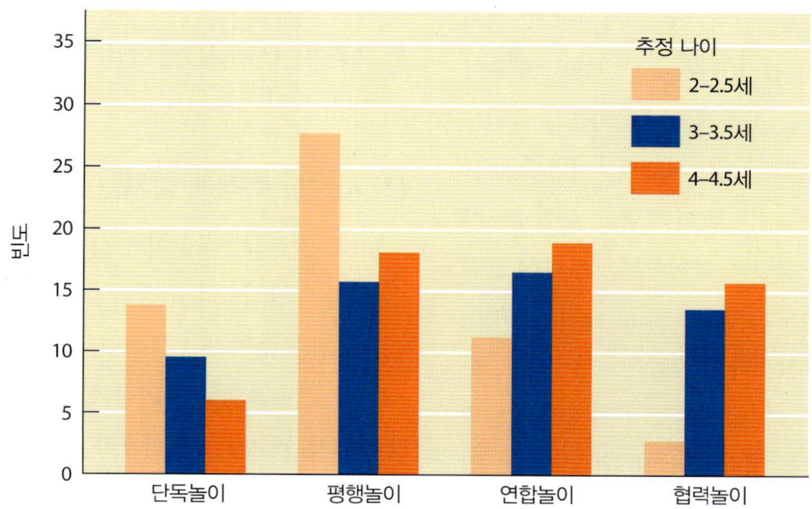

■ 그림 10.5 학령 전기 아동에서 나타나는 놀이 활동 빈도

(3) 규칙-지배적 놀이

학교에 입학하면 상상 놀이는 줄어든다. 또래 집단의 구성원들은 함께 어울려 다니고, 정한 규범에 따라 행동하고, 지도자와 추종자 서열을 나누어 조직한다(Rubin et al., 2015). 학령기 아동은 규칙에 따라 조직화된 보드 게임이나 컴퓨터 게임, 숨바꼭질, 얼음 놀이, 스포츠와 같은 놀이를 하면서 많은 시간을 보낸다. 그리고 모형 만들기, 동전 모으기, 스크랩하기 등의 개인적인 취미를 개발하기 시작하는데, 이는 지식과 기술을 습득하는 데 도움을 준다. 인지 기능이 발달하므로 학령기 아동은 학령 전기 아동에 비해 더 조직화되고 규칙을 잘 지키며 덜 공상적이다.

(4) 놀이의 좋은 점

자녀의 학습에 관심이 많은 부모는 놀이의 중요성을 간과한다(Bartlett, 2011). 다양한 동물에서도 어린 시기에 놀이 활동이 활발하게 일어난다는 사실은 놀이가 어린 시절에 이루어지며, 어른이 되는 것을 준비시키는 진화적인 행동임을 주장한다. 여아들의 인형 놀이는 엄마 역할을 준비시키는 면을 보여 주며, 남아들의 거친 놀이는 다른 남자들과 경쟁하는 성인기 인생을 준비시키는 면을 보여 준다.

놀이는 아동이 많은 기술을 훈련하고 발전하도록 허용한다. 사실, 놀이는 운동, 인지, 언어, 사회성 및 정서 기능의 발달과 연관되어 있다(Pellegrini, 2009). 영유아의 신체 또는 활동 놀이는 신경계 성숙을 돕고, 골밀도를 증가시키며, 운동 능력을 발달시킨다. 피아제와 그의 동료는 인지 발달에서 상상 놀이의 중요성을 강조하였다. 상상 놀이는 인지 발달과 언어 기술, 리더십 그리고 창의력 발휘를 잘 하도록 한다(Lillard et al., 2013). 반면에 사회적 가상 놀이는 다른 사람에 대한 지각, 사회적 기술 그리고 인기도에 대한 아동의 이해와 연관되어 있었다. 놀이는 건강한 정서 발달에 기여하는데, 염려스러운 느낌을 표현하거나 행동을 나타내고, 정서를 조절하고, 정서적 갈등을 해결하도록 기회를 제공한다 (Coplan & Abreau, 2009).

아동은 재미로 놀이를 하지만 놀면서 발달한다. 전문가들은 아동의 가장 좋은 학습은 스스로 놀이를 선택하고, 직접 해 보고, 놀이하는 방법을 사용할 때라는 것에 동의한다(Hirsh-Pasek et al., 2009; Lillard et al., 2013).

4) 또래 수용

또래에게 인정받는 것은 함께 놀이하는 기회를 얻는 것으로 정상적인 성장을 하고 있음을 의미한다. 또래 수용은 집단에서 누구를 좋아하고 누구를 싫어하는지 파악하는 **사회성 측정 기법(sociometric techniques)**을 이용한다(Cillessen, 2009). 사회성 측정 조사에서 아동들은 반에서 좋아하는 친구와 싫어하는 친구를 몇 명씩 지명하고, 동반자로서의 호감 또는 비호감에 따라 점수를 주라는 지시를 받았다. 아동들은 다음과 같이 뚜렷한 사회 범주로 분류되었다.

1. **인기 있다(Popular)**. 다수가 좋아하고, 소수는 싫어한다.
2. **거부당한다(Rejected)**. 소수는 좋아하고 다수가 싫어한다.
3. **방치된다(Neglected)**. 좋아하지도 싫어하지도 않는다. 반에서 눈에 띄지 않고, 친구들이 잘 모르는 존재이다.
4. **논란이 많다(Controversial)**. 다수가 좋아하지만 또 다수가 싫어한다.
5. **보통이다(Averge)**. 좋아하거나 싫어하는 정도가 중간이다.

(1) 사회성 측정에 미치는 영향

또래 집단에서 어린이가 쉽게 바꿀 수 없는 개인적 특성에 따라 인기도나 또래의 수용도가 달라진다. 예를 들어, 외모가 수려하고 똑똑한 어린이가 더 인기가 많다. 그리고 기술적으로 사회적 상호작용을 먼저 시도하고, 또래에게 긍정적으로 반응하고, 인간 관계의 갈등을 부드럽게 해결하는 등의 성공적인 사회성은 인기도에 큰 영향을 준다. 또한, 호감을 받는 어린이는 자신의 정서를 잘 조절한다(Graziano, Keane, & Calkins, 2007).

또래에게 거부 당하는 아동은 매우 공격적이게 되며, 밀고, 방해하고, 성가시게 하고, 친구를 괴롭힌다. 소수는 사회적으로 고립되기도 하고, 위축되기도 한다(Rubin et al., 2015). 방치된 아동은 대체로 좋은 사회성 기술을 갖고 있으나 수줍어하고, 자신의 주장이 약하며, 또래 집단의 주변을 맴돌거나 혼자서 놀기를 선호하므로 아무도 인지하지 못한다(Coplan, Ooi, & Nocita, 2015). 논란이 있는 아동은 인기 있는 아동처럼 좋은 사회성 기술과 리더십을 가지고 있으나, 이들은 거부당하는 아이들처럼 때로는 공격적이고 남을 괴롭히는 모습을 보인다(Miller-Johnson et al., 2003).

중요한 것은 사회적으로 성공하는 방법으로 행동하고, 자신의 정서를 잘 조절하는 것이다. 부모와 안정적 관계를 형성한 아동은 인기 있는 아동이 된다. 그들이 또래와 긍정적인 관계를 만들어가는 사회성과 정서 조절을 하는 기술을 배우기 때문이다.

(2) 또래 수용의 영향

어린 시절에 경험한 인기 투표 결과는 특히 거절당한 아동의 10~15%에서 문제가 된다(Rubin et al., 2006). 방치당한 아동은 대부분 좋은 사회적 기술을 가지고 있기 때문에 후에 더 많은 수용을 얻기도 한다. 가장 나쁜 결과는 사회적으로 몹시 움츠리는 아동으로, 이 아동은 사회적 공포로 인해 다른 또래들과 상호작용을 못하고 괴롭힘을 당하는 희생자가 되기 쉽다(Rubin, Coplan, & Bowker, 2009).

공격적인 행동 때문에 거부당한 아동은 학년이 올라가도 거부당하기 쉽고, 거절당한 경험 때문에 잘 적응하지 못한다. 자존감은 낮아지고, 사회성 기술을 배울 기회를 놓치고 타인에 대한 부정적인 태도를 갖게 되며, 함께 어울리는 반사회적인 아동으로부터 부정적인 영향을 받으며, 학업 성취도가 낮아진다(Coie, 2004; Prinstein et al., 2009). 또래에게 거부당한 스트레스는 후반에 질병의 원인이 되는 신체적 감염 과정과 연관되어 있다(Murphy, Slavich, Rohleder, & Miller, 2012). 그러나 아동의 상호작용 기술을 향상시킬 목적으로 적용하는 사회성 기술 훈련과 코칭 프로그램을 통해 또래에게 수용될 수 있다(Bierman & Powers, 2009).

5) 우정

규모가 더 큰 또래 집단의 인정을 받고 친한 친구를 갖는 것은 아동들에게 다른 기능을 갖게 한다. 인기가 많은 아동은 인기가 없는 아동에 비해 친구를 갖기 쉽다. 인기가 없는 아이들도 한 명 정도는 상호 호혜적인 우정 관계를 맺으며, 인기가 많은 아이가 오히려 그렇지 않을 수도 있다(Gest, Graham-Bermann, & Hartup, 2001).

친구가 있으면 어린이는 행복해지고, 사회성 능력이 향상되고, 외롭거나 우울할 확률이 낮아진다. 만약 친구 사이가 서로를 지지해 주고 잘 적응한다면 더욱 그렇다. 정신분석학자인 설리반(1953)은 가까운 친구나 단짝을 갖는 것은 발달에 많은 장점을 갖고 있다는 이론을 구축하였다(Bukowski, Motzoi, & Meyer, 2009). 단짝 관계는 청소년기에 연인 관계를 완만하게 하며, 다른 사람과 정서적으로 친근하게 되는 것이 어떠하다는 것을 가르쳐 준다. 친구는 중요한 사회적 지지와 안위를 제공한다. 친구는 유치원에 처음 가는 날, 다른 친구의 괴롭힘을 참을 때 또는 이혼으로 인한 혼란과 스트레스에 놓인 상황에서 사회적 지지와 편안함을 제공한다(Rubin et al., 2015).

05 청소년기

청소년기에는 아동기 때보다 또래와 더 많은 시간을 보낸다. 부모와의 애착 관계도 여전히 중요하지만 동성이나 이성의 또래 관계는 그것을 능가한다(Furman & Buhrmester, 1992). 나이가 들어가면서 청소년들은 부모와 애착뿐 아니라 가까운 친구나 애인과의 애착에 대해 내적 작동 모델을 구축하고 또 재구축한다. 이런 수준은 개인의 질적 수준에 따라 다르다(Furman, Stephenson, & Rhoades, 2014).

1) 부모에 대한 애착

영유아가 주변 탐구를 위해 안정적으로 애착이 되어야 하듯이 청소년도 독립적이고 자율적인 존재가 되기 위해서는 안정과 격려가 필요하다. 이 시기에는 새로운 세계에 대한 탐험과 부모 애착 관계와의 균형을 유지하는 것이 성장 발달의 핵심이다. 부모와 안정된 애착 관계를 형성한 청소년은 보다 강한 자아와 높은 자존감, 사회성, 적절한 감정 조절로 문제 행동이 적게 나타난다(Allen, 2008). 청소년들은 부모와 불안정적인 애착을 형성하기보다는 친구나 애인과 더 높은 수준의 애착을 형성하기 쉽다.

2) 우정

우정은 나이가 들어가면서 아래와 같이 질적으로 변한다.

1. 아동기 초기에는 일반적인 활동에서 즐거움을 갖는다.
2. 아동기 후기에는 성숙한 돌봄과 상호존중이 나타난다.
3. 청소년기에 자신을 개방하며 친밀감이 나타난다 (Collins & Madsen, 2006).

영유아와 마찬가지로 청소년들도 또래들과 우정을 형성한다. 하지만 청소년은 심리적인 질, 즉 흥미, 태도, 가치, 성격 등이 자신과 잘 맞는 친구를 선택한다. 친구는 서로 마음이 맞아 무슨 말이든 말할 수 있고, 이해하며, 그들이 필요할 때 함께 있어 주고, 비밀을 털어놓을 수 있는 사람이기 때문이다(Way & Silverman, 2011).

청소년기에 동성과의 우정이 여전히 중요하지만 이성과도 친밀한 관계를 형성한다. 사라바니와 그의 동료들은(Sharabany, Gershoni, & Hofman, 1981) 초등학교 5학년부터 고등학교 3학년 학생들에게 동성과 이성 관계에 대해 물었다. 5학년부터 중고등학교 때까지 동성과의 관계는 매우 친밀하였으며, 이성과의 관계는 고3이 되기 전까지는 친밀하지 않았다. 이러한 결과는 동성과의 친밀한 단짝 관계에서 학습한 것을 후기 이성 관계에 적용한다고 주장한 설리반의 이론을 지지한다 (Fuman & Rose, 2015).

(1) 지각된 인기도와 사회성 측정 인기도

인기를 얻는 아동은 좋아할만한 많은 특성들을 갖고 있지만 아동 후기나 청소년기에는 인기도의 **사회성 측정(sociometric popularity)**과 많은 또래가 좋아하거나 **지각된 인기도(perceived popularity)** 또는 또래 집단 내에서의 지위나 권력 그리고 눈에 띄는 것들 사이의 차이점을 구별하는 것이 중요하다(Mayeux, Houser, & Dyches, 2011).

지각된 인기도가 높은 10대들은 좋은 사회성과 지도자 능력을 갖고 있으며, 대체로 매력적으로 옷을 잘 입는다. 어떤 10대 청소년들은 사회성 측정에서도 매우 인기도가 좋다. 그러나 또 어떤 청소년들은 남을 조정하고 지위를 갖고자 한다. 어떤 청소년들은 냉대, 홀대, 괴롭힘을 당하기도 하고, 다른 청소년들을 험하게 대하면서 많은 손상을 입히기도 한다. 그들은 **관계적 공격성(relational aggression)**을 부추겨서 다른 친구를 제외시키거나 무시하며, 소문 내기 등을 통해 간접적으로 공격한다(Voulgaridou & Kokkinos, 2015).

비록 친구가 내 등뒤에서 다른 사람과 나에 대한 험담을 한다는 생각은 전혀 즐겁지 않고 그 결과로 청소년이 고통을 당한다 할지라도, 관계적 공격성은 또래 문화를 강화하고 집단의 규범 만들기를 격려하는 긍정적인 기능을 제공하는 것으로 보인다(Killen, Rutland, & Jampol, 2009).

3) 사회 관계의 변화

대부분의 청소년들은 이성 친구들에게 관심을 갖는다. 던피(Dexter Dunphy, 1963)는 또래 그룹이 어떻게 청소년기에 데이트를 하는 사이로 바뀌는지에 대해 5단계로 설명하였다(Rubin et al., 2015).

1. 후기 아동기의 남녀 청소년은 동성 **집단(cliques)**의 구성원이 되며, 이성과는 거의 관련이 없다.
2. 여성 그룹과 남성 그룹은 상호작용을 시작한다. 부모가 또래 관계 형성에 안전한 기반을 제공하듯이, 동성 그룹은 이성 관계 형성에 안정된 기반을 제공한다. 남자 청소년들은 혼자서 여자 친구와 이야기하는 것보다 남자 친구들과 함께 있을 때 여자 친구와 이야기하는 것을 더 안전하게 느낀다.
3. 청소년기 초에 가장 인기가 많은 남학생과 여학생들이 소규모의 이성 집단을 형성한다.
4. 인기가 적은 또래들도 나름대로 이성 집단을 형성한다. 혼성 집단들은 파티를 열거나 사회화를 촉진한다. 큰 고등학교에는 독특한 자아정체감과 생활 양식을 가진 다양한 집단들이 있다. 혼성 집단의 구성원이 된 청소년들은 집단 구성원들과 친구나 연인 관계가 되어 상대방을 알아 가는 기회를 자주 갖는다.
5. 점차 더 많은 커플이 형성되면서 후기 고등학생 시기에는 집단들은 해산되고, 남자 청소년과 여자 청소년들을 맺어주는 목적이 이루어진다.

(1) 집단들의 영향

고등학교 때 집단의 역할은 남학생과 여학생을 맺어줄 뿐 아니라 사회적 정체성을 심어주고, 사회 질서를 갖게 한다.

맥파랜드와 동료들(Daniel McFarland et al., 2014)은 고등학교의 사회 연계망에 대한 흥미로운 연구를 수행하였다. 학교의 크기나 인종 또는 민족 구성 등이 누가 누구와 함께 어울리는지에 대해 강하게 영향을 주는 것으로 나타났다. 학생들은 나이, 성별, 인종 그리고 사회적 계층에 있어 자신들과 유사한 친구들을 선택하여 집단을 형성하는 경향이 있다. 작은 학교에서 계층적인 사회적 구조보다는 운동이나 음악 등 집단적인 학교 내 작업이나 학교 활동을 토대로 형성되기 쉽다. 그렇기 때문에 청소년들은 다양한 사회적 배경을 가진 학생들과 더 많이 섞인다. 고등학교의 생태 환경은 또래 문화에 큰 차이를 만든다.

청소년이 어떤 무리나 집단에 속해 있는지가 사회적 정체성과 자존감에 매우 중요하다. 어느 집단에도 속하지 못한 채 고립되어 있는 것보다 자신에 대한 긍정적인 정체감을 형성한다. 고등학교 때 집단에서 자신에 대한 인식은 성인기 적응에도 영향을 미친다. 어느 집단의 일원이라 함은 그 집단에 속하기 전에 개인이 가진 성향, 능력, 가치를 반영하며, 동시에 한 집단의 일원이 되어 경험하는 것은 미래의 성장 발달에 영향을 준다(Barber, Eccles, & Stone, 2001).

집단이 정말로 장래 청소년의 특성을 형성하는지 또는 단지 집단 구성원이 청소년의 현재 특성을 반영하는가? 이 질문은 **또래 선택 대 또래 사회화 문제(peer selection versus peer socialization issue)**에 대한 관심에서 비롯된다. 집단 구성원은 어느 정도 성격의 속성과 능력 그리고 청소년이 특별한 집단에 참여하기 전에 간직했던 가치 등을 반영한다. 청소년들은 종종 자신들과 맞는 집단을 선택하거나 그런 집단에 의해 선택당한다. 하지만 집단에서의 경험은 사회화 행위이고 발달을 가져온다(Burk, van der Vorst, Kerr, & Stattin, 2012). 즉, 선택과 사회화는 같은 집단 구성원들 간의 유사성에 기여한다. 그러므로 술을 마시는 청소년들은 금주하는 친구보다는 주로 술을 마시는 친구를 선택한다. 그러나 친구들은 서로 사회화를 한 결과로 더 많은 술을 마시거나 또는 다른 면으로 더 유사한 음주 양상을 발달시킨다. 후기 청소년들은 자신의 정체성을 구축하고 또래에게 더 저항하며, 집단의 정체성을 덜 중요하게 생각한다(Brown, 2011; Monahan, Steinberg, & Cauffman, 2009).

(2) 또래의 영향

우리 사회는 흔히 또래 집단이 청소년에게 나쁜 영향을 준다고 왜곡되게 생각한다. 연구 결과 나타난 바로는 또래가 전형적인 사회적 학습과 반사회적 행위를 강화하기보다는 긍정적인 행위를 강화한다(Rubin et al., 2015). 약 14~15세의 청소년들은 또래들의 영향에 더 의존하고 더 민감하다.

부모는 청소년 자녀가 또래 집단의 좋고 나쁜 영향을 받는 것에 상당히 영향을 준다. 너무 방관하거나 엄격한 부모가 되지 않아야 한다. 따뜻하고 권위적인 부모와 애착 관계를 형성한 청소년은 친구들의 동조에 의한 위험에 빠지는 일이 드물다. 대체로 성장 발달 과정에서 또래 집단과 친구의 영향은 건강하지만, 청소년이 어떤 집단에 속하는가에 따라, 부모와의 관계가 얼마나 좋은가에 따라, 또래 집단의 수용에 대한 안전요구도가 얼마나 많은가에 따라 파괴적일 수 있다.

4) 연애

연애로 전환되는 것은 큰 또래 집단에서 일어난다(Collins & Laursen, 2004). 초기 청소년의 데이트 관계는 후기 청소년에 비해 표면적이고 일시적이다. 브라운(Bradford Brown, 1999)은 청소년의 연애 관계를 4단계로 정리하였다.

1. **시작 단계(initiation phase).** 초기 청소년은 초점을 자신에게 맞추고 있으며, 이성과 연애 관계를 형성할 수 있는 존재는 자신이라고 생각한다. 이 시기에는 좌충우돌하고, 자세를 바로잡아가면서 서툴게 시작하는 시기이다.
2. **진행 단계(status phase).** 중기 청소년은 또래에게 인정받는 것이 중요하다. 연애 관계와 맞는 상대방을 얻는 것이 중요하다.
3. **애정 단계(affection phase).** 후기 청소년은 자신이나 또래 그룹보다는 관계에 초점을 둔다. 연애 관계는 보다 개인적이고 서로 돌보는 관계가 된다. 큰 또래 집단보다는 조언과 정서적 지지를 하는 작은 집단에 정착한다.
4. **결속 단계(bonding phase).** 초기 성인기로 진입하면서, 애정 단계에서 형성한 감정적 친밀감이 영구적인 애착 관계를 형성하기 위한 장기적인 서약이 된다.

13세 청소년은 감정적으로 강하지만 평균적으로는 3개월 정도 낭만적인 관계를 지속한다. 나이가 들어가면서 관계의 지속 기간이 길어지고(21세인 경우 평균 약 21개월 정도 유지) 감정적으로 더 친밀해지고 지지한다. 부모와의 지지적인 관계는 적어도 초기 성년기에 사랑 관계의 진입을 예측하는 데 있어 또래 집단과의 지지적 관계만큼 중요하다(Shulman & Connolly, 2016).

초기 청소년기의 데이트는 사회적 또는 감정적 적응에 긍정적 영향보다는 부정적인 영향이 더 많은 것으로 보인다. 이는 문제아 청소년들이 일찍 데이트를 시작하거나 어린 시절 데이트로 상처를 받거나 이른 시기에 성교, 술과 알코올 그리고 약물 남용 등의 문제를 가지기 때문이다(Furman & Collibee, 2014). 그러나 후기 청소년이나 성년 초기의 애인은 성장 발달에 부정적인 영향보다는 긍정적인 영향이 더 많다. 물질 남용도 적고 정서적 또는 행동적 문제도 적다. 이 시기에는 애인을 두는 것이 적절한 발달 과업이기 때문일 것이다. 결국 안정된 지속적인 관계는 자아상에 긍정적이며, 데이트를 하는 후기 청소년이 데이트를 하지 않는 후기 청소년보다 더 잘 적응하는 것으로 나타났다(Furman & Rose, 2015).

애착 관계의 변화에 있어서 청소년기는 매우 중요한 시기이다. 청소년은 점차 나이가 들면서 친구나 연인을 더 자주 찾게 된다. 연인은 가까이 있고 싶고 탐험을 위한 안정된 지지 기반이기 때문이다. 부모와의 안정된 애착 관계와 유사하게 친구와의 안정된 애착 관계는 불안이나 우울과 연관된 스트레스 상황에 잘 대처하게 돕는다(Gorrese, 2016). 특히 엄마는 청소년기 동안 안전과 지지의 중요한 요소이다. 또한, 부모–청소년 관계와 부모의 양육 방식은 청소년의 동료나 애인 관계의 질과 깊은 관련이 있다.

06 성인기

1) 사회 관계

젊은 성인은 연인 관계, 우정 관계 그리고 업무 관계를 형성하느라 매우 바쁘다. 청소년기에 시작한 이성을 향한 친밀감은 지속된다. 미혼의 젊은 성인은 중년이나 노년에 비해 친구들이 더 많다.

결혼을 하고, 자녀를 낳고, 사회적 책임이 늘어나고, 나이가 들어가면서 성인의 사회적 지지망은 축소되지만 가족이나 아주 친한 친구들은 유지된다(English & Carstensen, 2014). 가족 연계망의 크기는 비슷하지만 개인주의 문화에서는 집단주의 문화에서보다 친구 관계망의 폭이 더 넓다(Wrzus, Hänel, et al., 2013).

성인기 후반에 사회 연계망의 축소는 부분적으로 만성 질병과 장애 때문이다. 생애 사건과 역할 변화도 사회 연계망 크기에 영향을 준다. 예를 들어, 결혼하고 새로운 직장에 출근하면서 사회 연계망의 크기가 증가하며, 배우자의 사망으로 사회 연계망의 크기는 감소한다. 사회 정서 선택 이론은 노인들이 남은 시간이 짧다고 인식하면서 보다 적극적으로 감정적인 요구 충족을 선택한다고 설명한다. 나이가 들어가면서 사회 정서 선택, 역할 상실, 건강 상실 등으로 사회 연계망의 크기는 감소한다. 하지만 노인은 전형적으로 정서적 행복과 관계의 만족감을 추구한다.

2) 연인 관계

(1) 배우자 선택

배우자나 동거자 선택에 대한 여과 이론은 배우자가 될 수 있는 모든 사람이 여과 과정을 거쳐 최종 배우자가 되는 과정을 설명한다(Strong et al., 2011). 두 사람의 데이트를 상상해 보자. 초기 단계는 외모, 인종, 학력, 사회경제적 지위, 종교 등의 유사성이 첫 번째 여과 과정이며 데이트를 시작하는 토대가 된다. 서로가 자신을 상대방에게 더 보여 주고 가치, 태도, 믿음, 성격적인 부분에서 비슷한 내적 요소를 찾는다. 여기서 서로가 화합할 수 있다고 생각한다면 관계는 지속되고 그렇지 않으면 관계는 끝난다. 그러나 여과망에 대한 합의가 약하며, 배우자 선택이 여과 이론처럼 단계별로 이루어지는 것 같지는 않다(Regan, 2008).

연구자들은 유사성과 **동질성(homogamy)**이 배우자 선택에 중요한 영향을 미친다는 데에는 동의한다(Strong et al., 2011). 동질성이 확인되면 자신의 연약한 부분을 **보완(complementarity)**해 줄 수 있는 사람을 선호한다. 즉, 배우자 선택에서는 "유유상종"이라는 말이 "서로 다른 점에 끌리게 된다"는 말보다 더 타당하다.

정서적 안정과 동의 등은 성공적인 관계에 영향을 준다. 하지만 궁극적으로 "진실된 사랑"으로 전환될 것이라는 관계를 예측하기란 매우 어렵다(Finkel et al., 2012).

(2) 사랑

사랑은 다양하고 규정하기 힘든 개념이다(Berscheid, 2010; Reis et al., 2013). 낭만적인 사랑의 정의는 흔히 사람들이 잘못 알고 있는 단순한 서양적이고 현대적인 현상이 아니다. 낭만적인 사랑의 현상은 모든 문화에서 사람의 뇌 활동이 유사하게 작동하는 양상을 보인다(Acevedo & Aron, 2014). 이런 현상은 우리가 특정 파트너에게 헌신하는 역할을 하고, 그 파트너와 함께 자식의 양육에 투자해야 한다는 것을 의미한다(Fletcher et al., 2015). 낭만적인 관계를 성적 매력과 정서적 매력의 합이라고 생각할 수 있다(Birnbaum, 2015).

스텐버그(Robert Sternberg, 1988, 2006)는 그가 고안한 **사랑의 삼각형 이론(triangular theory of love)**을 적용하여 사랑의 요소 3가지를 토대로 서로 다른 사랑의 유형을 보여 준다. ■ 그림 10.6에서 보는 바와 같이 사랑의 3가지 요소는 열정, 친밀감, 헌신이다.

- **열정**(passion)은 성적 매력과 흥분된 감정을 포함한다.

- **친밀감**(intimacy)은 따뜻하고, 돌보며, 가깝고, 서로 신뢰하며 존경하는 관계를 포함한다. 친밀감은 서로가 정서적으로 하나가 되어 밀착하고 소통하는 것이다.
- **헌신**(commitment)은 한 사람이 다른 사람을 사랑하기로 결정하고 헌신하는 장기적인 관계를 포함한다.

스텐버그는 세 가지 사랑 구성 요소의 크고 작음에 따라 다양하게 나타나는 7가지 유형의 사랑을 정의하였다. 미국 문화에서 연인들은 보통 데이트 초기에 열정을 경험하고, 차츰 친밀감을 느끼고, 마지막 단계에서 헌신하는 관계로 발전한다. 중매 결혼 문화에서는 헌신이 먼저일 것이다(Regan, 2008).

행운이 있는 연인들은 **완벽한 사랑(consummate love)**이라는 높은 수준의 열정, 친밀과 헌신을 즐길 것이다. 청소년층은 젊은 성인층보다 열정, 친밀, 헌신의 점수가 낮다. 이는 에릭슨의 이론에서 초기 성인기는 친밀관계를 형성하는 때라고 주장한 것에 힘을 실어준다. "사랑에 빠진" 강한 열정은 점점 연인 관계로 발전하게 되는데, 결혼을 하고 양육을 해야 하기 때문이다(Reis & Aron, 2008). 점차 열정은 시간이 흐르면서 사라지고, 헌신은 성장하여 성인기 내내 일정하게 유지된다(Sumter et al., 2013). 이렇게 낭만적 사랑은 초기의 열정적 사랑이 우정과 같은 **동반자적 사랑(companionate love)**의 성격을 띤 관계로 변하고 점차 열정보다는 높은 친밀감과 헌신적이고 정서적인 사랑으로 변한다.

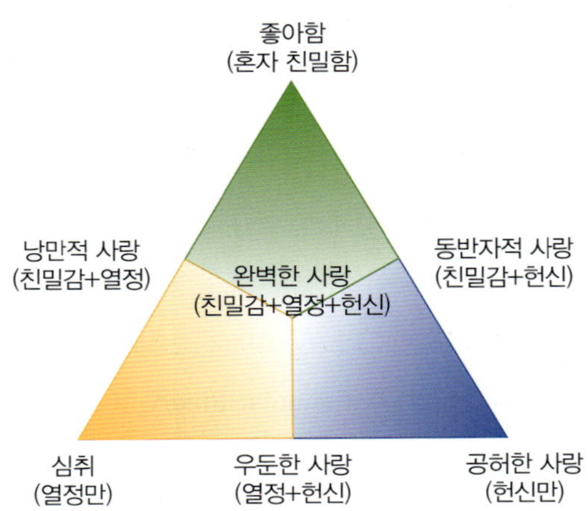

■ **그림 10.6** 스텐버그의 사랑의 삼각형 이론에 따르면 사랑에는 3가지 구성 요소가 있다. 각 요소의 많고 적음에 따라 관계의 질이 어떠할지를 생각해 보자. 예를 들어, 동반자적 사랑은 친밀감과 헌신은 높고 열정은 낮다. 사랑에 심취할 때는 열정은 높고 친밀감과 헌신은 낮다.

3) 성인 애착 양상

쉐이버와 동료들은 성인의 사랑 관계를 애착 관계의 관점에서 연구하기 시작하였다(Fraley & Shaver, 2008; Mikulincer & Shaver, 2007). 많은 사람들은 사랑 관계를 애착 관계로 간주한다. 스텐버그의 사랑의 삼각 이론은 연인 간에 돌봄 애착의 형성을 주장한다. 초기 데이트 관계에서 애착 불안 증상은 미래의 심각한 관계 형성을 예측하는 데 열정이나 성적 갈망만큼 중요하다. 부모와 애착 관계를 잘 형성한 영유아처럼 사랑에 빠진 성인은 상대에게 강한 정서적 결속을 느끼고, 가까이 있고 싶어 하고, 결속하여 안정감을 느끼고, 분리되면 힘들어 한다. 성인들은 또한 다른 애착 대상도 갖게 되는데, 그들은 당연히 자녀나 부모 그리고 친구들이다.

■ 그림 10.7은 보울비가 이론화한 내적 작동 모델이 어떻게 연인 관계의 질에 영향을 주는지를 보여 준다(Crowell, Fraley, & Shaver, 1999). 자신을 긍정적 또는 부정적으로 보는 견해와 타인을 긍정적 또는 부정적으로 보는지에 따라서 네 가지의 애착 유형을 서술하고 있다. 이런 네 가지 성인 애착 유형은 불안(상대방의 존재와 반응에 대한 염려의 확대)과 회피(상대방에게 친밀해지고 의존하는 것에 대한 불편함의 확대)로 묘사될 수 있다.

안정된 내적 작동 모델을 가진 성인은 자신들과 타인에 대해 좋게 느끼며, 친밀한 관계에 들어가거나 언젠가는 헤어질 것에 대해 두려워하지 않는다.

몰입하는 내적 작동 모델을 가진 사람들은 타인에 대해 긍정적이지만 사랑받지 않음을 느낀다. 저항적 애착 관계를 형성한 영유아처럼 자신의 가치를 인정해 주는 다른 사람과 가까워지기를 열망하고 과도하게 의존적이며, 버려지는 것을 지나치게 두려워한다. 그래서 그들은 애착 불안이 높고 회피가 낮다.

무시하는 애착 양상을 가진 성인은 자신에 대해서는 긍정적으로 보지만 타인을 신뢰하지 않고 가까운 관계의 중요성을 무시한다. 회피적 애착을 가진 영유아처럼 자신을 방어하고 사랑이 필요하다는 것과 버림받는 상처에 대한 두려움을 표현하지 않는다. 그들은 관계의 중요성을 경시하고 상대방을 신뢰하거나 의존하기를 어려워하고, 자신이 원하는 것보다 상대방이 더 친밀해지기를 바란다고 느끼며, 상대방과 거리를 둔다. 이는 불안 애착은 낮고 회피가 높기 때문이다. 보울비(1973)는 무시하거나 회피적인 유형을 가진 개개인은 "강박적으로 자신에게 의존한다"고 묘사했다.

마지막으로 두려운 내적 작동 모델을 가진 성인은 높은 수준의 불안과 회피를 보이며, 혼돈스런 애착 관계를 형성한 영유아와 유사하다. 그들은 자신과 타인에 대해 흐릿한 견해를 가지고 있으며, 혼란스럽고 불안이 혼재되어 예측하기 어렵게 행동한다.

하젠과 쉐이버(Cindy Hazan and Phillips Shaver, 1987)의 연구 결과에 따르면 성인의 애착 유형은 연인 관계의 질과 관련이 있다. 예를 들어, 안정된 애착 관계를 형성한 성인은 신뢰와 긍정적인 감정을 경험하고 다른 유형에 비해 현재의 사랑 관계를 오래 지속한다. 회피적 관계를 형성한 사람들은 친밀감을 두려워하고, 저항적 관계를 가진 사람들은 상대방에게 집착하고 질투한다. 약혼이나 결혼을 한 배우자들이 관계와 관련된 문제점에 대한 토론 결과에서도 안정된 애착 관계를 형성한 성인들은 차분하게 자신의 감정을 공유하고 사려가 깊다. 회피적 애착 관계를 형성한 성인들은 자신의 진실된 감정을 감추거나 막는 신체적 양상을 보이며, 저항적 애착 관계를 형성한 성인들은 크게 감정적으로 흥분한다(Roisman, 2007).

성인이 초기에 경험하는 부모–자녀 관계의 질은 성인의 애착 관계 유형과 연인 관계의 질을 예측한다(Raby et al., 2015). 아동기와 청소년기에 친구와의 애착 관계는 초기 부모–자녀 애착의 질과 후기 연인 애착의 질을 연결하도록 돕는다. 민감한 연인들은 변화를 이끌어낸다. 예를 들어, 회피적 또는 무시하는 애착 유형의 사람이 자신감을 표현하고 노력하면서 더 신뢰하고 협조적으로 변화되기도 한다(Farrell et al., 2016). 그러므로 보울비의 이론처럼 자신과 타인의 인식에 대한 내적 작동 모델은 영유아기에 형성된 부모–자녀의 애착 관계를 토대로 하지만 후기의 관계를 경험하면서 수정되며, 성인 후기 관계의 질에 영향을 준다.

타인에 대한 내적 모형 \ 자신에 대한 내적 모형	긍정적인	부정적인
긍정적인	**안정** • 과거에 안정된 애착 관계 형성 • 애착과 자율성의 건강한 균형 • 탐험에 대한 자유 낮은 불안감, 낮은 회피	**몰두** • 과거에 저항적 애착 관계 형성 • 가치를 느끼는 사랑에 대한 갈망 • 버림받을 것에 대한 두려움 • 불안과 분노를 개방적으로 표현 높은 불안감, 낮은 회피
부정적인	**무시** • 과거에 회피적인 애착 관계 형성 • 감정 표현이 없음 • 친밀함 회피로 상처받을 것을 방어 • 관계의 중요성 무시 • 강박적인 자기–의존 낮은 불안감, 높은 회피	**두려움** • 과거에 혼돈스런 애착 관계 형성 • 관계는 요구하나 자신의 가치를 의심하고 친밀감에 대한 두려움 • 애착 요구에 대한 일관된 전략의 결여 높은 불안감, 높은 회피

그림 10.7 초기의 관계 경험에서 자신과 타인에 대한 내적 작동 모형 중심의 성인 애착 양상. 이런 네 가지 애착 양상은 불안(버림 받을 것을 두려워함)과 회피(친밀해지거나 의존에 대해 불편함)에 따라 달라진다.

성인에게 주는 영향력은 연인 관계의 질보다 성인의 애착 유형이 훨씬 강하며(Cassidy & Shaver, 2016), 안정된 내적 작동 모델은 성인이 주위 환경을 파악하고 탐험하는 데 자신감과 호기심을 갖도록 하고, 탐험에 대한 안전한 토대를 제공한다(Luke, Sedikides, & Carnelley, 2012). 안정적으로 애착 관계를 형성한 성인은 직장 일을 즐기고 다양한 면에서 고용자들에게 유익하다. 저항적인 애착 관계를 형성한 성인은 충분한 정서적 지지와 인정받기를 원하고, 회피적인 애착 관계를 형성한 성인은 일에 파묻혀 지내며 동료들과는 거의 어울리지 않는다(Hazan & Shaver, 1990).

내적 작동 모델과 애착 유형은 성인의 돌봄 능력과도 밀접한 관련이 있다. 가장 중요한 것은 민감하고 즉각적으로 반응하는 부모이다. 부모들과 안정된 애착 관계를 형성한 성인들(엄마와 아빠)은 그들 부모와 불안정한 애착 관계를 형성한 성인들에 비해 자녀들에게 더 기민하게 작용하는 경향이 있고, 즉각 대응하는 부모가 되며, 자신의 자녀들과도 기민하게 상호작용하고 안정된 애착 관계를 형성한다(Shlafer et al., 2015). 애착 유형은 또한 노부모를 돌보는 질적인 면에 영향을 준다.

애착 유형은 또한 인생 후반의 신체적인 면, 정신적인 면 그리고 안녕감과 연관되어 있다(Waldinger et al., 2015). 60세부터 99세 사이의 노인을 대상으로 한 연구 결과 대상자의 50%는 안정된 애착 유형이었으며, 35%는 무시-회피 애착 유형이었고, 12%는 몰입 또는 두려운 애착 유형이었다. 몰입이나 두려운 애착 유형의 노인에 비해 안정된 애착 유형이나 무시-회피 애착 유형의 노인들이 더 행복했다(Magai et al., 2001; Bodner & Cohen-Fridel, 2010). 모든 문화에서 중년기와 노년기 성인들은 젊은 성인들보다 관계에 대해 불안이 적지만 더 무시-회피적이다(Chopik & Edelstein, 2014). 아마도 배우자 상실, 불완전한 결혼 또는 상대방으로부터 적절한 독립과 최소한의 의존에 대한 대처에 있어서 많은 노인이 자신 스스로에게 의존하게 되고, 그대로 행복한 것처럼 보인다.

우리는 안정된 애착 유형이 생애 전반에 걸쳐 높은 안녕과 기능 상태에 연관되어 있다고 결론을 내릴 수 있다(Waldinger et al., 2015). 안정된, 몰입된, 무시하는, 두려운 등 다양한 성인의 애착 유형은 성인기 발달, 연인 관계의 질, 일에 대한 탐험과 숙련된 행위, 양육과 돌봄 그리고 인생 후반에의 적응 등에 대해 중요한 암시를 지닌다.

4) 성인기 관계와 성인 발달

성인의 사회적 관계에서는 주로 양보다 질이 안녕과 생애만족감에 더 관련이 있다. 또한, 실제로 받는 사회적 지지보다는 사회적 지지를 어떻게 인식하는지가 더 중요하다(Uchino, 2009). 예를 들면, 여러 사람과 함께 있거나 실제로 많은 지지를 받고 있어도 외롭다고 느끼거나 지지를 받지 못한다고 느낄 수도 있고, 작은 사회적 관계망을 갖고 있고 실제로도 거의 사회적 지지를 받지 못하지만 만족해 할 수 있다.

성인의 사회적 연계망의 크기는 그리 중요하지 않으며, 적어도 한 명 이상의 **믿을만한 존재(confidant)**가 있는지가 더 중요하다. 정서적인 지지를 얻기 위해 남성은 배우자에게 의지하고 여성은 남편에 비해 친구나 형제자매, 자녀들에게 더 의지한다(Gurung, Taylor, & Seeman, 2003).

소수의 친밀하고 화합하며 지지하는 관계는 삶의 질을 향상시킬 수 있고, 부정적인 관계는 인생을 불행하게 만든다. 애착이 잘 형성된 가족 구성원으로부터 받는 사회적 지지는 심혈관계, 내분비계, 면역계에 긍정적인 영향을 주어 인체가 스트레스와 질병에 대처하는 능력을 향상시키며, 특히 노년기의 신체적 및 인지적 기능을 좋게 하는 데 도움이 된다(J. Cacioppo et al., 2015). 나이에 상관없이 인간의 성장 발달과 안녕은 친밀한 감정을 나누는 사람이 최소 한 명 이상 되는지에 달려 있다.

11 가족

1. 가족 체계 이론, 가족발달 주기 등의 틀을 이용하여 가족의 개념을 파악하고, 가족 체계의 변화에 대해 설명한다.
2. 기존의 자녀 양육 방식과 변화하는 자녀 양육 방식에서 부모의 역할을 비교한다.
3. 인간 발달에 영향을 주는 양육 방식 4가지, 가족 영향 모델의 유형 4가지를 설명한다.
4. 청소년기의 부모-자녀 관계 변화에 대해 설명한다.
5. 성인의 결혼 초기, 부모기, 자녀 양육기, 진수기, 조부모 되기 등 가족생활 단계의 주요 특성을 설명한다.
6. 다양한 가족 구성 유형과 특성을 설명한다.
7. 가정 폭력과 아동 학대의 특성을 설명한다.

이 장에서는 전 생애에 걸친 인간 발달에 영향을 주는 가족의 핵심적인 역할이 무엇인지 살펴본다. 가족의 변화를 살피고 발달 단계에 따라 경험하는 가족의 영향을 확인한다. 현재의 다양한 가족 구성 유형과 특성, 그리고 가정폭력과 아동 학대에 대해서도 살펴보기로 한다.

01 가족에 대한 이해

1) 체계 내에서 하나의 체계로서의 가족

가족 체계 이론(family systems theory)에서는 가족을 체계로서 개념화하고 있다. 이 이론에서 가족은 상호관계 속에서 서로 영향을 주고받으며 전체 기능에 기여하는 부분들로 구성된 완전한 전체를 의미한다. 또한, 가족은 가족 구성원 혹은 환경의 변화에 적응하기 위하여 자신을 조직해가는 역동적인 체계이다. 대부분의 발달학자는 가족 내부 과정에서 관심을 가져야 할 것은 오로지 어머니가 아동의 발달에 끼치는 영향이라고 생각하고 어머니와 아기의 관계에만 초점을 두었었다(Thoburn & Sexton, 2016). 그러나 가족은 역동적인 체계이며, 환경 변화와 가족 구성원의 변화에 적응하는 자가-조직 체계이다.

전통적인 **핵가족(nuclear family)**은 부모와 1명 이상의 자녀로 구성된다. 최근에 학자들은 "직계 가족"에 아이들과 그들을 돌보는 편부나 편모등 한부모 가족, 남자 동성애자 가족(게이, gay)과 여자 동성애자 가족(레즈비언, lesbian)도 포함시키는 것이 더 적절하다고 말한다(McGoldrick, Garcia Preto, & Carter, 2016). 단순히 남자, 여자, 아기로 구성된 체계라 할지라도 "가족 체계"는 복잡하다. 어머니-아기 관계뿐만 아니라 남편-아내, 아버지-아기 관계를 고려해야 한다. 개인과 가족 내의 모든 관계는 다른 개인이나 관계에 상호 영향력을 갖는다.

만일 여러 명의 자녀가 추가된다면 가족 체계는 더욱 복잡해진다. 부부 관계, 부모와 각 자녀와의 관계 그리고 형제자매 관계를 이해해야 한다. 즉, 가족은 부부, 부모-자녀, 형제와 같은 하위 체계를 가진 하나의 체계이다. 여러 연구는 **공동 육아(coparenting)**나 두 부모가 서로 협력하여 자녀를 양육하고 한 팀이 되어 자녀와 관계를 맺을 때 제대로 기능이 발휘될 수 있음을 보여준다. 부모가 서로 지지하면서 공동 양육을 하면 부부의 친밀 관계가 주는 영향 이상으로 자녀 발달에 큰 차이가 나타날 수 있다(Lamb & Lewis, 2015).

확대 가족 구성원(extended family household)의 복잡성을 생각해 보자. 부모와 자녀는 조부모, 조부모의 자녀들인 고모, 삼촌 그리고 그들 자녀와 같이 산다. 확대 가족은 많은 문화권에서 흔히 볼 수 있다. 확대 가족의 구성원은 별도의 핵가족 형태의 가정을 꾸리고 생활할 때에도 확대 가족 구성원과 자주 상호작용하고 자녀 양육의 책임을 공유한다(Ruggles, 1994; Hrdy, 2005).

가족은 또한 핵가족, 확대 가족을 불문하고 다른 체계에 속한 체계이기도 하다. 2장에서 체계 모형의 한 형태로 소개되었던 브론펜브레너의 생태학적 모형에서는 가족이 이웃, 지역사회, 하위 혹은 상위 문화권과 같은 더 큰 사회 체계의 일부로서 이러한 체계들과 상호작용한다(Bronfenbrenner & Morris, 2006). 미국이나 한국 문화 내에서 가족 경험은 모계 사회 혹은 일부다처제 문화권에서의 가족 경험과 다르다. 가족 형태나 가족을 둘러싼 상황의 맥락은 개별 가족마다 천차만별이고, 따라서 가족 내의 발달적 경험도 매우 다양하다.

2) 변화하는 체계의 가족

자녀가 태어나고 자라고 독립하고 부모가 헤어지거나 죽는 과정에서 가족 구성원은 계속 변한다. 가족 구성원도 개별적으로 발달을 거듭하며, 시간이 지나면서 가족 구성원 간의 관계들은 체계적 방식으로 변화한다. 가족원 구성의 변화, 개별적 변화 그리고 가족 내부 관계의 변화가 전체 가족 체계의 역동에 또한 영향을 미친다.

초기의 가족 발달 이론은 가족원의 구성, 역할, 관계가 부부의 결혼 시점부터 사망 시점까지 순차적으로 변한다는 **가족 발달 주기(family life cycle)**의 개념을 갖고 있었다(Duvall, 1977; Hill & Rodgers, 1964). 가족 이론가인 듀발(Duvall, 1977)은 • 표 11.1에서 보는 것처럼 자녀가 없는 신혼 부부 가족이 자녀가 있는 가족을 거쳐 노년기 가족까지 8단계의 가족 발달 주기를 경험한다고 서술하였다. 가족 구성원들은 단계마다 남편, 아내, 자녀 등으로 구별되는 일련의 역할들을 하게 된다. 신혼기에는 만족스러운 관계 형성, 자녀 양육기에는 부모가 되는 것에 순응, 자녀 진수기에는 자녀가 떠나는 것에 적응 등 가족은 각 단계마다 특정 발달과업을 수행하게 된다.

듀발(1977)은 자녀가 성장함에 따라 단계마다 변화를 경험하게 된다고 설명하였다. 그런데 이런 전통적 가족 생활 주기의 모든 단계를 경험하지 않거나 똑같은 방식으로 각 단계를 경험하지 않는 경우가 점점 더 많아지고 있다. 미혼이거나 자녀가 없는 상태로 낭만적인 사랑 관계를 맺거나 여러 번 결혼하는 등 • 표 11.1과 같은 가족 발달 단계의 경로를 거치지 않는 경우가 많다(Cherlin, 2009; McGoldrick et al., 2016). 그래서 많은 연구자들은

• 표 11.1 **가족 발달 주기의 단계**

발달 단계	가능한 역할
1. 자녀가 없는 신혼 부부	아내, 남편
2. 자녀를 기르는 가족 (첫째 자녀 출생 후~30개월 이전)	아내–어머니 남편–아버지 영유아–딸 또는 아들
3. 학교 취학 전 아동을 가진 가족 (첫째 자녀 생후 30개월~6세 이전)	아내–어머니 남편–아버지 딸–자매 아들–형제
4. 학령기 아동을 가진 가족 (첫째 자녀가 6~12세일 때)	아내–어머니 남편–아버지 딸–자매 아들–형제
5. 10대 자녀를 가진 부모 (첫째 자녀가 13~20세일 때)	아내–어머니 남편–아버지 딸–자매 아들–형제
6. 청년을 사회에 진출시키는 가족 (첫째 자녀가 떠나는 시점부터 막내 자녀가 떠날 때까지)	아내–어머니–할머니 남편–아버지–할아버지 딸–자매–이모 혹은 고모 아들–형제–삼촌
7. 부부만 남은 "빈 둥지" 가족 (자녀가 모두 떠난 시점~은퇴하는 시점)	아내–어머니–할머니 남편–아버지–할아버지
8. 노년기 가족 (은퇴 후~사망)	아내–어머니–할머니 남편–아버지–할아버지 홀아비 혹은 홀어미

전통적인 가족생활 주기 개념을 더욱 다양한 가족생활 주기로 확장하고 있다. 이들은 가족생활 모형들이 사람들과 연결된 주기를 갖고 있고 각 개인의 발달은 다른 가족 구성원의 발달과 얽혀있음을 언급하고 있다. 즉, 가족은 하나의 체계로 기능하며, 가족 내의 개인들과 함께하고 발달하며 변화한다는 개념을 수용한다.

3) 변화하는 세상에서 변화하는 체계

가족은 여러 체계 내에 포함되는 하나의 체계이며, 발달하는 체계이다. 가족이 속한 세상도 계속 변화한다. 20세기 후반부터 몇 가지 극적인 사회적 변화가 전형적인 가족의 구성과 가족 경험의 질을 변화시켰다. 총 인구조사 자료 분석은 이러한 변화를 보여 준다(Federal Interagency Forum on Child and Family Statistics, FIFCFS, 2015)(통계청, 2020).

① 독신 성인 증가

과거보다 독신으로 사는 성인이 증가하고 있다. 여기에는 미혼, 이혼, 사별한 성인이 포함된다. 25세 이상 성인의 20%가 "미혼" 집단에 속하며, 중년기에도 "미혼" 집단으로 지속할 것이다(Wang & Parker, 2014).

② 초혼 연령 증가

90% 가량의 성인은 일생 중 한 번 이상 결혼을 하고 있다(Cherlin, 2009). 결혼 연령은 늦어지고 있는데, 이는 전 세계적인 경향이다. 미국에서 1960년대에 평균 초혼 연령이 여성은 20세, 남성은 23세였다. 최근에는 여성의 초혼 연령이 27세, 남성의 초혼 연령은 29세이다(Wang & Parker, 2014). 한국의 경우 1980년대에 평균 초혼 연령이 여성은 24세, 남성은 27세였으나, 2019년에는 여성이 30.6세, 남성은 33.4세로 증가하였다(통계청, 2020).

③ 미혼 부모 증가

초혼 연령이 증가하면서 미혼모의 수가 증가하고 있다. 주로 교육을 덜 받았거나 결혼을 하지 않은 상태에서 아기를 출산하는 경우이다. 미국의 경우 미혼모의 출산은 1980년 약 18%에서 2013년 41%로 증가하였다(FIFCFS, 2015).

④ 자녀 수 감소

20세기 초보다 출생 자녀의 수가 감소하였고, 자녀 양육 연수도 줄어들고 있다. 자녀를 갖지 않고 살고 있는 젊은 여성의 비율도 증가하고 있다. 미국의 경우 1970년대에 약 10%였으나 최근에는 20%에 도달하고 있다(Livingston & Cohn, 2010). 15세~49세의 가임기간에 여성의 출산율을 보는 합계출산율의 경우 한국은 2019년에 0.92로, OECD 국가 중 가장 낮게 나타났다. 초산 평균 연령도 31.6세이며, 35세 이상인 산모 비율이 2001년에 약 8%에서 2018년에는 21.2%로 높아졌다(통계청, 2020).

⑤ 일하는 어머니 증가

미국에서 6세 미만인 자녀를 가진 기혼 직장 여성의 비율은 1950년대에 12%에서 2015년도에는 64%로 급증하였다. 이는 실로 놀라운 사회적 변화라고 할 수 있다(U.S. Bureau of Labor Statistics, 2016). 최근에는 6~17세인 자녀를 둔 여성의 75%가 직업을 갖고 있다.

⑥ 이혼 증가

20세기를 지나면서 이혼율이 현저하게 증가하였다. 40% 이상의 신혼 부부가 이혼을 하는 것으로 예측되었다(Cherlin, 2010). 즉, 절반 정도의 아동들은 자라면서 부모의 이혼을 경험할 수 있다는 것이다(Lansford, 2009).

⑦ 편부모 가정의 증가

미혼모 출산과 이혼의 증가로 인해 편부모 가정에서 자라는 자녀들이 증가하고 있다. 미국의 경우 1960년에는 주로 미망인 편모 가정에서 자란 아이의 비율이 9% 정도였다. 그러나 2015년에는 부모와 함께 사는 18세 미만 아동은 약 68%, 편모와 함께 사는 아동은 24%였고, 편부와 함께 사는 아동도 4% 이상에 달했다(FIF-

CFS, 2015)(■ 그림 11.1).

⑧ 재혼 증가

결혼 부부의 이혼이 증가함에 따라 재혼도 증가하고 있다. 재혼한 성인들은 보통 새로 구성된 **재결합 가정(reconstituted families)** 혹은 **혼합 가족**(blended families)을 이룬다. 재결합 가정은 각 부모의 이전 가정에서 태어난 여러 명의 자녀로 구성되기도 한다.

⑨ 무자녀 기간 증가

최근에는 부부가 단 둘이 보내는 기간을 더 오랫동안 갖는다. 이는 부부가 출산을 줄이고, 이혼 후 일부는 재혼을 하지 않기도 하지만, 무엇보다 평균 수명이 증가하고 있기 때문이다. 특히 여성이라면 자녀가 없이 홀로 보내는 기간이 더 길다. 여성 독거 노인이 32%로 남성 독거 노인 18%보다 많은데, 이는 주로 배우자가 사망한 여성 노인의 수가 많기 때문이다(Stepler, 2016).

⑩ 다세대 가족 증가

20세기 들어 3대 혹은 4대로 구성된 가족이 점점 증가하고 있다. 과거보다 조부모, 증조부모, 고조부모를 아는 자녀들이 많아지고 있으며, 부모-자녀뿐 아니라 조부모-손자녀 관계가 오래 지속되고 있고, 여러 세대 간의 유대가 더욱 중요해지고 있다(Bengtson, 2001). 여러 세대가 함께 사는 경우는 흔치 않으나, 경제적 필요에 의해 다세대가 한 가정에서 사는 경우도 있다(St. George, 2010).

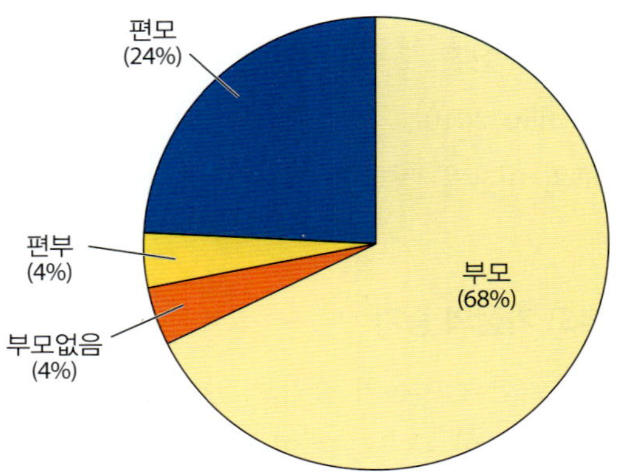

■ 그림 11.1 0~17세 아동의 동거 형태별 비율.
68%는 부모와 살고 있는데, 64%는 결혼한 부모, 4%는 결혼하지 않은 부모와 살고 있다. 24%는 편모, 4%는 편부와 살고 있고, 4%는 조부모와 살고 있거나 다른 사람과 살고 있다.
출처: Federal Interagency Forum on Child and Family Statistics, 2015.

⑪ 노인 돌봄자 부족

자녀 출산 및 가족 구성원 수의 감소, 혼자 사는 성인 수 증가, 평균 수명의 연장 등으로 인해 더 많은 노인이 친척의 돌봄이 필요하지만 돌봄을 제공하는 자녀는 감소하고 있다. 어떤 자녀들은 부모 돌봄을 전혀 의무감으로 느끼지 못한다(Roberto & Blieszner, 2015). 한국의 경우 3세대, 4세대 동거 가족이 1994년에 약 55%였으나 2008년에 28%로 감소하였고, 노인 부부 단독 가족은 26%에서 47%로 증가하였다. 이는 노인 부양 문제가 가족 문제일뿐 아니라 사회 문제로 인식되고 있음을 나타내고 있는 것이다(통계청, 2012).

가족 내에서 여러 가지 중요한 변화들이 일어나고 있음은 분명하다. 어떤 사람들은 미혼 부모의 자녀 출산 증가, 이혼 증가, 편부모 가족 증가, 빈곤 가정의 증가, 노인 증가 및 노인 부양 인구의 부족 등 부정적인 영향을 언급하면서, 이러한 가족 내 변화를 고려했을 때 "가족이 축소"되는 단서라고 주장한다. 또한, 일부 사람들은 대부분의 미국인들이 결혼을 자녀 양육의 목적보다는 애정의 욕구를 충족시키기 위한 제도로 인식하고 있기 때문에 문제라고 주장한다. 가족을 연구하는 학자(Cherlin, 2010)는 오늘날 미국 아동들은 부모가 파트너를 계속 바꾸면서 자신의 정서적인 애정 결핍을 충족시키려는 불안정한 가족의 "메리-고우-라운드(merry-go-round)"에 현기증을 느끼며 상처받고 있다고 말한다. 또한, 이는 더 많은 부부가 함께 살지 않고, 부모가 자녀들과 함께 살지 않으며, 한 지붕 아래서 함께 사는 가족을 보기가 어렵다는 것을 의미한다고 말한다.

어떤 학자들은 가정생활이 변화하는 경향에서도 좋은 점들을 찾는다(Connidis, 2010). 결혼을 미룸으로써 결혼이 성공할 수 있는 여지를 만들어 준다고 말한다. 예를 들면, 남성과 여성이 더 성숙해지고, 경제적으로 안정되며, 가족 내 남자와 여자의 역할이 더 평등해지고, 조부모나 증조부모와 손자녀가 관계를 맺게 해 주며, 외벌이보다 맞벌이를 통해 경제적인 형편이 좋아질 수 있다고 말한다. 이러한 관점에서 보면, 가족은 쇠퇴하는 것이 아니라 단지 달라졌을 뿐이다. 가족은 그 내부에서 일어날 수 있는 많은 사회적 변화에도 불구하고 생존해 왔으며, 매우 "적응력이 뛰어난 제도"라고 할 수 있다(Amato et al., 2003).

현대 가족은 이전보다 점점 다양화되어 가고 있다. 우리는 가족 이미지를 다양한 형태의 가족을 포함하는 것으로 넓혀야 하며, 전형적인 가족 형태에 맞지 않는 가족이 불완전한 가족이라고 가정하는 것을 지양해야 한다.

02 영유아기

1) 부모

인간발달학자들은 가족이 체계라는 생각을 중요하게 받아들이고, 부모가 각 자녀와 어떻게 상호작용하고 자녀의 발달에 어떻게 기여하는지를 주의 깊게 살펴본다. 성 고정 관념으로는 아버지가 영유아기 자녀의 돌봄에 관여하지 않는다고 보지만, 실제로는 그렇지 않았다(Lamb & Lewis, 2015). 예를 들면, 아버지는 아기에게 효율적인 수유를 하는 데 있어 어머니보다 떨어지지 않은 것이 입증되었다(Parke & Sawin, 1976). 아버지는 어머니와 마찬가지로, 영유아 자녀를 섬세하게 양육하며 애착을 형성하고 아동이 세상을 탐색하기 위한 안전한 기반이 되어 준다. 연구자들은 부모가 영유아 자녀들과 상호작용하는 방식에서 많이 비슷하다는 것을 발견하였다(Lamb & Lewis, 2015). 그러나 아버지가 자녀를 섬세하게 양육할 수 있다고 해서 자녀의 삶에서 요구되는 어머니의 역할과 같은 것은 아니다.

아버지는 오늘날 자녀의 돌봄에 더 많이 개입한다. ■ 그림 11.2는 1965년과 2011년의 비교에서 부모의 일과가 얼마나 많이 변했는지를 보여 준다. 1965년도에 비해 맞벌이 여성이 증가하면서 자녀 양육을 위해 집안일을 줄이거나 잠을 줄여 자녀를 돌보는 데 더 시간을 내려고 시간을 조절한다. 아버지들도 자녀 돌봄에 주당 2.5시간에서 7시간으로 증가했고, 집안일에도 주당 4시간에서 10시간으로 증가했다(Parker, & Wang, 2013; Bulanda, 2004). 그러나 아직은 어머니가 자녀 돌봄에 더 많은 시간을 소비하면서 직접 자녀 양육을 통해 상호작용을 한다. 이러한 아버지와 어머니의 차이점은 여러 문화권에서도 공통으로 나타난다.

어머니와 아버지는 어린 자녀들과 상호작용하는 방식에서도 차이점을 보인다. 어머니는 아기와 상호작용할 때 아기에게 먹이고, 기저귀를 갈아주고, 코를 닦아주는 등의 돌보는 일에 많은 시간을 보낸다. 어머니가 아기들을 안고 이야기를 들려주고 조용히 놀아주는 데 비해 아버지는 아이를 간질거리고 콕콕 찌르고 통통 튕겨주고 놀라게 하는 등 아이와 놀아주면서 상호작용하는 데 많은 시간을 보낸다. 어머니가 아이들에 대한 일차

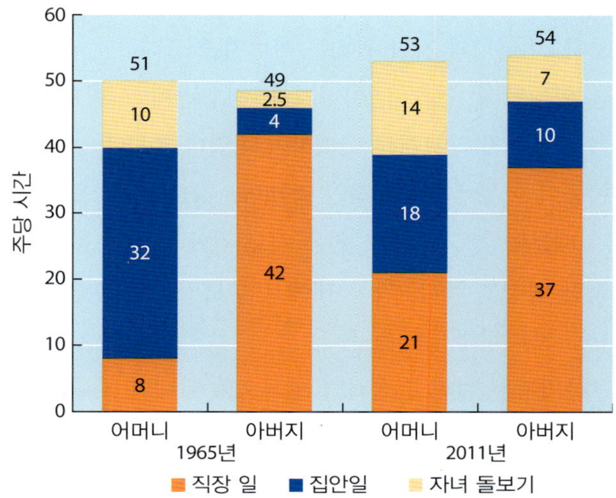

■ **그림 11.2 1965년과 2011년의 어머니와 아버지의 시간 사용의 변화.** 역할이 집중되고 있다.

적인 책임을 갖는다면 아버지 또한 어머니와 같은 돌봄을 제공한다. 따라서 아버지가 아이와 놀아주면서 양육하는 것은 아마도 남녀의 차이라기보다는 양육을 "뒷받침"하는 보조 역할을 하기 때문일 것이다(Phares, 1999). 부-모의 선천적 본성(진화)과 성장 과정(사회적 성 역할 규범)이 양육에 참여하고 어린 자녀와 상호작용하는 방식에서 부-모 간 차이점에 기여하는 것으로 보인다.

아버지도 어머니가 하는 것처럼 온정적이고 효과적인 부모로서 기여한다. 아기들은 한 쪽 부모와 안정적으로 애착을 형성했을 때보다 양쪽 부모와 안정적으로 애착을 형성했을 때 사회적 기능을 더 잘하게 될 가능성이 높다. 결론적으로, 아버지가 자녀의 삶을 지지하면 인지적, 사회적, 감정적으로 잘 발달한다는 것이다.

자녀 양육에 관여하는 아버지 자신은 성숙해지고 자신의 삶에서 긍정적인 변화를 하게 된다. 양육 기술이나 부부 의사소통, 효과적인 대처 전략 등을 강조하는 부모들이 그룹을 형성하게 되면 아버지의 양육 참여를 더 증진할 수 있고, 아버지가 어머니와 좋은 관계를 맺으며, 아이의 성장에 긍정적인 영향을 미친다(Cowan et al., 2009; Marczak et al., 2015).

2) 부모와 영유아: 작용 체계

가족을 사회적 맥락 내의 3인 체계 작용으로서 살펴보자. 어머니와 자녀 관계는 아버지를 고려하지 않고서는 이해될 수 없으며, 아버지와 자녀 관계 또한 어머니를 고려하지 않고서는 이해하기 어렵다. 이유는 부모의 행동이 아동에게 **간접적인 영향(indirect effects)**을 미치기 때문이다. 가족 구성원은 서로 간에 직접 또는 간접적인 영향을 준다. 가족 내에서 부모의 영향은 직접적으로 자녀에게 영향을 준다.

아버지는 여러 간접적인 방식으로 아내와 자녀 관계에 영향을 준다. 남편과 가깝고 지지적인 관계에 있는 어머니는 섬세하게 아이와 상호작용하는 경향이 있다. 어머니도 간접적으로 아버지와 자녀 관계에 영향을 준다. 자녀도 물론 간접적인 영향을 준다. 많이 우는 아기는 부부의 관계에 부정적인 영향을 준다.

부모가 서로 잘 지내고 진정으로 양육에 함께 참여하거나 좋은 팀워크를 할 때 영유아의 발달이 최상으로 이루어질 수 있다(Carlson et al., 2011; Parke & Buriel, 2006).

03 아동기

1) 양육 방식

양육 방식은 수용-반응 양상과 요구-통제 양상의 두 가지 측면을 고려함으로써 효과적으로 이해할 수 있다(Bornstein, 2015; Darling & Steinberg, 1993; Maccoby & Martin, 1983; Schaefer, 1959).

부모의 **수용-반응(acceptance-responsiveness)** 양상은 부모가 자녀를 지지하고, 자녀의 요구에 민감하며, 자녀가 부모의 기대를 충족시켰을 때 기꺼이 애정과 칭찬을 제공하는 수준을 뜻한다. 수용적이고 반응적인 부모는 자녀에게 다정하고, 자녀가 잘못했을 때에는 깨닫게 훈육하면서도 자녀에게 자주 미소를 지어주고 칭찬과 격려를 해 준다. 반면에 덜 수용적-덜 반응적인 부모는 자녀를 쉽게 비난하고 얕보며, 무시하고 꾸지람을 하며 자녀가 사랑스럽고 소중하다는 표현을 거의 안 한다.

부모의 **요구-통제(demandingness-control** 또는 **허용-제한)** 양상은 의사결정을 할 때 자녀가 미치는 영향에 비해 부모가 의사결정을 얼마나 제어하는지의 정도를 의미한다. 요구적이고 제한적인 부모는 스스로 규칙을 정하고, 정한 규칙을 자녀가 따르기를 기대하면서 자녀가 규칙을 잘 따르는지 면밀히 감시한다. 덜 통제적-덜 요구적인 부모(관대한 부모)는 자녀에게 요구하는 것이 적고 자녀가 환경을 탐색하고 의견이나 감정을 표현하는 데 충분한 자율을 허용하고, 자녀가 자신의 행동에 대한 결정을 스스로 하도록 용인한다.

수용성과 요구성 측면에서 우리가 검토해야 할 자녀 양육 방식은 기본적으로 네 가지이며, ■ 그림 11.3과 같다.

① 독재주의적(Authoritarian) 양육

독재적인 양육은 높은 요구–통제와 낮은 수용–반응의 특성을 가진 제한적인 양육 방식이다. 부모는 많은 규칙을 부여하며 자녀가 엄격히 규칙을 따르기를 기대하고, 왜 자녀가 규칙을 따라야 하는지에 대해 거의 설명하지 않고, 주로 자녀를 순응시키기 위한 체벌이나 힘을 쓰는 전략을 사용한다.

② 권위적인(Authoritative) 양육

권위적인 부모는 높은 요구–통제와 높은 수용–반응이 특성이다. 요구와 통제를 하지만 보다 유연한 수용–반응을 보인다. 이들은 규칙을 명확하게 정하고 자녀들이 규칙을 지키도록 일관성 있게 훈육하며, 자녀들에게 규칙이나 제한 사항에 대한 근거를 설명하며, 자녀의 요구나 관점에 민감하게 반응하고, 가족 의사결정에 자녀를 참여시킨다. 따라서 권위적인 부모는 주도권이 부모 자신에게 있다고 할지라도 자녀를 존중하고 자녀와 의사소통하며, 자녀를 양육하면서 합리적이고 민주적인 방법을 사용한다.

③ 허용적(Permissive) 양육

허용적인 양육 방식은 높은 수용–반응과 낮은 요구–통제가 특성이다. 허용적인 부모는 많은 것을 눈감아 주며, 상대적으로 적은 규칙을 정하고, 상대적으로 요구하는 것도 적다. 이들은 자녀가 감정이나 욕구 표현을 하도록 격려하고, 자녀의 행동을 제어하는 일은 드물다.

④ 무관심한(Neglectful) 양육

무관심한 양육 방식은 낮은 요구–통제와 낮은 수용–반응의 특성을 가진 무관심한 부모들이 상대적으로 자녀 양육에 참여를 적게 하는 것이다. 이런 부모는 자녀를 돌보지 않으며, 심지어 자녀를 증오하고 거부하고 버리기도 한다. 이런 부모는 자신의 문제에 압도되어

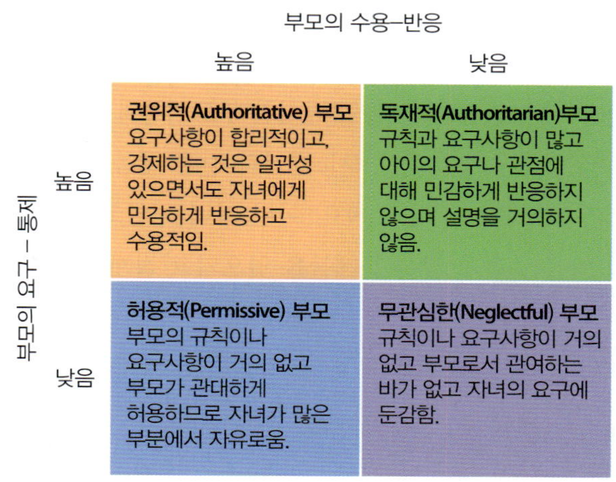

■ **그림 11.3 양육의 수용–반응과 요구–통제 차원.**
당신의 양육 접근법은 어디에 가장 가까운가?

자녀에게 애정을 표현하거나 규칙을 설정하고 강제할 수 있는 충분한 에너지가 없는 경우도 있다.

기본적인 양육 방식을 살펴보면, 수용–반응이 높은 부모가 둔감하고 거부하는 부모보다 더 좋다는 것을 알 수 있다(Holden, 2010). 다정하고 반응적인 양육 방식은 부모에 대한 안정적인 애착 형성, 높은 학업 성취와 자아 존중감, 좋은 사회적 기술, 동료 수용성 그리고 강한 도덕성 등 좋은 가치들을 형성하는 것과 높은 상관관계가 있다. 수용적인 부모는 분명히 생애 전반에 걸쳐 큰 이득이 된다.

부모가 보여 주는 요구–통제 정도는 매우 중요하다. 권위적인 부모가 양육한 자녀들은 활발하고, 사회적 책임감이 높고, 자기–신뢰적이며, 성취 지향적이고, 성인 및 동료들과 협동적이어서 적응을 가장 잘하였다. 반면에 독재적인 부모의 자녀는 변덕스럽고 외관상으로 불행하게 보이며, 쉽게 화를 내고, 상대적으로 목적 의식이 불분명하고, 주변 사람을 불쾌하게 만드는 경향이 있었다. 허용적인 부모의 자녀는 종종 충동적이고, 공격적이며, 자기중심적이고, 반항적이며, 목적 의식이 없고, 독립성과 성취감도 낮았다. 그러나 여기서 분명하게 정리할 것은 온정적이고 허용적인 양육 방식이 자기 통제를 성취한 아동 후기나 청소년에게는 효과적일 수 있다

는 것이다(Diana Baumrind, 1967, 1977, 1991, 2013).

무관심하고 관여하지 않는 양육 방식이 자녀 발달에 가장 나쁜 영향을 준다. 무관심한 부모의 3세 이하 자녀들은 공격성이나 잦은 분노발작과 같은 행동장애를 일으킨다(Miller et al., 1993). 이런 자녀는 알코올중독이나 약물 중독과 같은 문제들을 일으키고 적개심이 많으며 반사회적인 청소년으로 되기 쉽다. 자녀를 거의 지도하지 않으며, 돌봄에 관심이 없다고 말하는 부모의 자녀는 화를 잘 내고 자신을 돌보지 않은 부모나 권위적인 대상에 대해 공격적으로 대하는 경향이 있다.

2) 사회 계층, 경제적 어려움, 양육

지난 수십 년간 기술 발전, 세계화 그리고 다른 주요한 사회적 변화로 인해 경제 불평등이 증가하였다.

중류층이나 하류층 부모는 각기 다른 사회화 목표를 추구하며, 각기 다른 가치를 강조하고, 각기 다른 양육 방식으로 자녀를 기르고 있다고 알려져 있다. 이 사실은 몇 가지 중요한 의의가 있다. 중류층 및 상류층 부모에 비하여 하류층 및 노동자층 부모는 권위에 대한 복종과 존경을 더 많이 강조하는 경향이 있다. 그들은 더 통제적이고 독재적이며, 자녀들과 이야기를 적게 나누고, 다정함이나 애정을 적게 나타낸다(Conger & Dogan, 2007). 사회 계층에서의 평균적인 양육 방식 차이는 학업 성취, 적응, 성공 등의 발달적 결과에 대한 차이를 설명하는 근거가 되며, 이는 어떠한 사회 집단의 양육 방식에도 적용된다.

(1) 재정 스트레스

가족 스트레스 모델(family stress model)은 부모의 정신적 건강, 양육 그리고 자녀 성장에 대한 재정적인 스트레스의 부정적인 영향을 잘 설명하고 있다(Conger & Dogan, 2007). ■ 그림 11.4에서 보는 바와 같이 재정 문제를 가진 부모는 경제적 압박을 느끼고, 우울증을 갖게 되며, 부부간의 갈등을 일으키고, 효과적인 부모가 되는 능력이 저해된다(Conger et al., 2002). 재정 압박을 받는 부모는 대체로 덜 온화하고, 더 권위적이며, 일관되지 못하다. 양육의 붕괴는 자녀에게 낮은 자존감, 낮은 학업 성적, 빈약한 친구 관계 그리고 분노나 우울 등의 적응 문제를 일으키는 부정적 영향을 주기 쉽다. 가족 스트레스 모델은 이런 현상을 잘 보여 주며, 거의 모든 민족과 문화에도 폭넓게 적용되고 있다(Neppl, Senia, & Donnellan, 2016). 즉, 이 모델은 소득이 낮은 부모와 자녀가 받는 다양한 스트레스의 영향을 잘 설명한다.

직업이 없거나 계속 직장을 바꾸면서 가난하게 사는 가족의 부모와 자녀는 오염, 소음, 밀집, 불안전한 생활 환경, 불안정한 가족 그리고 가정 폭력이 있는 사회 환경으로부터 스트레스를 경험한다. 또한, 많은 만성적인 스트레스가 가난과 연관되어 있고, 아동의 스트레스 반응 체계를 바꿀 수 있다. 이는 나중에 신체적 또는 정신적인 건강 문제의 원인이 되고, 집중과 자기 조절 및 대처와 도전을 담당하는 뇌 영역의 발달을 저해할 수 있다(Duncan et al., 2015; Evans & Kim, 2013).

(2) 자원 투자

사회경제적 지위가 낮은 부모는 사회경제적 지위가 높은 부모에 비해 아동의 발달에 투자할 수 있는 자원이 적다(Conger & Dogan, 2007; Duncan et al., 2015). 부유층 부모는 시간과 자원을 자녀 교육에 투자할 수 있다. 즉, 책이나 컴퓨터 또는 다른 학습 도구들을 제공하고, 집에서도 학습할 것들을 제공하며, 자녀들을 자극하고 상호작용하는 데 헌신한다. 또한, 좋은 영양 제공, 아동 관리 그리고 건강 관리 등에 더 많이 시간을 소비한다.

(3) 문화적 가치와 사회화 목표

사회경제적 지위가 높은 부모와 낮은 부모는 각기 다른 직업적 경험이 있기 때문에 자녀를 직업인으로 어떻게 사회화시킬 것인지에 대한 목표가 다르다고 본다

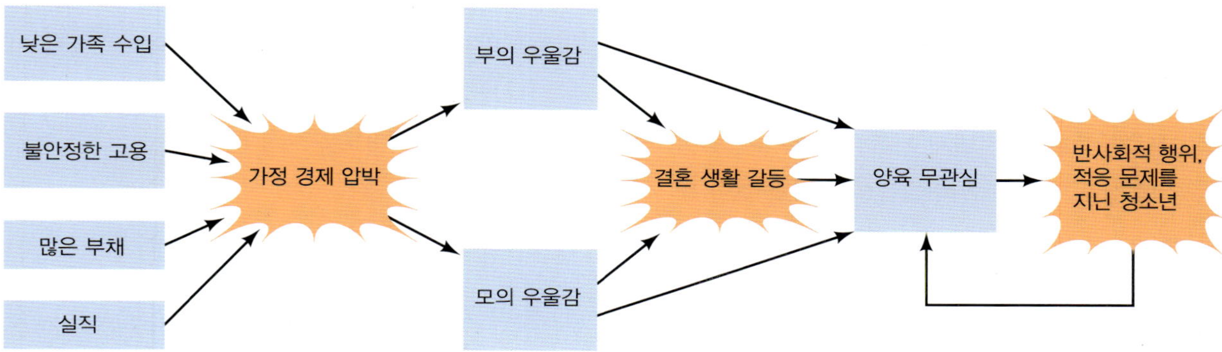

■ 그림 11.4 가족 경제 스트레스, 양육 유형 그리고 청소년 적응 간의 관계 모델

(Duncan et al., 2015). 사회학자 칸(Melvin Kohn, 1969)이 관찰한 바와 같이, 낮은 사회경제적 계층의 부모는 독재주의자가 되기 쉽고 권위적인 대상에게 복종하는 것을 강조하는 경향이 있는데, 이는 그 자신이 일할 때 요구받았던 것이 바로 권위에 대한 복종이었기 때문이라는 것이다. 중류층과 상류층 부모는 자녀에게 이야기를 해 주고 자녀의 주도성과 창의성을 촉진하려고 한다. 이는 부모 자신이 감독자, 전문가, 그 외 사무직 종사자로서 중요한 역할을 담당하고 있기 때문이다.

즉, 가족의 낮은 사회경제적 지위는 낮은 자녀 발달 결과와 관련이 있다. 이는 ① 독재적, 무관심한 양육, 일관성이 결여된 가정 교육을 초래하는 경제적 스트레스, ② 자녀 발달에 투자하는 자원의 부족, ③ 자녀에게 주인이나 상관이 되기보다 상사에게 복종하도록 사회화시키는 부모의 양육 방식 때문이다.

3) 가족 영향 모델

(1) 부모 영향 모델

가족 내부 작용에 있어 단순한 **부모 영향 모델(parent effects model)**이 가장 오랫동안 인간 발달 연구의 기틀이 되어 왔다(Holden, 2010; Maccoby, 2007). 이 모델은 가족 내부 작용이 부모(특히 엄마)에서 자녀에 이르는 한 방향으로 흐른다고 가정한다.

(2) 자녀 영향 모델

가족 내 **자녀 영향 모델(child effects model)**은 부모에 대한 자녀 영향을 강조한다. 좋은 예는 자녀의 연령에 따라 적용한 자녀 양육 방식이 영향을 주는 것이라고 할 수 있다. 예를 들면, 생후 1년 미만의 영아는 세심한 돌봄이 필요하고, 실제로도 세심한 돌봄을 받는다. 월령 수가 많아지고 자신의 의지를 주장하며 여기저기 아장아장 걸어다니는 유아는 부모로부터 더 많은 지도와 제약을 받는다. 보통 부모들은 자녀가 성장함에 따라 제약을 조금씩 줄이게 되고, 자녀들은 부모의 지도로 점차 스스로 결정을 할 수 있게 된다. 즉, 양육은 부모가 자녀를 규제하는 것에서 부모와 자녀가 함께 상호 조절하는 것으로, 그 후 자녀가 스스로 자기 조절을 하는 방향으로 이동하게 된다(Holden, 2010). 또한, 유전적으로 물려받은 자녀의 특성은 양육 방식에 영향을 줄 뿐 아니라 부부의 결혼 생활이나 형제자매의 행동에도 영향을 준다.

(3) 상호작용 모델

유전자-환경의 상호작용 개념이 **상호작용 모델(interactional model)**을 설명한다. 예를 들어, 공격적인 행위는 유전적으로 공격적인 소인을 가진 자녀가 부모에게서 폭력적인 양육을 받은 경우에 야기된다. 위기의 아동과 폭력적인 양육이 조합을 이루는 것이다. 아동의 특성과 양육 방식 간의 상호작용에 대한 연구 결과, 특정 양육 방식은 자녀의 특성에 달려 있고, 자녀의 특성 또한 부모의 양육 방식에 달려 있다는 것이다. 즉, 부모와 자녀가 상호작용하면서 가족은 가족 구성원이 서로 연결된 삶을 주도해 가며 그들의 유전적 소인 및 가족 구성원이 만들어가는 환경에 의해 상호 호혜적인 방식으로 서로 영향을 미치는 하나의 체계라는 것을 보여준다(Dodge & Rutter, 2011).

(4) 교류 모델

교류 모델(transactional model)은 부모와 자녀가 서로에게 호혜적으로 계속 영향을 주는 것이다(Sameroff, 1975, 2009). 자녀의 문제는 부모와 자녀가 상호작용하면서 둘의 관계가 나빠질 때 더 악화한다. 이상적인 자녀 발달은 부모와 자녀 상호작용이 더욱 긍정적인 방향으로 진화할 때 나타난다.

유전적으로 공격적인 소인을 가진 자녀가 강압적이고 부정적인 양육을 야기하는 행동을 할 때 그러한 양육이 아동을 더욱 공격적으로 만들게 되며, 자녀가 반사회적 행동을 하게 된다. 이런 파괴적인 가족 과정이 진전되면, 부모나 자녀 중에 누가 더 영향력이 있는가를 말하기가 불가능해진다. 당연히 자녀의 행동 문제 변화는 자녀와 부모 모두에게 초점을 맞추어야 한다.

가족 내에서 자녀 영향, 상호 영향 그리고 교류 작용은 매우 중요하다. 오로지 부모의 영향이 자녀의 "좋고" "나쁜" 것에 영향을 미치는 것이 아니다(Holden, 2010). 교류 이론은 가족 구성원이 서로 연결된 삶을 주도해 가며 그들의 유전적 소인 및 가족 구성원이 만들어가는 환경에 의해 상호 호혜적인 방식으로 서로 영향을 미치는 하나의 체계라는 개념을 설명한다. • 표 11.2는 이런 가족 영향 모델의 비교를 보여 준다.

• 표 11.2 **가족 영향 모델**

모델	영향 유형
부모 영향	부모가 자녀에게 영향을 준다.
자녀 영향	자녀가 부모에게 영향을 준다.
상호작용	자녀의 특성과 부모의 특성 간의 조화가 발달적 결과를 정한다.
교류 모델	부모와 자녀의 계속되는 호혜적인 영향이 둘의 관계와 자녀 발달에 영향을 준다.

4) 형제자매 관계

(1) 둘째 자녀의 출생

둘째 자녀가 출생하면 어머니는 대체로 이전의 자녀에게 관심을 덜 둔다. 이와 같은 이유로 인해 첫째 자녀는 종종 밀려난 것 같은 높은 스트레스를 경험한다. 그 결과 첫째 자녀는 다루기 어렵게 되거나 요구가 더욱 많아지고, 부모에게 더 의존적이며, 부모와 떨어지지 않으려고 한다. 때로는 수면, 식사, 대소변 가리기 등에서 문제 행동을 보이기도 한다. 첫째 자녀들은 보통 어머니를 상대로 문제 행동을 보이지만, 때로는 어린 동생을 때리거나 꼬집는 등의 행동을 보이기도 한다. 부모와의 안정적인 애착 형성도 불안정하게 될 수 있다. 특히 동생을 본 첫째 자녀가 2세 이상일 때 더욱 그런 현상이 나타나는데, 이는 아이 스스로 자신이 얼마나 상실감을 느끼는지 충분히 알기 때문이다(Teti et al., 1996). 첫째가 동생을 본 경우 첫째 자녀들이 독립적으로 무엇인가를 하려는 고집이 세지는 것과 같이 긍정적인 효과도 있지만, 대부분은 새로 탄생한 아기가 가족들의 주의와 관심을 한 몸에 받는 것이 즐겁지 않은 것은 당연하다.

그러나 부부 관계가 좋고, 새로운 아기가 탄생하기 전에 첫째 자녀가 양쪽 부모와 안정적인 애착 관계를 형성했다면 새로운 형제자매 관계에 적응하는 것이 더 수월하고, 부모와 첫째 자녀의 관계 또한 계속 친밀하다(Dunn, 2007). 부모가 첫째 자녀에게 계속 사랑과 관심을 주고 첫째 자녀와 일상적으로 해 왔던 일들을 그대로 유지하면 모든 일이 순조롭게 될 가능성이 높다. 아버지가 양육에 참여를 많이 하면 더욱 도움이 된다(Song & Volling, 2015; Volling, 2005).

(2) 형제자매 관계에서의 양가감정

대부분의 기존 자녀들은 새로운 형제자매를 갖는 것에 꽤 빨리 적응한다. 그리고 형제자매 관계에서 가장 좋은 점은 경쟁심, 질투심, 분개심과 같은 **형제자매 간의 라이벌 의식(sibling rivalry)**이다. 형제자매는 평균적으로 절반의 유전자를 공유하고 있어 유전적으로 완전히 다른 타인들을 돕는 것보다 서로를 돕는 것에 더 동기부여가 되어 있지만, 형제자매는 자신의 생존과 복지를 보장해 주는 부모의 시간과 자원을 놓고 경쟁한다. 형제자매는 성숙한 사회적 기술이 부족한 시기에 함께 살게 되며 부모로부터 다르게 취급받는다고 느끼므로 다투는 사이가 되기도 한다(Holden, 2010). 형제자매 관계에 친밀함과 갈등이 모두 공존하는 것은 이런 이유 때문일 것이며, 형제자매 관계를 가장 잘 묘사하는 것은 양가감정을 가진 관계일 것이다.

부모 사이가 좋거나 모든 자녀에게 고루 다정하고 민감하게 반응해 준다면 형제자매 관계는 더 친밀하고 형제자매 사이의 갈등은 덜 심하다(Dunn, 2007).

(3) 발달에 미치는 형제자매의 영향

형제자매 간에는 서로 경쟁하지만, 형제자매 관계는 대체로 친밀하고, 상호작용은 대부분 긍정적이며, 대체로 서로의 발달에 긍정적인 영향을 주게 된다. 형제자매의 긍정적 기능 중 가장 중요한 점은 정서적 지지를 제공하는 것이다. 형제자매의 영향 중 중요한 네 가지는 다음과 같다.

- **정서적 지지(emotional support).** 종종 형제자매는 부모보다도 형제자매를 더 신뢰한다(Howe et al., 2000). 그들은 힘든 시기에 서로를 보호하고 위로해 준다. 심지어 유치원생들은 어머니가 부재 중이거나 낯선 사람이 접근할 때 어린 동생을 먼저 달랜다(Stewart & Marvin, 1984).
- **돌봄(caregiving).** 나이가 위인 형제자매는 종종 부모가 없을 때 동생들을 전적으로 돌본다. 많은 문화권에서 나이가 위인 자녀들이 동생을 돌본다(Weisner & Gallimore, 1977; Rogoff, 2003).
- **교육(teching).** 나이가 위인 아동들은 가르치는 역할도 한다. 이들이 부모만큼 가르치는 데 능숙한 것은 아니지만 동생들을 가르치는 데 특별한 책임감을 느끼고 있으며, 동생들은 여러 일을 하는 데 적극적으로 나이가 많은 형제자매의 지도를 구한다(Perez-Granados & Callanan, 1997).
- **사회적 경험(social experience).** 형제자매는 사회적인 경험을 제공하기도 한다. 형제자매의 수가 많은 경우에 각 자녀는 지능적 자극을 적게 받기 때문에 인지발달에 대한 부정적인 면이 있지만, 상호작용할 수 있는 형제자매가 한 명 이상이면 자녀의 사회 인지적 발달과 사회적 기술 습득에 긍정적인 영향을 준다(Dunn, 2007). 형제자매와의 상호작용, 특히 작은 다툼들 속에서 자녀들은 다른 사람의 관점을 이해하고 다른 이들의 마음을 읽으며 자신의 감정을 표현하고 협상하고 갈등을 해결하는 방법을 배운다.

형제자매는 서로 직접적인 영향을 주기도 하지만 부모에게 영향을 주어 간접적인 영향을 주기도 한다. 나이가 위인 형제자매가 유능하면 어머니가 부모로서 자신에 대해 긍정적으로 느끼기 때문에 어머니의 심리적 기능에 긍정적으로 기여하고, 다시 어머니가 동생을 지지하는 양육을 하도록 유도하여 그 동생도 유능해질 가능성이 높다고 한다(Updegraff et al., 2016).

04 청소년기

1) 부모-자녀 관계의 파문

많은 사람이 청소년기에 부모-자녀 관계가 악화한다고 믿지만 이에 대한 근거는 적다. 부모-자녀 관계가 갑자기 악화되는 일은 드물고, 청소년기의 관계 문제는 유년기의 관계 문제에서 진전되며, 아동의 성격과 부모의 양육 방식의 상호작용에 의해 형성되었을 가능성이 높다(Eisenberg et al., 2008).

그러나 부모-자녀 관계가 청소년기에 갑자기 변화하는 것도 사실이다. 청소년 자녀는 친구 관계에 더욱 몰입하게 되므로 부모와 같이 보내는 시간이 줄어든다. 보통, 초기 청소년기에 이차 성징이 시작되면 부모-자녀 간의 갈등이 약간 증가한다. 말다툼은 주로 반항, 숙제, 집안일과 같은 사소한 것에 관한 것이며, 갈등의 빈도는 점차 후기 청소년기로 갈수록 줄어든다. 초기 청소년기의 작은 충돌은 부모와 청소년 사이에 힘의 균형만큼 크게는 아니지만, 부모-자녀 관계의 친밀함을 변하게 한다(Collins & Laursen, 2006).

2) 자율성 성취

청소년의 핵심 발달 과업은 **자율성(autonomy)** 성취 또는 다른 사람에게 의존하지 않으면서 자신의 삶을 관리하고 독립적으로 결정을 내리는 능력을 획득하는 것이다. 자율성의 성취는 자신의 정체성을 찾고, 독립하고, 부모의 둥지를 떠나 스스로 날 수 있는 준비를 하는 것이다.

자녀는 사춘기에 신체적으로나 인지적으로 성숙해지며, 더 자율적인 행동을 하게 되고, 자기 주장도 더 강해진다. 이때 부모는 힘의 일부를 포기하게 되고 청소년 자녀는 자신의 삶을 통제하게 되면서 부모-자녀 관계가 점차 평등해진다(Steinberg, 2011). 청소년기에 부모와 어느 정도 분리되는 것은 건강하지만 부모와 완전히 분리되는 것은 건강하지 못하다. 자율성과 애착이 혼합되거나 독립과 상호의존성이 공존하는 것이 바람직하다.

이런 관점에서 보면, 청소년이 부모와 정도가 지나치지 않는 약간의 다툼을 하는 것은 건강하다.

대부분 부모-청소년 간의 갈등은 청소년이 자신의 가치와 신념을 형성하도록 돕고 갈등을 어떻게 조정하고 해결해 나갈 것인가를 배우도록 촉진한다(Noller & Atkin, 2014).

청소년이 요구하는 자율성과 부모가 허용하는 자율성은 문화마다 다르다. 미국과 같은 개인주의 문화에서는 확실히 자율성이 우선되지만, 집단주의 문화에서는 가족과 부모를 공경하는 것에 아직도 더 가치를 두고 있다(McElhaney & Allen, 2012).

부모가 계속 청소년 자녀에게 합리적인 일련의 규칙을 지키게 하고 의사결정에 참여시키며, 높은 자율성 성취욕을 인식하고 자녀들의 활동을 관찰하면서 점차 고삐를 늦추고, 온정적이고 지지적으로 청소년이 되어 가는 과정에 개입한다면 청소년은 자율적이고 성취지향적이며 잘 적응된 방향으로 변하게 된다(Holden, 2010; Longmore et al., 2013). 즉, 성공적인 접근 방법은 대부분 권위적인 양육 방식이다.

05 성인기

1) 결혼

대부분의 사회에서 결혼은 사랑으로 이루어지지만 현대의 결혼 유형은 다양하다.

결혼은 대부분의 성인에게 중요한 삶의 전환점이다. 왜냐하면 결혼을 통해 남편과 아내라는 새로운 역할을 갖게 되고 부부의 삶에 적응해야 하기 때문이다. 우리는 결혼을 크게 축하하고 신혼 부부를 매우 행복한 존재로 바라본다. 실제로 그들은 세상을 다 가진 듯이 느끼고, 자아 존중감이 높아지며, 정서적 스트레스 수준은 감소한다(Chen, Enright, & Tung, 2016).

그러나 결혼식 후 1년 동안 결혼 관계에 대한 호감도와 만족도는 감소한다. 행동도 변화한다. 배우자와 보내는 시간이 감소하고, 어떤 일을 완수하기 위해 투자하고 함께 웃거나 재미있는 일을 하는 데 할애하는 시간도 감소한다(Huston & Melz, 2004; Huston, 2009).

대부분의 부부가 밀월이 끝난 후의 부부 관계에 만족

하지만, 결혼 생활 적응의 많은 어려움에 직면하기도 한다. 행복한 관계는 유지될 수 있지만, 더 이상적인 관계로 발전하기가 어렵다. 부부가 결혼 전에 충분히 보지 못했던 단점을 발견하게 되고, 최선을 다해 좋게 행동하려는 노력도 중단하게 되고, 같이 살아가면서 피할 수 없는 논쟁을 하게 되고, 서로를 당연한 존재로 인식하게 되기 때문에 이런 현상은 정상적인 것으로 볼 수도 있다.

결혼 후 애착 관계는 더욱 안정되는 성향으로 발전하기도 하지만 사실상 평균적으로는 감소한다. 신혼 부부라 할지라도 부정적인 관계를 이어 온 부부는 서로에 대해 부정적이다.

결론적으로 가족생활 주기의 수립은 부부 열정의 상실과 관계가 있다. 부부는 어떤 관계에서든 피하기 어려운 갈등을 헤쳐 나가는 데 도움을 줄 수 있는 매우 높은 수준의 긍정적이고 지지적인 상호작용을 유지할 수 있을 때 잘 살아갈 수 있을 것이다(Gottman, 2011).

2) 부모 되기

처음 부모가 되는 시기는 긍정적 변화와 부정적인 변화가 공존하고 스트레스가 많은 삶의 전환기라고 표현되고 있다(Nomaguchi & Milkie, 2003). 긍정적인 측면에서, 자녀는 부모에게 기쁨과 성취감을 안겨주고, 부모가 개인적으로 계속 성장하도록 기여한다고 주장한다. 그러나 부부는 배우자, 근로자 등의 기존 역할에다 어머니 또는 아버지라는 새로운 역할을 더하게 되고, 직책과 가족에 대한 책임을 동시에 만족시키기 위해 열심히 뛰게 된다. 부부는 자녀 돌봄에 새로운 일들을 많이 더하게 될 뿐만 아니라 수면이 부족해지고, 아기에 대해서 걱정하게 되며, 자신을 위한 시간이 부족해지는 것을 깨닫게 되고, 때로는 재정적 어려움에 직면하게 된다. 이런 모든 것들이 스트레스를 더하게 된다.

부부는 또한 전통적인 성 역할의 태도를 보이면서 전통적인 규범에 따라 노동을 분담하게 되는 경우가 많다. 여성은 주로 아이를 돌보고 집안일을 하는 데 일차적인 책임을 갖고 집 밖의 일에 관여하는 정도를 줄인다. 집 안에서 일하는 시간을 늘리면서 여성의 역할을 전문적으로 하게 되지만 남성은 그의 직업에 몰두하면서 가장으로서의 남성 역할을 강조한다(McClain & Brown, 2016). ■ 그림 11.2에서 본 바와 같이 어머니와 아버지의 역할은 집중된다. 부부가 고학력자이면서 아기가 태어나기 전에는 동등하게 집안일을 나누어 했지만 아기 출산 후 어머니가 되면서부터는 하루에 2시간 이상 일을 더 하게 되었고, 아버지가 되면서부터는 40분 더 일하게 되었다(Yavorsky, Kamp Dush, & Schoppe-Sullivan, 2015).

결혼 만족도는 전형적으로 아기가 태어난 후 1년간 어느 정도 감소하고 이후 계속 감소한다(Doss et al., 2009; Chen et al., 2016). 이러한 결혼만족도의 감소는 남성보다 여성에게서 더 높게 나타나는데, 일차적인 원인은 아이를 돌보는 책임이 어머니에게 더 많이 주어지고 전통적인 성 역할의 골을 더 깊게 느끼기 때문이다. 특히 여성은 결혼 때 높이 올라갔던 자아 성취감이 어머니가 되면서 많이 떨어졌기 때문이다. 어떤 부모는 이러한 전환을 쉽게 긍정적인 경험으로 받아들이지만 어떤 부부는 그들 생애에 전반적으로 영향을 끼치는 위기로 받아들이기도 한다. 자녀가 생기는 생애 사건을 더 어렵게 만들거나 또는 더 쉽게 만드는 요인은 아기와 부모의 특성 그리고 부모가 얻을 수 있는 사회적 지지 등이다.

부모의 성격 또한 중요하다. 문제 해결 능력과 의사소통 기술이 좋고 재구조화하는 적응 방법을 찾으며 태어난 아기에게 편의를 제공하는 삶으로 구조화하는 부모는 잘 적응한다. 이와 유사하게, 부모가 되면 그들의 삶이 어떻게 변화할지에 대해, 또한 자녀에 대해 현실적인 기대를 가지고 있는 부모는 비현실적인 장밋빛 관점을 가진 부모보다 더 쉽게 적응하는 경향이 있다. 또한, 여성은 부모로서의 자기 효능감을 남성보다 더 높게 가지게 된다(Gross & Marcussen, 2016).

결국, 처음으로 부모가 되는 부부는 친구나 친지, 사회적 지지에 따라 많은 차이를 나타낼 수 있다. 가장 중요한 것은 배우자의 지지이다. 부부가 좋은 관계를 갖고, 배우자가 양육과 집안일을 나누어 분담하면 배우자가 없거나 지지를 덜 받는 경우보다 매우 좋은 상태를 유지할 수 있다. 배우자와 좋지 않은 관계이거나 불공정하게 가정의 일을 분담한다고 생각하는 경우에 여성이 느끼는 결혼 만족감은 크게 떨어진다. 부부가 서로 팀원이 되어 돕는 지지적인 공동 부모의 역할 강화는 부부의 관계, 부모와 자녀의 관계 그리고 자녀의 성장 발달을 향상할 수 있다.

3) 자녀-양육기 가족

부모는 자녀들이 성장함에 따라 부담이 가중된다. 걸음마를 하는 아기를 돌보는 것은 영아를 돌보는 것보다 스트레스나 어려움이 몇 배나 더 크다. 둘째의 출산은 스트레스가 더욱 가중되는 것을 의미한다(O'Brien, 1996). 부모는 둘째 아기에게 시간을 모두 쏟을 뿐만 아니라 첫째 자녀가 동생의 출현에 대해 정상적으로 느끼는 불안에 대처해야 한다. 어머니는 음식과 장난감을 치우고 아이들에게서 눈을 떼지 못한다. 만일 남편이 참여하지 않거나 편모이면서 여러 명의 자녀를 양육하는 경우에는 활동적이고 호기심 많고 의존적인 자녀들을 돌보느라 한시도 쉴 수가 없을 것이다.

맞벌이 가정에서 일과 가정의 균형을 유지하는 것은 쉽지 않다. 직장-가정 간의 갈등은 자녀가 어렸을 때 특히 심하다. 일하는 부모는 **과잉 효과(spillover effects)**의 대상이 되는데, 한 직장이나 가정에서의 긍정적이거나 부정적인 사건들의 영향이 직장이나 가정에 영향을 준다(Crouter, 2006). 예를 들어, 직장에서 스트레스를 받은 부모는 배우자나 자녀에게 분노를 폭발하거나 불안정해질 수 있다. 반면에 직장에서 보상을 받거나 촉진을 받은 경우는 가족 내 부모의 상호작용에 긍정적인 효과를 줄 수 있다.

자녀들이 10대에 이르면 부모-자녀 갈등이 더욱 빈번해진다. 10대 자녀를 어떻게 돌볼 것인가에 대한 부부간의 갈등도 결혼 생활에 큰 스트레스로 작용하며 결혼 만족도를 저해한다(Cui & Donnellan, 2009). 가족의 첫째 아이가 사춘기에 이르면 결혼 만족도와 부부간의 애정이 감소한다. 중등학교 자녀를 둔 어머니는 신생아나 영유아 자녀를 둔 어머니보다 안녕감이 낮다(Luthar & Ciciolla, 2016).

중년기 부모도 역시 자녀들이 얼마나 잘 적응하였는지에 따라 영향을 받는다. 중년 부모는 자녀들이 성공적으로 성인기에 안착하는 데 어려움을 겪고 있으면 안녕 상태를 유지하기가 어렵다. 10대 자녀의 문제와 관련되었던 부모의 정신적 건강 문제는 늙어서도 발견될 수 있다. 부모가 결혼 문제를 안고 있거나 불행하다면 부모-자녀 관계 및 양육의 질이 나빠질 수 있고, 10대 자녀에게는 알코올 및 약물 사용, 비행, 불안, 우울, 정서적 스트레스 등 문제가 발생할 위험성이 증가한다(Chung, Flook, & Fuligni, 2009).

자녀들은 기저귀를 차는 시기부터 대학에 진학하는 시기까지 많은 것들을 부모에게 요구하고, 부모는 자녀들을 면밀하게 감시해야 하는 등 부모의 삶은 복잡해진다. 자녀-양육 시기는 결혼 만족도에 대체로 부정적인 영향을 준다고 볼 수 있다(Gorchoff, John, & Helson, 2008). 그러나 부모가 되는 것의 이득과 상실에 대해 부모에게 물었을 때 부모 대부분은 긍정적인 면을 강조하였고, 부모가 됨으로써 개인적으로 성장하는 데 도움이 되었고, 더 책임감 있고 세심한 사람이 되었다고 느끼는 것으로 나타났다(Palkovitz, 2002).

4) 빈 둥지기

자녀가 성숙하면서, 가족은 자신의 직업을 갖고 스스로 가정을 꾸리는 세상 속으로 청소년과 젊은 성인을 떠나보낼 도약대가 된다. **빈 둥지(empty nest)**라는 용어는 막내 자녀를 떠나보낸 후의 가족을 일컫는다. 이러한 자녀 진수기는 깊은 슬픔을 초래할 수 있다(Span, 2000).

대체로 부모들은 진수기에 대해 부정적이기보다는 더 긍정적으로 반응한다. 자녀가 생기는 시기에는 결혼 만족도가 다소 감소하지만 막내 자녀를 떠나보내는 진수기는 결혼 만족도의 증가와 관련이 있다. 둥지가 비워진 후 여성들은 종종 결혼 생활이 더욱 평등하고 배우자가 요구를 더욱 충족시켜 주려고 한다고 느낀다(Mackey & O'Brien, 1995; Suitor, 1991). 일부에서는 이런 전환을 귀찮고 우울하고 고통스러운, 소위 말해서 **"빈 둥지 증후군"**으로 느낀다.

일반적으로 부모들이 빈 둥지에 대해 불편하게 느끼지 않은 이유는 다음과 같다.

1. 전보다 역할과 책임이 감소하여 스트레스나 불편을 덜 경험하기 때문이다.
2. 부모는 자신들의 관계에 더 초점을 맞출 수 있기 때문이다. 여성에게는 배우자와 함께하는 즐거움이 증가되는 것이 결혼 만족도가 높아지는 핵심이다(Gorchoff, et al., 2008).
3. 부모는 둥지가 비워지는 것을 그들이 자녀-양육하는 의무를 잘 마쳤다고 느끼고, 에릭슨(Erik Erikson)의 '생산성'을 성취한 증거로 여기기 때문이다(Mitchell & Lovegreen, 2009).
4. 대부분의 부모는 둥지가 비워진 이후에도 그들의 자녀들과 자주 접촉하므로 사실상 부모-자녀 관계를 상실한 것은 아니기 때문이다.

만일 자녀들이 떠나지 않거나 다시 돌아온다면 어떨까? 최근에는 성인이 되었음에도 둥지에 계속 남아 있거나 (캥거루 족) 일종의 "부메랑 효과(boomerang effect)"라고 하는 부모의 가정을 떠난 후 다시 찾아오는 자녀들이 증가하고 있다. 부메랑 자녀들은 실직, 경제적 어려움, 이혼이나 사회적 고립, 혹은 자신이 성인으로 사는 삶에 정착하는 데 어려움을 겪는 경우가 많다. 대부분의 빈 둥지 시기의 부모들은 돌아온 성인 자녀들에게 잘 적응한다. 특히 그들의 자녀가 책임감 있는 젊은 성인으로서 학교에 다니고 일을 하고 독립하기 위한 과정을 밟아간다면 더욱 그렇다(Aquilino, 2006; Ward & Spitze, 2004; Parker, 2012).

5) 조부모 되기

전형적인 조부모에 대해 우리는 흔히 흰 머리카락, 아주 쾌활하고, 장갑을 짜거나 쿠키를 굽는 노인을 상상하지만, 대부분의 성인은 중년기에 지역사회와 직업 활동을 많이 하는 시기에 조부모가 된다(Connidis, 2010).

조부모가 되는 방식을 세 가지로 구분할 수 있다(Cherlin & Furstenberg, 1986).

① 관계가 적은 조부모(remote)

관계가 적은 조부모(연구 대상자의 29%)는 손자녀가 가끔 만날 수 있는 상징적인 존재였다. 지정학적으로 서로 멀리 떨어져 있으면서 정서적으로도 거리감이 있었다.

② 동반자적인 조부모(companionate)

동반자적인 조부모(대상자의 55%)는 가장 흔한 조부모 유형이었다. 동반자적인 조부모는 손자녀를 자주 만나고 그들과 함께 활동하는 것을 즐겼다. 이들은 부모의 역할은 거의 하지 않는다. 다만 조부모의 역할을 선호하였다(Bates & Taylor, 2013).

③ 참여적인 조부모(involved)

조부모 중 16%는 부모의 역할을 수행하였다. 이들은 손자녀를 자주 만나고 함께 놀아준다는 측면에서는 동반자적 조부모와 비슷하지만, 손자녀의 양육을 돕고 손자녀의 삶에 조언하는 실제적인 부모의 역할을 수행하였다. 실제로 몇 명의 참여적인 조부모는 딸이나 아들이 자녀 양육을 할 수 없기 때문에 손자녀를 돌보기 위해 함께 살거나 대체 부모의 역할을 하였다. 오늘날에는 더 많은 조부모들이 그들의 손자녀를 돌보는 부모의 역할을 하는 존재가 되고 있다(Hayslip, 2009).

대부분의 조부모는 손자녀를 자주 만나 아주 즐겁고 애정을 나누지만, 책임이 적은 동반자적 역할을 선호한다. 특히 손자녀를 자주 만나는 경우에 대부분 조부모는 자신의 역할에 만족한다(Hayslip et al., 2015). 조부모가 되는 것 자체가 생애 만족감을 상승시키지는 않지만 적어도 할머니에게는 손자녀와 접촉하는 것이 생애 만족감을 주었다. 그러나 부모가 조부모와 손자녀의 접촉 기회를 조절하여, 만일 갑작스럽게 손자녀와의 접촉 기회를 상실하면 조부모는 딸, 아들, 사위 또는 며느리와 떨어져야 하고, 손자녀의 양육권 투쟁에서 지게 되므로 고통을 당할 수 있다(Hayslip et al., 2015).

조부모는 가족 내의 위기가 있을 때 언제든지 구조자 역할을 해 줄 준비가 되어 있다. 할머니는 종종 자기 자녀가 처음 부모가 되는 적응기에 도움을 준다.

"업무 요청을 받은" 조부모는 손자녀의 발달에 크게 기여를 한다. 역사적으로 외조모는 가장 중요한 돌봄 조력자였으며, 실제로 오늘날에도 계속 중요하다. 친밀한 조부모–손자녀 관계는 어머니의 우울이 전이되는 것으로부터 손자녀를 보호해 준다. 평균적으로 편모가 키운 10대 청소년은 학업 성취가 낮고 문제 행동을 보이지만, 편모와 1명 이상의 조부모가 공동으로 양육한 경우에는 양쪽 부모가 기른 자녀들과 큰 차이를 보이지 않았다(DeLeire & Kalil, 2002; Dunifon, 2013).

참여적인 조부모는 일정하게 요구되는 부담을 갖는다. 이들은 경제적 어려움, 스트레스, 우울 또는 건강 문제를 지니고 있어 고통을 받는다. 손자녀가 이들 집에 들어와 함께 거주해야 하거나 일차적인 부모가 되어야 할 때는 건강을 해치는 경우도 있다(Musil et al., 2011).

6) 변화하는 가족 관계

(1) 결혼 관계

앞서 보았듯이 신혼 밀월기가 끝난 후 결혼 만족도는 다소 저하된다. 처음 부모가 되는 시기에도 결혼 만족도는 계속 낮아지고, 자녀가 더 유입되는 시기에도 계속 저하된다. 결혼 만족도는 자녀가 둥지를 떠나는 때에만 다시 회복되는데, 여성들에게 더욱 그렇다. 가족생활 주기 단계에서 결혼 만족감을 나타내는 U자 형태의 곡선이 모두에게 해당하는 것은 아니지만 부모 역할이 부부 관계를 소원하게 한다는 점을 제시한다.

결혼 관계의 특성은 시간이 가면서 계속 변화한다. 성관계 횟수는 감소하지만 심리적인 친밀감은 증가하는 경우가 많다. 애정 관계는 열정에서 절친과 같은 우정으로 변화한다. 나이가 더해가면서 더 다정해지고, 부정적인 감정을 적게 경험하게 된다(Smith et al., 2009).

결혼 만족도에는 성격이 중요한 영향을 준다. 행복하게 결혼 생활을 하는 사람들은 불행하게 결혼 생활을 하는 사람들보다 더 유쾌한 성격을 가지고 있다. 예를 들면, 그들은 정서적으로 더 안정적이며 부정적인 정서를 분출하는 경우가 매우 적다. 행복한 결혼 생활을 하는 부부는 배우자들의 성격이 유사하고, 시간이 지남에 따라 부부의 성격이 더욱 비슷해지게 된다(Gonzaga, Campos, & Bradbury, 2007).

낭만적인 배우자들은 함께 지내면서 서로의 발달에 영향을 준다. 예를 들어, 배우자가 성실하면 다른 배우자의 성실성에 영향을 줄 뿐만 아니라 부부 모두의 직업적 성공에도 영향을 준다(Solomon & Jackson, 2014). 이런 현상은 아마 성실한 배우자가 가정생활의 만족도에 기여하기 때문일 것이다.

결혼 생활은 부부 중 한 명이 중병이나 심각한 장애를 갖게 되거나 돌봄이 필요하게 될 때 새로운 도전에 직면하게 된다. 부인이 죽어가는 남편을 돌보아야 할 때는 자신의 신체와 정신적 건강을 해치게 되며 사회적으로 고립되었다고 느끼지만 대체로 배우자의 죽음에 잘 대처해 나가고, 이후에 자신의 삶을 재건한다.

결혼 관계는 대부분의 성인기 발달과 인생에서 매우 중요하다. 일반적으로 결혼한 성인은 미혼인 성인보다 더 행복해지고, 더 건강하며, 경제적으로도 더 향상되는 경향이 있다. 부부가 결혼 생활 기간에 힘든 시기를 잘 견딜 수 있다면 결혼하지 않은 성인들보다 지속적으로 더 좋은 상태를 가질 가능성이 크다. 또한, 결혼한 성인들은 더 장수한다(Robles et al., 2014).

(2) 형제자매 관계

형제자매 관계는 가장 길게 지속된다. 형제자매는 대체로 많은 유전자와 인생 경험의 많은 부분을 공유하고 있지만, 가깝고도 갈등이 있는 관계이다(Greif & Woolley, 2016). 오늘날의 형제자매 관계는 생물학적 형제자매뿐 아니라 한쪽 부모만 같은 형제자매, 의붓 형제자매, 입양된 형제자매 등을 모두 포함한다. 이런 다양한 형제자매 관계 역시 가깝거나 갈등이 있을 수 있으며, 대부분은 양가감정을 가질 수 있다.

형제자매 관계는 같은 집에서 함께 살지 않으면 더 좋게 변화된다. 대부분은 형제자매를 신뢰하고 지지자로 보고 그들의 중요성을 인정한다.

그러나 유년기 때 형제자매 관계를 특징짓는 양가감정의 일부는 어른이 되어서도 여전하다. 형제자매는 각자의 인생을 사는 동안에도 서로 경쟁한다(Connidis, 2010). 유년기에 가까운 관계였던 형제자매는 부모의 질병이나 죽음 등의 사건 후에도 계속 가깝게 지내는 경향이 있지만, 유년기에 사이가 좋지 않았던 형제자매는 같은 사건을 경험할 때 서로 충돌할 수 있다. 예를 들면, 병든 부모의 돌봄을 놓고 서로 다투거나 부모의 재산을 어떻게 분배할지에 대해 논쟁을 벌인다. 부모가 특정 형제자매를 더 좋아했다고 인지하는 성인 형제자매들의 관계는 좋지 않고 서로 잘 지내지 못한다. 이런 결과는 부모들이 형제자매의 평등성에 간접적으로 영향을 준다는 것을 의미한다(Suitor et al., 2009).

(3) 부모–자녀 관계

대부분의 가정에서 부모와 자녀 세대는 성인기에도 친밀하게 접촉하며 애정적인 교류 관계를 지속한다. 나이 들어가는 부모에게 지지가 필요하면 자녀들은 도움을 준다.

발전하는 관계. 젊은 성인이 둥지를 떠난 후에도, 대부분의 부모–성인 자녀 관계 내에는 어느 정도의 긴장감이 남아 있다. 부모는 자녀에게 문제가 생기거나 문제를 해결하는 데 도움을 달라고 요청받았을 때 스트레스를 받게 된다.

자녀는 부모가 자신의 삶을 간섭하거나 자신의 능력 이상의 것을 요구할 때 불편하게 여긴다(Connidis, 2010). 왜냐하면 부모와 자녀는 각자 인생 주기의 다른 시점에 처해 있기 때문이다. 부모는 자신의 새로운 가족을 형성하려는 자녀의 관점보다는 부모–자녀 관계를 견고하게 하는 데 더 노력을 기울인다. 결국, 부모의 안녕은 자녀가 결혼하거나 처음 부모가 될 때 긍정적인 영향을 받고, 자녀가 이혼하거나 다른 부정적인 사건들을 경험할 때는 부정적인 영향을 받는다(Kalmijn & De Graaf, 2012).

성인 자녀는 부모–자녀의 역할 수행이나 사춘기 때 그들 관계에 남았던 과거의 앙금을 뒤로 하고 부모를 인간 대 인간으로 더 잘 이해하고 흠이 있는 진정한 사람으로 보게 되면서 친구처럼 대하며 부모와의 새로운 관계를 모색하는 기회를 갖는다. 만일 자녀의 인생 초기에 부모가 지지하고 권위적이었다면 더 상호적이고 친구와 같은 관계로 발전할 것이다. 젊은 성인이 부모로부터 지속적으로 많은 지지를 받았다면 더 잘 적응할 가능성이 높다(Fingerman et al., 2012).

자녀가 중년기이고 부모가 노년기일 때 두 세대는 특히 서로 가깝게 지내며 돌본다. 노년기 어머니는 아버지에 비해 자녀, 특히 딸과 더 가까운 관계를 갖고 더 자주 접촉하기를 즐긴다(Umberson & Slaten, 2000).

전형적으로, 세대 간의 관계는 가깝고 애정적일 뿐만 아니라 평등하다. 각 세대는 무엇인가를 서로 주고받지만, 대개는 나이 든 부모가 더 많은 것을 준다. 노년기 부모가 자녀가 되고, 성인 자녀가 돌봄 제공자가 되는 **역할 전도(role reversal)**를 경험하는 경우는 드물다.

노부모 돌봄. 브로디(Brody, 1985, 2004)는 중년기 성인이 젊은 세대와 노년 세대의 동시적인 요구에 의해 압박을 받는 현상을 기술할 때 **중년 세대 쥐어짜기(mid-**

dle generation squeeze)라는 용어를 사용하는데, 이는 **샌드위치 세대 현상**이라고도 부른다(Zarit & Talley, 2013). 55세쯤 되는 여성이 외손녀를 돌보면서(혹은 증손녀를 돌보기도 한다) 병든 부모님(또는 병든 조부모)을 돌보는 것이 여기에 해당한다.

허약한 노인을 돌보는 의무자는 그들의 배우자이다. 그런데 노인이나 허약한 남편 또는 아내를 돌보는 것은 부담이다(Zarit & Heid, 2015).

만일 배우자가 돌봄을 제공할 수 없다면 돌봄 책임은 성인 자녀에게 맡겨진다. 아들보다 딸과 며느리가 노부모에게 더 정서적 지지를 많이 제공하며 전반적으로 부담도 더 갖는다. 물론 아들도 딸만큼 재정 지원과 실제 업무를 제공하기 위해 참여한다. 여성에게 주어진 전통적인 성 역할 규범은 가족의 **종족 보존(kinkeepers of the family)**이며, 가족 구성원들이 서로 잘 접촉하고 그들이 야기한 가족 문제를 잘 조절하는 것이다(Brody, 2004).

우리 사회 대부분의 노부모는 자녀에게 의존하거나 함께 살기를 거부한다. 그들은 자녀들과 가까운 거리에 살기를 선호하고, 독립성을 즐기고 건강이 나빠졌을 때 자녀에게 부담을 주지 않기를 바라지만, 오늘날 허약한 노인을 돌보는 주요 돌봄 제공자는 가족 구성원이다. 향후 이혼한 부부의 자녀나 의붓자녀가 노인, 특히 아버지나 계부를 돌볼 것인지에 대해서는 지켜볼 필요가 있다(Stein, 2009).

자신과 자녀의 발달을 계속 촉진해 나가면서 노부모를 보살펴야 하는 중년기 성인은 때때로 그런 상황에 압도당한다. 그들은 신체적 혹은 인지적 장애를 가진 사람들의 돌봄 서비스 요구도와 관련된 심리적 스트레스인 **돌봄 제공자의 부담(caregiver burden)**을 경험할 것이다(Adelman et al., 2014). 병이 든 사랑하는 사람을 돌보는 것은 보람 있는 일이 될 수 있고 몇몇 사례에서는 건강과 웰빙에 유익한 효과를 줄 수 있다(Brown et al., 2009). 그러나 그러한 돌봄을 제공하는 성인 자녀 중 많은 수는 정서적, 신체적, 재정적 어려움을 경험하고 고통을 받는다. 이것은 안녕을 저해하고 우울증 경험의 위험도 높일 수 있다.

돌봄 제공자의 부담은 다음과 같은 경우에 더 무거워질 수 있다.

- 돌봄 수혜자가 신체적 문제보다는 알츠하이머성 치매나 다른 유형의 치매를 앓고 있고 치매로 인한 파괴적이고 사회적으로 부적절한 행동을 하는 경우 특히 더 무겁게 느껴질 수 있다(Chiao, Wu, & Hsiao, 2015).
- 안정된 애착 유형과 같은 인적 자원이 결핍된 돌봄 제공자의 부담감은 더 무겁게 느껴진다.
- 사회적 지지도, 특히 지지적인 결혼 형태가 결핍된 돌봄 제공자의 부담감은 더 무겁게 느껴진다.
- 문화적 요인과 상황적 요인이 돌봄 제공을 지지하지 않는 경우에 돌봄 제공자의 부담감은 더 무겁게 느껴진다(Kosberg et al., 2007).

부담감이 큰 돌봄 제공자에게는 행동 관리 훈련, 분노 관리 훈련, 인지적 행동 치료 프로그램을 제공하여 돌봄 제공자가 돌봄 기술을 연마하도록 도와야한다. 또한, 나이 든 부모에게 자기 관리 기술을 가르치고, 치매 노인이 보이는 힘든 행동에 덜 부정적으로 반응하는 방법을 알려주고, 그들의 돌봄 제공자 역할과 그것으로부터 발생하는 갈등이나 다른 역할로부터 발생하는 스트레스에 대처하도록 돕는다. 그리고 때때로 돌봄 제공자가 쉴 수 있도록 해 주는 서비스 제공이 매우 중요하다(Zarit & Talley, 2013).

06 다양한 가족 경험들

1) 독신자

이 범주에는 아직 미혼인 젊은 성인들이 대거 포함된다. 성인들은 결혼을 미루고 있기 때문에 젊은 독신 성인의 수가 점점 증가하고 있다. 독신자는 한 번도 결혼하지 않은 중년기 성인과 노년기 성인도 포함하며, 이혼이나 배우자와 사별한 성인들도 포함이 된다. 미국에서는 1960년대 이후로 결혼한 성인의 수가 계속 감소하고 있으며, 미혼이거나 이혼 또는 별거하는 성인의 수가 증가하고 있다(Connidis, 2010).

독신자는 결혼과 상관없이 사랑하는 사람과 낭만적 관계를 갖는다. 미국의 경우에 **동거(cohabitation)**하는 사람들이 증가하고 있고, 대부분은 결혼 전에 예행 연습으로 함께 산다. 결혼하지 않은 사람들은 다음과 같은 다양한 이유로 함께 살기도 한다(Cohan, 2013).

- **편리성.** 사랑하는 관계이면서 생활비를 분담할 수 있는 동거 형태가 필요해서 편의적인 수단으로 함께 산다.
- **결혼 예행 연습.** 결혼하기 전에 서로가 진정으로 맞는지를 탐색하기 위해 함께 산다.
- **결혼에 대한 대안.** 결혼 생활은 끝났다고 결론을 내리고 결혼에 대한 대안을 찾는다. 이 집단에는 동료애를 원하지만, 재정적인 상황을 위태롭게 하고 싶지 않은 성인, 재혼으로 인해 자녀들을 불편하게 하고 싶지 않은 성인 그리고 과거에 결혼한 적이 있는 많은 수의 성인이 포함된다. 몇몇 나이 든 성인은 심지어 자신의 가정을 유지하면서 상대의 집에 자주 머무는 형태로 "함께 또 따로 살기"를 결정한다(Connidis, 2010; Benson & Coleman, 2016).

결혼 전에 동거하는 커플은 그렇지 않은 부부보다 서로가 진정으로 맞는지를 탐색할 기회가 더 많아 보인다. 그러나 동거 후에 결혼한 부부는 결혼 전에 동거하지 않았던 부부에 비해 결혼에 대해 불만족한 경향이 있고, 전반적으로 이혼하는 경우도 높게 나타났다(Cohan, 2013). 결혼 전 동거인들은 동거생활 없이 결혼한 사람들과는 여러 면에서 다르다는 다음과 같은 설명들이 있다.

1. 혼전 동거인들은 더 젊고, 수입이 적으며, 가족에 대한 사고방식이 덜 관습적이고, 결혼 제도에 덜 헌신적이기 때문이다(Cohan, 2013). 하지만 이런 이유는 신빙성이 낮아 보인다. 왜냐하면 더 많은 쌍이 혼전 동거를 하는 경향이 있기 때문이다. 실제로 유럽 지역에서는 동거가 잘 수용되어 확산하고 있고, 성에 대한 태도가 동등하며, 동거 여성의 행복감이 결혼한 여성에 비해 낮지 않다(Lee & Ono, 2012).
2. 많은 혼전 동거인이 결혼할 의도는 없었지만 어쨌든 결과는 결혼한 상태가 된다는 것이다. 즉, 강한 애정 관계는 아니지만 단순히 그들의 생활 때문에 또는 너무 엉켜있거나 떠나기 어려워진 상태에서 결혼한다는 것이다.

만일 동거인이 함께 살자고 약속하기 전에 이미 약혼한 상태이거나, 동거인들이 전에 다른 사람과 동거한 경험이 없거나, 혼전에 아이를 갖지 않은 경우라면 결혼에 성공할 가능성이 증가할 것이다. 하지만 동거인들의 성공적인 결혼을 위한 특성이 적거나 타성에 젖은 애정 관계라면 결혼은 실패할 가능성이 증가할 것이다.

많은 동거인은 자녀를 키우고 있다. 생물학적인 동거인 부모도 파혼하거나 제한된 수입을 갖고 있다. 결과적으로 그들의 자녀들은 결혼한 부부의 자녀보다 더 빈곤한 교육을 받고, 더 많은 정신적 문제와 행동 문제를 갖게 된다(Ganong, Coleman, & Russell, 2015).

2) 무자녀 부부

많은 결혼한 부부들은 자녀를 원하지만 자녀를 가질 수 없는 경우에는 무자녀로 남는다. 그러나 자발적으로 자녀 갖기를 미루거나 아예 자녀를 갖지 않고 자유롭게 살려는 성인들의 수가 점점 증가하고 있다(Allen & Wiles, 2013).

자녀를 임신하고자 기울이는 노력과 실패는 고통스럽고 비도덕적인 경험이다(Schwerdtfeger & Shreffler, 2009). 자녀가 없는 부부의 결혼 만족도가 감소하는 것도 아니고 때로는 오히려 결혼 만족도가 올라가는 경향을 보인다. 실제로 자녀를 낳고 키우고 독립시키는 동안에 무자녀 부부의 결혼 만족도는 유자녀 부부의 결혼 만족도보다 높게 나타났다. 무자녀 부부의 중년기와 노년기도 자녀를 떠나보내고 빈 둥지에 남은 유자녀 부부보다 삶의 만족도가 낮지 않았다. 자녀가 있다고 해서 꼭 행복하리라는 보장도 없고, 자녀가 없다고 해서 노년기에 불행한 결말을 보게 되는 것도 아니다(Connidis, 2010).

3) 동성애자 가족

남성 동성애자(게이 부부)나, 여성 동성애자(레즈비언 부부) 가족도 대체로 보통 가족과 같은 발달 과정을 거친다. 또한, 같은 이유로 결혼 생활에 만족하거나 불만족하며, 전형적인 이성 결혼 부부 또는 이성 동거 부부와 같이 대우받는다. 사실, 동성애자 가족 관계에 대해 우리는 많은 것을 알지 못한다(Kimmel, Hinrichs, & Fisher, 2015).

동성애자 가족은 특별한 도전들에 맞선다. 이미 합법화된 동성애자 결혼에 대해서도 여전히 전국적인 시위로 투쟁을 한다. 동성애자 가족은 사회로부터 완전하게 인정받지 못하고 수시로 차별을 당하는 희생자가 되고 있다. 예를 들어, 동성애자의 배우자는 병든 배우자의 생사를 결정하거나 또는 배우자가 사망 시 자녀 양육권 문제가 있을 때 온전한 가족 구성원으로 인정을 받지 못한다. 한 연구에 따르면(Lick et al., 2012) 성 소수자들은 살고 있는 지역의 사회적 환경과 폭넓게 연결되어 있으며, 함께 사는 성 소수자의 자녀들은 성 소수자의 입장을 지지한다.

우리의 고정 관념과는 다르게, 동성애자 부부는 한 사람이 전통적인 남편의 역할을 맡고, 다른 사람이 아내의 역할을 맡지 않는다. 대신에 부부의 관계는 보통 동등하다. 배우자들은 책임을 동등하게 나누고 각자 더 잘하는 일을 토대로 가정의 일을 분담하는 경향이 있으며, 어떤 일을 맡더라도 꺼리지 않는다. 부모가 된 다음에 대부분의 동성애자 부부는 자녀가 아주 참여적인 두 명의 부모를 가지고 있다고 보고한다. 일반적으로 자녀를 낳은 부모는 유도하는 역할을 한다(Rith & Diamond, 2013).

동성애자 부모의 양육은 여성 동성애자 가정의 어머니들이 이성 결혼을 한 두-부모 가정의 어머니보다 폭력을 더 적게 사용하였고, 다른 면들은 거의 유사하게 나타났다. 또한, 여성 동성애자 어머니 둘이 양육한 자녀가 편모가 양육한 자녀보다 더 좋은 발달 결과를 보였으며, 이성 결혼을 한 두-부모 가정에서 양육된 자녀들과는 차이가 없었다. 여성 동성애자 부부는 남성 동성애자 부부나 이성 결혼을 한 두-부모보다 더 지지를 하며 동반자적인 부모 역할을 수행하였다. 이 요인은 훌륭한 자녀 양육을 하는 것과 연관되어 있다(Farr & Patterson, 2013). 여러 연구 결과를 종합해 볼 때 동성애자 부모는 최소한 일반 이성 결혼 부모보다 자녀 양육을 효과적으로 하며, 경쟁적이고 잘 적응된 자녀로 키운다. 또한, 동성애자 부모의 자녀들은 일반 이성 결혼 부모의 자녀들처럼 동성애적, 이성애적 인식을 가지고 있으며, 성 인식에 대한 주제에 대해서도 유연하게 생각한다(Ganong et al., 2015).

4) 이혼 가족

(1) 이혼 전

이혼의 위험이 높은 부부의 특성을 모아 보면, 일반적으로 20~30대의 젊은 성인으로 평균 7년 미만의 결혼 생활을 해 왔거나 어린 자녀를 가진 경우가 많다(Amato, 2010). 결혼이 준비되지 않았고, 보통 부모가 되는 시기에 재정적 · 심리적 스트레스가 높았던 경우나, 성격 문제나 알코올 혹은 약물 남용 등의 문제 행동이 이혼에 영향을 줄 수 있다(Demo & Fine, 2010).

(2) 이혼 후

이혼 절차를 밟는 대부분의 가족은 위기를 경험한다. 이혼한 성인은 기혼 성인보다 우울이나 다른 형태의 심리적 스트레스, 신체적 건강 문제를 갖게 되고 심지어는 사망할 위험도 크다(Amato, 2000; Kamp Dush, 2011, 2013).

심리적 스트레스를 경험하는 성인은 좋은 부모가 될 수 없다. 또한, 부모의 이혼을 경험하는 자녀는 너무 괴로워하기 때문에 좋은 자녀가 될 수 없다. 자녀들은 종종 화를 내거나 공포에 질리거나 우울해하고, 특히 자신들이 부모의 다툼이나 이혼에 일말의 책임이 있다고 생각하는 경우에는 더 죄책감을 느끼게 된다. 또한, 자녀들은 짜증을 내거나 의존적이고 반항하며 경멸하는 태도를 보일 수도 있다.

이혼 후 2년간 가족은 위축되었다가 6년이 되었을 때 이혼 가정의 자녀와 정상 가정의 자녀 사이에 차이가 사라진다(Hetherington & Kelly, 2002). 그러나 위기 단계가 지나고 대부분의 자녀와 부모가 적응을 한 후에도, 이혼은 약 25% 정도의 사람들에게 성인이 된 후까지 수년 동안 부정적인 영향을 남긴다(Amato, 2006; Hetherington & Kelly, 2002). 예를 들면, 부모가 이혼한 성인은 정상 가정에서 자란 성인보다 결혼할 확률도 낮고, 결혼한 경우에는 결혼 생활의 갈등과 이혼을 경험할 가능성이 높았다(Amato, 2006).

모든 가족이 이혼을 중대한 위기로 경험하는 것은 아니다. 어떤 가족은 그들의 경험을 통해 한 단계 성장하기도 한다(Demo & Fine, 2010; Hetherington & Kelly, 2002). 일부 성인은 불행한 결혼으로부터 자신을 해방한 후 자신과 자신의 삶을 더 긍정적으로 느낀다. 양쪽 부모가 계속 갈등하는 가족은 응집력 있는 편부모 가족보다 자녀의 발달에 해로울 수 있다. 이혼의 영향은 아주 다양하게 나타나며, "자녀를 위해서 함께 지내는 것"이 항상 현명한 방법만은 아니다.

(3) 적응에 미치는 영향

이혼에 긍정적으로 적응하고 손상이 지속되는 것을 방지하는 데 도움이 되는 요인들은 다음과 같다.

1. **적합한 재정적 지원.** 양육하지 않는 부모(보통 아버지)가 자녀 양육비를 지불하고, 가족이 적절한 재정적 조건을 유지한다면 이혼 후에도 그 가정은 잘 지낼 수 있다(Amato & Sobolewski, 2004; Marsiglio et al., 2000).
2. **양육권이 있는 부모에 의한 양질의 양육.** 만약 양육권이 있는 부모가 온정적이고 권위적이며 일관성을 가질 수 있으면 자녀들은 문제를 경험할 가능성이 훨씬 줄어든다(Hetherington, 2006).
3. **양육권이 없는 부모에 의한 좋은 양육.** 자녀들은 양육권이 없는 부모와 연락이 끊긴 경우에 고통을 받을 수 있으며, 어머니와 함께 사는 자녀의 4분의 1 이상이 그렇다. 적대적이거나 폭력적이지 않다면 아버지의 지속적인 참여가 대체로 이득이 된다(Elam et al., 2016).
4. **부모 간의 갈등 최소화.** 자녀들은 이혼 후에 계속하여 부모의 갈등에 노출되거나 자녀가 보는 앞에서 부모가 서로를 음해하지 않도록 보호되어야 한다. 만일 부모가 함께 양육권을 행사하기로 동의한다면 양부모나 자녀의 적응이 좋아질 수 있다. 어머니가 양육권을 가질 때, 부모가 조화를 이루고 협력하는 긍정적 공동 양육을 통해 아버지가 자녀들과 가깝게 지내고 자녀의 일에 계속해서 참여할 수 있도록 할 수 있다(Ganong et al., 2015).
5. **부가적인 사회적 지지.** 이혼한 성인이 가까운 친구가 있는 경우에는 그렇지 않은 경우보다 우울한 경험이 줄어든다. 자녀들도 가까운 친구가 있는 경우에는 도움을 받을 수 있다.
6. **다른 변화의 최소화.** 부모가 이사하지 않고, 새로운 직업을 얻지 않는 부가적인 변화를 최소화하는 것이 자녀에게 가장 좋다. 산더미와 같은 스트레스보다 2~3가지 스트레스원을 다루기가 더 쉽다.
7. **개인적 자원.** 지적인 능력, 감정적 안정성, 좋은 대처 기술과 같은 개인적 자원을 가진 개인(한 가족 내

에서도 개인별로 다를 수 있음)은 그렇지 않은 사람 보다 이혼 후 더 긍정적인 경험을 갖는다.

이혼한 부모에 대한 중재는 양육 기술을 향상하여 자녀의 적응을 도울 수 있다. 또한, 이혼한 부모의 자녀들은 다른 이혼 가족의 자녀들과 감정을 나누고 긍정적인 대처 기술을 배울 수 있다. 이혼에 대한 적응은 개인의 강점과 사회적 지지를 포함하여 이혼에 대처하기 위해 도움을 받을 수 있는 자원에 따라 달라질 수 있다(Sandler et al., 2015).

5) 재결합 가족

미국에서는 이혼 후 3~5년 이내에 이혼한 부모의 약 75%의 한쪽 부모가 재혼하는데, 자녀들은 계부나 계모, 의붓형제자매를 받아들이는 또 다른 중대한 전환을 경험하게 된다(McGoldrick et al., 2016; Teachman & Tedrow, 2008). 재혼한 부부의 60% 가량은 다시 또 이혼하므로 오늘날에는 독신자, 동거, 결혼 갈등, 별거 및 이혼의 과정을 재차 경험하는 성인과 자녀들이 증가하고 있다(Cherlin, 2009).

양육권을 가진 부모가 재혼하게 되면 처음 몇 년간은 새로운 가족 체계가 형성되고 새로운 가족 구성원의 역할과 관계가 정돈되어가면서 갈등과 분열의 시기를 경험하게 된다(Hetherington & Stanley-Hagan, 2000). 만일 새 가정에 양쪽 부모가 모두 자녀를 데려오면 한쪽 부모만 자녀를 데려온 경우보다 어려움을 더 겪게 될 수 있다. 여자 자녀는 남자 자녀보다 더 많은 문제를 경험하는데, 여자아이들은 종종 어머니와 가깝게 연결되어 있기 때문에 어머니의 관심을 얻기 위해 새아버지와 경쟁하거나 새어머니가 자신의 어머니 역할을 대체하는 것에 분개할 수 있다. 시간이 지나면 대부분의 자녀는 적응한다. 한 번 이상의 결혼으로부터 생긴 자녀들로 구성된 재결합 가족의 청소년은 이혼 후 편부모 가족에서 사는 아이들과 같이, 정상적인 양쪽 부모 슬하에서 자라는 청소년에 비해 적응도가 떨어진다(Hetherington, 2006).

하지만 어머니가 재혼하여 계부와 좋은 관계를 갖는 자녀의 경우에는 더 좋은 결과를 가져온다. 그리고 새롭게 재구성된 가족의 부모들을 위한 훈련 프로그램은 양육 기술, 강화된 협조적인 양육, 자녀들의 학교 적응 문제 감소, 부부 관계 강화 등을 향상시킨다.

오늘날 이혼 가족의 자녀 발달에서 "자녀의 안녕에 가장 중요한 것은 가족 구조가 아닌 가족 과정이다"라고 결론을 내렸다(Hetherington, 2006). 즉, 아이들과 청소년은 좋은 양육을 받는 경우 어떤 형태의 가족에서든 잘 살아갈 수 있다.

07 가정 폭력 문제

가족 관계는 생애주기의 모든 시점에서 인간 발달의 토대가 된다. 동시에 가족은 많은 고통의 원인이 될 수 있으며, 발달을 어렵게 만들 수도 있는데, 가정 폭력이 가장 분명한 경우이다.

아동 학대(child abuse)는 신체적, 정서적, 성적으로 아동을 혹사하거나 해를 가하는 것으로, 가정 폭력의 형태 중 가장 빈번하게 발견된다. 2013년 미국의 통계를 보면, 18세 미만의 아동 중 100명에 1명이 **아동 학대(child maltreatment)**를 당한다(Federal Interagency Forum on Child and Family Statistics, 2015). 학대를 당하는 아동의 약 76%는 방임되고, 17%는 신체적 학대를 당하며, 8%는 성적 학대를 당하고, 8%는 정서적으로나 심리적인 학대를 당하며, 9%는 다른 형태의 학대를 경험한다. 나이가 들면서 학대를 당하는 비율은 감소한다. 2016년도 보건복지부에서 발표한 전국아동학대현황보고서에 의하면, 우리나라에서는 중복 학대 48%(복합적 학대 유형), 정서 학대(19.2%), 방임(15.6%), 신체 학대(14.5%), 성 학대(2.6%)의 순으로 나타났다(보건복지부, 2016).

아동 학대는 많은 관심을 필요로 하지만 가족 내 모든 관계 속에서 학대 가능성이 존재한다(Tolan, Gorman-Smith, & Henry, 2006). 아동과 청소년들은 부모에게 신체적인 폭력을 가하거나 드물게는 살해하기도 한다. 형제자매(특히, 남자 형제)는 수많은 방법으로 서로를 학대하는데, 특히 가족 내 학대가 일어나고 있을 때 더욱 그렇다. 배우자나 연애 파트너의 학대는 전 세계적으로 가장 흔히 나타나는 가정 폭력 형태이다.

세계적으로 평균 3분의 1 정도의 여성이 파트너에게 맞거나 성폭행을 당하거나 감정적인 학대를 당하는 것으로 추산되고 있다(Murphy, 2003).

노인 또한 가정 폭력의 목표물이 된다. 병들거나 장애를 가진 노인들은 신체적 학대, 정서적 학대, 방치 또는 경제적 학대나 권리를 강탈당하는데, 이들을 학대하는 이들은 주로 그들을 돌보는 사람이며, 스트레스를 받은 성인 자녀나 배우자이다(Nerenberg, 2008).

가정 폭력은 좋지 않은 현상이다. 이러한 현상은 주요한 사회 문제 영역으로 모든 연령의 가족 구성원의 발달을 저해하고 매우 고통스럽게 하는 원인들이다.

1) 왜 아동 학대가 일어나는가?

(1) 가해자

학대 부모는 대부분 자녀를 많이 가진 젊은 어머니이며, 가난하거나 실직 상태에 있거나 그녀의 부담을 덜어줄 수 있는 파트너가 없는 경우이다(U.S. Department of Health and Human Services, 2007). 아동 학대 가해자들은 모든 인종, 민족, 사회적 계층에서 볼 수 있다.

자녀를 학대하는 부모와 학대하지 않은 부모 간에 신뢰할 만한 차이점이 있다.

첫째, 자녀를 학대하는 부모는 자신의 부모로부터 학대를 받았던 경험이 있다. 학대를 받았던 경우 약 30% 정도는 자신의 자녀를 학대한다. 또한, 학대를 당한 희생자들이 다른 형태의 가족 폭력, 즉 아내 구타 또는 폭력 범죄 등을 하게 될 가능성이 높다(Milaniak & Widom, 2015).

"**폭력의 순환**(cycle of violence)"은 **양육의 세대 간 전이(intergenerational transmission of parenting)**라는 현상의 한 예로, 폭력적 양육 방식이 전달되는 것이다. 사회적 인지 이론에서 주장하는 관찰적 학습과 폭발적인 기질과 분노와 관련된 인자의 영향으로 발생될 가능성이 있다. 정서적 지지를 받거나 심리 치료의 도움은 순환 고리를 끊을 수 있다(Maxwell et al, 2016).

둘째, 학대하는 어머니는 종종 그들의 부모에게 구타를 당한 경험이 있다. 학대하는 대다수의 어머니는 자녀 및 아내로서 학대받았던 그들의 경험을 통해 폭력이 문제를 해결하는 방식이라고 배우거나, 그들의 자녀를 학대하면서 그들이 학대받았던 좌절감을 분풀이할 수 있다.

셋째, 학대 가해자들은 종종 정신 건강 문제를 가지고 있다. 10명 중 1명은 자아 존중감이 낮고 우울증과 물질 남용자인 경우가 많다(Jaffee, 2013; IOM & NRC, 2014). 이러한 성인들은 자신을 희생자라고 보고, 부모로서 무기력하게 느끼며, 부모가 되는 정상적인 어려움을 스트레스와 위협으로 여긴다(Bugental, 2009).

넷째, 학대하는 부모들은 영유아와 아동의 정상적 행동을 왜곡하여 인지하는 경우가 많다. 예를 들면, 아기가 배고파서 울 때 학대하는 어머니는 종종 아기가 말을 듣지 않는다고 해석한다(Egeland, Sroufe, & Erickson, 1983).

(2) 피해자

학대하는 부모는 종종 가족 내에서 자녀 한 명을 표적으로 삼는데, 이는 아이의 특성이 문제가 된다는 점을 시사한다. 예를 들어, 의학적 문제가 있거나 기질이 까다로운 아이들은 조용하고 건강하며 돌보기 쉬운 아기들에 비해 학대받을 가능성이 높다(Bugental & Beaulieu, 2003).

돌봄 제공자의 특성만으로 학대 발생의 모든 원인을 설명할 수 없듯이, 자녀의 특성으로 학대가 왜 발생하는지를 모두 설명할 수는 없다. 가족 영향 모델의 상호작용적 모델에서 고위험 부모와 고위험 자녀의 조합이 문제의 원인이 될 수 있음을 보여 준다. 예를 들어, 자녀를 다루는 데 있어 무기력함을 느끼고 장애나 질병을 앓고 있거나 다루기 어려운 아이를 양육해야만 하는 어머니는 자녀가 통제되지 않을 때 감정적으로 과민 반응을 하게 되기 쉽고, 거친 훈육을 하게 될 수 있다. 그렇게 무기력한 부모는 대부분의 부모보다 높은 수준의 스트레스를 경험하며, 반응하지 않는 자녀와 상호작용할 때 높은 코르티솔 수준과 빠른 심장 박동을 나타낸다. 가족 영향 모델의 교류 모델과 일관되게 부모의 거북함이 그러한 자녀들을 더욱 반응적이지 않도록 만들고, 이러한 상호작용적인 악순환이 부모로 하여금 폭력을 사용하도록 만든다(Bugental, 2009; Martorell & Bugental, 2006). 그러나 자녀와 돌봄 제공자 간의 결합으로만 학대를 설명하기란 충분치 않다. 교류 모델이 주장하듯이 부모와 자녀 간의 관계는 서로가 서로에게 지속적으로 영향을 주면서 좋지 않은 방향으로 진행된다.

(3) 상황

학대에 대한 생태학적인 상황을 살펴보아야 한다(Cicchetti & Toth, 2015). 학대는 대부분 부모가 엄청난 스트레스 상황에 있으면서 사회적 지지가 충분하지 않을때 발생하기 쉽다. 실직이나 이사와 같은 생활의 변화나 경제적 어려움, 사회적 지지가 부족한 상황에서 학대 발생이 증가한다.

신체적 체벌을 장려하지 않고 대인 관계적인 갈등을 해소하는 비폭력적 방법을 옹호하는 사회에서는 자녀 학대가 흔치 않다.

자녀 학대는 많은 원인과 기여요인들이 함께 얽힌 복잡한 현상이다. 배우자 학대, 노인 학대, 다른 형태의 가족 폭력에서도 실상은 비슷하다.

2) 아동 학대의 영향은 무엇인가?

신체적으로 학대받거나 다른 형태의 학대를 받은 자녀는 신체 손상, 뇌 발달장애, 인지 손상과 사회적, 정서적, 행동적 문제와 심리적 장애에 이르는 모든 영역에서 많은 문제를 가질 수 있다(Cicchetti & Toth, 2015).

여러 형태의 학대는 뇌의 발달, 스트레스 반응 체계 그리고 심리적 기능에 영향을 주는 다른 생물학적 체계에 손상을 준다. 학대받은 자녀는 지능장애와 학업장애가 흔히 나타나고, 사회적, 정서적, 행동적 문제도 흔하다(Flores, Cicchetti, & Rogosch, 2005). 많은 부정적인 정서를 경험하며, 감정 조절에 어려움을 겪는다.

학대받은 자녀는 가해자인 부모와 애착을 형성하지만 그 애착은 무질서한 유형이다. 어려서 학대를 받았던 성인은 보통 평균보다 우울증, 불안 그리고 다른 심리적 문제를 더 많이 갖는 경향을 보인다. 또한, 감정을 조절하는 과정에서 결핍을 보여 준다. 결혼에 대해서는 더 부정적이고, 만족감이 낮으며, 가족과의 관계는 정서적으로 가깝지 않다(Nguyen, Karney, & Bradbury, 2016).

학대받은 아동의 10~25%는 잘 회복하여 적절한 정신발달 과정에 복귀한다. 어떤 아동은 유전자가 그들을 보호하는 것처럼 나타나는데, 스트레스에 저항하고, 확신을 갖고 효과적으로 대처할 수 있다. 주변 환경 역시 중요하며, 적어도 한 사람과의 애착이 잘 형성되는 것이 매우 중요하다(Houshyar, Gold, & DeVries, 2013). 가족생활은 우리를 잘 발달시킬 수도 있고, 파괴시킬 수도 있다. 우리의 인생주기는 모두 연결되어 있고, 가족은 인간 발달에 핵심적으로 중요하다.

12 발달론적 정신병리

1. 비정상 행동의 3가지 기준을 기술하고 DSM-5에서 주요우울장애의 정의를 설명한다.
2. 발달론적 정신병리를 정의한다.
3. 정신병리의 체질-스트레스 모델을 설명한다.
4. 영유아기 자폐 스펙트럼 장애에 대해 설명한다.
5. 아동기의 외재화와 내재화의 문제, 주의력결핍과잉행동장애를 설명한다.
6. 청소년기의 섭식장애, 물질남용, 우울, 자살행동에 대해 설명한다.
7. 성인기 치매와 알츠하이머병의 주요 특성을 기술한다.

우리는 정신장애와 삶의 부정적인 사건들에 대한 정상반응을 어떻게 구분할 수 있는가?

우리는 전 생애에 걸쳐 겪는 문제에 적응하는 데 약간의 어려움조차 없는 사람은 거의 없다. 삶의 각각의 단계에는 특별한 도전 등 많은 문제가 있고, 우리 중 몇몇은 불가피하게 그 문제들을 다루는 데에 어려움을 겪을 것이다. 이 장은 정신장애에 관한 것이다. 이것은 발달이 정신병리에 어떻게 영향을 끼치는지와 정신병리가 발달에 어떻게 영향을 끼치는지에 대한 것이다.

01 무엇이 발달을 비정상으로 만드는가?

임상 심리학자들과 정신의학자들, 기타 정신건강 전문직들은 정상행동과 이상행동의 기준을 정의하는데, 다음과 같은 세 가지의 주요한 기준을 적용한다.

- **통계적인 비정상**. 어떤 사람의 행동이 정상범위에서 벗어나는가?
- **부적응**. 인간의 행동이 적응을 방해하거나 자신과 타인을 위험에 처하게 하는가?
- **개인적인 고통**. 그 행동이 개인적인 괴로움이나 불편함을 야기하는가?

하지만 이러한 일반적인 지침이 이상행동을 정의할 수 있다 하더라도 여전히 애매모호함이 남아 있다.

1) DSM 진단 기준

정신의학적 장애를 진단하고 치료하는 전문가들은 **정신 장애 진단 및 통계 편람**(Diagnostic and Statistical Manual of Mental Disorders, DSM-5)에 있는 구체적인 진단 기준을 사용한다. **DSM-5**(American Psychiatric Association, 2013)는 정신의학적 장애의 양상과 증상을 자세하게 설명하고 있다. 유전적 검사, 뇌 영상 촬영, 혈액 검사, 다른 진단적 접근으로 생물학적 상태나 기저 질환의 증상 등을 더 잘 구별하도록 하였다(Addington & Rapoport, 2012). DSM-5에 있는 대부분의 정신의학적 장애는 원인이 매우 다양하고 생물학적, 환경적 요인 등에 영향을 받는다. 우울은 전 생애를 통해 공통으로 발생하므로 이 장에서 집중적으로 다루며, DSM-5에서 장애를 정의한 방법을 사용할 것이다. 우울은 여러 가지 감정 장애나 기분장애 중 하나로, 비교적 약한 수준부터 심각한 수준까지 다양하다. 가장 중요한 것 중 하나는 **주요 우울장애(major depressive disorder)**로, DSM-5에서는 2주 동안 심각하게 우울을 느끼거나, 슬프거나, 절망감 중 최소한 한 가지의 에피소드가 있거나, 거의 모든 활동으로부터 즐거움이나 흥미를 잃어버리는 것이 포함된다(APA, 2013). 주요 우울 에피소드는 개인이 2주 동안에 지속적으로 다음 9가지 증상 중 1, 2번을 포함하여 5가지를 경험하는 것이다.

1. 거의 매일 우울한 기분(아동기나 청소년기에는 흥분된 기분이기도 함)
2. 하루 중 대부분의 활동에 흥미나 즐거움이 현저히 감소됨
3. 식이 조절을 하지 않는데도 의미심장한 체중 감소나 체중 증가(아동기는 기대치의 체중 증가에 실패함)
4. 불면증 또는 잠을 너무 많이 잠
5. 흥분, 불안 또는 느릿느릿하거나 천천히 행동
6. 피로, 활력 감소
7. 무가치감 또는 심각한 죄책감
8. 사고 능력 또는 집중력 감소, 우유부단함
9. 죽음에 대한 반복적인 사고(thoughts), 반복적인 자살 생각 또는 자살 시도나 자살 시도 계획

주요 우울장애는 개인이 가끔 '가라앉는다'고 해서 진단이 붙지는 않는다. 많은 사람들은 임상적으로 정의된 우울장애보다는 우울 증상을 경험한다. DSM-5에서 주요 우울장애를 진단하기 위해서는 문화적, 발달적 상태를 고려해야 한다고 하였다. 예를 들어, 우울하다고 하는 아시아인들은 죄책감 같은 정신의학적 증상보다는 **신체적 증상(somatic symptoms**; 피로감이나 통증 같은 신체 증상)을 호소하는 경향이 있다는 연구가 있으며, 이런 문화적 차이는 설명할 수 없으므로 진단 시에 고려해야 한다(Sue et al., 2012). 그리고 DSM-5에서 아동기 우울도 성인에서의 우울 증상과 기본적으로는 유사하지만 슬픔보다는 불안이 두드러진다.

2) 발달론적 정신병리

심리학자와 정신의학자들은 정신장애를 이해하고 치료하기 위해 오랫동안 주요 인간 발달 이론을 도입하였다.

지금은 전 분야에서 발달적 관점[**발달론적 정신병리(developmental psychopathology)**]에서 비정상 행동을 연구하고 있다(Cicchetti & Toth, 2009; Cummings & Valentino, 2015).

(1) 질병이 아닌 발달에서의 정신병리

일부 발달론적 정신병리학자는 DSM-5가 심리적 문제를 정신병리의 의학적 혹은 질병 모델과 유사하게 다루는 데 문제가 있다고 본다. ■ 그림 12.1은 발달에서의 정신병리의 개념을 설명하고 있다. 시작점에서의 가정은 전형적인 인간 유전자와 전형적인 인간 환경들로 적응 과정으로 발달을 이끄는 것이고, 만약에 옆길로 어긋나면 잡아당겨서 올바른 과정으로 되돌린다(Grossman et al., 2003).

■ 그림 12.1에서는 많은 길을 보여 주고 있다. 이 발달적 경로 모델에서 변화는 많은 지점에서 가능하며, 전형적 발달과 비전형적 발달 사이의 선은 뚜렷하지 않다. 다른 경로로 간 사람들은 같은 장애가 될 수 있고 같은 위험 요소라도 다양하게 다른 결과로 이끌 수 있다(Cicchetti & Toth, 2009).

정신장애와 연관된 유전자, 신경 순환과 신경 전달 물질, 행동들 사이의 관계에 대한 연구를 통해 전 생애 신경발달적 장애와 같은 정신장애가 많이 알려지게 되었다(Davis, 2012; Hyde, 2015). 이 신경발달적 관점은 뇌 발달의 전형적, 비전형적 경로와 기능과의 관계를 제시한다.

(2) 사회 규범과 연령 기준

발달론적 정신병리학자는 행동을 사회적, 문화적 맥락 안에서 단지 비정상이냐 정상이냐로 평가하고 그들

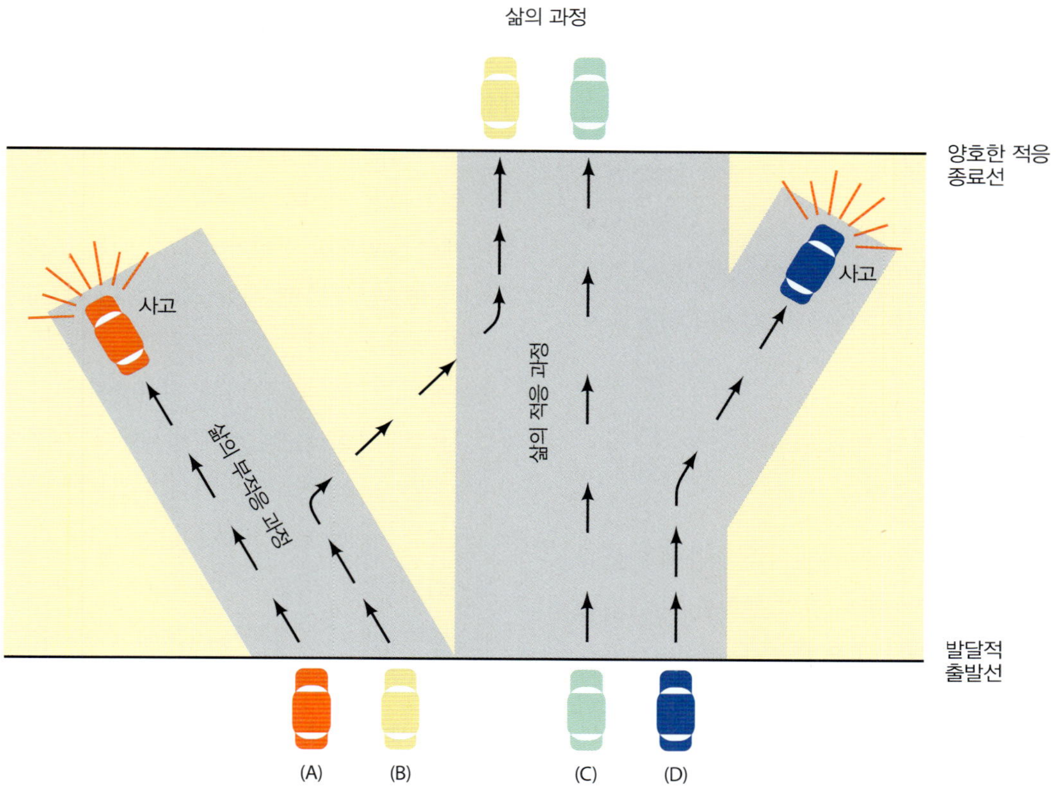

그림 12.1 전형적, 비전형적 발달 경로로 이끄는 발달론적 경로. A: 어떤 개인은 시작부터 부적응 과정이고 연령에 따른 발달 기준에서 멀리 벗어나 있다. B: 어떤 사람은 시작점은 나빴으나 되돌아와서 나중에는 적응하는 과정으로 되었다. C: 다른 사람은 능력을 유지하는 경로에 머물며 계속해서 적응을 잘한다. D: 또 다른 사람은 시작점은 좋았으나 인생 후반기에 어긋난다.

출처: Patterned after Sroufe, L. A. (1997). Development and Psychopathology.

에게 도움을 주려고 하였다(Causadias, 2013; Chen, Fu, & Leng, 2014). **사회적 규범(social norms)**은 문화나 하위 문화 또는 일상생활이 어떻든지 간에 특별한 사회적 맥락 안에서 행동하는 방법을 기대한다. 사회적 맥락에 있어서 한 부분은 정상이더라도 다른 부분은 비정상일 수도 있다. 예를 들어, 태국 아동은 미국 아동보다 불안이나 우울과 같은 내면의 고통 증상을 더 많이 보고할 가능성이 있으며(부모들에 의해서 보고되거나), 공격적 행동의 가능성은 적다. 태국 문화가 그들의 부정적인 감정을 터트리기보다는 아동들에게 통제와 감정 조절에 더 높은 가치를 두고 있기 때문일 수 있다(John Weize, et al., 1997). 행동에서 사회적 규범을 고려해야 하는 또 다른 예는 자폐증 진단에 사용되는 정상적인 눈 맞춤의 결여이다. 중국이나 일부 동아시아 문화에서는 다른 사람의 눈을 직접적으로 바라보는 것은 무례한 일로 여긴다. 이러한 문화적 차이를 고려하지 않으면 진단이 부정확하게 될 수 있다. 정신장애의 정의, 의미, 증상, 발생률은 발달 과정과 문화에 따라, 하위 문화에 따라, 역사적 기간에 따라 다양하다(Norbury & Sparks, 2013).

이 외에도 비정상적 행동은 연령 기준(어떤 행동이 다양한 연령에 따라 적절하거나 정상적인가에 관한 사회적 기준)에 따라 정의할 필요가 있다.

(3) 발달론적 쟁점

적응적이거나 부적응적인 기능으로 발달론적 경로를 이해하기 위해 천성-양육 이슈, 발달에 있어서 연속성과 불연속성 이슈 같은 발달론적 이슈를 이해할 필요가 있다.

천성–양육 이슈에서는 다음과 같은 질문을 포함해야 한다.

- 생물학적, 심리학적, 사회적 요인이 상호작용하여 시간이 지남에 따라 어떻게 정신장애를 일으킬 수 있는가?
- 정신장애에 있어서 주요 위험 요인은 무엇인가? 장애로 진전될 위험이 있는 사람들을 지키기 위한 보호 요인은 무엇인가?

연속성–불연속성 이슈를 해결하는 것은 다음과 같은 중요한 질문을 포함해야 한다.

- 대부분 어린 시절의 문제는 성인기의 적응에 아무런 관계가 없는가? 또는 어린 시절의 부족한 적응 기능은 이후 삶에서의 기능 부족을 예측하는가?
- 개인적 변화의 발달 상태로서 정신병리적 변화를 어떻게 표현해야 하는가?

(4) 체질–스트레스 모델

체질–스트레스 모델(diathesis-stress model)에서 정신병리학은 정신장애의 취약성과 스트레스 많은 사건의 경험이 시간이 지나면서 상호작용의 결과로 된다고 제안한다(Coyne & Whiffen, 1995; Ingram & price, 2001). 체질–스트레스 개념은 유전 인자–환경 상호작용의 개념과 관련된다.

우리는 특정한 사람이 유전적으로 우울해질 소인이 있다는 것을 안다. 유전적 요인은 주요 우울 증상을 가진 인구 집단에서 약 40%~60%로 설명된다(Garber, 2010). 우울의 유전적 취약성은 세로토닌, 도파민의 불균형 그리고 부정적 사건에 직면해서 나타나는 자기 패배적 양상, 스트레스 호르몬인 코르티솔의 과잉 분비를 포함하여 스트레스에 격한 정서적 반응과 기분에 영향을 미치는 다른 주요 신경 전달 물질의 불균형을 일으킨다(Beck & Bredemeier, 2016).

그러나 체질–스트레스 모델에 의하면 우울하게 될 소인이 있는 개인이라도 ■ 그림 12.2에 묘사된 것처럼 그들이 의미 있는 상실 경험이나 다른 스트레스가 많은 사건을 경험하지 않으면 그렇게 될 가능성은 없다. 통상적으로 한 가지 스트레스가 높은 생활 사건이 주요 우울증의 촉발 계기로 충분하지는 않지만, 부정적 사건이 계속 쌓이거나 만성화되어 갈 때는 문제가 발생할 수 있다. 반면, 우울에 체질–취약성을 가지고 있지 않은 개인은 잘 저항할 수 있을 것이다.

우울장애(그리고 많은 다른 정신장애들)는 유전자와 환경 사이의 상호작용에 의해 발생한다. 예를 들어, 유전자는 우울의 소인일 뿐만 아니라 스트레스 생활 사건을 경험하는 범위에도 영향을 미친다. 더 나아가서 스트레스와 장애의 관계는 상호적이다. 생활 스트레스는 장애를 악화시키고, 장애는 스트레스를 더욱 유발한다(Garber, 2010). 마지막으로, 우울에 유전적인 소인이 있는 사람에게 심한 스트레스에 대한 반응으로 초기 어린 시절의 우울 에피소드는 유전자 활동과 스트레스 반응 체계(시상하부–뇌하수체–부신 축)의 신경생물학에 변화를 가져올 수도 있다. 이러한 변화는 미래 우울 삽화의 역치를 낮출 수도 있다(■ 그림 12.2). 그래서 삶의 후반부의 우울은 주요 스트레스 사건 없이도 재발될 수 있다(Monroe & Reid, 2009).

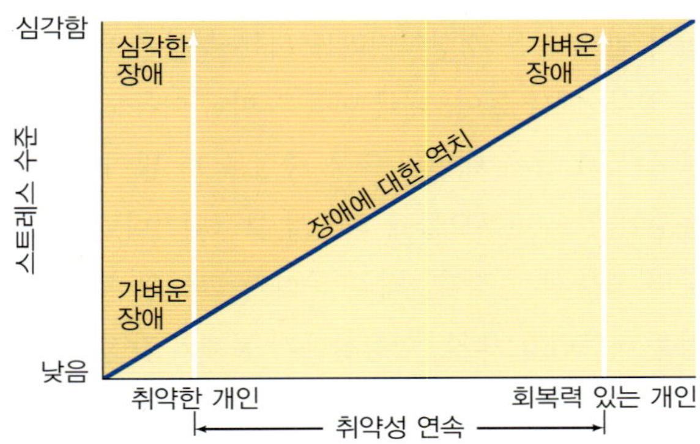

■ **그림 12.2 체질–스트레스 모델.**
취약한 개인은 약한 스트레스에도 장애가 발생될 수 있다. 취약하지 않거나 장애 체질요인이 없다면 아주 심한 스트레스에서 장애가 발생할 수 있는데, 약하거나 일시적일 것이다.

02 영유아기

1) 자폐스펙트럼장애

자폐증은 1943년에 칸너(Leo Kanner)에 의해 처음으로 소개되었다. 지금은 **자폐스펙트럼장애(autism spectrum disorder, ASD)**로 진단되며, 보통 영아기에 시작되고, 비정상적 사회적 발달과 의사소통, 제한된 흥미와 반복된 행동으로 특징된다. DSM-5(Waterhouse, 2013)에서 강조한 자폐증의 두 가지 정의된 특징을 살펴보자.

- **사회성과 의사소통 결핍:** 자폐증 아동들은 사회적 암시에 적절한 대응, 다른 사람들과 경험 나누기, 사회적 상호작용에 참여하기 등에 어려움을 가지고 있다. 또한, 말이 없이 매우 비사회적이며, 언어 능력을 획득하는 데 있어서 어느 정도의 성공을 이루지만, 사회적으로 서툴고, 심도 깊은 대화를 수행하기는 어렵다(Tager-Flusberg, 2014; Waterhouse, 2013).
- **제한적이고 반복적인 관심과 행동:** 자폐 아동들은 같은 것과 반복적인 것들을 추구한다. 그들은 특별한 대상과 관심에 강박적이고, 같은 말을 몇 번이고 되풀이하여 반복한다. 몸을 흔들기, 자기 얼굴 앞에서 주먹을 폈다 쥐었다 하거나 장난감을 빙빙 돌리는 것과 같은 고정된 행동을 반복한다. 인지적으로 나아지면 옷을 차려입는 등 정교한 활동을 수행할 수도 있다. 약간의 변화라 할지라도 신체적, 물리적 환경이 변했을 때 높은 스트레스를 받는다.

자폐스펙트럼장애(ASDs)는 사회성 손상이 가장 두드러진다. ASD 아동은 자신의 세계 안에서 살고 있는 것으로 보인다. 다른 영아처럼 눈 맞춤을 하거나, 사회적 또래와 같이 무엇을 함께하거나, 안정을 위해 다른 사람을 찾거나, 잡았을 때 껴안고, 친구를 만드는 그럴 가능성이 적다. 그들은 또한 다른 사람들의 마음이나 감정을 읽는 것, 다른 사람이 고통스러울 때 공감하는 반응 방법, 당황이나 죄책감 같은 자기 인식과 자기 의식 감정을 표현하는 데 매우 어렵다. 자폐 아동들의 반 정도는 부모와 안정적 애착을 형성하지만 평균적으로 혼돈적 애착이 발생할 가능성이 높다(Rutgers et al., 2004).

자폐스펙트럼장애를 가진 경우에 정도와 양상, 원인과 결손 및 기저 장애는 다르다(Hu, 2013).

DSM-5에서는 장애 중증도에 따른 구분을 모두 ASD로 진단한다.

(1) 자폐증의 발생비율

자폐증의 비율은 증가하고 있다. 1987년에 출판된 DSM-Ⅲ-R에서는 10,000명 아동에 약 4~5명이 자폐증으로 진단받았다(APA, 1987). 그 비율은 극적으로 증가하여 미국에서 가장 최근 조사에서는 8세 아동 68명 중에 1명(약 1.5%)이 진단되고 교육받거나 치료를 받고 있다(Autism and Developmental Disabilities Monitoring Network, 2014).

ASD의 비율은 장애 상태에 대한 인식의 증가, 자폐증 정의의 확대, 또 이전에는 언어장애나 학습장애로 진단하였던 것을 ASD 아동에게 적합한 교육적, 의학적 서비스를 위한 정책 변화 등으로 발생 비율이 증가된 것으로 보고 있다(Waterhouse, 2013). 이에 따라 발생 비율이 오만에서는 10,000명당 1~2명으로 낮지만 한국에서는 10,000명당 260명으로 높은 비율을 보이고 있다(Norbury & Sparks, 2013).

(2) 특성

대부분의 ASD 아동들은 아마도 출생 직후부터 자폐증상이 있었을 것이다. 그러나 첫 1년 동안에는 정상 발달하는 아기로 보이고, 또 부모가 아기의 발달에 대해 우려를 표함에도 의사가 진단을 내리는 데 시간이 걸리기 때문에 많은 자폐아들은 4세 이상이 될 때까지 진단을 받지 못하기도 한다(ADDMN, 2014). 아동들이 초기에 치료를 받으면 좀 더 정상 발달을 할 가능성이 높으므로 현재 조기 진단을 하기 위해 노력하고 있다.

1세의 자폐증 영아는 사회적 자극에 대한 반응이나 정상적인 흥미가 결여되어 있다. 예를 들어, 이름을 불렀을 때 보이는 정상 영유아의 행동을 보이지 않거나 사물에 집중, 공동 관심(마음 이론 기술의 열쇠), 모방, 상호 또는 교대로 이야기하기, 상호 미소와 까꿍 놀이가 관찰되지 않을 수 있다. 이러한 내용이 ASD 1세 영아 스크리닝에 사용된다(Tager-Flusberg, 2014). 이런 아동을 확인하기 위하여 뇌 영상 기술을 사용할 수 있고, 혈액에서 표지를 찾기도 한다(Wolff et al., 2012; Glatt et al., 2012).

ASD는 **공존 질병(comorbid)**과 함께 같이 발생하는 경우가 많은데, 지적장애, 언어장애, ADHD, 간질, 불안장애 등등의 질환이 여기에 해당한다(Waterhouse, 2013). ASD를 가진 아동의 반은 지능지수가 평균 또는 평균 이상이며, 나머지 반은 지능지수가 평균 이하로 **지적장애**라는 진단이 붙는다(ADDMN, 2014). 자폐아의 일부에서는 영재장애 증후군(석학 신드롬, savant abilities, savant syndrom)을 보이는데, 달력에서 날짜에 대응되는 한 주의 날을 재빨리 계산하는 능력이나 전체 기차 시간표를 모두 기억하는 것과 같은 특별한 재능을 말한다(Heaton & Wallace, 2004).

(3) 뇌 기능

많은 자폐적 아동들은 신경계에 이상이 있다(Waterhouse, 2013). 신경계 이상은 다양하며, 아직도 명확하지 않다.

신경은 전형적으로 태아기와 영아기 초기에 증식한다. 일부 영아들에서는 전두엽회백질과 다른 영역이 과잉으로 증식한다. 신경들의 양과 그들 사이의 연결세포 수가 많았지만 회백질 영역은 신경들이 조직화되지 않았다(Stoner et al., 2014).

신경의 성장은 느리고 불필요한 부분을 제거하는 가지치기 과정이 진행되지 않는다. 사회적 정보 과정을 포함한 중요한 뇌 영역들의 연결이 잘 발달되지 않았다(Solso et al., 2016). 다른 사람들과 순조롭게 상호작용하기 위해서는 중요한 신경 연결망이 다른 것들과 잘 연결되어야 한다. 뇌 영역들의 연결이 잘 안 되면 ASD와 연관된 사회적 장애와 의사소통장애가 나타난다(Pelphrey et al., 2011).

가장 최근의 가설에서는 초기 뇌 과잉 성장과 후에 불연결 가설로 뇌 발달의 비전형 양상이 ASD의 증거가 되며, 발달의 중요한 부분에 영향을 미친다는 것에 동의한다(Waterhouse, 2013).

(4) 의심되는 원인

초기 이론가들은 융통성 없고 냉정한 육아법이 자폐증의 원인이라고 제안했으나 육아 방법과는 관련성이 없다.

ASD는 유전적인 영향이 있으며, 유전적 요소가 자폐증에 강하게 기여한다(Curran & Bolton, 2009; Yoo, 2015). 3세 자폐 아동의 형제 중에 ASD가 있는 경우가 19%에 달하며, 32%까지 보고된다. 일란성 쌍생아 중 한 명이 자폐적 특성을 보이면 다른 아동에서도 자폐경향이 60~70%가 되었으며, 이란성 쌍생아에서도 비슷했다. 그러나 쌍생아 중 한 명이 ASD 특성을 나타내고 다른 한 명은 그렇지 않을 때는 환경적 요소를 고려해야 한다.

자폐증 유전자는 새로운 돌연변이나 환경적 영향으로 발현되었을 것이다. 자폐증은 부모, 특히 아버지가 나이 많을 때 더 자주 발생하는데, 나이가 많아지면 유전적 돌연변이와 복제 후 변이가 더 자주 생기고, 특히 정자 생성 시에 더 그렇기 때문이다.

초기 환경적 영향도 역시 ASD에 기여한다(Mandy & Lai, 2016). 환경에서 바이러스나 화학 물질 같은 환경유발 인자가 유전적 소인과의 상호작용으로 자폐증을 일으킬 수 있다. 예를 들어, ASD와 연관된 유전적 복제 수 변이 결합과 임신 중 산모의 감염은 더욱 심각한 ASD 증상과 관계된다(Mazina et al., 2015).

풍진, 알코올과 탈리도마이드 같은 기형 유발 물질에 태아가 노출되는 것도 ASD에 영향을 줄 수 있다.

자폐증은 또한 임신 중 산모 출혈이나 다른 합병증이 있을 때 더 자주 발생한다. 후생유전학적 효과로 초기 환경적 영향이 뇌 발달을 안내하는 유전자 표현을 변화시킨다(Hall & Kelley, 2014). 간단히 말해서, ASD를 일으킬 수 있는 환경적 가능성은 매우 많다.

(5) 발달 결과와 치료

ASD가 있는 대부분의 아동은 기능은 나이에 따라 증진된다고 할지라도 보통 전 생애에 걸쳐 다소간 자폐적인 경향을 보인다. 직업을 갖고 부모에게서 완전한 독립은 1/2이 안 되었으며, 결혼한 사람은 소수였고 다수는 신체적, 정신적 건강 문제를 가지고 있다. IQ 점수가 70점 이상이고, 5세에 이르러 꽤 좋은 의사소통 능력을 갖춘 개인에서는 긍정적인 결과 확률이 높다. 우리는 ASD가 있는 성인이 노인이 되었을 때 무슨 일이 발생하는지에 대해서는 아직 잘 알지 못한다(Howlin & Moss, 2012).

치료가 자폐 아동의 문제를 극복하는 데 도움을 준다는 것은 확실하다. ASD를 치료하는 데 가장 효과적인 접근은 잘 짜여진 행동적, 교육적 프로그램이며, 가능한 한 빨리 시작해야 하고, 아동기 동안 지속되어야 하며, 가족을 포함해야 된다. 목표는 발달에 민감한 시기 동안 어린 뇌에 최대한의 유연성을 만드는 것이다(Schreibman et al., 2015).

로바스와 동료들(O. Ivar Lovaas et al., 2003)은 **적용된 행동 분석(applied behavior analysis, ABA)** 사용의 선구자로, 자폐증 아동에게 사회적 · 언어적 기능을 형성하고 기술을 가르치고 행동을 변화시키는 데 강화 원리를 적용하였다. 공격적인 행동과 자기-자극 행동을 감소시키기 위하여 타인 모방, 또래와 놀이 기술, 언어 사용에 강화 원리를 적용하고, 가정에서도 적용하였을 때 매우 효과적이었다. 이런 훈련을 덜 받은 그룹과 비교했을 때 치료 집단에서는 IQ 점수가 약 30점 정도 더 높았다.

조기 행동적 중재는 ASD 아동을 정상 아동으로 전환시키지는 못했다. 그럼에도 불구하고 자폐증이 있는 대부분의 아동, 특히 아직 어리고 심한 지적장애가 없는 아동에서는 그들이 집중적인 인지 행동 훈련을 받고 어린 시절부터 포괄적인 가족 서비스가 시작된다면 놀랄 만한 효과를 얻을 수 있다.

어린 아동의 뇌는 매우 유연하므로 아동의 사회적 상호작용을 증진하고 뇌 발달 과정의 변화를 위해 조기 중재 프로그램이 좋은 기회이다. ASD는 많은 사람에게 평생 지속되는 장애로 남아 있고 자폐증이 있는 성인의 수가 점점 증가하므로 지속적인 훈련과 서비스가 필요하다(Dawson et al., 2010).

2) 우울증

영유아는 우울한 성인이 일반적으로 가지고 있는 부정적 인지, 즉 자존감 저하, 죄책감, 무가치함, 절망 등을 느끼는 능력이 없다. 그러나 영유아는 우울 행동 증상의 일부(예를 들면, 활동에 흥미 상실 혹은 정신 운동이 느려짐)나 체중 감소 같은 신체적 우울 증상을 나타낼 수 있다(Luby & Belden, 2012).

DSM-5에서는 아동기 주요 우울장애 진단에 영유아기는 제외되어 있다. 심리학자와 정신의학자들이 우울증이 영유아기에 발생할 수 있는지에 대해 논쟁하고 있지만, 일부의 아기에서는 심각한 우울 상태나 증상을 경험하는 것은 분명하다(Garber, 2010). 더욱이 주요 우울장애로 진단받은 어린 아동은 그들의 부모들이 영아가 잘 울고, 민감하고, 즐거워하지 않는다고 호소한다. 실제로, 수유, 수면, 불안, 애착 등의 문제를 경험한다. 이에 영유아기 심리적 장애를 더 잘 확인하도록 돕는 0~3세 프로젝트에 의해 DSM-유사 진단 체계가 개발되었다(Northcutt & McCarroll, 2014; Zero to Three, 2005). 이 체계의 개발자들은 주요 우울장애가 실제로 영유아기에 발생할 수 있다고 믿는다. 개발자들은 또한 영유아와 어린 아동들에게 진단내리는 것이 도전임을 안다.

아기들의 우울 증상은 대부분이 학대, 방임 또는 애착 형성에 문제가 있거나 양육자가 우울한 경우에 관찰

될 가능성이 크다. 애착에 혼동이 있는 경우에 특히 우울 증상을 보일 가능성이 크다. 6~12개월에 엄마와 떨어진 아이들은 우울해지고, 잘 울며, 무기력하고, 무반응이며, 위축되고, 거의 모든 발달 양상에서 지연을 보인다(Egeland & Carlson, 2004; Spitz, 1946).

어머니나 아버지가 우울증인 영유아도 역시 위험하다(Gotlib et al., 2006). 이 아이들은 상호작용할 때 목소리가 작고, 슬퍼 보이고, 발달 지연을 보인다. 후에 임상적으로 우울해지고 다른 정신장애를 일으킬 위험이 증가된다. 이것은 유전자와 양육자로부터의 높은 스트레스의 결합 때문일 것이다(즉, 체질-스트레스 때문).

요약하면, 영유아기에 정신 건강 문제는 부모-영유아 애착과 상호작용이 부적응적인 가족 환경에서 원인을 찾을 수 있다. 긍정적인 가족 기능을 도모하는 것이 중재의 한 방법이 될 수 있다.

03 아동기

1) 외재화와 내재화의 문제

아동기의 많은 발달상의 문제는 아동의 행동이 통제 밖이거나 지나치게 통제됨을 반영하는 2개의 큰 범주로 분류할 수 있다(Achenbach & Edelbrock, 1978). 아동이 **외재화 문제(externalizing problems)**, 자기-통제 결핍을 갖게 되면, 그들은 다른 사람을 방해하고 사회적 기대를 어기는 방식으로 벗어난 행동을 한다. 공격적이고, 불복종적이며, 통제하기 어렵고, 파괴적일 수 있다. **내재화 문제(internalizing problems)**는 부정적인 감정이 표현되기보다 내재화되거나 억눌러진다. 내재화 문제는 불안장애(예를 들면, 사랑하는 사람과 분리되는 것에 대한 지속적인 걱정), 공포증, 심한 수줍음과 위축감 그리고 우울증을 포함한다. 외재화 행동은 4~18세에서 감소하지만, 내재화의 문제는 증가한다(Bongers et al., 2003). 외재화 문제는 일반적으로 남자아이에서 더 흔하며, 내재화 문제는 여자아이들에서 더 우세한데, 이런 성 차이는 여러 문화에서 확인된다. 아동의 문제가 어떻게 표현되는지는 가치와 양육 행동에 대한 문화적 차이에서 기인한다. 예를 들어, 공격적이고 파괴적인 행동 같은 외재화의 비율이 서구 사회에서 더 높으므로, 미국과 캐나다와 비슷한 개인주의적인 서구 사회의 아동에 비해서 집합주의적인 아시아 문화에서 아동은 우울, 불안, 다른 내재화 증상이 더 많이 나타난다(Chen et al., 2014). 마지막으로, 사회경제적 상태(SES)가 낮은 가족의 아동은 사회경제적 상태가 높은 가족의 아이보다 외재화와 내재화에 있어서 더 많은 문제가 나타나는데, 그들의 환경이 좀 더 스트레스가 많기 때문이다(Amone-P'Olak et al., 2009).

2) 천성과 양육

아동의 발달을 구체화하는 데 있어서 사회적 환경, 특히 가족의 영향력이 강하다고 믿는다. 이 신념은 가족 영향의 부모 효과 모델로, 아이들에게 문제가 발생했을 때 우리는 부모, 특히 어머니를 비난한다. 아동이 발달상의 문제가 있을 때 부모들도 종종 자신들의 잘못이라고 죄책감을 느낀다. 하지만 가족 체계 관점에서 발달장애를 바라보고 가족 영향의 교류 모델을 적용한다면 가족 상호작용의 영향에서 문제들이 어떻게 발생하는지 평가할 수 있다. 부모가 아이들에게 영향을 주기도 하고 아동들에 의해 영향을 받는다는 것도 이해할 수 있다.

우울이나 품행장애 그리고 많은 다른 정신장애를 가지고 있는 어린 아동들은 정신장애의 병력, 결혼 갈등, 아동 학대, 다른 문제가 있는 가족에서 발생하는 경향이 있다는 것은 사실이다(Cummings & Valentino, 2015). 이런 가족의 아이는 생의 초기에 다른 가정으로 입양되었다고 해도 유전적인 소인에 영향을 받게 된다. "나쁜 양육 태도"는 때로는 아동의 장애의 원인보다는 결과일 수 있다.

가족의 스트레스와 그로 인한 비효율적인 혹은 학대

적인 육아는 아동기에 문제점을 야기하고 악화시킨다. 정신장애의 유전적 위험성이 있는 아동에서 장애로 진행이 될지 안될지는 효과적인 양육에 달려 있다(Sentse et al., 2009). 체질-스트레스 모델이 제안하듯, 장애는 보통 유전적 취약성과 스트레스가 많은 유해한 상호작용에서 발생한다. 정상적인 발달처럼 비정상적인 발달도 천성과 양육 상호작용의 결과물이다.

(1) 연속성과 불연속성

정신장애가 있는 아동의 부모는 언제쯤 이 문제가 사라질지 아니면 지속될 것인지 궁금해 한다.

미국 남동부에서 9세~21세 아동과 부모들에게 9회의 면담과 설문조사를 시행한 그레이트 스모키 마운틴 연구(Great Smoky Mountains Study)(Costello, Copeland, & Angold, 2016)에서는 정신과 진단적 면담을 통해 61%에서 어린 시절에 정신장애가 진단되었지만 어느 순간 특별한 문제가 없다거나 증상이 혼재되어 있다는 것을 발견했다. 또한, 아동청소년기에 적어도 한 가지 이상 정신장애를 경험하는 경우가 82%에 달한다는 것을 확인하였다. 이는 대부분의 경우에 정상과 비정상 발달 경로를 왔다갔다 하면서 살고 있다는 것을 의미한다.

어린 시절의 장애는 청소년기나 성인기의 다른 문제와 연계되는데, 예를 들면 아동기의 품행장애는 나중에 물질사용장애를 예견하고, 청소년기의 불안은 성인기에서 우울을 예측한다. 정신장애들에서 공존 질병은 특히 아동기에는 매우 공통적이다. 아동기부터 초기 성인기까지 정신장애의 연속성은 때때로 시간이 지나면서 특별한 장애로 지속되고 인생의 다른 시기에는 다르게 나타나 부적응 양상이 연속된다. 이 프로젝트는 정신과적 문제와 건강 문제, 감옥에 가는 것 같은 법적인 문제, 직장을 잃는 것 같은 재정적 문제, 사회적 지지 결핍 같은 사회적 문제 등 초기 성인기에 불리한 결과를 조사하여 성인기 적응과 아동기 문제와의 밀접한 관계를 밝혔다(Costello et al., 2016; Copeland et al., 2015). 한 가지 이상의 아동기 정신장애를 가진 참여자들의 약 60%가 성인기에도 적어도 한 가지의 문제가 발생하였고, 어떤 진단도 받지 않았던 사람들에서는 오직 20% 뿐이었다. 발달에서 불연속성은 연속성과 계속 함께하는데, 어떤 아동에서는 그들의 문제가 커지기도 한다. 예를 들어, 행동과 정서 문제가 있는 아동과 청소년의 약 40%는 여전히 성인기에 의미있는 문제를 가지고 있었다. 이렇게 정신과적 문제가 있는 아동은 나중에 문제가 되는 위험 요소이기는 하지만 인생에 적응하지 못하는 것은 아니며, 도움을 받는다면 그들의 어려움을 극복할 수 있는 가능성이 더 크다(Essex et al., 2009).

실제로 어떤 아동에서는 **회복력(resilience)**이 뛰어나기 때문에 위험 요소에 노출되었음에도 불구하고 기능을 잘하며, 심각한 초기 문제도 극복하여 잘 적응하게 되었다(Masten & Tellegen, 2012). 회복력이 있는 아동들은 그들 자신의 능력(특히 지적 능력과 사회적 기술)과 강한 사회적 지지(특히 한 사람의 보살핌 같은 안정적인 가족 상황과 효율적인 양육 양상) 같은 보호 요인이 있다. 전체적으로, 정신병리에서 연속성과 불연속성에 대한 연구는 가정의 중요성을 확인하고 정신적 문제가 있는 아동을 조기에 치료해서 그들의 발달적 궤도를 변화시키는 것이다.

천성-양육과 연속성-불연속성 문제를 생각하며 두 가지 아동기의 문제점, 즉 외재화 장애인 주의력결핍과잉행동장애와 내재화 장애인 우울증을 집중적으로 살펴보자.

3) 주의력결핍과잉행동장애

ADHD(Attention Deficit Hyperactivity Disorder)는 아래의 2세트의 증상 중 1개가 있거나 혹은 두 가지가 결합되었을 때 진단 붙일 수 있다(American Psychiatric Association, 2013[DSM-5]).

1. **부주의**(Inattention): 경청하지 않고, 쉽게 산만해지고, 부주의로 실수를 하고, 지시를 따르는 데 어려움이 있고, 세밀한 부분을 놓치고, 마음이 산란하고,

자신의 행동을 유지하지 못하고, 과제를 끝내지 않으며, 건망증이 있고 집단과 어울리는 데 어려움이 있다.

2. **과다행동과 충동성**(Hyperactivity and Impulsivity): 침착하지 못하고, 끊임없이 안절부절못하고, 손가락을 톡톡 두드리거나 딱딱 부딪쳐 소리가 나게 하고, 오래 앉아 있는 것이 힘들고, 생각하기 전에 충동적으로 행동하고, 활동 시에 차례를 기다리지 못하고, 말을 너무 많이 하거나 불쑥 말하고, 다른 사람의 말을 방해한다.

ADHD는 흔히 볼 수 있는 것으로, 적합한 교육적, 의학적 접근이 필요하다. 2003년에 7.8%와 비교해서 2011년에 4세에서 17세 아동의 11%가 삶의 어느 지점에서 ADHD로 진단받는다(Visser et al., 2014). 여아보다 남아에서 두 배 정도 발생률이 높다. ADHD에서 처음에 부주의 양상이 과다행동–충동성 형태보다 대략 2배 정도 더 많다. ADHD가 있는 대부분의 아동은 품행장애부터 불안과 우울 등 다른 공존하는 장애를 가지고 있다(Hinshaw & Ellison, 2016; Froehlich et al., 2007).

(1) 발달 과정

ADHD는 연령별로 다르게 나타난다. ADHD 아동의 영유아기에는 대개 매우 활동적이고, 까다로운 기질을 가지며, 불규칙한 식사와 수면 양상을 보여 준다(Teeter, 1998). 학령 전기 아동은 끊임없이 움직이며, 한 행동에서 다른 행동으로 빨리 바뀐다. 대부분의 어린아이들은 원기왕성하고 주의집중 시간이 짧기 때문에 행동은 발달적 규범과 관련하여 평가되어야 한다. 그렇지 않으면 대부분의 평균 3~4세 아이들을 과잉행동 아동들로 오인할 수 있다. ADHD를 가진 아동들은 가만히 있지 못하고, 침착하지 못하며, 학업에 주의를 기울이지 못한다.

성장하면서 ADHD가 있는 아동들이 그들의 과잉행동에서 벗어나기도 하지만, 청소년기에는 계속 침착하지 못하고, 학업에 집중하는 데 어려움이 있으며, 충동적으로 행동한다. 보통 그들은 학교 생활이 원만하지 못하고, 자동차 사고, 물질 남용, 무모한 비행 행동 등을 저지르기 쉽다(Hinshaw & Ellison, 2016).

ADHD 대부분의 아동은 혼란, 주의집중 못함, 충동적인 의사결정, 미루는 버릇으로 곤란을 겪는다. 아동기에 ADHD로 진단받았던 성인은 교육적 성취도(학력)가 낮고, 성 행동을 일찍 시작하고, 이른 나이에 부모가 되고, 고용주로부터 더 많이 해고당하고, 더 낮은 성과 평가를 받았고, 사회적 관계에서 가까운 친구가 거의 없고, 더 많은 문제가 있었다.

ADHD로 진단받은 아동들의 약 1/2은 성인기에도 ADHD 진단이 지속되었는데, 과다행동/충동적인 문제보다 부주의 문제가 지속되었다. 이것은 전 생애에 걸쳐 ADHD가 지속된다는 증거로 미국에서 성인의 4% 이상이 ADHD로 진단 가능하다는 결론이다. ADHD는 노인에서도 보이므로 "어린애들의 전유물"이 아닌 것은 분명하다(Kessler et al., 2006; Brod et al., 2012).

(2) 의심되는 원인

바클리(Russell Barkley, 1997, 2015)는 ADHD가 있는 아동의 전두엽은 정상 발달 아동들처럼 적절하게 기능하지 않으며, 이 결과로 **실행 기능(executive function)**에서 어려움을 겪는데, 자아 통제로 이끄는 뇌의 전전두엽회백질에 있는 높은 수준의 통제 기능, 그중 가장 중요한 것은 사람의 감정과 행동에 반응하고, 조직화하고 조절하는 데 어려움이 있다는 의견을 제시하였다. 전두엽의 신경들에서 의사소통에 관련되는 신경 전달 물질인 도파민과 노르에피네피린의 부족이 ADHD가 있는 개인에서 부주의, 실행 기능 손상, 인지 기능에서 다른 차이를 보이는 근본 원인으로 보인다(Hinshaw & Ellison, 2016). ADHD가 있는 아동의 전두엽회백질은 다른 아동보다 더 느리게 성숙되고, 성인기까지 성숙되지 않을 수도 있다.

유전 인자는 ADHD 발병 원인의 60~90%를 설명

한다(Scerif & Baker, 2015). ADHD와 관련된 유전자 변이는 뇌에서 도파민과 다른 관련된 신경 전달 물질의 수준에 영향을 미친다.

환경적 영향도 역시 중요하다. 설탕이나 음식물 염료가 ADHD의 주요한 원인이 아니라는 것은 분명해졌으나 일부 아동에게는 약간 부정적 영향이 있기도 하다. 임신기간 동안에 모성 흡연 및 알코올 사용, 납에 노출, 오염 물질, 다른 독성 화학 물질 등으로 인한 출생시 저체중과 기형이 ADHD의 일부 원인으로 보이기도 한다(Hinshaw & Ellison, 2016). 그리고 유전자와 환경은 상호작용한다. 유전되는 인자를 가진 개인은 뇌에서 도파민 수준이 낮고, ADHD 증상이 더 많이 나타날 것이다. 권위적인 부모는 아이의 행동에 부정적으로 거칠게 반응하는 부모보다 아동을 더 잘 관리할 수 있다.

(3) 치료

ADHD가 있는 아동에게 흥분제[리탈린(Ritalin) 혹은 아드렐(Adderall)]이 처방되며, 대부분은 이런 약물이 도움이 된다. 과다행동하는 아이들에게 흥분제를 주는 것이 이상하게 보일지 모르지만, ADHD가 있는 개인들의 뇌는 실제로 흥분하지는 않는다. 이런 약물은 도파민의 수준을 상승시키고 다른 신경 전달 물질의 수준을 정상으로 올려 이 아이들이 집중하게 해 준다(Hinshaw & Ellison, 2016).

ADHD 아동에게 흥분제를 사용하는 것에 대한 논란은 ADHD가 없는 아이들까지 너무 많은 아동들에게 처방되고, 식욕상실 및 두통과 같은 부작용을 일으키며, 장기간 사용 시의 손상에 대해 알려진 바가 없다는 데 문제가 있다. 무엇보다도, 흥분제는 ADHD를 완전히 낫게 하지는 못하고 단지 기능을 개선시키는 것뿐이다(Mayes et al., 2009).

행동 치료도 역시 ADHD 치료에 사용된다. 주의력결핍과잉행동장애의 멀티모달 치료 연구(Multimodal Treatment Study of Attention Deficit Hyperactivity Disorder, MTA)는 7세에서 9세 사이의 ADHD 아동의 부주의 같은 ADHD 증상을 감소시키는 데에는 단일 행동 치료보다 단일 약물 치료가 더욱 효과적이었음을 확인하였다(Jensen et al., 2001; Molina et al., 2009). 그러나 목표가 ADHD 증상 감소뿐만 아니라 학업 성취도, 사회적 적응, 부모–아동 관계를 증진시키는 것이라면 약물 치료 단일보다 약물 치료와 행동 치료 결합이 더욱 효과적이었다. 지금은 다양하게 오래 지속하는 접근 방식이 일반적으로 권장된다.

요약하면, 다음에 있는 네 가지가 치료에 사용된다(Hinshaw & Ellison, 2016).

- 약물요법
- 과제, 충동성 조절, 사회적 상호작용에 초점을 맞춰 ADHD 아동을 가르치기 위해 설계된 행동 프로그램
- 아동의 행동을 이해하고 관리하는 데 도움을 주도록 설계된 부모 훈련
- 학습 환경을 더 좋게 만들고 동기유발을 증진하게 만드는 학교 중재

멀티모달 치료 연구(MTA)에 8년간 참여한 실험군 아동들은 청소년이 되었을 때도 학업과 사회적 문제에서 더 좋은 결과를 보였다. 연구는 약물 치료와 행동 치료가 단기간에는 기능을 개선하는 데 효과가 있으나 장기적인 성취를 증진하는 데에는 제한점이 있음을 제시한다. 이것은 ADHD가 있는 개인에게는 지속적인 약물 치료가 필요하거나 혹은 성인기 동안에 정신 치료가 필요하다는 의미이다.

4) 우울

아동기 우울증은 청소년과 성인에서의 우울증보다는 적지만, 2%의 아동에서 진단이 가능한 우울증을 가지고 있다(Gotlib & Hammen, 1992). 아동기 우울증은 다른 장애들, 특히 불안장애와 공존하며, 품행장애, 반항장애(oppositional defiant disorder), ADHD 등 다른 문제를 보이기도 한다. 이런 공존 질병은 아동기에는 흔하

며, 그래서 정신과 문제로 진단 내리기 어렵게 만든다.

어린 아동의 우울증은 성인과 다르게 표현된다. 우울증을 겪는 영유아에서와 마찬가지로 우울증을 겪는 학령 전기 아동은 절망감이나 우울함에 대해 이야기하기보다는 행동학적이나 신체적인 우울 증상을 더 보여준다(활동에 흥미를 잃고, 잘 먹지 않는 등등)(Garber, 2010; Whalen et al., 2015).

(1) 자살 시도

3~7세 아동에서 약 1/10은 놀이에서 자살 생각이나 죽음과 자살에 대한 주제를 행동으로 하기도 한다. 3세 아동도 자살에 대한 생각뿐만 아니라 자살 시도가 가능하다(Whalen et al., 2015).

- 3세 때 제프리는 동생이 생기자 혼란 상태에 빠졌다. 몇 개의 계단 아래로 자신의 몸을 반복해서 던졌고, 마룻바닥에 그의 머리를 부딪쳤다. 그리고 그는 이런 말을 했다. "제프는 나빠 그리고 나쁜 아이들은 죽어야 해(Cytryn & McKnew, 1996)."
- 어떤 아이들은 학대, 거절 또는 소홀함에 대한 반응으로 높은 곳에서 뛰어내리거나, 도로로 달려들거나, 그들 자신을 찌르기도 했다.

더욱이, 자살을 한 번 시도한 아이들은 다시 시도하기도 한다. 극소수의 아동들은 실제로 자살을 시행하기도 한다. 아동기가 항상 행복하고 즐겁기만 하지는 않다는 것과 아동이 심각한 우울장애와 자살 경향성을 가질 수 있다는 것을 인정해야 한다. 죽고 싶다는 아동의 발언은 심각하게 받아들여져야 한다.

(2) 우울의 이월

대부분의 아동은 가벼운 슬픈 사건을 통해 발생한 우울증 문제가 청소년기에서 성인기로 가져가는 것만큼 강하지는 않다. 그러나 실제로 학령 전기에서 학령기로 그리고 학령기에서 청소년기로 우울증은 지속될 수 있다. 진단받은 아동과 청소년의 대략 절반에서 주요 우울증 증상이 성인기에 재발한다(Luby et al., 2014).

우울증이 있는 부모와 학대와 같은 어린 시절 트라우마 경험은 분명한 경고 증상이지만 신경심리학자는 우울의 질병 소인의 생물학적인 증상도 찾아야 한다. 뇌영상 연구에서 사탕, 행복한 얼굴 영상, 또래들과의 이야기에 초대받은 상황에서 뇌 영상의 반응은 무디게 나타났다. 보상에 대한 이런 둔감한 반응은 부모들이 주요 우울증이 있는 경우에 고위험군이나 우울증으로 진단받지 않은 청소년에서도 역시 관찰되었다.

기능성자기공명영상(fMRI)을 이용한 검사에서 어머니가 주요 우울증이 있는 아동들은 보상에 대한 둔감한 반응이 어머니가 우울증이 있는 청소년과 같게 나타났다(Katherine Luking et al., 2016a). 흥미롭게도 그들은 상실에 대한 민감성이 높게 나타났는데, 우울의 위험이 있는 아동을 확인하는 데 보상에 대한 반응보다 더욱 중요한 것으로써 보상의 상실에 대한 신경계 반응임을 제시하고 있다. 만약에 연구자들이 뇌 영상이나 다른 방법으로 우울 위험이 있는 아동의 생물학적인 증상을 확인할 수 있다면 우울을 예방하기 위한 조기 중재도 가능하고, 우울증으로 진행되는 것도 예방이 가능할 것이다.

(3) 치료

대부분의 우울증 아동과 다른 정신장애를 가진 아동들도)은 심리 치료에 잘 반응한다(Carr, 2009). **인지 행동 치료(cognitive behavioral therapy)**는 왜곡된 사고와 부적응 감정 및 행동을 확인하고 변화시키도록 잘 정립된 심리 치료 요법이며, 효과적임이 입증되었다. 그러나 학령 전기 아동들은 인지와 언어 사용이 제한되는 문제점이 있다.

우울증 아동은 프로작(플루옥세틴) 같은 선택적 세로토닌 재흡수 억제제로 불리는 항우울제로 치료받는데, 이것은 그들의 뇌에서 낮은 농도의 신경 전달 물질인 세로토닌을 교정해 준다. 부정적 정서가 강조되어 왜곡된 정보를 교정하는 데 도움을 주고, 스트레스로 인한 과잉행동에 도움을 준다. 그러나 항우울제는 아이에게 성인에서만큼 효과적이지 않으며, 2004년 미국식품의약처에서는 아동들과 청소년에서 자살 생각이 증가될 수 있음을 경고하였다(Vitiello, Zuvekas & Norquist, 2006). ADHD와 주요 우울증은 아동기와 그 이후의 발달 과정에 의미있게 변화시킬 수 있으므로 조기에 발견하고 치료하는 것이 중요하다.

04 청소년기

1) 청소년기 문제 행동

많은 청소년이 술을 마시고, 약물을 사용하고, 위험한 성 관계를 갖고, 파괴 행위와 다른 법률 위반 행동 등으로 그들 자신을 곤란에 빠트리는 행동을 소위 청소년기 문제 행동이라고 표현한다. 청소년은 아동이나 성인들보다도 이런 위험한 행동을 할 가능성이 더 높다. 청소년의 문제 행동은 보통 정신과적 장애처럼 질적으로 심각한 수준은 아니지만, 그럼에도 불구하고 계속 관심을 가져야 한다.

이런 문제 행동이 청소년기에 증가되는 이유로는, 첫 번째는, 이런 행동들은 가끔 청소년의 정상 발달 과업에서 벗어나게 해 준다. 즉, 정체성을 확립하고, 자율성 확립과 부모로부터의 독립, 동료들과 낭만적인 파트너에게 인정받는 것이다. 많은 새로운 행동을 실험해 보는 10대는 그들 부모의 권위에 도전해 보고, 다른 아이들에게는 감동을 주는 것이다. 두 번째는, 사춘기와 호르몬 변화가 내재화와 외재화 문제를 증가시키는 것으로 보인다(Mendle, 2014). 세 번째는, 청소년기의 뇌는 미성숙한 전전두엽회백질로 강한 감각과 보상-추구 경향이 결합되어서 자기 조절 능력이 제한될 수 있다. 그 결과로, 때때로 충동적인 위험한 행동을 자기-통제 없이 혹은 후속 결과에 대한 생각을 하지 않고 흥분되거나 즐거운 행위를 추구하는 것이다. 이러한 위험한 행동은 청소년들이 친구들과 함께할 가능성이 높다. 아동들도 전전두엽회백질이 아직 발달되지 않아서 실험실에서는 자주 청소년과 같은 위험한 행동을 보인다. 그러나 현실에서는 청소년이 아동보다 위험한 행동을 할 기회가 더 많은데 그것은 주위에 유혹이 더 많고, 어른들의 시야에서 벗어나 있기 때문이다(Steinberg, 2015).

2) 섭식장애

아동기에서 청소년기로 전환되는 14세 전후와 청소년기에서 성인 진입기로 전환되는 18세 전후에서, 특히 여자청소년에서 섭식장애는 빈번히 나타난다(Eddy et al., 2010). 섭식장애는 신경성 거식증, 신경성 폭식증, 기타 섭식장애(DSM-5에서 새롭게 구별된 장애, 폭식장애) 등으로, 선진국에서 더 흔하다. 섭식장애가 있는 청소년의 증상은 심각하며, 잠재적으로 치명적인 상태로 치료가 어렵다.

신경성 거식증(anorexia nervosa)은 글자 그대로 "신경적인 이유로 식욕 상실"을 의미하며 다음과 같은 특징을 갖는다(APA, 2013).

- 체중이 성별, 신장, 나이에 따른 최소 정상 범위보다 더 적다.
- 과체중이 될까 봐 강한 두려움 혹은 체중 증가를 방해하는 행동
- 매우 말랐는데도 뚱뚱하다고 느끼는 경향, 체중이나 자기 자신의 외모 평가에 과도하게 영향 받음, 낮은 체중의 심각성에 대한 과소 평가

신경성 폭식증(bulimia nervosa)은 빙애푸지증후군(binge-purge syndrome)으로도 불리며, 자기 스스로 구토하거나 하제(설사 유발 약물)를 사용하거나 엄격한 다이어트와 단식, 혹은 과도한 훈련과 같은 장을 깨끗하게 비우는 활동 후에 거대한 양의 음식을 섭취하는 행위를 반복하는 것이다(Pinhas et al., 2007).

폭식장애(binge eating disorder)는 장을 비우는 행동

없이 과도하게 먹는 것이다.

13세에서 21세의 여자 청소년 중 5% 이상에서 20세가 될 때까지 이들 세 가지 섭식장애 중 적어도 한 가지를 경험하는 것으로 나타났다(Stice, Marti, & Rohde, 2012).

모든 사회경제적 계층이나 모든 인종, 민족집단에서 발생할 수 있다. 우리나라 청소년(13세~18세)을 대상으로 조사한 보고서에도 남자 청소년은 건강, 용돈, 공부 순위로 고민하는 것에 비해 여자 청소년은 외모, 가정 환경, 직업, 친구에 대해 고민하는 것으로 나타났다(통계청, 2018).

(1) 의심되는 원인

선천적, 후천적 요인이 모두 섭식장애에 복합적으로 기여한다. 후천적인 면에서 사회문화적 요인이 큰 의미가 있으며, 섭식장애의 비율은 세계 곳곳에서 다양한데, 서양이나 서구화된 국가 그리고 도시화 지역에서 가장 높다(Culbert et al., 2015). 바비 인형을 가지고 놀고 극도로 마른 모델이 텔레비전과 잡지에서 유명해지는 것을 보고, **마른 이상형(thin ideal)**에 대한 이런 종류의 문화적 메시지가 한 연구에서 초등학교 2학년 여자아이들의 약 1/4이 다이어트를 한다고 말한 이유에 대한 설명이 될 것이다(Hill, 2007).

유전자는 확실하지는 않으나 병적 소인으로 어떤 개인에게는 섭식장애를 일으키는 질병 소인이 될 수 있다. 쌍생아와 입양아 연구(Culbert, Racine, & Klump, 2015)에서 섭식장애 위험성의 약 절반이 유전 인자가 기여함을 제시하고 있다. 하지만 대부분이 공유되지 않은 환경적 요인이거나 혹은 개인 경험에 의해 발생할 가능성이 더 높다.

식욕부진 증상의 원인은 생화학적 비정상이 원인일 수 있다. 예를 들어, 식욕과 기분에 관여하는 신경 전달 물질인 세로토닌의 낮은 농도가 섭식장애와 기분장애 모두와 연결되어 있으며, 모두 포함될 수 있다. 뇌의 보상 체계에서 중요한 신경 전달 물질인 도파민도 역시 섭식장애, 알코올과 약물 중독에 관련되며, 강화되는 강박적 행동도 포함될 것이다(Klump & Culbert, 2007). 유전자도 역시 환경과 함께 개개인의 성격 특성에도 기여하여 특정 개인을 위험하게 할 것이다. 식욕부진의 여성은 강박 관념에 사로잡힌 완벽주의자나 고도의 부정적 감정 혹은 신경과민의 경향이 있다.

여성에서 섭식장애가 최초로 나타나는 시기가 왜 청소년 시기인지 우리는 사회적 요소와 생물학적 요소를 고려해야만 한다. 매우 마른 체형을 이상형으로 생각하는 여자아이가 정상 사춘기 변화를 경험할 때 그들은 자연적으로 지방이 많아지게 되고, 그들의 관점에서는 덜 매력적으로 되어 매력에 대한 압박을 더 많이 받게 된다. 유전적 영향과 호르몬 영향도 여자 청소년들이 사춘기 때에 섭식장애에 더 민감한 이유를 설명하는데 도움이 된다. 클럼프와 동료들(Klump et al., 2012)은 쌍생아 연구에서 사춘기 이전의 소녀들에서는 유전자가 섭식 태도와 행동에 영향을 조금 미치지만 사춘기에 도달한 여성에서는 유전자가 섭식 태도와 행동에 50% 이상이 설명된다는 것을 발견하였다. 이와는 대조적으로, 남자아이들에서는 섭식 태도와 행동에 사춘기 전, 중, 후에도 유전적 영향이라는 증거가 있었다. 그래서 어쩌면 사춘기 동안에 여성 호르몬의 증가가 어떤 여자아이들에게는 섭식장애의 위험성이 유전적으로 활성화되는 것일 수도 있다.

식욕부진은 체중에 민감한 문화에 살고 있는 유전적으로 걸리기 쉬운 여자 청소년에서도 섭식 문제와 스트레스 사건들을 겪지 않으면 나타나지 않을 수 있다. 가족들로부터 체중에 지나치게 관심을 갖는 여자청소년들은 체중에 몰두하게 되고, 어머니를 모델로 하거나 강화된 장애가 섭식이거나 혹은 그들 스스로 섭식장애를 갖기도 한다. 집에서 어떤 압박과 비난 경험 같은 가족 환경은 유전적 구성과 상호작용하여 섭식장애의 위험성을 증가시킨다. 어떤 종류의 스트레스원이나 상처를 주는 사건들이 취약한 어린 여아에게 섭식장애를 일으킬 수 있다(Culbert et al., 2015).

신경성 거식증에서 또 다른 분명한 보기는 **체질-스**

트레스 모델이다. 유전적 구조와 사춘기와 연관되는 호르몬 변화 때문에 위험성을 갖게 되는 어린 여성들은 매우 마른 것에 대한 과대 평가와 저항할 수 없는 스트레스와 직면하는 환경에서 성장하지만 식욕부진이 발전되지 않을 수도 있다.

(2) 예방과 치료

스티스와 동료들(Stice et al., 2009)은 인터넷이나 집단에 참여하는 신체 프로젝트(Body Project)라고 불리는 예방 프로그램에서 그 효과를 조사하였다. 자신의 신체상에 관심을 갖는 여자 청소년과 여자 대학생을 대상으로 에세이에서 비판하기, 역할 놀이, 다른 운동 등으로 마른 체형에 대한 관심을 멈추도록 시도하였다. 자신의 신체상에 관심을 갖는 306명의 여자 청소년을 대상으로 한 중재 연구에서, 연구자들은 섭식장애에 대한 교육용 소책자를 가지고 학교 기반 인지 부조화 프로그램을 비교하였다. 프로그램에서는 매우 마른 이상형 체형에 대한 내면화가 감소되는 것으로 증명되었는데, 바꿔 말하면 신체 불만족, 체중 감소 노력, 섭식장애 증상 등이 감소되었다. 인터넷 기반의 프로그램과 동료 리더에 의해 이끌어진 집단에서도 역시 고등학생과 대학생 모두 효과가 증명되었다(Stice, Becker, & Yokum, 2013). 기능성자기공명영상(fMRI)를 통해 조사한 신경계 반응에서도 평균 체중 모델과 비교해서 마른 모델에 대한 가치가 낮아진 것을 제시하고 있다(Stice et al., 2015).

섭식장애에서도 사전 예방이 중요하다.

식욕부진이 있는 개인에게 효과적인 치료는 섭식 행동을 조절하도록 설계된 행동 수정을 시작하면 그들의 체중 증가에 도움이 되고, 어떤 의학적인 문제가 있다면 병원이나 치료 기관에 가야 한다. 정신요법도 그들을 이해하는 데 도움이 되고, 그들의 문제를 조절할 수 있으며, 우울이나 관련되는 정신과적 문제를 위해서는 약물요법도 가능하다(Grilo & Mitchell, 2010).

가족 치료 접근이 개인 치료보다 장기적으로 볼 때 더욱 효과적인 것으로 보인다. 런던에서 주목받고 있는 마우드슬레이 병원(Maudsley Hospital) 방식은 부모와 다른 가족 요원들을 치료팀에 포함해서 체중 증가를 촉진하기 위한 환자의 섭식 행동을 더 잘 구성하도록 도움을 주고, 한 번 체중을 조절했을 때 청소년의 요구사항인 자율성을 더 많이 주는 것과 같은 가족이나 개인 문제에 초점을 맞추도록 도움을 준다(Blessitt, Voulgari, & Eisler, 2015).

3) 물질사용장애

어떤 청소년들에게 있어 그들의 정체성을 탐험하는 방법 중 한 가지는, 또래 집단에 받아들여지기 위해 분투하고, 성인으로 나아가기 위해 흡연, 음주, 약물을 실험하는 것이다. DSM-5에서, **물질사용장애(substance use disorders)**는 어떤 개인이 알코올, 마리화나, 그 외 물질을 계속 사용할 때 발생하는 것으로, 그 사람을 신체적으로 위험한 상황에 빠트리거나, 학교나 직장에서의 수행 능력을 방해하거나, 대인 관계 문제를 일으키는 등의 역기능이 발생한다. 물질사용장애가 있는 개인은 물질을 갈망하게 되고, 물질 사용을 통제할 수 없게 되고 물질에 대한 내성이 증가되며, 사용을 중단하게 되면 금단 증상을 경험하게 된다.

발달단계에서 물질사용장애의 대가는 매우 크다. 예를 들어, 음주를 하는 10대는 흡연, 위험한 성 행동, 음주 운전, 신체적 싸움에 휘말리거나 불법 행동에 가담할 가능성이 높다. 음주는 중요한 두뇌 발달 시기 동안에 신경계에서 뇌가 취약해져 인지 능력에 부정적인 영향을 주게 되며, 미래에 중독이 될 가능성이 더 높다. 직업과 재정적 성공, 성인기에서 좋은 대인 관계 맺기에도 부정적인 영향을 미친다(Conrod & Nikolaou, 2016; Volkow et al., 2016).

(1) 물질 사용 발생 비율

2015년에 보고된 물질 사용에 대한 청소년의 학년별 비교(Johnston et al., 2016)가 ■ 그림 12.3에 제시되어 있다. 이들 비율은 1970년대와 1980년대 초기에 보고된 비율에 비해 높지 않으나 알코올과 마리화나의 실험적 사용이 공통적이며, 연령이 증가함에 따라 같이 증가하였다.

고등학교 3학년(17~18세 연령)에서는 약 2/3가 술을 마셨으며, 17%는 지난 2주 안에 마시고 떠드는 술잔치를 벌렸다고 기록하였으며, 축제 때는 5번 이상 술을 마신다고 하였다. 진창 마시고 떠드는 술잔치는 대학생에서 더욱 심각한 문제인데, 조사 전 2주 안에 약 35%가 술잔치를 벌렸다고 보고하였다. 이런 종류의 음주 습관과 음주 중독은 뇌 손상의 위험성이 있고, 심지어는 사망까지 될 수 있는데, 특히 10대에는 더 위험하다.

남학생에서 전통적으로 여학생보다 물질 사용과 물질 중독 비율이 더 높은데, 이 차이는 점차 좁아지고 있다.

(2) 기여 원인의 연쇄적인 효과

다지와 동료들(Kenneth Dodge et al., 2009)은 청소년들의 불법적인 약물 사용에 기여하는 원인에 대해 알기 위하여 **물질 사용의 연쇄 모델(cascade model of substance use)**이라는 중요한 연구를 시행하였다. 연쇄 모델은 교류적, 다요인적 모델로 폭포에서 떨어진 물이 흘러가다 어떤 계기가 생기면 예전의 요소가 현실로 나타나는 데에 각각의 영향이 계속 함께하여 영향의 연결고리가 다음의 영향에 기여하는 것이다. 물질 사용의 다지 연쇄 모델은 다음에서 시작된다.

1. 태어나면서 까다로운 기질로 인해 위험에 처한 아이,
2. 빈곤, 스트레스 및 물질 사용 등의 문제로 특징되는 불우한 가정환경,
3. 가혹한 양육과 가족 갈등에 노출,
4. 결과적으로 행동 문제, 특히 공격성과 품행장애가 발전되고,
5. 그로 인해 또래 집단에서 거부되고 학교에서 더 많은 문제에 개입되고,
6. 그래서 부모가 통제하기 어려운 청소년 자녀를 감시하고 관찰하는 것을 포기하게 되고,
7. 불량한 또래 그룹에 가입하고, 그곳에서 청소년은 약물 복용과 다른 일탈 행동에 노출되고, 행동을 강화한다.

전체적으로 모델은 청소년기 문제 행동과 정신장애가 아무것도 없는 데서 갑자기 튕겨 나오지 않는다는 발달 개념을 설명하고 있다. 오히려 그들은 수년에 걸쳐 개인과 부모, 동료들과 사회환경의 다른 측면의 교류 효과가 누적되면서 발생한다. 이 모델의 초점은 청소년이 되기 전에 오랜 시간 동안 위험한 아동을 목표로 물질 남용 예방 프로그램이 가능하다는 것이다. 비록 해가 갈수록 물질 사용의 연쇄 반응은 멈추기가 더 힘들게 되지만, 각 단계에 중재할 새로운 기회가 있다. 우리는 청소년기에 음주와 약물 사용에 대한 예방적 중재가 지연된다면 성인기에서 물질 남용에 의한 문제가 심각해진다는 것을 알고 있다.

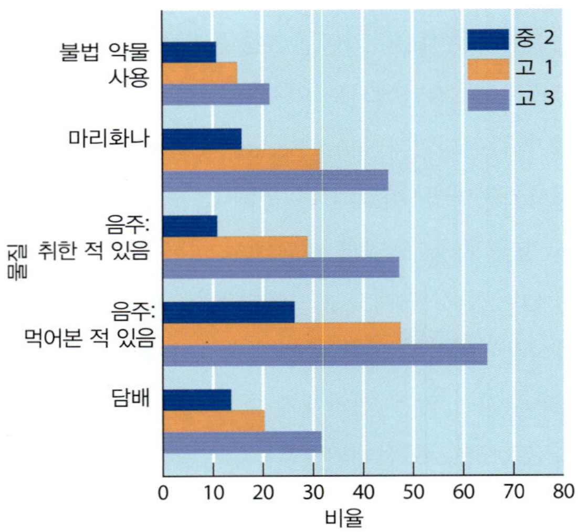

그림 12.3 중학교 2학년, 고등학교 1학년, 고등학교 3학년의 다양한 물질 사용 비율.
알코올 사용과 마리화나 사용이 공통적이며, 연령과 함께 증가된다. 마리화나 이외의 다른 불법적인 약물 사용은 코카인, 헤로인, 암페타민이며, 청소년의 10%미만이 시도하였다.
출처: Johnston, L. D., O'Malley, P. M., Miech, R. A., Bachman, J. G., & Schulenberg, J. E.(2016). Monitoring the Future national survey results on drug use 1975–2015;

물질 사용과 남용에 대한 많은 설명은 유전적 요소에 더 강조를 둔다. 유전적 영향에 의해 약물 남용에 더 취약하다는 것이다. 더욱이, 물질 사용에서 **또래 선택의 효과(peer selection effects**; 청소년의 물질 사용 경향의 효과, 음주하는 친구를 선택하는지 비음주 친구를 선택하는지) 대신에 **또래 사회화 영향(peer socialization effects**; 청소년의 물질 사용에서 친구의 효과)을 추측할 수 있는 더 구체적인 연구가 필요하다.

(3) 우울증과 자살 행동

사춘기 이전에, 남자아이와 여자아이는 비슷하게 우울증의 비율이 낮다. 사춘기 이후에 비율이 상승하는데, 청소년기와 성인기에 여성의 우울증 비율이 남성보다 2배 높아지며 미국과 다른 나라에서도 유사하다(Garber, 2010). 여자 청소년에 관한 한 연구(Glowinski et al., 2003)에서, 개인의 삶의 어떤 시간에서 주요 우울장애의 비율은 만 12세 미만의 여자아이에서는 1% 정도지만, 19세나 그 이상에서는 17%이다. 청소년기 우울은 절망감과 같은 인지증상으로 성인 우울과 더 유사하게 보인다(Mendle, 2014). 그러나 우울한 청소년들은 때때로 거친 행동으로 불량배 같아 보인다. 그들은 또한 에너지 결핍과 온종일 잠자는 것 같이 더 무기력해 보일 수도 있다. 우리나라 [청소년건강행태조사](통계청, 2019)에 의하면 중 고등학생들의 우울감 경험률이 27.1%로 전년보다 2.0% 증가한 것으로 나타났으며, 남학생은 21.1%, 여학생은 33.6%였고, 학년이 올라갈수록 우울감 경험률이 높아졌다.

(4) 우울증의 요인

왜 청소년기가 우울증의 시기일까? 우울 증상의 유전자적 영향이 아동기보다 사춘기 이후에 더 강하게 되는 것으로 보인다.

여자 청소년에서는 초기 청소년기에 스트레스가 많은 사건들이 누적되는 경험이 남자 청소년보다 더 많을 것으로 보인다. 이러한 사건들의 경험(특히 가족이나 친구와의 관계 파탄이나 싸움 같은 대인 관계 사건들)은 우울 증상이 증가됨을 예측할 수 있다(Hamilton et al., 2015).

여자 청소년에서 큰 대인 관계 스트레스 경험이 **반추적 대처(되새김질, ruminative coping)**로, 남자 청소년보다 더 우울하게 될 가능성이 높고, 자신들의 문제에 비생산적으로 머무르며, 친구와 함께 자신들의 고통에 대해 공동 반추하기도 한다. 남자 청소년들이 좋아하는 대처 전략을 비교해 보면 주의 산만이나 활동적인 문제해결임에 비해 반추적 대처와 공동-반추는 우울하게 만들고 불안으로 악화된다. 실제로, 반추적 대처 방법이 우울뿐만 아니라 불안, 물질 사용, 섭식장애의 위험요소로 보인다(Hamilton et al., 2015; Nolen-Hoeksema & Watkins, 2011).

(5) 자살 행동

우울이 아동기에서 청소년기까지 공통이듯이 자살 사고(thoughts, 생각), 자살 시도와 실제 자살도 그렇다. 주요 우울증이 있는 경우에 청소년기 동안에 자살 시도 가능성이 높아진다. 자살은 15~24세에 있어서 사고로 인한 부상, 폭력이나 살인 다음으로 사망의 두 번째 주요 원인이다(Heron, 2016). 매년 청소년 자살은 성공적이지 못한 시도들이 많으며, 자살 생각이 더욱 일반적이다. 미국에서 고등학생들 중 과거에는 남자 6%, 여자는 대략 10%가 자살을 시도했던 것에 비해 최근에는 남학생의 12%, 여학생의 19%가 자살을 심각하게 고려하는 것으로 나타났다(Eaton et al., 2012). 우리나라의 9세~24세 청소년 대상 사망 원인 통계에서도 2017년 사망 원인 1위는 고의적 자해(자살)이며, 2위 운수 사고, 3위 악성 신생물(암) 순위로 나타났다(통계청, 2019)(• 표 12.1).

전에는 청소년기가 자살 행동의 정점이라고 결론을 내렸으나 자살률은 연령 집단에 따라 다르다. 청소년기보다 성인기에서 더 가능성이 높다는 것은 분명하다.

전반적으로 남성은 여성보다 자살할 확률이 최소한

• 표 12.1 우리나라 청소년 사망 원인

	1위	2위	3위
2000	운수 사고 (14.3)	고의적 자해(자살) (6.0)	악성 신생물(암) (4.5)
2006	운수 사고 (6.4)	고의적 자해(자살) (6.0)	악성 신생물(암) (3.6)
2007	고의적 자해(자살) (8.6)	운수 사고 (6.6)	악성 신생물(암) (3.8)
2010	고의적 자해(자살) (8.8)	운수 사고 (6.0)	악성 신생물(암) (3.3)
2015	고의적 자해(자살) (7.2)	운수 사고 (4.0)	악성 신생물(암) (2.9)
2016	고의적 자해(자살) (7.8)	운수 사고 (3.8)	악성 신생물(암) (3.1)
2017	고의적 자해(자살) (7.7)	운수 사고 (3.4)	악성 신생물(암) (2.7)

자료: 통계청, 「사망 원인 통계」, 9~24세 청소년 대상임
주: ( ) 안의 수치는 사망률, 사망률 = (사망자 수/당해 연도 연앙 인구)*10만 명

3:1 정도(횡단적 문화권 연구에서도 비슷하다)로 높다. 자살 시도에서는 여성이 남성을 대략 3:1 정도로 앞선다. 여성이 남성보다 자살 시도를 더 많이 하지만, 남성은 실제로 자살을 시도했을 때 더 자주 성공하는 것으로 볼 수 있다. 왜냐하면 남성이 더 치명적인 기술(특히 총)을 사용하기 때문일 것이다.

자살률은 사회역사적 상황에 매우 많은 영향을 받는다. 미국에서는 1986년부터 1999년까지는 감소하였으나 그 이후로는 증가하였다. 최근에 특히 중년기 여성과 남성 사이에서 증가하였는데, 아마도 2008년도의 경제 불황으로 어려움이 원인이었을 것이다(Curtin et al., 2016).

만약 자살률이 청소년기보다 성인기에 높다면, 왜 우리는 10대들의 자살에 대해 많이 듣게 되는 것일까? 아마도 청소년이 어른보다 자살 시도를 더 많이 하기 때문일 것이다. 대표적인 청소년기 자살 시도는 "도움을 위한 외침"이라고 특징지어져 왔는데, 이는 참을 수 없어진 문제를 다른 사람들이 알아채고 해결할 수 있도록 도와달라는 절실한 노력인 것이다. 이것은 청소년 자살 시도가 절대 가볍게 여겨져서는 안 된다는 것을 제시한다. 그들의 메시지는 분명하다. "나는 심각한 문제들을 가지고 있어요. 나를 도와주세요!"

청소년기의 자살 행동은 체질–스트레스의 산물이다. 네 가지 주요 위험 요인은 청년 정신장애, 가족 병리와 정신병리학, 스트레스 생활 사건 그리고 총기류에의 접근성이다(Gould et al., 2003).

- 90% 이상의 청소년 자살 피해자들은 부분적으로 그들의 유전적 소인 때문에 우울증, 물질사용장애, 불안장애, 혹은 다른 진단할 수 있는 정신과적 문제들로 그들의 죽음 시점에 고통을 받았다. 그리고 청소년이 더 많이 문제 행동을 일으킬수록 그들이 자살 생각을 행동으로 옮기는 확률이 높다(Miller & Taylor, 2005).
- 대부분의 자살 시도자는 가족 관계 문제 병력을 가지고 있고, 종종 정신병리나 심지어 자살이 집안 내력이기도 하다.
- 자살 시도로 이어지는 기간에 청소년들은 스트레스 생활 사건이 축적되어 절망감을 느끼고 그것은 부모나 동료와의 관계를 악화시키고, 학업이나 사회적 실패가 연달아 발생하고, 법적으로 체포되기도 한다(Woo & keatinge, 2008).
- 총기류 유용 가능성은 자살 충동을 행동으로 옮기기 쉽다.

한 번 자살을 시도했던 청소년은 충분히 도움받지 못한다면 다시 자살을 시도할 수 있다.

05 성인기

1) 스트레스와 장애

성인기의 많은 정신과적 문제는 취약한 개인이 감당하기 힘든 스트레스에 직면할 때 나타난다. 성인들은 대부분이 성인 초기에 커다란 삶의 긴장과 중압감을 느낀다고 하였다. 삶의 긴장감은 성인 초기에서 중기로 감에 따라 감소하는데, 아마도 많은 성인의 경우 더욱 안정된 생활 방식이 자리잡음에 따라 그리고 거주, 직업, 관계 등등의 변화가 멈춤에 따라 그러할 것이다. 또한, 건강 관련 문제가 증가함에도 불구하고, 노년기 성인들은 전체적으로 중년기 성인이 겪는 것에 비해 혼란과 긴장이 적다고 보고하였다(Almeida & Horn, 2004). 이는 아마도 그들이 싸워야 할 역할과 책임감이 적어서이거나 혹은 그들이 많은 문제를 더욱 수월하게 해결하는 방안을 배워서이기 때문일 것이다.

스트레스가 많은 경험에서 연령의 차이는 정신장애의 비율에서 연령에 따른 차이를 설명하는 데 도움을 준다. 미국의 18세 이상 성인들과 진단적 면담을 통해 정동장애(주요 우울증과 관계되는 기분장애), 알코올 남용과 의존, 조현병, 불안장애 그리고 반사회적 인격의 비율이 성인 초기에서 성인기 후기로 갈수록 모두 감소하는 것으로 나타났다(Robins & Regier, 1991). 나이가 듦에 따라 증가하는 유일한 질환은 인지장애인데, 알츠하이머 질병이 발병하거나 다른 형태의 치매가 발생하기 때문이다. 전체적으로, 미국 성인의 약 25%가 임상 면담에서 과거에 정신장애를 앓은 적이 있었다(Kessler & Wang, 2008).

2) 우울

(1) 나이, 성별과 민족 차이

주요 우울증 발생의 평균 연령은 20대 초반이며, 노년기 성인들에 대한 고정 관념과는 상반되게, 나이가 많은 성인일수록 성인 초기나 중기보다 주요 우울증과 심각한 정동장애로부터 덜 취약한 경향이 있다(Kessler et al., 2010). 그러나 노년기 우울에 대해 고려해야 할 요인이 많다. 첫째, 우울한 노인이 우울한 청소년보다 자살할 확률이 높다. 둘째, 진단적 질환이 아닌 우울 증상에 관한 보고는 이후에 증가한다. 노년기의 약 1~2%만이 주요 우울장애를 겪지만 15~25%는 우울 증상을 경험한다(Hybels et al., 2009). 우울 증상을 보이는 개인들은 신체적으로 아프고, 영양 상태가 좋지 않고, 사회적으로 격리된 매우 나이 많은 여성일 가능성이 높으며, 대부분은 치료로 좋아진다.

경한 우울이나 무기력한 노인 중 일부는 우울장애로 진단되지는 않았으나 더 심각한 우울증일 수 있다. 우울증은 생애 후기에서는 진단하기 어렵다. 우울 증상은 피로와 에너지 결핍, 수면장애, 체중 감소, 인지 결함 그리고 신체적 호소를 포함한다. 만약 80세 여성 노인 본인이나 주치의가 이러한 증상들을 알아차렸는데 그저 노년기의 흔한 만성 질환의 결과나 약물 치료의 결과 또는 치매 증상 등의 단순한 노화로 치부할 수도 있다(Edelstein et al., 2015).

우울증은 놓치기 쉽다. 진단이 복잡한 이유로는, 노년층은 때때로 자신의 슬픔, 죄책감, 자살을 부정하고, 주로 그들의 신체적 증상만을 보고하므로 개인의 신체적 건강 상태를 조심스럽게 관찰하지 않으면 신체적 질병의 증상을 잘못 해석하기 쉽다. 따라서 노인들과 일하는 의료인은 정상적인 노화, 신체적 질병 그리고 정신질환 사이의 차이점을 상세히 알 필요가 있다.

이미 알려졌듯이, 여성이 남성보다 2배 이상 우울 진단을 받는다. 이 성별 차이는 다양한 요인에서 비롯된다. 즉, 여성 호르몬 대체 요법과 스트레스에 대한 생물학적 반응, 스트레스의 수준(여성들 사이에서 대인관계 스트레스가 더 많음), 고통을 표현하는 방식(여성이 전형적인 우울 증상을 나타낼 확률이 높고, 남성은 분노하거나 알코올과 약물을 남용할 확률이 높다)과 고난에 대응하는 방법(특히 여성이 비생산적인 반추적인 대응을 하는 경향이 있다) 등이 있다(Kuehner, 2003).

(2) 치료

주요 우울증과 다른 정신장애를 가지고 있는 성인을 치료하는 데 가장 큰 문제는 그들이 치료를 받게끔 하는 것이다. 노년기 성인은 진단 받지 않고 치료를 받지 않을 확률이 더 높다. 그동안 심리학자와 정신 건강 전문가들이 세계적으로 증가되고 있는 노년기 성인을 치료하기 위해 특별히 훈련을 받았다.

이러한 장애 요소에도 불구하고, 정신과 치료를 받았거나 항우울제 약물 치료를 시작한 우울증 노년기 성인은 효과가 좋다(Edelstein et al., 2015). 노년기와 젊은 우울증 성인들에게 가장 효과적인 접근은 약물 치료와 정신 치료, 특히 인지 행동 치료의 결합이다.

3) 노화와 치매

노화에 대한 가장 두려운 점은 "노망"이 들지도 모른다는 생각이다. **치매(dementia)**는 인지 저하(기억장애, 지적 능력 저하, 판단력 저하, 추상적 사고 곤란 그리고 성격 변화)와 관련된 점진적 신경 기능의 퇴화이다(La Rue, 2015). 우리는 여기에서 치매라고 언급하지만 치매라는 용어보다는 **"신경인지장애**(neurocognitive disorder)"라는 용어로 DSM-5에 수록되어 있다. 알츠하이머 질병(Alzheimer's disease) 같은 신경인지장애의 다른 원인은 하위 유형에 따라 구별되는데, 각 유형은 '주요장애', '부분장애' 혹은 더 심한지 덜 심한지, 형태 등에 따라 구별된다(APA, 2013). 치매의 진전은 노화의 일반적인 과정은 아니다. 그러나 나이가 듦에 따라 치매 확률은 증가하며, 노령이 치매의 가장 높은 위험 인자이다. 치매는 65세 이상의 노년기 성인에서 10%의 영향을 미친다(Karel et al., 2012). 연령에 따라 확률은 가파르게 치솟아서 ■ 그림 12.4에서 보이는 것처럼 65~69세에서는 2% 미만이지만 90세 이상에서는 35% 정도이다.

치매는 단일 장애가 아니다. 노년기 성인을 인지장애 노망(혹은 알츠하이머 질환을 겪는 것으로)으로 명명하는 것으로 더 심한 손상이 올 수 있다. 많은 다른 상황에서 노망과 같은 증상이 나타날 수 있으며, 그중 일부는 치료나 재활이 가능하다.

(1) 알츠하이머 질병

알츠하이머 질병은 치매 혹은 주요 신경인지장애의 가장 흔한 하위 유형이며, 약 50%가 해당된다(Castro & Smith, 2015). 이 질병은 중년기에 올 수도 있지만, 노년기에 발생할 확률이 훨씬 높고, 남성보다 여성이 2배 이상 영향을 받는데, 부분적으로 여성이 더 오래 생존하기 때문이다. 알츠하이머 질병을 예방하거나 그 진행을 지연시키는 방법이 발견되지 않는 이상 더욱 많은 사람이 노년기의 삶을 영위함에 따라 알츠하이머 질병에 걸릴 것이다.

알츠하이머 질병은 뇌에 숨길 수 없는 두 가지의 징후인 **노인성 플라크**[senile plaques; 괴사 중인 신경 물질 외부 신경의 핵에서 **베타 아밀로이드(β-amyloid)**라 불리는 독성 단백질 덩어리], **얽힌 신경 섬유 매듭**[neurofibrillary tangles; 신경 섬유의 꼬인 가닥과 신경세포체가 있는 단백질 **타우(tau, T자형 입자)**]을 남긴다. 이러한 신

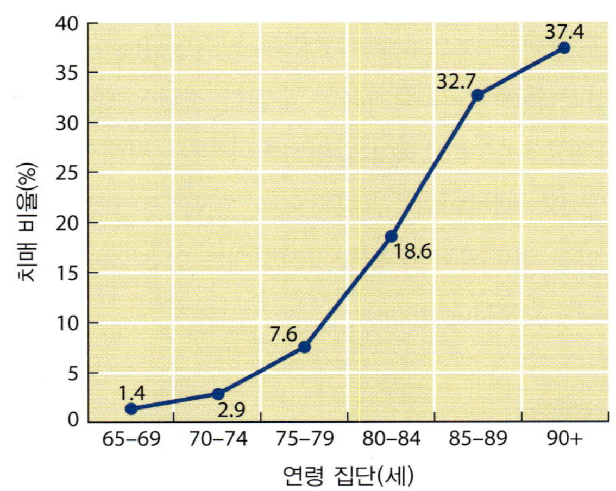

■ **그림 12.4 연령 집단에 따른 치매 발생률**

출처: karel, M. J., Gatz, M., & Smyer, M. A.(2012). Aging and mental health in the decade ahead.

체적 변화의 효과(신경들 사이의 연결 상실, 신경의 노후와 죽음, 정신 기능 손상의 증가, 성격 변화)는 점진적이고, 불가역적이며, 치료가 되지 않는다. 이 질병은 전형적으로 성인 중기에 뇌에 영향을 주거나 더 이른 시기부터 영향을 줄 수도 있다. 인지 기능에 영향을 주기 훨씬 전부터 혹은 진단받기 훨씬 이전부터 시작되었을 수 있다. 알츠하이머 질병에서 처음으로 나타나는 증상은 치매가 진단되기 2~3년 전에 발견될 수 있으며, 이는 주로 최근에 만난 사람의 이름이나 어제의 점심 메뉴를 기억하는 데 어려움을 겪는 것이다(Geldmacher, 2009).

알츠하이머를 겪는 개인은 **경도인지장애**(mild cognitive impairment, MCI)가 있다. 경도인지장애는 가끔 치매가 올 것이라는 조기 경고이다(Castro & Smith, 2015). 이것은 DSM-5에서 경증 신경인지장애라고 불리는 것과 유사하나, 인지 기능이 느려지는 것과 노년기 성인이 일반적으로 경험하는 기억력 감퇴보다 더 심각하다. 열쇠를 다른 곳에 두고 깜빡한다거나 누군가의 이름을 기억할 수 없는 경험들은 많은 초기, 중기 성인들이 경험하는 것이다.

알츠하이머 질병의 초기 단계에서 경고 증상은 길을 잃어버리고, 돈 관리나 청구서 지불에 어려움을 겪고, 같은 사람에게 같은 이야기를 하고 또하거나 같은 질문을 반복해서 하고, 길에서 찾았을 때 온 길을 되돌아가지 못하는 것이 아니라 기억을 못 하는 것을 포함한다. 질병이 진행됨에 따라 알츠하이머 환자들은 최근에 얻은 정보뿐만 아니라 과거의 정보에 대한 기억도 회상하기 어려워지며, 대화 도중 자신이 사용하려는 단어를 떠올리는 데 어려움을 느끼며, 다음에 할 일이 무엇인지 잊어버린다. 만약 검사할 경우 그들은 자신이 어디에 있는지, 오늘이 무슨 날인지 그리고 대통령이 누구인지 등 단순한 질문에 대답할 수 없다. 알츠하이머 질병을 가진 환자는 기능을 상실할 뿐만 아니라 가스 위에서 요리하다가 가스 불을 켜 놓고 잊어버리거나, 방황하거나, 길을 잃거나, 그들 스스로가 다른 장소에 물건을 두고는 다른 사람이 훔쳤다고 비난하거나, 공공장소에서 옷을 벗는 것과 같은 행동으로 간호 제공자를 힘들게 한다. 일부는 극도로 흥분하며, 통제 불능이 되고, 많은 이들이 우울로 인해 고통받으며, 무관심해지고, 또 일부는 환각과 같은 정신병적 증상을 경험한다. 결국 그들은 자기 자신을 돌볼 수 없게 되고, 사랑하던 사람을 더 이상 알아보지 못하며, 언어 능력을 상실하고, 진단받은 몇 년 후에 사망하게 된다(Geldmacher, 2009).

원인과 기여 인자. 알츠하이머 치매는 유전에 영향을 받지만, 그러나 단일 "알츠하이머 유전자"는 존재하지 않는다. 연구자들은 조기(60세 이전에)에 발생하는 알츠하이머 질병의 원인이 되는 세 가지 염색체의 유전적 돌연변이를 확인하였다. 이들 우성 유전 인자 중에서 하나라도 받게 되면 누구라도 질병이 발생할 것이다. 그러나 이들 유전자는 전체 알츠하이머 질병의 5% 미만만 설명이 된다(Gatz, 2007).

후기에 발생하는 알츠하이머 질병에 기여하는 유전 인자는 조기 발현 유전자의 변이보다 훨씬 흔하지만 아직 명확하지는 않다. 알츠하이머 질환을 피할 수 없는 것으로 만들기보다는 많은 수의 유전자들이 개인의 위험 요소를 약간 증가시킨다(National Institute on Aging, 2015). 이들 민감한 유전 인자 중에서 APOE e4 유전자가 가장 많이 알려졌으며, APOE 유전자의 변형인 위험 유발 APOE e4를 두 개 가지고 있다는 것은 알츠하이머 질병의 위험 요인이 정상의 15배라는 것을 의미한다(Lyketsos, 2009). APOE e4 유전자를 가지고 있는 모든 사람, 심지어 두 개를 가지고 있다 하여도 알츠하이머 질병이 발생하는 것은 아니며, 알츠하이머 질병이 있는 많은 사람은 이 위험한 유전 인자의 변형이 결핍되어 있다.

유전 인자는 알츠하이머 질병에서 약 60%를 설명하고, 나머지는 환경적인 요인으로 설명할 수 있다(Qui & Fratiglioni, 2009). 그러나 환경적인 원인을 정확히 집어내기는 쉽지 않다. 후생유전적 효과(예를 들면, 베타 아밀로이드 생산에 포함되는 유전 인자가 나타날 때 환경의 영향)가 중요한 원인으로 여겨진다. 권투선수나 축구선수들이 고통받는 외상성 두부 손상은 알츠하이머 질병의 위험을 증가시키는데, 특히 APOE e4 같은 위험한 유전 인자의 결합을 증가시킨다. 다른 위험 인자는 식이 불량, 흡연, 비활동성 같은 불건강한 생활 습관이며, 이들은 비만, 당뇨, 고혈압, 심혈관계 질병과 연관된다(La Rue, 2015).

연구자들은 **인지 저장(cognitive reserve**; 여분의 뇌 능력이나 노화로 떨어지는 인지 용량과 뇌 기능에 손해를 입히는 질병)의 중요성을 점점 더 자각하고 있다(Delano-Wood et al., 2015; Sharp & Gatz, 2011). 고등교육을 받고 높은 지능을 가지고, 수년간 정신적으로, 신체적으로 그리고 사회적으로 활동적인 사람은 덜 활동적인 사람에 비해 더 많은 인지 저장을 가지고 있다. 결과적으로 만약에 그들에게 알츠하이머 질병이 발생해서 뇌에서 손상이 시작되더라도 그들에서는 더욱 정교한 신경 연결이 계속해서 기능을 잘 유지하게 할 것이다.

예방과 치료. 알츠하이머 질병을 예방하거나 적어도 진행을 늦추기 위해서는 당뇨, 비만과 같은 심혈관계 질병과 대사장애를 발생시키는 생활 양식 요소가 치매 발생에도 역시 기여하므로 건강식을 섭취하고, 흡연을 조절하고, 규칙적으로 운동하는 건강한 생활 양식을 추천한다(La Rue, 2015). 신체적 운동은 인지 훈련과 마찬가지로 생애 후반기에 인지 감퇴를 지연시키고 치매 진행을 늦출 수 있다. 연구자들은 뇌 영상과 혈액이나 뇌척수액에서 생체 지표를 통해 알츠하이머 질병을 조기에 진단할 수 있는 더욱 정확한 방법을 찾기 위해 노력하고 있으며, 심하게 손상되기 전에 질병의 진행을 늦추거나 중지시키는 중재를 희망하고 있다(National Institute on Aging, 2015).

약물은 아밀로이드 플라크 축적을 방해하기 위해 알츠하이머 환자들에게 규칙적으로 처방되는데, 예를 들면 신경 전달 물질 수준을 변화시키는 아리셉트(도네피질, Aricept [donepezil]), 나멘다(메만타인, Namenda [memantine])이다. 약물은 인지 기능을 개선시키고, 행동적 문제를 감소시키며, 일부 환자에서는 질병의 진행을 늦추기도 한다(La Rue, 2015). 그러나 이 약물들이 매우 효과적이지는 않으며, 완치되는 것도 아니다.

그러나 질병이 점점 악화되어 죽음에 이르게 되더라도 오늘날 알츠하이머 환자들에게 기대되는 것은 좋은 처치로 그들과 간호 제공자가 질병에 더 잘 견딜 수 있게 만드는 것이다. 기억 훈련과 기억 보조(예를 들어, 집 주위에 회상 노트를 두는 것), 행동적 관리 기술 사용과 행동 문제를 해결하기 위한 약물요법 그리고 교육 프로그램과 심리적 중재는 환자와 간호 제공자들이 그들을 이해하고, 치매에 대처하도록 돕고, 기능을 더 좋게 한다(La Rue, 2015).

(2) 인지 손상의 다른 원인들

많은 다른 조건들이 노인에게서 인지 손상의 결과를 만든다. 신경인지장애의 또 다른 일반적인 형태는 **혈관성 치매(vascular dementia)**이다(Nyenhuis, 2015). **다발성 경색치매**로 불리기도 하는데, 대부분의 사례에서 뇌의 영역들에 혈액 공급을 차단하는 연속적인 경증 뇌경색에 의해 유발된다. 알츠하이머 질병은 보통 느리게 꾸준히 진행되는 반면에, 혈관성 치매는 작은 뇌졸중 후에 악화와 함께 천천히 진행된다. 알츠하이머 질병은 유전자에 의해 강한 영향을 받지만, 혈관성 치매는 뇌혈류에 영향을 미치는 뇌혈관질환의 생활 습관 위험 요인과 더 연관된다.

알츠하이머 질병 다음으로 신경인지장애에서 두 번째 혹은 세 번째로 흔한 혈관성 치매는 **레비체 치매(Lewy body dementia)**이다. 이것은 인지 기능의 혼란, 환시, 가끔 운동 문제와 균형 문제가 생긴다. 이것은 레비체로 불리는 신경에 단백질이 쌓이는 것이 원인이며, 파킨슨 질병(Parkinson's disease)에 포함된다(Sperling, Geneser, & Manning, 2015).

진단할 때 신중하게 해야 되는데, 치료 가능한 상태를 불가역적인 치매로 오진할 수 있기 때문이다.

첫 번째, 약 10%에서는 **가역적 치매(reversible dementia)**이며, 인지 기능 감퇴의 원인이 치료될 수 있고 완치될 수 있다(La Rue, 2015). 가역적인 치매는 알코올 중독, 약물의 독성 반응, 감염, 대사성 장애, 비타민 결핍증, 영양 결핍이 원인이다. 만약에 이런 문제들이 교정된다면, 예를 들어 최근에 처방받은 약물을 중단하거나 영양이 풍부한 식사를 하게 되면 정상적인 정신 기능으로 된다. 이에 비해서, 같은 사람이 알츠하이머 질병으로 희망 없는 사례로 적히게 되면 잠재적으로 완치 가능한 상태가 점점 더 악화되고 불가역적으로 된다.

두 번째, 어떤 노인에서는 그들이 실제로 경험하는 **섬망(delirium)**일 때 치매로 오진이 될 수 있다. 이것은 치료 가능한 신경인지장애로, 치매보다 더욱 빨리 나타나며, 지남력장애, 배회, 혼란, 환각 등의 문제가 관찰된다(APA, 2013; Na & Manning, 2015).

병원에 입원한 어느 연령의 환자라도(특히 노인에서는) 어떤 스트레스, 즉 질병, 수술, 약물 과량, 약물의 상호작용, 영양 불량 등의 상태에 대한 반응으로 섬망을 경험한다. 이러한 섬망의 경고 증상을 주시하고, 가능한 원인을 확인하고 중재하여 빨리 변화시켜야 한다. 불행하게도 이 상황을 발견하지 못하거나 오진할 수도 있다. 노인 환자에게서 섬망이 나타날 때 확인하지 못하고 치료하지 않은 채 집으로 가게 되면 치매가 악화될 위험성이 높거나 사망하게 된다.

세 번째, 우울한 노인은 가끔 치매로 오진된다(Edelstein et al., 2015). 우울증의 증상은 잘 잊어버리고 정신 기능이 느려지는 것과 같은 인지 손상이 포함된다. 우울증의 치료는 항우울제와 정신요법으로 개인의 기능을 의미 있게 증진시킬 수 있다. 그러나 만약에 우울증을 발견하지 못하고 노망으로 진단되면 그들은 앞으로 더 악화될 것이다.

네 번째, 치매를 이해하지 못하는 친척이 인지 기능 감소를 잘 못 다뤄서 많은 사람이 완치될 수 없는 치매를 전형적인 노화의 한 부분으로 생각한다. 불가역적인 치매(그중에서도 특히 알츠하이머, 혈관성 치매, 레비체 치매), 가역성 치매, 섬망, 우울증과 다른 상태들을 분명하게 구별하여 노화 그 자체를 포함한 불가역적인 치매로 잘못 다루지 않아야 한다. 여기에는 병력, 신체적 검사와 신경학적 검사, 인지 기능 사정을 포함하는 철저한 사정이 필요하다(La Rue, 2015). 모든 원인, 특히 잠재적으로 치료 가능한 것들이 배제된 후에 알츠하이머 질병의 진단이 이루어질 수 있다.

전체적으로, 전 생애에 따른 정신병리 내용을 요약한다면, 유전 인자와 환경이 우리의 삶 동안에 정신장애를 유발할 수 있다. 그러나 위험 요인(학대적인 양육과 스트레스 같은)을 제거하고 보호적인 요인(효과적인 양육과 사회적 지지와 같은)을 강화하는 두 가지 지속 전략을 통해 발달론적 정신병리를 예방할 수 있는 기초를 제공한다.

13 마지막 도전: 임종과 죽음

1. 죽음의 생물학적인 정의, 존엄사, 죽음에 대한 사회적 의미를 설명한다.
2. 퀴블러 로스의 죽음 단계, 팍스–보울비의 사별 모델을 비교한다.
3. 영유아의 죽음에 대한 이해를 설명한다.
4. 아동기에 이해하는 생물학적 죽음과 임종을 맞는 아동의 반응, 그리고 사별한 아동의 반응에 대해 설명한다.
5. 청소년기의 죽음에 대한 이해, 죽음과 사별의 경험을 설명한다.
6. 성인기 가족의 죽음과 회복력, 비통에 대해 토의한다.
7. 임종 환자에 대한 호스피스/완화 관리를 설명한다.

사례

2016년 6월 12일 일요일, 플로리다주 올란도의 펄스나이트 클럽에서 미국 역사상 가장 치명적이었던 총기 난사 사고가 발생했다. 이 사건으로 49명이 죽고, 53명이 중경상을 입었는데, 대부분 라틴계와 동성애자들이었다.

총기 난사 5분 전에 펄스클럽을 떠났던 에디는 목격자였다. "한 여성이 들어왔는데, 영어를 못했어요. 그녀는 거기에 붙은 이름들을 읽더니 '오, 하나님 감사합니다. 내 아들이 살았어요!' 라고 말하는 것 같았어요." 이어서 에디는 "나는 그 여성에게 거기 명단에 있는 사람들은 사망한 사람들이라고 알려주었어요." 라고 말했다. 그 여성은 그때야 울부짖으며, 에디를 때리기 시작하면서 "당신 거짓말이지!"라고 소리쳤다. 에디는 그 여성을 밀쳐내기보다 그녀를 꼭 끌어안고 분노감이 비통함으로 바뀌도록 했다(Santich & Salazar, 2016).

9/11사건, 버지니아공대 사건 등의 이미지는 우리 모두에게 죽음의 공포로 각인되었다. 사람은 나이에 상관없이 사랑하는 이가 죽음을 맞이할 때 상처를 입는다. 그리고 죽음은 일상 어디에서든 접할 수 있다. 대부분의 사람은 성인기가 되면서 중요한 상실을 경험하게 된다. 한 심리학자는 대부분의 인간 행동과 문화는 죽음의 공포에 대항하여 방어하는 노력이라고 주장한다(Park & Pyszczynski, 2016; Pyszczynski, Solomon, & Greenberg, 2003).

이 장은 전 생애에 걸친 인간 성장 발달에서 죽음의 의미, 죽음 경험과 비통반응 그리고 호스피스에 대해 설명한다.

01 삶과 죽음의 문제

1) 죽음이란 무엇인가?

(1) 생물학적 죽음

생물학적 죽음은 복잡한 과정이기 때문에 정의하기가 매우 어렵다. 신체의 부분마다 죽는 속도가 다르다. 호흡이 멈춘 상태이거나 뇌 기능이 멈춘 상태에서도 생명보조기를 통해 신체 기능을 유지할 수 있다.

1993년에 미국의 사망 판정법(Uniform Determination of Death Act)은 생물학적 죽음에 대한 정의를 내리면서 뇌 기능이란 용어를 사용하였다. 이 법에서, **완전한 뇌사 상태(total brain death)**란 뇌 전체 기능이 회복 불가능한 상태로 상실되는 것이며, 생각 등 고도의 인지 기능을 담당하는 대뇌피질 영역과 호흡과 같이 기본적인 생명을 조절하는 뇌의 하위 영역이 모두 포함된다.

미국신경내과학회에서는 뇌사 판단을 위한 기준을 다음과 같이 제시하고 있다(Greer et al., 2016). 어떤 자극에도 반응이나 움직임이 없어야 하며, 빛에 대한 동공수축 등의 반사가 나타나지 않아야 한다. 또한, 뇌파나 다른 검사를 통해 대뇌피질의 전기적 활동이 없다는 것을 나타내야 한다. 약물 과다 복용이나 저체온인 경우에는 회복이 가능하기 때문에 무의식 상태에서 사망 선고를 내리기 전에는 반드시 확인 점검을 해야 한다. 즉, 심폐 장치와 같은 인공 기구를 통해 폐와 심장을 유지하는 무의식 환자는 뇌간의 기능이 없는 경우에 죽은 것으로 정의한다.

뇌사의 정의가 결정된 후부터 혼수상태에 빠진 사람들의 죽음에 대한 논의가 계속되고 있다.

2000년대 중반에 '쉬아보(Schiavo)'라는 젊은 여성이 혼수상태에 빠졌다(Cerminara, 2006; Foley, 2011). 1990년에 쉬아보는 심정지를 경험하면서 불가역적이고 광범위한 뇌 손상이 발생하였다. 무의식 상태였지만 뇌간의 호흡, 연하 그리고 수면-각성 주기 기능은 작동하였다. 몇 년이 지나 회복 가능성이 사라지면서 남편은 아내도 원할 것이라고 믿으며 영양 공급 튜브를 제거해 달라고 요청했다. 그러나 그녀의 부모는 딸이 주변 환경을 어느 정도 감지하고 있다고 믿으며, 법원의 영양 공급 튜브 제거에 저항했다. 입법부와 대법원을 포함한 법원과 미디어는 장기간에 걸쳐 이 사건에 대한 논쟁을 보도하였고, 의료적 증언을 거친 후에 플로리다법원은 영양 공급 튜브를 제거하도록 결정하였다. 쉬아보는 2005년 41세의 나이로 사망하였다.

쉬아보의 경우처럼 사망권에 대한 사례들은 사람이 죽었다고 보는 시점에 대해 서로 다른 시각을 가질 수 있음을 보여 준다. 완전 뇌사에 대한 정의는 매우 보수적이다. 이 기준에 따르면 쉬아보는 사망하지 않은 것이다. 비록 불가역적인 혼수 상태라 하더라도 아직 그들의 뇌는 생명 유지 장치의 도움으로 호흡 등의 기본적인 생리적 기능을 할 수 있기 때문이다. 혹시라도 미래에 그들을 다시 살릴 방법이 발견될 수 있으니 현재 희망이 없어 보이는 그런 환자를 살려두어야만 할까? 좀 더 진보적인 견해는 생명 유지를 위한 여러 가지 보조 장치의 도움으로 뇌가 기능할지라도 대뇌피질이 불가역적으로 뇌사하면 그 사람이 사망했다고 선언하는 것이다. 만약 어떤 사람이 아무런 의식이 없고, 의식적인 정신 활동을 회복할 가능성도 없다면 진짜 살아있는 사람일까?

오웬과 동료들(Owen et al., 2006)이 연구를 통해 혼수상태나 "식물인간 상태"에 있는 경우에도 의식이 있을 가능성을 보고한 이래, 삶과 죽음에 대한 정의는 더 복잡해졌다. 두 경우 모두 의식과 각성에 결핍이 있기는 하지만 혼수와는 달리 식물인간(인간을 매우 비하하는 용어이다)은 각성 경험을 한다. 식물인간은 눈을 뜨기도 하고 이리저리 눈동자를 움직이지만 의식은 없다. 이 연구자들은 교통사고로 5개월간 식물인간 상태로 있는 한 여성에게 자신의 집에 있는 방을 둘러보고 테니스를 하는 자신의 모습을 상상해 보라고 요청했다. 기능성자기공명영상검사(fMRI) 결과 그녀의 뇌가 보통 건강한 성인의 뇌와 똑같이 반응하는 것으로 나타났다. 이 연구 결과는 지시 내용을 이해하고, 의도적으로 반응한다는 점을 제시하며, 어느 정도 의식을 가지고 있음을 암시한다. 후속 연구에서 연구자들은 "식물인간"이나 최소한의 의식 상태의 환자 중 일부에서 정신적으로 기능함에도 사망한 사람처럼 취급되었다는 것을 확인하였다(Graham et al., 2015).

(2) 삶과 죽음의 선택

이러한 사례들은 안락사에 관한 문제를 제기한다. **안락사(euthanasia)**는 "행복"이나 "좋은" 죽음으로, 보통 불치병이나 손상으로 인해 고통을 받는 사람의 죽음을 앞당기도록 도움을 받는 것이다. 능동적인 안락사는 의도적이고 직접적인 죽음을 제공한다. 예를 들면, 말기암으로 고통에 시달리는 환자에게 치사량의 약물을 주입하거나 중증 알츠하이머성 치매환자를 질식시키는 경우가 해당된다. 반면에 수동적인 안락사는 말기 질환을 가진 환자가 자연사하도록 허용하는 것이다. 예를 들면, 쉬아보의 인공호흡기를 제거했을 때 죽는 것처럼 생명 유지 장치의 보조를 중단하는 것이다. 능동적인 안락사와 수동적인 안락사 사이에는 **보조적인 자살(assisted suicide)**이 있다. 보조적인 자살은 능동적 안락사처럼 사람을 직접 죽이는 것이 아니라 그 사람이 자살을 하도록 돕는 것이다. 여기서는 의사의 도움을 받는 자살을 예로 들 수 있다. 의사가 환자가 약물을 과용할 것을 알면서도 죽고 싶어하는 말기 질환자의 요청에 따라 수면제를 과다 처방하는 것을 들 수 있다(Foley, 2011).

수동적 안락사에 대해서는 최근 지지하는 의견이 많아지고 있다. 아프리카계 미국인과 다른 소수 민족은 이에 대해 덜 수용적인 것으로 나타났는데, 아마도 그들이 의료적 정의를 믿지 않거나 종교적인 이유 또는 철학적인 이유 때문인 것으로 보인다(Kwak & Haley, 2005).

많은 나라에서 능동적 안락사는 살인으로 보고 있다. 말기 환자의 생명 연장 치료의 중단이나 임종이 가까운 환자의 생명 유지 수단의 거부는 합법적인 능동적 안락사가 된다(Cantor, 2001). **존엄사(living will)**는 사전연명의료의향서의 일종이다. 이는 회복 불가능한 질환을 갖게 되는 경우에 어떠한 의료적 처치도 원하지 않는다는 말을 미리 할 수 있게 허용한다(www.caringinfo.org.).

미국의 오레곤 주는 1997년에 의사 보조 자살을 합법화한 첫 번째 주이다. 후에 미국의 워싱턴 주, 버몬트, 몬태나(법정 승인과 함께) 그리고 캘리포니아도 보조적인 자살을 허용하였다. 그러나 몇몇 주는 법적으로 보조적인 자살에 저항하고 있다. 결과적으로 일반인들의 지지적인 태도와 대부분의 주 정부법 간에는 큰 차이가 있다(Cohen et al., 2013). 또한, 일반인들과 의사-보조 자살에 반대하는 대부분의 의사 집단 간에도 입장 차이가 있다(Angell, 2014).

삶과 죽음에 대한 여러 문제에서 죽음 권리 옹호자들은 생명을 단축하는 어떤 것도 해서는 안 된다고 주장하는 연명 치료 권리 옹호자들과 지속적으로 대치되어 있다. 사랑하는 사람의 삶과 죽음을 결정해야 한다면 이에 대해 많은 생각을 하게 될 것이다.

(3) 죽음에 대한 사회적 의미

죽음은 생물학적인 과정일 뿐 아니라 심리적이고 사회적이다. 죽음에 부과되는 사회적 의미는 시대에 따라 그리고 문화에 따라 다양하다(Rosenblatt, 2015b).

① 역사적 변화

죽음에 대한 사회적 의미는 역사적 변천에 따라 변해 왔다. 중세시대 유럽 사람들은 사랑하는 사람들에 둘러싸인 가운데 존엄성 있는 죽음을 맞이하도록 기도했다. 19세기 후반부터 서양 사회는 "죽음에 대한 부정"으로 죽음에 임박한 경우 병원으로 옮겼고, 장례식장은 의사와 장례식 전문인이 관리하도록 했다. 그 결과 사람들은 조상들보다 장례식에 대한 직접 경험이 줄어들었다(Taylor, 2003).

죽음에 대한 권리와 존엄성 있는 죽음에 대한 옹호적 입장은 죽음에 대해 열린 마음으로 대하고, 죽음을 자연스럽게 수용하며, 죽음을 의학적인 실패라기보다는 가족과 함께하는 정상적인 삶이어야 한다고 주장한다. 이는 호스피스 운동이 성취하고자 하는 것들이다.

② 문화적 다양성

문화마다 죽음에 대한 경험이 다르다. 사회마다 쇠약한 노인을 보조해야 할지 혹은 죽음을 앞당겨야 할지에 대한 입장도 다르다. 문화에 따라 노인의 죽음을 재촉하기도 하고 완전하게 보호하기도 한다(Anthony Glascock, 2009).

죽음에 대한 비통이나 애도는 문화마다 다양하게 나타난다. 슬픔은 공통된 반응이지만 죽음에 대한 세계적으로 통일된 정서적 반응은 없다(Park & Pyszczynski, 2016). 대부분의 사회는 영혼은 영원하다는 개념을 가지고 있다. 또한, 천당과 지옥 사이에서 윤회하는 것, 속세를 떠나지 못하는 조상신의 믿음 등 다양성이 있다.

죽음에 대해서는 사회적으로 다양한 의미를 가지고 있다. 예를 들어, 푸에르토리코 계통의 미국인들은 죽음에 대해 긴장감과 신경성 장애를 보이는데, 특히 여성들에게 흔히 나타난다. 반대로 일본계 미국인은 슬픔을 억제한다. 그들은 자신의 고통이 다른 사람들에게 부담을 주지 않기 위해 미소를 지으면서 자신을 조절하고자 노력한다(Cook & Dworkin, 1992).

민족과 인종에 따라 비통의 양상은 크게 다르게 나타난다. 아일랜드계 미국인은 전통적으로 죽음을 송별, 음식과 술과 유머가 있으며, 죽은 사람도 즐길 수 있는 파티가 될 자격이 있다고 믿는다. 아프리카계 미국인의 장례식은 소란스럽지 않은 경향이 있다. 그러나 장례식은 슬픔을 표현하기 위한 모임이며, 손을 흔들고 영가를 부르는 집단도 있다. 유대인들은 슬픔을 더 억제한다. 그들은 **쉬바**(Shivah)라고 불리는 약 일주간의 애도 기간에 정상적인 일상 활동을 하지 않는다. 그리고 한 달 후와 일주년에 다시 죽은 사람을 기념한다(Cytron, 1993, McGoldrick et al., 1991).

임종을 맞는 사람과 사별하는 사람의 경험은 죽음이 발생하는 역사와 문화적인 맥락에서 형성된다. 죽음은 세계적으로 공통적인 경험이며, 상실에 대한 부정적인 반응도 세계적으로 공통적일 것이다(Parkes, 2000).

2) 죽음의 원인은 무엇이고 언제 죽는가?

(1) 기대 수명

2010년을 기준으로 미국의 출생 시 기대 수명은 약 79세이다(National Center for Health Statistics, 2012). 2017년 기준으로 우리나라 사람의 출생 시 기대 수명은 약 83세이다. 여성의 기대 수명은 약 86세로, 남성의 기대 수명인 약 80세보다 약 6세가 길다(통계청, 2019). 평균 기대 수명은 여성과 남성 간, 인종 간, 민족 간 그리고 계급 간에 유의미한 차이를 보인다. 여성 호르몬 대체 요법이 고혈압, 심장병을 예방하는 것으로 보이고, 여성은 남성보다 폭력과 사고로 인한 사망이 적으며, 흡연과 음주 등의 건강 위험 요인도 적다. 다른 나라에서도 여성이 남성보다 더 오래 산다. 아프리카계 미국인의 기대 수명은 빈곤과 연관되어 있어 더 많은 건강 위기를 경험하며, 유럽계 미국인보다 훨씬 낮다. 그러나 기대 수명의 차이는 인종 간의 차이는 별로 크지 않고, 빈부 간의 차이에서 더 크게 나타난다(Kajantie, 2008).

전 세계적으로 기대 수명이 길어졌지만 저개발국가인 아프리카 지역의 차드, 소말리아, 스와질랜드 그리고 아프가니스탄의 기대 수명은 겨우 50세 정도이다(Central Intelligence Agency, 2015). 반면에 일본과 홍콩, 싱가포르 그리고 유럽 국가인 이탈리아, 아이슬란드, 스웨덴, 스위스와 같이 상위 40개의 선진국에서는 출생 시 기대 수명이 80세가 넘는다.

(2) 생애주기에 따른 죽음

사망률은 생애주기에 따라 변한다. "총 사망률" 통계치는 연령별 집단에 따라 다르다(• 표 13.1). 영유아 사망률은 천 명 중 6명 이내로 나타나고 있다(Minino & Murphy, 2012). 영유아기에 생존한다고 가정하면 아동기와 청소년기 동안에 사망할 기회는 비교적 적다. 그리고 사망률은 성인기 동안 높게 올라간다.

미국에서 사망의 주요 원인은 전 생애주기를 통해 극적으로 변한다(Heron, 2016)(• 표 13.1). 영유아의 사망은 주로 영유아가 갖고 태어난 선천성 질환, 저체중, 출생 시의 산모 합병증과 연관되어 있다. 학령 전기와 학령기 아동에게 주로 일어나는 문제는 부주의로 인한 손상이나 사고이며, 특히 자동차 사고뿐 아니라 독극물, 낙상, 화재, 익사 등을 들 수 있다. 사고와 암은 젊은 성인을 죽게 하는 주범이며, 심장병도 사망의 원인이 되기 시작한다. 45세에서 64세에 암은 성인기의 첫 번째 사망 원인이고, 다음은 심장병이다. 유전적 소인이 있거나 건강하지 못한 생활 습관, 혹은 두 가지 모두 여러 가지 질병이 조기에 나타날 수 있는 위기를 조성한다.

나이가 들어감에 따라 만성 질환의 유병률은 꾸준히 상승하여, 65세 이상의 노인에서는 심장병이 가장 많았으며, 그 다음이 암과 만성폐쇄성폐질환이었다.

• 표 13.1 미국의 연령별 사망 원인

연령별	2013년 총 사망	제1원인	제2원인	제3원인
1세 미만	23,440	선천성 장애	조산, 저체중	산모의 임신합병증
1~4세	4,068	비의도적 손상	선천성 장애	타살
5~9세	2,427	사고	암	타살
10~14세	2,913	사고	암	자살
15~19세	9,480	사고	자살	타살
20~24세	19,006	사고	자살	타살
25~44세	115,036	사고	암	심장질환
45~64세	515,851	암	심장질환	비의도적 손상
65세 이상	1,904,640	심장질환	암	만성폐쇄성폐질환

• 표 13.2 우리나라 연령별 5대 사망 원인, 사망률 및 구성비(2018)

(단위: 인구 10만 명당 명) (%)

	0세	1~9세	10~19세	20~29세	30~39세	40~49세	50~59세	60~69세	70~79세	80세 이상
1위	출생 전후기에 기원한 특정 병태	악성 신생물	고의적 자해 (자살)	고의적 자해 (자살)	고의적 자해 (자살)	악성 신생물	악성 신생물	악성 신생물	악성 신생물	악성 신생물
	142.0	2.0	5.8	17.6	27.5	40.9	120.0	285.6	715.5	1425.8
	(50.6%)	(20.2%)	(35.7%)	(47.2%)	(39.4%)	(27.6%)	(36.3%)	(41.7%)	(34.2%)	(17.0%)
2위	선천 기형, 변형 및 염색체 이상	운수 사고	악성 신생물	운수 사고	악성 신생물	고의적 자해 (자살)	고의적 자해 (자살)	심장 질환	심장 질환	심장 질환
	52.5	0.9	2.3	4.3	13.4	31.5	33.4	61.4	216.0	1060.2
	(18.7%)	(9.6%)	(14.5%)	(11.6%)	(19.3%)	(21.3%)	(10.1%)	(9.0%)	(10.3%)	(12.6%)
3위	영아돌연사 증후군	선천 기형, 변형 및 염색체 이상	운수 사고	악성 신생물	심장 질환	간 질환	심장 질환	뇌혈관 질환	뇌혈관 질환	폐렴
	22.3	0.9	2.3	3.9	4.2	12.5	27.2	43.4	177.5	978.3
	(7.9%)	(9.1%)	(14.0%)	(10.6%)	(6.0%)	(8.4%)	(8.2%)	(6.3%)	(8.5%)	(11.6%)
4위	심장 질환	가해 (타살)	심장 질환	심장 질환	운수 사고	심장 질환	간 질환	고의적 자해 (자살)	폐렴	뇌혈관 질환
	3.9	0.7	0.5	1.5	4.0	11.2	24.3	32.9	144.0	718.4
	(1.4%)	(7.3%)	(3.0%)	(4.1%)	(5.7%)	(7.5%)	(7.3%)	(4.8%)	(6.9%)	(8.5%)
5위	악성 신생물	심장 질환	익사 사고	뇌혈관 질환	뇌혈관 질환	뇌혈관 질환	뇌혈관 질환	간 질환	당뇨병	알츠하이머병
	3.3	0.6	0.4	0.6	2.7	8.2	19.7	26.7	75.1	315.8
	(1.2%)	(6.0%)	(2.3%)	(1.6%)	(3.8%)	(5.6%)	(6.0%)	(3.9%)	(3.6%)	(3.8%)

우리나라의 경우에도 유사한 경향을 보이지만 순위는 조금 다르다. 우리나라 전체 사망 원인은 암, 심장질환, 폐렴, 뇌혈관질환 순이다. 신생아의 경우에는 선천성 장애나 감염 등이 주요 사망 원인이며, 아동기에는 암과 각종 사고, 청소년기에는 자살 등의 사망 원인이 높은 순위이고, 성인기와 노년기가 될수록 암과 심장질환 그리고 뇌혈관질환이 높이 증가하고 있다(통계청, 2019)(• 표 13.2).

02 죽음의 경험

1) 임종에 대한 관점

심리학자인 엘리자베스 퀴블러-로스(Kübler-Ross)는 환자의 죽음 반응과 정서적인 욕구를 탐구하였다. 그녀의 "죽음의 단계"는 널리 알려졌고, 그녀가 1969년에 펴낸 저서인 "죽음과 임종에 관하여"는 임종을 앞둔 이들에 대한 간호에 혁명을 일으켰다(1969, 1974). 퀴블러-로스는 말기 질환을 가진 환자들과의 면담을 통해 치명적인 질병을 가진 환자들의 통상적인 정서 반응을 찾아냈다. 비슷한 반응이 다른 주요 상실에 대한 반응에서도 일어날 것이라고 믿었다. 그래서 사랑하는 사람이 질병을 앓고 있는 동안이나 사망 후에 가족이나 친구들은 비슷한 정서 반응을 경험한다고 생각했다.

(1) 퀴블러-로스의 죽음 단계

퀴블러-로스의 **"죽음 5단계"**는 아래와 같다.

① 부정(Denial)

두려운 소식에 대한 일반적인 첫 반응은 부정하는 말이다. "아니야! 그럴 리 없어!" **부정(denial)**은 방어 기전으로써 불안을 조성하는 생각들을 배제한다. 방금 폐암 진단을 받은 한 여성의 경우 진단이 틀렸다고 주장하거나 또는 자신이 아픈 것은 인정하지만 자신은 암을 극복하고 회복될 것이라고 확신한다. 부정은 경이로운 대처 기전이 될 수 있다. 부정은 우리가 더 체계적으로 대처할 수 있게 준비될 때까지 급성기 위기를 지날 수 있게 한다. 또한, 임종을 맞이하는 사람이 사실을 대면한 후 죽음에 대해 이야기할 준비가 되었을지라도 간호 제공자와 가족들은 종종 자신들의 부정을 나타낸다.

② 분노(Anger)

나쁜 소식이 각인되기 시작하면서 죽어가는 사람은 "왜 내가?"라고 자문한다. 화나고 후회스러운 감정은 가까이 있는 의사, 간호사 또는 가족들 누구에게나 직접적으로 투사될 것이다. 퀴블러-로스는 죽어가는 자와 가까운 사람들에게 이런 반응에 민감해져서 불안정한 임종을 하는 사람을 피하거나 동시에 화를 내지 말라고 충고한다.

③ 타협(Bargaining)

죽음을 맞이하는 사람이 타협할 때는 "그래 나야. 그러나 제발..."이라고 말한다. 타협자는 신이나 의료진 또는 가족들에게 만약 자신이 치료될 수 없으면 조금이라도 더 살 수 있게, 덜 고통스럽게 또는 자녀들을 위해 준비할 수 있게 해 달라고 양해를 구한다.

④ 우울(Depression)

죽어가는 자기의 현실 상황을 더 자각하게 되면서 우울, 절망 그리고 낙담이 두드러진 반응으로 나타난다. 비통은 이미 발생한 상실, 즉 기능적인 능력들 그리고 다가올 상실들, 즉 사랑하는 사람과 이별, 성취하고자 했던 꿈의 상실 등에 초점을 두고 있다.

⑤ 수용(Acceptance)

만약에 임종을 맞이하는 사람이 모든 단계의 정서적인 반응을 거쳤다면 조용하고 평화스러운 태도로 불가피한 죽음을 수용할 것이다. 퀴블러-로스(1969)는 수용 단계에 대해 다음과 같이 기술하고 있다. "거의 공허감이다. 통증이 사라지는 것처럼 투쟁이 끝난다. 그리고 한 환자가 말한 것처럼 '긴 여정을 떠나기 전에 마지막

휴식'을 취하는 시간이 온다".

위 5단계의 죽음 과정에서 퀴블러-로스는 모든 단계를 거치면서 나타나는 **희망**(hope)이라는 6번째 단계를 강조한다. 그녀는 존엄성 있는 죽음이라는 희망일지라도 임종을 맞이하는 사람이 희망감을 느끼는 것은 필수적이라고 믿고 있다.

(2) 퀴블러-로스 이론의 문제점

퀴블러-로스는 우리 사회가 임종을 맞이하는 사람의 정서적 요구도에 민감하게 반응하도록 큰 공을 세웠다. 또한, 의료 전문인들에게는 말기 환자들에게 완치보다 간호의 중요성을 확신시켰다. 그러나 그녀의 이론에는 임종을 맞이하는 사람의 경험을 설명하는 데에 제한점이 있다.

퀴블러-로스의 죽음 단계에서 **첫 번째 주요 문제점은 죽음을 맞이하는 과정이 단계적이지 않다는 것이다.** 퀴블러-로스가 기술한 정서적 반응들은 소수의 사람들에서 관찰된다. 게다가 이런 반응들이 나타날 때도 기준대로 나타나지는 않는다. 만일 처음부터 퀴블러-로스가 이런 단계들을 죽음을 맞이하는 과정에 대한 정서적 반응으로 기술을 했었더라면 좋았을 것이다.

쉬나이드만(Edwin Shneidman, 1973, 1980)은 죽음을 앞둔 환자들은 죽음에 대한 부정과 수용 사이를 오락가락하면서 복잡하고 계속 바뀌는 감정을 경험한다고 주장한다. 하루는 환자가 죽음이 임박했다는 것을 이해하는 것 같지만 다음 날에는 자신이 점점 좋아지고 있고 곧 집으로 갈 것이라고 말하기도 한다. 불신이나 희망, 공포, 어리둥절함, 분노감, 무감동, 고요, 근심 그리고 다른 많은 정서적 반응들이 오락가락하고, 때로는 이 모든 정서를 동시에 경험하기도 한다. 쉬나이드만에 따르면 젊은 사람들은 뚜렷한 죽음 단계를 보이기보다는 정서적인 편중이 더 심하게 나타난다. 다른 연구도 그의 견해를 지지하고 있다(Chochinov & Schwartz, 2002).

퀴블러-로스 이론의 **두 번째 문제점은 질병의 본질과 과정은 질병에 대한 반응에 영향을 주어 개인의 죽음에 대한 정서적 반응은 크게 다르다는 점이다**(Glaser & Strauss, 1968; Kastenbaum, 2012). 환자가 점차 서서히 악화되었을 때 환자, 가족 그리고 의료진은 모두 앞에 놓인 죽음에 익숙하게 된다. 반면에 죽음을 향한 과정에서 환자의 감정이 오르내리는 것은 시간에 따라 환자의 상태가 좋아지고 나빠지고 하는 것에 따른 것이다.

퀴블러-로스 이론의 **세 번째 문제점은 사람이 어떻게 죽음을 경험하는가에 있어서 개인 성격의 영향을 간과하고 있다는 것이다.** 사람들은 삶에 잘 대처해온 것처럼 죽음에도 잘 대처한다(Schulz & Schlarb, 1987~1988). 예를 들어, 질병 이전의 인생 문제를 효과적으로 잘 처리했던 암 환자들은 질병 이전의 삶에 잘 적응하지 못했던 환자에 비해 삶에 만족하고, 질병 전의 좋은 인간 관계를 유지하고, 질병 단계에서도 덜 우울하고 덜 위축되는 면을 보였다(Hinton, 1975). 자신의 성격, 대처 양상 그리고 사회적 경쟁에 따라 어떤 사람은 고통이 끝날 때까지 부정할 것이고, 어떤 사람은 "임종에 대항하여 화를 낼" 것이며, 어떤 사람은 빨리 절망감에 짓눌리고 또 다른 사람은 믿을 수 없을 만큼 강한 반응을 보일 것이다.

마지막 **네 번째로 퀴블러-로스는 한 사람이 죽어가고 있다는 사실에 대한 정서적인 반응에 초점을 두고 있으나 죽어가는 사람이 어떻게 삶에 접근하는지에 대한 관심을 거의 두지 않았다.**

니심과 동료들(Nissim et al., 2012)은 앞으로 2년 이내에 죽음을 맞이할 악성종양을 가진 캐나다 사람들을 대상으로 면담한 결과 몇 가지 주제를 발견하였다. 중요하면서도 흥미로운 발견은 이 환자들이 계속 목표를 정하고, 일한다는 것이었다. 죽음을 맞이하는 사람은 죽음보다는 삶에 초점을 두고 있다는 것이다. 그들의 목표는 아래와 같았다.

- **임종 조절**: 대표적으로 항암요법과 다른 치료를 조절하고, 몇 사람은 필요시에 자살을 염두에 두고 있었다.
- **현재 삶에 가치두기**: 오랜 기간에 대한 계획이 불가능하다면 남은 시간을 최대한 얻어내기
- **생활 유산 창출하기**: 처리할 일들 순서 정하기, 자녀에 대한 좋은 기억 창출하기, 다른 사람의 삶에 접촉하기

이 환자들은 맹목적으로 힘든 감정들에 대처하지 않았다. 그들은 확실히 죽음을 기다리며 등을 대고 누워있지 않았다. 그들은 연구자들이 말한 바와 같이 삶과 죽음의 현장에서 성장하기 위해 노력하고 있었다.

요약하면 퀴블러-로스는 죽어가는 사람의 정서 반응과 관련하여 5단계를 강조하였다. 그러나 우리는 이들을 단계로 생각하거나, 모든 질병과 성격에 이들을 적용하거나, 또는 죽음에 대처하거나 삶에 대처하는 환자들 모두가 동일하다고는 생각하지 않아야 한다. 임종을 맞이하는 일에 있어 옳은 방법이란 없다.

2) 사별에 대한 관점

우리 대부분은 임종을 맞이하는 과정보다는 죽음에 대한 비통 과정에 대해 더 많이 알고 있다. 사랑하는 사람의 죽음에 대한 반응을 서술하기 위해 우리는 세 가지 용어를 구별해야 할 필요가 있다. **사별(bereavement)**은 죽음으로 대상을 상실한 상태이다. **비통(grief)**은 상실에 대한 정서적 반응이다. 그리고 **애도(mourning)**는 어떻게 죽음에 대해 반응해야 하는지에 대한 방법을 문화적으로 규정한 것이다. 그래서 우리는 장례식에 참여하여 슬픔과 분노 그리고 죄책감을 경험하면서 비통해 하고, 매년 묘지에 꽃을 가져다 놓으면서 애도하는 사람을 사별한 상태라고 서술할 수 있다.

갑작스러운 죽음이 아니라면 임종을 맞이하는 사람처럼 친지나 친구도 처음 진단부터 마지막 숨을 거두기 전까지 다양한 정서적인 고통을 경험할 것이다(Grbich, Parker, & Maddocks, 2001). 그들도 역시 수용과 부정 사이를 오간다. 그들은 소위 말해서 **예견된 비통(anticipatory grief)**, 즉 죽음 전에 앞으로 무엇이 일어날 것이고, 어떤 일들이 도사리고 있는지에 대해 슬픔을 경험할 것이다(Rando, 1986).

(1) 팍스-보울비의 애착 모형

보울비(John Bowlby, 1980)는 비통을 사랑하는 사람과 분리되는 것에 대한 반응이라고 애착 이론의 맥락에서 개념화하였다. 비통해 하는 성인은 엄마가 자신의 눈앞에서 사라질 때 분리불안을 경험하고, 엄마를 떠 올리려고 노력하는 어린이와 아주 흡사하다. 인간으로서 우리는 애착 형성에 몰입할 뿐 아니라 애착 상실에 대항하기도 한다.

팍스-보울비의 비통에 대한 애착 모형(Parkes-Bowlby attachment model of bereavement)은 4가지 뚜렷한 반응을 서술하고 있다. 이 반응들은 상당 부분 겹치므로 명료하게 끊어지는 단계로 보지 않는다(■ 그림 13.1). 이 반응들은 무감각, 갈망, 혼란과 절망 그리고 재정비이다(Jacobs et al, 1987~1988) • 표 13.3에 사별 모델의 단계와 퀴블러-로스의 죽음 단계를 비교해 놓았다.

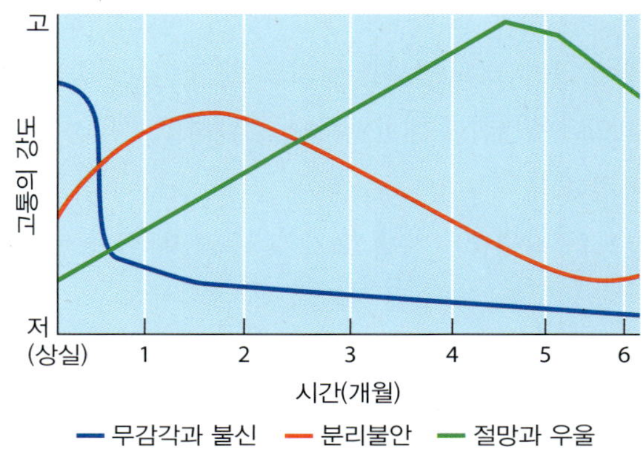

■ 그림 13.1 팍스-보울비의 사별에 대한 애착 모형에서 비통 단계의 중복. 무감각과 불신은 빠르게 갈망, 괴로움 그리고 절망과 우울로 이어진다. 여기에 나타나 있지 않지만 수용과 재정비는 증가한다.

출처: Jacobs, S. C., et al(1987–1988). Attachment theory and multiple dimensions of grief. Omega: Journal of Death and Dying, 18, pp.41–52, Figure 1. Reprinted by permission of Baywood Publishing Co., Inc.

① 무감각(Numbness)

사망 후 첫 몇 시간 동안 또는 며칠 동안에 나타난다. 사별한 사람은 종종 멍한 상태를 보이는데, 비현실적이며, 믿지 못하고, 거의 감정이 텅 빈 상태를 말한다. 이런 무감각과 충격을 받은 상태 저변에는 폭발 직전의 감정이 도사리고 있으므로 종종 고통스러운 감정을 폭발한다. 사별한 사람은 상실에 대한 모든 고충에서 자신을 지키기 위해 투쟁하며, 나쁜 소식은 잘 인식하지 않는다.

② 갈망(Yearning)

무감각한 감정이 감소하면서 사별한 사람은 더 심한 고통을 경험한다. 비통은 사망 후 5~14일에 극심하게 나타나는데, 공포감, 조절할 수 없는 울음 그리고 신체적인 아픔과 통증, 심한 피로감, 불면, 죽은 사람에 대한 생각과 죽음을 불러온 사건에 대한 생각 등으로 가득 차 있다. 가장 중요한 것은 사별한 사람은 사랑하는 사람을 애타게 그리워하고 갈망하면서 찾고, 다시 함께 하기를 원한다는 점이다.

팍스-보울비에 따르면 이런 반응은 애착 대상으로부터 분리되는 불쾌감을 나타내는 분리불안증으로, 다른 정서적인 불쾌감과 구별된다. 남편이 사망한 경우에 남편의 목소리를 들었다고 착각하거나 남편이 좋아하던 의자에 앉거나 옷 냄새를 맡기도 할 것이다. 그러나 궁극적으로 재결합에 대한 욕구는 실패하고 분리불안으로 이어진다.

분노와 죄책감은 사별 초기 몇 주와 몇 달 동안에 가장 흔히 나타나는 반응이다. 사별한 사람은 재결합에 대한 요구가 좌절되면서 주변의 사람들에게 짜증이나 분노감을 느끼고, 종종 자기 자신으로부터 비난할 이유를 찾는다.

• 표 13.3 임종과 사별 모형

퀴블러-로스의 임종 단계	팍스-보울비의 사별에 대한 애착 모형
1단계: 부정	1단계: 무감각
2단계: 분노	2단계: 갈망(분노와 죄책감)
3단계: 타협	
4단계: 우울	3단계: 혼란과 절망
5단계: 수용	4단계: 재정비

③ 혼란과 좌절(Disorganization and despair).

시간이 지남에 따라 심한 비통의 괴로움과 갈망은 계속되지만 빈도수는 감소한다. 사랑하는 사람과의 재결합이 불가능하다는 것이 충분히 인식되면서 우울, 좌절 그리고 무감동이 현저하게 나타난다. 많은 경우에 사별한 사람은 사망 후 1년 또는 더 오랫동안 무감동해지고 삶에 대한 흥미나 관리에 어려움을 겪는다.

④ 재정비(Reorganization)

결국 사별한 사람들은 비통의 괴로움과 정서적인 무감동이 감소하면서 다시 자신을 추스르기 시작한다. 그들은 사망한 사람과 애착을 갖는 데 정서적으로 힘을 덜 쏟고 삶에 대한 애착에 힘을 더 쏟는다. 만일 그들이 배우자를 상실했다면 남편이나 아내의 역할에서 미망인이나 홀아비의 역할로 전이하거나 자신들의 정체성을 수정할 것이다. 그들은 새로운 활동과 새로운 관계에 대해 애착을 가질 준비가 되었다고 느끼기 시작할 것이다.

최악의 비통 과정은 상실 후 첫 6개월 동안이지만, 그 과정이 정상적으로 1년 또는 더 길게 걸리거나 아주 오래 걸릴 수도 있다(Parkes & Prigerson, 2010).

(2) 사별의 이중-과정 모형

임종에 대한 반응처럼 사별에 대한 반응도 복합적이다. 스트로브와 슈트(Margaret Stroebe & Henk Schut, 1999, 2007, 2010)는 **사별의 이중 과정 모형(dual-process model of bereavement)**을 제안하였다. 사별한 사람은 상실로 인한 정서적 충격에 대처하고, 삶에 대해 실용적인 도전을 하고, 정체성을 수정하며, 삶의 회복에 대해 대처하는 일들 사이를 오간다는 것이다(■ 그림 13.2). **상실 지향적 대처(loss-oriented coping)**는 자신의 정서와 상실에 대한 자신의 화해를 다루는 것과 관련된다. 반면에 **회복 지향적 대처(restoration-oriented coping)**는 일상생활을 관리하고 새로운 역할과 도전을 익히는 것에 초점을 두고 있다. 사별한 사람은 비통해야 할 필요가 있다. 그러나 그들은 경제를 살펴야 하고, 사랑하는 사람이 일상적으로 했던 집안일을 맡아 해야 하고, 삶을 재개하고 다른 문제들을 관리해야 할 필요도 있다.

상실 지향과 회복 지향의 쟁점들이 모두 돌파되어야 할 필요성이 있으나 우리를 지치게 하므로 동시에 회피되어야 할 필요성도 있다. 그러므로 우리는 상실 지향과 회복 지향 간에 그리고 저항 대처 도전과 회피 대처 도전 간에 균형을 잡아야 한다. 예를 들어, 세금계산 같은 실무는 사별한 사람이 고통스러운 감정을 완화시켜줄 것이다. 이중 과정 모형의 두 과정은 긍정적인 정서와 부정적인 정서를 포함한다. 예를 들면, 사랑하는 사람과 잘 지냈던 좋은 시절의 행복한 기억과 병원에서 함께한 고통스러운 기억들을 들 수 있다. 시간이 지남에 따라 강조가 되는 점은 상실 지향 대처에서 회복 지향 대처로의 이동 그리고 비통에 대한 대처에 쏟아야 할 시간과 에너지가 감소되면서 긍정적 정서와 부정적 정서를 긍정적인 방향으로 이동하게 하는 것이다.

최근에 연구자들(Stroebe & Schut, 2015)은 전체로서의 가족이 어떻게 상실에 대처하는지에 대한 모델을 확대하였다. 가족의 역동적인 영향은 가족 구성원 개개인이 어떻게 대처하는지 그리고 가족구성원 개개인은 전체적으로 가족이 잘 대처하게 영향을 준다는 것이다. 예를 들어, 자녀가 죽은 후에 아버지는 상실에 대해 이야기하기를 피하려고 하거나 부인을 고통으로부터 보호하기 위해 비통을 표현할 것이다. 결과적으로 이런 전략이 더 악화되어 후에 둘 다 더 심한 비통을 경험하게 될 수도 있다(Stroebe et al., 2013). 가족의 역동 수준에서도 역시 상실–지향적 대처(애도 활동을 나눈다)와 회복–지향적 대처(가족의 역할 재정립) 간에 조정이 있다.

이중 과정 모형은 임종 환자가 죽음에 적응하듯이 사별에 적응하는 것은 단계별도 아니고 주기별도 아니라는 것을 제안하고 있다. 대부분의 연구자는 사별이 복잡하고 다면적인 과정이며 여러가지 정서들이 개입하고, 아주 다양하며, 종종 오랜 시간이 걸린다는 데 동의한다. 우리는 사별한 사람을 돕기 위해 그들의 무감각과 불신, 갈망과 절망을 이해해야 한다. 그들의 상실 지향 대처와 회복 지향 대처에 동참하고자 하는 요구는 더 긴 시간이 걸릴 것이다.

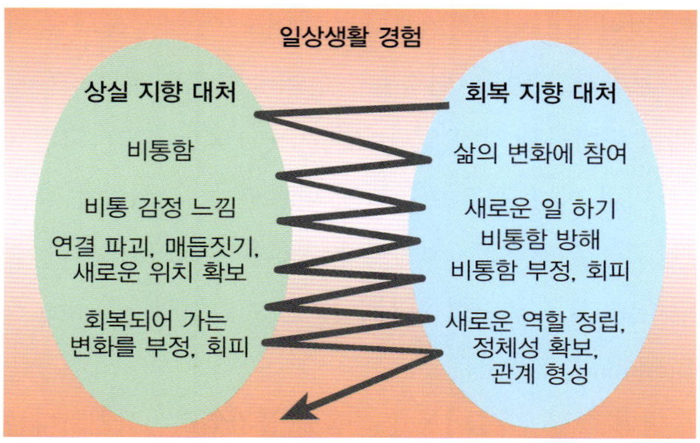

그림 13.2 사별에 대한 이중 과정 대처 모형. 사별한 사람들은 상실 지향 대처와 회복 지향 대처 사이를 오락가락한다. 둘 다 긍정적, 부정적 정서를 포함한다.

출처: Stroebe, M. S., &Schut, H. A. W. (1999). The dual process model of coping with bereavement. Death Studies, 23, pp. 197–224, Figure1. Reprinted by permission of Taylor & Francis Group.

03 영유아기

영유아들은 죽음을 생명이 멈춘 것이라고 확실하게 이해하지 못한다. 그러나 영유아들은 준비하는 개념으로 죽음을 이해한다(Corr, 2010). 예를 들어, 영유아들은 존재하는 것과 존재하지 않는 것, 여기 그리고 "모두 떠남"에 대한 개념을 사물과 사람이 나타나고 사라지는 것을 보고, 까꿍 놀이를 하고, 자러 갔다가 아침에 다시 "살아서 나타나는" 것 등을 경험하면서 파악하게 된다(Maurer, 1961). 영유아들은 처음에 "모두 갔다"는 사물의 전반적인 범주를 형성하고 나중에 그것을 세부적으로 나누는데, 그중 하나가 "죽음"이다(Kastenbaum,

2000). 영유아들은 영구적인 분리나 상실로서의 죽음에 대한 개념과 무엇이 발생했는지 해석하는 인지 능력이 부족하다.

죽음의 개념과 관련된 가장 직접적인 경험은 좋아하는 사람이 사라지는 것으로, 보울비의 애착에 대한 이론이 도움이 된다. 영유아들은 약 6~7개월경에 처음 애착을 형성한 후 그들의 사랑하는 보호자가 떠났을 때 분리불안 증상을 보이기 시작한다. 보울비에 의하면 영아들은 울거나 보호자를 찾거나 따라가려고 시도하는 것을 통해 분리에 대해 저항하도록 생리적으로 프로그램되어 있다. 그리하여 영유아들은 보호자와 다시 연합되고, 해로운 것으로부터 보호를 받게 될 것이다.

보울비(1980)는 사별한 성인들도 애착을 형성한 사람들과 분리된 영유아들이 보이는 것과 똑같은 다양한 반응들을 보이는 것을 관찰했다. 영유아들은 처음에 발버둥치는 저항을 보인다. 그다음에 갈망을 나타내면서 보호자를 찾고, 실패하면 분노를 표현한다. 약 17개월 된 여아는 엄마가 죽은 후 3일 동안 "엄마, 엄마, 엄마"만 되풀이했다. 간호사는 아기를 무릎에 앉혀 주려 했으나 마치 간호사가 "엄마"가 아닌 것을 보지 않으려는 듯 등을 돌렸다.

몇 시간이나 며칠 동안 저항한 후 만일 영유아가 보호자를 찾지 못하면 영유아는 절망하기 시작하면서 우울 증상을 보인다. 영유아는 희망을 잃고 찾기를 끝내고는 무감동해지고 슬퍼한다. 비통은 식욕부진, 수면 양상의 변화, 과도한 칭얼거림 그리고 위축된 행동으로 나타난다. 사별한 영유아는 며칠 후에(어떤 경우에는 더 길게) 분리기에 들어간다. 분리기에 영유아는 장난감이나 동반자에게 다시 흥미를 갖고 새로운 관계를 찾기 시작한다. 만약 영유아들이 현존하는 애착 대상(살아있는 부모)에게 의지할 수 있거나 새로운 사람과의 애착 기회를 갖는다면 이전의 애착 대상자를 상실한 것으로부터 완전하게 회복될 것이다(Walter & McCoyd, 2009). 이런 반응들과 팍스-보울비의 사별에 대한 애착 모형의 갈망, 혼란과 절망 그리고 재정비 단계는 유사하다.

04 아동기

1) 죽음이라는 개념 파악

학령 전기와 학령기 아동들은 죽음에 대해 호기심이 많고, 죽음에 대해 이야기를 한다(Kastenbaum, 2012). 그러나 아동들의 죽음에 대한 믿음은 성인의 죽음에 대한 믿음과 상당히 다르다.

죽음의 특성은 다음과 같이 이해할 수 있다.

- **종말**(Finalty): 움직임, 감각 그리고 생각과 같은 모든 생명 과정과 생명의 멈춤이다.
- **비가역성**(Irreversibility): 원상태로 되돌릴 수 없다.
- **보편성**(Universality): 모든 생물에게 일어나며 피할 수 없다.
- **생물학적 인과성**(Biological causality): 생물체의 자연스러운 체내 과정으로 인한 결과이며, 만일 외부의 원인이라면 체내 변화가 시작된다.

연구자들은 아동의 죽음에 대한 개념을 • 표 13.4에 있는 질문들을 가지고 연구하였다. 3세에서 5세 사이의 아동들은 죽음의 보편성에 대해 이해를 하고 있다. 대부분의 아동은 죽음을 생명 기능이 마지막으로 멈추는 것이라고 이해하기보다는 적어도 어느 정도의 능력을 보유하고 있고, 변경된 상황이라는 측면에서 죽음에 대한 이미지를 갖고 있다(Slaughter et al., 1999). 그러므로 이런 학령 전기 아동들에 따르면 죽은 사람은 배고픈 고통을 느끼고, 소원이나 믿음을 갖고 있으리라 생각하며 계속 좋아하는 사람을 사랑할 것이다(Bering & Bjorklund, 2004).

어떤 학령 전기 아동은 죽음을 불가역적이라기보다는 가역적이라고 이해한다. 이 아동들은 잠을 자거나(깨어날 수 있는 사람), 여행을 갔거나(돌아올 수 있는 사람), 적절한 의료적 처치, 적절한 닭고기 수프 또는 한 편의 마술로서 사망자가 생명을 되찾을 것이라고 간주한다.

그리고 어린 아동들은 어떤 외부의 매개물이나 다른 것의 원인으로 죽는다고 생각한다. 어떤 아동은 알루미늄 포일을 먹었기 때문에 사람이 죽는다고 말하고 또 다른 아동은 더러운 곤충이나 스티로폼 컵 사용이 죽음의 원인이라고 생각할 것이다. 아동들은 궁극적인 생물학적 죽음의 원인을 파악하지 못한다.

5세부터 7세까지의 아동들은 죽음에 대한 성숙한 개념을 획득하는 데 상당한 진전을 보인다. 대부분의 아동은 죽음의 종말적, 불가역적, 보편적 특성을 이해한다(Rosengren et al., 2014). 그러나, 6세 아동들이 기본적인 죽음에 대한 개념 파악이 가능할지라도, 생물학적 인과를 이해하여 온전한 죽음의 개념을 이해하는것은 어려운 것이다. 12세인 파울라는 모든 죽음은 궁극적으로 내적인 생물학적 과정이 포함된다는 개념을 명확하게 파악하였다. 파울라는 "심장이 멈추었을 때, 피의 순환이 멈추고, 호흡이 멈추고, 그것이지... 여러 가지 다양한 방법으로 죽음이 시작될 수 있지만, 그 현상이 꼭 일어나는 것이야"라고 말한다(Koocher, 1974).

아동의 인지 발달 수준은 죽음에 대한 아동의 이해에 영향을 준다. 죽음을 이해하기 시작하는 것은 5~7세경에 일어난다. 피아제의 이론에 따르면 이때 아동들은 전조작기에서 구체적 조작기로 발달한다. 그러나 피아제의 이론은 3~4세 아동의 죽음에 대한 이해에 대해 과소평가했다.

• 표 13.4 죽음에 대한 서양 아동의 개념과 질문

개념	질문
종말/기능의 중지	죽은 사람이 움직일 수 있는가? 배가 고플까? 말하고 생각할까? 꿈을 꿀까? 자신이 죽었다는 것을 알까?
비가역성	죽은 사람이 다시 산 사람이 될 수 있을까? 죽은 동물을 되살릴 방법이 있을까?
보편성	모두가 언젠가는 죽는가? 당신의 부모도 언젠가는 죽는가? 당신의 친구도 죽는가? 당신도 죽을 것인가?
생물학적 인과성	무엇이 인간을 죽게 만드는가? 왜 동물은 죽는가?

출처: Hoffman & Strauss, 1985; Florian & Kravetz, 1985.

아동의 죽음에 대한 개념은 특정한 문화적 맥락과 종교적 믿음에 의해서도 영향을 받는다(Sagara-Rosemeyer & Davies, 2007).

어느 사회에서나 아동의 독특한 경험은 죽음에 대한 이해에 영향을 미친다. 개인적으로 가족이나 가까운 친지의 죽음을 경험한 아동은 경험이 없는 다른 아동보다 더 성숙하게 죽음에 대해 파악한다. 부모나 다른 사람들이 죽음에 대해 대화하는 방법에 따라서도 달라진다. 만일 부모나 다른 성인들이 죽은 친지가 잠들어 있다고 선언하면 어린 아동은 죽음이 일시적이라고 믿을 것이다. 그리고 만약 아동에게 "할머니께서 멀리 가셨다"고 말한다면 아동은 "할머니가 왜 버스를 타고 돌아오지 않는가?"라고 물을 것이다.

전문가들은 성인이 그런 왜곡된 표현을 사용할 때 아동들이 더 혼란스럽고 공포를 느낀다고 주장한다. 아동은 성인이 생각하는 것보다 죽음에 대해 더 잘 이해하고 있다. 예를 들어, 아버지가 3세 아동에게 할아버지의 오랜 병고로 인한 죽음에 대해 "하늘에 있는 별나라에서 살기 위해 가셨다"고 말하자 아동은 아버지를 쳐다보면서 "할아버지가 죽었다는 거예요?"라고 말했다. 전문가들은 죽음에 대한 아동의 자연스러운 질문 또는 죽음에 대한 아동 교육을 위해 애완동물의 죽음과 같은 사례를 활용하고, 아동의 죽음에 대한 이해와 정서적인 표현을 돕기 위해 설명을 간단히 하면서도 많은 질문에는 정직하게 답을 해 주라고 충고한다(Kastenbaum, 2012; Silverman, 2000).

2) 임종을 맞이하는 아동

임종을 맞이하는 아동은 어른들이 생각하는 것보다 무엇이 일어나고 있는지 잘 인식하고 있다. 학령 전기 아동들도 시간이 지남에 따라 자신이 죽어가고 있고 죽음은 비가역적이라는 것을 이해하게 된다. 어른들이 이야기해 주지 않아도 아이들은 자신과 상호작용하는 어른들의 변화와 치료의 변화를 주시한다. 그리고 아동들은 자신들과 똑같은 병을 가지고 있으면서 같은 치료를 받고 있는 다른 아동들에게 어떤 일이 일어나는지에 집중을 한다(Stevens et al., 2010). 시간이 지나면서 같은 질환을 가진 아동들은 대부분 장기적인 미래에 대한 이야기를 멈추고 크리스마스와 같은 특별한 날의 행사를 앞당겨서 하려고 한다. 한 의사가 소년에게 검사를 위한 협조를 구하기 위해 "너는 나중에 의사가 되고 싶다고 말했지?"라고 말하자 소년은 의사에게 주사기를 던지면서 "나는 아무것도 되지 않을 거예요!"라고 소리를 버럭 질렀다(Jalmsell et al., 2015).

말기 질환을 가진 아동들은 자신이 죽는다는 정보에 임종을 앞에 둔 성인이 경험하는것과 유사한 정서를 경험한다(Waechter, 1984). 학령 전기 아동들은 임종에 대해 이야기하지 않지만 그들은 놀이에서 거친 행동을 보이거나 짜증을 내어 불안을 드러낸다. 학령기 아동들은 자신의 상황에 대해 더 잘 이해하고 말할 기회가 주어지면 감정을 이야기한다. 그들은 정상적으로 학교에 출석하고 스포츠 활동에도 참여한다. 그래서 그들은 다른 동급생들과 비교할 때 부적절한 느낌을 갖지 않는다. 그리고 자신이 할 수 있는 최선의 일이 혈액 채취를 위해 어느 손가락을 찌를까 선택하는 간단한 것이지만 자신의 조절 능력이나 숙달감을 유지하고자 한다.

말기 질환을 앓는 아동들은 부모나 형제 그리고 다른 사람들의 사랑과 지지가 필요하다. 스웨덴 가족의 연구(Kreicbergs et al., 2004)에서 말기 질환을 가진 아동 부모 중 약 1/3은 아동에게 임종에 대해 이야기한 것을 후회하지 않았다. 대조적으로 이야기를 하지 않은 부모의 2/3는 특히 아동이 임종을 인식했을 때 이야기하지 못했던 것을 후회하였다. 아마도 부모들에게 줄 수 있는 가장 최선의 충고는 아동이 하고 싶어 하는 대로 자유를 주고 그들이 원할 때 해 주라는 것이다.

3) 사별하는 아동

아동들의 대처 능력은 부모나 형제, 애완동물 또는 다른 사랑하는 대상이 죽을 때 검증된다. 아동의 비통은 성인의 비통과 다르게 표현된다. 그들은 성인보다 활용하는 대처 자원이 부족하기 때문에 사별에서 오는 부정적 영향에 취약하다.

부모가 사망한 아동들은 자신이 좋아하는 일상적인 일들이 수행되지 않을 때, 예를 들어 아빠가 침대머리에서 이야기책을 읽어주던 것을 엄마가 해 주지 않아 기분이 나쁠 때 종종 잘못된 행동을 하거나 화를 낸다. 애착과 분리에 대한 불안은 흔하며, 많은 사별 아동이 다른 가족도 죽지 않을까 두려워한다. 어떤 아동은 상실을 부정하거나 자신의 놀이에 푹 빠져 상실에 대한 생각을 방해함으로써 아무 일도 없었던 것처럼 행동하기도 한다(Sanchez et al., 1994). 리버만과 그의 동료들(Lieberman et al., 2003)은 어린 아동들의 반응을 "심한 불쾌감의 주기, 정서적인 위축, 분노 그리고 정서적인 분리"로 특성을 정리하였다. 비록 사별한 성인이 경험하는 정서적인 반응과 똑같지는 않겠지만 보호자들은 이러한 행동들에 대해 알아야 한다.

아동은 성인보다 인지 능력과 대처 기술이 부족하다. 그래서 무엇이 일어나는지 파악하는 데 어려움이 있기 때문에 부정한다. 또한, 직접 대면하는 것에 너무 당황하여 감정을 피한다. 아동들은 주로 자신들이 익숙한 대처 행동이나 반응을 한다. 예를 들어, 한 2세 아동은 밤에 엄마 사진을 앨범에서 빼서 베개에 넣었다가 아침에는 사진을 조심스럽게 다시 앨범에 넣음으로써 편안함을 느꼈다. 더 나이가 많은 아동들은 상실한 부모에 대한 회상을 통해 인지적으로 대처를 하였다. 아동이 스스로 비통함을 인정하고 가족의 애도 의례에 참여하는 것은 매우 중요하다(Søfting, Dyregrov, & Dyregrov, 2016).

아동마다 비통의 반응은 매우 다르다. 학령 전기 아동의 비통은 수면, 식이, 배변 그리고 다른 일상적인 활동에서 문제가 두드러진다. 부정적인 정서, 의존성, 짜증 등도 흔히 나타난다. 나이가 더 많은 아동은 슬픔이나 분노 그리고 두려움을 더 직접적으로 표현한다. 물론 두통이나 다른 신체적인 고통도 흔하게 나타난다(Oltjenbruns, 2001).

죽음을 경험한 지 몇 달 후에도 어떤 사별 아동은 불행, 낮은 자존감, 사회적 위축, 학교 생활의 어려움과 문제 행동을 계속 보인다. 학령기 아동을 대상으로 한 장기적 연구 결과(Dowdney, 2000), 부모를 잃은 아동의 1/5이 죽음 후 2년간 심각한 적응 문제를 보였다. 일부 아동에서는 정신 문제로 악화되어 성인기까지 계속되는데, 예를 들어 스트레스에 대한 과잉 반응, 스트레스 관련 건강 문제, 우울, 다른 정신과 문제들 그리고 후기 애착 관계에서 불안정 등이 나타난다(Luecken, 2008).

대부분의 사별 아동은 비교적 잘 회복하고 적응한다. 상실 후 2~5년쯤 지나면 부모를 상실한 아동도 상실 경험이 없는 보통 아동들과 사회정서적인 면에서나 학습 기능 면에서 똑같아 보인다. 돌봄 제공자가 정신적으로 건강하고 아동과 안정된 관계를 갖고 좋은 부모 역할을 제공하면 아동은 더욱 잘 지낸다.

사별 아동을 지지하는 친구들이 있으면 도움이 된다(LaFreniere & Cain, 2015). 그러나 아동이 행동 문제나 사회적 위축 등이 나타나면 또래 친구들과의 관계는 긴장될 수 있다. 또래 집단은 사별 아동에게 상처를 줄 수도 있다.

05 청소년기

1) 죽음 이해의 확대

청소년은 전형적으로 죽음을 생물학적 과정의 비가역적인 정지 상태로 이해하며 더 추상적인 방법으로도 생각할 수 있다. 피아제의 이론에 따르면 청소년기는 구체적 조작기에서 형식적 조작기로 발전되는 시기이다. 청소년들은 사후 생애의 가설로써 죽음의 의미를 꼼꼼히 살피는 데 새로운 인지 능력을 사용한다. 그러나 많은 청소년들은 육체적으로 정지된 사후에도 정서적인 기능이 계속된다는 믿음을 가지고 있다. 그들이 아동기로 퇴행한 것일까? 그건 아니다. 청소년기가 될 때까지 아동은 사후에 대한 믿음을 습득한다. 많은 사람들은 죽음에 대한 생물학적인 개념과 초자연적이거나 종교적인 관점의 개념을 함께 갖고 있다. 사후에도 혼이나 영적인 삶이 계속된다는 믿음은 육체 기능의 정지에 대한 이해를 포기하는 것이 아니며, 문화적이고 종교적인 가르침에 기반하여 초자연적인 것으로 육체적인 면을 학습하는 것도 아니다. 그보다는 두 개의 믿음이 청소년의 사고에 양면으로 자리하고 있는 것이다(Legare et al., 2012).

2) 죽음 경험

(1) 임종

죽음과 임종에 대한 아동들의 반응처럼 청소년들의 발달적 능력과 요구를 반영하며, 말기 질환을 앓는 청소년의 반응은 청소년기 특성을 반영한다(Balk & Corr, 2009; Knapp et al., 2010). 청소년들은 생리적, 성적 성숙을 경험하면서 그들의 신체상에 관심을 둔다. 만일 자신의 질병으로 탈모, 비만, 몸의 절단, 성적인 매력의 상실과 민감성 또는 다른 신체적 변화가 있다면 청소년들은 갑작스럽게 혼란스러워진다. 그들은 친구들에게 수용되기를 원하면서, 만일 친구들이 피하거나 어떻게 말을 해야 할지 모른다면 기분이 나쁘거나 "괴짜" 같은 느낌을 가질 것이다. 청소년은 더 자율적으로 되기를 열망하면서 부모와 의료인들에게 의존하는 것으로부터 스트레스를 느끼거나 자신의 주장을 관철하기 위해 투쟁을 하면서 조절력을 유지할 것이다. 청소년들은 자신의 정체성을 확립하려 하고, 미래의 목표를 세우고, 자신의 꿈을 빼앗아가는 것에 대해 분노하고 비통해 할 것이다.

(2) 부모 상실

14세 된 게오프리(Geoffrey)는 "엄마가 돌아가셨을 때 나는 가슴이 찢어지는 것 같았다"고 회상했다. "그러나 나는 울 수 없었다. 내 마음이 잠겨 있었다. 내가 엄마를 사랑하는 방법처럼 예민하고 부드럽고 개인 적인 것이었다. 그들은 나에게 "너의 행동을 보니 차가운 사람이야, 정말 차가워!"라고 말했으나 나는 전혀 차갑지 않았다. 나는 뜨거웠다. 뜨겁고, 분노했다. 나의 모든 분노와 슬픔은 내 안에 누적되어 있었다. 그러나 나는 그런 것들을 드러내는 방법을 알지 못했었다". (Raphael, 1983)

가족의 죽음에 대한 청소년의 반응도 청소년기의 특성을 반영한다. 위의 게오프리 경우처럼, 그들은 비정상적으로 보이거나 조절력 상실에 대한 불안감을 서서히 나타내고, 이상한 행동과 신체적 통증을 호소하는 대신 정신적인 고뇌를 표출할 것이다. 사망한 부모를 그리워하는 청소년은 아동기 때의 의존 상태로 회귀하는 것을 느끼기 때문에 고통스러운 느낌이 가득할 것이다. 청소년들은 아직 정서적 지지와 나아갈 방향을 부모에게 의존하고 있으므로 부모를 상실한 청소년들은 여러 해 동안 죽은 부모와 내적인 대화를 계속 유지한다(Christ, 2010).

아동들도 그렇듯이, 청소년들도 상실 후에 정신 건강 문제와 기능의 어려움을 경험한다. 자살, 사고 그리고 심장질환과 같은 자연적 원인으로 갑작스럽게 부모의 상실을 경험한 아동과 청소년의 반응을 연구한 학자들(Brent et al., 2009, 2012)이 있다. 연구 참여자들은 죽음을 바로 경험한 7~18세 아동과 청소년이었으며, 죽음 반응에 대한 평가는 이후 5년간 계속되었다. 연구 결과 중 중요하게 발견된 점은 아래와 같다.

- 죽음 사건 후 첫 1년 동안 대상자의 약 30%가 유의한 비통 반응을 보였으나 점차 감소하였고, 10%는 계속 비통 반응을 보였으며, 3년 후까지 나타났다. 나머지 60%는 아주 경한 비통 반응을 보였다.
- 첫 해에 사별자들은 비사별자들보다 우울, 알코올과 물질 남용, 외상후스트레스장애(PTSD) 등을 더 많이 보였다.
- 코르티솔 측정 결과, 사별에 대한 스트레스 반응 체계가 영향을 주었다. 사별자들의 코르티솔 수준은 비사별자들에 비해 높았고, 사회적 스트레스 업무에 대한 반응도 다르게 나타났다(Dietz et al., 2013).
- 사별은 청소년기의 핵심적인 발달 과업의 완성을 방해하였다. 사별자들은 비사별자들보다 또래 집단과 애착 형성이 적고, 일하는 데 어려움이 더 많고, 교육에 대한 열망이 낮고, 자기 발전 계획을 잘 세우지 못했다.
- 전반적으로 결과들은 엄마를 상실한 경우가 가장 나빴고, 죽음에 대해 다른 사람들을 비난하였으며, 자존감이 낮았고, 부정적인 대처 전략을 사용하고, 조기 우울증 증상이 심하고, 심한 비통이나 우울을 경험하는 생존한 부모나 돌봄 제공자를 두고 있었다(Melhem et al., 2011).

(3) 친구 상실

청소년기에 또래 집단이 중요하므로 친한 친구가 죽은 후에 정신적인 문제를 경험할 수 있다(Balk, 2014). 청소년들을 죽게 하는 주요 원인은 비의도적인 손상(특히 자동차 사고), 자살, 타살 등이다. 그러므로 친구의 죽음은 갑작스럽고, 공격적이며, 잠재적으로 손상을 주게 된다.

어떤 청소년들에게는 친구의 죽음이 정신 건강에 심각한 영향을 줄 수 있다. 그러나 친구 상실에 따른 비통은 가끔 가족이나 부모 또는 스승의 상실처럼 심각하게 생각하지 않는다. 부모, 교사, 친구들은 사별한 청소년들이 얼마나 상처를 받는지 그리고 지지를 필요로 하는지에 대해 주목해야 한다.

06 성인기

1) 가족의 죽음

사별을 더 잘 이해하기 위해서는 가족 체계의 관점에서 죽음으로 인한 관계, 역할 그리고 가족 내 상호작용의 양상, 가족과 환경 간의 상호작용 등의 변화를 사정하는 것이 중요하다. 예를 들어, 자녀의 죽음은 부모, 형제, 조부모 그리고 다른 친척과 서로 간의 상호 교류 및 기타 남은 세계를 바꾼다. 적응은 가족생활 주기 내의 가족(젊은 부부 또는 노인 부부)과 사회문화적인 맥락에 달려 있다. 그래서 우리는 죽음의 여파를 온전히 이해하기 위해 발달, 가족 체계 그리고 상황적인 관점을 함께 살펴야 한다(Walsh & McGoldrick, 2013). 가족 내에서는 3가지 종류의 죽음과 관련된 문제를 고려해야 한다. 첫째는 배우자나 동반자의 상실이고, 둘째는 자녀 상실이며, 셋째는 부모 상실이다.

(1) 배우자나 동반자의 상실

> 리차드(Richard)의 장례식 동안 내가 미소를 짓고 있다는 것은 얼마나 괴상한 일인가! 그는 죽었고 나는 혼자서 웃고 있었다. 비통함이 나를 그렇게 만들었다. 웃음은 절망, 무감각 그리고 망각이 합쳐진 상태에서 발생했다. 나는 익숙해져야 했으나, 그때는 이 현상을 알지 못했다. 토마스 제퍼슨 교회에서 리차드의 관 옆에 앉아 있으면서 내가 알았던 것은 그 기억이 처음에는 기쁨을 주었으나 나중에는 찢어지는 아픔을 주었다. (Jamison, 2009).

사별에 대해 우리가 알고 있는 대부분의 지식은 배우자 사망 연구에서 기인한다. 배우자나 동반자의 죽음에 대한 경험은 우리가 늙어가면서 증가하게 된다. 성별로 보면 보통 여성이 남성보다 오래 산다. 여성은 보통 나이가 많은 남성과 결혼을 하기 때문에 이런 현상을 견뎌야 할 것이다. 결혼 관계는 성인기의 핵심이기 때문에 배우자나 사랑하는 파트너의 상실은 큰 상실을 의미할 수 있다. 게다가 배우자의 죽음은 종종 다른 변화를 가져오게 하는데, 이사나 재취업 또는 배우자가 죽기 전에 했던 다양한 일들을 혼자 해 나가야 하는 것 등이다. 사별을 경험한 배우자는 근본적으로 자신의 역할, 정체성, 삶에 대한 기본적인 입장을 다시 정립해야만 한다. 만일 그들이 여성이라면 수입은 실질적으로 감소할 가능성이 크다(Parkes & Prigerson, 2010).

팍스(Colin Murray Parkes, 1983, 1991, 2006, 2010)는 45세 미만의 배우자 사망을 경험한 대상자로부터 사별한 성인은 무감각, 갈망, 혼란과 절망 그리고 재정비 단계들이 중복되어 나타나면서 점차 회복된다는 결론을 내렸다. 비통 과정에서 신체적, 정서적 그리고 인지 기능에 문제들이 나타난다. 이 과정에서 질병, 식욕 상실, 수면장애 등의 신체적 증상이 나타나며, 술이나 담배 그리고 신경안정제 등을 탐닉하는 위험에 처한다. 기억과 판단력 등의 인지 기능이 종종 손상되고, 외로움이나 불안 등의 정서문제가 흔히 나타난다. 사별한 동반자의 다수는 임상적으로 우울증을 진단받지는 않아도 사망 후 1년 동안에 우울 증상을 경험하였다. 사랑하는 사람에게 간호를 제공한 경우에는 배우자의 죽음 이전부터 건강 상태의 악화가 시작되는 것으로 나타났다(Vable et al., 2015).

사별에 대한 적응 연구 결과 신체적, 인지적, 정서적 그리고 사회적 기능에서 중간 정도의 혼란이 나타나며, 보통 일 년 동안 지속되고, 강도가 약한 반복적인 비통 반응은 몇 년 동안 지속되었다. 팍스–보울비의 애착 모형에는 명시되지 않았지만 사망자에 대한 긍정적인 생각이나 사랑의 표현 그리고 상실로 인한 감정은 전형적으로 나타나는 모습 중 일부이다.

■ 그림 13.3은 배우자가 사망 후 통상적으로 보인 5가지의 두드러진 적응 양상과 시간 경과에 따른 우울 증상 점수를 보여 준다.

- 고통(괴로움)에서 회복되는 양상은 지속적으로 낮은 수준에 있다.
- 보통 수준의 비통은 상실 후 고통(괴로움)이 상승했다가 감소한다.
- 만성적 비통은 상실로 인한 고통(괴로움)이 그대로 지속된다.
- 만성적 우울은 상실 전의 우울한 상태가 상실 후까지 그대로 남아 있다.
- 우울–향상 양상은 상실 전의 우울한 상태가 사망 후

에 감소한다.

회복력. 이 연구에서 발견된 주목할 만한 결과는 계속 낮은 수준의 고통(괴로움)을 보이는 적응에 대한 회복 양상이 반응 양상 중 가장 흔했으며, 대상자의 반 정도에서 이런 특성이 나타났다. 회복력이 있는 비통 경험자는 차갑거나 배우자를 진실로 사랑하지 않았던 무감각한 사람이 아니었다. 배우자의 사망 전에 수집한 자료에서 나타난 바와 같이 그들은 잘 적응하였고, 훌륭한 대처 자원을 가지고 있었으며, 행복한 결혼 생활을 했던 것으로 나타났다. 이들도 사망 후 첫 몇 달은 정서적인 아픔을 경험하지만 죽은 사람에 대한 긍정적인 생각과 효과적인 대처를 통해 다른 사람들보다 더 편안하였다(Bonanno et al., 2002).

우울증 양상. 이 연구는 상실 후에 우울 증상을 보인

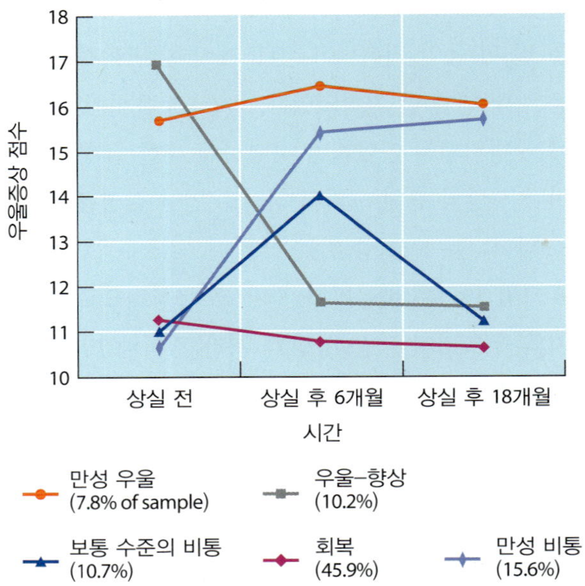

■ **그림 13.3** 미망인과 홀아비를 대상으로 한 5개 집단의 배우자 사망 3년 전, 6개월 후, 18개월 후의 평균 우울 점수이다. 괄호 안은 각 양상을 퍼센트로 보여 준다. 지속적으로 낮은 우울 수준을 보인 탄력성은 가장 평범한 반응임을 주시하자. 이런 현상은 애도하는 모든 사람은 반드시 특정한 고통 기간을 지나야 한다는 우리들의 믿음과 대조적이다.

출처: From Bonanno, G. A., Wortman, C. B., & Neese, R. M. (2004). Prospective patterns of resilience and maladjustment during widowhood. Psychology and Aging, 19, 260–271. Copyright © 2004 American Psychological Association. Reprinted with permission.

몇 명의 사별한 자가 배우자 죽음 전에 이미 우울증이 있었다는 것을 이해하게 해 준다. 반면에 다른 사람은 상실에 대한 반응으로 우울하게 되었는데 이들은 1년 이내에 우울증에서 회복되었다. 이 집단은 적은 수였지만 "보통 수준의 비통" 또는 적응에 대한 회복 양상을 나타냈다(Bonanno et al., 2004). 또 다른 15%는 만성적 비통 양상을 보였으며, 상실에 대한 반응으로 우울해진 사람은 보통 1년 후나 2년 후에 우울이 회복되었다.

상실 전에 우울했던 사람들은 4년이 지난 후까지 만성적으로 우울증이 계속되었다. "우울 – 향상" 양상은 배우자의 사망 전에는 우울했으나 사망 후에는 빠르게 향상되었다. 그들은 배우자의 사망 전에 돌보는 부담감을 크게 경험했는데, 사망 후에는 그 스트레스가 완화되었다. 치매 가족을 돌보는 사람들은 흔히 가족의 사망 후보다 사망 전에 더 우울한 경험을 한다(Schulz et al., 2003). 대상자의 약 70% 이상이 치매 노인의 사망은 자신과 다른 사랑하는 사람들을 안심하게 한다는 것을 인정한다.

회복력이란? 보나노와 동료들의 연구는 회복을 정의하는 데 우울증에만 초점을 두었다. 다른 연구자들(Infurna & Luthar, 2016)은 배우자 상실을 경험한 421명의 호주 성인들을 대상으로 연구를 수행하였다. 대상자들은 길게는 사별 5년 전부터 5년 후까지의 적응에 대한 5개 측정 도구를 완성하였다. 측정 도구는 삶의 만족도, 부정적 정서, 긍정적 정서, 주관적 건강, 신체적 기능(일상생활 기능)이었다.

시간이 지남에 따라 5개의 척도 모두에서 잘 적응된 대상자는 전체 대상자의 8%뿐이었다. 회복력을 판단하는 데 대상자의 비율은 ■ 그림 13.4에서 보는 바와 같이 어떤 지표가 사용되는지에 따라 다양하게 나타난다. 예를 들어, 대상자의 66%는 사별 전, 중, 후에 삶의 만족도를 높이 유지하는 면에서 회복력을 판단하였다. 그러나 단지 19%만이 꾸준히 부정적 정서의 낮은 점수를 회복력으로 판단하는 데 등록하였다. 많은 성인들은 사별 후 적응에 고통을 받았으나 곧 회복된 양상을 보였다.

20%의 다른 대상자는 모든 5개의 척도에 꾸준히 미진한 적응력을 보였다.

전반적으로, 사별한 성인의 얼마 정도가 회복을 보이는지 정확하게 말하기는 어렵다. 많은 사별 연구자들은 사별 반응의 표준은 없으며, 각기 다른 비통 과정을 따라간다는 생각에 동의하고 있다. 배우자나 동료를 상실한 성인들은 낮은 수준의 불쾌감과 장애를 꾸준히 보이면서 회복하였다. 다른 사람들은 안녕과 기능 감소 경험이 약 6개월에서 2년 정도 계속된 후 회복되었고, 또 다른 사람들은 또 다른 과정을 경험하는 것으로 나타났다.

지속적 애도. 지속적 애도는 약 15%에서 나타나고 비정상적으로 지연되거나 강하게 나타나는 애도 반응으로, 기능에 손상이 있을 때를 의미한다(Bonanno, 2009; Neimeyer & Holland, 2015). 상실에 대해 대처하기가 힘든 사람들은 종종 우울장애로 진단되며, 만일 죽음으로 인한 상해였다면 외상 후 스트레스 장애로 진단된다. 그러나 소수의 전문가는 지속적 애도 반응이 죽은 사람을 강하게 갈망하는 등 독특한 증상을 지니고 있으므로 다른 상태와 구별되고, 기능에 뚜렷하게 영향을 미치며, 심리적인 장애로 간주해야 한다고 결론을 내린다. 합병증적 비통은 6개월 또는 그 이상으로 사별에 대한 심한 불쾌감이 나타나고 무의미, 상실에 대한 비탄, 상실을 지난 과거로 넘기는 어려움, 기능 상태의 어려움이 나타난다.

2013년에 개정된 정신장애 진단과 통계 매뉴얼−5(DSM−5)에서는 지속적 애도는 "사별과 관련하여 지속적인 복합장애"라고 명명하고, 두드러진 장애이며, 계속 연구할 가치가 있다고 인정하였다(American Psychiatric Association, 2013). 그러나 이런 지속적 애도는 사회마다 다르며, 정상적인 사별 경험을 정신적인 장애로 반응하고 위협하는 시각에는 위험이 있다고 경고한다(Wakefield, 2013).

결론적으로 배우자나 동반자의 상실은 고통스럽고 신체적으로나 정서적으로 상해를 입는 경험이다. 그러나 사별자의 절반 정도는 큰 고통이나 괴로움 없이 잘 받아들이고, 회복하고, 대처해 나가는 양상을 보인다.

(2) 자녀의 상실

> 내 아이가 죽었다! 내 심장이 갈기갈기 찢어진다. 내 몸은 울부짖는다. 내 마음은 미친다. 의문이 항상 내 마음에 남아 있다. 왜? 어떻게 이런 일이 일어날 수 있는가? 분노감은 매우 깊고, 매우 강하며, 아주 무섭다.
>
> (Bertman, 1991)

성인에게 자녀의 사망보다 더 힘든 것은 없다. 부모는 극심한 분노를 경험하고 종종 자신이 부모와 보호자로서 실패했다고 느낀다. 이런 반응은 부모의 회복을 어렵게 할 수 있다(Duncan & Cacciatore, 2015). 자녀 상실 후 10년이 지난 후에도 부모들은 자녀상실을 경험하지 않은 부모에 비해 덜 행복한 것으로 나타났다(Moor

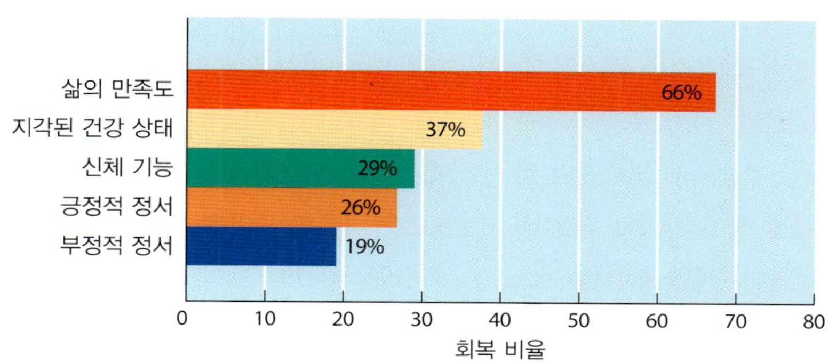

그림 13.4 "회복력"을 판단하는 5개의 척도에 대한 호주 미망인과 홀아비의 반응 결과. 회복력이 있는 성인은 사별 후 5년 이상 꾸준히 사별 전의 적응 수준을 유지하였다. 회복력을 판단하는 성인 비율은 척도마다 크게 차이가 있었다.

& Graaf, 2016). 그러나 자녀 상실을 경험한 부모 중에는 배우자를 상실한 성인들과 똑같은 과정을 경험하기도 한다.

죽은 자녀의 나이는 비통의 강도에 거의 영향을 주지 않는다. 영아 사망률이 높은 사회에서 영아를 상실한 부모는 고통스럽게 애도하지는 않을 것이다(Papadatou, 2015). 그러나 부모, 특히 엄마는 사산한 경우, 미숙아를 상실한 경우, 갑작스럽게 영아를 상실한 경우에 성인 자녀를 상실하는 경우와 마찬가지로 비통한 반응을 경험하였다.

자녀의 죽음은 가족 체계의 변화와 결혼 관계나 양육 그리고 생존한 형제와 조부모의 건강에 영향을 미친다. 부모는 각자 자신의 방법으로 비통을 경험하며, 서로가 항상 정서적인 지지를 제공할 수 없으므로 결혼 관계가 긴장되기 쉽다. 예를 들어 보자. "아내가 딸이 죽은 날에 대해 말할 때, 나는 아내가 조리 있게 말하려고 노력한다는 것을 알지만 메슥거려서 방을 나와야만 했다." 이런 중대한 사건은 부부의 결혼 생활에 고통(괴로움)이나 이혼이 발생하기도 하지만, 어떤 부부는 관계가 더 강해지기도 한다. 만일 자녀의 죽음 전에 부부의 사이가 좋지 않았다면 결과는 좋지 않으며, 좋은 관계였다면 결과도 좋다(Albuquerque, Pereira, & Narciso, 2016).

상실을 경험한 형제자매들은 각자 고통을 감내해야 한다. 형제자매 중 하나가 임종을 하는 동안 다른 형제자매들은 못 들어오게 한다는 느낌을 갖는다. 그들은 무엇이 어떻게 되어 가고 있는지, 무엇을 기대해야 하는지에 대한 정보를 원하고, 항상 그렇지는 않지만 돌봄에 조금이라도 기여하기를 원한다. 사별 후에 그들은 부모 앞에서 상실한 자녀의 몫을 완전하게 보충해야 하는 압박감을 느끼기도 하고, 사별 전에 가졌던 경쟁 의식에 대한 죄책감을 느끼기도 한다. 사별 후 1년 정도 지나서도 영향을 받아 정신 건강 문제가 생기기도 한다(Rosenberg et al., 2015). 남자 형제를 상실한 12세 소년은 다음과 같이 경험을 서술했다: "아빠는 말하지 못했어요. 엄마는 몹시 울었어요. 정말 부모님께는 어려운 사건이었어요. 나는 괜찮은 척했어요. 나는 보통 내 방에 혼자 머물러 있었어요."(Wass, 1991). 형제 자매가 어떻게 다른 형제자매의 죽음에 잘 적응하는지는 부모가 스스로 정신 건강을 유지할 수 있고 계속 지지적인 부모로 남아 있는지에 달려 있다(Morris et al., 2016).

조부모 또한 손자의 사망 후에 손자를 생각하고, 자녀를 사별한 자신의 자녀를 생각하며 비통해한다. 한 조부모는 "마치 이중 불행 같아요!"라고 말한다. 총격 사고로 손자를 잃은 할머니는 다음과 같이 말한다.

> 손자가 그렇게 죽었다는 것을 감내하기가 어렵다. 내 딸은 내 살과 피다. 그러나 내 딸이 편안하게 느끼도록 도울 방법이 없다... 어느 누구도 이런 순간을 극복할 수 있다고 생각하지 않는다. 딸이 우리를 방문할 때, 나는 차 문 닫는 소리를 4번이 아니라 3번 듣는다. 그들이 떠나면 나는 엉엉 운다. (Goodwin, 2013~2014).

이처럼 조부모는 무력감을 느낄 것이다. 조부모는 모든 것이 손자와 사별한 부모에게 집중되어 있는 동안 방치되어 비통을 느낀다. 자녀를 상실했을 때는 가족 구성원 전체가 고통을 당한다.

(3) 부모 상실

우리가 자녀나 배우자의 상실을 경험하지 않더라도 정상적인 삶에서 가장 많이 경험하는 것은 부모의 상실이다. 앞에서 말했듯이 어떤 자녀는 부모의 사망 후에 영구적인 문제를 경험하기도 한다. 대부분은 중년기 때까지 이런 경험을 하지 않는다. 중년기에 우리는 부모에게 많은 것을 의존하지는 않는다. 게다가 우리는 부모가 언젠가 사망하리라는 것을 예측하고, 최소한 어느 정도는 마음의 준비를 하고 있다.

이런 이유로 부모의 죽음에 적응하는 것은 자녀나 배우자의 죽음에 적응하는 것만큼 어렵지는 않다. 그러나 부모의 죽음은 우리의 정체성, 배우자와의 관계, 자녀와의 관계, 생존 부모와의 관계, 형제들과의 관계에서 전환점이 될 수 있다. 성인 자녀는 부모가 더 이상 존재하지 않을 때 세상에 혼자 남겨져 있고 취약해지는 것을 느낀다. 죽은 부모에게 충분히 잘하지 못한 것에 대한 죄책감도 흔하게 경험한다. 어머니를 상실한 딸들은 삶의 만족도가 크게 감소하며, 특히 젊은 시기에 어머니를 상실하거나 없는 동안에 죽음이 일어난 경우에 더욱 그렇다(Leopold & Lechner, 2015).

2) 비통 과업의 관점과 이에 대한 도전

사별에 대한 많은 연구에서 **비통 과업의 관점(grief work perspective)**을 주목한다. 이 관점들은 죽음에 적응하기 위한 대처이며 사별자들은 반드시

- 상실에 대해 직면하고
- 고통스러운 정서적 경험과 고통스러운 감정을 인내하려는 노력을 시도하고,
- 죽은 사람과의 심리적인 분리를 해야 한다.

이 관점들은 프로이트의 심리학 이론에서 비롯되었으며, 전문가뿐 아니라 일반인들에게 널리 퍼졌고, 죽음에 대해 비정상적인 반응으로 여겼던 우리의 관점에 영향을 준다(Stroebe, 2001). 비통 과업의 관점에서는 사별한 사람이 전혀 고통스러운 감정을 표현하지 않거나 무력한 상태에 있는 만성적 비통을 병리적인 것으로 본다.

이 비통 과업의 관점은 최근에 비판을 받고 있다. 비통 방법에 옳은 과업이 있다는 가정, 사별한 사람이 회복되기 위해서는 강한 비통을 경험하고 노력해야 한다는 가정, 사별한 사람이 삶을 살아가기 위해 죽은 사람과의 관계를 단절해야 한다는 가정 등이 그것이다. 비통 과업의 관점에 쌓인 잘못된 개념을 살펴보자.

(1) 한 가지 옳은 방법?

횡문화적 연구에서는 다양한 비통 방법이 있다는 것을 보여 주고, 사별에 대한 비통 모형은 문화적으로 편견이 있다고 주장한다(Rosenblatt, 2013). 자녀를 사별한 이집트의 엄마는 전통적으로 애도하는 기간이 몇 달 또는 몇 년 동안 혼자 조용히 뒤로 물러나 있어야 한다. 비슷한 현상으로 인도네시아 발리에 사는 엄마는 자녀가 사망한 직후에 조용하고, 차분하며, 명랑하게 보이는 전통적인 규정을 따를 것이다. 어떠한 사회의 기준으로 바라보면서 이집트 여성이 만성적 비통으로 고통을 받고 있고, 발리 여성은 비통이 없거나 회피한다고 결론을 내려서는 안 된다.

(2) 연구를 통한 비통?

사별한 사람은 상실과 고통스러운 정서에 직면해서 성공적으로 대처해야 한다는 비통 과업 관점의 가정은 거의 지지받지 못한다. 비통 과업 모델에서 말하듯이 상실 후 초기 몇 달 동안 심한 감정적 불쾌감을 보이지 않은 사별자들은 나중에 지연된 비통 반응이 나타난다(Boerner et al., 2013). 그러나 지연된 비통은 극히 드물고, 죽음에 가장 잘 적응한 사별자는 상대적으로 사별 당시에 거의 고뇌를 보이지 않고 아주 회복력이 강하며, 상실에도 불구하고 여러 가지 긍정적인 감정과 생각을 경험하고 삶을 잘 살기 위한 관리를 한다. 사실상 너무 상세한 "비통 연구"는 마치 과도하게 분석한 개인 문제를 대처에 반영함으로써 사별한 사람의 비통을 완화하기보다는 심리적 고뇌를 연장시킨다.

(3) 연결 끊기?

마지막으로 비통을 극복하기 위해 죽은 사람과 관계를 끊어야 한다는 비통 과업의 관점이 공격을 받고 있다. 프로이트는 다른 곳에 정신적 에너지를 투자하기 위해 사별한 사람은 죽은 사람을 떠나보내야 한다고 믿는다. 그러나 보울비(1980)가 주시한 바와 같이 사별한 많은 사람들은 자신이나 다른 사람들의 내적 작동 모델을 수정한 새로운 용어로 사랑하던 죽은 사람과의 관계를 지속한다. 최근 연구들은 보울비의 이론을 지지하면서, 사별한 많은 사람이 죽은 사람과 **지속적 연결(continuing bonds)**을 통해 무기한으로 애착을 유지한다고

주장한다(Neimeyer & Holland, 2015). 사별한 사람들은 죽은 사람에 대한 기억을 나누며 유품에서 안정을 찾고, 죽은 사람에게 잘 지내느냐고 물어보고, 죽은 사람에 대한 자랑할 만한 일들을 찾아 회상한다. 중국이나 일본, 한국의 문화에서 제사 의례는 실제로는 산 자와 죽은 자의 지속적인 관계를 확인하도록 마련되어 있다(Klass, 2001).

죽은 사람과 관계를 계속하는 사람들이 관계를 단절하는 사람보다 반드시 약한 적응력을 보이는 것은 아니다. 사실 대다수의 사람들은 죽은 사람과 관계를 계속 유지하면서 도움을 얻는다. 재정의된 애착이다. 학자들은 어느 때 관계를 지속하는 것이 건강한지 또는 건강하지 않은지를 결정하려고 노력한다. 연구자들은 죽은 배우자에게 지속적인 애착이 있는 상실 후 6개월, 14개월 그리고 25개월이 된 비통 증상의 수준과 긍정적 또는 부정적 관련성을 조사하였다. 대상자들은 죽은 사람에 대한 좋은 기억을 나누고 사랑하는 사람이 자신을 잘 가이드하고 보살폈다고 지각하면서 상대적으로 낮은 수준의 고뇌를 경험하였다. 그러나 6개월 때 자신을 편안하게 하려고 죽은 사람의 유품을 사용하는 사람은 고뇌 정도가 높은 수준을 보였고, 몇 개월이 더 지나도 비통은 거의 감소하지 않았다(Field et al., 1999, 2008, 2010; Scholtes & Browne, 2015).

문화적인 영향이 차이를 만들기도 한다(Lalande & Bonanno, 2006). 죽은 후 18개월까지 한 연구를 보면 중국에서는 죽은 사람과 관계를 유지하는 경우에 더 좋은 적응력과 관련이 있었으나 미국에서는 더 좋지 않은 적응력을 나타냈다. 죽은 사람과의 지속적인 관계는 아마도 중국문화적 환경에 더 적절한 것으로 보인다. 결론적으로 지속적인 관계 유지가 도움이 되며, 죽은 사람에 대해 기억을 할 때는 더 독립적으로 되는 "안전한 토대"를 제공하지만, 죽은 사람과 재결합을 하기 위한 지속적인 노력을 반영하는 환상이나 착각이 포함되는 경우에는 도움이 되지 않는다고 말한다. 분명히 어떤 사람에게는 지속적인 관계 유지가 곧 적응 전략이 되겠지만 다른 사람에게는 지속적인 갈망 또는 만성적 비통 증상일 수도 있다.

따라서 비통은 다음의 관점에서 살펴보아야 한다.

- 비통을 표현하는 기준이 문화마다 크게 다르므로 비통에는 "옳은" 방법이 정해져 있지 않다.
- 사별한 사람은 열심히 "비통에 대처하기 위한 노력"을 해야만 한다거나 열심히 비통에 대처하지 않은 사람은 후에 지연된 비통 반응을 당해야 한다는 증거는 없다.
- 사람들은 상실을 극복하기 위해 죽은 사람에 대한 애착을 단절할 필요가 없으며, 오히려 때로는 지속적인 관계를 유지하여 도움을 얻기도 한다.

3) 대처하는 사람과 굴복하는 사람

(1) 인적 자원

마치 어떤 사람은 자기 죽음에 대해 다른 사람보다 더 잘 대처하는 것처럼 어떤 사람은 개인적인 자원으로 사별에 대한 스트레스를 더 잘 조절하도록 준비되어 있다. 성격과 대처 양상을 보면 정서적으로 안정되어 대처를 잘하는 사람들은 대분류 5가지 성격 유형 중 신경증 영역에서 높은 점수를 보였다(Robinson & Marwit, 2006). 대처가 어려운 사람들은 사별 전에 우울과 같은 만성적인 심리 문제를 경험한다. 다수는 부정하거나 술과 약물을 통해 회피하거나 또는 상실한 사람에 대한 과도한 회상과 같은 비효과적인 대처 전략에 의존한다(Morina, 2011). 반대로 낙천적인 사람은 상실을 해석하는 긍정적인 방법을 찾고, 심하지 않은 정도의 비통 반응을 경험하는 적극적인 대처 전략을 사용하고, 다른 사람들보다 상실 후 개인적인 성장에 대해 보고하는 경향이 있다.

애착 양상(attachment style)은 또 다른 중요한 자원 중 하나이다. 보울비의 애착 이론에 따르면 애착 관계의 초기 경험은 우리가 자신과 다른 사람들과의 관계를 형성하고, 후에 다른 사람들과 어떻게 관계하고, 관계를 상실한 경우에 어떻게 다루는지에 대한 내적 작동 모델에 영향을 준다. 만일 어린 아동들이 사랑과 책임으로 돌보는 양육을 받으면 자신과 타인에 대한 내적 작동 모델을 형성하여 자신을 사랑하고 신뢰할 수 있게 되며, 안전한 애착 양상을 발달시킨다. 그렇지 않으면 그들은 불안정한 애착 양상이 형성될 것이다.

애착 양상은 죽음에 대한 반응과 관련이 있다(Beverung & Jacobvitz, 2016; Fraley et al., 2006).

- **안전한 애착 양상**: 상대적으로 사랑하는 사람과 사별에 대해 잘 대처한다.
- **저항적인 애착 양상**: 버려질 것에 대한 불안이 높은 애착에 저항하는 양상이 발달한 사람은 상실 후에 대체로 타인에게 의존적이고 극도의 만성적인 비통과 불안을 보이며, 애착 관계를 수정하기보다는 사랑했던 사람에게 매달리면서 죽음을 회상한다.
- **회피적인 애착 양상**: 애착을 회피하는 양상이 발달한 사람은 자신의 정서를 표현하거나 다른 사람에게서 편안함을 찾는 것이 어려울 수 있다. 그들은 거의 비통해 하지 않으며, 개입하지 않고, 상실한 사람을 평가절하 하기도 한다
- **혼란스러운(두려운) 애착 양상**: 이 양상은 예측할 수 없음에서 비롯되며, 불안을 자아내는 부모는 특히 상실에 대한 준비가 되어 있지 않고, 내적으로 향해 있으며, 자신을 해치거나 술과 약물을 남용한다.

사별에 대한 이중 과정 모델에서 불안과 저항이 있는 사람들은 상실에 초점을 두고 부정적 사고와 감정에 머무른다. 반면에 회피적인 사람들은 회복에 초점을 두고 감정 조절을 회피한다(Delespaux et al., 2013). 대조적으로 안전하게 애착이 형성된 사람들은 상실 지향적인 대처와 회복 지향적인 대처 사이에서 유연하게 오락가락하며 망자에 대한 긍정적인 기억을 강조하는 경향이 있다.

(2) 상실의 본성

사별 결과는 상실의 본성에 의해 영향을 받는다. 죽은 사람과의 관계에서 개인적인 친밀관계가 핵심 요소이다. 예를 들어, 우리는 먼 친척보다는 직계 가족과의 사별에 더 비통해 한다. 그리고 관계가 매우 친밀하였고, 많이 의존했던 배우자와 사별한 경우에는 사별자가 더 힘든 비통을 경험한다(Mancini et al., 2015).

사망의 원인도 사별 결과에서 문제가 될 수 있다. 초기의 비통 반응은 더 강할지 모르지만, 놀랍게도 갑작스러운 죽음에 대한 대처가 질병으로 인해 예측된 죽음에 대한 대처에 비해 반드시 어려운 것은 아니다. 아마도 사전에 경고된 죽음의 어떤 이득은 긴 투병 기간 동안 간호 제공자 부담의 긴장에 의해 상쇄되었기 때문일 것이다. 그러나 자살이나 타살, 교통사고나 테러 공격 같은 격렬한 사건에 의한 갑작스러운 죽음은 특히 감내하기 어려워 보인다(Boelen et al., 2016). 예를 들어, 자녀가 살인을 당한 아프리카계 미국인 부모들은 약 40%가 만성적인 비통 증상을 보였다. 그들 중 많은 사람이 외상후증후군 증상과 우울을 보였으며, 살인을 당한 후 2년 후까지 나타났다. 손상을 당한 죽음은 특히 감내하기 어려운데, 비통과 손상 둘 다 대처가 필요하기 때문이다(Barlé et al., 2015).

(3) 지지와 스트레스원

비통에 대한 반응은 사회적 지지 체계에 의해 긍정적으로 영향을 받고, 가중된 인생 스트레스원에 의해 부정적으로 영향을 받는다. 사회적 지지는 모든 연령에서 중요하다. 그러나 특히 부모로부터 좋은 양육을 받아야 하는 아동이나 청소년이 부모를 상실한 경우에 더욱 중요하다. 형제와 자매는 서로 대처를 위해 도울 수 있다. 성인 자녀는 혼자된 부모가 적응하기에 편할 수 있다. 사실 모든 연령의 가족 구성원이 하나로 뭉칠 때 회복이 가장 잘 되며, 서로 감정 교환과 지지를 할 수 있다.

대부분의 사람은 뭐라고 말해야 할지, 무엇을 도와야 할지 잘 모른다. 그래서 우리는 회피하거나 도움이 되

지 않는 일을 한다. 예를 들어, 우리는 사별한 사람들에게 쾌활한 소식을 전하며 비통에서 나오라고 말하기도 하고, 그들이 어떻게 느끼는지 알고자 하고, 비통에 대해 조언하고자 한다. 그러나 우리가 지지할 수 있는 간단한 일들이 있다. 사별한 사람은 자신들이 듣기 원하는 좋은 말만 하는 것보다는 고통스러운 느낌을 자유롭게 표현하고 싶을 때 표현하고, 상실에 대해 유감을 표현하고, 자신감을 갖도록 도우며, 어떻게 지내는지 묻는 가족이나 친구로부터 가장 많은 위안을 받는다는 보고가 있다(Dyregrov, 2003 – 2004). 이런 지지자들은 확신을 갖고 봉사하며, 일이 어떻게 진행되는지를 묻고, 사별한 사람이 스스로 원하는 때에 고통스러운 감정을 자유롭게 표현하도록 돕는다.

사회적 지지가 사별한 사람을 돕지만, 부가적인 스트레스원은 상처를 줄 수 있다. 예를 들어, 사별 후에 경제 문제가 있는 아내나 집안일을 관리해야만 하는 홀아비에게 부가적인 스트레스원의 결과는 좋지 않다. 남은 배우자가 어린 자녀를 혼자서 키우거나 새로운 직업을 찾아야 한다거나 또는 이사를 해야 하는 경우 그렇지 않은 경우보다 적응하기가 더 어려울 것이다. 어떤 문화에서는 아내는 집에서 나와 빈곤 속에 빠지는 데 반해 다른 경우에는 남편이 죽기 전보다 더 자유롭게 살기도 한다(Rosenblatt, 2015a).

우리는 죽음을 경험한 사람, 죽음의 본질 그리고 주변의 지지 및 맥락과 죽음을 둘러싼 스트레스원을 고려하여 사별 후에 가장 오랫동안 문제를 가질 것으로 예측되는 사람의 프로필을 작성할 수 있을 것이다. 이런 사람들은 불행한 인간 관계 경험을 했으며, 어렸을 때 부모와 사별하는 고통이 있거나 또는 초기 애착에서 안전하지 않은 경험을 한 경우이다. 죽은 사람은 그들이 깊이 사랑했고, 많이 의존했던 사람이며, 죽음의 시기가 갑작스러운 경우일 것이다.

이런 고위험을 지닌 사람들은 상실을 극복하는 사회적 지지 종류가 부족하고, 다양한 스트레스원 때문에 부담감이 크다.

4) 외상 후 성장

사별 후 비통에 대한 관점은 사별의 부정적인 측면에 초점을 두어 왔다. 그러나 심리학자들은 사별이나 생애 전반에서 나타나는 위기가 긍정적인 인간의 성장 발달을 가져온다고 본다(Joseph, 2012).

외상 후 성장(posttraumatic growth)은 생애를 위협하는 질병 진단을 받거나 사랑하는 사람을 상실하는 등 높은 수준의 도전적인 경험 결과에서 긍정적인 심리로 변화하는 것을 말한다. 외상 후 스트레스와 외상 후 성장은 함께 나아간다.

사별 경험이 있는 사람들은 더 강해지고, 더 현명해지고, 더 사랑하고, 더 삶에 크게 감사하는 영적인 사람이 될 가능성이 있다(Kilmer et al., 2014). 많은 미망인은 새로운 기술을 연마하고, 독립적으로 되며, 새로운 정체성과 더 높은 자존감을 갖게 된다. 영유아기 자녀를 상실한 엄마들은 "이제 나는 어떤 상황도 헤쳐나갈 수 있다"고 말한다. 그래서 비극을 경험하면서 사람들은 비극에 대처하는 것을 배우고 죽음의 의미를 발견하기 위해 몸부림치며 삶의 의미를 발견하게 된다.

07 죽음의 충격 완화

1) 임종을 맞이하는 사람을 위하여

지난 몇십 년 동안 임종 간호에 극적인 변화가 있었다. 호스피스운동은 좋은 사례 중 하나이다. **호스피스(hospice)**란 임종하는 사람과 그의 가족을 지지하고, "치료"보다는 "돌봄" 철학을 통해 돕는 프로그램이다(Connor, 2000; Knee, 2010). 호스피스 개념은 런던에 있는 성 크리스토퍼 병원에서 시작하여 북미 지역으로 빠르게 퍼졌으며, 암이나 에이즈 그리고 생명을 위협하는 질병을 가진 사람들을 돕기 위해 확산되었다. 호스피스 관리는 죽음까지 6개월 정도의 수명이 남은 사람에게 적용된다. 오늘날 많은 호스피스 프로그램은 집에 거주하면서 호스피스 종사자들의 방문 서비스를 받기도 한다. 호스피스 관리는 **완화 관리(palliative care)**의 일부로, 목적은 불치병에 걸린 환자를 치료하거나 삶을 연장하는 것이 아니라 그들의 신체적, 심리적 그리고 영적인 욕구를 만족시키기 위함이다(Van den Block et al., 2015).

호스피스 간호가 병원 간호와 다른 점은 다음과 같다(Connor, 2000).

- 임종하는 사람과 가족은 그들이 원하고 필요한 지지가 무엇인지를 결정한다.
- 환자의 치료나 삶의 연장에 대한 시도를 강조하지는 않으나 죽음을 재촉하는 것은 아니다.
- 통증 조절이 강조된다.
- 장소는 가능하면 평범한 환자의 집이나 병실의 무균 환경이 갖추어지지 않은 집과 유사한 시설을 선호한다.
- 사별 상담은 죽음 전과 후에 가족에게 제공된다.

임종 환자와 가족은 호스피스 간호를 받을 때 더 좋아 보인다(Hales et al., 2014). 호스피스 간호를 통해 통증이 더 잘 조절되기 때문에 환자나 가족들은 의사 보조 자살에 관심이 적다. 또한, 정서적으로 더 좋은 지지를 받기 때문에 죽음의 질적 경험을 더 긍정적으로 평가한다. 이들은 호스피스 관리를 받지 않은 일반 가족들에 비해 사후 1~2년 후 비통이 적고 안녕감이 더 높게 나타났다. 즉, 호스피스와 완화 관리 접근은 어떤 사람에게는 존엄성을 가지고 죽을 기회, 통증으로부터의 자유 그리고 사랑하는 사람들이 함께하는 기회의 제공을 의미하기도 한다.

호스피스 간호의 다음 단계는 아동을 대상으로 치료보다는 호스피스 철학이나 간호를 확장하는 것이다. 암이나 말기 질환으로 죽음을 맞이하는 많은 아동들은 집에서 완화 관리를 받기보다는 병원에서 치료를 받다가 죽는다. 담당 의사와 부모는 아이가 죽어가는 것을 받아들일 수 없기 때문일 것이다. 그러나 완화 관리에 참여한 임종 아동의 부모는 만족도가 높았다(Sheetz & Bowman, 2013).

어떤 문화에서는 죽음에 대한 이야기가 터부시되는데, 이런 점은 호스피스와 완화 관리의 발달에 방해가 될 수 있다. 중국에서는 암이라든가 죽음에 대해 공개적인 언급은 절망과 불행을 초래하여 조기 사망의 원인이 된다고 믿는다(Dong et al., 2016). 사랑하는 사람을 보호하려는 가족들도 죽음에 대해 말하기를 꺼린다. 이런 문화적 맥락에서는 호스피스 뿌리가 뻗어나가는 데 시간이 걸릴 것이다.

2) 사별하는 사람을 위하여

사별하는 대부분의 사람은 이런 정상적인 생애 전환을 스스로 처리하거나 가족이나 친구 등 주변 사람의 도움을 받아 처리한다. 심각한 비통의 위기에 처한 사람들은 비정상적인 비통의 예방과 관리를 목표로 한 정신 치료의 혜택을 받을 수 있다. 가족을 위한 계획된 중재는 사별을 경험한 부모와 아동들이 더 개방적으로 대화하고 서로를 지지하도록 돕는다(Kissane et al., 2013). 또한, 부모들이 자신의 감정을 잘 다루도록 도와 따뜻하고 지지적인 양육을 계속할 수 있게 돕는다.

오늘날에는 사별 자조 집단의 온라인 접근이 가능하다(Hartig & Viola, 2016). 암 환우들의 자조 집단과 사별 가족 지지 모임, 자녀를 잃은 부모들의 자조 모임 등이 있다. 지지 집단들은 정서적 지지와 우정 관계에 대한 실용적인 조언부터 모든 것을 제공한다. 아마도 참여자들은 사별한 사람들이 거치는 경로를 이해하고, 효과적인 지지를 제공하는 데 최적의 위치에 있기 때문에 많은 도움을 주고받는다.

이 책의 맺음말

1. **발달에서 천성과 양육은 확실하게 상호작용한다:** 생물학적인것과 환경 두 가지는 상호적으로 모든 곳에 서로 영향을 미치며 발달을 도모한다는 것은 분명하다.
2. **우리들은 전 생애주기를 통하는 전인적인 사람이다:** 발달 중 한 영역의 진전은 다른 영역의 발달에 영향을 미친다 (예를 들어 운동발달은 탐색을 통한 인지기능 발달의 진전). 우리는 온전한 인간을 이해하기 위해 발달 영역의 상호관계를 이해해야만 한다.
3. **발달은 다양한 방향으로 발전된다:** 우리는 모든 연령에서 전과는 다르게 변화되어 가며 획득과 상실을 경험한다. 우리는 아동기에는 오직 획득만 있고 노년기에는 오직 상실만 한다는 견해를 거부해야만 한다.
4. **발달에는 연속성과 불연속성이 있다:** 우리들 각각은 "같은 노인"인 동시에 전에 있던 사람과는 질적으로 다른 새로운 사람이다. 발달은 점진적이며 또한 단계적이다.
5. **발달에는 풍부한 가소성이 있다:** 우리는 한 가지 발달 경로로 시작해서 또 다른 발달 경로를 통해 어느 연령에서나 경험에 대한 반응으로 변화할 수 있다. 신경과 행동에 관한 가소성은 영아기와 어린 아동기에 최대이나 일생을 통해 지속된다.
6. **우리들은 나이가 들수록 더욱 다양해지는 개개인이다:** 발달하는 인간은 시작부터 다양하며 나이들어 갈수록 더욱 다양해진다.
7. **우리들은 문화적 역사적 맥락안에서 발달한다:** 인간 발달은 다른 시대와 문화안에서, 다른 사회경제적 집단과 인종적/민족적 집단 안에서, 그리고 다른 사회적 영역 안에서는 다른 형태로 된다.
8. **우리들은 우리들 자신의 발달에 능동적이다:** 우리들은 우리의 환경을 창조할수 있고 우리들 주위에 영향을 미칠 수 있으며 그렇게 해서 우리 자신의 발달형태를 도울 수 있다.
9. **발달은 평생의 과정이다:** 우리는 결코 발달을 멈출수 없으며, 우리가 발달하는 동안 일생의 어느 단계에서나 전에는 어떠했고 다음에는 어떻게 될 것인지의 관계를 가장 잘 이해할 수 있다.
10. **발달은 다양한 관점에서 볼 때 가장 잘 보인다:** 많은 학문분야가 인간 발달의 포괄적인 이해에 어느 정도씩 기여하였다. 그리고 우리에게는 그들 모두가 필요하다.

찾아보기

한글

ㄹ

ㅁ

ㅂ

ㅅ

ㅇ

ㅈ

영어

A

B

C

Q

R

S

Life-Span
Human Development 9e

인간 성장 발달 제 9 판 수정판

발 행 일 2021년 8월 5일 제9판 발행
2023년 3월 13일 제9판 수정판 발행
2024년 2월 16일 제9판 수정판 2쇄

원 저 자 Carol K. Sigelman · Elizabeth A. Rider

역 자 강희경 · 고상진 · 공은숙 · 권상민 · 김경화 · 김동원
김연옥 · 김영주 · 김종선 · 김지현 · 김효연 · 남지란
박문경 · 박선희 · 박인숙 · 송미숙 · 신정은 · 안성윤
윤정아 · 이미옥 · 이윤정 · 이춘희 · 임정희 · 장유나
전혜정 · 정원선 · 한수연

발 행 인 김시동

발 행 처 정문각
서울특별시 마포구 백범로 104, 봉화빌딩 4층

출판등록 1990년 10월 25일 제9–246호

전 화 02)713-0421~3

팩 스 02)704-6265

전자우편 jmk@jmkp.co.kr

홈페이지 www.jungmunkag.co.kr

JUNGMUNKAG , 2024, Printed in Seoul, Korea

정 가 **34,000원**

ISBN 978-89-7742-684-9 93510